麻醉学理论
基础与进展

郭 凯 等/编著

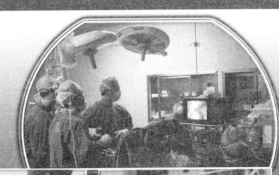

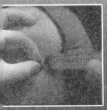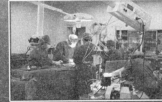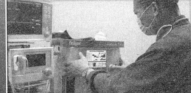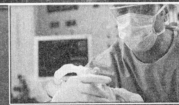

吉林科学技术出版社

图书在版编目（CIP）数据

麻醉学理论基础与进展 / 郭凯等编著. -- 长春：
吉林科学技术出版社, 2018.4
ISBN 978-7-5578-3864-5

Ⅰ. ①麻… Ⅱ. ①郭… Ⅲ. ①麻醉学 Ⅳ. ①R614

中国版本图书馆CIP数据核字(2018)第075525号

麻醉学理论基础与进展

出 版 人　李　梁
责任编辑　孟　波　孙　默
装帧设计　陈　磊
开　　本　889mm×1194mm　1/16
字　　数　1208千字
印　　张　38.5
印　　数　1-3000册
版　　次　2019年5月第1版
印　　次　2019年5月第1次印刷

出　　版　吉林出版集团
　　　　　吉林科学技术出版社
发　　行　吉林科学技术出版社
地　　址　长春市人民大街4646号
邮　　编　130021
发行部电话/传真　0431-85635177　85651759　85651628
　　　　　　　　　85677817　85600611　85670016
储运部电话　0431-84612872
编辑部电话　0431-85635186
网　　址　www.jlstp.net
印　　刷　三河市天润建兴印务有限公司

书　　号　ISBN 978-7-5578-3864-5
定　　价　218.00元

前　言

　　21世纪是伟大的生命科学时代，医学领域的各个方面迅速发展，突出表现在微创外科、无痛医学、医学遗传工程学及器官移植医学等方面，已造福于全人类。这些成就的取得，很多都与麻醉学有关联。麻醉学作为一个年轻的学科发展迅速，尤其是近几年来，更是快速发展，其新理论、新技术、新药物、新设备层出不穷，业务范围仍在不断拓展。所以，麻醉医师既要掌握更加全面的医学理论，又要熟练应用现代科学技术进行临床实践。

　　本书根据临床麻醉医师的实际需要，反映麻醉学的基本理论、基本技术和基本技能。力求根据新形势下学科定位提供最新的学术进展。本书突出与临床实践相关的理论知识，分为麻醉学基础，麻醉学药理，麻醉方法，各种疾病的麻醉，及疼痛的治疗。在编写时，特别注重对理论基础的阐述和对临床实践的指导，内容翔实、简洁明了，希望本书能成为麻醉医师执业道路上的重要帮手。

　　在本书的编写过程中，尽管各位编者通力合作，经过反复修改，克服了重重困难，但若存在一些疏漏和不当之处，希望广大读者提出宝贵意见和建议，以便不断完善和改进。

目　　录

第一章　麻醉学基础

第一节　麻醉科概述

一、麻醉科建制

1.在二级及以上的综合医院以及开展手术治疗的专科医院中均应设立麻醉科。麻醉科是医院中重要的一级临床科室,麻醉科医师肩负着对围手术期患者监测、诊断、治疗以及协助院内其他科室进行患者急救的职责。麻醉科主任在医院院长领导下进行工作。

2.麻醉科是手术科室发展的前提与保障。麻醉科与各手术科室,须要互相尊重与通力协作以保障患者围手术期安全。

3.术前麻醉医师应邀进行术前会诊或出席术前讨论,并针对不同科室的特点和要求,给出自己的建议,便是这种尊重与合作的范例。

4.在手术期间,麻醉医师的职责则是为手术操作的顺利进行提供条件,并对患者的安全全面负责。若患者发生重大意外时,麻醉医师理应是抢救工作的组织者与指挥者。因此,手术期间手术者与麻醉者之间必须互相配合、互相通报、协调一致。例如麻醉医师应将患者重大生理功能变化随时通报术者,而手术者亦将手术关键步骤、风险点告知麻醉者,以便共同对患者负责,平稳完成手术任务。

5.麻醉科与手术室虽有共同的工作场所,但其工作性质完全不同。为使手术能更加安全、合理、高效进行,手术室作为一个护理单位在行政上接受麻醉科主任的领导。

6.麻醉科同样有繁杂而技术要求较高的护理任务,因此,配备麻醉护士以配合麻醉医师工作尤为重要,但麻醉护士应以坚持不得从事医疗工作为原则,来履行自己的专业职责。

7.随着我国高等医学教育事业的发展,高等医学院内应设立麻醉学教研室,并在教学内容和教学方法等方面及时吸取国外先进经验,同时结合实际国情,创造出符合国情,具有我国特色的教学要求与方案。

二、人员编制及职责

麻醉科人员编制主要由麻醉科主任、副主任医师、主治医师和住院医师组成。

（一）各级人员职责

1.麻醉科主任职责

(1)在院长领导下,负责全科的医疗、教学、科研、行政管理等工作。

（2）制定本科工作计划,组织实施,经常督促检查,按期总结汇报。

（3）根据本科任务和人员情况进行科学分工,密切配合手术和对危重病员进行抢救工作。

（4）领导本科医师做好麻醉工作,参加疑难病例术前讨论,对手术准备和麻醉选择提出意见,必要时亲自参加操作。

（5）组织本科人员的业务训练和技术考核,对本科人员晋升、奖、惩提出具体意见。

（6）领导本科人员认真执行各项规章制度和技术操作规程,严防差错事故。

（7）组织并担任教学、安排进修及实习人员的培训。开展麻醉的研究工作。搞好资料积累,完成科研任务。

（8）确定本科人员轮换、值班、会诊、出诊等事宜。与手术室密切配合,共同搞好科室工作。

（9）审签本科药材的请领和报销,检查使用及保管情况。

2.麻醉科主任(副主任)医师职责

（1）在科主任领导下,指导麻醉科医疗、教学、科研、技术培养、理论提高工作。

（2）参加和指导急、危、重、疑难病例抢救处理工作,担负特殊病例和疑难病例的会诊工作。

（3）指导本科主治医师、医师和麻醉护士做好麻醉工作。组织疑难病例术前讨论,对手术准备和麻醉选择提出意见,必要时亲自参加麻醉操作。

（4）指导本科人员的业务学习和基本功的训练。学习运用国内外医学先进经验,吸取最新科研成就,根据本科情况应用于临床。

（5）担任教学、进修、实习人员的培训工作副主任医师职责可参照主任医师职责执行。

3.麻醉科主治医师职责

（1）在科主任领导和主任医师指导下,负责指导本科医师,进修、实习人员施行麻醉工作。

（2）着重担任疑难病员的麻醉和教学、科研工作。

（3）其他职责与麻醉科医师同。

4.麻醉科医师职责

（1）在科主任领导和主治医师指导下,负责本科的日常麻醉教学、科研的具体工作。

（2）麻醉前,检查手术患者,必要时参加术前讨论,与手术医师共同研究确定麻醉方法和麻醉前用药,做好麻醉前的药品器材准备。

（3）麻醉中,经常检查输血、输液及用药情况,密切观察病情,认真填写麻醉记录单。如出现异常变化,及时与术者联系,共同研究,妥善处理并报告上级医师。

（4）手术后,对危重和全麻患者亲自护送,并向病房护士交代病情及术后注意事项。

（5）手术后进行随访,将有关情况记入麻醉记录单,并做出麻醉小结。

（6）遇疑难病例不能单独处理时,应及时报告上级医师。

（7）严格执行各项规章制度和技术操作规程,严防差错事故。

（8）积极开展麻醉学的研究,参加科研及教学,做好进修、实习人员的培训。

（9）协助各科抢救危重病员。

（二）麻醉医师资格分级管理制度

麻醉医师资格分级授权原则上按职称和业务能力划分,将麻醉医师资格分为五级:

1.低年住院医师(大学毕业后从事麻醉工作三年以内)　在主治医师指导下担任一定范围的麻醉工作,如神经阻滞麻醉(包括臂神经丛阻滞、颈神经丛阻滞),部分椎管内麻醉(包括腰麻、骶管麻醉、腰段硬膜外麻醉),部分全身麻醉(包括普外、妇产、泌尿、骨、耳鼻喉、口腔、整形等科手术的全身麻醉)和气管插管术。

掌握术中常规监测技术以及输血补液管理。掌握心、肺复苏术。

2.高年住院医师(大学毕业后从事麻醉工作三年以上) 除低年住院医师的内容外,在主治医师指导下,逐步掌握高位硬膜外麻醉,部分开胸手术的麻醉(包括食管、纵隔、肺的手术),脑外科脑膜瘤、胶质瘤等手术的麻醉,部分特殊病例的麻醉(如库欣综合征、胰岛细胞瘤等),支气管及双腔管插管技术。熟练掌握心、肺复苏术。

3.低年主治医师(取得任职资格三年以内) 除住院医师的内容外,在上级医师指导下操作部分心脏手术麻醉、低温麻醉、控制性低血压麻醉。熟悉术中各种监护技术,熟练掌握心、肺、脑复苏术。

4.高年主治医师(取得任职资格三年以上) 指导住院医师进行上述各种麻醉操作和管理,独立实施危重、疑难病例的麻醉。掌握各种特殊病例的麻醉(如嗜铬细胞瘤、肾移植术等),心脏直视手术的麻醉。掌握术中各种监测技术,熟练掌握心、肺、脑复苏术。

5.正、副主任医师 指导各级医师实施疑难病例的麻醉及解决各级医师麻醉操作困难和意外,开展有关麻醉的新方法及新技术。

(三)三级医师负责制

1.三级医师的岗位职责

(1)三级医师全面负责本医疗小组的医疗、教学、科研、技术培训工作及科室主任授权的行政管理工作。对组内的患者的诊疗、病程观察负有全程责任。

(2)负责对本组下级医生的业务工作进行培训、指导、监督、检查和考核,做好本组医疗文书质量控制、医疗过程质量控制、服务质量控制和人才培养工作。

(3)完成医院和科室规定三级医生必须完成的各项医疗、教学、科研和技术培训等工作任务,并达到相应考核指标要求。完成上级下达的各项指令性任务。

(4)带头执行,并指导、督促本组医生学习、贯彻《中华人民共和国执业医师法》等国家、政府行政管理部门指定的卫生行政法律、法规和医院制定、颁布的各种医疗规章制度。

(5)对本组危重患者或重大手术或新技术应用等医院规定必须及时或事前应向科室主任请示、报告的事项,负有请示、报告的责任;对下级医师请示、报告的业务工作,负有及时答复、现场指导的责任;对其他治疗组的业务工作,负有协助和协作的责任。

(6)值班期间,对全科发生的所有业务问题和医患关系问题,负有及时组织处理、通报和报告的责任。对本组疑难、危重患者进行最后诊断、诊疗方案制定或审查。

2.二级医师的岗位职责

(1)在科主任和三级医师的领导下,协助三级医师具体负责本医疗小组医疗、教学、科研和下级医师技术培训工作。负责对组内患者的诊疗、教学、科研和下级医师技术培训工作。对组内患者的诊疗、病程观察负有全程相应责任。

(2)在不断提高自身综合素质和业务水平的同时,协助三级医师做好本组医师的业务培训、指导、监督和检查工作,具体负责本组医疗文书质量控制。医疗过程质量控制和服务质量控制。

(3)在完成自身工作的同时,具体负责指导一级医师、轮转医师、进修医师进行临床诊断、治疗和特殊诊疗操作。认真执行《中华人民共和国执业医师法》等国家、政府行政管理部门制定颁布的卫生行政法律、法规和医院制定、颁布的各种医疗规章制度,经常检查本组的医疗质量,严防差错事故的发生。

(4)对本组疑难、危重患者,负有向本组或值班三级医师及时报告患者病情变化、请示相关治疗问题的责任;对下级请示、报告的业务工作,负有协助的责任;值班期间,对全科发生的所有业务问题和医患关系问题,负有及时处理和报告的责任。

3.一级医师的岗位职责

(1)在科主任、三级医师和二级医师领导下,具体负责分管患者或门诊的医疗、教学、科研工作。对分管患者的病情了解、病程观察和初步诊治负有全程责任。

(2)不断提高自身综合素质和业务水平,协助二级医师完成本组进修、实习医生的业务培训、指导、监督和检查工作。

(3)具体做好分管患者或门诊的医疗文书质量控制、医疗过程质量控制和服务质量控制工作,对分管患者病情和诊疗情况做到心中有数。

(4)认真执行《中华人民共和国执业医师法》等国家、政府行政管理部门颁布的卫生行政法律、法规和医院制定、颁布的各种医疗规章制度,经常检查分管患者的医疗质量,严防差错事故发生。

(5)对分管的疑难、危重、急诊患者,负有向本组或值班二级医师及时报告、请示相关治疗问题的责任;对自身及时水平不能完成或按规定一级医师不能独立进行的操作,负有向上级医师请示、报告及请求帮助的责任;

(6)值班期间,对全科发生的所有业务问题和医患关系问题,负有及时处理和逐级报告的责任;对分管的患者,负有初步诊断、提出诊疗建议并落实上级医师诊疗指示的责任。

三、管理制度

(一)医院麻醉科工作流程

麻醉科应主动与手术室和手术科室配合,保证手术顺利进行,共同完成手术。

1.麻醉由麻醉专业的执业医师担任,实行麻醉科主治医师负责制,实施授权范围内的临床麻醉、疼痛治疗及心肺复苏。

2.担任麻醉的医师在术前均应访视患者,对全身情况进行麻醉前评估(ASA 风险评估),确定麻醉方式及麻醉前医嘱;危重患者每天晨会应进行科内讨论或术前参与多科的术前讨论,共同制订麻醉方案,对手术和麻醉中可能发生的困难和意外做出估计,便于做好麻醉前的准备工作,并在术前访视和讨论的基础上完成麻醉计划。

3.麻醉医师应按规范向患者及家属进行充分的告知与说明,签署麻醉知情同意书,并认真检查麻醉药品、器械是否完备。

4.麻醉医师按计划实施麻醉,严格执行技术操作常规和查对制度,在麻醉期间要坚守岗位,术中密切监测患者的病情变化,及时做出判断和处理,严格三级医师负责制,遇有不能处理的困难情况应及时、就近请示上级医师。术中认真填写麻醉记录单。

5.术毕待患者基本恢复后,护送患者回病区或麻醉恢复室,麻醉医师要把麻醉记录单各项填写清楚,并向值班医师交代手术麻醉的经过及注意事项。术后应及时清理麻醉器械,妥善保管,定期检修,麻醉药品应及时补充或交回。

6.术后 72 小时内要随访患者至少一次,对危重病员,应于 24 小时内随访,并将有关情况写入麻醉记录单。遇有并发症,应协同处理,严重并发症应向上级医师汇报。

7.急诊患者手术前的准备时间较短,但也应尽可能完善手术前的准备工作,术中、术后的管理同择期手术。

8.麻醉并发症及重大事件及时登记报告。麻醉中一定要严密观察病情变化,发现问题及时处理,必要时及时请示上级医师。麻醉中发生的较严重并发症及重大事件,必须及时报告科主任,并按医院规定上报。

9.麻醉记录单书写规范,麻醉过程真实、准确、完整地记录于麻醉记录单上,记录符合《病历书写规范》的有关要求。质控员不定期抽查、分析反馈。

10.定期进行麻醉工作质量及效率指标的统计分析,如麻醉工作量、麻醉效果评定、麻醉缺陷发生情况、麻醉死亡率、严重并发症发生率等。

11.听值班人员必须保证通讯畅通,急救器械药品齐全,院内急会诊要保证10分钟内到现场。

(二)术前访视、讨论制度

1.麻醉前一天由麻醉医师到病房访视患者。

2.详细了解病情,进行必要体检,如发现术前准备不足应向手术医师建议补充必要的术前准备,并商讨最佳手术时机。

3.估计患者对手术和麻醉的耐受力,进行 ASA 评级,选定麻醉方法和麻醉前用药,开麻醉前医嘱。

4.向患者介绍麻醉方式及围手术期必须注意与配合的事项,解除患者思想顾虑,增强其信心。

5.向患者及其家属介绍病情和麻醉有关情况,填写麻醉知情同意书,并办理家属或患者本人签字手续。

6.认真书写麻醉前会诊记录。

7.手术当天晨会讨论疑难危重患者,制订合适的麻醉实施方案,对麻醉中可能发生的问题提出积极的防范对策。

8.麻醉前疑难危重患者讨论在科主任主持下认真进行,必要时向医务科汇报备案,并记入病历内。

(三)麻醉记录制度

1.麻醉医师进入手术室后,应常规检查麻醉机和监护仪性能、麻醉药品和器具准备情况。按规定进行安全核查,开放静脉输液,监测各项生命体征,按既定麻醉方法和方案实行麻醉,严格执行各项操作技术常规。

2.麻醉期间应密切观察生命体征及手术情况,及时发现并判断异常情况,迅速妥善处理,不得擅离职守。遇有困难和意外应及时向上级主管医师汇报,并请其指导处理。

3.麻醉记录单是医疗档案之一,麻醉医师必须全面、详尽、客观、准确地即时记录患者生命体征变化、术中输液、输血及用药,主要手术步骤,出血量、尿量、异常情况出现时间及处理措施等。为回顾总结、临床研究、病例讨论、医疗纠纷等提供原始材料和客观依据。

4.认真执行药品、输血核对制度,护士执行医嘱时要严格核对药物包装,并予以保留,以便复查。

5.麻醉结束后,麻醉医师与手术医师、护士一起将全麻患者或危重患者送回 ICU 或 PACU,向主管医师和护士交接病情,做好交接班工作,并在记录单上签字。

(四)术后访视制度

1.术后 72 小时内对麻醉后患者进行随访,遇特殊患者、特殊情况时,应加强随访,以了解麻醉后医嘱执行情况、麻醉相关并发症等。

2.将随访结果详细记录在麻醉记录单上,必要时在病程上记录。

3.遇麻醉相关并发症时,应会同病房医师及相关科室医师共同处理或提出处理意见,随访至情况好转。

4.发现麻醉后严重并发症,必须立即上报科主任,在科内进行讨论,分析原因,提出措施,吸取教训,并向医务科报告。

5.出现麻醉意外、事故、差错,按医疗安全管理规定执行。

(五)麻醉科医师值班交接班制度

1.遵守"接班不到,当班不走"的原则,特别是危重患者正处于危险中不交班,应协同处理,直至病情稳定。

2.值班人员必须坚守工作岗位,履行职责,保证各项工作及时准确有序进行。

3.每班必须按时交接班,接班者提前10分钟到科室进行交接班,在接班者未明确交班内容前,交班者不得离开岗位,不允许电话交班。

4.交接内容包括:患者情况、麻醉经过、特殊用药、监测和输液输血,特殊麻醉设备,管理药品等,完成交接班记录。

5.接班者如发现病情、治疗、器械药品交代不清,应立即查阅。接班时发现问题,应由交班者负责。接班后如因交接不清,发生差错事故或物品遗失,应由接班者负责。

(六)医疗事故及严重并发症预防及报告制度

1.麻醉意外与并发症防范措施　针对麻醉安全影响因素多元化的特点,麻醉意外与并发症的防范措施也应当是多方面的。

(1)患者方面

1)术前充分了解患者病情是保证麻醉安全的最基本条件。

2)充分利用仪器设备的监测指标和功能,最大限度地严密监测患者各项生命体征的变化。

3)注重医患关系,尊重服务对象,加强信任和理解。

(2)医师方面

1)加强麻醉医师自身修养和专业理论的学习,提高专业素质;不断更新知识、提高理论技能水平,培养和训练麻醉医师良好的快速反应能力。

2)始终保持对麻醉意外的警觉性。

3)健全和完善各项规章制度。确保减少人为工作失误、差错,避免麻醉事故的发生。

4)建立麻醉意外发生时的紧急反应机制。麻醉意外发生时应该清醒而果断,及时请求帮助。

5)配备必要的设备。在使用监测设备的过程中,听到报警后务必先排除患者原因,再检查是否为监测仪错误报警。

6)热爱本职工作,不断更新知识,要努力克服困难,知难而进。

7)积累和及时总结临床经验。

2.麻醉意外与并发症上报制度

(1)为提高工作效率,规范科内请示报告工作程序,紧急情况下能够有效配合,特制定本制度。

(2)麻醉中,麻醉后发生并发症或意外,均应立即向科主任或上级主管医师汇报,及时采取措施妥善处理。

(3)发生医疗差错、事故,麻醉意外或严重并发症,科主任或上级主管医师除立即组织积极抢救处理外,还应即时向医务科和主管院长汇报。在适当时机组织全科讨论,明确原因,以吸取经验教训,并将讨论处理意见记录在差错事故登记本上。

(4)严重差错和医疗事故应及时向医务科和主管院长做书面报告。

(七)麻醉安全核查制度

1.严格麻醉前各项准备工作,做到药品物品准备齐全、仪器性能良好,保证手术顺利进行。

2.进入手术间,手术医师、麻醉医师、巡回护士三方按《手术安全核查表》内容共同进行麻醉前、手术开始前及患者离开手术室前的各项核查,三方签字认可。

3.手术部位核查:手术医师、麻醉医师、巡回护士应根据手术部位标志、腕带、病历、影像学资料、患者手术通知单共同进行手术部位核对,无误后方可手术。

4.麻醉医师与巡回护士要认真进行输血核查,双方签字认可。

5.认真执行转接患者工作流程,与恢复室、ICU、病房认真交接患者生命体征、手术情况等,双方签字认可。

(八)麻醉药品管理

1.麻醉药品是指具有依赖性潜力的药品,滥用或不合理使用易产生生理成瘾性和精神依赖性。麻醉药品的范围包括:阿片类、可卡因类、大麻类、合成麻醉药品及其他易产生依赖性的药品、药用原植物及其制剂。

2.本科麻醉药品仅供本科医疗、教学和科研使用,不得转让和借用。

3.严格执行《麻醉药品管理办法》中的有关规定,严格保管,合理应用,杜绝滥用,防止流失,严格实行麻醉药品的"五专制度":专人负责,专柜加锁,专用处方,专用帐册,专册登记。

4.调配"麻醉药品处方"应按有关规定执行,须具有麻醉药品处方权医师的全名签字,内容完整,字迹清晰,药名不得缩写。使用时应仔细核对处方品名、数量等内容。核对后,计数发放。每日每班按处方统计登记。白班、夜班专人负责管理、班班交接、认真填写麻醉药品交班本及处方登记本。交接手续齐全并签名。

(九)麻醉安全与质量管理制度

麻醉质量管理分为三个部分:结构管理、过程管理和结果管理。

1.结构管理　结构是提供医疗服务的各种设置,通常指人员、设备及其组织形式。麻醉学科的结构则包括麻醉医师的一般素质和业务水平、开展的业务范围和工作量、麻醉仪器及监测设备、手术室和麻醉恢复室的规模设置、麻醉科的建制、麻醉科的各项规章制度以及相应的法律法规等。结构管理是为过程管理提供基本的保证条件,是实施麻醉质量管理的基础。

2.过程管理　过程管理可以分为术前、术中和术后三大部分。

(1)术前管理包括:术前访视及病情评估、患者知情同意、麻醉实施方案、特殊准备和伴随疾病的处理等。

(2)术中管理包括:麻醉监测、麻醉记录和麻醉实施。

(3)术后管理包括:麻醉后恢复、术后随访、并发症处理和重大事件讨论及报告等。

3.结果管理　结果是患者在接受医疗服务后的健康状况的变化。结果代表着结构管理和过程管理的最后效果。结果管理是对结果的指标进行测量、分析、评估和比较,并且经过结果反馈,进一步改进结构管理和(或)过程管理中存在的问题。

(十)科内质控制度

1.建立健全麻醉质量标准化、规范化管理制度。

2.科室设立质控员,在科主任领导下,按照质控标准,完成质量监控任务。

3.按照麻醉质控要求,质控员每周进行麻醉质量统计、分析,每月进行一次全面的麻醉质量检查、评价,并将问题及时通报全科。

4.对麻醉质量存在突出的问题,要抓紧时间调查、纠正,并提出整改意见。做到问题已调查清楚,整改措施已完全落实。

(十一)会诊制度

1.普通会诊　由麻醉科住院总医师负责,在接到会诊单后24小时内进行会诊,并认真填写会诊情况,给出会诊意见,完成会诊记录。

2.急会诊　由一线值班医师负责,接到急会诊邀请电话后10分钟内必须赶到邀请会诊科室,如有困难可请主治、副主任医师指导,必要时向科主任报告。

3.院外会诊   需经医务科同意,由科主任安排主治或副主任医师出诊。

(十二)麻醉前病例含疑难危重病例讨论制度

1.麻醉前病例含疑难危重病例讨论应有科主任或副主任医师主持。

2.由负责麻醉的医师详细汇报患者的疾病诊断、相关检查及拟行手术,提出麻醉方案,麻醉中可能出现问题的处理措施。参加讨论的人员针对该病例的病情进行全面分析,对病例中关键点、难点,充分发表意见和建议。

3.讨论由负责麻醉的医师记录并登记在《疑难病例讨论记录本》中。

(十三)仪器设备保管制度

1.每台仪器应有医疗设备使用登记册,包括仪器名称、型号、购置日期、管理人员。

2.登记册由科主任负责,设备使用人员认真填写,包括使用日期,开机时间,运转情况,使用人。

3.仪器若出现异常现象或故障,应立即停止使用,填写设备故障登记,上报医疗器械科。

4.值班人员每次接班都需认证清点仪器设备数目,防止丢失。

(周　锟)

第二节　麻醉专业的范围

一、临床麻醉

(一)概述

临床麻醉的工作场所在手术室内,在规模较大、条件较好的麻醉科,临床麻醉中可建立分支学科(或称为亚科),如产科、心脏外科、脑外科、小儿外科麻醉等。临床麻醉的主要工作内容可分为三个部分:麻醉前评估与准备、麻醉处理及麻醉后恢复,具体内容如下:

1.术前对患者进行检查、评估与准备。术前应向患者及家属讲明患者病情、风险及可能出现的并发症,并填写麻醉协议书,麻醉协议书必须征得患者或家属的同意与签字,危重疑难患者及大手术的麻醉处理必要时还需经院医务管理部门批准后实施。

2.提供完成手术所必需的特殊条件,如气管、支气管麻醉,控制性降压,低温,人工通气及体外循环等。

3.为手术顺利进行提供安全、无痛、肌松、合理控制应激以及避免不愉快记忆等基本条件。

4.对手术患者的生理功能进行全面、连续和定量的监测,并调控在预定的范围内,以维护患者的生命安全,这不仅涉及仪器与设备的先进性,更涉及麻醉医师的素质,已成为临床麻醉的重要内容。

5.预防并早期诊治各种并发症,以利术后顺利康复。

6.术后 72 小时内进行术后访视,及时发现与治疗麻醉后并发症。

(二)麻醉前病情估计与准备

所有麻醉药和麻醉方法都可影响患者生理状态的稳定性,手术创伤和失血可使患者生理功能处于应激状态,外科疾病与并存的内科疾病又有各自不同的病理生理改变,这些因素都将造成机体生理潜能承受巨大负担。为减轻这种负担和提高手术麻醉的安全性,在手术麻醉前对全身情况和重要器官生理功能做出充分估计,并尽可能加以维护和纠正,这是外科手术治疗学中的一个重要环节,也是麻醉医师临床业务工作的主要方面。

　　全面的麻醉前估计和准备工作应包括以下几个方面：①全面了解患者的身体健康状况和特殊病情；②明确全身状况和器官功能存在哪些不足，麻醉前需要哪些准备；③明确器官疾病和特殊病情的危险所在，术中可能发生哪些并发症，需采取哪些防治措施；④估计和评定患者接受麻醉和手术的耐受力；⑤选定麻醉药、麻醉方法和麻醉前用药，拟定具体麻醉实施方案。

（三）麻醉前用药

　　麻醉前用药（也称术前用药）是手术麻醉前的常规措施，主要目的是：①解除焦虑，充分镇静和产生遗忘；②稳定血流动力学，减少麻醉药需求量；③降低误吸胃内容物的危险程度；④提高痛阈，加强镇痛；⑤抑制呼吸道腺体分泌，防止术后恶心、呕吐。针对上述用药目的，临床上常选用五类麻醉前用药：神经安定类药；α_2肾上腺素能激动药；抗组胺药和抗酸药；麻醉性镇痛药；抗胆碱药。

（四）吸入全身麻醉

　　吸入全身麻醉是将麻醉气体或麻醉蒸汽吸入肺内，经肺泡进入血液循环，到达中枢神经系统而产生的全身麻醉。

　　吸入麻醉药在体内代谢、分解少，大部分以原形从肺排出体外，因此吸入麻醉容易控制，比较安全、有效，是现代麻醉中常用的一种方法。

（五）静脉全身麻醉

　　将全麻药注入静脉，经血液循环作用于中枢神经系统而产生全身麻醉的方法称为静脉全身麻醉。静脉全身麻醉具有对呼吸道无刺激性，诱导迅速，苏醒较快，患者舒适，不燃烧，不爆炸和操作比较简单等优点。但静脉麻醉药多数镇痛不强，肌松差，注入后无法人工排除，一旦过量，只能依靠机体缓慢排泄，为其缺点。因此，使用前应详细了解药理性能，尤其是药代动力学改变，严格掌握用药指征和剂量，以避免发生意外。

（六）气管、支气管内插管术

　　气管、支气管内插管术是临床麻醉中不可缺少的一项重要组成部分，是麻醉医师必须掌握的最基本操作技能，不仅广泛应用于麻醉实施，而且在危重患者呼吸循环的抢救复苏及治疗中也发挥重要作用。

（七）局部麻醉

　　局部麻醉是指患者神志清醒，身体某一部位的感觉神经传导功能暂时被阻断，运动神经保持完好或同时有程度不同的被阻滞状态。这种阻滞应完全可逆，不产生组织损害。

　　常用的局部麻醉有表面麻醉、局部浸润麻醉、区域阻滞、神经传导阻滞四类。后者又可分为神经干阻滞、硬膜外阻滞及脊麻；静脉局部麻醉是局部麻醉另一种阻滞形式。

（八）神经及神经丛阻滞

　　神经阻滞也称传导阻滞或传导麻醉，是将局麻药注射至神经干旁，暂时阻滞神经的传导功能，达到手术无痛的方法。由于神经是混合性的，不但感觉神经纤维被阻滞，运动神经纤维和交感、副交感神经纤维也同时不同程度的被阻滞。若阻滞成功，麻醉效果优于局部浸润麻醉。

（九）椎管内麻醉

　　椎管内麻醉含蛛网膜下腔阻滞和硬膜外阻滞两种方法，后者还包括骶管阻滞。局麻药注入蛛网膜下腔主要作用于脊神经根所引起的阻滞称为蛛网膜下腔阻滞，统称为脊麻；局麻药在硬膜外间隙作用于脊神经，是感觉和交感神经完全被阻滞，运动神经部分地丧失功能，这种麻醉方法称为硬膜外阻滞。

（十）针刺麻醉的方法

针麻创用以来,种类较多,按针刺部位分,有体针、耳针、头针、面针、鼻针、唇针、手针、足针及神经干针等法;按刺激条件分,有手法运针、脉冲电针、激光照射穴位、水针和按压穴位等法。临床上以体针或耳针脉冲电刺激针麻的应用最为普遍。

二、重症监测治疗

重症监护室(ICU)是在麻醉后恢复室(PARR)的基础上发展起来的,真正具有现代规范的 ICU 建立于 1958 年美国 Baltimore City Hospital 属麻醉科管辖。中华医学会麻醉学会则建议称为"重症监测治疗病房"。

ICU 的特点有以下几方面:①是医院中对危重患者集中管理的场所;②具有一支对危重病症进行紧急急救与诊治的医师、护士队伍;③配备有先进的监测技术,能进行连续、定量的监测,可为临床诊治提供及时、准确的依据;④具有先进的治疗技术,对重要脏器功能衰竭可进行有效、持久的治疗。

ICU 的宗旨是对危重患者提供高水准的医疗护理服务,最大限度地抢救患者。其主要任务是对危重患者进行抢救和实施监测治疗。通过精心地观察护理,对患者内环境及各重要脏器功能的全面监测和及时有效的治疗,从而减少并发症的发生率,降低病死率和提高抢救成功率和治愈率。ICU 的建立促进了危重病医学的崛起。

（一）体制

综合来讲,ICU 的建制大致可分为专科 ICU、综合 ICU 和部分综合 ICU 三种形式。

1.专科 ICU

(1)专科 ICU 是各专科将本专业范围内的危重患者进行集中管理的加强监测治疗病房。例如,心血管内科的 CCU,呼吸内科的 RCU,儿科的 NCU,心胸外科的 TCU 等。

(2)不同专科的 ICU 有各自的收治范围和治疗特点,留住的时间等方面也不尽相同。专科 ICU 由专科负责管理,通常指派一名高年资的专科医师固定或定时轮转全面负责。

(3)专科 ICU 的特点与优势是对患者的原发病、专科处理、病情演变等从理论到实践均有较高的水平或造诣,实际上是专科处理在高水平上的延续。但其不足之处是对专科以外的诊治经验与能力相对不足,因而遇有紧急、危重情况,常需约请其他专科医师协同处理,如气管切开、气管插管、呼吸器治疗、血液透析等。麻醉科是最常被约请协助处理的科室之一。

(4)建设 ICU 需要投入大量的财力、物力。因此,即使在经济相当发达国家的医院中,至今仍是根据各医院的优势即重点专科建立相应的专科 ICU。

2.综合 ICU

(1)综合 ICU 是在专科 ICU 的基础上逐渐发展起来的跨科室的全院性综合监护病房,以处理多学科危重病症为工作内容。综合 ICU 归属医院直接领导而成为医院中一个独立科室,也可由医院中的某一科室管辖,如麻醉科、内科或外科。

(2)综合 ICU 应由有专职医师管理,即从事于危重病医学的专科医师。这样的专职医师需要接受专门的培训和学习,取得资格才能胜任。在 GICU,专职医师全面负责 ICU 的日常工作,包括患者的转入转出、全面监测,治疗方案的制订和监督协助执行。以及与各专科医师的联络和协调等。原专科的床位医师每天应定期查房,负责专科处理。

(3)综合 ICU 的特点与优势是克服了专科分割的缺陷,体现了医学的整体观念,也符合危重病发展的

"共同通路"特点,其结果是有利于提高抢救成功率与医疗质量。但是,难度在于要求一个 ICU 专职医师,对医学领域中如此众多的专科患者的专科特点均能有较深入、全面的了解是相当困难的,因而在这种 ICU 中,与专科医师的结合十分重要。

3.部分综合 ICU　鉴于上述两种形式的优缺点,部分综合 ICU 的建立有利于扬长避短,部分综合 ICU 系指由多个邻近专科联合建立 ICU,较典型的例子是外科 ICU 或麻醉科 ICU(或麻醉后 ICU,PAICU)。两者主要收治外科各专科的术后危重患者,这些患者除了专科特点,有其外科手术后的共性。因此,综合性 ICU 的成立不应排斥专科 ICU 的建立,特别是术后综合 ICU 的建立具有重要价值,也是现代麻醉学的重要组成部分,本章将以此为重点进行介绍。

(二)建设

1.病房与床位要求

(1)PAICU 的位置应与麻醉科、手术室相靠近,专科 ICU 则设置在专科病区内,在有条件的医院内所有的 ICU 应在同一个区域里,共同组成医院的危重病区域。

(2)ICU 病床设置一般按医院总床位数的 1%～2%,每张危重病床应有 15～18m^2 的面积。

(3)病房应是开放式,一般一大间放置 6～8 张床位,每张床位之间可安置可移动隔档,另设一定数量的单人间,病房内设有护士站,稍高出地面,可看到所有病床,中心护士站应设有通讯联络设备和控制室内温度、光线和通气以及管理控制药物柜的操纵装置。

(4)每个床位至少要有 8～10 个 10～13 安培的电源插座,分布于床位的两边。电源最好来自不同的线路,在一旦发生故障时更换插座仍可使用,所有电源应与自动转换装置连接,电源中断时可自动启用备用系统。

(5)每个床位至少要两个氧气头,两个吸引器头,还要有压缩空气、氧化亚氮与氧的等量混合气体。

2.仪器配备　ICU 需购置许多贵重仪器,选择仪器应根据 ICU 的任务,财力及工作人员的情况而定,一般仪器设备包括以下三方面:监测和专项治疗仪器设备;诊断仪器设备;护理设备。

3.建立科学管理　ICU 的医护人员除执行卫生部颁发的"医院各级人员职责",为了保证工作有秩序地进行,还需要建立和健全自身的各项制度,包括:早会制度、交接班制度、患者出入室制度、抢救工作制度、保护性医疗制度、死亡讨论制度、医疗差错事故报告制度、会诊制度、护理查房制度、药品管理制度、医嘱查对制度、用药查对制度、输血查对制度、仪器保管使用制度、消毒隔离制度、病区清洁卫生制度、财物管理制度、学习进修制度以及家属探视制度。同时还需要建立健全各种常规,包括体外循环术后监护常规、休克监护常规、呼吸器支持呼吸监护常规、气管造口护理常规、各种导管引流管护理常规和基础护理常规等。

(三)人员配备

1.ICU 中专职医师的人数视病房的规模和工作量需求而定。医师与床位的比例一般为 0.5～1.0。

2.ICU 设主任一名(专科 ICU 可由专科主任兼任),主治医师、住院医师按床位数决定。如隶属于麻醉科等一级科室(如内科、外科、急诊科等)管理,则低年资主治医师和住院医师可轮转,高年资主治医师应相对固定,ICU 主任可由一级科室的副主任兼任。

3.ICU 的护士是固定的,不论何种 ICU,均应设专职护士长 1～2 名,护士人数根据对护理量的计算而确定,一般与床位的比例为 3.0∶1。护理量根据患者轻重程度一般分为以下四类。

第Ⅰ类:病危,此类患者至少有一个脏器发生功能衰竭随时有生命危险,每日护理量在 24 小时甚至更多,即患者床边不能离开人。

第Ⅱ类:病重,主要是术后高危、病情较重,有脏器功能不全或随时有可能发展成为衰竭的患者,每日护理工作量在 8～16 小时,即每 24 小时至少有 1～2 个护士在床边监护。

第Ⅲ类：一般，每日护理量在4～8小时。

第Ⅳ类：自理，每日护理量在4小时以下。

在以上各类患者中ICU只收治第Ⅰ、Ⅱ类患者，根据各医院ICU收治患者的特点计算所需护士人数，计算方法是：以每个患者每周所需护理工作时间，病房每周所需总护理小时数，除以一个护士每周可能提供的工作时间数按48小时计算，得出所需护士人数。这样的计算结果，加上周末、节假日等，一般ICU的床位与护士之比如前所述约为1：3.0。

4.除医师、护士外，ICU还需要多种专门人才，如呼吸治疗师、管理仪器设备的医学工程师、放射科诊断医师和技术员、营养治疗师、院内感染管理人员、药剂师、实验室技术员、计算机工作人员、护理员、清洁工等。

（四）收治对象

ICU的收治对象来自各临床科室的危重患者，即呼吸、循环等重要脏器和代谢有严重功能不全或可能发生急性功能衰竭随时可能有生命危险的患者。在ICU收治患者的选择上要明确以下两点：①患者是否有危重病存在或有潜在的危重病或严重的生理扰乱；②患者的危重程度和严重生理紊乱经积极处理后是否有获得成功的可能。

（五）日常工作内容

1.监测　包括呼吸、心血管、氧传递、水电解质和酸碱平衡，血液学和凝血机制、代谢、肝肾功能、胃肠道、神经系统和免疫与感染等。对不同病种的监测应有不同的侧重。

2.治疗　ICU治疗的重点是脏器功能支持和原发病控制，有以下几个特点：

（1）加强与集中：加强指对患者的监测、治疗等各方面都要强而有力。集中就是集中采用各种可能得到的最先进医疗监测和治疗手段，各专科的诊疗技术和现代医学最新医疗思想和医学工程最新成果。危重患者的病情有自然恶化的趋势，也有好转的可能，只有经过早期强而有力的治疗，才可能阻断恶化的趋势而争取好的可能。

（2）共同特点：病程的危重期，不论原发病来自哪里，患者都可能表现出许多共同特点，称为各种疾病危重期发展的共同道路。患者不但表现各单个脏器的功能障碍，而且还突出地表现为脏器功能间的相互不平衡，此时对多脏器功能的全面支持成为临床上突出的工作内容。这种支持涉及各专科的医疗技术的运用，但不是它们的简单相加，而是要特别注意各脏器功能支持的平衡协调，阻断恶性循环，使患者转危为安。

应当指出的是所有的治疗措施都可能会影响机体的平衡，越是强有力的治疗、措施对平衡的影响也越大。患者的病情如仍集中在某一个脏器，则在支持这个脏器的基础上兼顾其他脏器功能，就抓住了恢复平衡的大方向。如果患者的主要问题已突破了某一脏器的范围，而以多脏器功能损害为临床突出表现时，脏器支持的均衡性就成为十分突出的问题。

（3）整体观念：近代医学的进步使分科越来越细，有利于专科治疗成功率的提高，也带来了完整整体被分割的弊端。ICU的患者其疾病涉及多个脏器，问题就复杂起来，对各个脏器的治疗原则可能是相互矛盾的。这就要求我们的治疗从整体的观念出发，注意各项脏器支持的相互协调。

（4）确定治疗的先后缓急：根据病情轻重缓急，拟订治疗方案，明确哪些病情需要紧急处理，哪些需要稍次之，在病情的发展中，当一个主要的紧急的问题获得缓解或解决，另一个问题可能会上升为主要矛盾，因此对病情做出动态估计并识别特定病变的病理生理影响在治疗中十分重要，也需有相当的经验和较高的临床判断力。

（5）区分和监测原发性治疗和继发性治疗：原发性治疗指针对原发疾病的处理措施，继发性治疗则是针对受继发影响的其他生命器官和系统,旨在对这些器官功能进行保护。两者在治疗上是既有紧密联系而又有区别的。

（6）区分支持治疗和替代治疗：支持治疗是针对重要器官系统发生严重功能不全,但尚属可逆性病变,旨在努力恢复重要器官系统自身功能的支持措施。若病变不可逆,重要器官系统功能达到不可恢复的程度,需用替代治疗。两种治疗在一定条件下可以互相转化。

（六）与一般治疗病室的关系

1.危重患者转到ICU后,ICU医师应和原病房医师保持联系,使患者不但得到ICU的严密监测和积极治疗,同时也得到原病房医师的治疗意见。

2.有关治疗的重要医嘱及患者转回原病房的决定,应在每日晨间查房或在急诊时与原病房医师共同商定。

3.原病房医师每日应定期查房,并提出处理意见,非查房期间,原病房医师需更改医嘱时,应征求值班医师的意见,商讨决定。

4.除执行会诊商定的医嘱外,ICU值班医师在病情变化时有权作紧急处理。

三、疼痛诊疗

疼痛已被现代医学列为继呼吸、脉搏、血压、体温之后的第五大生命体征。长期疼痛不仅严重影响患者的躯体、心理和社交功能,而且还影响到其家庭乃至社会。为所有疼痛患者提供治疗,是医疗服务的共同目标。麻醉科疼痛诊疗是运用临床、影像、检验等方法诊断,并运用麻醉学的理论、药物、医疗器械以及微创、有创的医疗技术方法对疼痛疾病进行治疗。工作主要是急性、慢性疼痛的诊断和治疗,为患者提供专业疼痛诊疗服务。

（一）疼痛诊断的思维方法

临床镇痛的根本目的是消除患者的疼痛,解除患者的疾苦。而有效的疼痛治疗必须建立在明确诊断的基础之上,即对疼痛的来源有一个准确的判断。

疼痛是一个主观感觉,目前人们对疼痛的诊断也主要是根据这种主观感觉来进行。

因此,医生必须将收集的全部临床资料（主要来自三个方面,即病史采集、体格检查及辅助检查）进行分析,去粗取精,去伪存真,弄清它们之间的关系。这样,就需要一个适合疼痛诊断特点的思考方法,并且始终贯穿于诊断的全过程中。

在疼痛诊断时首先应明确以下五个方面：

1.明确病变的原因和性质　即明确何种病变（损伤、炎症、畸形、肿瘤）引起的疼痛。对肿瘤还要分清是良性的还是恶性的;炎症要分清是感染（一般、特殊）性的还是无菌性的;损伤要分清是急性外伤还是慢性劳损;畸形属于哪一种。明确病变的性质非常重要,除直接关系疼痛治疗的效果外,还可避免一些医疗意外和纠纷的发生。

2.明确病变的组织或器官　即明确病变存在于哪个系统,哪个脏器。如软组织、骨关节、神经系统或内脏器官等。在软组织中还要明确是在肌肉、筋膜、韧带或滑囊等。

3.明确病变的部位和深浅　病变部位是指病变在皮肤表面的投影,深浅是指病变的组织层次。只有对病变作准确地平面定位和立体定位,才能使治疗措施（包括药物）真正在病变局部和病变组织发挥作用,取得好的疗效。

4.明确病程的急缓　发病的急缓,病程的长短,对治疗方法的选择有密切关系。如急性腰扭伤引起的后关节半脱位、滑膜嵌顿,用手法矫治可收到立竿见影的效果。但若已形成慢性病变,则需行神经阻滞、理疗和针刀等疗法。

5.明确患者体质、重要生命器官的功能　疼痛的诊断,始终是围绕临床镇痛的根本目的而进行的。疼痛治疗的一些主要方法如神经阻滞疗法,有一定的危险性。因此,在疼痛的诊断过程中,应始终强调对全身状态即患者体质和重要生命器官功能的判定。年老、体弱、合并重要生命器官功能低下的患者,对阻滞疗法的耐受性差,应严格掌握适应证,控制麻醉药的用量。

在明确了以上五个方面的问题之后,就可以有针对性地选择一些治疗方法,在保证患者安全的前提下,争取最好的治疗效果,从而也就达到了诊断的根本目的。

(二)疼痛的分类

由于疼痛涉及临床各个科室,而且千差万别,往往是同症异病或同病异症。许多疼痛既是一组典型的综合征,又是某些疾病的一组症状,况且疼痛又随着疾病的过程而千变万化,所以疼痛的分类至今尚难统一标准。许多学者多依其论著的主要论点而列及题类。近年,国际头痛学会和头痛分类委员会编著了头、颈、面疼痛的分类和诊断标准,虽具有一定的权威性,但作为统一的分类标准尚需实践的反馈。

(三)疼痛治疗的方法

疼痛治疗的目的主要是通过消除或减轻疼痛的感觉和反应,改善血液循环,特别是局部小血管功能和微血管循环,解除骨骼肌或平滑肌痉挛,松解局部挛缩组织,改善神经营养,恢复正常神经功能,改善全身或主要脏器的功能状态,进行精神心理性治疗。

1.药物治疗

(1)麻醉性镇痛药:最多用药为阿片类如吗啡及哌替啶、芬太尼等药,均有良好的镇痛作用,常用于急性剧烈疼痛,有成瘾性,因此应用受到限制。

(2)解热镇痛药:有水杨酸盐类(如阿司匹林),吡唑酮类(如氨基比林等),有解热消炎镇痛作用,对中等度急慢性疼痛有效,如肌肉痛、关节痛、头痛及风湿性疼痛效果较好,这些药物无成瘾性,但可出现胃肠反应等副作用。

(3)安定类药:如安定、氯丙嗪等药,有抗焦虑、遗忘和镇静作用,和镇痛药合并应用可增强镇痛效果。

2.神经阻滞　神经阻滞是疼痛治疗广泛应用的一种方法。通过神经阻滞可以达到治疗和诊断的目的,其治疗作用有阻断疼痛的神经传导通路,阻断由于疼痛引起的恶性循环,如解除由于疼痛刺激引起的血管收缩和肌肉痉挛而导致局部缺血、缺氧,进一步使疼痛加重的恶性循环;预防胸腹部手术后由于疼痛患者不敢咳嗽,而引起的肺部并发症;鉴别产生疼痛病变的部位,判断某些治疗措施的效果等。

(1)常用的药物

1)局麻药:常用的有普鲁卡因、利多卡因和布比卡因等。普鲁卡因一般用1%～2%浓度,一次量10～30ml,适用于浅层组织神经阻滞;利多卡因发挥作用快,组织穿透性好,弥散范围广,一般采用0.5%～1%浓度10～15ml;布比卡因作用时间长达2～4小时,适于作疼痛治疗神经阻滞,用0.25%～0.5%浓度一次量10～20ml。

2)肾上腺皮质激素:具有明显抗炎减轻炎症反应作用,一般用于慢性炎症性疼痛,常用药物有醋酸可的松、泼尼松龙、地塞米松等药物,常用混悬液针剂进行局部组织、关节腔内或硬脊膜外腔注射,每次剂量0.5～1ml,每周1次,2～3次为一疗程,与局麻药混合注射。高血压、糖尿病、溃疡病和急性化脓性炎症忌用。

3)维生素:适用于周围神经炎、多发性神经炎等症引起的疼痛,常与局麻药、肾上腺皮质激素药合并应用,一般常用维生素 B_6 10～25mg,维生素 B_{12} 0.5～1.0mg,其疗效如何,尚需深入观察了解。

4)神经破坏药:注射后主要使神经纤维产生变性,破坏对疼痛的传导,同时也可以引起神经感觉运动功能障碍,只应用于采用一般神经阻滞效果不佳的患者,常用的药物有10%~20%生理盐水,95%以上酒精或5%~10%酚甘油,行周围神经阻滞、蛛网膜下腔或硬膜外腔阻滞,临床均应严格应用指征。

(2)神经阻滞方法:根据不同的病情部位,采用不同的神经阻滞。

1)脑神经阻滞:如头面部三叉神经阻滞、面神经阻滞等。

2)脊神经阻滞:如枕部神经阻滞、颈丛及臂丛神经阻滞、肩胛上神经阻滞、肋间神经阻滞、椎旁神经阻滞、坐骨神经阻、腓神经阻滞等。

3)椎管内神经阻滞:如蛛网膜下腔阻滞、硬膜外腔阻滞、骶管神经阻滞等。

4)交感神经阻滞:如星状神经节阻滞、腹腔神经节阻滞、胸部腰部交感神经节阻滞等。

5)局部神经阻滞:一般在患处找出压痛点,行局部神经阻滞。还有胸膜间镇痛用于术后镇痛。

3.椎间孔镜

(1)原理:其目的是利用椎间孔镜通过在椎间孔安全三角区、椎间盘纤维环之外,彻底清除突出或脱垂的髓核和增生的骨质来解除对神经根的压力,消除由于对神经压迫造成的疼痛。手术方法是医生借助高品质的C臂成像及摄像,通过特殊设计的椎间孔镜和相应的配套脊柱微创手术器械、成像和图像处理系统等共同组成的一个脊柱微创手术系统。在彻底切除突出或脱垂髓核的同时,清除骨质增生、治疗椎管狭窄。

(2)适应证:选择行微创手术的椎间盘突出症患者必须表现出神经根受压的症状和体征,并须满足以下条件:

1)持续或反复发作根性疼痛。

2)根性疼痛重于腰痛。如腰痛症状大于腿痛的中度以下膨出的患者可先做低温等离子髓核成形术。

3)经严格保守治疗无效。包括运用甾体或非甾体消炎止痛药、理疗、作业或条件训练程序,建议至少保守治疗4~6周,但如果出现神经症状进行性加重,则需要立即手术。

4)没有药物滥用及心理疾病史。

5)直腿抬高试验阳性,弯腰困难。

(3)方法

1)术前行影像学检查,明确突出或脱垂的髓核的位置和性质,以及椎间孔骨质增生的情况,CT和MRI是精确确定髓核大小、位置和性质的重要手段,最后通过椎间盘造影来确诊。

2)椎间孔镜技术利用专门的扩孔器和相应的医疗仪器,通过特殊的外侧椎间孔入路途径,进入并逐渐扩大椎间孔,在内镜监视下,完全摘除任何突出或脱出的碎片以及变性的炎性髓核,并可对病变部位进行持续灌洗消炎,运用射频电极修补纤维环,消融神经致敏组织,阻断环状神经分支,解除患者软组织的疼痛。

3)椎间孔镜技术可以最大限度地保持纤维环的完整性和保持脊柱的稳定性,在同类手术中对患者创伤最小、效果确切。

(4)优越性

1)适应证广泛:能处理几乎所有类型椎间盘突出,部分椎管狭窄椎间孔狭窄、钙化等骨性病变。窥镜下使用特殊的射频电极,可行纤维环成形术和窦椎神经分支间盘源性疼痛。

2)通过侧方入路直接达到病变位置,避免后路手术对椎管的干扰,不咬除椎板,不破坏椎旁肌肉和韧带,对脊柱稳定性无影响。

3)并发症创伤小,神经损伤和血栓形成风险低。

4）康复快,手术次日可下地活动,平均 3～6 周恢复正常工作。

5）患者满意度高,术后立即缓解疼痛。

6）同时使用的射频电极对可以保护纤维环及后纵韧带的完整性,从而减少术后椎间盘突出复发率。同时可以切除钙化的椎间盘,特制的双极射频电极在椎间盘手术中可进行良好的止血。

4.物理疗法　包括各种物理因素如冷、热、光、电、超声、振荡等物理治疗方法。

5.中医药、针灸、按摩、拔火罐等疗法

6.外科手术　如三叉神经切断术、经皮脊髓束切断术,经鼻垂体破坏术、丘脑切除术等神经外科手术。

7.精神心理疗法　催眠术、松弛术、生物反馈疗法、行为疗法等。

8.其他　有神经电刺激镇痛治疗,小针刀疗法等。

四、麻醉学教学和研究

麻醉科对实习和轮转医生的教学应准备充分,态度严谨,保证教学质量。

（一）实习内容

1.硬膜外穿刺　①无菌概念:戴手套、消毒范围、方法,操作时的无菌技术;②穿刺技术:局麻方法、穿刺经过的组织,判断硬膜外腔的方法;③用药方法:实验剂量、首次量的决定、维持量;④监测:BP、P、R、SpO_2 变化的原因及处理;⑤预防并发症。

2.全麻　①麻醉前准备、用药、器械检查、监测;②诱导用药:要求、目的、选择,诱导过程患者的反应,药物的作用;③气管插管操作:暴露声门、导管的选择、插管的要求、位置的确定,插管的目的和作用;④麻醉维持:用药量、麻醉机的应用。

3.安排及方法

(1)采取边看边讲解的方式,并提问让学生回答以加深印象,了解学生课堂学习情况。

(2)结合麻醉的安排,先约定患者以便完成实习内容。

(3)在边看边讲解未能完成实习内容及大纲中所例举内容时,可在看完操作后集中于教室进行讨论,以弥补课堂内无法完成的部分内容。

(4)以启发式为主的讨论方式,结合所看病例进行,讨论后可再进入手术室观察维持用药及患者反应和麻醉效果,以后再集中进行小结。

（二）教学内容

1.麻醉前准备(麻醉药品、麻醉机和监护仪的准备)。

2.气管插管技术。

3.纤支镜插管。

4.喉罩的临床应用。

5.麻醉与循环系统。

6.中心静脉穿刺。

7.硬膜外穿刺。

8.心肺脑复苏。

9.机械通气的管理。

10.围手术期心肌缺血的监测与管理。

11.疼痛的诊断思路与误诊病例分析。

12.心电图的分析步骤。

13.血流动力学的维护与调控。

14.重症监测。

（郭　凯）

第三节　麻醉中伦理及法律问题

一、临床麻醉面临的伦理与法律问题

（一）医疗规范法律

我国的医疗法规由全国人大、国务院、卫生部、国家药品及食品监督部、地方人大、地方政府、地方卫生及食品药品监督部门、最高人民法院等多部门制定,在医疗纠纷处理中如何正确适用各种法规是较为复杂的专业问题,其原则是人大制定的法律效力高于国务院制定的法规,国务院制定的法规效力高于各部委及地方政府制定的规章,比较特别的是最高人民法院发布的司法解释是基于对国家法律的解释,且其解释直接被各级人民法院适用,故司法解释的法律效力在我国具有特别重要的地位。

1.常用医疗法规

(1)《中华人民共和国执业医师法》

(2)《中华人民共和国护士管理办法》

(3)《中华人民共和国药品管理法》

(4)《最高人民法院关于审理人身损害赔偿案件适用法律若干问题的解释》

(5)《医疗事故处理条例》

(6)《医疗事故分级标准(试行)》

(7)《医疗事故技术鉴定暂行办法》

(8)《医疗机构管理条例》

(9)《医疗机构病历管理规定》

(10)《医疗器械监督管理条例》

(11)《血液制品管理条例》

2.基本行为规范

(1)以人为本,践行宗旨:坚持救死扶伤、防病治病的宗旨,发扬大医精诚理念和人道主义精神,以患者为中心,全心全意为人民健康服务。

(2)遵纪守法,依法执业:自觉遵守国家法律法规,遵守医疗卫生行业规章和纪律,严格执行所在医疗机构各项制度规定。

(3)尊重患者,关爱生命:遵守医学伦理道德,尊重患者的知情同意权和隐私权,为患者保守医疗秘密和健康隐私,维护患者合法权益,尊重患者被救治的权利,不因种族、宗教、地域、贫富、地位、残疾、疾病等歧视患者。

(4)优质服务,医患和谐:言语文明,举止端庄,认真践行医疗服务承诺,加强与患者的交流与沟通,自觉维护行业形象。

(5)廉洁自律,恪守医德:弘扬高尚医德,严格自律,不索取和非法收受患者财物,不利用执业之便谋取不正当利益,不收取商业贿赂。

(6)规范行医,严格遵循临床诊疗和技术规范,使用适宜诊疗技术和药物,因病施治,合理医疗,不隐瞒、误导或夸大病情,不过度医疗。

(7)认真执行医疗文书书写与管理制度,规范书写、妥善保存病历材料,不隐匿、伪造或违规涂改、销毁医学文书及有关资料,不违规签署医学证明文件。

(8)依法履行医疗质量安全事件、传染病疫情、药品不良反应、食源性疾病和涉嫌伤害事件或非正常死亡等法定报告职责。

(9)认真履行医师职责,积极救治,尽职尽责为患者服务,增强责任安全意识,努力防范和控制医疗责任差错事件。

(二)知情同意制度

1.患者知情同意既是患者对病情严重程度、诊疗手术、麻醉方案、麻醉风险大小与益处、费用开支等真实情况有了解与被告知的权利,患者在知情的情况下有选择、接受与拒绝的权利。

2.麻醉前麻醉科医师必须向患者、近亲属或委托人交代为需要麻醉的手术患者或有创诊疗的患者施行麻醉是麻醉科医师的职责、并说明麻醉的充分合理性和必要性,并就术前注意事项、麻醉方式、麻醉相关的有创操作和可能发生的意外与并发症、术后镇痛的风险与益处和其他可供选择的方案,向患者、近亲属或委托人做详细交代,并签署麻醉知情同意书。

3.《麻醉知情同意书》是指麻醉前,麻醉医师向患者、近亲属或委托人告知拟施麻醉的相关情况,并由患者、近亲属或委托人签署是否同意麻醉意见的医学文书。内容包括患者姓名、性别、年龄、ID号、病案号、病区、术前诊断、拟行手术方式、拟行麻醉方式、患者基础疾病及可能对麻醉产生影响的特殊情况、麻醉中拟行的有创操作和监测、麻醉风险、可能发生的并发症及意外情况,患者、近亲属或委托人签署意见并签名,麻醉医师签名并填写日期,并将麻醉知情同意书存放在病历中。

4.由患者本人或其监护人、委托代理人行使知情同意权,对不具备完全民事行为能力的患者,应由符合相关法律规定的人代为行使知情同意权。

5.对急诊、危重患者,需实施抢救性手术(有创诊疗或使用输血、血液制品)的麻醉时,在患者无法履行知情同意手续又无法与家属联系或无法在短时间内到达,而病情可能危及患者生命安全时,应紧急请示报告科主任、医务科或院总值班批准。

6.为保障患者安全所进行的有痛苦的或有一定危险的有创操作,在术前也要向患者、近亲属或委托人做好解释交代,说明诊疗项目的必要性、所存在的痛苦和危险性,体现在《麻醉知情同意书》中,可不单独签字,但不能回避可能会出现的危险情况,也不能不切实际的夸大其危险性。

7.麻醉知情同意的告知地点包括患者床旁、麻醉科医师办公室或其他院内场所。术中突发事件的告知可与手术科室医师共同完成,告知次数和时间依据实际情况灵活确定。告知内容必须具备充分性、合理性和必要性,并将有关告知内容记录在《麻醉记录单》中。

(三)医患关系中的情理法

医患关系是医疗服务活动中客观形成的医患双方以及与双方利益有密切关联的社会群体和个体之间的互动关系。著名医史学家西格里斯曾经说过:"每一个医学行动始终涉及两类当事人:医师和病员,或者更广泛地说,医学团体和社会,医学无非是这两群人之间多方面的关系"。医患双方是矛盾对立统一体,在处理医患关系时,应坚持以人为本,加强民主法制,掌握民情人心,用法、理、情调解医疗纠纷,构建和谐医患关系。

1.法律法规是构建和谐医患关系的基石,在医疗纠纷解决过程中,必须依法依规保护医患双方的合法权益。

2.在医疗纠纷解决过程中,必须合理保护医患双方的合法诉求。判定某一具体行为是否合"理",一般只从其行为内容是否为了私欲,即义与利两个标准来判定,凡是为了私欲,均是不义的,也就是不合"理",凡是合于义的,"去私"的即是合"理"的。

3.在医疗纠纷解决过程中,在法、理、度内,充分考虑人的情感、人性等因素,用情调解医患双方的矛盾。

依法、合理、重情是构建和谐医患关系的有效办法,但是,情理法也有发生冲突的时候,这时作出灵活性让步和妥协是有必要的。

二、法律角度看麻醉学科建设与发展

(一)法律知识

麻醉是所有临床学科中最具有潜在风险的学科,每个麻醉医师都必须认识到,即使你有较多的知识经验,麻醉中没有过错,但仍可能发生医疗纠纷,所以,如何避免医疗纠纷,如何让自己的医疗行为没有法律漏洞,是每个麻醉医师必须认真对待的问题。

法律责任是指行为人(包括公民、法人或者其他社会组织)因违法行为而承担的法律后果,公民、法人或者其他社会组织拒不履行法律义务,或者做出法律所禁止的行为所引起的法律后果,国家依法给予相应的法律制裁,根据违法行为性质的不同,法律责任一般可以分为刑事法律责任、民事法律责任及行政法律责任。

1.医疗事故的刑事责任 我国1979年刑法没有规定"医疗事故"这一罪名,1997年修订刑法在总结司法实践的基础上,增设了医疗事故罪。根据1997年刑法第335条的规定"医疗事故罪,是指医务人员由于严重不负责任,造成就诊人死亡或者严重损害就诊人身体健康的行为"。

(1)医疗事故罪的主体:医疗事故罪的主体是特殊主体,即医务人员,行政管理人员在履行与治疗、护理工作有直接关系的职责中成为医疗事故的主体。

(2)医疗事故罪的主观方面:医疗事故罪的主观方面是过失。所谓过失,是指应当预见自己的行为可能发生危害社会的结果,因为疏忽大意没有预见,或者已经预见而轻信能够避免以致发生这种结果的心理态度。根据我国刑法的规定,过失分为疏忽大意的过失和过于自信的过失。

医疗事故罪的疏忽大意的过失,是指医务人员应当预见到自己的行为违反医疗卫生管理法律、行政法规、部门规章和诊疗护理规范、常规,可能造成就诊人死亡或严重损害就诊人身体健康的后果,但由于疏忽大意而没有预见,以致这种结果发生的心理态度。

医疗事故罪的过于自信过失,是指医务人员已经预见到自己的行为违反医疗卫生管理法律、行政法规、部门规章和诊疗护理规范常规,可能发生就诊人死亡或严重损害就诊人身体健康的后果,但轻信能够避免,以致这种结果发生的心理状态。

(3)医疗事故罪的客观方面:医疗事故的客观方面表现为严重不负责任,指医务人员在诊疗护理工作中违反医疗卫生管理法律、行政法规、部门规章和诊疗护理规范常规。各项诊疗操作和护理均有一定的操作规程的要求,工作中必须遵照执行,否则就有可能导致医疗事故的发生。违反规定和诊疗护理规范常规是构成本罪的前提条件,如果行为人没有违反规定和诊疗护理规范常规,即使发生了就诊人死亡或身体健康损害的后果,也不能构成本罪。

麻醉科责任事故其严重不负责任表现形式有:①错用麻醉药物,造成严重不良后果;②麻醉药物使用不当导致严重不良后果;③麻醉期间不严密观察病情变化,贻误抢救时机,造成严重不良后果;④麻醉操作失误,造成严重不良后果。

（4）医疗事故罪的相关法律责任

1）刑法335条规定:医务人员由于严重不负责任,造成就诊人死亡或者严重损害就诊人身体健康的处三年以下有期徒刑,或者拘役。

2）《医疗事故处理条例》第55条:医疗机构发生医疗事故的,对负有责任的医务人员依照刑法关于医疗事故罪的规定,依法追究刑事责任,尚不够刑事处罚的,依法给予行政处分或者纪律处分。

2.医疗事故的民事责任　医疗行为是履行合同的行为。我国《民法通则》第106条规定"公民、法人违反合同或者不履行其他义务的应承担民事责任,公民、法人由于过错侵害国家的、集体的财产,侵害他人财产、人身的应承担民事责任。"不论医疗事故的轻重,患者及其家属都可能进行民事诉讼,要求医院及责任人经济赔偿。

（二）依法行医

为确保人民群众的医疗安全,认真贯彻执行《执业医师法》、《医疗机构管理条例》等有关法律、法规及规章,严格依法执业,具体做到如下:

1.严格遵守《执业医法师》、《医疗机构管理条例》、《医疗废物管理条例》、《医疗广告管理条例》等法律、法规和医疗技术规范,保证医疗质量,接受社会监督,承担社会责任。

2.严格按照《医疗机构执业许可证》中核准登记的执业地址和诊疗科目开展医疗活动,不超范围执业;所有从业人员具备相关的执业资格,并按规定及时注册,不使用非卫生技术人员从事医疗卫生技术工作。

3.严格按照《传染病防治法》、《突发公共卫生事件应急条例》和《突发公共卫生事件与传染病疫情监测信息报告管理办法》等规定做好传染病的预防、控制和疫情报告,发生重大灾害、事故、疾病流行或其他突发情况时,自觉服从卫生行政部门的安排和调遣。

4.严格执行《医疗感染管理办法》等有关法规、规章,建立和落实医疗消毒、隔离和无菌操作制度,防止院内的交叉感染。按照《医疗废物管理条例》和《医疗卫生机构医疗废物管理办法》规定,做好院内的医疗废物的分类收集、运转、暂存、交由医疗废物处置中心集中处置等工作。

5.严格执行《消毒管理办法》,建立消毒产品进货检查验收制度,绝不使用无证或证件不齐全的消毒产品。

6.严格执行《医疗机构临床用血管理办法》,按规定储存血液,建立临床输血申报、审核制度,与患者签署输血治疗知情通知书。

7.严格执行《麻醉药品和精神药品管理条例》,保证麻醉药品和精神药品的合法、安全、合理使用。

8.严格执行《处方管理办法》,规范处方管理,提高处方质量,促进合理用药,保障医疗安全。

9.积极配合、服从卫生监督部门的日常监督管理工作,检查发现的问题,认真进行整改。

（彭　勃）

第四节　麻醉机及呼吸机的安全使用

麻醉机用于实施全身麻醉、供氧及进行辅助或控制呼吸。随着现代麻醉机的不断更新、技术不断进步,对麻醉机的操作者—麻醉医师提出了更高的要求,需要具备丰富的知识才能满足安全操作需求。高水平的麻醉医师和多功能现代麻醉机相结合,是当今临床麻醉的发展需要,必将大大减少由于机械故障所致的意外发生。

一、麻醉机的结构和工作原理

麻醉机包括供气装置、流量计、蒸发器、呼吸回路、麻醉呼吸机、监测和报警装置、麻醉残气清除系统和各种附件与接头等。

对现代麻醉机的要求：①麻醉呼吸回路的气密性好，不漏气，呼吸机性能稳定可靠。要求提供的氧及吸入麻醉药浓度精确、稳定和容易控制。②监测和报警功能良好，能正确显示机械运转情况和患者瞬时信息。③儿科患者年龄跨度很大，有体重只有几百克的早产儿，也可能是体重接近成人的患儿，而在手术中使用的是同一台麻醉机。现代麻醉机多数可用于小儿（无效腔量小，流量传感器灵敏，吸入气体加温加湿及最小潮气量 20ml 以下等），甚至满足新生儿麻醉的要求（最小潮气量 5ml），并且有多种通气模式可供选择，以保障术中通气的安全性。

（一）供气装置

1.气源　现代麻醉机一般有氧、氧化亚氮以及空气的管道进气接口，通气硬质皮管与中心供气系统或压缩气筒连接。此外，还配备相应的接口，直接与小压缩气筒联接，以供紧急时备用。

(1)压缩气筒：压缩气筒亦称贮气筒或气瓶，是贮存压缩氧气、二氧化碳、压缩空气和氧化亚氮等气体的密闭容器。压缩气筒均由能抗物理因素和化学因素影响、耐高温的全钢制成，筒壁至少厚 0.94cm。压缩气筒应有一定的膨胀性，但不应超过 10%。压缩气筒分为筒体、阀门和保护帽三部分。筒体容积有 1～9m³ 数种。为便于识别各种气体种类，避免错用，在筒体肩部必须刻有标记，包括：管理机构代号、气体化学名称符号、钢筒自重、耐受压力、出厂日期、复检日期及制造工厂等。国内氧气漆成浅蓝色、氧化亚氮为银灰色、二氧化碳为黑色。筒体顶端的气筒阀门有两种类型：①隔膜型阀：适用于高压大气筒，为全开全关阀，必须与压力调节器连接，经减压后使用；②直接项压型阀：适用于低压小气筒，可通过调节阀形状的大小控制输出气流。

压缩气筒使用时应注意：①应有完整的标签（气体种类、级别和日期）。②阀门、接头、压力表等高压部分严禁接触油脂。③高压气筒必须连接压力调节器后才能使用。④运输、贮存和使用应防震、防高温、禁忌接近火源或有导电可能的场所。⑤为杜绝接错气源，一般采用口径和轴针安全装置。⑥氧气筒装满压力为 150kg/cm²，当压力小于 30kg/cm² 时应更换。更换气源时，应仔细核对，不得任意修改接口的安全装置，明显漏气时亦不得使用一个以上的垫圈，以防误用。⑦警惕不要误用 N_2O、CO_2、N_2 及空气等手术室内的其他气体！

装在麻醉机上的小气筒通过轴针安全系统与麻醉机连接，其基本结构为：在气筒阀接头上增设两个大小不同"针突"。只有在轴眼与针突两者完全相符合时，才能相互连接，由此可保证连接绝对正确。按国际统一规定，每种麻醉气体有其各自固定的轴眼和针突，此即为"轴针指数安全系统"，主要用于小供气简直接连接在麻醉机上备用。其划定标准为：从气筒接头出气口的中心点作一垂直纵线，再从中心点向右侧及向左侧各划一条呈 30° 的角线。在右侧角线上定出一个点，编号为：①点开始，向左在每隔 12° 的角线上取一个点，这样可定出 6 个点，顺序编号为①②③④⑤⑥点，此即为 6 个轴眼的规定位置。依同样方法，在麻醉机进气口接头上定出相应的 6 个点，作为针突的规定位置。然后，按统一规定，每一种气体从 6 个点中取其 2 个点作为它的固定不变的轴眼和针突位置，这样一共可组成 10 种不同的组合，例如氧气规定取②⑤点，氧化亚氮规定取③⑤点。

(2)中心供气系统：正常情况下，中心管道气源是麻醉机的主要供气源。中心供气系统有的只供氧气，也有的供给多种气体(如 O_2、N_2O、压缩空气)。中心供气系统由气源、贮气装置、压力调节器、输送管道、墙式压力表和流量计组成。不同气源的接口应有明显的差别,以防误接。

口径安全系统:为防止麻醉机的管道气源接口接错气源,一般采用不同的接口口径系统。不同气筒除了接口口径明显不同外,接头的内芯长度也应不同。目前国内外临床使用的气源,无论来自压缩气筒或中心供气系统均采用口径安全系统。

(3)压力调节器:压力调节器又称减压阀。压力调节器把高压气源(中心供气或压缩气筒)内高而变化的压力降为低而稳定的压力,供麻醉机安全使用。常用有间接型压力调节器,使高压气筒经减压调节,降至 $0.3\sim0.4MPa(3\sim4kg)/cm^2$。利用调节螺杆可以调节输出气的压力。低氧压自动切断调节器定在使用氧和氧化亚氮混合气时,一旦氧压低于 $0.25MPa(2.5kg)/cm^2$,能自动截断氧化亚氮的输出,是防止患者缺氧的一种安全装置。

(4)压力表:压力表连接在气筒阀和减压阀之间,用以指示压缩气筒内气体压力,实际上压力表常与压力调节器制成一体出厂的。有些压力调节器上装有两个压力表,一个是高压表,用于指示压缩气筒内气体的压强;另一个是低压表,用于测量减压后气体的压强。

(二)流量计

流量计是测定流动气体流量的工具。目前最常用的为进气口可变的悬浮转子式流量计。基本结构包括针栓阀、带刻度的玻璃管和轻金属制的浮标。临床上习惯将针栓归于流量计中一起讨论。

打开针栓阀,气流自玻璃管下方冲入,将浮标顶起,因浮标与玻璃管的间隙越往上越大,所以气体流量就越大或流速越快,与浮标顶面平齐的刻度数,即为气流量值。此外还有浮标式流量计、滑球式流量计、水柱式流量计和弹簧指针或流量计等,已很少采用。

为了测定出更精确的流量值,近年来设计出各种"宽范围的流量计",常用的有三种:①串联型流量计:由两个浮标重量不同的流量计串联,轻浮标测低气流量,重浮标测高气流量。②单管双刻度流量计,刻度玻璃管下段直径细,圆锥度小,供测低流量用;玻璃管上段直径粗、圆锥大,供测高气流量用。③并立型流量计,同时设置高低两个流量计和针型阀,一个为 $10\sim100ml/min$,另一个为 $1\sim15L/min$,根据需要选择。

使用进气口可变型流量计时须注意防止灰尘、油脂或水分进入流量计或堵塞进气口,否则可妨碍浮标活动而影响读数的正确性;微调部件旋转时不能用力过猛,像针形阀旋拧过紧会使阀针变形,以致关闭不全而漏气,读数将不准确。

为防止麻醉机输出低氧性气体,除气源接口采用轴针安全系统和口径安全系统外,麻醉机还常用流量计联动装置和氧比例监控装置,以控制气体的输出比例。

1.流量计联动装置　当代的 Ohmeda 麻醉机在流量计内附有 N_2O-O_2 联动安全装置,该装置通过齿轮联动的力学原理起作用。在 N_2O 流量钮上装有一个 14 齿的齿轮,在 O_2 流量钮上装有一个 28 齿的齿轮,两个齿轮之间用链条相连,因此两个流量钮按 2:1 比例联动,O_2 流量钮转动一圈,N_2O 流量钮则转动两圈。另外,由于 N_2O 源和 O_2 源的限压分别为 26PSIG 和 14PSIG,这样输出的 N_2O-O_2 比例约为 3:1,而且保证了 O_2 的输出浓度不低于 25%。当单独旋开 O_2 流量计针形阀时,N_2O 流量计关闭;当旋开 N_2O 流量计针形阀时,O_2 流量计开放,以确保所需氧浓度;当 O_2 和 N_2O 流量计均已开放,逐渐关小 O_2 流量计时,N_2O 也联动关小,保证吸入氧浓度,防止缺氧。

2.氧比例监控装置　在北美 Drager 2A、2B、3、4 等型号的麻醉机中,装有一种氧比例监控装置,该装置由 O_2 室、N_2O 室和 N_2O 从动控制阀及可活动横杆组成。其作用原理是利用流体力学、机械及电学联合组成。气体经流量控制阀后遇一定阻力后产生回压分别作用于 O_2 室和 N_2O 室的隔膜之上。两隔膜之间有横杆联动。气体回压的压差决定横杆移动方向,从而调节或关闭氧化亚氮从动控制阀。当 O_2 室内气压增高时,推动横杆向左移,使得 N_2O 从动控制阀打开, N_2O 进入 N_2O 流量计。当 N_2O 流量过高时,横杆右移, N_2O 从动控制阀相应关小,限制 N_2O 流量,而 O_2 仍然可以进入 O_2 室。如果 O_2 压力不足时,横杆完全右移, N_2O 从动控制阀则完全关闭,从而防止缺氧发生。

3.局限性　即使配备了气体比例装置,若发生下列情况,麻醉机仍将输出低氧气体,应引起注意。①气源错误:流量表联动装置和氧比例监控装置只能感受和调节其内的气体压力和流量,不能识别氧源的真伪。氧浓度监测是防止这种错误的最好方法。②气体比例装置故障:联动装置和比例监控装置的各部件可能损坏,出现故障,从而输出低氧气体。③其他气体的加入:目前麻醉机的气体比例装置只限于控制 N_2O 和 O_2 的比例,并未考虑其他气体的加入。因此,若加入氦、氮或二氧化碳等气体于麻醉气体中,则有可能产生低氧性气体输出。此时,应强调进行氧浓度监测。④流量计泄漏:流量计相对位置的安排对于可能发生的漏气所致的缺氧有重要意义。玻璃流量管出口处常因垫圈问题发生漏气。此外,玻璃流量管是麻醉机气路部件中最易破损的部件。若存在轻微裂痕不易被察觉,使输出气流量发生错误。若空气流量管泄漏,则部分氧气将从空气管中漏出,而 N_2O 流量管因处于下游位置泄漏较少,从而将导致共同输出口的 N_2O 浓度过高,使患者缺氧。

(三)蒸发器

蒸发器是麻醉机提供给患者吸入麻醉药蒸气的重要装置。现代的蒸发器采用了一些专门的结构,以排除温度、流量、压力等因素的影响,并精确地稀释麻醉药蒸汽的浓度。

1.基本原理　气流(O_2 和 N_2O)到达蒸发器时分成两部分,一部分小于20%的气流经过蒸发器带出饱和麻醉蒸气;另一部分大于80%的气流从旁路直接通过蒸发器,两者于出口处汇合,其间比例根据两者的不同阻力而定。浓度控制位于旁路通道或蒸发室出口处。转动浓度转盘后可引起其间阻力的改变,从而使两者汇合的比例发生变化。为了保持比较恒定的麻醉药浓度,麻醉蒸发器都应具有完善的温度补偿、压力补偿和流量控制等装置,这类蒸发器都是为特定的麻醉药设计的,不能混用,称为可变旁路蒸发器。此外,还有一种铜罐蒸发器,根据温度和麻醉药的不同,分别调节载气和稀释气的流量,而改变输出气的麻醉药浓度,可用于各种麻醉药,称为定流量型蒸发器,临床上已很少使用。

(1)影响蒸发器输出浓度的因素:理想的蒸发器应能在诸如流量、温度、逆压和载气等因素变动时保持输出麻醉药的浓度恒定不变。当前的蒸发器已接近理想的要求,但尚有下列常见几种影响因素。

1)大气压:大气压高则蒸发器输出浓度降低。反之,大气压低输出浓度升高。如在1个大气压下时输出3%蒸气,而在3个大气压的高压舱内只输出1%蒸气。

2)流量:在流经蒸发器的流量极低或极高时,蒸发器的输出浓度可能会发生一定程度的降低。可变旁路型蒸发器在流量低于250ml/min时,因挥发性麻醉药蒸气的比重较大,进入蒸发室的气流压力较低,不足以向上推动麻醉药蒸气,使输出浓度低于调节盘的刻度值。相反,当流量高于15L/min时,蒸发室内麻醉药的饱和及混合不能完全,而使输出浓度低于调节盘的刻度值。此外,在较高流量时,旁路室与蒸发室的阻力特性可能发生改变,导致输出浓度下降。Tec4和Vapor 19.1增加了纱芯和挡板系统,从而扩大了气化的有效面积,在临床使用的流量范围内,能保持恒定的阻力特性。

3)温度:温度的变化可直接影响蒸发作用。除室温外,麻醉药在蒸发过程中消耗热能使液温下降是影响蒸发器输出浓度的主要原因。现代蒸发器除了采用大块青铜作为热源外,一般采取自动调节载气与稀释气流的配比关系的温度补偿方式。可采用双金属片或膨胀性材料,当蒸发室温度下降时,旁路的阻力增加,而蒸发室的阻力减少,使流经蒸发室的吸气流增加,从而保持输出浓度恒定。一般温度在20~35℃之间可保持输出浓度恒定。

4)间歇逆压和泵吸作用:间歇正压通气和快速充氧可使蒸发室受到间歇逆压,表现为蒸发器的输出浓度高于刻度数值,称为"泵吸作用"。泵吸作用在低流量、低浓度设定及蒸发室内液体麻醉药较少时更加明显。此外,呼吸机频率越快、吸气量峰高越高或呼气期压力下降越快时,泵吸作用越明显。

Tec 4 和 Vapor 19.1 的泵吸作用已不明显。设计时主要采取了下列方法:①缩小蒸发室内药液上方的空间,尽可能增大旁路通道;②将螺旋盘卷的长管接到蒸发器的入口处,使增加的气体所造成的压力影响在螺旋管中得以缓冲;③在蒸发器的输出口处安装一个低压的单向阀(阻控阀),以减少逆压对蒸发器的影响。

5)载气成分:流经蒸发器的载气成分可影响蒸发器的输出浓度,N_2O 增高时蒸发器输出浓度即下降,以后略有回升。N_2O 的液态挥发性麻醉药的溶解度大于 O_2,因此使离开蒸发室的气体量有所减少,输出浓度下降。以后 N_2O 的溶解趋于饱和,输出浓度得以回升。反之,停用 N_2O 改为纯 O_2 时,蒸发器输出浓度会一过性升高。

2.常用的几种蒸发器

(1)Ohmeda Tec 4 蒸发器:当蒸发室内温度下降时,双金属阀门开大,通过蒸发室的气流增多,从而保持蒸发器输出浓度的稳定。调节钮顺时针旋转时,开启蒸发器,并调节蒸发器的输出浓度。

(2)Vapor 19.1 蒸发器:蒸发器采用温度敏感的锥形轴柱,调节气流的分配比例。调节钮逆时钟旋转时,开启蒸发器,并调节输出浓度。

(3)地氟烷 Tec 6 蒸发器 O_2 地氟烷蒸发器不采用可变旁路型的设计,而用电加热并保持 39℃ 恒温,使蒸发室内的地氟烷蒸气压保持 200kPa(2 个大气压)。新鲜气(O_2 和 N_2O)并不进入蒸发室。根据调节钮的开启位置和流量传感器测得的新鲜气的大小,蒸发室自动释放出一定量的地氟烷蒸气,与新鲜气混合后输出。

蒸发器内有两路气流相互独立。经流量表后的新鲜气(O_2 和 N_2O)又称稀释气流,经过固定阻力(R1)在出口与气态地氟烷汇合。在流经 R1 时产生回压,称为工作压力。工作压力取决于稀释气流量,1L/min 时约 1kPa,10L/min 时约 10kPa。地氟烷经电加热 39℃ 成为气态地氟烷(200kPa)。压差传感器感受 R1 工作压力,使压差传感器控制的阻力变化(压力控制阀),控制气态地氟烷的流出量大小,即将浓度控制转盘(R2)工作压力调节至相同于 R1 工作压力。此后,再经 R2 调节后在出口与稀释气汇合输出。简言之,通过电路将地氟烷气流行病调查节至与新鲜气流相同的压力,再经刻度转盘调节浓度后输出。新鲜气增加,工作压力相应增加。在特定转盘刻度下,在不同新鲜气流时流经气流的比例不变,从而保证蒸发器输出的恒定。

3.蒸发器的位置 蒸发器在麻醉机上有两种不同的安放位置,产生的蒸发效能不同。

(1)呼吸环路内(VIC):蒸发器安置在麻醉呼吸环路系统内。蒸发的浓度与患者通气量和蒸发器开关开启时间成正比,只能间断开放,浓度不易准确地加以控制。此外,蒸发器受泵吸作用十分明显。在施行控制呼吸麻醉蒸气时,蒸发器的调节钮必须尽量关闭,禁忌长时间开启,否则易导致麻醉过深意外,现在这种位置已很少使用。

(2)呼吸环路外(VOC):蒸发器安置在麻醉呼吸环路系统外。经流量表后的新鲜气流(O_2 和 N_2O)先通入蒸发器,麻醉蒸气与主气流混合后经共同输出口送入麻醉呼吸环路。该位置所输出的麻醉蒸气浓度较为恒定,不受通气量的影响,能够正确调节浓度,现代麻醉机大多已采用本型装置。

4.蒸发器的连锁装置 现代麻醉机多装置 2~3 种不同药物的专用蒸发器,一般以串联形式相联,使用十分方便。为防止同时开启两种蒸发器多装有联锁装置。

5.使用蒸发器注意事项

(1)专用蒸发器不可加错药液,不然其浓度不准确,且有危险。

（2）不可斜放，不然药液进入旁路，使蒸发浓度升高。

（3）药液不能加入过多，超过玻璃管刻度。

（4）气流太多或突然开启，可产生湍流，药液易进入呼吸环路。

（5）倒流是由于气流方向接错所引起，蒸发器入口和出口有标记，不应接错。

（6）浓度转盘错位，导致浓度不准确。

（7）事先应加强漏气检查。

（8）要深刻理解吸入浓度和肺泡浓度（MAC）等概念，以便掌握麻醉深度。

（四）二氧化碳（CO_2）吸收装置

CO_2 吸收装置为循环紧闭式麻醉机的必备设置。CO_2 吸收器中的碱石灰（或钡石灰）与 CO_2 起化学反应，清除呼出气中的 CO_2，可分为两种类型。来回吸收式 CO_2 吸收器现已废弃不用，本文关注循环吸收式 CO_2 吸收器。

1.结构　循环吸收式 CO_2 吸收器需由导向活瓣控制气流方向，气流自上向下或自下而上通过。容积大小相当于成人潮气量或约 2L 大容积吸收器，采用无色透明材料制成，可分为上下两罐串联使用，当上罐碱石灰指示剂变色后，可上下罐交替后使用，以提高碱石灰的利用率。

2.碱石灰

（1）规格：由 80% $Ca(OH)_2$ 和 5% $NaOH$ 以及硅酸盐等加适量水分（15%）所组成。100g 碱石灰最多能吸收 26L CO_2，其化学利用度和物理利用度（即颗粒大小）共同决定 CO_2 的清除效率。颗粒大小以每平方厘米 4～8 较为宜。颗粒过大接触面积小影响吸收效果；颗粒过小影响通气，增加呼吸阻力。碱石灰与 CO_2 反应后由碱性变为中性，加用适当指示剂，观察颜色的变化可了解碱石灰的消耗程度，但碱石灰颜色的变化并非判断碱石灰消耗程度的可靠指标，最可靠的依据是临床观察有无二氧化碳蓄积征象，所以一般在碱石灰 3/4 变色时即作更换。

（2）化学反应：碱石灰吸收 CO_2 时化学反应方程式为：

1）$CO_2 + H_2O \rightarrow H_2CO_3$

2）$2H_2CO_3 + 2NaOH \rightarrow NaCO_3 + 2H_2O + 热$（反应迅速）

3）$Na2CO_3 + 2Ca(OH)_2 \rightarrow 2NaOH + CaCO_3$（反应缓慢）

反应（1）、（2）十分迅速（0.032 秒），而反应（3）较缓慢（约 60 分钟）。碱石灰吸收 CO_2 能力相当强。1kg 碱石灰的有效吸收时间约为 8 小时左右。

（3）注意事项

1）碱石灰与常用麻醉药接触并不产生毒性物质，但与老药三氯乙烯接触会产生很强的二氯乙烯和光气。此外，碱石灰能一定程度地分解七氟烷，分解速率与温度有关，虽然无明显的毒性作用，仍应引起注意。

2）碱石灰在装罐前必须认真检查，不应有粉末，以免吸入肺内诱发肺水肿或支气管痉挛。

3）CO_2 吸收罐必须装满碱石灰，以减小无效腔量。

4）碱石灰每吸收 1 克分子 CO_2 可产热 13500 卡。CO_2 吸收罐过热时，应及时更换并行降温处理。

5）碱石灰失效时应及时更换，以免造成 CO_2 蓄积。

（五）螺纹管、贮气囊和面罩

螺纹管、贮气囊和面罩均为橡胶或塑料制品，要求柔韧适中、易弯而不易折断或压瘪、有抗静电性能，内壁光滑平整，易清洗和消毒。

1.螺纹管　在闭式环路麻醉机吸入和呼出活瓣两端各接一根螺纹管，称为吸气和呼气管。通过 Y 形管与面罩式气管导管相连，一般长 100cm，其质量应符合 ISO 的规定标准，应作压力及扭折试验。压力试验是在螺纹管端连接标准金属塞，将它放入蒸馏水，周围施加 200mmHg 的压力时应仍能保持管内的气密性。扭折试验是将螺纹管紧贴在一个直径为 50mm 的棒上进行缠绕，螺纹管不应产生扭折。橡胶螺纹管在气流压力过高时气体容积可被压缩，因而减少了潮气量，故应了解螺纹管的内部顺应性。顺应性的测定方法是堵住螺纹管，向管内注入一定量的空气，同时测定及记录其压力改变。试验的压力是 1min 加压 10 次达到 74mmHg，由首次及末次的测定值得知顺应性。塑料和硅橡胶质地较好，顺应性小、透明、易清洗，一次性使用者则有免除清洗和彻底防止交叉感染的优点。20kg 以下小儿使用麻醉机时，应更换较细的小儿螺纹管。

2.贮气囊　用于贮存气体，成人为 5L(等于肺活量)，ISO 推荐还有 0.5、1、1.5、3L 等规格。容积的允许误差是 ±15%。贮气囊的主要作用有：①进行辅助或控制呼吸，提供足够的气量；②缓冲和防止高压气流对肺的损伤；③便于观察患者的呼吸频率、幅度和呼吸道阻力；④便于麻醉气体和氧的均匀混合；⑤可使萎缩肺膨胀。

3.面罩　由富有弹性的橡胶制成。中央为透明塑料或有机玻璃罩，周围套上可充气的橡胶圈，使外形和边缘更易于适合口鼻的形状，并与皮肤接触良好，防止漏气。面罩供氧是麻醉诱导和复苏的重要工具。在面罩接口周围有 4 只金属或塑料小钩，供(四头带)固定面罩之用。

(六)活瓣

呼吸活瓣是单向活瓣，用来控制呼吸气流动的方向，是保证呼吸正常功能的关键部件之一。吸气时开启，呼气时关闭者，称吸气活瓣；呼气时开启，吸气时关闭者，称呼气活瓣。这些活瓣引导气流呈单方向运行，使呼吸气体不会混杂。如无呼吸活瓣，则环路气体几乎全重复吸入，可引起严重的呼吸性酸中毒，最严重者可使 pH 达 6.1，$PaCO_2$ 达 243mmHg。活瓣由轻质金属、塑料或云母制成圆形薄片，呈薄膜型，要求四周光滑、表面平整、轻巧耐用和启用灵活，不积水滴，又不易受潮变型或粘住。活瓣常装有透明玻璃罩，罩内面有几个延伸的小柱，以使活瓣及时均匀启闭。

逸气活瓣平时处于关闭状态，仅于需要时作临时开启，由弹簧阀门控制，调节范围为 0～18mmHg。用于施行高流量半紧闭式麻醉、排出麻醉机内过剩的气体。

(七)麻醉残气清除系统

麻醉残气清除系统的作用是收集麻醉机内多余的残气和患者呼出的残气，并通过管道排出手术室外，以免造成手术室内空气污染，手术室内空气要求卤族麻醉药浓度不高于 2ppm，N_2O 浓度不高于 25ppm。

1.分类　残气清除系统可分为主动型和被动型，或分为有活瓣(密闭)和无活瓣(开放)等形式。主动型一般采用负压系统将残气抽出，通过管道排出室外；而被动型则采用正压将残气通过管道排出室外。

2.基本结构　麻醉残气清除系统包括 5 个基本组成部分。①残气收集装置，由麻醉机的排气阀或通气机的呼气阀及其附带装置收集残气；②输送管道；③连接装置；④残气处理管；⑤排除装置可由管道通向室外、化学吸附(如药用炭)及真空泵吸引等方式。残气处理系统的设计和选择应根据简单、有效、自动、方便、经济和安全的原则，力求实效。使用残气清除装置要防止漏气或真空泵吸引造成患者环流系统压力改变和管道接错等。

3.开放性装置　开放性装置一般无活瓣，与大气相通，可装备正压或负压释放阀。该装置采用中央真空系统将残气抽出室外，因为残气产生是间歇的，而抽吸装置是持续工作的，因此，需装备储气部件。

许多因素可影响开放性残气清除系统的效果。负压装置的流量应等于或大于残气的生成量。储气部件的容量应大于单次呼吸排出的残气量。

4.闭合性装置　闭合性装置通过活瓣与大气相通，并装有正压释放阀，以防排出管道阻塞时的气体压力过高。若采用真空抽吸方式,还需配备负压释放方法。同时装有这二种释放阀的闭合性装置既可用于被动方式,也可用于主动抽吸方式。

5.注意事项　残气清除系统减少了手术室内污染,但也增加了麻醉机的复杂性和一定的特殊性,处理不当可造成患者的危险。主要问题是残气清除系统的管道堵塞引起正压或负压传到患者呼吸回路。

(1)正压过高:排气管道的堵塞使呼吸回路压力过高。常见有:①麻醉机轮子压住了排气管;②管道扭曲打折;③异物堵塞;④管道接错等。若未及时识别处理,存在患者肺部气压伤的危险。

(2)负压过度:当负压释放阀或开口因尘埃积聚或胶布、塑料袋等异物阻塞时,或者真空泵负压过大,可造成患者呼吸回路内气体被大量抽出,影响麻醉机的正常工作。

二、麻醉通气系统

(一)麻醉通气系统的分类

主要根据呼吸气体与大气相通程度、呼气再吸入量、有无贮气囊、二氧化碳吸收罐及导向活瓣等情况进行分类。

呼出气体完全不被重复吸入为开放式或无再吸入式;无二氧化碳吸收装置,有部分呼出气体被重复吸入者为半开放式;有二氧化碳吸收装置,呼出气体较多的部分被重吸入者为半紧闭式;有二氧化碳吸收装置,呼出气体全部(经二氧化碳吸收后)被重复吸入者为紧闭式。

(二)各类通气系统

1.开放系统　开放系统无贮气囊和呼出气重复吸入,是结构最简单、低廉的装置,系统与患者呼吸道之间无机械连接,因此,并不增加呼吸阻力。由于大量麻醉药弥散在手术室内,不能控制通气,麻醉深度不易稳定,现已淘汰不用。

2.无再吸入系统　由无重复吸入活瓣及贮气囊组装起来的吸收回路,有些教科书将其归入开放式通气系统。无重复吸入活瓣由吸入和呼出两个活瓣构成,常用的是鲁平活瓣。由贮气囊提供的新鲜气流。人工通气时使新鲜气流量等于患者每分通气量即可。自主呼吸时保持贮气囊3/4充盈即可。

3.麦氏通气系统　该系统均无二氧化碳吸收装置,二氧化碳的重吸入程度决定于新鲜气流量、自主呼吸还是控制吸收、环路结构及患者通气量。按照新鲜气流、管道、面罩、贮气囊及排气阀的安装位置不同,可分为A~F 6型。麦氏系统在实际使用中属于半开放抑或半紧闭式仍有不同的异议。各型在自主呼吸和控制呼吸时的气体分布各不相同。

Mapleson E 又称 Ayre T 形管装置,不仅形似 T 形管,且其功能相似,Jackson Rees 对 Mapleson F 回路进行了改良,故又称 JacksonRees 回路,气管连接的呼吸囊末端开口,无活瓣,因此通气阻力低。为防止重复吸入,自主呼吸时新鲜气流量应 2.5~3 倍于患者分钟通气量;控制通气时,新鲜气流量应为分钟通气量的 1.5~2 倍。自主呼吸时,呼吸囊完全放松,有助于评估通气情况。在吸气相捏闭呼吸囊末端开口并挤压呼吸囊可实现控制通气。新鲜气流入口位于螺纹管患者端,螺纹管远端储气囊尾部有排气阀取代呼气单向阀;在高精密度麻醉机出现前常用于小儿麻醉,也用于气管插管患者转运途中的控制通气。可用于自主呼吸,也可用于控制通气,一般需至少 2 倍于分钟通气量的新鲜气流量才可防止重复吸入。

4.贝因系统　Bain 系统为麦氏 D 系统的改良型。它有一根长 1.8m 直径 22mm 的透明呼气波纹管,其中有一根内径约 7mm 的内管用于输送新鲜气体和挥发性麻醉药,两管形成一个同轴系统,分别运行吸气和呼气。自主呼吸时,只要新鲜气流量大于 1.5~2 倍分钟通气量,即可避免 CO_2 重复吸入。控制呼吸时,成人只要 CO_2 生成量正常,用 70ml/(kg·min)的新鲜气流量可维持二氧化碳分压在正常范围。小儿新鲜气流量要比成人相对增大。体重小于 10kg，气流量 2L/min，10～35kg 者，3.5l/min；40kg 以上者按 100ml/(kg·min)计算。

5.循环回路系统　循环回路系统是临床上最为常用的麻醉通气系统，具有贮气囊和呼出气的部分复吸入。根据新鲜气流量的高低，该系统可用于半开放、半紧闭，也可用于紧闭通气系统。

为防止过量的重吸入，回路中设有两个单向活瓣，使回路中气流单向流动。每次呼出气体均经过 CO_2 吸收装置。回路主干为广口螺纹管（直径 22mm），这部分的阻力可以忽略不计，CO_2 吸收罐的横截面积较大，对气流阻力较小。其他部件包括一个排除过量气体的排气活瓣，一个贮气囊和一个 Y 形接头，用于连接面罩或气管导管，尚可选择性地配备细菌过滤器和回路内蒸发器。

为了防止回路内呼出 CO_2 的重复呼吸，各部件的排列顺序要遵循三条原则：①单向活瓣要安装在患者与贮气囊之间，吸气管和呼气管上各放置一个；②新鲜气流不能在呼气活瓣与患者之间进入回路；③呼气活瓣不能置于患者与吸气活瓣之间。

总之，循环回路的主要特点是：允许呼出气重复吸入，这样能减少呼吸道水份和热丢失，同时能减轻手术室污染，减少麻醉气体燃烧、爆炸的危险性，吸入全麻药的浓度较稳定；不足之处为：这种回路可增加呼吸阻力，不便于清洗、消毒，相对笨重。呼出气中水分易凝集在活瓣叶片上，一旦瓣膜启闭不灵，不仅影响整个回路的顺应性，也可使呼吸阻力增加，甚至回路内气体不能单向循环，引起 CO_2 重复吸入。除非加大新鲜气流量，否则吸入气中麻药浓度变化缓慢。

三、麻醉呼吸机

麻醉呼吸机是现代麻醉机的主要部件之一。与常规呼吸机相比，麻醉呼吸机要求性能稳定，而呼吸模式相对简单。

（一）麻醉呼吸机的分类

麻醉呼吸机可按驱动源、驱动机制、转换机制和风箱类型等进行分类。

1.驱动源　按驱动的动力麻醉呼吸机可分为气动或电动两类，或者兼而用之。老式的气动呼吸机，有压缩气源就能工作。当代的电动呼吸机，则需要电源和压缩气源。

2.驱动机制　多数麻醉呼吸机可归类为双回路气动呼吸机。在双回路系统中，驱动力挤压呼吸皮囊或风箱，后者将气体送入患者肺内。驱动力由压缩气体提供，称为气动呼吸机。

3.转换机制　多数麻醉呼吸机属于时间转换的控制模式定时装置触发吸气。有些老式的气动呼吸机采用射流定时装置。现代的电动呼吸机多采用固态电子定时装置，属于定时、电控模式。诸如 SIMV、PCV 和 PSV 式等更多的高级呼吸模式，具有一个可调节压力的阈值，以提供同步呼吸等功能。在上述模式中，压力传感器为呼吸机控制系统提供反馈数据，便于其判断何时开始或终止一次呼吸周期。

4.风箱位置与形状　麻醉呼吸机可分为风箱型和活塞型二类。

风箱型麻醉呼吸机：属于双回路气动呼吸机。在双回路系统中，驱动气体挤压风箱，风箱再将新鲜气体送入患者肺内。按呼气期风箱的移动方向，风箱型麻醉呼吸机又可分为上升型（立式）风箱和下降型（挂式）风箱两类。当呼吸回路管道发生脱开时，上升型风箱将不再被完全充盈，容易被麻醉医生发现，因此较为安全，为多数麻醉呼吸机所采用。与此相反，老式的下降型风箱在呼吸回路管道脱开时，风箱的上下活动无异常表现，甚至压力和容量监测装置亦无异常表现，故应引起警惕。部分新式麻醉工作站采用下降型风箱，以便与新鲜气体隔离系统整合。然而改进了设计，在管道发生脱开时，下降型风箱停止活动，风箱不充盈下降，以便及时发现。

(二)呼吸机工作原理

1.风箱型呼吸机 上升型风箱呼吸机的工作原理是呼吸皮囊(风箱)位于透明塑料风箱盒内。驱动气与患者回路的气体相互隔离,驱动气回路位于风箱外,而患者的呼吸回路位于风箱内。在吸气期,驱动气进入风箱盒内,盒内压力随之升高,呼吸机的排气阀首先关闭,以防止麻醉气体泄入废气清除系统内,风箱随之受驱动气的挤压,风箱内的气体进入患者肺内。呼气期,驱动气泄出风箱盒,风箱盒内压力下降,呼吸机排气阀部位压力下降至大气压,排气阀开放,患者呼出的气体首先充盈风箱,然后多余部分泄入废气处理系统。呼吸机排气阀内有一个重量球,能产生大约 $2\sim3cmH_2O$ 的回压,保证气体优先充盈风箱。因此,上升型风箱呼吸机将在呼吸[回路产生有 $2\sim3cmH_2O$ 的 PEEP 压力。Datex-Ohmeda7000、7800 和 7900 等系列的麻醉呼吸机均属于上升型风箱、双回路、电控呼吸机。

2.活塞型呼吸机 活塞式呼吸机采用计算机控制的步进电机取代压缩驱动气,驱使气体在回路系统内流动。系统内只有一路为患者供气的回路,又称为活塞驱动、单回路呼吸机。活塞型呼吸机的结构相对简单,多数位于麻醉机身内部,不易观察到活动状态。活塞型呼吸机由汽缸、活塞和电机组成。呼吸机内活塞工作原理摄类似于注射器活塞,电机推动活塞前后运动,为患者输送预先设定潮气量的气体。由于机械通气不需要压缩气体来驱动风箱,通气期间,因不需要驱动气体,只需电力驱动就能工作,呼吸机消耗的压缩气体较传统气动呼吸机明显减少,更适合于氧气供应短缺的地方。汽缸经适当的加温,以防止潮湿的呼吸气体在呼吸机凝聚积水,影响电器元件的性能稳定。

活塞型呼吸机的优点:高峰值流速,高品质的通气性能;低压缩容量,仅用来满足潮气量的需求;无内源性的 PEEP 存在;可用于多种通气模式;具有泄漏补偿;不需要医用压缩空气和氧气驱动,节约成本;能快速控制流速的变化;在呼气期,活塞运动能与患者的呼气期配合,最大限度地重复利用呼吸回路中的气体,减少新鲜气体的消耗和呼气的阻力;活塞型呼吸机较少受到患者顺应性的影响。精密的计算机控制系统能提供多种高级呼吸支持模式,如同步间歇指令道气(SIMV)、压力控制通气(PCV)、压力支持通气(PSV)以及传统的机械控制通气(CMV)等。风箱型呼吸机和活塞型呼吸机的比较见表 1-1。

表 1-1 风箱型呼吸机和活塞型呼吸机的比较

	风箱型	活塞型
动力	电源	电源
驱动	气动	机械活塞
驱动气体	需要	不需要
新鲜气代偿机制	新鲜气代偿	新鲜气脱耦联
婴幼儿时更换配件	是(老旧机)	否
	否(现代机)	
容量控制模式	是	是
压力控制模式	是	是
容易观察回路脱开	是	否
压力支持模式	是(现代机)	是
手动呼吸囊是呼吸回路的组成部分	否	是

自主呼吸期间,活塞没有明显可视的活动表现。手动呼吸囊是活塞型呼吸机回路系统的组成部分。因此,当呼吸回路脱开时,手动呼吸囊出现萎瘪。机械通气时活塞的活动不如风箱明显,被认为是活塞型呼吸机的缺点之一。此时,手动呼吸囊出现萎瘪是重要的观察指标之一。此外,当呼吸回路漏气或脱开

时,呼气期活塞气缸仍能被充盈。呼吸回路漏气时,活塞型呼吸机会从漏气处吸入室内空气,从而稀释麻醉气体,并使氧浓度下降,可能导致低氧血症和术中知晓。新鲜气流脱耦联阀在呼吸机吸气时关闭,新鲜气流不能进入呼吸机皮囊,因此能保证吸气潮气量不变(等于设定的潮气量)。呼气时,新鲜气流脱耦联阀打开,新鲜气流进入到呼吸机皮囊内。Datex-Ohmeda 7900 等系列的麻醉呼吸机依靠吸气流量传感器和呼气流量传感器调整潮气量的变化,以此来保证潮气量的精确性。

(三)麻醉呼吸机的调节

1.通气量　正确估计和调节通气量是保证有效机械通气的根本条件,每分通气量 VE＝潮气量(VT)×呼吸频率(RR),VE 按每公斤体重计算较为方便实用,一般成人为 100～120ml/kg,儿童 120～130ml/kg,婴儿 130～150ml/kg。小儿个体差异较大,潮气量微小变化可引起通气效果明显改变,VE＝VT(5～7ml/kg)×RR(30～40 次/分),可预定 VT 和 RR,不管成人和小儿,VT 和 RR 应按具体需要组合。成人用较大潮气量和较慢频率有一定优点:①较大潮气量使患者对呼吸困难的敏感性降低,微弱的自主呼吸容易消失,患者感觉舒适;②潮气量较大,呼吸频率变慢,吸/呼比率的呼气时间延长有利于 CO_2 排出和静脉回流;③使吸气流速减慢,慢气流产生层流,气体分布均匀,肺泡容易扩张,气道阻力低,并减少肺气压伤和肺不张的发生率。但近年来有不同看法,肺气肿和顺应性差的老年胸腔或腹腔大手术患者,应实施肺保护策略,减轻机械通气引起的肺损伤。主张用小潮气量,一般 6～8ml/kg,呼吸频率成人一般为 15～18 次/分,小儿略快,且年龄越小,呼吸频率越快。预计值的通气效果如何,应维持 $PETCO_2$ 左 35～45mmHg,并进行血气分析核对。

2.吸/呼比(I：E)　从吸气开始到呼气结束为一个呼吸周期。吸气时间和呼气时间的比值即为吸呼比。一般情况,成人 1：2;小儿 1：1.5。正常吸气时间为 1～1.5 秒。如 I/E 大于 1 则使吸气气流加速,静脉回流减少。慢性阻塞性肺部疾病及高碳酸血症患者呼气时间宜长,用 1：2.5～1：4,以利 CO_2 排出;限制性呼吸功能障碍及呼吸性碱中毒患者用 1：1,使吸气时间适当延长。

3.气道压力(Paw)　决定通气压力的高低包括胸肺顺应性、气道通畅程度及潮气量等 3 个因素,力求以最低通气压力获得适当潮气量,同时不影响循环功能。气道压力(Paw)一般维持在(成人)15～20cmH2O 和小儿 12～15cmH2O,下列情况下通气压力升高:①胸肺顺应性降低,如慢性阻塞性肺部疾病、体位改变及肺受压(机械性或血气胸)等;②呼吸道不通畅,包括导管扭曲或过深,分泌物过多等;③麻醉浅、咳嗽和呼吸不合拍。发现上述 Paw 升高应迅速处理。

4.吸入氧浓度(FiO_2)　具有空氧混合装置的呼吸机,FiO_2 可随意调节。麻醉手术过程中可调节 FiO_2＝0.8～1.0,长期时间手术的患者机械通气时 FiO_2 小于 0.7。如 FiO_2＝0.7 有低氧血症,不要盲目提高吸入氧浓度,可试用:①PEEP 或 CPAP;②加用 EIP;③延长吸气时间。

(四)使用麻醉呼吸机的注意事项

注意事项包括:①使用者应熟悉所用麻醉呼吸机的结构原理,特别是手动与机械通气的转换机制。②根据个体情况,设置合理的机械通气参数,应加强并呼吸监测,特别是监测 SpO_2、$PETCO_2$ 和 Paw。并根据血气分析结果指导通气参数的精确调整。③麻醉前应先开机自检,观察呼吸机的活动情况,并进行报警上下限的设置。④及时处理报警信息,找出原因,合理解决。⑤麻醉机从手动通气转为机控通气时,如果对呼吸机结构及操作不熟练,错误的按压按钮等会造成人为操作错误;例如,部分的麻醉机在面板上按压机控按钮后,还需将 APL 阀转向机控方向,并应观察呼吸机工作情况,不然呼吸机不能正常工作。⑥使用麻醉呼吸机,同时应在手边备好简易呼吸回路,以防万一断电、断气时可进行人工通气。⑦有关气道压力,传统麻醉机在机器呼吸环路中安装有压力限制器,但有时也需要事先手动设置以维持压力低于临床极限。但有些麻醉机在气道压超出事先设定值时仅有报警而无限压装置,患者可由于吸气期使用快速充氧装置而发生危险。各种麻醉机气道压力监测仪器的位置各不相同。压力监测设备多位于设备端与吸气阀处,也可位于Y型接头处。现在大多数APL阀都具有调节器,可提供CPAP通气,麻醉机应能迅速地完全打开APL阀,及时释放气道压力,以免造成气压伤。⑧小儿或肺顺应性差的COPD患者常用压力控制通气(PCV)时,通过给予减速吸气流速可以很快达到预期的气道压力。麻醉机最初应自动提供高流速气体,这样能快速达到预期压力设置;若预设的流速太低,可能达不到预期的压力水平。

(五)低流量循环紧闭麻醉对麻醉机的要求

低流量循环紧闭麻醉(LFCCA)是具有麻醉平衡、用药量少,不污染环境,有利于维持气道湿度等显著优点。为了施行LFCCA,对麻醉有如下要求:①麻醉机低压系统和呼吸回路的状态良好,可按安全操作检查进行泄漏试验。泄漏不得大于200ml/min。②精确的低流量的O_2和N_2O流量计,必要时可用皂沫流量计等测定其准确程度。③蒸发器在流量很低时(200ml/min)应能输出准确麻醉药浓度。监测蒸发器的流量.浓度曲线进行判断。④麻醉呼吸机以呼气上升型风箱(立式)为好。呼气下降型风箱(挂式)因风箱本身的重量,使呼吸回路内产生一定的负压,因而有时可能从孔隙吸入空气,很容易冲淡麻醉药和氧浓度,而产生麻醉过浅或缺氧。⑤CO_2吸收罐应有足够容积,至少容纳500g以上的钠石灰。⑥呼吸回路以聚乙烯管为好。因橡胶管可吸收大量的麻醉药,而聚乙烯管的吸收量仅为橡胶管的1/5。

四、麻醉机的安全操作检查

(一)氧浓度监测仪的校准

氧浓度监测仪是评估麻醉机低压系统功能是否完好的最佳装置,用于监测流量阀以后的气体浓度的变化。将氧传感器置于空气中,进行21%氧校正尤为重要。

(二)低压系统的泄漏试验

低压系统的泄漏可以引起患者缺氧或麻醉中知晓。低压系统的泄漏试验主要检查流量控制阀至共同输出口之间的完整性。流量表的玻璃管和蒸发器及其衔接处是泄漏的常见部位。低压系统中有无止回阀,泄漏试验的方法有所不同。

1.无止回阀的麻醉机　包括北美Drager 2A,2B、3和4型及多数国产麻醉机。正压试验只能用于无止回阀的麻醉机,而负压试验既可用于带止回阀的麻醉机,也可用于无止回阀的麻醉机。传统的用于回路系统的正压试验可用于试验该类麻醉机的低压系统是否存在泄漏。首先关闭排气阀,充氧,使回路内压力达30~50cmH$_2$O,在30秒内或更长时间,观察压力表的压力能否维持。这种试验不需特别的装置,操作简单,但试验的灵敏度稍差,常不能检出<250ml/min的泄漏。

2.带有止回阀的麻醉机　为减小泵压对蒸发器的影响,许多麻醉机低压系统内多装备了止回阀,如欧美达等型号。止回阀位于蒸发器与快速充氧阀之间。当回路压力增高时(正压通气快速充氧),止回阀关闭,一般推荐使用负压试验小球进行泄漏试验。试验时关闭所有流量控制阀(或关闭麻醉机主开关),捏扁小球后接至共同输出口。小球在低压系统内形成负压,并使止回阀开放,小球维持萎缩状态30秒以上,说明无泄漏存在。如小球在30秒内膨起,说明有泄漏存在。随后,逐个打开蒸发器浓度调节钮,检查蒸发器的泄漏。负压试验十分敏感,能检出30ml/min的泄漏存在。传统的正压试验因使止回阀关闭,故不能用于检测泄漏试验。

(三)回路系统试验

回路系统试验用于患者呼吸回路系统的完整性的测试,包括共同输出口至Y接口之间的所有部件。试验分为泄漏试验和活瓣功能试验两部分,均需在麻醉前完成。泄漏试验时,关闭放气阀,堵住Y接头,快速充氧使回路内压力达 30cmH$_2$O 左右,如有泄漏,压力将不能保持。进行活瓣功能试验时,取下 Y 接头,试验者分别通过吸气和呼气螺纹管进行呼吸。若活瓣功能正常,吸气螺纹管只能吸气不能呼出,而呼气管只能呼出不能吸入。

(四)麻醉机的检查常规

在使用麻醉机之前,对所将使用的麻醉机进行全面的检查显得越来越重要,通过检查,确定麻醉机各组成部分性能及状态良好,可以减少由于麻醉器械而引起的麻醉意外的发生从而提高麻醉安全性。为此,1993 年 ASA 和 FDA 共同制定了麻醉机的检查常规程序,列于表 1-2 中,供临床麻醉医师参考。

表 1-2　麻醉机的检查常规(1993 年 FDA 推荐)

紧急通气装置

＊1.确定备有功能完好的通气装置

高压系统

＊2.检查钢瓶氧气源

(1)开启钢瓶阀门,证实钢瓶内至少有半筒的氧气容量

(2)关闭阀门

＊3.检查中央管道供气系统正确联接,压力在 4kg/cm^2 左右

低压系统

＊4.检查低压系统的初始状态

(1)关闭流量控制阀,关闭蒸发器

(2)蒸发器内药液在最高与最低水平线之间,旋紧加液帽

＊5.进行低压系统的漏气试验

(1)麻醉机电源主开关和流量控制阀均关闭状态

(2)将专用的负压测试与共同(新鲜)气出口处相连

(3)挤压测试球,使之完全萎瘪

(4)观察测试球维持萎瘪状态至少 10 秒以上

(5)打开蒸发器浓度纽,重复③④步骤

＊6.打开麻醉机的主电源开关和其他电子仪器的开关

＊7.流量表测试

(1)将所有气体流量表开至满量程,观察标子移动是否平稳,有无损坏

(2)有意调节输出缺氧性的 O$_2$/N$_2$ 混合气,观察流量和报警系统工作是否正常

残气清除系统

＊8.检查残气清除系统

(1)确保残气清除系统与可调压力限制阀(APL)和呼吸机的释放阀准确联接无误

(2)调整真空系统的负压(必要时)

(3)完全开大 APL 阀,堵住 Y 接头

(4)减少每分钟氧流量,残气清除系统的储气囊能完全萎缩

(5)按快速充氧钮,残气清除系统的储气囊能充分膨胀,而回路内压力＜10cmH$_2$O

(6)检查残气清除的排气管通畅,无扭曲堵塞现象

回路系统

＊9.氧浓度校正

(1)进行21％氧的空气校正

(2)试验低氧报警功能

(3)氧传感器插入呼吸环路,进行快速充氧充盈呼吸回路,氧浓度监测仪显示＞90％

＊10.检查呼吸回路的初始状态

(1)设定手动呼吸模式

(2)呼吸回路完整无损、无梗阻现象

(3)确认二氧化碳吸收罐无误

(4)必要时安装其他部件,如湿化器、PEEP阀等

＊11.进行回路系统泄漏试验

(1)关闭全部气流

(2)关闭APL阀,堵住Y接头

(3)快速充氧,回路内压力至30cmH$_2$O左右

(4)压力维持至少10秒

(5)打开APL阀,压力随之下降

＊12.检查呼吸机和单向阀

(1)Y接头接上另一贮气囊(模拟肺)

(2)设定相应的呼吸机参数

(3)设定为呼吸机模式

(4)开启呼吸机,快速充氧,使风箱充盈

(5)降低氧流量达最小,关闭其他气流达零

(6)证实风箱在吸气期能输出相应潮气量,而呼气期能自动充满

(7)将新鲜气流设定为5L/min

(8)证实呼吸功能使模拟肺充盈和相应放空,呼气末无过高的压力

(9)检查单向活瓣的活动正常

(10)呼吸回路的其他装置功能正常

(11)关闭呼吸机开关,转换为手控呼吸模型(Bag/APL)

(12)手控皮囊,模拟肺张缩正常,阻力和顺应性无异常

(13)移去Y接头上的皮囊

监测

＊13.检查、标定各种监测仪,设定报警的上下限,包括:呼出气二氧化碳、脉率氧饱和度、氧浓度分析、呼吸机容量监测(潮气量表)、气道压力监测

最后位置

14.检查后麻醉机的状态

(1)蒸发器置于关

(2)APL 活瓣开放

(3)呼吸模式置于手控模式

(4)所有流量表为零(或达最小)

(5)患者负压系统水平合适

(6)患者回路系统准备妥当,待用

＊在相同麻醉机使用后的第二例接台手术,这些检查步骤可以不必重复

（郭　凯）

第二章　麻醉生理学基础

第一节　麻醉与神经系统

一、痛觉

(一)痛觉感受器与内源性致痛

1.痛觉感受器　感受器遍布于皮肤和体内各处,主要由感觉神经元的末梢构成。痛觉感受器就是游离神经末梢。痛觉感受器的特点是兴奋阈值较高,对伤害性刺激敏感,任何刺激(温度、机械、化学刺激)只要达到损伤组织的程度,都可引起痛觉。如以热刺激皮肤,温度<45℃时热觉(温度型)感受器即被刺激。当温度>45℃或更高时,痛觉感受器才被刺激,引起疼痛,说明此时皮肤已有损伤。针刺或用有齿镊夹住皮肤等机械型感受器产生刺激,即产生损伤。许多化学因素,如酸(pH<5.3)、碱(pH>9.2)、高渗或低渗盐水等均可刺激多型感受器致痛。痛觉感受器是一种化学感受器。作用于神经末梢产生疼痛,痛觉感受器将痛觉传向中枢。

2.致痛物质　组织损伤或病理情况下,机体内释放或出现一些致痛化学物质,如钾离子、组胺、氢离子、5-羟色胺、血浆激肽、P物质及多肽类活性物质等。

(二)痛觉传入神经纤维

按神经纤维的粗细,分为 A、B、C3 类,A 类最粗,多为有髓鞘纤维;C 类最细,为无髓鞘纤维。A 类又由粗至细分为 α、β、γ、δ 四级。也有人将神经纤维分为Ⅰ、Ⅱ、Ⅲ、Ⅳ级。Aα 相当于Ⅰ、Ⅱ级,Aδ 相当于Ⅲ级,C 类相当于Ⅳ级。Aα 纤维是最粗(直径 13～22μm)的、传导速度最快(70～120m/s)的纤维。当直接压迫或切割神经纤维时引起疼痛,是直接作用于传入纤维,而不是作用于感受器。致痛刺激作用于痛觉感受器,痛觉冲动通过 Aδ(Ⅲ)类和 C(Ⅳ)类纤维向中枢传导。少数人认为,Aγ 纤维也参与痛觉冲动的传导。机体对一个突然的痛刺激,可产生两个痛感觉,开始是一个刺痛(或称快痛),尖锐而清楚,使人立刻发出反应而离开伤害性刺激,而后(1s 或稍后)发生使人难以耐受的灼(或称慢)痛。

1.Aδ 纤维　刺痛冲动由 Aδ 纤维传导,速度为 3～10m/s,时间、空间和强度均有界限。

2.C 纤维　末梢分布于肌肉、关节、内脏,钝痛、慢痛、弥散性痛或灼痛由 C 类纤维传导,速度为 0.5～2m/s。纤维粗细不同,传导速度不一样,此二类纤维传导的冲动,进入中枢神经系统的时间也就不同,故单一刺激是引起快、慢的双重痛感觉的原因。Aδ 和 C 类纤维传导痛觉冲动,也可传导其他感觉冲动。

(三)痛觉冲动的中枢传导途径

痛觉冲动经后根(第 1 级神经元的纤维,其胞体位于后根节)进入脊髓,经由胶质细胞轴突组成的传导束上升1~2节段,在灰质后角的神经核内更换神经元,由此神经元发出的轴突,经白质前联合交叉至对侧侧索组成脊髓丘脑外侧束,终止于丘脑腹后外侧核。第3级神经元发生自丘脑腹后外侧核,其轴突经内囊至大脑皮质中央后回。痛觉冲动由新脊丘束和旧脊丘束传导,还由脊髓网状束和脊髓顶盖束传导。新脊丘束与快痛、旧脊丘束与疼痛时强烈的情绪反应、脊髓网状束和脊髓顶盖束与灼痛、内脏痛并发情绪的传导有关。

(四)丘脑和大脑皮质的痛觉传导

痛觉冲动到达丘脑后,一是经腹后核发出纤维投射至中央后回;二是经内侧群核、板内核的纤维呈弥散的投射至大脑皮质各区和边缘系统。边缘系统与痛觉关系密切。痛觉冲动进入丘脑,即可感觉到疼痛,但感知的疼痛是模糊的,定位不清楚。而大脑皮质感知的疼痛是明显而定位清楚的。位于中央后回的后下方和外侧裂的上壁皮质第2体感觉区,比第1体感觉区(中央后回)与痛觉的关系更密切,更易受麻醉药物的影响。有破坏该区来治疗疼痛成功的报道。

(五)内脏痛

内脏痛是内脏器官本身或体壁内表面(如胸、腹膜)受到刺激,传到大脑皮质而产生的疼痛。

1.临床表现   内脏痛主要表现在两方面。

(1)自主神经反应:疼痛伴自主神经反应,如出汗、竖毛或血管运动反应;

(2)躯体反应:疼痛伴躯体反应,如骨骼肌收缩或痉挛等。

2.致痛刺激因素

(1)病理刺激:内脏器官的迅速膨胀、缺血、痉挛、化学刺激、机械刺激和病理刺激,如消化道的运动异常、梗阻、炎症和血供障碍。

(2)致痛物质:引起化学感受器兴奋的致痛物质,如乙酰胆碱、组胺、钾离子、缓激肽等。

(3)化学物质:腹腔脏器的穿孔、破裂后的漏出物,消化酶和残血、脓液等。

3.内脏痛觉感受器   位于紧靠毛细血管和小静脉附近的结缔组织间隙中的游离神经末梢,称傍血管感受神经。

4.内脏痛传入神经纤维   自主神经和躯体神经都参与内脏痛传导冲动。

(1)内脏大神经:属交感神经,其C类纤维经胸部、上腰部的脊神经后根进入脊髓,传导胸、腹腔大部分脏器的痛觉冲动。

(2)迷走神经与盆腔神经:属副交感神经,其痛觉纤维将头颈部脏器的冲动传入延髓;盆神经的痛觉纤维随第2、3、4骶神经进入脊髓,传导盆腔脏器的痛觉冲动。进入脊髓的内脏传入纤维,先丛集于内脏动脉的起始部,形成与动脉同名的动脉神经丛,如腹腔动脉神经丛;肠系膜上神经丛等。如病变位于神经丛部位,或癌转移到附近,会引起剧烈的内脏痛。

(3)脊神经与膈神经:属躯体神经,传导胸、腹膜壁层、肠系膜根部的痛觉冲动,由脊神经中Aδ纤维传入;胆囊、部分心包、膈肌中央部分的痛觉冲动,由膈神经传导。

5.内脏痛与躯体痛的不同点

(1)传入神经数目:内脏痛的传入纤维数目较少,故挤压、搬动、切割和烧灼内脏不会引起内脏痛。

(2)神经粗细:其传入纤维以C类纤维为主,Aδ类仅占少数。因为C类纤维细,传导速度慢(0.5~2.0m/s),反应慢而持续,表现为酸、胀、绞性钝痛感觉,产生不快、不安和恐怖等感受。C类纤维对缺氧的抵抗力强,但对麻醉药物抵抗力弱,所以,当组织缺氧时,若出现内脏痛是危险信号。

(3)定位:内脏痛常是弥散而定位不清的。因为一个内脏的传入神经纤维,可进入到数个脊髓节段(最多进入8个脊髓节段),而每个脊神经的感受纤维随交感神经丛广泛分布于内脏。

(4)牵涉痛:某些脏器的内脏痛,可投射于远离该脏器的体表,称为牵涉痛。这是因为病变内脏与出现牵涉痛的部位的传入神经,在脊髓同一节段会聚。临床上误将内脏病认为是来自皮肤的刺激。

6.神经系统内与疼痛调控 在中枢神经系统内有抑制痛觉的结构。

(1)精神状态:日常生活中所见到的精神状态,情绪激动,以及视、听感受等都能使疼痛减轻或缓解,是中央前回和中央后回的下行纤维到各级的感觉核,抑制痛觉冲动向上传导的结果。

(2)脊髓以上水平调控:由皮质到脊髓广泛分布一些结构,受到刺激而兴奋,使疼痛减轻或解除。如刺激基底神经节的尼状核、丘脑的背侧部、丘脑下部外侧区、中脑背盖、蓝斑、延髓的背外侧部等,都能产生镇痛作用。大脑皮质、丘脑导水管周围、A 细胞团等部位有神经递质参与痛的调控。网状结构,中脑和延髓网状结构的一些部位,对脊髓的传入性突触有经常性的抑制作用。主要通过抑制上行系统,激活脑内局部与局部之间的相互作用,激活下行抑制系统。

(3)脊髓水平调控:在脊髓存在众多受体系统,有阿片受体、肾上腺素能受体、5-羟色胺受体、γ-氨丁酸(γ-GABA)受体、胆碱能受体、腺苷受体和神经肽-γ 受体等。通过这些受体的兴奋或抑制实现对疼痛的调控。

(4)外周调控:通过神经递质或介质,如缓激肽、前列腺素、白三烯、组胺、5-羟色胺、去甲肾上腺素、P 物质和钙调素来抑制。

二、意识

意识是大脑皮质在清醒状态下进行的一种高级神经活动,它能感知内外环境的刺激,并经过分析综合,作出相应反应。因为必须在清醒状态下,才能对各种外来信号进行精确分析,给予准确回答。目前已确定网状结构的上行系统的功能,就是使大脑皮质处于清醒状态。

1.影响意识的疾病 当脑干部位有外伤、炎症、肿瘤和血液循环障碍时,往往有不同程度的意识障碍;那些曾因意识障碍而死亡的患者,其脑干网状结构也有不同程度的病变。

2.麻醉对意识的影响 大脑是麻醉药及其辅助药的主要靶器官。全身麻醉药最易影响突触,网状结构为多突触的神经元链,对各种全身麻醉药有高度敏感性。一些麻醉药是由于抑制网状结构而显效,有的镇静药可能是影响了网状结构而起作用。脑干有极其丰富的血循环,当血中麻醉药的浓度高时,对网状结构影响就越大,意识多在麻醉的早期即可消失。

3.麻醉中的意识和记忆 全身麻醉就是失去意识知觉,无疼痛,无回忆。目前认为全身麻醉中存在意识、记忆,与麻醉深度减浅有关。

三、肌张力

在正常情况下,机体没有进行明显的运动,骨骼肌也处于一种持续的、轻度的收缩状态,这就是肌张力。肌肉中的肌纤维轮流交替收缩,以保持一定的肌张力而不易发生疲劳。

1.牵张反射 是当肌纤维被拉长时(如受到重力作用等),肌内的感受器肌梭受到刺激,冲动传到脊髓,使前角的运动神经元兴奋,引起所支配的肌纤维收缩。

2.中枢调节作用 中枢神经系统对肌张力具有重要调节作用,其部位是大脑皮质、纹状体、脑干网状结构、小脑、延髓的前庭核和中脑的红核。当神经系统的不同部位受麻醉抑制时,可产生不同程度的肌肉松弛。

3.肌松药的影响　肌肉松弛药对肌张力的影响,如箭毒等均不是作用于中枢,而是作用于神经肌肉接头处,与乙酰胆碱争夺胆碱能受体,阻碍乙酰胆碱-受体复合物的去极化作用,终板电位减弱或不出现,肌肉松弛。

四、麻醉药对神经系统的影响

不同麻醉药对脑氧代谢率($CMRO_2$)和脑血流量(CBF)的影响差异很大。

1.脑功能　麻醉药可引起脑局部血流和代谢的变化,从而影响中枢神经功能。如戊巴比妥深麻醉时,整个脑组织的局部葡萄糖代谢(ICMRg)的降低是不均匀的。氯胺酮对脑组织多数部位的 ICMRg 是增加的。氟烷和恩氟烷所引起的局部脑血流/局部葡萄糖代谢比率则不同,总趋势是增高的。异氟烷与地氟烷在相同剂量范围内使脑血流-代谢保持匹配,降低脑血管阻力,降低 $CMRO_2$。

2.脑代谢　葡萄糖是脑能量代谢的主要来源。当它穿透细胞膜后,很快磷酸化,大部分可以直接氧化,一部分葡萄糖取捷径而进入氨基酸及脂肪等酸性可溶成分中。麻醉药物将改变糖和氨基酸的代谢途径,降低脑代谢,但能量的产生途径不受影响。麻醉期间,脑组织仍储存高水平的能量代谢产物如 ATP 等。

3.脑血流　氟烷和氯胺酮使脑血流增加、脑血管扩张,颅内压升高。恩氟烷和氧化亚氮次之,异氟烷、七氟烷和地氟烷的影响较小。硫喷妥钠、地西泮和 70% 氧化亚氮可使脑血流量和代谢降低。合理使用几种药物,可使脑血流量、脑代谢降低。

4.CO_2 的敏感性　当麻醉药增加脑血流量时,亦增加脑血流对 CO_2 的敏感性。反之亦然。

（郭　凯）

第二节　麻醉与呼吸

一、呼吸类型与呼吸道

(一)呼吸类型

机体吸收氧和排出 CO_2 的过程,称为呼吸。

1.外呼吸　外呼吸(肺通气),即外界空气中的氧被吸入肺泡和 CO_2 由肺泡被排出体外的过程。

2.肺呼吸　肺呼吸(肺换气),即肺泡同肺毛细血管之间的气体交换。

3.内呼吸　内呼吸(组织换气),即氧由血液循环进入组织细胞和 CO_2 由组织细胞排至血流的过程。

(二)气道

外界气体被吸入肺泡及肺泡内气体排出体外所经过的管道,称为呼吸道,简称气道。包括上、下气道,解剖无效腔等。

1.上气道　从鼻腔至喉头,内有鼻咽、口咽部。

2.下气道　喉头以下部分,有气管、支气管和终末细支气管。

3.解剖无效腔气量　由鼻孔至终末细支气管的气道,无肺泡,不进行气体交换的气量。

4.生理无效腔气量　指因某些生理和病理因素的影响,一部分肺泡不进行气体交换的气量,这个气量比解剖无效腔气量大得多。

5.麻醉危险区 指会厌以下至声门这一区域,是麻醉最易发生阻塞的部位。

6.平滑肌 支气管周围有平滑肌包绕,当交感神经兴奋时,肌肉松弛,气道扩张;当迷走神经兴奋时,肌肉收缩,气道狭窄,气流阻力增大,是下气道阻塞的主要因素之一。

7.分泌物 气道内衬以上皮,位于气管和大支气管的支气管腺内,分泌浆液性及黏液性分泌物,上皮内的杯状细胞的黏液颗粒可分泌更黏稠的分泌物。

8.肥大细胞 位于气道远端的肥大细胞的表面受体,能被抗原、激素及药物所刺激,释放组胺等介质,产生支气管痉挛。

二、肺通气

(一)正常呼吸的特点

呼吸实现肺通气。实现肺通气的器官包括气道、肺泡和胸廓等。

1.呼吸规律 呼吸次数稳定,16～20/min。潮气量较稳定,约500ml。

2.呼吸运动 呼吸是通过呼吸运动而进行的。呼吸时胸腹部同时起伏,吸气因肋间外肌收缩和肋骨的移动,膈肌的收缩使胸廓的前后径、横径和上下径均增大,胸膜腔因肺的弹性回缩,常保持负压状态,使肺膨胀。胸廓扩大时,胸膜腔负压增大(平静吸气末为－6mmHg),肺随之扩大,肺内压低于大气压(平静吸气末为－1.95mmHg),空气向肺内移动。呼气是胸廓恢复原来位置、胸膜腔内压减低(平静呼气末为－2.4mmHg),肺回缩,容积缩小,肺内压高于大气压(平静呼气末为＋3mmHg),空气从肺排出。

3.呼吸方式 立位时,胸式呼吸(以肋间外肌收缩为主的)明显。仰卧位时,腹式呼吸(以膈肌收缩为主的)较胸式呼吸明显。

4.副呼吸肌呼吸运动 深呼吸或呼吸困难时,副呼吸肌也参加呼吸运动,包括深吸气时斜角肌、胸锁乳突肌等收缩;深呼气时肋间内肌和腹壁肌收缩。

5.呼吸比 呼与吸之时间比,为2～3:1。

(二)通气量

通气量(VV)包括以下内容。

1.补吸气量(IRV) 平静吸气后,作最大吸气所吸入的气量为1500～2500ml。

2.补呼气量(ERV) 平静呼气后,用力作最大呼气后呼出的气量,约为1000ml。

3.深吸气量 平静呼气后,尽力吸气所吸的气量(等于潮气量加补吸气量),为2000～3000ml。

4.残气量(RV) 竭力呼气后存留肺内的气量为500～1000ml;功能残气量(FRC),平静呼气后留肺内的气量,为1500～2500ml。

5.肺活量(VC) 最大吸气后,作最大呼气呼出的气量,为3000～4000ml。

6.肺总量(TLC) 深吸气后肺内所含的气量为4500～5000ml。肺活量＋残气量。

7.每分钟通气量(VE) 每分钟通气量＝潮气量×呼吸频率,为5000～8000ml。

8.有效通气量 有效通气量(肺泡通气量)＝(潮气量－呼吸无效腔量)×呼吸频率。

9.潮气量(VT) 每次呼吸时吸入或呼出的气量,为400～600ml,平均500ml。

10.最大通气量(MVV) 竭力深呼吸后,每分钟所能吸入或呼出的最大气量,为70000～120000ml(70～120L)。

三、气体交换和运输

1.气体成分　吸入气体中氧占 20.95%，CO_2 占 0.04%，氮占 79.01%；呼出气体中氧占 16.4%，CO_2 占 4.1%，氮占 79.5%，误差是肺毛细血管从肺泡吸氧并排 CO_2 于肺泡之故。

2.气体移动　肺泡与血液间的气体移动是通过弥散，即从分压高处向分压低处移动。CO_2 的弥散能力相当于氧的 25 倍，故 CO_2 易从血液弥散到肺泡。

3.运输　气体的移动靠血液运输。99% 的氧和 95% CO_2 都是以化学结合的方式存在于血液内，氧与红细胞内的血红蛋白结合而成氧合血红蛋白（每克血红蛋白能结合 1.34L 的氧），其饱和度受氧分压和二氧化碳分压的影响，氧分压升高，血红蛋白的氧饱和度也随之增加，反之亦然。在同样氧分压下，CO_2 分压愈高，则氧饱和度愈低。当氧合血红蛋白被带到组织时，此处氧分压低和 CO_2 分压高，氧被分解出来供组织利用。

CO_2 在体内释放后经碳酸酐酶的作用变成碳酸，小部分碳酸（约 20%）与血红蛋白结合；大部分则与血浆内的钠离子结合成碳酸氢盐而运至肺，转变成碳酸，并迅速分解成 CO_2 和水，经肺排出。正常时，血浆中碳酸氢盐与碳酸之比保持 20:1 的比例。

四、呼吸的调节

（一）呼吸中枢的控制

位于脑桥和延髓上 1/3 的呼吸中枢，延髓中的呼吸中枢又分为吸气中枢和呼气中枢，脑桥中的中枢称为呼吸调节中枢，共同管制，使呼吸不间断地进行。平时只有吸气中枢主动地发出神经冲动，大部分下传至脊髓的肋间神经中枢和膈神经中枢，使肋间外肌和膈肌收缩，产生吸气动作。一部分冲动上传至呼吸调节中枢，到达一定程度时，便发出冲动，刺激呼气中枢而抑制吸气中枢，使吸气停止而呼气开始。故呼吸调节中枢调节着呼吸的频率和强度。

（二）肺牵张反射

吸气时位于肺泡壁上的拉长感受器受到刺激，发出冲动，沿迷走神经上传至延髓，兴奋呼气中枢而抑制吸气中枢，吸气终止，开始呼气。呼气时，肺缩小，缩小感受器受到刺激而发出冲动，经迷走神经上传至呼吸中枢，吸气中枢兴奋，再次吸气，呼气停止，开始一个新的呼吸周期。

（三）中枢化学感受器

位于延髓腹外侧的表面，对 CO_2 发生反应，非常敏感，当血液内 CO_2 分压升高 1.5mmHg 时，通气量即增加 1 倍。缺氧时主动脉体和颈动脉体受到刺激，反射性地作用于呼吸中枢而使呼吸加快。

五、麻醉对呼吸的影响

1.手术麻醉的影响　麻醉影响肺的交换功能及呼吸总顺应性。有诸多影响因素：

（1）麻醉前用药：麻醉前用药过量可抑制呼吸中枢。

（2）麻醉方法及药物：过深的麻醉或全身麻醉抑制呼吸。

（3）麻醉器械：如制作不当，可增加呼吸无效腔和阻力，从而减小有效通气量。

（4）麻醉并发症：如呼吸道阻塞，影响氧的吸入和 CO_2 排出。

（5）椎管内麻醉：过宽的脊椎麻醉平面，使呼吸肌的运动神经受阻滞。

（6）体位：手术体位安置不当，限制呼吸运动而影响肺通气。

（7）手术：浅麻醉下手术刺激可引起呼吸紊乱。

（8）肌松药：肌松药的应用和辅助呼吸不当等，影响通气，导致缺氧和 CO_2 蓄积，甚至危及患者生命。

2.CO_2 蓄积　麻醉时缺氧易被发现，而 CO_2 蓄积未被普遍重视。CO_2 蓄积时，患者出现呼吸深快、血压升高、脉搏频速有力、皮肤潮红、多汗、手术野渗血、体温上升、瞳孔散大、肌肉紧张等表现。如未能及时纠正，则可导致血压下降、呼吸停止、心律失常、惊厥，甚至心搏骤停而死亡。

3.加强管理　麻醉时密切观察呼吸，如有频率、类型或通气量改变，立即寻找原因，设法纠正。

（张秋玲）

第三节　麻醉与循环

一、心脏

（一）血液循环

心脏的跳动推动血液流经全身，将营养和氧气输送给周身组织和各个器官，并从此处运走废物和 CO_2，并保证了体内各种激素和调节物质的运输。心脏是推动血流的器官，是循环系统的原动力。循环系统的生理是麻醉学的重要基础理论。

（二）心肌

心肌具有兴奋性、收缩性、传导性和自动节律性的特性，才能使心脏不断地进行有规律的舒缩活动（心搏）。心搏一次构成一个心动周期。先见两心房收缩，继而舒张；当心房开始舒张时，两心室同时收缩；然后心室舒张，接着心房又开始收缩。

（三）兴奋传导

心搏起源于窦房结，位于上腔静脉与右心房的上部连接处。兴奋由此向下传导，一方面沿心肌纤维，另一方面沿心内特殊传导系统（房室结、房室束及浦肯野纤维），传导到全部心室肌纤维而引起收缩。

心脏的兴奋过程可产生电位变化，用心电图描记器记录下来就是心电图。

（四）心排血量

心排血量（CO）是指心室每分钟射出到周围循环的血量。每一次心室收缩射出的血量称为每搏量（SV）。故心排血量（CO）＝SV×心率。心脏指数（CI）表明了心排血量与体表面积的关系，即 CI＝CO/体表面积（BSA）。正常70kg成人 CO 平均为 $5\sim6L/min$，CI 为 $2.5\sim3.5L/(min\cdot m^2)$。左、右心室的 SV 为 $60\sim90ml/$次。心率为 $60\sim100/min$。

1.CO 变化的原因　引起 CO 变化有众多原因。CO 增加的原因：①心率增快（一定范围内）；②左心室容量增加（前负荷增加）；③回心血量增多；④周围血管扩张所致后负荷减少；⑤动静脉瘘；⑥内源性和外源性儿茶酚胺增加。CO 减少的原因：①兴奋副交感神经，心率减慢；②前负荷降低；③后负荷增加；④心肌收缩性减退等。

2.心率的调节　心率快慢取决于窦房结的自律性。受神经和体液两个外因因素的控制。兴奋交感神经，心率增快；兴奋副交感神经，心率减慢。心率太快，心脏充盈时间短，SV 减少；心率太慢，回心血量相对增加,舒张期过长,心室充盈量已达到其限度,故未必能再提高 SV。

3.每搏量(SV)　可反映心肌纤维缩短的程度,是测定心功能的指标之一。SV 决定于 4 个因素。

(1)心脏前负荷:根据 Starling 心脏定律,心室舒张期容积增加,可增强心缩力量。前负荷取决于左心室舒张期末容积(LVEDV),但临床上难以测出,可借助于超声心动图、心室腔造影和核扫描等方法测得。进行心脏手术时左房压力(LVP)可反映前负荷,同时反映 LVEDP。使用漂浮导管测肺小动脉楔压(又称肺毛细血管楔压,PCWP),也能间接提示 LVP 的变化。中心静脉压(CVP)不能反映 LVEDP。影响心脏前负荷的因素有总血容量、体位、胸内压力、心包膜腔压力、静脉张力、骨骼肌驱血作用和心房收缩作用。临床上应用漂浮导管进行血流动力学测定,并用温度稀释法测 CO、SV 等,用数据描出 Starling 功能曲线簇。

(2)心脏后负荷:后负荷指左心室射血时心肌壁所受的力,与心室大小、形态、压力和壁厚度有关。当主动脉瓣正常时,是左心室射血时的阻抗;取决于大动脉的弹性,体循环血管阻力(SVR,TPR)等。测定平均动脉压反映后负荷,测定 SVR 更能反映后负荷,更为确切。

(3)心肌收缩性:若前后负荷恒定,则 SV 即能反映心肌收缩性的状态。增强心肌收缩性的因素:①兴奋交感神经;②抑制副交感神经;③用增强心肌收缩性药,如毛花苷 C 等。减低心肌收缩性的因素:①兴奋副交感神经;②抑制交感神经;③用 β 肾上腺素能阻滞药;④心肌缺血和梗阻;⑤心肌病;⑥低氧血症和酸中毒。

(4)左心室壁运动异常:常见于冠心病和二尖瓣狭窄者,常能使前后负荷、收缩性和 SV 均降低。

二、血管

血管分为动脉、静脉和毛细血管三大类。动脉和静脉是运输血液的通道,毛细血管是血液与组织之间进行物质交换的场所。

(一)动脉

动脉管壁有弹性,心室射血时推动血流向外周加速流动。动脉管壁因内部压力增高而扩张。容纳一部分血液,心室开始舒张时,心室停止射血,血管仍依靠自己的弹性而回缩,压迫血液,使其继续流动。动脉中血压随着心脏收缩与舒张而一高一低。心缩时动脉血压的最高值称为收缩压(代表心脏收缩力);心舒时动脉血压的最低值称为舒张压(代表周围阻力);两者之差称为脉压(代表心脏输出)。影响血压的因素如下。

1.心肌收缩力　主要取决于心肌的健康程度、冠状血流量及心律有无严重失常,同时也与回心血量多少有一定关系。

2.循环血容量　增多时血压上升。反之亦然。

3.周围阻力　决定因素为血液黏滞性和血管口径,尤其是小动脉的口径。血管收缩时周围阻力增加,动脉压上升;反之,血管舒张则动脉压下降。

(二)毛细血管

1.对血压的调节　毛细血管扩张时,大大增加血管容量,静脉回流量减少,心排血量减少,血压下降。

2.通透性　在缺氧、某些物质(如组胺)的影响下,通透性大大增加,以致液体可大量渗出,血压下降。

(三)静脉

静脉的功能,主要是输送血液流回右心房。静脉回流量主要取决于腔静脉与右房间压力差,还与胸腔内负压、肢体肌肉收缩、伴随动脉的搏动和静脉的作用有关。

三、冠状循环

冠状动脉是心肌惟一的供血系统。左右冠状动脉起源于主动脉根部瓣膜的主动脉窦（又名乏氏窦）。冠状动脉无侧支循环，因此一旦栓塞形成，心肌便发生梗死。心肌的小静脉汇集至较大的心前静脉入右心房，占心脏静脉血的 15%～20%，来自左心室小部分和右心室大部分静脉血；左心室大部分静脉汇至心大静脉和其静脉经冠状窦入右心房，容量为 65%～75%；3%～5% 静脉血经心室壁内心最小静脉直接入左右心室。

（一）血流量

70kg 的成人静息时冠状循环血流量为 225ml/min，为 CO 的 4%～5%，最大活动时可增至 10%。冠状血流量的多少取决于动脉血压的高低和冠状血管阻力的大小。冠状血管的阻力受小动脉口径、心肌收缩力及血液黏滞性的影响。

（二）冠状动脉血流量的调节

主要受心动周期、神经、心率等影响。

1.主动脉舒张压　心室舒张时，主动脉舒张压升高，冠状动脉不再受到挤压，故血流加速，血流量增加，心室舒张期冠状血流量约占总冠状血流量的 70%；反之，心室收缩时尽管血压较高，但冠状动脉受挤压，血流减慢或无法流动（左心肌），冠状血流相对较少。

2.神经和神经内分泌　当交感神经兴奋时，冠状动脉扩张；迷走神经兴奋时冠状动脉收缩。

3.LVEDP　升高时心内膜下冠状血流减少；主动脉舒张压（DP）下降时，冠状血流也减少。这是因为冠状动脉灌注压（CPP）降低引起。CPP=DP-LVEDP。凡 DP 下降或 LVEDP 升高，都能使 CPP 下降。

4.心率变化　人体 70% 以上的冠状血流在舒张期流入心肌，心动过速时，舒张期缩短，使冠状血流减少；反之，心动过缓时，冠状血流增多。

DP 为平均主动脉舒张压，LAP 为平均左心房压（或 LVEDP），SP 为平均动脉压，d_1 为舒张期时间，St 为收缩期时间，DPTI 为舒张压时间指数，TTI 为张力时间指数。EVR 正常值为＞1.0，＜0.7 时，提示心内膜下缺血。从算式可知，HR 加速，LAP 升高及 DP 下降，均可导致心内膜下缺血。

5.心排血量（CO）　CO 增多时冠状血流增多。

6.冠状动脉口径　口径大时冠状血流增多；反之，口径小时冠状血流减少。

7.局部代谢物质　心肌对动脉血氧的利用系数较大，可达 65%～75%，一般组织只能利用 30%。故心肌代谢率提高时，冠状动脉必须相应扩张，血流增加，以满足需要。缺氧、贫血、肾上腺素、乳酸和二氧化碳过多时，冠状动脉扩张。

四、微循环

（一）组成及功能

微循环是指毛细血管结构及其有关结构，由小动脉末梢的微动脉、中间微动脉、毛细血管、微静脉和小静脉组成，它的功能是对组织的血液供应、正常循环的维持，以及减缓休克的发展等起重要作用。在小动脉与小静脉之间，有中间小动脉（或称直接通路或称中心通道）、真毛细血管网和动静脉岔路（或称动静脉吻合支，或称动静脉短路）。微循环是细胞、组织和血液、淋巴液进行物质交换的场所。微循环在属性、形态、功能、代谢、调节方面，既具有一般循环系统的共性，又有各脏器的特殊性。

（二）病理生理

直接通路的动脉端亦有收缩性能（静脉段则无收缩性）。毛细血管的始端有毛细血管前括约肌，交感神经兴奋可使其收缩。静息时，毛细血管前括约肌处于闭锁状态，血流通过直接通路直接流入小静脉内。当组织内缺氧、CO_2 蓄积、乳酸增多或组胺释放时，可使直接通路和毛细血管前括约肌开放，血液流经毛细血管，从而增加组织供氧并加速排出代谢产物。当机体受侵害后，小动脉及直接通路短期内扩张，继之就出现代偿性收缩，此时小动脉、小静脉、直接通路及毛细血管前括约肌均关闭，血液只能通过动静脉岔路入小静脉，故造成静脉缺氧。如未能及时纠正，由于严重缺氧、代谢产物堆积或毒素的刺激，使小动脉及毛细血管前括约肌麻痹，广泛的毛细血管扩张，大量血流进入毛细血管。缺氧使毛细血管通透性增强，血浆外渗，血细胞在微循环内积聚，使有效循环血容量减少，血压下降。

五、心血管调节

（一）中枢神经调节

调节心脏活动的神经冲动是从下丘脑和脑干及延髓的迷走神经和心交感中枢发出的，支配血管运动神经冲动也来自延髓血管运动中枢。其受内环境和高级中枢影响。

（二）神经体液调节

心脏受自主神经，即迷走神经和交感神经的支配。当刺激迷走神经，心率减慢时，心房肌收缩减弱（对心室肌无影响），兴奋性降低和房室传导延缓。当刺激交感神经时，心率增快，心肌收缩增强，传导速度增快和兴奋性提高；如兴奋过度致室颤。缩血管神经属交感神经，存在于各部分血管，其末梢释放交感素的去甲肾上腺素，使血管收缩。舒血管纤维来源不一致，既有来自副交感神经，也有来自交感神经的。当血液和脑脊液中 CO_2 过多时，刺激缩血管中枢兴奋，内脏血管收缩，血压升高。低钠或低钾时血管收缩反应减弱或毫无反应。皮质激素可加强血管对血管收缩物质的反应，但在低钠和低钾时不起作用。血管内的血管兴奋物质为肾脏所产生，其作用是增强毛细血管前小动脉对肾上腺素的反应；血管抑制物质为肝脏所释放，其作用恰恰相反。当机体遭受侵袭，或肝、肾缺氧时，先是血管兴奋物质增加，促进循环代偿，继之血管抑制物质即增多，削弱循环代偿功能。体内乙酰胆碱和组胺的大量释放，均可使血管扩张，血压下降。

（三）心血管反射

心血管功能是通过反射途径来实现的。

1.压力感受器降压反射　主动脉弓和颈动脉窦压力感受器因动脉压过高受刺激时，通过迷走神经的降压神经纤维发出冲动，兴奋迷走神经中枢和抑制交感神经中枢，使血压下降，心率减慢。

2.压力感受器加压反射　腔静脉和心房壁的压力感受器因腔静脉压力升高而受刺激时，通过加压神经的传入冲动而反射性地使心率增快，周围阻力增加，血压升高。

3.化学感受器反射　当颈动脉体和主动脉体化学感受器受到缺氧和 CO_2 过多等刺激时，发出冲动，一方面刺激呼吸中枢使呼吸增多，另一方面也刺激缩血管中枢，引起加压反射，使血压升高。

4.肠系膜等血管反射　当腹腔神经节受刺激时可引起收缩压下降，脉压减小。

5.眼心反射　压迫眼球可使心率减慢。

这些反射在麻醉和手术中都有重要意义。

六、循环和麻醉的关系

1.麻醉影响　麻醉对人体循环功能有很大影响，由于麻醉药、手术操作以及 CO_2 蓄积等因素的影响，心血管功能常发生变化,导致循环失代偿,重要器官低灌注,严重者危及患者生命。麻醉时应当密切观察,及时纠正循环失代偿,以求正常心血管功能的维护。

2.麻醉中循环监测　注意循环功能指标的变化,有助于及时发现异常和适当处理。

3.麻醉前准备　原有心血管功能不佳的患者,对麻醉的耐力较小,尤其是对冠心病患者更应提高警惕,认真做好麻醉前准备。

(彭　勃)

第四节　麻醉与肝脏

一、肝脏功能

肝脏为人体最大实质性器官,有很大的贮备力和再生能力。成人肝重约 1.5kg。肝小叶为肝脏的构成基本单位。肝脏有如下功能。

1.营养和代谢功能

(1)蛋白质代谢:肝脏是合成和分解代谢蛋白质的主要场所。

(2)碳化物代谢:肝脏是糖类代谢的中心。

(3)脂肪代谢:食物中的脂肪经胰脂酶水解成甘油和脂肪酸,由肠黏膜细胞重新酯化生成三酰甘油,经肠淋巴液转运至肝脏,进入血循环。

(4)胆固醇代谢:肝脏合成胆固醇速度快、数量多。血浆胆固醇 60%～80% 来自肝脏。

2.胆汁的形成与分泌　胆汁包括胆盐和胆色素,经胆道排入肠内供消化用。胆道梗阻,影响脂肪和脂溶性维生素的消化吸收,维生素 K,和多种凝血因子合成障碍,可导致出血倾向。

3.解毒、破坏和排泄功能

(1)肝脏的解毒方式:肝脏的解毒方式有氧化、还原、结合、水解和脱氨等。

(2)肝脏的灭活功能:直接来自体外的毒素或药物及代谢过程中的毒物,在肝内灭活和破坏为无毒或毒性小而溶解度大、易排泄的物质而排出体外。

(3)肝脏的排泄功能:肝内含有葡萄糖醛酸、硫酸盐以及甲基化合物与毒性物结合,在酶催化下变成无毒或毒性小而溶解度大的化合物,随胆汁和尿排出体外。

4.调节血量　肝脏血流量为 1.25～1.5L/min。

5.造血与凝血功能　造血物质的贮备和某些凝血因子的生成等。肝胆疾病时表现出血倾向。

二、麻醉对肝脏的影响

1.药物影响　所有全麻药物都对肝脏有一定影响,以氯仿最大,严重时肝细胞广泛坏死和脂肪变性。氟烷、巴比妥类和乙醇等对肝有不同程度的抑制作用。

2.不良作用　药物对肝产生不良作用。

(1)直接的毒性作用:如氯仿,其毒性与剂量直接有关。

(2)药物性肝炎:不产生肝细胞损害,仅引起淤胆型肝炎,如氯丙嗪。

（3）暂时的功能抑制：如氟烷、苯巴比妥等。

3.其他影响因素

（1）麻醉管理：麻醉期间低血压、缺氧和CO_2蓄积，对肝脏引起的损害最大。

（2）营养状态：术前营养不良。

（3）意外：手术创伤、出血、输血反应和其他药物的影响等。

4.麻醉技术　对肝功能障碍的患者实施麻醉时，选择适宜的麻醉药固然重要，然而熟练掌握麻醉的技术更为重要，避免低血压、缺氧和CO_2蓄积现象。重视术前准备，术前应纠正贫血、加强营养、增加糖原储备、补充蛋白质、改善凝血机制等。术后注意维持水与电解质平衡，避免用吗啡类等对肝有损害作用的药物。

（张乃春）

第五节　麻醉与肾脏

一、肾脏功能

肾脏的基本单位叫肾单位，由肾小体和肾小管组成，每个肾脏含有 100 万～125 万个肾单位。肾小体包括肾小球和肾小囊（鲍曼囊），肾小管上段接肾小球，下段汇合至集合管。肾的神经支配主要为胸$_{12}$至腰$_2$神经。肾脏大约总共接受 20％的心排血量，1000～1200ml/min。肾皮质为低阻血管灌注，而髓质为高阻血管灌注。肾小球的主要作用是滤过血液，肾小球毛细血管壁构成过滤膜。血液经滤膜过滤后，滤液（原尿）由肾小球囊进入肾小管。正常情况下，血液中绝大部分蛋白质不能被滤过而保留于血液中，仅小分子物质如尿素、葡萄糖、电解质及某些小分子蛋白能滤过。

（一）尿的生成

肾小球滤过率是指单位时间内两肾生成原尿的量，正常成人为 125ml/min。成人每昼夜生成的原尿量可达 180L，但每日排出的终尿量仅 1～2L，原尿经过肾小管和集合管时，约有 99％的水分被重吸收回血液。终尿与原尿的成分也有很大区别，原尿含葡萄糖，终尿无；终尿含的肌酐、氨比原尿多。

尿的生成一般取决于有效滤过压的大小和肾小球膜的通透性。

有效滤过压＝肾小球毛细血管压力－（血浆胶体渗透压＋囊内压）

肾小球毛细血管压力为动脉血压的 60％，而血浆胶体渗透压约为 24.8mmHg，囊内压为 5.26mmHg。当动脉压降至 50mmHg 时，或囊内压升至 30mmHg 以上时，肾小球滤过率将降到零，尿生成便停止。血压 80～180mmHg 状态下肾滤过率不变。

（二）肾小管的重吸收

肾小管分为 3 段，即近曲小管、髓襻和远曲小管。肾小管的主要作用是重吸收。原尿除含蛋白极微量外，其余成分与血浆相同，但流经近曲小管时约 2/3 水分、钠、钾、氯再吸收，并重吸收 99％的碳酸氢盐、磷酸氢盐、葡萄糖、氨基酸、蛋白质等，分泌氢离子、有机酸、碱和氨离子；经髓襻进一步回收 20％～30％钠及钾；经远曲小管与集合管，则重吸收余下的水和钠，分泌氢离子、钾离子和氨离子。从而完成尿液形成的全过程。肾小管的重吸收作用及排出作用，对调节水、电解质和酸碱平衡有重要意义。远曲小管与集合管对水的重吸收作用，受神经垂体加压素的调节，而排钾、吸收钠的作用则受肾上腺皮质激素特别是醛固酮的影响。

二、麻醉对肾脏的影响

（一）术前准备

术中和术后肾功能衰竭是麻醉和手术的严重并发症,术前准备就应对保护肾功能予以高度重视。

1.心理护理　术前应进行心理方面准备,克服紧张的心理状态,使血中儿茶酚胺及加压素不会增高。

2.肾脏功能　术前应了解肾功能情况,如肾功能减退或障碍,尽量免用影响肾功能的药物,并限制液体和钠的输入。

（二）麻醉管理和手术操作的影响

麻醉和手术影响了肾氧供需,使肾缺氧。

1.应激反应　要减低和对抗大手术创伤和机体应激反应,引起交感神经兴奋所致的内分泌紊乱对肾功能改变的影响。

2.麻醉药选择　不用经肾排泄的药物。

3.维护肾功能　肾功能正常者,也应注意维护肾功能,维持平稳的麻醉,避免缺氧、CO_2 蓄积和长时间的低血压,及时补充血容量,维持正常灌注压和 CO,必要时应用血管扩张药(如小剂量多巴胺)提升血压,增加肾脏氧供;纠正酸碱和电解质紊乱,应用利尿药,输血时严格执行查对制度,杜绝溶血反应的发生等。

4.积极预防和治疗　肾功能在麻醉和手术中略有下降和减退,一般是不会导致衰竭的。急性肾衰虽可发生在健康肾,但更多地继发于慢性肾病。除药物影响外,创伤、休克、脱水、电解质紊乱或溶血反应等会产生对肾功能损害的影响,若治疗失当和处理不善,可发生急性肾功能衰竭,进而导致周身水肿、心力衰竭和尿毒症。故正确治疗、积极预防急性肾功能衰竭对麻醉医师来说是十分重要的。

（张乃春）

第六节　麻醉与内分泌

内分泌系统是机体适应和维护内外环境平衡的重要系统之一,在神经内分泌的支配和调节下,控制着机体生长发育、生存、衰老和死亡的全过程;调节体内各组织器官的生理功能和机体内外环境的动态平衡、新陈代谢和生殖后代。麻醉科医师可以遇到合并有内分泌功能紊乱的麻醉患者,或者外科手术治疗内分泌紊乱疾病,手术和麻醉应激也可引起一系列内分泌、代谢生理功能的改变等情况,要予以掌握有关知识,正确处理,确保手术治疗效果和术后康复。

一、下丘脑-垂体系统

（一）下丘脑

有许多神经细胞核和自主神经中枢控制着交感和副交感神经,以丰富的传导系统,上连大脑新皮质和边缘系统,下接垂体和脑干。位于视上核的神经分泌细胞主要分泌加压素(ADH),室旁核主要分泌缩宫素(OXT)。这两种激素沿下丘脑-垂体束的神经纤维输送到神经垂体储存。ADH 主要作用于肾小管,促进水的重吸收,具有抗利尿作用,同时使全身动脉和毛细血管收缩,血压升高,故又称血管加压素或称抗利尿激素。OXT 促进子宫收缩,用于产后缩宫止血,可促使乳腺分泌。下丘脑正中隆突分泌的各种调节性多肽激素,包括促甲状腺激素释放激素(TRH),促肾上腺皮质激素释放激素(CRH),促性腺激素释放激素(GnRH,LHRH)[包括卵泡刺激素释放激素(FRH)和黄体酮释放激素(LRH)],生长素释放激素(SRH)以及生长素释放抑制激素(SRIH),催乳素释放激素(SRH)和催乳素释放抑制激素(PRIH),黑素细胞刺激释放激素(MRH)和黑素细胞刺激释放抑制激素(MRIH)等。这些激素通过垂体门脉系统进入腺垂体,调节腺垂体的内分泌功能。

(二)垂体

垂体由腺垂体和神经垂体组成。神经垂体储存和释放下丘脑产生的 ADH 和 OXT。

1.垂体促激素　　腺垂体分泌垂体促激素,包括:①促甲状腺激素(TSH);②促肾上腺皮质激素(ACTH);③促性腺激素,有促卵巢刺激素(FSH)和促黄体生成素(LH)。这些促激素通过周围腺或称靶腺的内分泌系统发挥作用。

2.其他　　腺垂体还分泌直接作用于周围器官组织的激素:①生长激素:对糖、蛋白质、脂肪等物质代谢发挥作用,促进身体的生长发育;②催乳激素:促进乳腺合成并分泌乳汁;③黑素细胞刺激素(MSH):增加黑色素的合成,使皮色加深。

3.腺垂体功能减退性危象　　当腺垂体功能全部或部分减退时,受到手术创伤、麻醉及感染的侵袭后,可诱发腺垂体功能减退性危象,发展到昏迷。

4.神经垂体功能减退　　术前对神经垂体功能减退,加压素分泌过少引起的尿崩症,应与肾性尿崩症相鉴别,后者体内加压素并不缺乏,对垂体加压素的治疗无效。对垂体功能低下者的处理,如非急症手术应做详细检查,查明病因和原发疾病。针对内分泌腺体功能减退的情况,分别进行相应的激素治疗。注意水电解质平衡。此类患者对麻醉药很敏感,若使用吗啡、巴比妥类、吩噻嗪类药物,即使对成年患者也可引起昏迷,麻醉前用药时慎用或不用,仅用小剂量阿托品即可。大手术选用全麻,用小剂量维持浅麻醉,防止缺氧和 CO_2 蓄积。小手术选用局麻或神经阻滞。本病心排血量减少,注意术中输液速度和量,预防心功能不全或肺水肿发生。尿崩症患者麻醉前 1～2h 尽量饮水,术中按尿量估计输液量。术后给予适量的肾上腺皮质激素,以预防低血压、电解质异常、低血糖所致的代谢低下;患者因为对麻醉药敏感性增加,应预防麻醉后清醒延迟。

二、甲状腺和甲状旁腺

(一)甲状腺功能亢进症

因为甲状腺素分泌过多,全身代谢增高,氧化过程加速,临床上出现甲状腺肿大、突眼、心率过速、激动、失眠、体重减轻等症状。

1.预防甲状腺危象　　手术麻醉的安全性在于术前控制亢进的甲状腺功能,使之接近正常范围,尽量纠正其他并发症,预防甲亢危象发生。术前抗甲状腺药物治疗应彻底。术前精神紧张者,宜用较大剂量的安定药,不用阿托品。麻醉中注意气道通畅、选择麻醉药和方法不影响甲状腺功能。术后预防伤口出血、气道不畅、声带麻痹和损伤所致气道阻塞引起甲状腺危象。

2.急症患者的处理　　急症手术,甲状腺功能来不及控制时,输注碘化钾、氢化可的松等药,根据血压、脉搏适当选用肾上腺素能 α 和 β 受体阻滞药。

(二)甲状腺功能减退症

由于甲状腺素分泌不足,严重时发生黏液性水肿,可表现为反应迟钝,皮肤苍白或蜡黄,虚肿状,四肢肿胀无凹陷,冰冷,肌软无力,脉搏徐缓微弱,心脏扩大等。术前应行甲状腺素治疗,改善全身情况。患者对麻醉和手术耐受性极差,若术中发生昏迷时,静注三碘甲状腺原氨酸和氢化可的松进行抢救,同时给氧、保暖、补液和升压药升压等治疗。

(三)甲状旁腺功能障碍

1.甲状旁腺功能亢进症　由良性肿大或腺癌引起甲状旁腺分泌过多,发生原发性甲状旁腺功能亢进症。继发性甲状旁腺功能亢进,是由于血钙过低或血糖过高刺激甲状旁腺分泌所引起。出现骨骼、泌尿、胃肠道等症状。治疗以手术为主,麻醉前低钙饮食并多饮水,术后仍注意预防低血钙。

2.甲状旁腺功能减退症　甲状旁腺功能减退症较少见,多因手术不慎切除或损伤,出现手足抽搐症状。麻醉前应注意补钙,因为低血钙症对神经肌肉接头部位的影响,使肌松药敏感性增加,易发生喉痉挛;使心肌的应激性降低而发生心律失常,应用甲状旁腺素、钙剂及维生素D治疗患者。

三、肾上腺

(一)肾上腺的构成

肾上腺由髓质及皮质构成。肾上腺髓质及皮质都是分泌激素的器官。髓质分泌肾上腺素和去甲肾上腺素,其分泌受交感神经的影响。静息状态时,肾上腺素的分泌量极微,当机体遭受侵袭(如麻醉诱导应激)时,肾上腺素则大量增加,出现心动过速、血压增高等现象。

(二)肾上腺皮质

皮质功能与垂体、中枢神经系统、自主神经系统以及肾上腺髓质有着非常密切的关系。当机体受到侵袭应激时,通过神经内分泌系统的调节,分泌大量肾上腺皮质激素(氢化可的松和醛固酮等),以利机体维持内环境稳定。但若机体受到过强的刺激,使肾上腺皮质兴奋过度,可引起急性衰竭而危及生命。

(三)慢性肾上腺皮质功能减退症

外科手术、麻醉用药、缺氧、感情激动、疼痛均可引起肾上腺皮质的功能耗损,对于原来肾上腺皮质功能不全的患者威胁更大。慢性肾上腺皮质功能减退症患者对手术麻醉、创伤等刺激耐受性很差,术前除病因治疗外应给予皮质激素治疗。麻醉前用药量宜轻,麻醉方法应选择对肾上腺皮质功能影响小的方法,术中术后应注意预防发生急性肾上腺皮质功能不全之危象。

(四)急性肾上腺皮质功能减退症

急性肾上腺皮质功能减退症(肾上腺皮质功能急性衰竭)的临床表现为循环系统的衰竭,如血压降低、脉搏细速、四肢厥冷、周身出汗等;与一般休克的不同在于循环衰竭的症状与失血和手术刺激无明显关系,对输血和用血管收缩药升压效果均不显,而必须用肾上腺皮质激素治疗。对患慢性消耗性疾病者和近期内(6个月内)使用肾上腺皮质激素治疗者,一般应在麻醉前适当补充肾上腺皮质激素,以预防发生急性肾上腺皮质功能减退。对本症的救治,除激素外,应采取抗休克、给氧、补液和控制感染等。

四、胰腺

(一)胰腺与胰岛素的功能

胰腺的胰岛B细胞分泌胰岛素;A细胞分泌胰高血糖素。胰岛素主要生理功能如下。

1.糖代谢的作用　增加细胞膜对葡萄糖的通透性,促进葡萄糖从细胞外向细胞内转移,加速葡萄糖的利用。能促进葡萄糖的氧化和酵解,并能促进葡萄糖转变为脂肪。胰岛素能促进葡萄糖在肝脏和骨骼肌合成糖原并储存,抑制糖原的分解和异生,减少葡萄糖进入血中,降低血糖。

2.脂肪代谢　对脂肪的代谢作用。

3.蛋白质代谢　对蛋白质的代谢作用。

(二)胰高血糖素的功能

胰高血糖素是胰岛 A 细胞分泌的,主要作用是升高血糖浓度。

1.升高血糖浓度　促使肝细胞的环磷腺苷的浓度增高,促进肝糖原分解和糖异生,抑制肝糖原生成,从而使血糖浓度增高。

2.升高血游离脂肪酸浓度　激活脂肪细胞中的脂肪酶,加快脂肪分解,使血中游离脂肪酸浓度升高。

3.促进蛋白质分解　胰高血糖素还能促进氨基酸进入肝细胞,加速脱氨基作用,增进糖原异生,促进蛋白质分解。

4.对循环和血钙的影响　大剂量胰高血糖素有类似儿茶酚胺的作用,使心率增快,心排血量和冠脉血流量增加。促进降钙素分泌,使血钙降低。

5.对消化道的影响　有增加胆汁分泌、肠液分泌和抑制胃肠蠕动等作用。

(三)高血糖症

高血糖是由于胰岛素相对或绝对的不足引起,临床表现为高血糖、糖尿、多饮、多尿和消瘦等,即糖尿病。患者易并发感染及血管、神经系统并发症。重症时应注意发生酮症酸中毒。术前应详细了解病情及其严重程度,有无并发症。麻醉前根据手术大小、择期或急症手术、糖尿病轻重、曾否治疗等进行术前准备工作。以提高患者对麻醉和手术的耐受能力。

(四)低血糖症

低血糖是由于胰岛细胞瘤等疾病致胰岛素分泌过多而引起,其神经症状常被误诊为精神神经病。血糖过低,大脑皮质受到抑制,继而皮质下中枢,包括下丘脑及自主神经中枢亦受到抑制,严重者波及中脑及延髓;还可引起肾上腺素分泌增加,促进糖原分解以平衡低血糖。还可出现心动过速、心律失常等症状。麻醉前应注意纠正和防止低血糖。

(张乃春)

第七节　麻醉与代谢

机体要维持生存,就必须依靠血流和细胞外液供给能量。正常血糖浓度 $4.5\sim6.7mmoI/L$。中枢神经系统全靠葡萄糖供给能量,其他组织利用游离脂肪酸或酮体代替葡萄糖作能源,以节省体内葡萄糖。体内能源来源于糖、蛋白质及脂肪。能量消耗是根据氧耗量来测定的。用 kcal(千卡)或 kJ(千焦)表示,或据所耗之糖($4kcal/g$)、脂肪($9kcal/g$)和蛋白质($4kcal/g$)的量来表示。成人静息(卧床休息)时消耗约为 $25kcal/kg$。

手术是一种创伤,创伤对代谢的影响很大。患者受手术创伤和麻醉的影响使代谢改变。麻醉药对机体代谢参数虽有许多直接和间接的影响,但麻醉对代谢的作用,与外科手术的直接作用之比是很小的。若手术后无并发症,对代谢仅有轻微短暂的影响,反之,严重创伤和感染后,常发生显著的代谢变化。

一、术后能量代谢的变化及其影响因素

(一)代谢改变

手术后代谢改变分 3 期。

1.代谢衰退期　术后早期为代谢衰退期,表现为代谢活性降低,包括氧耗量降低、高血糖和糖氧化减少等。

2.代谢高涨期　晚期,为代谢高涨期或恢复期。代谢率升高,能量消耗亦相应增加,其程度与创伤程度及并发症有关。蛋白质代谢加速,增加尿氮排出,动用脂肪以补充能量。然后进入合成代谢而渐趋恢复。

3.坏死期　如代谢衰退期不能得到恢复,代谢受到损害而进入坏死期。

(二)影响因素

手术创伤改变代谢的因素如下。

1.体液丧失　体液丧失是诱发代谢改变最强的刺激。体液丧失达体重3％～5％时,若不给予补充可以致死。大出血后又会产生酸中毒、缺氧和因缺氧性细胞损害等附加的刺激。低血容量时由于压力受体的刺激而释放儿茶酚胺,可引起周围血管收缩和心动过速。

2.手术刺激　传入感觉冲动的刺激,如疼痛等。

3.毒素　毒素均可影响代谢,如代谢产物等。

4.限制因素　如创伤引起的代谢反应也受到患者基本状态的影响。

二、术后能源的利用

(一)高血糖的原因

术后高血糖有 4 种原因。

1.糖原分解　儿茶酚胺浓度升高致糖原分解增加。

2.抑制胰岛素产生　儿茶酚胺抑制胰岛素分泌。

3.胰高血糖素　胰高血糖素分泌增加。

4.糖原异生　糖原异生作用加速。

(二)蛋白质代谢

手术创伤后蛋白质的代谢增加,使尿氮排出升高。血浆中增加"急性期反应物质"。

1.分解代谢　蛋白质来源于肌肉蛋白质和血浆蛋白质。蛋白质分解代谢不是为机体提供创伤后所需的热量,而是提供糖的中间代谢产物和氨基酸,以供合成代谢之用。

2.分解代谢的原因　蛋白质分解代谢的原因是合成受抑制,而不是分解速率增加。

3.分解代谢的表现　手术创伤后全身组织均处于分解代谢状态,而各种组织的蛋白质分解不完全一样,以肌肉蛋白质为主,表现为血和尿中的肌酐含量增加和肌肉明显消瘦。创伤后体重下降的大部分原因是由于非脂肪组织的丧失。创伤后血浆蛋白质分解也增加。中等度创伤清蛋白浓度在第 4～5 天降低 25％～30％,恢复时间与创伤程度有关,需要 14～20d 或以上。α_1 球蛋白在创伤后增加,表现为 α_1 抗胰蛋白酶和 α_1 酸性糖蛋白的增加,创伤后第 3 天达最高限度,增加 50％。α_2 球蛋白也在创伤后第 3 天增至最大限度,其主要成分血浆铜蓝蛋白和结合球蛋白均增多 50％～100％,β 球蛋白在创伤后不变或降低,创伤后第 3～9 天,其主要成分运铁蛋白和 β 脂蛋白降至 25％～50％。γ 球蛋白中的免疫球蛋白在创伤后无明显改变。其 C-反应蛋白在正常血清中几乎不存在,创伤后很快出现和增加,24～48h 达最大值。

(三)纤维蛋白原代谢

创伤后血内纤维蛋白原浓度增加速度很快,与创伤程度成正比,可达 100％,甚至更高,持续数天至数周。

(四)脂肪分解加速

创伤后血浆中的游离脂肪酸和三酰甘油均增加。体内总热量消耗的 80％～90％ 是靠游离脂肪酸供应。创伤后脂肪的氧化过程未受抑制,很少发生酮血症或酮尿症。

三、水和无机盐代谢

1. 水和钠潴留 创伤后可发生水和钠潴留,是由于细胞外液和循环血容量减少。钠排出的减少反映肾功能的变化,早期治疗应予注意。还应注意呕吐、腹泻、消化道瘘等肾外失钠情况及钠转移而致低钠血症。

2. 钾排出增加 排钾是醛固酮分泌增加的影响和蛋白质分解代谢增加所致。应注意补钾。

3. 钙代谢 钙代谢不受影响。磷酸盐排出增多,尿中磷和氮排出增加是一致的。补磷也需补钙。

4. 锌代谢 锌的含量降低。若锌缺乏时可影响许多细胞的代谢过程。

四、内分泌系统的调节和变化

1. 儿茶酚胺 在创伤后数秒内儿茶酚胺的分泌立即增加,持续几天至几周。促使创伤后分解代谢加速。肾上腺髓质分泌的去甲肾上腺素量也增加 10 倍以上。

2. 下丘脑-垂体系统 下丘脑-垂体系统分泌促激素,如 ACTH、促甲状腺激素、促生长激素等。

3. 有效循环血容量 创伤后有效循环血容量降低,使肾素-血管紧张素-醛固酮系统的功能活跃。

4. 胰岛素 在创伤后早期因儿茶酚胺的抑制分泌减少。在恢复阶段,主张要用葡萄糖、胰岛素和钾盐治疗,以促进细胞功能的恢复。

5. 胰高血糖素 因儿茶酚胺增高,可促进胰高血糖素分泌。

五、麻醉对代谢的影响

麻醉药如硫喷妥钠、氟烷、恩氟烷、异氟烷、七氟烷、地氟烷和氧化亚氮等都降低机体对创伤的代谢反应,降低细胞的活动功能。通过对神经内分泌系统的作用,还由于抑制了葡萄糖通过细胞的转运。麻醉对代谢的影响较手术创伤的作用为轻,且为暂时和可逆的。

(张乃春)

第八节 体液的渗透平衡和失常

麻醉科医师在处理危重患者时,必须熟知渗透效应的生理知识,以便能合理地选用静脉输液,避免和纠正血浆渗透浓度的失常。渗透力是体内水分布的主要决定因素。麻醉前、中、后保持细胞内、外液于正常的渗透力平衡状态,是麻醉科医师的责任,以维持人体细胞正常功能起到重要作用。

一、基本概念

(一)渗透现象和渗透压

体液渗透和渗透压是维持机体生命最基本的条件之一。

产生渗透现象和渗透压的两个条件:①溶质,在溶剂中必须有溶质存在,构成溶液;②半透膜,只能透过溶剂而不能透过溶质,或只能透过小分子(分子质量<20000道尔顿)物质而不能透过大分子的物质,此性质的薄膜叫半透膜。

1.渗透 溶剂或小分子的溶质的单方向转移称为渗透或渗透现象。渗透是一种物理现象。

2.渗透压 终止或对抗溶剂或小分子溶质单方向移动的升高的静水压,就是该溶液的渗透压;也可为阻止溶剂或小分子溶质单方向转移所需施加的压力,或就是半透膜两侧的静水压梯度。

3.渗透压与溶质的关系 溶液的渗透压与单位容积溶剂中所含溶质分子颗粒的多少(颗粒浓度)成正比例,而与溶质分子颗粒的形式、大小、原子价或重量无关。

4.渗透浓度 溶液中溶质所产生渗透压的有效渗透颗粒称为渗透浓度。

(二)血浆渗透浓度

血浆渗透浓度(POsm)测定是临床判断水盐代谢的标志。

1.毫渗浓度 血浆和其他体液所含的起渗透作用的溶质浓度较低,故均以它的千分之一即毫渗浓度(旧制缩写mOsm,新制为mmol/L)计量。

2.血浆渗透浓度单位 血浆渗透浓度有两种单位:

(1)重量渗透浓度:指每千克纯水中所含渗透克分子数,包括1L纯水加上溶质的容积,以mmol/L作单位。

(2)容积渗透浓度,指在每升血浆中所含的渗透克分子数,其中纯水容积<1L,余容积被溶质所占据,以mmol/L作单位。由于溶剂的容积永远<溶液的容积,故重量渗透浓度>容积渗透浓度。如血浆含水93%,POsm=280mmol/L,重量渗透浓度=280÷0.93=301mmol/L;容积渗透浓度=280×0.93=260mmol/L。在实际应用中,因为溶液中溶质浓度极低,二者的差别常予不计,但概念上必须明确区分。

3.换算 溶质的mmol/L换算成mOsm/kg的方法为mOsm/kg=n×mmol/L。n为每1分子溶质所能离解成的颗粒数。

4.检验报告 目前应用超冻原理所测的血浆POsm或尿渗透浓度(UOsm)都是以mmol/L(H$_2$O)作单位报告,mOsm/kg已趋少用。

(三)POsm与渗透压的关系

血浆中溶质渗透浓度,特别是血钠变化使体液渗透压发生改变。

1.渗透浓度代替溶质总浓度 根据Van't Hoff定律(1882),渗透压(π)的关系式:π=CRT,π为渗透压,以大气压为单位;C为溶质总浓度,以mol/L为单位;R为一常数,与气体常数(0.082/mol)相同;T为绝对温度,以K(Kel-vin)为单位。此式在医学上有一定局限性,用以起渗透效应的浓度Os(Osm/kg)来代替溶质总浓度C(mol/L)更为合适,故改为:π=OsRT。Os为渗透浓度。

2.人体血浆渗透压 在一个大气压(760mmHg=101.08kPa)时,1mmol/L(H$_2$O)相当于19.3mmHg(2.57kPa)。人体血浆的渗透压为280×19.3=5404mmHg=7.11at=718.73kPa。

3.POsm的作用 在正常情况下,POsm处于相对稳定数值范围,和体温、pH、电解质浓度等,共同维持细胞正常生命活动的相对稳定的内环境。

4.测定POsm意义 临床上处理危重患者时测定和了解POsm(或UOsm)是判断水、盐代谢及肾功情况的重要标志。及时发现低渗或高渗血症。

(四)血浆渗透压

血浆渗透压约300mmol/L(770kPa)。体液渗透压分为晶体和胶体两种渗透压。

1.血浆晶体渗透压 是小分子颗粒,如无机离子和不离解的溶解(如尿素、葡萄糖等)所产生渗透压的总和。其中98%物质是由电解质(钠占50%、氯占30%)提供的。目前不能用简单方法实际测定,只能用超冻原理测出体液的渗透浓度的总和,再测定实际的血浆蛋白质盐渗透压(COP),然后间接算出晶体渗透压。

2.血浆胶体渗透压　由血浆中分子量>3万的蛋白质等大分子溶质提供。生理上血浆中的蛋白质是以蛋白盐的形式存在,蛋白阴离子和伴随的阳离子一同起渗透作用。可理解为"实际的血浆蛋白盐渗透压"(COP)的5/6由白蛋白提供。血浆胶体渗透压在总渗透中所占分量极小,但在保留血管内外体液分布却起很大作用。它调节和控制着毛细血管内外水分的交换和平衡。当血浆蛋白浓度降低时,有效COP会下降,从而导致组织水肿。故COP的测定在肺水肿、脑水肿、妊娠高血压综合征等疾病的诊断、治疗及预后判断方面是不可缺少的检测指标。血浆的胶渗压为3.2kPa(24.6mmHg)。白蛋白对血浆胶体渗透压起重要作用。

(五)有效渗透分子与无效渗透分子

溶质在细胞膜两侧的浓度变化决定其为有或无效渗透分子。在正常人体中,细胞膜对不同溶质的通透性是不完全相同的。例如Na^+和葡萄糖都不易通过细胞膜进入细胞内液(ICV),当其在细胞外液(ECV)中的浓度发生变化时,能直接造成二者之间的渗透压梯度,而引起水的转移,故Na^+和葡萄糖都是有效渗透分子。尿素能自由通透细胞膜,在膜的两侧不能产生渗透梯度,是无效渗透分子。

COP梯度:微血管壁也属半透膜,将血液与组织液相隔,水、小分子颗粒如Na^+、葡萄糖等能通过,而大分子的颗粒如蛋白质则不易通过。故血浆的蛋白质浓度得以保持高于组织间液,而形成COP梯度。在正常情况下,COP虽仅占总渗透压的0.4%,但在将水保留在血管内,维持有效循环量方面却占有重要作用。因Na^+和葡萄糖在此部位都不能产生渗透梯度,故属无效渗透分子,只有蛋白质是有效渗透分子。

(六)体液渗透浓度的测定和计算

体液渗透浓度的测定和计算对指导静脉输液治疗和判断危重患者预后有重要意义。

1.测定　利用溶质降低水冰点的"超冻"原理,来直接测定溶液的mmol/L,但不能测定其总渗透压。不含溶质的净水冰点为0℃。如将1种或几种溶质1mol加入1L净水中,水的冰点将降低1.86℃,含溶质的血浆水的冰点在正常时约为-0.521℃。则其渗透浓度为:0.521÷1.86=0.280mmol/L(H_2O)。因所有溶质(包括无效渗透分子的尿素和大分子的蛋白在内)的颗粒都参与降低冰点的作用,所以用超冻原理可测得各种体液的总渗透浓度。

2.计算　在无监测渗透浓度条件的场合,可凭血浆Na^+、葡萄糖、尿素代入公式计算POsm近似值:

$$POsm = 2 \times [Na^+]$$

或 $$POsm = 17.5 \times [Na^+] + \frac{BUN(mg/dl)}{2.8} + \frac{血糖(mg/dl)}{18}$$

所得之值为容积渗透浓度近似值,除以0.93(血浆含水比率)方为重量渗透浓度近似值,但一般不再换算。

3.渗透量空隙　因为计算的渗透浓度值只包括血浆的[Na^+]、[葡萄糖]和[BUN],而其他溶质都未包含在内,故计算值总是<实测值。二者之差称为"渗透量空隙",正常值在10mmol/L范围内。>20～30mmol/L,则提示存在有高脂血症或高蛋白血症;或输入高渗溶液,或存在内源性有毒物质(如乳酸)所致。若>40mmol/L,即致死。可见于脓毒血症和休克患者,对判断危重患者的预后有重要的参考价值。

4.临床应用

(1)对体液渗透平衡失常作出诊断或鉴别诊断。

(2)判断病人预后。

(3)指导液体治疗。

（4）根据体液渗透浓度的监测结果，对输液的种类、剂量、速度作出选择。

（5）指导静脉内营养，营养液由葡萄糖、脂肪、氨基酸、电解质、维生素、微量元素等组成，是一种非生理途径的营养方式，在临床使用中，常因补充的营养素与机体的需要量不平衡或机体代谢障碍而出现一些并发症，体液渗透浓度监测有利于发现这些问题，并指导静脉内营养方案的调整。

（6）有利于对肺水肿的诊治。通过监测胶体渗透压和肺小动脉楔压，计算其差值，可对肺水肿发生的可能性做出判断。

（7）评价肾的浓缩和稀释功能。

（8）通过计算尿渗量和血渗量之比及自由水清除率，对急性肾功能衰竭作出早期诊断。

（9）可用于中枢性尿崩症、肾性尿崩症、精神性烦渴等的诊断和对血液透析的监护。

（七）等张溶液和等渗溶液

在术中输液中值得注意的是液体的等张和等渗液。

1.等张溶液　凡输入的溶液与ICV间不存在渗透梯度，血细胞比容和形状都不发生改变者为等张溶液。渗透浓度＜ICV，使水向细胞内转移，从而使细胞肿胀者为低张溶液；渗透浓度高于ICV，使细胞内水向外转移，从而使细胞容积收缩者为高张溶液。常用的等张溶液有 5% 葡萄糖及 0.9% NaCl 溶液，可用下式计算其 mmol/L。

毫渗浓度（mmol/L）$= nx\,\mathrm{mg/dl} \times 10/$分子量。

5%葡萄糖溶液毫渗浓度：5% 葡萄糖溶液，$n=1$，分子量 $=180$，毫渗浓度为 $1 \times 5000 \times 10/180 = 277.78\,\mathrm{mmol/L}$。

0.9%氯化钠溶液毫渗浓度：0.9% NaCl 溶液，$n=1.75$，分子量 $=58.5$，毫渗浓度为 $1.75 \times 900 \times 10/58.5 = 269.23\,\mathrm{mmol/L}$。

两液体的渗透浓度为血浆渗透浓度；如果要使以上溶液的渗透浓度 $=280\,\mathrm{mmol/L}$，那么两液的浓度也可用上式算出。设葡萄糖浓度为 $x\,\mathrm{g/dl}$，列式 $1 \times x \times 10/180 = 280\,\mathrm{mmol/L}$，$x = 5040\,\mathrm{mg/L} = 5.04\,\mathrm{g/dl}$；设 NaCl 溶液浓度为 $y\,\mathrm{g/dl}$，列式 $1.75 \times y \times 10/58.5 = 280\,\mathrm{mmol/L} = 9.36\,\mathrm{g/L}$。以上两液的浓度都得以适当提高，方可达到 $280\,\mathrm{mmol/L}$。

2.等渗溶液　溶液的渗透压与血浆渗透压相等的称为等渗溶液。等张葡萄糖和NaCl溶液都可以算作等渗溶液，但等渗溶液并不都是等张溶液。如 1.68% 尿素的渗透浓度为 $280\,\mathrm{mmol/L}$，虽为等渗溶液，但因它能自由通过半透膜，在红细胞膜两侧不能形成张力梯度，水随尿素进入红细胞内，红细胞膨胀而破裂（溶血），其效应与蒸馏水相似。又如抗酸的 5% 碳酸氢钠溶液，其渗透浓度为 $1094.8\,\mathrm{mmol/L}$，其含水比率为 0.984，故实际数值为 $1094.8 \div 0.984 = 1112.6\,\mathrm{mmol/L}$，为血浆渗透浓度 280 的 4 倍，故属于高渗溶液。

二、渗透的正常生理

1.ICV与ECV的渗透平衡　Na^+-K^+ APT 泵的作用，把 Na^+ 限制在 ECV，Na^+ 就成为保留于 ECV 中；同理 K^+ 被限制在 ICV 中，各成为主要活性渗透颗粒。因 ICV 中不能通过细胞膜的蛋白质浓度明显比 ECV 高，通过 Gibbs-Donnan 效应，ICV 有较多的离子颗粒，但因多余的阳离子与蛋白结合后，失去其本身的渗透活性，并有钠泵在起作用，故 ICV 与 ECV 仍能达到渗透平衡。

2.血浆与组织间液（ISF）的渗透平衡　根据 Starling 定律，毛细血管内外水的转移，是由于静水压和 COP 相互作用的结果。

3.血浆渗透浓度（POsm）的调节　为达到体液平衡目的，POsm 受以下因素调节。

(1)中枢调节:POsm 正常值为 275～290mmol/L,若有 1%～2% 变异,触发下丘脑-渴感-神经垂体素(加压素)分泌,使 POsm 恢复正常。

(2)水负荷:水负荷使 POsm 降低,机体抑制加压素的分泌,增加肾排出,使 POsm 不会持续性降低。利尿高峰在水负荷 90～120min 后出现。

(3)机体缺水:缺水时 POsm 增高,加压素分泌增多,减少肾排水量。渴感是 POsm 增高的预防反应,增加摄水量,纠正脱水。机体体液溶质增多,如 Na^+ 负荷时,POsm 增高,血容量增多与渗透调节系统都将发挥作用,促肾排除多余 Na^+ 和多余的溶质,增加摄水量,有助于 POsm 降至正常。

三、体液渗透平衡的失常

(一)低渗状态

1.病因　导致低渗状态的病因很多,外科手术病人常见原因是细胞外液丢失后补充不足。

(1)有效循环量减少:如呕吐、腹泻、胃肠瘘及肠梗阻等经胃肠道持续性丢失;利尿药和耗钠性肾病等经肾丢失;烧伤创面渗液、手术后广泛渗液等经皮肤丢失;血管外水潴留、心力衰竭、肝硬化、肾病综合征等水肿状态;钾丢失等。

(2)肾襻利尿药:如呋塞米、利尿酸、氯噻嗪长期使用。

(3)肾衰竭。

(4)肾上腺皮质功能不全。

(5)加压素作用:分泌失调综合征(SIADH),有效循环量减少。其病因:①加压素分泌增多因素。下丘脑分泌加压素增多的因素较多。一是神经精神病,如感染性(脑膜炎、大脑炎、脑脓肿)、血管性(栓塞症、蛛网膜下腔出血、硬膜外血肿)、原发性或转移性颅内新生物、Guillain-Barre 综合征急性精神病;二是药物,如氯磺丙脲等和其他;三是肺部感染,如肺结核和肺炎;四是手术后患者;五是内分泌紊乱,如甲状腺功能过低。②异位产生加压素,即不在下丘脑,如肺结核、癌、肺燕麦细胞、支气管、十二指肠、胰和胸腺等。③强化 ADH 效应,如氯磺丙脲及其他因素。④外源性摄入 ADH,即血管加压素和缩宫素等。

2.临床表现　根据缺钠程度而有所不同,体液低渗时症状如下。

(1)中枢神经症状:POsm 降低,血液与脑组织间形成渗透梯度,水向脑组织转移,脑水肿。轻度缺钠有疲乏感、头晕、手足麻木、口渴;$[Na^+]P<135mmol/L$;中度缺钠视物模糊,$[Na^+]P<130mmol/L$。

(2)恶心不适:在中度缺钠时出现,$[Na^+]P<125mmol/L$;头痛、乏力及神志迟钝,达 110～120mmol/L;抽搐、昏迷等,甚至后遗永久性神经细胞损害,$[Na^+]P$ 降至 110mmol/L 以下。

(3)低钠血症:低钠血症合并高 POsm(如高血糖症)患者中,症状仍因高渗状态所引起,而非 $[Na^+]P$ 降低所致,要明确区别。治疗着重降低 POsm,而不能相反。

3.诊断　依据病史、体检。确诊凭测定 POsm、UOsm、$[Na^+]P$、$[K^+]P$、$[Cl^-]P$、$[HCO_3^-]P$、血糖、BUN、尿 Na^+ 及 pH,即血 $[Na^+]P<135mmol/L$,POsm 降低;红细胞数、血红蛋白、血细胞比容、血非蛋白氮及尿素均增高,尿比重<1.010。然后进一步明确病因,尿 Na^+ 常有明显减少,有助于对低钠血症诊断,并可对有效循环量多少作出鉴别性诊断。

4.治疗

(1)针对病因:首先要补充血容量,使患者脱险,使 $[Na^+]P>120mmol/L$。同时积极治疗病因。

(2)补 NaCl:针对缺钠多于缺水的特点,根据病情需要,采用含盐溶液或高渗盐水静脉输注。缺钠总量

＝0.6×体重(140－实际[Na⁺]P＋140)×减轻的体重。

（3）纠正水过剩:水过剩量＝0.6×体重$(1-\dfrac{\text{实际}[Na^+]P}{140})$。一是限制水摄入;二是用呋塞米利尿;三是静注高渗盐水,3％～7.5％ NaCl溶液,以尽快弥补钠的排出,使水从水肿的细胞内外移。以后再根据病情,必要时可重复应用,直至患者脱离险境;四是补充有效循环量,输入含钠溶液;五是在肾上腺皮质功能不全时,用激素同时补钠。

(二)高钠血症

以缺水为主,[Na⁺]P>145mmol/L,呈高钠血症性高渗透状态。

1.病因

（1）不显性失水:体温增高、高温环境使大量水分蒸发、烧伤、气道感染、呼吸增快、消化道病变致饮水困难、脑外伤及脑血管意外等导致渴感中枢迟钝或渗透压感受器不敏感、气管切开等。

（2）经肾失水:中枢性尿崩症;肾源性尿崩症;渗透性利尿等。

（3）丘脑病变:少饮症(渴感减退)和原发性高钠血症。

（4）静脉输入高张NaCl或NaHCO₃溶液;吞服大量钠盐;原发性醛固酮增多症及库欣综合征等。

（5）肾排钠减少:右心衰竭、肾病综合征、肝硬化腹水等肾前性少尿;肾功能衰竭;代谢性酸中毒;心肺复苏中补碱过多;老年或婴幼儿肾功能不良;库欣综合征及原发性醛固酮增多症;使用去氧皮质酮等。

2.临床表现 高钠血症时主要是神经症状,包括全身无力,肌肉软弱,震颤,抽搐及昏迷,甚至死亡。

3.诊断 从化验作出诊断,测定尿UOsm为最有用。>800mOsm/kg,为Na⁺负荷、不显性失水及原发性少饮,无中枢性尿崩症的患者;<300mmol/L,甚至低于POsm,则是中枢性或肾性尿崩症;若处于300～800mmol/L,表示中枢性尿崩症合并血容量减少,或是部分性中枢性尿崩症、肾性尿崩症或渗透性利尿。还可作血管加压素试验或限水试验。

4.治疗 原则是分急性者与慢性者不同的治疗。对急性高渗状态,可快速降低POsm,使脑迅速恢复原有容积;若慢性高渗患者,快速降低POsm将使水进入脑细胞内,脑容积增大,形成脑水肿,发生抽搐或死亡。故须严格掌握,POsm的降低度<30～35mmol/L,在4～6h内。应根据病因采取具体措施:

（1）补水:失水时。

（2）中枢性尿崩症:可选ADH制剂,促进ADH分泌的药物,或加强ADH作用的药物。

（3）肾性尿崩症:利用ADH效应及直接补充水分以纠正高钠血症。

（4）下丘脑异常:原发性少饮症可强迫饮水;无效时,口服降糖药氯磺丙脲(降糖灵)。

（5）Na⁺负荷:肾功能正常时,很快经尿排Na⁺;肾衰时若静脉输液过多,可用利尿药加快水和Na⁺的排出,用5％葡萄糖液补充所失量。

（6）心肺复苏后及婴儿可用8％葡萄糖溶液作腹膜透析,同时减轻Na⁺负荷和水潴留。

(三)高血糖症

血糖超过正常值,呈高渗透状态。空腹血糖≥7.0mmol/L(126mg/dl)或餐后2h血糖≥11.1mmol/L(200mg/dl)为糖尿病诊断标准。高血糖症在围术期多见,且常合并糖尿病性心脏病、冠心病、代谢综合征及胰岛素抵抗等,增加手术和麻醉的风险,是围术期麻醉科医师应该高度重视的问题。

1.病因 糖尿病未得到控制,伴有严重的代谢性酸中毒(酮症酸中毒)及血容量减少。急性葡萄糖负荷、药物(抑制胰岛素分泌和抗胰岛素作用),如甲苯噻嗪、苯妥英钠和激素等也可引起高血糖症。

2.临床表现 呈高血糖及高渗症状:全身乏力、神志迟钝、昏迷。严重的神经症状可在POsm>340～

350mmol/L(相当于血糖浓度＞38.86～44.89mmol/L)时方才出现,非酮体性昏迷(NKC)血糖浓度＞55.61mmol/L。

3.诊断　多尿、口渴、多饮、多食、消瘦、血容量减少、过度通气、呼出气呈丙酮香味等症状,测定血糖、酮体和尿糖可以确诊。

4.治疗　胰岛素疗法。补充 HCO_3^-、K^+、输液等。还应合理运动,调节糖尿病患者的身心健康,有效地治疗并发症。

(郭　凯)

第三章　麻醉药理学基础

第一节　概述

一、药效作用

药物是指能对机体的生理和生化功能发生影响、并能达到医学目的的化学物质。药物可起到增强、减低或调整机体的生理功能的作用。药物与机体经过相互作用,发挥其药效作用。

(一)药效作用途径

药效通过受体、递质、酶或调节剂等途径直接或间接作用于组织或器官而起作用,也可间接影响其他组织或脏器的功能。

(二)作用特点

1.选择性　许多药物的作用具有高度的选择性。但有些药物并非如此。

2.双向性　许多药物,尤其是作用于中枢神经系统的药物,具有作用的双向性,即起初兴奋,继则抑制。

3.敏感性　药物对机体起作用的程度,强时敏感性高,反之亦然。是用药时的重要问题。

4.差异性　和敏感性相反,机体对药物的预期作用不发生、不起作用。影响因素较多。

5.耐药性　机体对某一药物的耐受性增高。

6.抗药性　药物对机体的预期作用不发生。

7.拮抗性　化学结构相似的药物具有类似的作用,可起到拮抗作用,化学结构不同的药物也可有拮抗作用,多见于作用相似的药物。

8.异常反应　少数患者对药物有剧烈的异常反应,如超敏反应、毒性反应等。

二、药物运转

(一)运转因素

药物进入体内经历吸收、分布和排泄的过程,统称药物运转。运转的有关因素有:

1.生物膜　生物膜是细胞膜(质膜)、核膜、线粒体膜和内质网膜的统称。它是由脂质和蛋白质组成的薄膜,呈可塑性流动结构,厚度为 $7 \sim 10 nm$。膜上有许多孔道,贯穿内外。生物膜对麻醉药与其他药物的转运起重要作用。

2.脂溶性　药物分子相对的亲脂或疏水性叫脂溶性。它决定着药物是否能借助被动转运透过细胞膜。

后者能透过脂溶性药物的非离子型;药物的脂溶性愈大,愈能透过细胞膜。

(二)运转方式

药物透过细胞膜转运有被动转运和特殊转运两种方式。

1.被动转运　又称"下山"或顺流转运,指药物从高浓度侧经细胞膜向低浓度侧转运。该过程不耗能、不需载体,无饱和竞争性抑制。分子小、脂溶性高、极性小和非解离型的药物易被转运。反之则不易。被动转运主要借助扩散和滤过。

(1)扩散:亦叫脂溶性扩散。脂溶性药物可直接溶解于细胞的脂质部分而通过细胞膜。运转速率取决于膜两侧药物浓度梯度、药物在膜脂内的溶解度以及在膜内的扩散速度。当膜两侧浓度达到平衡状态时,转运停止。虽然是简单扩散,大多数药物如此。离解型难于透过。

(2)滤过:亦叫水溶性扩散。水溶性药物可经膜的小孔借助膜两侧的流体静压差或渗透压差透过。当水分转运时,药物随之被携带过去。药物分子直径>0.4nm 不能以此方式转运。

2.特殊转运　还有以下 3 种转运方式。

(1)主动转运:亦叫"上山"或逆流转运。在药物的不均匀分布和肾脏排泄中意义颇大。它是指药物从低浓度或低电位侧向细胞膜的高浓度或高电位侧转运。该过程耗能,且受代谢抑制物的影响;需由细胞膜提供药物特异性载体;有饱和性,即转运药物浓度高到一定程度时,转运系统即达饱和。"钠泵"即属此转运。

(2)吞噬或胞饮:指高分子药物或分子呈聚合状态的药物被细胞吞饮。药物可附着在细胞膜表面,随膜凹陷入细胞内形成小泡,随后被消化吸收。

(3)易化扩散:与被动转运和主动转运均有类似之处。葡萄糖进入细胞即系此转运方式。

(三)影响麻醉强度的因素

麻醉药的细胞膜透过率同膜两侧浓度梯度成正比,脂溶性越高时,则透过率越大,麻醉性能越强。吸入麻醉药的以下几个术语,可用来帮助理解转运与麻醉强度的关系。

1.浓度　混合气体中某一种麻醉气体的容积与混合气体总容积的比值,称为该气体在混合气体中的体积分数;该分数如以%表示,则称浓度。如在 7L 氧化亚氮和 3L 氧组成的混合气体中,氧化亚氮浓度为70%(分数为0.7)。浓度是表示麻醉混合气体中各气体成分所占比例的指标,但只能适用于肺泡内混合气体状态,不适用于血液所溶解的和组织所摄取的气体。

2.分压　亦称张力,适用于肺泡、血液和组织中的气体。因为这些气体的分子总是处于不停地运动状态,即不停地运动的混合气体中的各气体分子不停地碰撞容器管壁(肺泡壁)、血液中的气体分子不停地向液面以外的大气内运动或者向液-液面的边缘透过。分压则是这些分子运动产生的压力,是分子活动性的一种表达方式。

　　某麻醉气体分压=混合气体总压力×该麻醉气体在混合气中浓度(或分数)

　　如果总压力为大气压,则

　　某麻醉气体分压=大气压×该麻醉气体在大气中浓度(或分数)

在吸入麻醉已达平衡状态时,吸入 1%氟烷,肺泡、血液和组织内的氟烷分压可达 760mmHg×1%=7.6mmHg,这就是肺泡气同肺血流、血液同组织之间麻醉气体交换的结果。

3.最低肺泡有效浓度(MAC)　指在一个大气压下,50%的患者或动物在切皮无疼痛反应时肺泡内吸入麻醉药的最低浓度。MAC 被作为评定吸入麻醉药麻醉强度的一个重要指标。MAC 越小,麻醉强度越大。与各麻醉药油/气分布系数有密切负相关关系。影响 MAC 因素很多。

三、给药途径及特点

1.口服及舌下给药　口服及舌下给麻醉药不常用,除特殊情况外,一般不采用。

(1)口服:口服后药物经消化道,主要是胃肠吸收。是以简单扩散规律吸收。可使药物大部分被吸收。其过程中药物首先经门静脉入肝内灭活,或在肠黏膜吸收,致使进入体循环的药量减少,药效降低。此现象称为首次通过或第一关卡效应。如吗啡、哌替啶、喷他佐辛、氯丙嗪等。

(2)舌下给药:舌下给药不亚于口服的吸收速度,且无首次通过效应。

2.皮下或肌内注射　此两法比口服法吸收快,通过毛细血管壁吸收。

(1)皮下注射:由于皮肤末梢神经丰富,操作注射会引起较显著的疼痛。不适于刺激性强的药物。

(2)肌内注射:肌内注射吸收速度比皮下注射快。若药物引起血管收缩、循环功能障碍、油剂药物则吸收率将会降低;在血供丰富的区域注射则吸收率增加。

3.静脉注射　将药物直接注入或输入体循环血液内。这是麻醉中常用药的给药途径之一。起效快,但药物作用维持时间较肌内注射短。也有发生药物过量或特异质反应的可能。麻醉效应主要靠注射速度来调节。多用静脉输注法来维持一定的血药浓度。药物以原型进入体循环的速率和总量(亦即吸收速率和吸收分数)称为药物的生物利用度,表示药物在体内的定量关系。用血药浓度-时间曲线下的面积表示吸收程度。用血药浓度峰值以及达峰时间表示药物的吸收速率。生物利用度的影响因素有药物剂量和患者生理状况等。

4.吸入给药　吸入是将吸入麻醉药通过气道的肺脏吸收,扩散到动脉血内。这也是麻醉用药的重要途径之一。由于肺泡表面积大,血供丰富,药物很快被吸收,所产生的药效如同静脉注射。

5.经黏膜给药　药物通过口腔(舌下)、鼻、眼、气管和直肠黏膜得以吸收。其吸收的速率介于肌内注射和静脉注射之间。

6.经皮肤给药　药物通过皮肤得以吸收,其吸收的速率较慢。要采取促吸收措施以加强药效。

四、吸收与分布

药物由用药部位进入血液循环的必经过程称为吸收。静脉注射可直接进入血液循环。吸收过程属被动转运。进入血循环的药物通过血液循环或体液的渗透,到组织间液或细胞内液,称为分布。其过程也属被动转运。麻醉药通过以上给药途径吸收,然后分布到作用部位。

(一)吸收与分布时相
吸收和分布大致经过两个时相(过程),即肺时相和循环时相。

1.肺时相　麻醉气体经上呼吸道吸入肺内,达到足够的肺泡内浓度,通过肺泡膜扩散到动脉内,随血流到达脑组织,产生麻醉作用。肺泡内麻醉药分压变化和扩散影响因素如下。

(1)浓度:吸入的麻醉药浓度(分压或浓度分数),决定肺泡内麻醉药分压,吸入麻醉药浓度愈高,肺泡及动脉血内麻醉分压愈高,愈易加速麻醉诱导。由于可溶性药物在血液中的溶解,使药物在肺泡内浓度的升高率减慢。这一负效应可因吸入浓度的增加而减弱,这种现象被称为浓度效应。

(2)肺泡通气量和功能残气量:增加肺泡通气量,能够缩短麻醉药浓度接近平衡的时间,麻醉诱导时宜加大通气量。功能残气量(FRC)对肺泡气成分的改变起缓冲作用。肺泡吸收 63% 麻醉药所需要的时间(常数 t)与 FRC 和每分钟肺泡通气量(V_A)有下面关系:$t = \dfrac{FRC}{VA}$,可见 FRC 减小或 V_A 增加时,时间常数 t

变小,肺泡内麻醉药浓度升高快;反之,FRC 增加或 V_A 减小时,肺泡内麻醉药浓度升高慢(时间常数 t 大)。

(3)血、气分布系数:此系数表示麻醉药在血中的溶解度。是指温度和麻醉气体分压在一定的条件下,单位容量的血中溶解麻醉药同其气体状态之间量的比值而言。根据此系数的大小,将吸入麻醉药可分为高、中和低三种溶解度。高溶性麻醉药在血中溶解度大,麻醉诱导延迟;相反,低溶性麻醉药诱导和苏醒均较快,不受通气量的影响。此系数不仅影响肺泡内该麻醉药的分压,而且决定着患者麻醉诱导和苏醒。

(4)返回到肺脏的血液中麻醉药分压:麻醉药向组织分布缓慢及麻醉药在体内饱和时,混合静脉血及肺动脉血内麻醉药分压升高,肺泡内麻醉药分压升高。肺泡通气/血液比率及肺泡膜功能的改变,均对吸入麻醉药的分布和透过产生影响。

(5)第 2 气体效应:如果将氧化亚氮加入到挥发性麻药中,氧化亚氮迅速大量地扩散到血液中,肺泡内其麻醉药浓度分数增大,吸收增快,加快加深麻醉,且其他吸入麻醉药 MAC 降低。这种现象在麻醉学上被称为第 2 气体效应。

2.循环时相　麻醉药吸收和分布的循环时相,是麻醉药挥发作用的重要标志。其受以下诸因素影响。

(1)心排血量(CO):CO 增加,致肺血流增加,使肺泡内麻醉药浓度迅速降低,导致麻醉诱导减慢。反之,CO 减少时,由肺内带走的麻醉药量减少,脑组织接受 CO 的比例相应增加,故麻醉诱导增快。

(2)脑血流量(CBF):脑血管阻力和动脉血压降低到一定程度,脑血管内灌注不足,影响麻醉药吸收,包含脑血管的自我调节机制。

(3)体内组织继发性饱和:当组织和血流中吸收较多的麻醉药时,肺泡内麻醉药分压和静脉血麻醉药分压差减小,对麻醉药吸收的影响则不太显著。当体内饱和后,麻醉药剂量应减小,以作为维持量。到组织内的血流愈多,饱和速率愈快。组织/血分布系数(表示组织对麻醉药摄取的程度)大,说明对麻醉药的摄取多。

(二)静脉麻醉药的吸收与分布

静脉麻醉药效应与其在血浆中的浓度高低关系很大。影响组织对药物摄取的因素有 3 点。

1.药物与血浆蛋白结合　药物与蛋白结合便会降低组织对它的摄取,使分布时相中血药浓度降低缓慢。静脉注入常量的麻醉药后,有与蛋白结合的,也有未与蛋白结合的,故称为结合型或游离型,二者药物之间呈动态平衡,当游离型浓度降低时,结合型便解离。游离型浓度一旦增高,便会有药物过量发生。

2.药物的理化性质　如前所述,药物的脂溶性影响组织的摄取,脂溶性高的药物被组织摄取得快,也易透过血脑屏障和胎盘屏障。水溶性药物的分子大小是透过细胞膜的重要决定因素,分子量愈小,愈容易透入组织。药物的解离度也可影响药物被组织摄取。这与药物的 pKa 与 pH 有关。

3.组织血流和组织质块　静脉麻醉药被组织摄取受组织血流和质块大小的影响。注入静脉麻醉药后,首先分布在血流最丰富的内脏,血流很少的组织的药量分布很少。组织的血流量多少可分为 4 种类型。

(1)血供丰富的组织:包括脑、心、肝、肾,其血流约占心排血量的 70%。

(2)血供较丰富的组织:肌肉,其血流占心排血量的 25%。

(3)血供较少的组织:脂肪组织,其血流占心排血量的 4%,

(4)血供贫乏的组织:包括皮肤、软骨和骨骼,其血流仅占心排血量的 1%。

(三)影响吸收与分布的重要因素

除上述诸多因素使麻醉药的分布多呈不均匀性外,临床上尚有下面 3 种影响因素。

1.血脑屏障　药物能否透过血脑屏障,取决于其解离程度、脂溶性与屏障任何一侧结合的程度。高度解离药物不能透过;高脂溶性能透过,如硫喷妥钠在 pH 生理范围内为非解离型,脂溶性强,故易进入脑组织。

2.胎盘屏障 药物透过胎盘也取决于药物的脂溶性和解离度,高解离度、低脂溶性的药物如筒箭毒碱、琥珀胆碱透过极缓慢;吸入麻醉药及硫喷妥钠、吗啡、哌替啶及其他麻醉性镇痛药能迅速到达胎儿体内,达到平衡。对胎儿造成不良影响。

3.橡胶/气分布系数 系指挥发性或气体麻醉药在橡胶中的溶解度。吸入麻醉时要通过橡胶回路。在应用橡胶溶解度高的药物时,橡胶回路对药物的吸收,影响进入患者体内的麻醉药浓度,造成不利影响。

五、排泄

(一)排泄方式

1.原型排出 药物进入体内后未经转化,绝大部分以原型排出。如吸入性麻醉药。

2.中间代谢产物排出 以中间代谢产物的方式排出。

3.终末代谢产物排出 绝大部分以终末代谢产物排出。

(二)排泄途径

吸入性麻醉药绝大部分以原型经肺呼出,少量经肝脏转化。其非挥发性产物随尿排出,挥发性产物由肺呼出。静脉麻醉药主要经肾排泄,也可通过消化道、汗液、乳汁等排泄。

1.经肺呼出 挥发性或气体麻醉药或代谢物,先由血液内释放至肺泡,再经肺泡通气排至体外,这一过程与吸收相反方向进行。过度通气、FRC减少、CO降低、混合静脉血-肺泡麻醉药分压差增大、药物的低脂溶性等因素都可加速药物排泄;反之,则延长药物排泄。

2.经肾排泄 肾排泄水溶性或低脂溶性药物,高脂溶性药物还要经肾小管再吸收,经肝微粒体酶代谢,氧化后转化为水溶性强的药物,才能由肾脏排泄。排泄的主要机制如下。

(1)肾小球:肾小球的毛细血管壁滤过溶解的物质,药物的滤过率为125ml/min。肾小球对药物的滤过率取决于药物的分子量及其与蛋白的结合率,结合率高的药物不易滤过,反之则易。

(2)肾小管:有机酸类和药物代谢产物由近曲小管排泄。水溶性大、极性强的药物不易被再吸收,排泄迅速;脂溶性大、油/水(或脂/水)分布系数大、非解离的药物分子容易通过肾小管上皮再吸收,排泄缓慢。未与血浆蛋白结合的药物排泄快。

肾功能不全时,有些药物排泄障碍,作用时间延长,甚或蓄积中毒,值得注意。如神经节阻滞药、非去极化肌松药、巴比妥类、某些抗生素、普鲁卡因胺、地高辛等。用时应慎重。

3.经肠道排泄 某些药物经肝脏转化成极性高的水溶性产物后,以主动转运方式向胆道分泌,进入肠道排出体外。结合型药物随胆汁进入十二指肠时,可在肠中水解后被肠道再次吸收。这种肠肝循环使药物时效显著延长。

六、体内转化

麻醉药进入机体后所发生的化学结构的变化,称为生物转化,亦称为代谢。药物的生物转化是其在体内消除过程之一。最终将以降低其脂溶性、增加其水溶性后,循另一消除过程(前述的排泄)将药物排出。药物生化转化的主要场所是肝脏。

(一)代谢机制

药物代谢机制与肝细胞及酶作用有关。

1.细胞代谢 除细胞内线粒体氧化体系供代谢能量的途径外,还必须由线粒体氧化酶体系参与药物代谢。细胞内 ATP 释放能量,供机体各种活动需要。药物被氧化,失去的电子被烟酰胺腺嘌呤二核苷酸(NAD^+,即氧化型辅酶Ⅰ)、黄素蛋白和磷酸烟酰胺腺嘌呤二核苷酸($NADP^+$,即氧化型辅酶Ⅱ)化合物所摄取,即得到电子,被还原,然后又把得到的电子传给电子链的下一环节,这样电子传递链依次被氧化。

2.混合功能氧化酶体系的催化　药物生物转化初期反应,需要肝内质网的微粒体混合功能氧化酶催化。

(1)微粒体酶:肝内质网的微粒体酶(亦称混合功能氧化酶)、微粒体单氧酶及药酶是参与药物代谢的酶。另外,肝微粒体内含有最重要的血红素蛋白(细胞色素 P_{450})具有同药物起反应的特性,使药物转化;肝微粒体中还有黄素蛋白类、水解酶和结合酶等参与药物转化。

(2)微粒体酶的特性:特异性不强;仅作用于脂溶性药物;参与药物转化,也参与胆色素等正常生理成分的代谢;易受多种因素影响活性,如遗传、年龄、性别、营养等均可影响酶的活性。

(3)微粒体酶活性调节:许多药物能增强微粒体酶的活性,使药物转化加快。如局麻前应用苯巴比妥,可促进局麻药转化降解,减少、减轻或免其毒性反应发生。某些药可使肝细胞内微粒体酶活性降低或释放减少,妨碍其他药物的正常代谢或蓄积中毒。如单胺氧化酶抑制药干扰哌替啶等。

(二)代谢过程

药物以氧化、还原、水解和结合的形式代谢,但大多数药物至少要经以上 2 种形式代谢,肝微粒体酶和非微粒体酶起着催化氧化和还原反应。药物代谢分为两相过程。

1.Ⅰ相代谢　Ⅰ相代谢在内质网内进行。

(1)电子传递:肝混合功能氧化酶体系电子传递,药物氧化(羟化)的关键催化酶是微粒体内细胞色素 P_{450}(cyt P_{450})和黄素蛋白(即 NADPH-cyt P_{450}还原酶)。

(2)和麻醉有关的代谢反应:①氧化。脱卤是卤素麻醉药释放出卤素的过程;羟化是芳香族类药物如苯巴比妥、哌替啶、甾类多环族等麻醉药的羟基脱烃;环氧化是少数麻醉药代谢为环氧代谢产物(剧毒物);静脉麻醉药经过脱氨、脱甲基、脱硫或硫化等。②还原。氟烷是经氧化和还原转化的吸入麻醉药。③水解。参与水解的酯解酶即血浆(假性)胆碱酯酶进行水解许多药物,如琥珀胆碱、普鲁卡因等;含酯链的麻醉药需经体内特异性酶和非特异性酶进行大部分水解。

2.Ⅱ相代谢　Ⅱ相代谢是药物及其代谢产物同内源性物质(葡萄糖醛酸等)结合,产生容易排泄的、极性的和水溶性的代谢物。

(1)结合:人体内重要的结合反应包括:①葡萄糖醛酸结合。如吗啡、对氨水杨酸、氯霉素以及大多数静脉麻醉药等,在肝微粒体内的尿酸转移酶催化下,发生结合反应,生成葡萄糖醛酸结合物,转为水溶性而排出。②乙酰化。如带羟基或氨基芳香族药物,在转移酶催化下发生乙酰化。③甲基化。这一反应甲基的供给者为蛋氨酸。④其他。芳香族和脂肪族的羟基与硫酸结合成磺酸,另外有氨基酸的结合等。

(2)水解。

(三)生物转化

1.意义

(1)药理活性和毒性的变化:药理活性增加,毒性也增加,选择麻醉用药时要保障患者围手术期的安全。

(2)指导合理用药:了解酶诱导、酶自身诱导及酶抑制作用,了解药物之间的相互作用。是延长还是缩短时效,对于合理用药有一定的意义。

(3)注意遗传因素:药物代谢存在的质和量的个体差异,受遗传因素的影响。质的差异是体内缺乏特殊的酶,量的差异是酶量和位置的变异。在对待药物麻醉和不良反应时应重视。

2.吸入麻醉药的转化方式　吸入麻醉药在体内转化后,经与葡萄糖醛酸结合后主要以原形由肺呼出,有小量以原形或代谢产物随尿、汗液等排出。其转化降解情况如下所述。

(1)氧化亚氮:氧化亚氮是无机气体麻醉药,分子相当活跃,应用数天,可发生白细胞减少症,这可能系氧化亚氮同细胞某成分起反应所致。

(2)氟烷:正常时,生物转化产物10%～25%为溴化物、氯化物、三氯乙酸等,其中一部分以三氟乙酰乙醇酰胺形式排出,再就是脱氯和脱溴作用。苯巴比妥使其脱氯作用和代谢率提高,尿排产物增加。男性麻醉患者对氟烷的代谢较其他人迅速,说明有微粒体酶诱导现象。尿排中也有很大的个体差异。

(3)恩氟烷:代谢缓慢,研究证实仅2.4%的临床剂量被代谢。其代谢产物随尿排出。

(4)异氟烷:代谢率最低,仅0.2%。转化为三氟乙酸和小量F^-,随尿排出。

(5)地氟烷:代谢率比异氟烷还低,为0.1%,在肝内降解,无肝肾损害。

(6)七氟烷:生物转化率2.89%。其代谢途径一是脱烃基,产生无机氟化物;二是羟化作用,生成六氟异丙醇,与葡萄糖醛酸结合随尿排出。七氟烷主要以原型经肺呼出。

(彭　勃)

第二节　药物效应动力学

一、药物的基本作用

药物作用是指药物对机体所产生的初始作用,是动因,是分子反应机制。药物效应指初始作用所引起的机体功能和(或)形态改变,是继发的。例如,肾上腺素对支气管平滑肌的初始作用是激动支气管平滑肌细胞膜上的β_2受体,并引起一系列生理、生化反应。其效应则是使支气管平滑肌松弛。

但习惯上,药物作用与药物效应两者常互相通用。

(一)兴奋作用和抑制作用

任何药物都不能使机体产生新的作用,只能使机体原有活动的功能水平发生改变。使原有功能提高的称为兴奋、亢进,功能降低的称为抑制、麻痹。过度兴奋转入衰竭,是另外一种性质的抑制。

(二)药物作用的选择性

1.概念　指同一剂量的某一药物对不同的组织器官引起不同(兴奋或抑制,强度亦可不同)的反应。

2.机制　产生选择性的机制多种多样,如药物在体内分布不匀;与不同的组织、受体、受体亚型亲和力不同;各组织器官结构不同、生化过程有差异;……

3.特点　药物作用的选择性是相对的,有的药物选择性较高,有的药物则选择性较低。同一药物剂量小时,往往选择性较高,剂量增大后则选择性降低。如主要兴奋大脑皮质的咖啡因剂量增大时可兴奋皮质下中枢和脊髓。

4.意义　通常选择性高的药物针对性强,是研制新药的主要方向。但少数情况下,选择性低的药物如广谱抗菌药、广谱抗心律失常药在应用上也有方便之处。

(三)局部作用和全身作用

从药物的作用部位来看,药物作用可分为局部作用和全身作用两种。局部作用指药物被吸收进入血液之前对其所接触组织的直接作用,如口服硫酸镁在肠道不吸收引起的导泻作用。全身作用指药物进入血液循环后,分布到全身各部位引起的作用,也称吸收作用或系统作用,如注射硫酸镁产生的抗惊厥和降压作用。

二、麻醉药物的不良反应

药物作用具有双重性。凡符合用药目的、达到防治疾病效果的称为治疗作用,凡不符合用药目的、甚或引起不利于患者的反应称为不良反应。显然,区分标准为是否符合用药目的。

不良反应又可分为副作用、毒性作用、后遗效应、停药反应、特异质反应、变态反应、"三致"作用等。现仅介绍副作用。

副作用又称副反应,是药物在治疗剂量时出现的与治疗目的无关的作用。副作用是与治疗作用同时发生的药物固有的作用,会给患者带来不适,但多数可以自行恢复功能性的变化。副作用的发生系药物选择性不高、作用广泛所致。当把某药的某一药理作用当作治疗作用时,其他药理作用就成为与治疗目的无关的副作用。多数药物的作用并非单一,如阿托品可阻断机体多部位的 M 胆碱受体,产生扩瞳、心率加快、抑制腺体分泌和松弛平滑肌等多种效应。当阿托品用于缓解内脏绞痛时,其松弛平滑肌的作用符合用药目的,因此是治疗作用。而其他作用因不符合用药目的就是副作用,如抑制腺体分泌可致的口干等。而当阿托品用作麻醉前给药以预防呼吸道并发症时,其抑制腺体分泌的作用是治疗作用,而其他作用就是副作用,如松弛平滑肌所致的腹胀等。所以,副作用是随用药目的的改变而改变的。再如,普鲁卡因是常用的局部麻醉药。当普鲁卡因用于局麻时,其局部作用(即阻滞给药部位神经冲动产生和传导)符合用药目的,是治疗作用。此时,普鲁卡因被吸收入血后产生的全身作用因不符合用药目的,就成为不良反应。但普鲁卡因用于静脉复合麻醉时,其全身作用(镇静、镇痛、抑制腺体分泌和神经肌肉接头传递以及抗心律失常作用等)符合用药目的,因此是治疗作用而不是毒性反应。

副作用是药物本身所固有的,是在常用剂量下发生的,可以预知并可设法纠正。如某些吸入麻醉药可刺激呼吸道腺体分泌,合用抗胆碱药则可有预防作用。

三、药物作用的构效、时效和量效关系

(一)构效关系

药物的化学结构与其效应的关系称为构效关系(SAR)。药物作用的特异性取决于化学反应的专一性,后者取决于药物的化学结构,包括基本骨架、活性基团、侧链长短、立体构型、旋光性、手性等。多数药物的左旋体药理活性较强,而右旋体较弱或全无。但也有少数药物的右旋体作用强,如右旋糖酐、右旋筒箭毒碱等。同类药物往往有相同的基本骨架,若其他结构稍有变化,便可有强度上或性质上(后者如同一受体的激动药和阻断药)的改变。但也有部分药物的作用与其结构关系不大,如全身麻醉药。

了解药物的构效关系不仅有助于药物的作用机制,对寻找和合成新药也有指导意义。

(二)时效关系

药物效应与时间的关系称为时效关系。药物效应常随着时间变化。从给药到开始出现效应的一段时间称为潜伏期,主要反映药物的吸收、分布过程和起效的快慢。静脉注射时无吸收过程但可能有潜伏期。根据潜伏期可将药物分成(超)速效、中效、慢效药。从开始起效到效应消失称为持续期,反映了药物作用维持时间的长短。根据持续期可将药物分为(超)短效、中效、长效药。

机体"生物钟"对药物效应有明显影响,由此产生一门分支科学——时间药理学。时间药理学是研究

药物与机体生物节律相互关系的科学,是时间生物学与药理学的交叉学科。生物节律对药物的药动学、药效学均有影响,药物也可影响生物节律。我国学者研究发现,7:00 给人前臂注射利多卡因作用维持 20min,13:00 注射维持 52min,23:00 注射维持 25min。镇痛药曲马多对小鼠的急性死亡率、镇痛作用及药动学均存在昼夜节律性。

了解时间药理学对制订合理的治疗方案、选择最佳给药时机、发挥最大疗效和减少不良反应均有重要意义。

(三)量效关系

药物的剂量与其效应的关系称为量效关系。不同的药物有不同的量效关系,量效曲线也多种多样。但一般说来,在一定的范围内,药物效应随剂量的增大而增强(但并非成正比)。若剂量继续增大到一定限度,效应可不再增强甚至减弱,而不良反应往往加重,因此,不能为提高疗效而任意加大剂量。

能引起药理效应的最小剂量(浓度)称为最小有效量或阈剂量,高于此量的依次称为治疗量(常用量)、极量、最小中毒量和最小致死量。极量是药典规定的最大用量。超过极量用药引起医疗事故者应负法律责任。

半数有效量(ED_{50})指药物引起半数实验动物发生阳性反应(质反应)的剂量。若以死亡作为阳性反应的指标,则为半数致死量(LD_{50})。因此,LD_{50} 可视为 ED_{50} 的一个特例。ED_{50} 表示药物作用强度的大小,LD_{50} 表示药物毒性的大小,两者的测定原理、计算方法相同。药物的治疗指数(TI)等于两者的比值,即 $TI=LD_{50}/ED_{50}$,表示对半数动物有效的剂量增大多少倍可引起半数动物死亡,是评价药物安全性的重要指标。TI 越大,药物越安全。

四、麻醉用药的效能和效价强度

药物(不受剂量限制)产生最大效应的能力叫效能。全麻药的效能通常指它所能达到的最大麻醉深度。例如,乙醚、氟烷等挥发性全麻药,如果给予足够高的浓度,均能使患者的麻醉达到三期四级、甚至延髓麻痹而死亡,故都是高效能全麻药。而氧化亚氮即使吸入浓度高达 80%,也只能引起浅麻醉,再加大浓度,则势必引起缺氧,甚至吸入 100%氧化亚氮(临床上不允许)也不能产生深麻醉。如造成死亡,也是由缺氧引起,而非麻醉太深之故。因此,氧化亚氮是低效能全麻药。又如东莨菪碱,即使与氯丙嗪、哌替啶合用,也只能引起浅麻醉,加大东莨菪碱剂量,不仅不能加深麻醉,反会引起患者兴奋,如烦躁、谵妄、肌肉紧张、抽搐等。因此,氧化亚氮和东莨菪碱的全麻效能均低。吗啡对锐痛有效,而阿司匹林等解热镇痛药仅对钝痛有效,无论是用多大剂量,也不能明显缓解锐痛和内脏绞痛,故吗啡的镇痛效能高而阿司匹林的镇痛效能低。达到某一效应所需要的剂量或浓度叫做药物的效价强度。达到此效应所需要的剂量或浓度越小,则效价强度越大。吸入全麻药的效价强度常用"肺泡气最低有效浓度"(MAC)表示。MAC 指在一个大气压下,使 50%的患者或动物对伤害性刺激不再产生体动反应(逃避反射)时呼气末潮气(相当于肺泡气)内麻醉药浓度,单位是 vol%。乙醚、氟烷虽同属高效能全麻药,但效价强度不同。氟烷的 MAC 较小,故其效价强度大于乙醚。氧化亚氮的 MAC 高达 105%,其不仅效能低且效价强度也小。全麻药甲氧氟烷的 MAC(0.16%)最小,故其效价强度最大。又如吗啡、芬太尼虽属高效能镇痛药,由于芬太尼 0.1mg 的镇痛作用与吗啡 10mg 相当,故称芬太尼的镇痛作用比吗啡约强 100 倍,这是指效价强度而非效能。临床使用的同类药的制剂中,每片或每支的含量虽然不同,但其产生效应的强度可能相似。如每支吗啡为 10mg、哌替啶为 100mg、芬太尼为 0.1mg,它们的镇痛效果大致相似,称为"等效剂量"。同类药的比较常在等效剂量下进行。如吸入麻醉药的比较,通常在同一 MAC 下进行。

如不说明是效能还是效价强度,仅说某药比另一药作用强若干倍,容易引起误解。

如不造成使用不便,效能高低往往比效价强度大小更有意义。

麻醉深度取决于脑内麻醉药的分压,后者则直接取决于该药在动脉血中的分压,间接取决于该药在肺泡内的分压或浓度。由于临床上很难直接测定脑组织内麻醉药浓度,便用 MAC 作为吸入全麻药的镇痛效价强度指标。

采用肺泡内浓度(分压)的基本原理是在稳定状态下(即达到动态平衡时),肺泡内麻醉药的分压和动脉血、脑组织相等,故肺泡内麻醉药的分压可反映脑内分压,从而作为麻醉深度和从麻醉状态恢复的指标。由于脑血流量大,吸入麻醉药脂溶性高,这种平衡可较快达到。

MAC 是一个被广泛应用的重要概念。它有以下特点:肺泡内药物浓度容量反复、频繁、精确地测定;对各种伤害性刺激,无论是夹鼠尾还是切开腹壁,或是电刺激,MAC 几乎不变;个体差异、种属差异都较小;性别、身长、体重以及麻醉持续时间等均不明显影响 MAC(但联合用药、温度和年龄等可使之改变,如老年人 MAC 较低)。此外,麻醉药的 MAC 可以“相加”,即一种药物 0.5MAC 加另一种 0.5MAC 全麻药仍然使一半动物对伤害性刺激不发生体动反应。

MAC 实际是半数有效量的一种,改变指标后,亦可人为地定出“清醒 MAC”(亚 MAC 范围)或“气管插管 MAC”(超麻醉范围)。通过测定循环、呼吸抑制时的 MAC,可确定治疗指数(安全系数)。通过配伍药物引起的全麻药 MAC 的改变,可知两者合用是协同还是拮抗。

尽管 MAC 是吸入麻醉药极其重要的参数,但全麻药的作用包括镇痛、镇静、催眠、遗忘、肌松、意识消失等诸多方面。MAC 仅反映吸入麻醉药的制动作用,用它来代替吸入麻醉药的全部作用是不全面的。

五、药物的作用机制

药物作用机制指药物在何处起作用、如何起作用和为什么起作用的问题。学习药物的作用机制有助于更好地了解和使用药物,也有利于研究、发展新药和生命科学。

药物作用机制是多种多样的,而且随着科学的发展而发展。

药理的作用机制可以归纳为下列两大类型。

(一)非特异性作用机制

非特异性作用机制一般是药物通过其理化性质,如酸碱性、脂溶性、解离度、表面张力、渗透压等发挥作用,而与药物的化学结构无明显关系,主要有:

1.改变细胞外环境的 pH　如给消化性溃疡、胃酸过多的患者用氢氧化钠或碳酸镁等抗酸药,通过中和作用,降低胃酸酸度,促进溃疡愈合。

2.螯合作用　如给汞、砷、锑等重金属化合物中毒的患者用二巯基丙醇,后者可与汞、砷、锑等离子螯合生成螯合物,促使毒物经尿排出。

3.渗透压作用　如口服硫酸镁,由于 Mg^{2+} 和 SO_4^{2-} 均不易由肠胃吸收,从而使肠腔内渗透压升高,阻止水分向肠腔吸收,肠内容物容积增大而刺激肠壁,促进肠蠕动,产生泻下效应。给脑水肿患者静脉注射甘露醇使血浆渗透压升高,可促使脑组织间液进入血液,经肾排泄时,由于甘露醇不被肾小管重吸收而使原尿的渗透压升高,阻止水分重吸收,产生利尿作用,使脑水肿减轻。

4.通过脂溶性影响神经细胞膜的功能　全身麻醉药由于脂溶性高,进入细胞膜时可引起膜膨胀,并使膜脂质分子排列紊乱、流动度增加,干扰细胞膜传导冲动的功能,产生全身麻醉作用。还有一些药物作用在于改变细胞膜兴奋性,但不影响其静息电位。膜稳定药可降低细胞膜对离子的通透性,如局部麻醉药、某些抗心律失常药等;膜易变药则增加细胞膜对离子的通透性,如藜芦碱等。这些都是作用特异性低的药物。

5.消毒防腐　例如酸类、醛类、卤素类、重金属化合物、表面活性剂等,分别通过分子、离子或表面活性作用于病原微生物,或使蛋白质变性,或使细胞内物质外流,从而发挥杀灭微生物的作用。

(二)特异性作用机制

药物的特异性作用机制与其化学结构有密切的关系。

1.对酶的影响　例如胆碱酯酶抑制药通过抑制胆碱酯酶,使神经末梢释放的乙酰胆碱灭活缓慢而堆积,通过乙酰胆碱引起药理效应或毒性;胆碱酯酶复活药解磷定通过使受有机磷酸酯类农药或战争毒剂抑制的胆碱酯酶恢复活性,而产生解毒作用。

2.对离子通道的影响　例如钙拮抗剂的作用机制中就包括对细胞膜钙通道的阻滞作用;局部麻醉药进入外周神经细胞后,能从膜内侧阻滞钠通道等。

3.影响自体活性物质的合成和储存　例如色甘酸二钠通过稳定肥大细胞的细胞膜,阻滞组胺和过敏介质的释放而发挥防止支气管哮喘发作的作用。

4.参与或干扰细胞代谢　补充生命代谢物质以治疗相应缺乏症的例子很多,如铁盐补血、胰岛素治疗糖尿病等。有些药物化学结构与正常代谢物非常相似,掺入代谢过程却往往不能引起正常代谢的生理效果,实际上导致抑制或阻断代谢的后果,称为抗代谢药。例如氟尿嘧啶结构与尿嘧啶相似,掺入癌细胞DNA及RNA中干扰蛋白合成而发挥抗癌作用。

5.影响核酸代谢　核酸(DNA及RNA)是控制蛋白质合成及细胞分裂的生命物质。许多抗癌药是通过干扰癌细胞DNA或RNA代谢过程而发挥疗效的,许多抗生素(包括喹诺酮类)也是作用于细菌核酸代谢而发挥抑菌或杀菌效应的。

6.影响免疫机制　除免疫血清及疫苗外,免疫增强药(左旋咪唑)及免疫抑制药(如环孢素)通过影响免疫机制发挥疗效。某些免疫成分可直接入药。

7.通过受体　相当多的药物作用都是直接或间接通过受体而产生的。

必须指出:一个药物可以有多种机制,甚至同时包括特异性和非特异性机制。

(彭　勃)

第三节　药物代谢动力学

药物代谢动力学(简称药动学)是将动力学原理应用于药物的一门边缘学科和交叉学科。药物通过各种途径进入体内,其吸收、分布、代谢、排泄过程均存在"量时"变化或"血药浓度经时"变化,对这一动态变化过程规律进行描述即为药物动力学的基本任务。掌握药动学的基本原理和方法,可以更好地了解药物在体内的变化规律,指导合理用药、设计和优选给药方案,为临床用药提供科学依据。

一、房室模型(隔室模型)

为了定量地描述药物在体内过程的动态变化规律,常常需要借助多种模型加以模拟,房室模型是目前最常用的药动学模型。房室模型又称隔室模型,是将整个机体视为一个系统,并将该系统按动力学特性划分为若干个房室,把机体看成是由若干个房室组成的一个完整的系统。根据药物在体内的动力学特性,房室模型可分为单室模型、二室模型和多室模型。一室模型和二室模型数学处理上较为简单,应用最广泛,多室模型的数学处理相当烦琐,因而应用受到限制。

(一)单室模型

药物进入体内以后,能迅速向各组织器官分布,并很快在血液与各组织脏器之间达到动态平衡,即药物在全身各组织部位的转运速率是相同或相似的,此时把整个机体视为一个房室,称之为单室模型或一室模型。单室模型并不意味着所有身体各组织在任何时刻的药物浓度都一样,但要求机体各组织药物水平能随血浆药物浓度的变化平行地发生变化。

(二)二室模型

药物进入体内后,能很快进入机体的某些部位,但对另一些部位,需要一段时间才能完成分布。从速度论的观点将机体划分为药物分布均匀程度不同的两个独立系统,即"二室模型"。在二室模型中,一般将血流丰富以及药物分布能瞬时达到与血液平衡的部分划分为一个"隔室",称为"中央室";而将血液供应较少,药物分布达到与血液平衡时间较长的部分划分为"周边室"或称"外室"。

(三)多室模型

若在上述二室模型的外室中又有一部分组织、器官或细胞内药物的分布更慢,则可以从外室中划分出第三隔室。分布稍快的称为"浅外室"。分布慢的称为"深外室",由此形成三室模型。按此方法,可以将在体内分布速率有多种水平的药物按多室模型进行处理。

由上可知,房室模型中的房室划分主要是以速度论的观点,即依据药物在体内各组织或器官的转运速率而确定的,只要体内某些部位的转运速率相同,均视为同一房室。但这里所指的房室只是一个假设空间,它的划分与解剖部位和生理学功能无关,并不代表解剖学上的任何一个组织或器官,因此房室模型的划分具有抽象性和相对性。尽管如此,"房室"仍然具有客观的物质基础,对多数药物而言,血管分布丰富、血液流速快、流量大的组织器官可以称为"中央室",如血液、心、肝、脾、肺、肾等;与中央室比较,血管分布相对较少、血液流速慢、流量小的组织器官可以称为"周边室"或称"外室",如骨骼、脂肪、肌肉等。同一房室中的各组织部位的药物浓度并不一定相同,但药物在其间的转运速率是相同或相似的。

二、细胞膜的结构与药物的转运

药物分子要到达它在体内的作用靶点而产生生物学效应,必须经由用药部位吸收入血,再分布到它的作用部位,在这些过程中,药物分子都要通过各种单层(如小肠上皮细胞)或多层(如皮肤)细胞膜。麻醉药的作用机制也与细胞膜的结构和功能密切相关。物质通过生物膜(或细胞膜)的现象称为膜转运。膜转运是重要的生命现象之一,在药物的体内吸收、分布及排泄过程中起着十分重要的作用。

(一)细胞膜的结构与性质

细胞膜主要由类脂(磷脂为主)、蛋白质和少量糖类组成。其分子结构的模式一般认为是"液态镶嵌模型"。该模型以脂质双分子层为基本结构,磷脂质与结构蛋白相聚集,形成球形蛋白和脂质的二维排列的流体膜。流动的脂质双分子层构成细胞膜的连续主体,蛋白质分子以不同的方式和不同的深度嵌入磷脂双分子层中。蛋白质镶嵌于类脂双层分子之间者称为"镶嵌蛋白质",附在类脂双层分子层的内面者称为"附着蛋白质"。镶嵌蛋白质有很多功能,如转运膜外物质的载体、药物或激素作用的受体、催化作用的酶、具有特异性的抗原等。附着蛋白质的功能则与吞噬、胞饮等作用有关。细胞膜上还含有少量的糖类,主要是寡糖和多糖链,绝大多数存在于细胞膜的外表侧,它们以共价键的形式与膜内脂质或蛋白质结合,形成糖脂和糖蛋白。

生物膜的主要特性有膜结构的流动性、不对称性及半透性,这些特性与物质转运、细胞分裂、细胞融合、细胞表面受体功能等有密切的关系。膜的流动性和不对称性即膜的结构不是静止的,而是动态的,膜结构中蛋白质的分布是不对称的。膜的半透性指某些药物能顺利通过,另一些药物则不能通过,在很大程度上影响着药物的跨膜转运。由于膜的液体脂质结构特征,脂溶性药物容易透过,脂溶性很小的药物难以通过。

(二)药物的转运机制

药物等物质经细胞膜转运时,从其驱动力和转运机制上大致可分为被动转运、载体媒介转运和膜动转运。

1.被动转运　被动转运是指存在于膜两侧的药物顺浓度梯度,即从高浓度一侧向低浓度一侧扩散的过程,分为单纯扩散和膜孔转运两种形式。药物转运以被动转运为主。

(1)单纯扩散:又称脂溶扩散,是药物转运的一种最常见、最重要的形式,主要受药物的脂溶性、极性和解离度等因素的影响。药物的脂溶性高、极性低,就容易直接溶于膜的脂质中,容易通过细胞膜。大多数药物属弱电解质,或为有机弱酸,或为有机弱碱。在体液中,药物的解离型和非解离型处在动态平衡之中。由于非解离型是脂溶性的,易于通过细胞膜,而解离型较难溶于脂类,不易通过细胞膜,因此在考虑药物扩散的速率时,除观察药物的脂溶性外,还要了解非解离型与解离型的浓度比。

pKa是弱酸性或弱碱性药物在50%解离时溶液的pH。当pH与pKa的差以数学值增减时,解离型药物与非解离型药物浓度的比值则相应地以指数值变化,即pH变动1时,两者的比值随之变动10倍。弱酸性药物pKa>pH时,如酸性药物在胃中,未解离型药物浓度比例大;弱碱性药物pKa>pH时,解离型药物浓度比例大。随着小肠pH从上到下逐渐增大,未解离型药物浓度增大,药物吸收量增加。总之,药物所处环境的酸碱度显著影响药物的解离度,从而影响药物的转运。

(2)滤过:又称膜孔扩散,指药物通过亲水膜孔的转运,主要与药物分子大小有关。不论极性或非极性物质,只要分子小于膜孔,又是水溶性的,都可以借助细胞膜两侧流体静压或渗透压差被水带到低压侧,如肾小球的滤过等。

被动转运的特点是:①顺浓度梯度转运,即从高浓度向低浓度转运;②不需要载体,膜对通过的物质无特殊选择性;③不消耗能量,扩散过程与细胞代谢无关;④不受共存的类似物的影响,即无饱和现象和竞争抑制现象,一般也无部位特异性。

2.载体媒介转运　载体媒介转运是指细胞膜上的载体蛋白与药物结合,并载运药物到膜的另一侧的过程,包括促进扩散和主动转运两种形式。

(1)促进扩散:又称易化扩散,指物质在细胞膜载体的帮助下由膜高浓度侧向低浓度侧扩散的过程。促进扩散时,药物与细胞膜上的载体蛋白在膜外侧结合,然后通过蛋白质的自动旋转或变构将药物转入细胞膜内。

促进扩散需要载体的参与,一种载体蛋白只能转运某种结构的物质,且载体蛋白的数量有一定的限度,故具有结构特异和饱和现象。一种物质的促进扩散作用往往会被其结构类似物竞争抑制。促进扩散与被动转运的相同点是都服从顺浓度梯度扩散原则,不消耗能量。但促进扩散的速度要比单纯扩散的速度快得多。研究发现,在小肠上皮细胞、脂肪细胞、血-脑脊液屏障血液侧的细胞膜中,单糖类、氨基酸、季铵盐类药物的转运属于促进扩散。

(2)主动转运:指药物借助载体或酶促系统的作用,从低浓度侧向高浓度侧的跨膜转运。主动转运是人体重要的物质转运方式,生物体内一些必需物质如单糖、氨基酸、水溶性维生素、K^+、Na^+、I^-以及一些有机弱酸、弱碱等弱电解质的离子型都是以主动转运方式通过生物膜。

主动转运的特点是：①逆浓度梯度转运；②需要消耗能量，能量主要来源于细胞代谢产生的 ATP；③需要载体参与；④具有结构特异性和部位特异性，如维生素 B_{12} 的主动转运仅在回肠末端进行，而维生素 B_2 和胆酸仅在小肠的上端才能被吸收；⑤受代谢抑制剂的影响，如氟化物可抑制细胞代谢而影响主动转运过程；⑥同时使用结构类似物能产生竞争性抑制作用；⑦主动转运的速率及转运量与载体的量及其活性有关，当药物浓度较低时，载体的量及活性相对较高，药物转运速度快。

三、药物动力学的速率过程

药物通过各种给药途径进入体内后，体内药物量或血药浓度处于动态变化过程，其药量随时间变化的微分方程：

$$-\frac{dX}{dt} = kK^n \tag{1-1}$$

式中，X 为体内药物量；f 为时间；k 为跨膜转运（或消除）的速率常数；n＝1 时为一级速率过程；n＝0 时为零级速率过程；负号表示药量随时间延长而减少。

在药物动力学研究中，通常将药物体内转运的速率过程分为如下三种类型。

（一）一级速率过程

一级速率过程系指药物在体内某部位的转运速度与该部位的药量或血药浓度的一次方成正比的速率过程，也称一级动力学过程。

一级速度过程具有以下特点：①半衰期与剂量无关；②一次给药的血药浓度.时间曲线下面积与剂量成正比；③一次给药情况下，尿排泄量与剂量成正比。多数药物在常用剂量时，其体内的吸收、分布、代谢、排泄等动态变化过程都表现一级速率过程的特点。

（二）零级速率过程

零级速率过程系指药物的转运速度在任何时间都是恒定的，与药物量或浓度无关，亦称零级动力学过程。临床上恒速静脉滴注的给药速率以及控释制剂中药物的释放速度即为零级速率过程。消除具零级速率过程的药物，其生物半衰期随剂量的增加而延长；药物从体内消除的时间取决于剂量的大小。

（三）非线性速率过程

当药物的半衰期与剂量无关、血药浓度.时间曲线下面积与剂量成正比时，其速率过程被称为线性速率过程，一级速率过程即为线性速率过程。当药物浓度较高而出现饱和现象时，其在体内动态变化过程不具有上述特征，半衰期与剂量有关、血药浓度-时间曲线下面积与剂量不成正比，此时的速率过程被称为非线性速率过程。药物体内动态变化过程可以用 Michaelis-Menten 方程描述，因而也称米氏动力学过程。

非线性速度过程的产生，通常是由于药物的体内过程有酶和载体的参与，当药物在高浓度时药物的代谢酶被饱和或参与药物透膜过程的载体被饱和。因此，非线性速度过程的产生大都与给药剂量有关。在非线性速度过程中，当药物浓度较高而出现酶被饱和时的速度过程称之为能力限定过程。

四、药物的吸收

药物自用药部位进入血液循环的过程称为吸收。除直接注入血管内以外，药物都要经过吸收才能发挥全身作用。多数情况下，药物以被动转运的方式吸收进入体内。脂溶性大、极性小、分子量不大的药物易跨过生物膜，跨膜转运的速率与细胞膜两侧的浓度差、吸收面积成正比。不同给药途径有着不同的药物吸收过程和特点。

(一)胃肠道给药

口服给药是最常用的给药途径。大多数药物在胃肠道内是以简单扩散方式被吸收的。胃肠道的广泛吸收面、内容物的拌和作用以及小肠中适中的酸碱性对药物解离影响小等因素均有利于药物的吸收。其中小肠内 pH 接近中性,黏膜吸收面广,缓慢蠕动增加药物与黏膜接触机会,是主要吸收部位。

影响药物胃肠道吸收的因素很多,如胃肠道的 pH、胃排空的速率、胃肠的蠕动度、药物的理化性质和药物的剂型等。此外,胃肠道分泌的酸和酶以及肠道内菌群的生化作用均能在药物未被吸收时即使之破坏,如胰岛素在肠内被水解而必须采用非胃肠道途径给药。

药物吸收后通过门静脉进入肝脏。有些药物首次通过肝脏就发生转化,减少进入体循环量,叫做首过消除,也称首过效应。首过效应越大,药物被代谢越多,机体可利用的有效药物量就越少,药效会受到明显的影响。为了避免首过效应,通常采用舌下及直肠下部给药,以使药物不经过胃肠道和肝脏吸收,直接进入体循环。

(二)注射给药

静脉注射(iv)可使药物迅速而准确地进入体循环,没有吸收过程。肌内注射(im)及皮下注射(sc)药物的吸收一般较口服快。吸收速度取决于局部循环,局部热敷或按摩可加速吸收,注射液中加入少量缩血管药则可延长药物的局部作用。有时为了使治疗药物靶向至特殊组织器官,可采用动脉注射(ia),但动脉给药危险性大,一般较少使用。注射给药还可将药物注射至身体任何部位发挥作用,如局部麻醉药。

(三)呼吸道给药

肺泡表面积大(达 $200m^2$),与血液只隔肺泡上皮及毛细管内皮各一层,而且血流量大,药物只要能到达肺泡,吸收极其迅速,气体及挥发性药物(如全身麻醉药)可直接进入肺泡。药物溶液需要经喷雾器分散为微粒,气雾剂可将药液雾化为直径达 $5\mu m$ 左右的微粒,可以到达肺泡而迅速吸收。$2\sim5\mu m$ 直径以下的微粒可重被呼出,$10\mu m$ 直径的微粒可在小支气管沉积。后者可用于异丙肾上腺素治疗支气管哮喘。较大雾粒的喷雾剂只能用于鼻咽部的局部治疗,如抗菌、消炎、祛痰、通鼻塞等。

(四)经皮给药

脂溶性药物可以缓慢通过皮肤,利用这一原理可以经皮给药以达到局部或全身药效,近年来有许多促皮吸收剂,如氮酮可与药物制成贴皮剂,如硝苯地平贴皮剂、芬太尼贴皮剂等,以达到持久的全身疗效,对于容易经皮吸收的硝酸甘油也可制成缓释贴皮剂预防心绞痛发作。

五、药物的分布

药物吸收后从血液循环到达机体各个部位和组织的过程称为分布。通常药物在体内的分布速度很快,可迅速在血液和各组织之间达到动态平衡。

药物在体内各组织分布的程度和速度,主要取决于组织器官的血流速度和药物与组织器官的亲和力。药物分布到达作用部位的速度越快,起效就越迅速。此外,体液 pH、屏障作用以及药物的分子量、化学结构、脂溶性、pKa、极性、微粒制剂的粒径等都能够影响药物的体内分布。

(一)组织器官血流量

人体各组织器官的血流量是不均一的。通常在血流量丰富的组织和器官,药物的分布速度快而且转运量较多;相反,则分布速度慢和转运量较小。所以流经各组织器官的动脉血流量是影响分布的一个重要因素。在循环速度快的脏器,如脑、肝、肾、甲状腺等,药物在这些组织分布较快,随后还可以再分布。例如静脉注射硫喷妥钠,首先分布到血流量大的脑组织,随后由于其脂溶性高又向血流量少的脂肪组织转移,所以其起效迅速,但维持时间短。

(二)血浆蛋白结合率

药物进入血液后,常与血浆蛋白结合成为结合型药物。弱酸性药物通常与清蛋白结合,弱碱性药物与 α_1 酸性糖蛋白或脂蛋白结合。这种结合是可逆现象,结合与解离处于动态平衡。药物与血浆蛋白结合的程度,常以结合药物浓度与总浓度的比值表示,一般在 0~1.0 之间。比值大于 0.9 的药物,表示有高度结合;小于 0.2 者,则与血浆蛋白结合很低。药物与血浆蛋白结合对药物的分布、排泄过程中的转运有很大影响,只有游离药物能自由地在体内组织分布。当应用蛋白结合率高的药物时,由于给药剂量增大使蛋白出现饱和或同时服用另一种蛋白结合能力更强的药物后,由于竞争作用将其中一个蛋白结合能力较弱的药物置换下来,这样都能够使游离型药物浓度增加,从而引起药理作用显著增强或出现毒副作用。

(三)体液的 pH 和药物的解离度

在生理情况下,细胞内液 pH 为 7.0,细胞外液为 7.4。由于弱酸性药物在较碱性的细胞外液中解离增多,因而细胞外液浓度高于细胞内液,升高血液 pH 可使弱酸性药物由细胞内向细胞外转运,降低血液 pH 则使弱酸性药物向细胞内转移,弱碱性药物则相反。口服碳酸氢钠碱化血液可促进巴比妥类弱酸性药物由脑细胞向血浆转运,同时碱化尿液,可减少其在肾小管的重吸收,促进药物从尿中排出,这是临床上抢救巴比妥类药物中毒的措施之一。

(四)体内屏障

1.血-脑脊液屏障　药物从血流向中枢神经系统分布,主要在药物进入细胞间隙和脑脊液受到限制。脑组织的毛细血管内皮细胞紧密相连,形成了连续性无膜孔的毛细血管壁,且外表面几乎全为星形胶质细胞包围。这种结构特点,使得某些大分子、水溶性或解离型药物难于进入脑组织,只有脂溶性高的药物才能以被动扩散的方式通过血-脑脊液屏障。但是在某些病理状态下(如脑膜炎)血-脑脊液屏障的通透性增大,一般不易进入中枢神经系统的大多数水溶性的药物以及在血浆 pH7.4 时能解离的抗生素(氨苄西林、青霉素 G、林可霉素和头孢噻吩钠等)透入脑脊液的量明显增多,有利于药物发挥治疗作用。

2.胎盘屏障　胎盘绒毛与子宫血窦之间的屏障。由于母亲与胎儿间交换营养成分与代谢废物的需要,其通透性与一般毛细血管无显著差别,几乎所有的药物都能穿过胎盘进入胎儿体内。药物进入胎盘后,即在胎儿体内循环,并很快在胎盘和胎儿之间达到平衡。因此,孕妇用药应特别谨慎,禁用可引起畸胎或对胎儿有毒性的药物。

六、药物的消除

药物作用的终止取决于药物的消除。药物的消除包括药物的代谢及排泄。

(一)药物代谢

药物代谢是指药物吸收后在体内酶和体液环境下发生一系列的化学反应,导致药物化学结构上的转变,又称生物转化。生物转化的能力反映了机体对外来异物或者药物的处置能力。绝大多数药物在体内被代谢后,极性增大,有利于排出体外。

1.药物代谢的步骤　药物代谢反应通常可以分为两大类,即第一相反应和第二相反应。第一相反应是指脂溶性大的药物通过氧化、还原和水解反应生成极性基团的反应。第一相反应生成的代谢产物水溶性增加,有利于排出体外。第二相反应是指含有极性基团的药物或者代谢产物与机体内源性物质发生的结合反应,使药物极性和水溶性进一步增加,利于排泄。

2.药物代谢的重要酶系　少数药物在体内的代谢可以在体液的环境下自发进行,如酯类药物可以在体液的 pH 下发生水解反应,但是绝大多数药物的代谢反应需要酶的参与。药物代谢酶通常又可分为微粒体酶系和非微粒体酶系两大类。

(1)微粒体酶系:微粒体酶系主要存在于肝细胞或其他细胞(如小肠黏膜、肾、肾上腺皮质细胞等)的内质网的亲脂性膜上。其中最重要的一族氧化酶被称为肝微粒体混合功能氧化酶系或单加氧酶。该酶系催化的氧化反应类型极为广泛,是药物体内代谢的主要途径,应该说大多数药物都是经过该酶系统进行生物转化的。细胞色素 P_{450}(CYP_{450})是微粒体中催化药物代谢的活性成分,由一系列同工酶组成。CYP 催化氧化反应特异性不强,同一种 CYP 可以催化多种反应,同一代谢反应也可以由多种酶催化。不同药物由同种 CYP 催化的代谢途径在合并用药时可能发生竞争性代谢抑制。

(2)非微粒体酶系:非微粒体酶系主要是指一些结合酶(葡萄糖醛酸结合酶除外)、水解酶、还原酶等,这些酶催化药物代谢往往具有结构特异性,如酯酶催化各类酯及内酯的水解、酰胺水解酶催化酰胺的水解等。尽管只有少数药物是由非微粒体酶代谢的,但这些酶也非常重要。通常凡是结构类似于体内正常物质、脂溶性较小、水溶性较大的药物都由这组酶系代谢。

3.影响药物代谢的因素

(1)遗传因素:药物代谢的个体差异主要由药物代谢酶的个体差异引起,而遗传因素对药物代谢酶的个体差异起着重要的作用,多与微粒体酶活性差异有关。不同种族间由于药物代谢酶的遗传特性差异可以导致药物代谢酶活性的差异,同一种族不同个体间由于药物代谢酶遗传基因的突变也可以导致药物代谢酶活性差异,致使药物代谢差异。遗传因素是药物代谢差异的决定因素。

(2)药物的诱导与抑制:许多物质对药物代谢酶具有诱导或抑制作用,改变药物作用的持续时间与强度。能使药物代谢酶活性降低、药物代谢减慢的物质叫做酶抑制剂;能使药物代谢酶活性增高、药物代谢加快的物质叫做酶诱导剂。有的药物是自身的酶诱导剂,而还有一些药物对某一药物来说是诱导剂,对另一药物却可能是抑制剂。如保泰松对洋地黄毒苷等药物的代谢起诱导作用,而对甲苯磺丁脲、苯妥英钠起抑制作用。

(3)肝血流的改变:肝血流是决定那些主要由肝消除药物清除率的重要因素。当患急性病时,心排出量及肝血流量很快发生变化,引起了有临床意义的血流动力学的药物相互作用。肝血流量的改变也可由药物引起,如苯巴比妥增加肝血流量。而吲哚美辛能降低肝血流量。

(4)其他因素:包括环境、昼夜节律、生理因素、病理因素等。

(二)药物排泄

进入人体的药物及其代谢产物排出体外的过程称为药物的排泄。排泄的主要途径是肾排泄,其次是经胆汁、肺、肠道、唾液腺、乳腺和汗腺排出。药物的排泄与药效、药效维持时间及副作用等密切相关。当药物的排泄速度增大时,血中药物量减少,药效降低;当药物排泄速度降低时,血中药物量增大,往往会产生副作用甚至出现中毒现象。

药物的肾排泄与肾小球滤过、肾小管主动分泌和重吸收有密切关系。游离的药物能通过肾小球过滤进入肾小管。随着原尿水分的回收,药物浓度上升。当超过血浆浓度时,那些极性低、脂溶性大的药物反向血浆扩散(重吸收),排泄较少也较慢。只有那些经过生物转化的极性高、水溶性代谢物不被重吸收而顺利排出。有些药物在近曲小管由载体主动转运入肾小管,排泄较快。在该处有两个主动分泌通道,一是弱酸类通道,另一是弱碱类通道,分别由两类载体转运,同类药物间可能有竞争性抑制。例如丙磺舒抑制青霉素主动分泌,使后者排泄减慢,药效延长并增强。碱化尿液使酸性药物在尿中离子化,酸化尿液使碱性药物在尿中离子化,利用离子屏障原理阻止药物重吸收,加速其排泄,这是药物中毒常用的解毒方法。

肾功能减退时,属于主要经肾排泄而消除的药物其消除速度减慢,消除半衰期延长。如仍按常规给药,可因药物过量积蓄而导致毒性反应。因此,肾功能减退患者使用主要经肾排泄消除且毒性较大的药物时,必须根据肾功能减退程度调整给药方案。

肠肝循环是指在胆汁中排泄的药物或其代谢物在小肠中移动期间重被吸收返回肝门静脉,并经肝脏重新进入全身循环,然后再分泌,直至最终从尿中排出的现象。肠肝循环的意义取决于药物在胆汁的排出率,如果药物的胆汁排泄量较多,肝肠循环使药物反复循环于肝、胆汁与肠道之间,延缓排泄而使血药浓度维持时间延长。有肠肝循环的药物在肾脏尚未将药物最后从体内排出之前,胆道分泌和肠道重吸收将是继续进行的。有时肠肝循环使药物在体内长时间存留,而且总药量的相当一部分都进入肠肝循环内。一些强心苷类药物属于这种类型,其中有的多至 20% 药量都进入肠肝循环中,而且从粪便中排出的药量(即不被重吸收部分)与尿中出现的一样多。如地高辛静脉注射后,57%~80% 的原药由肾排泄,20%~30% 被代谢,6% 进入肠肝循环。洋地黄毒苷的胆汁排泄更多,其大部分被肠重吸收入肠肝循环,这可能是洋地黄毒苷生物半衰期长的原因之一。

七、药物动力学重要参数

(一)速率常数

速率常数是描述速度过程的重要的动力学参数。速率常数的大小可以定量地比较药物转运速度的快慢,速率常数越大,该过程进行也越快。速率常数用"时间"的倒数为单位。

一定量的药物从一个部位转运到另一部位,转运速率与转运药物量的关系用数学公式表示为:

$$\frac{dX}{dt} = -kX^n \qquad (1-2)$$

式中,dX/dt 为药物转运的速率;X 为药物量;k 为转运速率常数,它表示单位时间内药物的转运量与药物现存量之间的比值,例如 $k=0.15h^{-1}$,表示剩余药量中每小时有 15% 药物被转运;n 为级数。

当 $n=1$ 时,则 k 为一级转运速率常数;当 $n=0$ 时,则 k 为零级转运速率常数。在描述不同的药物体内过程时,k 叫表示该过程的不同速率常数。

常见的速率常数有:

k_a:吸收速率常数;

k:总消除速率常数;

k_e:尿药排泄速率常数;

k_{12}:二室模型中,药物从中央室向周边室转运的一级速率常数;

k_{21}:二室模型中,药物从周边室向中央室转运的一级速率常数;

k_{10}:二室模型中,药物从中央室消除的一级消除速率常数。

需要说明的是,总消除速率常数反映体内的总消除情况,包括经肾排泄、胆汁排泄、生物转化以及从体内消除的一切其他可能的途径。因此七为各个过程的消除速率常数之和,其加和性是一个很重要的特性。

(二)生物半衰期

生物半衰期指药物在体内的量或血药浓度消除一半所需要的时间,常以 $t_{1/2}$ 表示,单位取"时间"单位。生物半衰期是衡量一种药物从体内消除快慢的指标。这个参数只是由测定血浆或血清浓度的衰变来求出,更确切地称为表观血浆(或血清)半衰期。

按一级消除的药物半衰期和消除速率常数之间的关系可用下式表示:

$$t_{1/2} = \frac{0.693}{k} \tag{1-3}$$

显然,按一级消除的药物 $t_{1/2}$ 是一个常数。无论药物的初始量或浓度是多少,药量或浓度减少一半所需的时间是一个常数。

一般来说,代谢快、排泄快的药物,其 $t_{1/2}$ 短;代谢慢、排泄慢的药物,其 $t_{1/2}$ 长。对线性动力学特征的药物而言,$t_{1/2}$ 是药物的特征参数,不因药物剂型或给药方法(剂量、途径)而改变。临床上多用 $t_{1/2}$ 来反映药物消除的快慢,它是临床制订给药方案的主要依据之一。同一药物用于不同个体时,由于生理与病理情况的不同,$t_{1/2}$ 可能发生变化。为此,根据患者生理与病理情况下不同的 $t_{1/2}$ 制订个体化给药方案,对治疗浓度范围小的药物是非常必要的。

(三)表观分布容积

表观分布容积是指药物在体内达到动态平衡时,体内药量与血药浓度相互关系的一个比例常数,即体内药物按血药浓度分布时,所需体液的总体积。对于单室模型的药物而言,分布容积与体内药量 X 和血药浓度 C 之间存在下列关系:

$$V = \frac{X}{C} \tag{1-4}$$

V 是药物的特征参数,对于一个具体药物来说,V 是个确定的值,其值的大小能够表示出该药物的分布特性。其本身不代表真实的容积,因此无直接的生理学意义,是"表观"的,主要反映药物在体内分布广窄的程度,其单位为 L 或 $L \cdot kg^{-1}$。一般水溶性或极性大的药物,不易进入细胞内或脂肪组织中,血药浓度较高,表观分布容积较小;亲脂性药物在血液中浓度较低,表观分布容积通常较大,往往超过体液总体积。因此,我们可以通过分布容积来了解药物在体内的分布情况。

(四)清除率

清除率是单位时间从体内消除的含药血浆体积或单位时间从体内消除的药物表观分布容积。清除率常用"CL"表示,又称为体内总清除率(TBCL)。CL 是表示从血液或血浆中清除药物的速率或效率的药动学参数,其单位为 $L \cdot h^{-1}$ 或 $L \cdot h^{-1} \cdot kg^{-1}$。清除率可用于与药物消除有关的任何组织器官。只要是一级消除过程,药物清除率就等于各消除器官清除率之和,因而也具有加和性,用下式表示:

$$CL = CL_r + CL_{nr} \tag{1-5}$$

式中,CL_r 为肾清除率;CL_{nr} 为非肾清除率。当没有其他明显的药物清除时,药物清除率就等于肾清除率加肝清除率(CL_h),可用下式表示:

$$CL = CL_r + CL_h \tag{1-6}$$

清除率是 k 与 V 的乘积,而后两者均为常数,因此 CL 也是一个常数。实际上,只要药物消除速率是一级过程,CL 就是常数。

(五)血药浓度-时间曲线下面积

血药浓度-时间曲线下面积(AUC)是指血药浓度数据对时间作图所得的曲线下的面积。它是评价药物吸收程度的一个重要指标,常被用于评价药物的吸收程度。

药物经血管外给药吸收后出现的血药浓度最大值称为药峰浓度(C_{max}),达到药峰浓度所需的时间为药峰时间(t_{max})。两者是反映药物在体内吸收速率的两个重要指标,常被用于制剂吸收速率的质量评价。与吸收速率常数相比,它们更能直观和准确地反映出药物的吸收速率,因此更具有实际意义。

(六)生物利用度

生物利用度(F)是指药物经血管外给药后,被吸收进入血液循环的速度和程度的一种量度,它是评价药物吸收程度的重要指标。生物利用度可以分为绝对生物利用度和相对生物利用度,前者主要用于比较两种给药途径的吸收差异,而后者主要用于比较两种制剂的吸收差异。

绝对生物利用度　　　　$F = \dfrac{AUC_{血管外给药}}{AUC_{静脉给药}} \times 100\%$　　　　　　　　　　　(1-7)

相对生物利用度　　　　$F = \dfrac{AUC_{受试制剂}}{AUC_{参比制剂}} \times 100\%$　　　　　　　　　　　(1-8)

在进行制剂的生物利用度研究,主要考虑三个参数,即 C_{max}、t_{max} 以及 AUC。通常用 AUC 反映药物的吸收程度,同一受试者,AUC 大,表示吸收程度大。C_{max} 和 t_{max} 的大小综合反映药物制剂的吸收、分布、代谢和排泄情况,同一受试者中,C_{max} 和 t_{max} 主要与药物制剂有关。

八、药物的血药浓度-时间关系

绝大多数药物的药理作用强弱与其血药浓度平行。血药浓度随时间的推移而变化。一次给药后在不同时间测定血药浓度,可以描记出血药浓度与时间关系的曲线(图 3-1)。静脉注射形成的曲线,由急速下降的以分布为主的分布相和缓慢下降的以消除为主的消除相两部分组成。而口服给药形成的曲线,则由迅速上升的以吸收为主的吸收相和缓慢下降的以消除为主的消除相两部分组成。

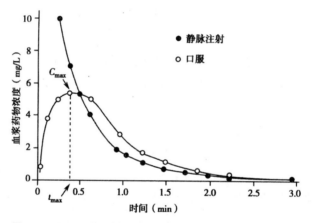

图 3-1　同一患者口服和静脉注射某一药物的药-时曲线

用药开始至发生疗效的一段时间,称为潜伏期;维持基本疗效的时间,称为持续期;血药浓度下降到最小有效水平以下,但尚未被机体完全消除的这段时间,称为残留期。临床药物治疗中,不仅要求给药后血药浓度尽快达到预期水平,而且要求该浓度能够维持适当的时间。

九、效应室药物浓度

在临床实际用药中,大部分药物峰效应均明显滞后于血浆峰浓度。如临床麻醉中静脉诱导时,血药浓度可立即达到峰浓度,但效应部位脑的药物浓度上升并引起意识消失尚需要延迟一段时间。针对这种现象,Sheiner 认为由于药物的作用部位不是血浆,滞后是药物进入和作用于效应部位的结果。1979 年,Sheiner 把经典的药物动力学模型加以扩展,提出一个假设的效应室。

效应室系指药物作用的效应部位,诸如机体的细胞膜、受体或其他分子结构。效应部位的药物浓度目前尚难以测得,但效应室的药物浓度与其效应是平行的。我们监测药物的效应即可了解效应室的药物转运。

常用的静脉麻醉药多为三室模型,如图 3-2。药物进入效应室属一级动力学过程,可用一级速率常数 k_{e0} 表示,血浆浓度恒定的情况下,效应室药物浓度达效应室药物浓度最大值的 50% 所需要的时间 $t_{1/2k_{e0}} = 0.693/k_{e0}$,$k_{e0}$ 越大,$t_{1/2k_{e0}}$ 越小,药物峰效应滞后现象越不明显,反之亦然。

图 3-3 中,假定 A、B、C 三个药物的动力学过程相同,$t_{1/2k_{e0}}$ 分别等于 1、2、5min。随着 $t_{1/2k_{e0}}$ 的增加,效应室药物浓度达到峰浓度的时间也增加,且峰幅也降低。

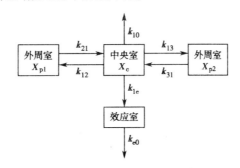

图 3-2 三室模型效应室示意图

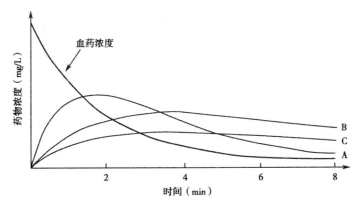

图 3-3 静脉推注后 k_{e0} 与效应室浓度及时间的关系

例如,比较分析阿片类药物 k_{e0} 对临床麻醉药物的选择很重要。阿芬太尼中央室与效应室平衡迅速,$t_{1/2k_{e0}}$ 约等于 1min,效应室的峰浓度约在静脉注射后 90s 出现;给予等效剂量药物时,阿芬太尼达峰效应时间显著快于舒芬太尼。舒芬太尼 $t_{1/2k_{e0}}$ 约为 4min,在静脉注射后 5～6min 达峰浓度。快速起效的阿芬太尼实际上在缓慢起效的舒芬太尼达峰效应前已达到峰效应且效应已经开始下降,见图 3-4。因此如果效应室达到相同的峰浓度,舒芬太尼所需的静脉注射剂量大于阿芬太尼。

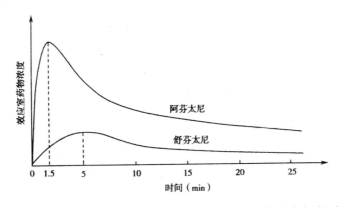

图 3-4 等效剂量阿芬太尼和舒芬太尼单次注射后效应室浓度达峰时间的差异

(郭 凯)

第四节   麻醉用药原则

一、个体化

1.年龄   不同年龄组其身体各种功能及药动学、药效学有显著差异。

(1)小儿:小儿的体重和体表面积同年龄正相关,其不仅反映小儿发育和一般情况,也影响药物的转运和转化。小儿用药按体重和(或)体表面积计算。体表面积(m^2)与年龄的关系如下。

按体重推算:30kg 以内,$m^2 = 0.035 \times kg \times 0.1$,30kg 以上,体表面积以 30kg 时为基数,体重每增加 5kg,体表面积增加 0.1。

按年龄推算:1 岁以上:$m^2 =$ 年龄$\times 0.07 + 0.35$ 或 $m^2 =$ (年龄$+5$)$\times 0.07$。

按身高(cm)和体重推算:$m^2 = 0.0061 \times$ 身高 $+ 0.0128 \times$ 体重 $- 0.1529$。

$$小儿用药剂量 = 成人剂量 \times \frac{小儿体表面积}{成人体面积(按 1.8 计)}$$

根据公式结合当时病情等具体考虑。

(2)老年人:因老年人的身体成分(体液、肌肉、脂肪、血浆蛋白等)、心输血量和肝、肾等器官血流量的改变,使药物的转运和转化也具有一定的特点:①脂溶性药物分布容积增加,水溶性药物分布容积减少;②肝微粒体酶活性降低;③药物同血浆蛋白的结合随着年龄增加而降低;④药物半衰期同年龄正相关;⑤肾血流减少,肾小球滤过率降低,必然限制药物的清除;⑥老年人内环境稳定,有一定的功能障碍,在相同剂量的药物老年人体内效应增强,作用延长,甚至发生不良反应。老年人用药量为成人量的 3/4。

2.性别   对某些麻醉药、镇痛药的耐受性,女性比男性稍差,用药量宜小,对女性用药要考虑到药物对生殖器官、内分泌功能及透过胎盘、对胎儿的影响等。

3.精神因素和习惯性   情绪和精神状态无疑对麻醉用药及其效果有一定影响,要根据患者精神状态选用相应的药物。患者的生活习惯、烟酒嗜好、长期应用麻醉性镇痛药等使其对药物产生习惯性、成瘾性或耐药性,影响麻醉药的药效。

4.个体差异   相同剂量的药物,用在不同人体上,其药效反应可出现高效反应、特异质反应及变态反应等,而有的人却出现耐受性,故用药前应询问患者用药史、过敏史,在分析麻醉效果或意外时更应注意。

二、病情变化

患者疾患的病情变化,涉及中枢神经系统的兴奋性、内分泌和代谢状态,也涉及心肺功能等。要根据疾病的严重程度及治疗情况选择麻醉药物。熟悉患者的营养,要考虑到患者的肝肾功能及麻醉前用药史对麻醉用药所能产生的反应。

三、合理用药

1.熟悉药理特性   近年来新药不断问世,麻醉科医师在熟悉有关药物特性的基础上注意用药合理。

(1)性质:药物的理化性质(燃爆性、溶解度、pKa 等)和结构。

（2）体内过程：体内转运和转化过程。

（3）效应：作用机制、作用显效和持续时间。

（4）对重要器官的影响：了解该药对中枢、心血管、呼吸、肝肾功能和内环境稳定等影响，及胎盘透过等，以决定适应证、禁忌证。

2.选择最佳药物　根据麻醉方法选择原则，将药物进行比较、筛选，以选择最佳药物。

3.最低有效药物剂量　药物的药理效应是当剂量越大或浓度越高时，其麻醉性能越强。当剂量或浓度超过一定限度时，其麻醉和治疗作用不增加反而转为毒性作用。应根据患者对药物的反应及麻醉效果，采取最低有效剂量或最低有效浓度，维持适中的麻醉深度。

4.复合麻醉为主的趋势　为使小剂量的麻醉药能发挥较大的麻醉效应，减轻或避免药物对人体的不良影响，可将几种麻醉药或麻醉方法联合使用，称为复合麻醉。这是目前临床麻醉方法的一种趋势。复合麻醉时必须注意如下几点。

（1）毒性增强：在两种以上药物之间作用相加或协同作用的同时，是否有药物毒性的增强作用。

（2）麻醉效能：在减少药物不良反应的同时，是否也会降低药物的麻醉效能。

（3）宁少毋滥：对所用的麻醉药和辅助药必须有预见性，切忌盲目。在熟悉药物药理特性和药物之间相互作用影响的同时，用药要宁少毋滥，确保麻醉患者的安全和机体生理功能的稳定。

四、影响因素

1.麻醉前治疗药物　麻醉前治疗用药与麻醉药的相互作用可能影响麻醉效果。

2.麻醉时麻醉增效因素　应随时注意麻醉时影响药物强度的各种因素。

3.对疑难危重患者　对疑难或危重患者宜选用最熟悉的麻醉药物和方法。

4.急救抢救准备　时刻有居安思危的思想，麻醉用药随时会有危险，要娴熟各种急救操作和设备的使用。

（姜益辉）

第五节　计算机辅助输注

一、概述

尽管现代静脉麻醉剂输注系统取得了明显的进步，但与吸入麻醉剂的挥发装置相比，无论在理论还是在实际应用的方便程度上都存在着较大差距。输注系统发展的近期目标就是使其达到与挥发罐那样的临床方便程度和药动学-药效学的准确性。要实现这一目标必须将现代药动学-药效学的概念与计算机控制的输注系统相结合。

靶目标控制输注技术（TCI）又称为靶控输注、计算机辅助持续输注（CACI）和计算机控制输注泵（CCIP）等，是由药物动力学理论与计算机技术相结合而产生的给药方法，能快速达到并维持设定的血浆或效应部位药物浓度，并根据临床需要随时调整给药。

静脉麻醉剂输注系统的发展跨越四个世纪。在1657年英国的Christopher Wren首次用羽毛茎将鸦片注射到人体静脉后,人们初步认识了循环系统,并通过静脉途径给药。两个多世纪以后,法国的 Rynd 发明了带注射器的真空针头,使得静脉给药更为方便。随着对循环系统和经静脉途径给药的进一步认识,初期输注系统的发展主要集中在如何准确地输注液体。注射器与依靠重力驱动的输注装置的结合是很长一段时间主要依赖的输注方式。近 20 年来,TCI 的发明,将输注系统的发展推向了高潮。对于 TCI,目前的研究主要致力于如何将计算机辅助的输注技术与现代药动学—药效动力学完美结合,以达到预期的药效动力学效果。由此,以现代药动学的房室模型理论为基础,将群体药动学参数嵌入程序中控制输注系统,随时调整输注速率,并通过计算分析获得相应的靶血浆或靶效应室药物浓度已成为现实。输注泵经过计算的输注速率应该与使用者所希望达到的预期血浆药物浓度或效应室浓度相一致。

　　TCI 系统的硬件包括输注泵、控制输注泵运转的微机以及当微机发生错误时关闭系统的安全机制。软件包括药动学模型以及与药物输注有关的特殊参数。

　　TCI 分为闭环式和开环式两种。两者的不同在于闭环输注系统有自动反馈调节,可将机体对药物的实时反应如肌肉松弛程度、心率、血压等变化及时反馈,并根据这种反馈效应改变药物的输注速率。开环输注系统是由医生根据临床需要实施药物效应的目标输注。在闭环控制输注期间,反馈效应是由监护设施完成,例如周围神经刺激器或者脑电图等。相比而言,对于开环输注系统,反馈信号是根据房室模型所计算的预期血浆药物浓度。对于这两种输注方式,计算机控制的规则是考虑在调定点和反馈信号以及所产生的控制信号的不同。这种控制信号可改变泵的指令以获得期望的调定点。

一、常用的指数衰减输注方法

(一)静推加指数衰减输注方法

　　Schvdlden 于 1983 年首次报告运用计算机辅助指数衰减输注方式进行依托咪酯和阿芬太尼静脉麻醉。其方法是采用二室线性药代动力学模型,为达到一定的目标血药浓度,首先快速推注一个初始剂量,然后为补偿因药物消除和向外周室转运引起的血药浓度下降,以持续输注方式向中央室补充药物。这就是著名的 BET 方案。早期的研究通常采用 BET 方案。

　　以三室模型为例:

$$初始剂量(B) = C_T V_1$$

$$药物消除速率(E) - C_T CL_s = C_T V_1 k_{10}$$

$$转运速率(T) = C_T V_1 (k_{12} e^{-k_{21} t} + k_{13} e^{-k_{31} t})$$

　　其中 CT 是目标血药浓度,V_1 是中央室表观分布容积,CL_s 是系统清除率。

　　应用中首先给予初始剂量,然后以指数衰减输注,将 ET 部分合并,得:

$$输注速率 I(t) = C_T V_1 (k_{10} + k_{12} e^{-k_{21} t} + k_{13} e^{-k_{31} t})$$

　　当 f→∞ 时,药物要在体内的分布达到稳态,房室之间转运速率 T→0,输注速率恒定为药物的消除速率 E。中央室表观分布容积 V_1 通常以 $L \cdot kg^{-1}$ 为单位,具体计算时应乘以相应的体重。

(二)单纯指数衰减输注方法

　　由于一些药物不允许快速静脉推注,国内段世明报道了基于二室模型而不需首次剂量的单纯指数衰减输注方案,血药浓度在 $5t_{1/2\alpha}$(分布半衰期)时间达到稳定的目标血药浓度,并始终维持。$5t_{1/2\alpha}$ 相当于药物在静脉注射后自血液向全身分布并达到基本平衡的时间。除一室模型的药物外,多数药物的分布半衰期明显短于消除半衰期,因此该方法大大缩短达到稳态浓度的时间。

三、TCI 系统性能的评价指标

任何 TCI 系统在投入应用之前,必须对其性能进行测试和评价。系统性能评测通常采用计算机模拟的预期浓度与实际血药浓度的一致性分析。TCI 系统的精确性以预期浓度(C_p)与实测浓度(C_m)的误差来衡量,对于每个实测浓度与预期浓度的误差,用执行误差的百分数(PE%)表示。

对于系统效果的评价,通常用以下指标:

1.偏离　代表达到预期浓度系统的误差,偏离可以用中位执行误差(MDPE),即执行误差的中位数表示。

2.不准确度　代表达到预期浓度所期望的测定值的误差。不准确度用中位绝对执行误差(MDAPE),即执行误差绝对值的中位数表示。

3.分散度　代表一定时间内的执行效果的稳定度,用每小时的执行误差的绝对值(APE)变化表示。

4.摆动　代表执行误差的易变性。摆动用中位绝对偏差(MDADPE),即执行误差相对于 MDPE 的偏差绝对值的中位数表示。

四、影响 TCI 系统的因素

TCI 系统控制程序的主要功能就是通过控制输注泵的给药速率,使计算机模拟的预期浓度趋近于实测浓度。由于许多因素可对 TCI 系统产生影响,从而导致系统出现偏离或摆动。

影响 TCI 系统的精确性的因素主要有:

1.药物动力学参数　传统的药物动力学研究方法以单剂量注射给药后连续采样进行分析,然而以持续滴注给药或坪浓度给药所得的参数与传统方法差异较大。因此有人认为药物动力学参数估算时的给药方式应尽量与 TCI 的给药方式一致,所得参数才更满意。

2.设备与仪器　应用 TCI 系统于临床药物治疗之前,要对系统的机械精度进行校正,即测定预计输出的药液体积与实际输出的药液体积是否一致。通常在解决问题的算法正确的前提下,软件和硬件引起的偏差较小。血液样品的检测精度也会影响药物动力学参数和执行误差的计算。

3.患者因素　患者的个体差异包括患者个体参数与群体参数间的差异和患者在不同的生理病理状况下自身的变异。利用群体药物动力学参数进行 TCI,个体间变异所致的误差不可避免。

五、TCI 面临的挑战

尽管开环 TCI 对于输注系统而言,向着"挥发罐"的概念已经取得了很大的进步,但仍然面临着许多难题:

1.输注泵的精确度　由于使用的强效静脉麻醉剂是溶解或悬浮在小容量的液体中,所以无论开环或闭环输注系统,输注泵必须能够准确、微量地输注所期望的溶液量。现代的微量泵在计算机控制下,输注速率最快每 5~30s 可改变 1 次,且输注误差在 5%~10% 之间,基本符合了对输注泵精度的要求。然而计算机需要的是以 s 为单位的输注速率,而现有的输注泵在机械性能方面仍未达到真正的恒定持续输注,瞬时流量误差常随时间出现积累。

2.药动学和药效学的精确度　TCI 系统的正确使用基于药物动力学参数的准确性,现有的药物动力学计算方法使用的是研究一部分患者或志愿者的方法,可能并不能代表所有的群体药动学。至于药效学,已有的研究表明,由于麻醉方法的差异、所用麻醉药物的差异、静脉麻醉药物的相互作用等因素的存在,静脉麻醉药或镇痛的浓度范围(治疗窗)差异在几倍到十几倍之间。

3.闭环控制输注   由于控制参数的取样时间频繁,闭环控制输注无疑在临床麻醉中更能精确地反映患者的生理变化。但是目前能同时测定镇静、镇痛和肌松、应激反应等麻醉要素的设备缺乏。

因此如何解决这些问题是闭环控制输注系统的临床应用所面临的重要难题。不容置疑,将来 TCI 无论在计算机化的输注技术、药理学和新药开发等方面都会有很大的发展。

最佳控制输注系统应符合以下几个要求:

1.控制系统必须提供可接受的系统性能包括诱导时间(即达到靶浓度的时间)、超射的浓度和程度、达到稳态的时间、稳态时摆动的程度、靶浓度与实测浓度的最大差值。

2.控制系统必须能够对输注期间的一些特殊情况作出相应的调整,如注射器的更换或者人为使反馈信号中断(如断电时泵关闭)等。

3.控制系统的控制机制还必须说明血浆与效应室之间的非平衡问题。尽管许多 TCI 采用的靶浓度是血浆药物浓度,但效应室浓度作为靶浓度更符合逻辑。当血浆药物浓度作为靶浓度时,许多药物的作用会发生明显的延迟效应(即血浆药物浓度明显滞后于效应时的药物浓度)。而将效应室浓度作为靶浓度时,就可较快地获得药物作用部位的治疗浓度。

(彭　勃)

第四章　麻醉前准备与围术期监测

第一节　麻醉前访视与检查

一、复习病史

(一)现病史

通过查阅病历及与患者本人谈话,充分了解目前存在的外科问题及本次手术的部位、方式、目的、时间及出血程度。同时掌握患者当前的健康状况,是否妊娠,以及当前并存内科疾患,如糖尿病、高血压、心脏疾患、哮喘、慢性支气管炎、阻塞性睡眠呼吸暂停综合征、甲状腺功能以及神经精神系统疾患,明确是否已接受治疗以及接受何种治疗,疗效如何。最后对器官功能状态做出评估。

(二)既往麻醉手术史

以往使用的麻醉药物、麻醉方法、麻醉效果及是否出现麻醉相关并发症,后遗症及麻醉药物过敏史。同时应了解既往麻醉期间是否出现过危险情况如困难通气或困难气道,恶性高热等。此外,询问以往手术方案,评估其可能对本次麻醉造成的影响。

(三)家族史

家族遗传病及治疗情况。

(四)个人史

运动耐力、吸烟饮酒史和过敏史。

二、调整术前治疗用药

注意术前使用的治疗用药持续时间及用药剂量、不良反应及药物过敏史。关注术前用药对麻醉的影响,是否需要调整用药剂量或停止用药。包括术前使用违禁药物及饮酒情况。重点了解:

(一)心血管用药

了解患者使用抗高血压药的种类、剂量及疗效,一般应使用至手术当天早晨,但用β受体阻滞药及钙拮抗药的患者麻醉诱导及维持过程易发生低血压。地高辛应依据心率和心脏功能调整剂量。

(二)激素

三个月内用过糖皮质激素患者,术前应加用激素,可在术前一天肌注甲泼尼龙40mg,术中也静注甲泼尼龙40~80mg或静滴氢化可的松100mg。

（三）利尿药与降糖药

术前停用利尿药,并注意有否低钾血症。手术当天停用降糖药。

（四）抗凝药和抗血栓类药物

1.抗凝药与手术治疗　抗凝治疗的患者在接受外科手术时,围术期应对策略可分为:①保守策略:指术前停用华法林 3～5d,术后尽快恢复华法林治疗;②积极策略:指在围术期停用华法林期间,使用肝素替代。采取何种策略应该根据患者和外科手术的具体情况而定。

(1)牙科小手术、白内障摘除术和人工晶状体植入术,患者术前不必停用抗凝药物。局部应用血速宁(氨甲环酸)或 6-氨基己酸有助于减少此类患者的拔牙后出血。需要球后阻滞麻醉的眼科手术应该在术前停用华法林。

(2)胃肠道内镜手术,应根据可能的出血情况来决定是否停用抗凝药。上消化道镜检,出血风险低,一般不需要停药;而对于存在较高出血几率的内镜术如结肠镜、息肉切除及括约肌切开术等则需要停用华法林。

(3)在 INR≤1.5,大多数外科手术可以安全实施。如果患者来不及停用香豆素衍生物,根据 INR 情况,皮下注射 10mg 维生素 K_1,在 8～10h 内可纠正华法林的抗凝效果,但有时可能需要追加剂量。尽管维生素 K 经静脉使用可即刻起效,但有可能导致严重的过敏反应,曾有过快速静脉注射致死的报道。对于重症患者如果必须静注时,速度不应超过 1mg/min。对于 INR 在 2～3 的患者,口服 2mg 维生素 K_1 可在 24h 内纠正华法林的抗凝效果。

(4)人工心脏瓣膜术后、心房纤颤、高凝状态以及深静脉血栓形成患者,停用华法林所带来的风险可能要远大于抗凝治疗。近期发生的静脉血栓栓塞患者(特别是<30d),出现再栓塞的几率高达 50%,华法林可以使这种风险降低约 80%。因此,择期手术应该尽可能推迟,否则应采用积极策略,即在围术期使用肝素替代,以确保术前和术后 INR>2。如果 INR 在抗凝治疗靶范围之内,术前 6h 停用标准肝素,足以保证术中恢复正常的凝血功能。术后 12h 可恢复肝素替代治疗(如果存在明显渗血应推迟),直至患者可以口服抗凝药物,最终维持 INR>2。动脉系统一旦发生栓塞后果更为严重,因此,动脉栓塞 30d 以内患者,应推迟其择期手术。对必须手术者,术前应使用静脉肝素替代治疗,而除非该患者术后出血几率较低,否则一般不必像预防静脉栓塞那样积极使用肝素。在重大外科手术后,对此类患者不提倡静脉使用肝素,必要时可考虑皮下注射低剂量标准肝素或低分子量肝素。

(5)金属裸支架和(或)药物涂层支架患者,突然停用抗凝治疗是引发围术期冠脉支架内血栓形成的主要风险因素。为此,保证支架畅通降低支架内血栓形成的围术期抗血小板治疗方案应包括以下几点:①手术期间和术后继续双联抗血小板治疗。②停用氯吡格雷,用短效静脉抗血小板药物接替至手术日,术后尽可能早恢复使用氯吡格雷。③术前停用氯吡格雷但继续使用阿司匹林,术后尽可能早恢复使用氯吡格雷。

2.抗凝药与椎管内麻醉

(1)皮下注射预防性使用标准肝素,在给药 4h 后方可进行椎管内穿刺或置管,皮下注射肝素后 2h 达到峰浓度,如有置管困难应适当推迟下一次给药;在穿刺或置管后 1h 方可再次给予皮下预防性小剂量标准肝素。

(2)静脉注射标准肝素,应在椎管内穿刺或置管 4h 前停用;穿刺或置管 1h 后方可再次静脉使用标准肝素。

(3)如果术中需要继续使用肝素,应该在硬膜外置管 1h 后使用。

(4)皮下注射预防剂量肝素或静脉使用标准肝素,若要拔出硬膜外置管应在上次使用肝素 4h 后进行。

(5)对于使用低分子量肝素(LMWH)的患者,椎管内穿刺或置管应在上次应用 LMWH 10～12h 后进行,术中若需要恢复使用至少应在穿刺置管或拔管 2～4h 后。

（6）操作时曾反复穿刺或出血,LMWH 恢复使用应推迟 24h。

（7）拔除硬膜外导管应在上次使用 LMWH 12h 后进行,恢复其使用至少应在拔管 2h 后。

（8）对口服抗凝药（如华法林）患者,在进行硬膜外穿刺前应停用 3～5d,INR 恢复正常后方可穿刺,硬膜外导管拔出后可以恢复使用抗凝药。

（9）术前 36h 内开始华法林治疗者,不影响患者的凝血状态。

（10）术前是否应停用阿司匹林尚有争议,根据我国的实际情况建议术前 7d 停服阿司匹林。

（五）单胺氧化酶抑制剂、三环类抗抑郁等治疗药物相互作用见表 4-1。

表 4-1　治疗药物与麻醉药相互作用

药物	与麻醉药相互作用	注意事项
巴比妥盐	长期应用引起肝脏酶诱导,使药物代谢加速	麻醉诱导药及阿片类药应用剂量可能需要加大
咪达唑仑	与中枢神经抑制药和非去极化肌松药有协同作用	麻醉诱导药和阿片类药减量,可增强非去极化肌松药作用
抗惊厥药（苯妥英钠、卡马西平）	有肝酶诱导作用	镇静药、麻醉药需要量可能增加
抗高血压药	血管紧张素转化酶抑制剂（ACEI）和血管紧张素Ⅱ受体拮抗剂（ARB）	患者在麻醉过程中出现低血压,全麻药应减量、以免引起低血压
β受体阻滞药	负性心肌力作用,与麻醉药合用时引起低血压,掩盖代偿性心动过速	谨慎应用心血管抑制药
钙通道阻滞药	抑制房室传导及应激性,与吸入麻醉药相互作用,引起缓慢型心律失常和心输出量降低	用吸入麻醉药时应降低浓度
抗生素	新霉素、卡那霉素、链霉素、多黏菌素等可使肌松药作用增强	肌松药需减量,必要时进行肌松药作用监测,可用钙剂拮抗
抗凝药（华法林口服）	延长凝血酶原时间	避免术中肌注,禁用硬膜外阻滞及脊麻,鼻腔插管易引起出血,维生素 K 可拮抗华法林作用
抗胆碱酯酶药（毒扁豆碱滴眼液）	抑制血浆胆碱酯酶,拮抗非去极化肌松药作用,增强去极化肌松药作用	避免应用去极化肌松药
利尿药	可引起低钾血症,导致非去极化肌松药作用延长	测定血钾
洋地黄	应用钙剂可引起心律失常,低钾血症增强洋地黄毒性,琥珀胆碱加强其毒性,可引起心动过缓	避免用钙剂,测定血钾,慎用琥珀胆碱
胰岛素	与β受体阻滞药及椎管内麻醉合用,使降糖作用增强	监测血糖
避孕药	增加深静脉栓塞发生率,但单用黄体酮无此危险性	停用避孕药至少 6 周才可以减少此危险,急症手术用小剂量肝素预防
单胺氧化酶抑制药（MAOI）	与阿片类药合用可引起昏迷,抽搐。中枢神经兴奋导致损伤用升压药可引起严重高血压反应	虽然并非全部患者均发生不良反应,但最好术前停药。改用其他抗抑郁药
激素	长期应用皮质激素引起肾上腺皮质功能不全,手术时发生低血压	术前及术中应用激素治疗

续表

药物	与麻醉药相互作用	注意事项
左旋多巴	氟哌利多可拮抗其作用,糖尿病患者应用使血糖更高	手术当天停药
镁剂	肌松药作用增强	肌松药减量
抗癌药(环磷酰胺)	抑制血浆胆碱酯酶	慎用琥珀胆碱
三环抗抑郁药	抑制儿茶酚胺代谢,引起心律失常。丙米嗪增强肾上腺素心血管作用	避免应用拟交感神经药,术前不停用三环抗抑郁药

三、体格检查

包括生命体征,体温,呼吸音、呼吸频率及幅度,心脏听诊情况,神经及精神状态。营养发育,全身有无水肿、贫血、发绀及瘀斑。全麻患者应重点关注张口度,头面颈胸腹有无发育不全或畸形,颈椎及下颌关节活动度等。椎管内麻醉患者应注意脊柱有无畸形及压痛,穿刺部位有无感染等。

四、实验室常规检查

(一)血、尿常规
重点了解患者白细胞计数,血红蛋白及血小板计数。了解患者是否存在感染,贫血及凝血功能异常。

(二)生化检查
了解肝肾功能,根据肝肾功能决定麻醉药物的选择及使用。明确血钾、血钠、血钙及血糖浓度,防止因电解质紊乱导致的恶性心律失常,合理选择平衡盐液体进行术中补液。

(三)凝血功能检查
PT延长超过3秒和(或)APTT延长超过10秒,则禁忌椎管内麻醉。

(四)胸片、心电图
了解患者心肺情况,对有无气管狭窄或移位,肺部通、换气功能,心电生理活动及心肌缺血可能做出初步判断。

五、特殊检查

如若患者当前并存内科疾患或存在体格及实验室常规检查的异常,则应进行相关特殊检查。

(一)心血管系统
24h动态心电图,超声心动图,冠脉造影,心肌酶谱及肌钙蛋白,心房利尿钠肽等。

(二)呼吸系统
肺活量计检查,动脉血气分析,胸部CT,肺活量计检查等。

(三)内分泌系统
甲状腺功能,血尿儿茶酚胺水平等。

(苏海文)

第二节　麻醉危险性评估

一、ASA 体格情况分级

根据麻醉前访视结果,对患者麻醉前全身状态及麻醉手术耐受力进行全面评估。通常使用 ASA 分级法确定(表 4-2),ASA 分级对非心脏死亡的预测是一个良好指标,但对于预测与麻醉相关死亡率缺乏敏感性。

表 4-2　美国麻醉医师协会(ASA)病情估计分级(2015 年版)

分级	定义	举例(包含但不限于以下内容)
ASA Ⅰ	正常健康患者	健康、不吸烟、不饮酒或少量饮酒
ASA Ⅱ	合并轻微系统疾病	轻微的系统性疾病,没有实质性器官功能限制
		例如:吸烟至今者、社交饮酒者、妊娠妇女、肥胖(30<BMI<40)、糖尿病/高血压控制良好、轻度肺疾病患者
ASA Ⅲ	合并严重系统疾病	实质性器官功能受限制;合并 1 种或多种中度到重度疾病。
		例如:糖尿病/高血压控制较差、慢性阻塞性肺病(COPD)、病态肥胖(BMI≥40)、活动性肝炎、酒精依赖或酗酒、心脏起搏器植入后、心脏射血分数中度下降、终末期肾病进行定期规律透析、早产儿孕龄<60 周、心肌梗死、脑血管意外、短暂性脑缺血发作病史或冠状动脉疾病/冠脉支架植入(发病至今超过 3 个月)
ASA Ⅳ	合并严重系统疾病,危及生命安全	例如:近 3 个月内发生过心肌梗死、脑血管意外、短暂性脑缺血发作病史或冠状动脉疾病/冠脉支架植入,合并心肌缺血或严重心脏瓣膜功能异常、心脏射血分数重度下降、脓毒症、弥散性血管内凝血(DIC)、急性呼吸系统疾病(ARD)或终末期肾病未接受定期规律透析
ASA Ⅴ	垂死的患者,如不进行手术则无生存可能	例如:胸/腹主动脉瘤破裂、严重创伤、颅内出血合并占位效应、缺血性肠病面临严重心脏病理改变或多器官/系统功能障碍
ASA Ⅵ	已宣布脑死亡的患者,准备作为供体对其器官进行取出移植	

＊分级中加上"E"代表急症手术

一般而言,Ⅰ、Ⅱ级患者对麻醉的耐受力一般均良好,麻醉经过平稳;Ⅲ级患者对接受麻醉存在一定危险,麻醉前需尽可能做好充分准备,对麻醉中和麻醉后可能发生的并发症要采取有效措施,积极预防;Ⅳ、Ⅳ级患者的麻醉危险性极大,更需要充分细致的麻醉前准备,术前必须向手术医生及家属详细交代麻醉风险。

二、麻醉危险因素

与麻醉有关的死亡率,目前发达国家仍有 1:10000。威胁生命的严重并发症(如心衰、心肌梗死、肺水肿、昏迷、瘫痪等)发生率为 0.7%～22%。造成麻醉死亡的关键在于麻醉处理,即指外科医师和麻醉科医师在术前是否能将患者的全身情况进行充分评估,尽可能纠正或稳定器官功能状态,使患者术前达到最佳状态。但围术期常常存在某些不能被纠正的因素,特别需要在围术期麻醉处理中切实加以重视。

三、围术期很难纠正的危险因素

(一)年龄因素
新生儿或婴幼儿,以及高龄患者。
(二)医疗设备及医护人员的诊疗水平
(三)疾病本身的严重程度及手术类型

四、病理性危险因素

(一)心血管系统疾患
1.心脏功能分级及对麻醉耐受力的评估(表4-3)

表4-3　心脏功能分级及其临床意义

心脏功能	屏气试验	临床表现	临床意义	麻醉耐受力
Ⅰ级	30秒以上	普通体力劳动、负重、快速步行、上下坡、不感到心慌气短	心功能正常	良好
Ⅱ级	20~30秒	能胜任正常活动、但不能跑步或作较用力的工作,否则会心慌气短	心功能较差	如麻醉处理恰当,耐受力仍好
Ⅲ级	10~20秒	必须静坐或临床休息,轻度体力活动后即出现心慌气短	心功能不全	麻醉前应充分准备,麻醉中避免增加心脏负担
Ⅳ级	10秒以内	不能平卧、端坐呼吸,肺底啰音,任何活动即出现心慌气短	心功能衰竭	麻醉耐受力极差,手术必须推迟

2.心脏患者危险因素计分

3.先天性心脏病　房缺、室缺如分流量较小的患者对麻醉的耐受力较好;如分流量大可致心衰或严重肺动脉高压,则麻醉和手术的危险性增加。法洛四联症存在红细胞增多和右心流出道狭窄,麻醉后易致心输出量骤减和严重低氧血症,麻醉危险性大。

4.瓣膜性心脏病　麻醉危险性取决于病变的性质及心功能受损程度,应了解有无心力衰竭以及肺血管受累情况,心功能Ⅰ~Ⅱ级瓣膜性心脏患者麻醉耐受好,Ⅲ~Ⅳ级的患者手术麻醉危险性大。为预防细菌性心内膜炎,瓣膜患者术前应常规使用抗生素。

5.缺血性心脏病　应明确是否存在心绞痛,是否发生过心肌梗死以及目前心功能情况,有心肌梗死史的患者手术后发生心肌梗死的危险性是无心肌梗死史患者的50倍,心肌梗死6个月内患者不宜进行选择性手术。

6.心律失常　心律失常患者应请内科治疗,室性期前收缩应少于5次/分,对快速房颤的患者应控制心率慢于100次/分。完全性房室传导阻滞或双束支传导阻滞伴心动过缓(<50次/分),对药物无反应,以及病态窦房结综合征的患者,术前应安装起搏器。已安装起搏器的患者,应请心脏内科医师会诊和调整设置,对术中使用电刀等电子设备的危险性应充分重视,可能情况下以双极电刀替代单极电刀。

7.高血压病　麻醉危险性取决于是否存在继发性重要脏器(脑、心、肾)的损害及其损害程度,如合并肥胖及糖尿病,麻醉手术危险性增加。高血压患者术前应使用降压药,使血压控制在 160/100mmHg 以下,降压药应一直用至手术日晨(肾上腺素能神经阻断性抗高血压药,如利血平等需要术前停药 1 周)。这类患者的术前准备还应包括改善重要脏器功能、维持水电解质平衡。

对于高血压、冠心病(近期有无心肌梗死,有无接受治疗及接受何种治疗。心肌梗死 6 个月内不宜进行择期手术)、先天性心脏病、心脏瓣膜疾病、心力衰竭、心律失常的类型及控制情况、糖尿病微血管及大血管病变及慢性主动脉夹层等患者,术中应维持血压稳定于基础血压波动不超过 20% 左右范围内,通过调整前后负荷及控制心率,减少心肌氧耗。询问患者目前有无服用抗凝药,术前是否需要调整用药。

(二)呼吸系统

慢性支气管炎、慢性阻塞性肺病、支气管哮喘、肺大疱、创伤性湿肺、近期有无上呼吸道感染及多发肋骨骨折等患者,应充分了解其术前动脉血氧分压及肺功能,注意其近期有无呼吸道感染,谨防麻醉及术中因气道高反应性出现的喉及支气管痉挛术,以及术后肺部感染加重、肺不张及肺大疱破裂导致气胸的可能。

1.呼吸困难程度分级(表 4-4)。

表 4-4　呼吸困难程度分级

0 级	正常行走,无呼吸困难症状
Ⅰ 级	能按需行走,但易疲劳
Ⅱ 级	行走距离有限制,走 1~2 条街后,需停步休息
Ⅲ 级	短距离行走即出现呼吸困难
Ⅳ 级	静息时出现呼吸困难

2.手术后易发生呼吸功能不全的高危指标见表 4-5。

表 4-5　手术后并发肺功能不全的高危指标

肺功能检验项目	正常值	高度危险值
肺活量(VC)	2.44~3.47L	<1.0L
第 1 秒时间肺活量(FEV_1)	2.83L	<0.5L
最大呼气流率(MEFR)	336~288L/min	<100L/min
最大通气量(MVV)	82.5~104L/min	<50L/min
动脉血氧分压(PaO_2)	75~100mmHg(10~13.3kPa)	<55mmHg(7.3kPa)
动脉血 CO_2 分压($PaCO_2$)	35~45mmHg(4.7~6.0kPa)	>45mmHg(6.0kPa)

3.急性呼吸系统感染患者手术后极易并发肺不张和肺炎,择期手术必须推迟至完全治愈 1~2 周后进行。

4.慢性呼吸系统疾病术前禁烟至少 2~4 周,4~8 周或以上更佳,术前应练习深呼吸和咳嗽排痰动作,术前 3~5 日用抗生素治疗。

5.高危患者术后易并发呼吸功能不全,术前应与家属说明,术后可能需要用呼吸机进行呼吸支持。

(三)肝脏疾病

1.肝功能损害程度评估分级见表 4-6。

2.肝脏患者有黄疸腹水,低蛋白血症和凝血机制障碍,手术麻醉危险性增加。

3.术前给高蛋白质、高碳水化合物饮食,保肝治疗并给予大量维生素 B、维生素 C 和必要时静脉滴注 GIK 溶液(10% 葡萄糖液 500ml 加胰岛素 10U,氯化钾 1g)。

4.输注白蛋白或鲜血,血浆,提供凝血因子和血小板。

5.控制腹水,注意水电解质平衡。

表 4-6　肝功能损害评估分级

项目	肝功能损害		
	轻度	中度	重度
血清胆红素(μmol/L)	<25	25～40	>40
血清白蛋白(g/L)	35	28～35	<28
凝血酶原时间(sec)	1～4	4～6	>6
脑病分级	无	1～2	3～4
每项异常记分	1分	2分	3分
手术麻醉危险性评估	小	中	大

注:总分 1～3 分为轻度肝功能损害,4～8 分为中度损害,9～12 分为重度损害

(四)肾脏疾病

1.肾功能损害程度估计见表 4-7。

表 4-7　肾功能损害程度

项目	损害程度			
	轻度	中度	重度	正常值
肌酐(μmol/L)	176	353	707	53～140
尿素氮(mmol/L)	7.5～14.3	14.3～25	25～35.7	2.5～7.5

2.术前纠正贫血,补充血容量,纠正水和电解质平衡。

3.避免使用经肾排泄和损害肾功能的药物。

4.避免使用血管收缩药,以免减少肾血流量,加重肾功能损害。

5.使用抗生素控制感染。

(五)内分泌系统

糖尿病、垂体功能减退、甲状腺功能亢进或减退等患者应注意围术期由于手术及应激反应等导致的原有疾病急剧恶化,出现垂体危象或甲状腺危象。

1.甲亢患者应纠正:①甲亢症状基本控制;②心率慢于 90 次/min;③血压和基础代谢正常;④蛋白结合碘 4h<25%,24h<60%后进行手术麻醉。⑤甲状腺激素水平在正常范围(TSH 0～10mU/L,T_3 1.8～2.9nmol/L,T_4 65～156nmol/L,FT_3 3～9nmol/L,FT_4 9～25nmol/L)。

2.糖尿病患者要求术前空腹血糖控制到 8.0mmol/L 以下,尿糖阴性或弱阳性。对合并肥胖冠心病的患者应注意预防并发症。术中静脉滴注胰岛素和葡萄糖的比例是 1U:4～5g。

3.嗜铬细胞瘤患者术前用 α 受体阻滞药(如酚苄明)和 β 受体阻滞药(普萘洛尔)控制血压和心率,并使血细胞比容低于 0.4。

4.皮质醇增多症患者(库欣病)和长期使用皮质激素患者术前及术中应加大激素剂量,一般在术前晚和手术日晨各肌注甲泼尼龙 40mg,术中静脉滴注氢化可的松或甲泼尼龙。

(六)血液疾病

1.贫血患者术前用铁剂、叶酸和维生素 B_{12},使血红蛋白达到 90g/L 以上。急症手术术前应输入红细胞浓缩液。

2.血小板减少症患者血小板数要求在 $6 \times 10^9/L$ 以上,实施椎管内麻醉者至少在 $7.5 \times 10^9/L$。血小板过低,术前应输注血小板浓缩液。每输 1 单元浓缩血小板可提高血小板$(4 \sim 20) \times 10^9/L$。血小板减少患者不宜选用连续硬膜外阻滞。

3.白血病、血友病患者手术应与血液科医师一起作特殊手术前准备。

(七)神经及精神系统

脑梗死,脑血管畸形患者麻醉中应注意维持血压的稳定,防止脑血管意外的发生。重症肌无力及吉兰-巴雷综合征患者应了解神经肌肉累及的部位及严重程度,全麻后拔管应待肌力完全恢复,各项反射灵敏后方可谨慎拔管。具有精神系统疾病患者应注意其平时专科治疗药物的用量及疗效。关于脑梗死的危险因素和术前应考虑的问题:①脑血管意外或短暂性脑缺血发作有关的病史。②只要无禁忌时尽量继续抗血小板和抗凝治疗。③术前超声心动图检查:帮助对房颤患者进行危险性分层(心衰伴房颤增加脑血管意外的风险)。④尽可能使用部位麻醉。⑤术中控制平均动脉压接近术前基础血压水平,特别在患者有发生脑血管意外的高危因素时。⑥术中尽可能控制血糖在 110mg/dl 左右,至少低于 180mg/dl。⑦术后:维持电解质和血容量平衡。

(八)感染性疾病

1.手术患者因创伤性操作和疾病、手术、麻醉导致免疫功能下降,易于发生感染。择期急性上呼吸道感染患者应延期 1～2 周再手术。

2.患有感染性疾病(结核病、乙型肝炎、艾滋病)的手术患者,麻醉医师在进行麻醉操作时要预防这些感染性疾病在患者之间和患者与麻醉医师间的交叉感染。

3.麻醉医师经常接触血液和针头、刀片等锐利物品,肝炎病毒抗原除存在于血液中外,在唾液、尿液中也有存在,故麻醉医师是乙型肝炎病毒感染的高危人群。据统计麻醉科住院医师乙肝表面抗体(抗 HBs)阳性率达 17%～23%。

4.疑有乙型肝炎患者,应和血液乙型肝炎标志物检查。当血液检测出 HbsAg、HBeAg、抗 HBc 同时呈阳性,临床上称"大三阳",说明乙肝病毒在人体内复制活跃,这时患者的血液、唾液、精液、乳汁、尿液、宫颈分泌物都可能带有传染性,手术应待治疗后进行,但急诊及癌症患者除外。如手术必须进行应注意隔离。当 HBsAg、抗 HBe、抗 HBc 呈阳性,称"小三阳",表明乙肝病毒复制减少,传染性减小,是病程相对稳定阶段。如果血液中只有抗 HBc 阳性,提示患者处于乙肝窗口期,即人体感染了乙肝病毒,但是免疫系统并没有发现乙肝病毒而未引起重视,针对病毒的抗体还没有产生或不稳定,导致有乙肝五项检查中乙肝抗体为阴性,而且表面抗原也是阴性,只有核心抗体是阳性。可反映乙肝病毒急性感染。乙肝感染窗口期为 1～6个月。大部分的乙肝感染窗口期一般为 2 周～3 个月,少数人可到 4～5 个月,很少超过 6 个月。在临床上,具体了解乙肝传染性大小,要通过 HBV-DNA 检测来加以判断。如果 HBV-DNA 阳性,说明乙肝病毒复制活跃,传染性强,并且检测值越大,传染性就越大;如果 HBV-DNA 阴性,那么就说明了乙肝病毒复制不活跃,传染性不强。为了保护自己,麻醉医师操作时应戴手套,注射针头应加针套,以避免被穿刺针损伤,必要时可注射乙肝疫苗预防。

5.艾滋病(AIDS)由人类免疫缺陷病毒(HIV)感染导致的疾病。故手术患者也有可能携带艾滋病病毒,术前应对患者进行 HIV 感染初筛试验,试验呈阳性的患者再作蛋白印迹法确诊。HIV 可在血液、精液、阴道分泌物,尿液,泪液,脑脊液,胸腔内液,心包液和乳汁中检测到,流行病学资料表明血液是医护人员最重要的感染媒介,而麻醉医师最可能的 HIV 感染途径是针刺损伤直接接种或与血污染的黏膜和分泌物的接触。资料表明,被污染的针头刺伤后,HIV 感染率约为 20%。麻醉医师应注意预防被感染,在进行动静脉穿刺,气管插管和拔管,放置胃管、口腔及鼻咽部吸引时要戴手套,完成操作后,在接触其他未污染物件前要脱去手套,并立即洗手,应穿手术服,戴口罩及保护眼镜,如发现被血液或其他体液污染,应更换衣服及手套,麻醉过程尽量使用一次性物品,用过后集中消毒或销毁。

(九)水、电解质和酸碱平衡失调

1.较长时间不能进食以及应用脱水药和利尿药的患者,术前应补充液体(晶体液和/或胶体液),必要时测定中心静脉压,根据中心静脉压补充液体。下午手术的患者,应在上午适当输液。

2.低钠血症(血钠低于135mmol/L)时体液容量可以不足,也可增加或正常。术前应根据不同病因进行纠正。对低血容量性低钠血症,应补充含钠较多的液体,并应补充血容量。对正常血容量性低钠血症,宜给含钠等渗液,对高血容量性低钠血症,可应用5%氯化钠溶液及呋塞米利尿。

3.低钾血症(血钾低于3.5mmol/L)较常见,应在尿量正常后,静脉缓慢补钾,速度不应超过20mmol/h,补钾应同时纠正病因及代谢性碱中毒,并应监测心电图。

4.轻度代谢性酸中毒常随脱水的纠正而好转,重度代谢性酸中毒除补充碳酸氢钠纠正外,保持呼吸循环功能正常尤为重要。代谢性碱中毒时应注意补充钾及氯离子。重度代谢性碱中毒应补充氯化铵。

5.呼吸性酸中毒术前应改善通气功能,必要时行间歇正压通气。呼吸性碱中毒应注意原发病治疗,适当增加CO_2重吸入,合并低氧血症时必须给氧治疗。

(十)急症患者病情估计

1.对急症患者应按病情轻重缓急,进行必要的术前准备,大出血或气道梗阻患者情况非常危急,极危重患者必须准备和抢救同步进行。而如急性阑尾炎、无肠梗阻腹股沟疝嵌顿患者病情较轻,也适当纠正水电解质紊乱。

2.严重创伤患者常有低血容量及休克,应估计失血量并紧急输液输血,及时补充血容量,进行麻醉及手术。

3.对气道梗阻、血气胸、颅脑损伤患者应及时吸氧,保证气道通畅,良好的通气和氧合,必要时行气管插管或气管切开进行呼吸支持。

4.严重创伤由于疼痛、恐惧、休克等使胃肠排空时间显著延长。肠梗阻患者有胃肠液体残留,全身麻醉时易引起呕吐,反流和误吸。故急症患者应考虑到饱胃的可能性。应用全麻时要快速气管插管,预防反流误吸。

5.急症患者常有水电解质紊乱,术前要适当补充水、电解质。

6.伴快速房颤的心脏患者或高血压患者施行急症手术时,术前应适当心血管治疗。

(张乃春)

第三节   麻醉选择

手术治疗的质量、效果和预后在很大程度上取决于麻醉方法。正确麻醉方法的选择也是麻醉质量、手术患者内环境保持稳定和麻醉前评估与处理正确的前提和标志。由麻醉医师决定每例手术用何种麻醉方法。

一、麻醉选择原则

(一)选择原则

临床麻醉的方法和药物选择十分重要,总的原则是既要达到无痛,便于手术操作,为手术创造必要的条件,满足手术的需要,又要保证患者安全、减少麻醉意外和并发症、主动维护和控制患者的生命体征。在保证麻醉期间呼吸循环生理功能稳定的前提下,达到镇痛良好、安全、舒适、简便,为满足手术需要创造必要的条件。

(二)评价标准

1.安全　掌握适应证和禁忌证恰当,麻醉药和方法不危及患者的生命和健康,麻醉意外少,无麻醉致死或其他不良后果。

2.无痛　能够保证麻醉效果,使手术能在完全无痛(基本无痛)和无紧张的情况下实施。

3.无害　麻醉药作用快,毒性小,无蓄积作用。对患者生理功能的影响限制在最小范围。能维持正常的生理功能,或对生理干扰小,即对心率、呼吸、血压影响小,对重要脏器损伤轻。将所产生的毒性和并发症能降到最低限度,且影响是可逆的。万一发生意外,能及时抢救,能快速有效地排除干扰,使手术自始至终地安全进行。

4.满足手术要求　麻醉效果能达到预期目的,能为疑难手术创造良好的条件,包括时间、深度、手术部位、范围等。例如心脏、大血管手术的低温;胸腔手术的控制呼吸,便于手术操作;腹腔手术有足够的肌肉松弛;高血压患者手术及出血多的手术要及时控制降压等。使既往不能施行的手术成为可行,使不能耐受手术(或麻醉)的患者变得可以耐受。

5.睡眠无记忆　防止觉醒,因为术中觉醒给患者带来潜在的心理障碍性后遗症,听觉模糊记忆影响术后行为。

6.保持适当应激反应　能降低应激反应,阻断向心性手术刺激,血流动力学稳定,减少术中、术后出血,减少输血及其并发症,预防负氮平衡,降低病死率。

7.术后恢复快　麻醉中合理地利用了各药物之间的协同和拮抗作用,麻醉结束患者即醒,可以早期拔管,并在短时间内尽早完全恢复。

8.简便易行　麻醉技术难度不高,方法实用,使用简便,麻药花费不过大,容易掌握,平战能结合。

(三)选择参考依据

1.患者一般情况　依据患者年龄、性别、体格及心、肺、肝肾功能等情况、病理生理改变、患者意见,手术患者病理和病情是主要的参考因素。

2.手术的性质和意图　取决于手术部位、切口、手术卧位、范围、深浅、繁简、创伤和刺激大小、手术时间的长短、是否需要肌肉松弛及手术时可能发生的意外等,如施行胸椎手术、胸壁手术、肾及肾上腺手术等,易误伤胸膜而发生气胸,故采用气管内插管全麻。

3.麻醉设备条件　包括器械设备、药品条件和麻醉医师的技术水平条件(能力和熟练程度)。

4.麻醉药及麻醉方法　根据麻醉药的药理作用、性能和对患者病情的影响、麻醉方法本身的优缺点等,正确选择适当的麻醉药和麻醉方法,达到灵活机动,及时调整。

5.麻醉医师技术能力和经验　根据麻醉医师的技术能力、理论水平和经验:①充分参考术者的意见,选择安全性最大、对机体干扰最小的麻醉方法;②选择自己操作最熟练的方法;③若是危重患者或急症患者时,术前讨论或向上级请示,以保证患者的安全,减少麻醉意外和并发症;④用新的麻醉方法时,要了解新方法的优缺点,还要注意选年轻、健壮的受术者作为对象。

二、根据手术部位选择麻醉

(一)头部

可选局麻或支气管内插管吸入全麻。如颌面、耳鼻喉和颅脑手术。颌面外科患者,常因颞下颌关节疾病、瘢痕挛缩、肿瘤阻碍或对组织器官的推移、变位等,造成张口困难、头后仰受限、上气道的正常解剖位置异常等因素,往往导致气管内插管困难,故需要用鼻腔盲探插管法。颅内手术的麻醉选择,应考虑以对颅内压的影响最小的原则,去选用各种麻醉药和麻醉方法,并根据手术的具体要求及患者全身情况等,来权衡其利弊。

(二)颈部

最常见的是甲状腺手术,包括甲亢手术。可考虑颈丛或硬膜外阻滞。若颈部肿块过大,气道已有压迫或推移,致气管扭曲等已有呼吸困难者,或精神过于紧张而不合作者,可考虑选择气管内插管、复合全麻,以策安全。此类患者如有气管插管困难者,宜采取清醒气管内插管较安全。

(三)胸部手术

1.胸壁   可选局麻、硬膜外或肋间神经阻滞、静脉复合或吸入麻醉。

2.胸内手术   以气管内插管静脉复合或吸入静脉复合麻醉为佳。也可选局麻或硬膜外阻滞,但应注意开胸后对呼吸生理的扰乱,肺部病变对呼吸功能的影响,肺内分泌物的控制。

(四)腹部

硬膜外或腰硬膜联合阻滞比较理想而常选用。也可选腰麻。患者对硬膜外阻滞有禁忌、过度肥胖、过分紧张或全身情况较差、或有危重休克、感染或内出血性患者,可用静脉复合或静吸复合、气管内插管全麻。达到无痛、肌松良好、抑制自主神经反射,术后对胃肠功能扰乱少。全麻时,配合肌松药,可减少对循环及肝、肾等功能影响,能提高麻醉手术的安全性。

(五)肛门会阴部

可选鞍麻或骶管麻醉较满意。有时选硬膜外阻滞,静脉复合全麻或静吸复合全麻。盆腔与妇产科手术绝大部分可在骶管麻醉、鞍麻或持续硬膜外麻醉下完成。

(六)脊柱四肢手术

1.脊柱手术   选局麻往往效果不佳,可用硬膜外阻滞或气管内插管静脉复合或静吸复合全麻。

2.上肢   臂丛阻滞和硬膜外阻滞最常用。高位硬膜外阻滞不如臂丛阻滞安全,臂丛阻滞也要预防气胸等并发症。必要时选气管内插管,静脉复合全麻或静吸复合全麻。

3.下肢   可选用腰麻、腰硬膜联合或硬膜外阻滞,能满足手术需要;气管内插管静脉复合或静吸复合少用。

4.断肢再植   该手术时间甚长,要求循环功能稳定,血管不发生痉挛,使再植的肢体供血良好,避免血栓形成。因患者失血量较多,血容量不足,常有代偿性的血管痉挛。要预防休克、补充血容量、输右旋糖酐-40等胶体液;改善微循环、预防血栓形成;纠正酸中毒,补充碱性药,防止发生毛细血管内凝血,减少血栓形成的机会。患者要处在比较安静的状态下,以保证手术的顺利进行及再植血管、神经的功能。麻醉的选择必须全面考虑,并作必要及时的处理。上肢选用持续臂丛阻滞或硬膜外阻滞,下肢选用硬膜外阻滞,麻醉要辅以足够的镇静或麻醉性镇痛药,减少患者因紧张情绪或疼痛刺激,所致的血管痉挛,满足手术要求。个别精神紧张或重度创伤,或严重休克者,可选用气管内插管,静脉复合或静吸复合全麻,但手术时间冗长,要控制麻药量,以防药物蓄积作用。术中应尽量避免用升压药物,要保温,避免室温过低刺激血管痉挛。

(七)烧伤及瘢痕整形手术

患者曾经过多次手术,对疼痛敏感,上肢可选用臂丛或硬膜外阻滞,下肢可选用硬膜外阻滞,麻醉中辅助一定量的镇痛、镇静药物,均可满意完成手术。手术面积大者或病情严重者,可选用气管内插管,静脉复合或静吸复合全麻。早期创面渗液丢失多,要及时补充血容量,预防休克。特别是头面部烧伤、颈胸或颈颏瘢痕粘连手术者,存在张口困难或颈部不能活动、头向前倾、呼吸困难等病理改变者,往往气管内插管操作十分困难。先要用鼻腔插管或行气管切开或瘢痕松解后方可上麻醉药。气道烧伤、呼吸困难者,应气管造口术。

三、特殊患者的麻醉选择

(一)常见特殊患者

1.有过敏史患者　即使选用局麻,也应注意过敏问题。对静脉麻醉药或吸入麻醉药发生过敏者少见。

2.贫血患者　用腰麻或硬膜外阻滞时,应预防血压下降。严重贫血或大失血者应禁用腰麻或硬膜外阻滞。以选气管内插管静脉复合全麻较安全。应给予较正常浓度高的氧气吸入。

3.癫痫患者　注意避免抽搐的因素,麻醉前苯妥英钠 0.1~0.2g 或地西泮 10~20mg 口服,以预防发作。选气管内插管,硫喷妥钠加琥珀胆碱诱导,维持麻醉不选用普鲁卡因或利多卡因静脉注射。

4.发热患者　无论采取何种麻醉方法,都应采取降温措施并充分供氧。

(二)高危及危重患者

1.全身衰竭　宜用局麻或神经阻滞,禁用腰麻,包括硬膜外阻滞。需用气管内插管,以浅全麻为妥。硫喷妥钠诱导时应减量,或清醒气管内插管,或用咪达唑仑、芬太尼、维库溴铵、丙泊酚静注诱导,气管内插管,浅全麻加肌松药维持,是安全、常用的方法。也可用气管内插管加硬膜外麻醉方法。

2.休克　由于休克患者对麻醉药的耐量低,对巴比妥类药物较敏感。创伤性休克要充分补充血容量,近年来,应用高渗盐水和右旋糖酐溶液有较好的疗效。严重休克时肾过滤率减低,肾排药物不宜应用。一般选用气管内插管、浅全麻维持,用对循环功能影响小的药物,并保持适当的呼吸交换量及供氧。禁忌椎管内麻醉方法。也可用气管内插管加硬膜外麻醉方法。

3.瘫痪　由于患者长期卧床,血容量潜在不足,循环代偿功能差,瘫痪平面高者,影响呼吸功能,或并发坠积性肺炎。胸,以上损伤或病情严重者宜选气管内全麻,尽量不用琥珀胆碱,因其诱发高血钾;保证足够通气和循环稳定。胸,以下损伤或病情较好者,可选硬膜外阻滞。

4.呼吸系统疾病　应根据以下情况选择。

(1)气道炎症:不宜选用吸入麻醉药,以静脉复合麻醉较理想。

(2)哮喘:术前应用色甘酸钠进行有效的药物控制,宜选哌替啶,均不宜用吗啡、硫喷妥钠和筒箭毒碱等,腰麻及高位硬膜外阻滞均应慎重。

(3)"湿肺"及活动性肺结核:由于有大量分泌物或咯血(肺结核活动期、肺炎、支气管感染、支气管扩张、肺脓疡和肺肿瘤等),应选支气管内插管。如用双腔管插管,可保证术中安全,并防止下气道阻塞和感染扩散。肺叶切除范围较大者,选用对气道刺激小的麻醉药。注意气道的管理。

5.心血管疾病

(1)非心脏手术:应把重点放在心脏问题上。若心脏功能差,术前、术中应适当地应用强心药物。心脏代偿功能较差的心脏病患者,只要不过分紧张,尽量采用局麻,或神经阻滞,配合镇静药。若选用气管内插管、静脉复合全麻时,深度应浅,肌松药均可选用。不宜使用抑制心脏功能的麻醉药和麻醉方法。心脏功能代偿较好的患者,仍可选用硬膜外阻滞,但应慎重。

(2)心血管手术:大而复杂的手术,如心内直视手术,应考虑气管内插管静脉复合全麻、低温麻醉和体外循环。选用药物及方法应避免导致缺氧、CO_2 蓄积和低血压,诱导应避免兴奋和挣扎。

(3)病态窦房结综合征患者:均选用静脉复合全麻,心率缓慢用阿托品等对抗,术中监测心电和血压,术前备好起搏器;经食管心房起搏安全。

6.神经系统疾病   包括颅脑外伤、颅内肿瘤摘除及脊髓手术,禁用腰麻,宜选气管内插管,适宜用效能微弱的麻药,如氧化亚氮、羟丁酸钠、氯胺酮或局麻比较安全。颅内术中充分供氧,预防脑肿胀、颅内压剧增。

7.肝病   对肝功不全者,应选择对肝功能影响小的麻醉药或麻醉方法。避免用毒性较大的全身麻醉。用局麻、腰麻或硬膜外阻滞较好。全身情况差者在气管内插管下静脉复合全麻。选用羟丁酸钠、芬太尼、氟哌利多、地西泮及氯胺酮等对肝功能影响小的药物,全麻中应防止缺血、CO_2 蓄积和低血压。肝功能障碍者手术选用低温麻醉时,可加重凝血机制的扰乱,应十分审慎。

8.肾病   免用对肾有毒害、由肾脏排泄药物的麻醉方法。如戈拉碘铵、溴己氨胆碱和地高辛等。局麻、腰麻和硬膜外阻滞常用,全身情况差者,在气管内插管下静脉复合全麻。肾炎有水肿、尿少、严重贫血、血浆蛋白低下、腹水,并常有血压的变化,均与麻醉有关,应避免选择影响血液酸碱平衡及易造成缺氧、CO_2 蓄积、血压波动大的麻醉药及麻醉方法。尿毒症患者,伴有昏迷、酸中毒和抽搐等,宜选局麻、神经阻滞;气管内插管静脉复合全麻时,可选用羟丁酸钠、氟哌利多、芬太尼等静脉麻醉药;选用不从肾排泄的肌松药,不选用硫喷妥钠。硬膜外阻滞及腰麻平面应控制得当,可慎选。

9.孕妇   忌全麻。腰麻要慎重,因为麻醉平面不好控制。宜选硬膜外阻滞(临产的平面最好不超过脐部)和局麻。

10.小儿   在基础麻醉下加局麻。较复杂、较大的手术用静脉复合全麻也较恰当。腰麻、硬膜外阻滞或神经阻滞,只要施用得法,效果很好,但必须慎用,骶管阻滞效果也好。但要配合基础麻醉。

11.老年人   选用局麻或硬膜外阻滞(慎用,麻醉平面妥为掌握,麻药小剂量、分次)为妥。也选腰硬联合麻。全麻以静脉复合为宜。高血压患者若无心脑肾的并发症,麻醉的选择无问题。凡顽固性高血压经治疗不易下降者,血管弹性较差,血压波动较大,应注意麻醉对血压的影响。全身麻醉掌握得当,对循环影响较小,否则使血压波动剧烈,增加麻醉中的险情。长期服用降压药的患者,术中可能出现严重低血压,不宜选腰硬联合麻。

12.糖尿病   以选局麻及神经阻滞较安全,也可首选硬膜外阻滞。硬膜外麻醉可减少神经内分泌的应激反应,减少分解代谢并发症,增加代谢稳定性。尽量避免全麻。若选全麻时,要注意控制血糖浓度,大剂量强效阿片类药可阻断应激反应,大剂量芬太尼能有效控制血糖,但要限制使用阿片类药物。选氧化亚氮、硫喷妥钠等对血糖影响小的全麻药。术前、术中应给予胰岛素。

(三)急症手术

1.全身麻醉   主要用于颅脑外科、心包填塞、心胸外科、五官科的急症手术或多发性复杂性外伤患者。静脉复合或静吸复合全麻。注意防治休克,维持一定的血压等。

2.硬膜外阻滞   禁忌急症手术,相对禁忌证慎用。注意麻醉管理。

3.部位麻醉   局麻、颈丛、臂丛用于颈部、颌面部、上肢手术等。

4.小儿   选基础麻醉加局麻、部位麻醉或椎管内麻醉。

四、麻醉药选择

(一)一般要求

1.用良好的麻醉药 良好麻醉药应具备以下标准。但目前尚无一种麻醉药能满足以下要求。

(1)诱导快:无刺激性、患者舒适,乐于接受。

(2)不影响生理:对生理无不良影响,在病情危重情况下也能使用。

(3)物理性能稳定:能与钠石灰接触,与光接触或长期贮存均不起变化。

(4)不燃烧爆炸:可用于多种麻醉方法。

(5)无蓄积:无个体差异或个体差异很小。

(6)作用强:麻醉效力强,能产生良好的催眠、止痛作用,并能随意控制麻醉深浅、苏醒快,安全可靠。

(7)对呼吸循环无影响:对呼吸无影响,循环易维持平稳。

(8)满足手术要求:如提供满足手术要求的肌肉松弛及其他特殊手术要求等。

2.联合用药 在目前尚未发现单一麻醉药具备以上标准之前,临床上多采用两种以上的麻醉药联合应用,取长补短,发挥其各自优点,减少不良反应和危害,尽可能满足手术要求,是目前广泛应用的方法。近年来,国内外麻醉发展较快,众多新药物的引进,为麻醉药的多种选择提供了条件,但要达到最佳选择。

(二)吸入麻醉药

1.安全 从患者生存利益出发,首先考虑吸入麻醉的安全性。

(1)麻醉药所需的浓度与氧浓度比例:如氧化亚氮需要高浓度时,氧浓度降低,易致缺氧。

(2)燃烧爆炸性能:目前应用氧化亚氮及氟类吸入全麻药,无燃烧爆炸的危险。

(3)稳定性:氟烷与加热的钠石灰接触即变质,产生剧毒物,说明化学性质不稳定;物理性质也不稳定,在蒸气饱和下,腐蚀锡、铝、黄铜和铅,又能溶解于橡胶和塑料,而后徐徐释出。

(4)安全性:氟烷安全界限小,扰乱心肌正常的应激性,对肝有毒性,肝炎、休克、心功能不全、心肌损害患者禁用。

(5)对自主神经系统功能:氟烷易使血压下降;恩氟烷吸入高浓度时,心排血量减少、血压下降、心率减慢等严重心肺功能不全、肝肾功能损害、癫痫、颅内压高患者勿用。控制性降压时,可选用氟烷配合。重危、重症肌无力和嗜铬细胞瘤患者皆选用恩氟烷。异氟烷心律稳定,增加脑血流量轻微,癫痫患者和颅脑外科首选异氟烷。

(6)对机体的毒性:氧化亚氮在无缺氧时无毒,对肝肾功能则无影响,肝肾功能不全者选用适宜。恩氟烷对肝肾功能损害的危险性存在,肝肾功能不全患者慎用。异氟烷是不引起肝损害的。

(7)对代谢与酸碱平衡的影响:氧化亚氮对大脑代谢有轻度刺激作用,并增加脑血流量(CBF);氟烷对肝的代谢明显抑制;七氟烷麻醉时 CBF 及脑氧代谢率($CMRO_2$)明显减少,分别下降 34% 和 52%;地氟烷使脑氧代谢下降,抗分解代谢强作用等。注意氟离子释放后的多尿性肾衰。

(8)麻醉后反应:氟烷、恩氟烷、异氟烷、七氟烷及地氟烷等苏醒后无呕吐反应。

(9)环境污染:废气排放虽可减少空气中麻醉气体浓度,但污染仍存在。

2.患者易接受 吸入全麻药的气味和刺激性常使患者不乐意接受。氟烷有水果样香味,七氟烷易被患儿乐于接受,氟类麻醉药对气道黏膜无刺激,分泌物不增多,地氟烷对气道有轻度刺激作用。

3.麻醉效能强

(1)镇痛及麻醉效力:氧化亚氮麻醉效力弱,常作为辅助麻醉并用,氟烷、恩氟烷、七氟烷和地氟烷等效能强,可以单独使用。

(2)作用快慢:氟烷、恩氟烷、异氟烷、七氟烷和地氟烷作用快,诱导快。

(3)苏醒时间:氟类吸入全麻药苏醒快,可减少术后并发症的发生率。

(4)肌肉松弛效果:氧化亚氮肌松作用较差,氟类吸入全麻药中,地氟烷肌松作用最强。氟烷肌松作用最差。

4.药物价格高   恩氟烷、异氟烷、七氟烷和地氟烷效果好,但价格昂贵,广泛应用受到限制。

(三)静脉麻醉药

1.速效药   静脉麻醉药有对气道无刺激性、无燃烧爆炸危险等优点,适应证广,已被广泛接受。速效静脉药包括硫喷妥钠、丙泮尼地、阿法多龙、依托咪酯和丙泊酚等。

2.缓效药   包括有氯胺酮、地西泮、氟硝西泮、咪达唑仑、吗啡、哌替啶、芬太尼、阿芬太尼、神经安定镇痛药和羟丁酸钠等。

3.肌松药   胸部和上腹部手术完全需要肌松药。最适宜的肌松药是阿曲库铵、维库溴铵和米库氯铵等短效肌松药。

(张乃春)

第四节   麻醉前用药

麻醉前用药的目的:①减轻患者紧张情绪和焦虑,有助于全麻诱导平稳及提高机体对局麻药的耐受性。②降低代谢,提高痛阈,减少麻醉药剂量。③减少腺体分泌,保持术中呼吸道通畅。④抑制交感和迷走神经反射,降低应急反应。⑤预防和减轻麻醉药的不良反应。

目前我国手术量骤增,尤其是手术室外麻醉及日间短小手术增多,这些患者只能在进入手术室后,根据不同麻醉方法静脉给麻醉前用药。但住院患者择期手术仍应按要求在病房给药。

一、常用麻醉前用药

常用抗胆碱能药物有阿托品、东莨菪碱和格隆溴铵,近年也有用戊乙奎醚。使用时根据对心血管、呼吸、脑和胃肠道药理作用结合患者情况选用。

(一)阿托品

主要药理作用是减少腺体分泌和治疗严重心动过缓。阿托品降低胆道和输尿管平滑肌张力,可预防吗啡引起的平滑肌痉挛。治疗剂量的阿托品使膀胱底部平滑肌松弛,而膀胱括约肌收缩,因此,可能引起尿潴留。阿托品局部应用可使瞳孔扩大和睫状肌麻痹,使调节麻痹。阿托品的扩瞳和调节麻痹作用时间较长,可持续 7～14 天。阿托品主要在肝脏代谢,其血浆蛋白结合率为 50%,分布半衰期为 1.0 分钟,消除半衰期为 140 分钟,稳态分布容积大,50% 以原型排出体外,并可部分经肾小管主动分泌而排出,有 30% 的阿托品经酶分解成无活性托品醇和托品酸再由尿排出,微量原型经汗腺和乳汁排除。阿托品对心脏和支气管平滑肌的作用特别强,是治疗心动过缓最有效的抗胆碱能药物。阿托品的衍生物,异丙托溴铵,阿托品与术后轻微的记忆缺失有关,中毒剂量通常导致兴奋性反应。可经静脉或肌内注射,0.01～0.02mg/kg,普通成人最高 0.4～0.6mg。肌内注射 0.01～0.02mg/kg,能够确切地抑制腺体分泌。甲状腺功能亢进、心动过速、高热、青光眼及有眼压升高倾向的患者,禁用阿托品,并慎用于窄角型青光眼、前列腺肥大或膀胱颈梗阻的患者。

（二）东莨菪碱

抑制腺体分泌作用比阿托品更强，对中枢神经系统的作用也更强。临床剂量通常可导致瞌睡和健忘，也可能出现不安或谵妄。东莨菪碱对网状激活系统的抑制作用较阿托品强 100 倍，对大脑皮层的其他部位也有抑制.从而能够产生镇静和遗忘作用。东莨菪碱的消除半衰期为 1.6～3.3 小时，分布容积为 1.2～2.7L/kg，在体内主要经肝脏代谢，以仅 1% 以原型经肾脏排出体外。东莨菪碱可以用来预防情绪障碍和术后恶心、呕吐，但是可能会伴有眼睛、膀胱、皮肤和精神方面的不良反应。东莨菪碱和阿托品及格隆溴铵相比，镇静作用最强且时效长，小剂量东莨菪碱（0.3～0.5mg）肌注有明显的镇静作用，镇静可能是麻醉前用药期望的效果，但可能影响短时间手术的术后苏醒。另外东莨菪碱还有预防晕动病的作用。脂溶性特点使之可以经皮吸收。因为东莨菪碱对眼的作用明显，最好避免用于闭角型青光眼患者。

（三）格隆溴铵

格隆溴铵是四级结构，因此不能通过血-脑屏障，通常对中枢神经系统和眼几乎没有活性。格隆溴铵无镇静作用，能够暂时抑制唾液腺和呼吸道分泌，抑制唾液腺分泌较阿托品强 2 倍多，静脉注射后心率通常加快，但肌注后心率不会加快。格隆溴铵作用时间（2～4 小时）比阿托品长（30min）。

（四）戊乙奎醚

戊乙奎醚商品名为长托宁，选择性作用于 M1、M3 和 N1、N2 亚型受体，对于 M2 亚型无明显作用，能够通过血-脑屏障进入脑内，作用于中枢神经系统。治疗剂量的戊乙奎醚能较好地拮抗有机磷毒物中毒引起的中枢中毒症状和外周的毒蕈碱样中毒症状，但是由于对 M2 受体无明显作用，因而无心率增快的不良反应。

戊乙奎醚常用于麻醉前以抑制腺体分泌，特别是呼吸道黏液分泌，主要用于要求口腔、呼吸道分泌物减少的手术。青光眼、眼内压升高患者禁用，老年人慎用。

用量适当时常常伴有口干、面红和皮肤干燥等。如用量过大，可出现头晕、尿潴留、谵妄和体温升高等。一般不须特殊处理，停药后可自行缓解。儿童对本类药物较敏感，应慎用；伴有高热的患者更应慎用。对前列腺肥大的老年患者可加重排尿困难，用药时应严密观察。如与其他抗胆碱药（阿托品、东莨菪碱和山莨菪碱等）伍用时有协同作用，应酌情减量。

常用剂量和用法：术前 30 分钟成人肌注剂量为 0.5mg，或麻醉诱导前静注 0.3～0.5mg。小儿 10μg/kg。如剂量太大（>1mg）则术后易发生躁动。

二、麻醉前用药注意事项

（一）剂量和用法
麻醉前用药应包括镇静、镇痛和减少腺体分泌三方面药物的组合。

1.椎管内麻醉和神经阻滞　肌内注射咪达唑仑 0.07～0.1mg/kg。

2.全身麻醉　肌内注射咪达唑仑 0.07～0.1mg/kg，阿托品 0.01mg/kg 或东莨菪碱 0.007mg/kg。

3.小儿麻醉前用药剂量　肌内注射阿托品 0.01mg/kg 或东莨菪碱 0.007～0.01mg/kg

（二）注意事项

1.年老体弱，全身情况欠佳者，应减少用药剂量。危重和休克者不用镇静药和镇痛药。

2.年轻、体壮、情绪紧张患者应适当增加剂量。

3.呼吸功能不全、颅内高压及产妇禁用麻醉性镇痛药。呼吸道炎症分泌物较多患者避免用抗胆碱药。

4.小儿麻醉前用药可依不同麻醉方法及患儿年龄决定麻醉前用药及给要途径。<6kg 婴儿无需麻醉前用药，>6kg 的小儿可于麻醉前 20 分钟口服咪达唑仑 0.5mg/kg。抗胆碱药已不作为麻醉前常规用药，必要时可在诱导时静脉给药。

（彭　勃）

第五节　脑功能监测

一、颅内压（ICP）监测

【适应证】

适用于已明确的 ICP,估计颅内高压的进展会损伤脑的结构和功能。

1.ICP 的程度　气脑及脑室造影过程中,可提示 ICP 是否已面临危险的临界点。

2.预防麻醉中并发症　预防麻醉过程中引起的脑疝、窒息等。

3.观察开颅术中病情变化　开颅手术前、后及中有助于了解脑水肿、继发性脑出血等。

4.指导用药　急性重症颅脑损伤、颅内出血性疾病、脑膜炎、脑炎等,可随时反映颅压情况,指导治疗用药。

5.非颅内占位性病变及昏迷病变的治疗计划　没有颅内占位性病变证据的昏迷病例,ICP 监测可以指导用药及补液的增减。

【测压部位和方法】

监测方法很多,大致分为两类。即开放法测压和闭合测压法。监测在脑室内、蛛网膜下腔、硬脑膜下腔或硬脑膜外腔等不同部位置管测压。均是创伤性方法,临床应用受限,以蛛网膜下腔、硬膜外腔测压法最常用。颅内压的波型分为 A 型波、B 型波和 C 型波 3 种。

【临床意义】

ICP 正常值 0～15mmHg,儿童 3～7.6mmHg,ICP 20.6～25.6mmHg 是危险平面,应积极处理。15.4～20.6mmHg 为轻度 ICP 升高、20.6～41mmHg 为中度 ICP 升高、>41mmHg 为重度 ICP 增高。ICP 升高可使脑血流量（CBF）下降或停止,又可使脑组织受压移位或突出而产生严重后果。

【结果分析】

1.ICP 增高的原因　①缺氧;②二氧化碳蓄积;③气道不畅;④头低位;⑤高热;⑥血压剧升,如升压药应用;⑦颅脑外伤;⑧胸内压增高;⑨输液过量;⑩酸碱失衡等。

2.ICP 减低的因素　脑脊液丢失、脱水、失血等 ICP 减低因素。

二、脑血流和脑代谢监测

要精确地测 CBF,脑缺血不可预知,检查(若有设备和专门人员、措施)相当费时,CBF、ICP、神经功能及 CMR 之间相互作用,影响是十分复杂的。其监测方法如下。

1.A-VDO$_2$　连续监测动静脉血氧分压差（A-VDO$_2$）来监测 CBF。过度通气时,A-VDO$_2$ 值增大（>10）,A-VDO$_2$ 正常值（PaCO$_2$ 40mmHg,即 5.32kPa）6.3±1.2 vol%。脑氧代谢率（CMRO$_2$）正常值为 3～

$3.5ml/(100g \cdot min)$。CBF 正常值为 $50ml/(100g \cdot min)$，总量 $750ml/(100g \cdot min)$。占每分钟心排血量的 $12\%\sim15\%$。$CBF<20\sim50ml/(100g \cdot min)$ 时引起脑损害，$<10ml/(100g \cdot min)$ 则致不可逆脑损害。CBF 与其关系用公式表示：$CBF=\dfrac{CMRO_2}{A\text{-}VDO_2}$。$A\text{-}VDO_2$ 扩大，提示脑明显缺血或有低灌注。脑灌注压（CPP）＝MAP-ICP，正常值为 $77\sim98mmHg$，当 $<52mmHg$ 时，EEG 呈慢波，$30mmHg$ 为临界值，$25\sim40mmHg$ 时 EEG 趋向平坦，$25mmHg$ 时产生不可逆脑损害。调整 $PaCO_2$ 到正常值，降低 ICP，改善 CBF 和脑的氧合，减轻脑水肿。安全易行。

2.脑脊液代谢产物监测　连续监测 CSF 内某种物质的含量以了解脑的代谢功能。如颅脑外伤时，神经细胞破坏后释放酶进入 CSF 内，测定其含量可评估脑损伤的程度和预后。

三、脑氧饱和度监测

【适应证】

新型的脑氧饱和度（$rSHbO_2$）监测仪具有无创、连续性监测脑组织氧饱和度的功能，并能测定 CBF，且操作简便，适用于床边监测。

【临床意义】

脑氧饱和度主要反映 SvO_2，脑中混合静脉血氧饱和度是反映脑氧供（DO_2）的敏感指标，有重要意义。脑氧饱和度仪不能区分动、静脉血的血红蛋白氧饱和度，测定的结果仅代表脑组织局部的血红蛋白氧饱和度。正常值为 $\pm68\%$。$<55\%$ 作为脑组织缺氧的界限。临床中，动态观察 $rSH\text{-}bO_2$ 比单次观察的实测值有意义。

1.监测脑循环功能的改变　用于颈动脉内膜剥除术、颈内-颈外动脉搭桥术中。

（1）颈动脉内膜剥脱术，术中需要钳夹一侧颈动脉，或做暂时分流，通常脑脊底动脉环（Willis 环）的侧支可代偿患侧脑组织 DO_2，监测 $rSHbO_2$ 的改变可以监测侧支循环的供 O_2 水平。

（2）低温麻醉动静脉瘘修补术。

（3）监测危重患者的脑功能改变，在 CPR 及颅脑外伤治疗中，$rSHbO_2$ 可及时反映治疗效果，判断病情预后。

2.监测 CBF　可在床边重复测定 CBF 变化，与放射免疫及超声测定 CBF 比有无可比拟的优越性。

3.监测脑氧供需平衡　在麻醉中，尤其低温体外循环麻醉中，监测脑氧平衡很重要，防止脑氧供需失衡。

4.低氧血症　作为低氧的常规监测，也可用于严重低血压及心肺脑复苏（CPCR）、CPB 停跳等低氧的监测。

5.协助诊断脑供血不足　神经内外科用于协助诊断脑供血不足。

6.局限性　只能反映被测部位 $rSHbO_2$。

四、电生理监测

除 ICP 外，监测脑功能的手段远远落后循环和呼吸监测的水平。

（一）昏迷深度监测

采用 Glasgow 昏迷评分标准（GCS）和分级，简单明了地评估意识的动态水平，简称昏迷指数法。

1.依据　将测试颅脑损伤患者对刺激的睁眼反应(E)、语言对答(V)和运动反应(M)等反应分别列表评分。以其总评分判断病情的严重性。

2.评分结果　将3项相加得总分。3～5分表示深昏迷(重度脑外伤);>8分,患者清醒;6～7分有昏迷。

3.缺点　Glasgow昏迷评分对监测和评估昏迷患者的预后,虽有简单方便的效果,但也存在以下不足。

(1)神经系统检查项目间缺乏内在联系,患者昏迷时,全部评分项目只剩下几个对疼痛反应的刻板动作。

(2)仍存在观察者之间的结果差异,主观性大。

(3)凡患者已用镇静药或进入全麻状态时,无法采用GCS来观察病情,只能仅凭瞳孔一项来评估神经系统功能。

(二)脑电图监测

EEG记录脑细胞群自发而有节律的电活动,同时反映了头皮两点或头皮与无关电极之间的电位差。用于诊断和治疗脑疾病、监测脑缺血(氧)、昏迷病人及麻醉深度、确定脑病灶部位、性质和预后。有条件的手术室、ICU可配备EEG机。近年来电动光谱分析EEG等问世,电脑控制,自动显示,迅速精确,应用增多。

【适应证】

EEG在麻醉及手术监测中应用:

(1)对缺氧和CO_2蓄积(大脑)的显示灵敏而迅速。

(2)对麻醉深浅的监测:当根据体征判断麻醉深度有困难时,EEG可有助于监测麻醉深度。但近年来已很少用EEG来评价麻醉深度。因为脑电波电位低;EEG受麻醉以外的因素影响较大;不同药物,EEG的变化各异;近代全麻药、安定药、镇痛药等的主要作用部位不在大脑皮质。故EEG不可能表达清楚。

(3)脑缺氧监测:在体外循环、颈总动脉手术及特殊情况有价值。CPB期间EEG发生变化时,需了解温度、麻醉药物剂量及浓度等情况,查明原因,切忌单凭EEG评价脑功能。

(4)麻醉药对EEG的影响:如硫喷妥钠、氯丙嗪、地西泮、芬太尼类、氟烷、恩氟烷、异氟烷和氧化亚氮等脑电图监测各有差别。

(5)凡失血、心排血量减少或血压过低使CBF减少,EEG示低频高幅波形;脑缺氧出现慢波。温度降至28.5℃以下,慢波更明显。

(6)CPR后监测:CPR后用EEG来判断病情和预后,根据临床征象结合脑电波分析,以确定脑死亡或脑功能恢复及预后的好坏。

(7)急性脑卒中患者脑功能监测:脑卒中患者发病后血清神经元特异性烯化酶(NSE)水平较正常升高,反映脑损伤程度;动态监测其变化对判断病情、指导治疗和估计预后有价值。急性脑卒中EEG异常变化与病变性质和病情严重程度有关,依EEG改变可以帮助判断病情严重程度和预后。

【临床意义】

麻醉肘脑电图波形和频率的描述:①活化。凡出现高频低波幅者。②抑制。低频高幅者。③等电位。如脑缺血、麻醉过深、体温过低或濒死者。EEG可指导麻醉用药,依手术要求调节麻醉深度;在控制性降压期间,当缺血性EEG异常时,应采取适当的升压措施来改善脑的灌注。过去将麻醉说成是中枢神经抑制的同义词是错误的,应予纠正。EEG监测证实,麻醉状态是大脑皮质兴奋和抑制一对矛盾的统一体,只是有的抑制为主,有的麻醉药物(氯胺酮和恩氟烷)以兴奋为主。

（三）脑诱发电位监测

EEG 对了解意识水平变化十分有用。诱发电位（EP）可反映脑内特殊神经解剖通路的功能状态。EP 是脑电图检查的一种补充。它应用电脑技术，将刺激信息（声、光或体感），通过复杂程序，清晰显示出诱发电活动的平均曲线及各项参数。目前常用有 5 种。

1.体感（觉）诱发电位（SEP）　经皮肤或末梢神经（正中或尺或桡或腓总神经）刺激，在对侧头皮相应部位可以记录其反应的电活动。如传导时间异常，且持续存在，预后不是死亡就是伤残。

2.视觉诱发电位（VEP）　主要用于意识不清患者的视觉器官（视神经到枕叶皮质）的检查或估计，应用有局限性。

3.脑干诱发听觉电位（BAEP）　由五波形组成，Ⅰ波反映耳蜗功能，Ⅱ～Ⅴ波反映脑干的功能状态。波的缺乏表明脑干某个平面遭到损害，可与临床各种反射相关联，如瞳孔反射、前庭反射及角膜反射。如果全部缺乏，表示损害的范围累及终末器；如果全部缺乏、而Ⅰ波保留，EEG 出现等电位，表示病情严重，提示延髓衰竭。

4.运动诱发电位（MEPS）　了解神经结构恢复状态。诱发电位将会在监测全麻深度上发挥作用。氟烷使 VEP 潜伏期延长，恩氟烷、异氟烷和 N_2O 使 VEP 潜伏期延长、SEP 潜伏期增加，波幅减少；硫喷妥钠-芬太尼-N_2O 麻醉使 VEP 波幅压低，潜伏期延长。恩氟烷和异氟烷有明显 BAEP 的 p1 波幅，且与剂量呈正相关；麻醉后和清醒时 BAEP 波形有特异性变化，有利于麻醉深度的监测。

5.听觉诱发电位指数　反映麻醉深度变化迅速。将 3 个特制电极，分别贴在皮肤脱脂后的前额及耳后乳突，接上导线；戴上耳机，给双耳以 65dB（高于正常人听阈）、5.9Hz 的刺激，持续时间 1ms。每 2～6s AEPindex 数据变化一次。麻醉医师可迅速获得手术病人当时的麻醉深度。AEPindex 指数 60～100 为清醒状态；40～60 为睡眠状态；30～40 为浅麻醉状态；<30 为临床麻醉状态。

（郭　凯）

第六节　呼吸功能监测

呼吸功能监测对麻醉安全和围术期重危患者处理至关重要，应充分理解各呼吸监测指标的临床意义，指导气道管理、呼吸治疗和机械通气。

一、通气量监测

通气量监测包括潮气量、通气量、补吸气量、补呼气量、余气量、肺活量、功能余气量、肺总量等。临床上在用仪器测定同时应观察患者胸、腹式呼吸运动，包括呼吸频率、呼吸幅度及有否呼吸困难等，结合监测指标进行判断。

（一）潮气量（V_T）与分钟通气量（V_E）

潮气量为平静呼吸时，一次吸入或呼出的气量。正常成年人为 6～8ml/kg。潮气量与呼吸频率的乘积为分钟通气量，正常成年人为 5～7L/min。

临床意义：酸中毒可通过兴奋呼吸中枢而使潮气量增加，呼吸肌无力、CO_2 气腹、支气管痉挛、胸腰段硬膜外阻滞（麻醉平面超过 T8）等情况可使潮气量降低。机械通气时通过调整 V_T 与呼吸频率，维持正常 V_E。监测吸入和呼出气的 V_T，如两者相差 25% 以上，提示回路漏气。

（二）无效腔与潮气量之比

1. **解剖无效腔**   上呼吸道至呼吸性细支气管以上的呼吸道内不参与气体交换的气体量,也称为解剖无效腔。正常成人约 150ml,占潮气量的 1/3。随着年龄的增长,解剖无效腔也有所增加。支气管扩张也使解剖无效腔增加。

2. **肺泡无效腔**   由于肺泡内血流分布不均,进入肺泡内的部分气体不能与血液进行气体交换,这一部分肺泡容量成为肺泡无效腔。肺泡内肺内通气/血流(V/Q)比率增大使肺泡无效腔增加。

3. **生理无效腔**   解剖无效腔和肺泡无效腔合称为生理无效腔。健康人平卧时生理无效腔等于或接近于解剖无效腔。

4. **机械无效腔**   面罩、气管导管、麻醉机、呼吸机的接头和回路等均可使机械无效腔增加。小儿通气量小,机械无效腔对其影响较大。机械通气时的 VT 过大,气道压力过高也影响肺内血流灌注。

临床意义:无效腔气量/潮气量比率(VD/VT)反映通气功能。其正常值为 0.3,比率增大说明无效腔通气增加,实际通气功能下降。计算公式如下:

生理无效腔率:$(PaCO_2 - PECO_2)/PaCO_2$

解剖无效腔率:$(PETCO_2 - PECO_2)/PETCO_2$

其中 $PaCO_2$ 为动脉血 CO_2 分压,$PECO_2P$ 为呼出气体平均 CO_2 分压,$PETCO_2$ 为呼气末 CO_2 分压。

（三）肺活量

约占肺总量的 3/4,和年龄成反比,男性>女性,反映呼吸肌的收缩强度和储备力量。可用小型便携式的肺量计床边测定。临床上通常以实际值/预期值的比例表示肺活量的变化,≥80% 则表示正常。肺活量与体重的关系是 30~70ml/kg,若减少至 30ml/kg 以下,清除呼吸道分泌物的功能将会受到损害,当减少至 10ml/kg 时,必然导致 $PaCO_2$ 持续升高。神经肌肉疾病可引起呼吸功能减退,当肺活量减少至 50% 以下时,可出现 CO_2 潴留。

二、呼吸力学监测

呼吸力学监测以物理力学的观点和方法对呼吸运动进行研究,是一种以压力、容积和流速的相互关系解释呼吸运动现象的方法。

（一）气道阻力

呼吸道阻力由气体在呼吸道内流动时的摩擦和组织黏性形成,反映压力与通气流速的关系。其主要来源是大气道的阻力,小部分为组织黏滞性。正常值为每秒 $1\sim3cmH_2O/L$,麻醉状态可上升至每秒 $9cmH_2O/L$。气道内压力出现吸气平台时,可以根据气道压力和平台压力之差计算呼吸道阻力。

临床意义:机械通气中出现气道阻力突然降低或无阻力最常见的原因是呼吸回路漏气或接头脱落。气道阻力升高常见于:①机械原因引起的梗阻,包括气管导管或螺纹管扭曲打折,呼吸活瓣粘连等;②呼吸道梗阻:气管导管位置异常、气管导管梗阻;③气道顺应性下降:胸顺应性下降(如先天性漏斗胸、脊柱侧弯,后天性药物作用或恶性高热)或肺顺应性下降(包括肺水肿、支气管痉挛和气胸)。

（二）肺顺应性

肺顺应性由胸廓和肺组织弹性形成,是表示胸廓和肺扩张程度的一个指标,反映潮气量和吸气压力的关系($\triangle V/\triangle P$)。常用单位为 ml/cmH_2O。实时监测吸气压力-时间曲线可估计胸部顺应性。

1. **动态顺应性(Cdyn)**   潮气量除以气道峰压与呼气末正压之差,即 $V_T/(PIP-PEEP)$,正常值是 $40\sim80ml/cmH_2O$。

2.肺静态顺应性(Cst)　潮气量除以平台压与呼气末正压之差,即 $V_T/(Pplat-PEEP)$,正常值是50～100ml/cmH$_2$O。

在肺浸润性病变、肺水肿、肺不张、气胸、支气管内插管或任何引起肺静态顺应性减少的患者中,静态顺应性均会下降。

Cdyn/Cst 又称为频率依赖性肺顺应,是以不同呼吸频率的动态肺顺应性与静态肺顺应性的比值表示。正常情况下,即使呼吸频率增加,也不出现明显改变,正常值应大于0.75。其明显降低见于小气道疾患,是检测小气道疾患的敏感指标之一。

(三)呼吸波形监测

1.压力-容量环(P-V 环)　是指受试者作平静呼吸或接受机械通气时,监测仪描绘的一次呼吸周期内潮气量与相应气道压力相互关系的曲线环,反映压力和容量之间的动态关系。实时监测压力-容积曲线可评估胸部顺应性和气道阻力。不同通气方式的压力-容量环形态不同。P-V 环可估计胸肺顺应性,P-V 环向左上方移动,说明肺顺应性增加,向右下移动说明肺顺应性减少。

如果 P-V 环起点与终点间有一定距离则提示有漏气。如发现呼吸异常情况,气道压力显著高于正常,而潮气量并未增加,则提示气管导管已进入一侧支气管内。纠正后,气道压力即恢复正常。如果气管导管扭曲,气流受阻时,压力-容量环上可见压力急剧上升,而潮气量减少。双腔导管在气管内的位置移位时,压力-容量环上可发生气道压力显著升高,而潮气量无变化。

2.流量-容量环(阻力环)　流量-容量环(F-V 环)显示呼吸时流量和容量的动态关系。其正常图形也因麻醉机和呼吸机的不同而稍有差异。

呼气流量波形变化可反映气道阻力变化。支气管痉挛患者使用支气管扩张药物后,呼气流量明显增加,且波形下降,曲线较平坦,说明疗效好。

流量-容量环可检测呼吸道回路有否漏气。若呼吸道回路有漏气,则流量-容量环不能闭合,呈开放状,或面积缩小。双腔导管在气管内位置移位,阻力环可立即发生变化,呼气时流速减慢和阻力增加。如单肺通气时,气流阻力过大,流速过慢,致使呼气不充分,可发生内源性呼气末正压,阻力环上表现为持续的呼气气流。

三、血氧饱和度(SpO$_2$)监测

(一)原理

血氧饱和度是血液中与氧结合的血红蛋白的容量占全部可结合的血红蛋白容量的百分比。脉搏血氧饱和度(SpO$_2$)是根据血红蛋白的光吸收特性而设计的,氧合血红蛋白和去氧合血红蛋白对这两种光的吸收性截然不同。氧合血红蛋白吸收更多940nm 红外光,让660nm 红光透过;去氧合血红蛋白吸收更多660nm 红光,让940nm 红外光透过。在探头一侧安装上述两波长光线的发射装置,探头另一侧安装感光装置,通过感知透过的光量,计算后得到连续的血氧饱和度分析测定。血氧饱和度与血氧分压密切相关,临床上有助于早期发现低氧血症。正常情况下 SpO$_2$>95%,如91%～95%则提示有缺氧存在,如低于91%为明显缺氧。

(二)临床意义

1.监测氧合功能　可评估 PaO$_2$,避免创伤性监测。新生儿处于相对低氧状态,其 PaO$_2$ 在氧离曲线的陡坡段,因此 SpO$_2$ 可以作为新生儿氧合功能监测的有效指标,指导新生儿气道处理和评价呼吸复苏效果。给予氧疗时,可根据 SpO$_2$ 调节 FiO$_2$,避免高氧血症的有害作用。

2.防治低氧血症　连续监测 SpO_2，一旦其数值下降至 95％以下，即有报警显示，可以及时发现各种原因引起的低氧血症。

3.判断急性哮喘患者的严重程度　哮喘患者的 SpO_2 和 PaO_2 的相关性较正常值小（r＝0.51），甚至可呈负相关（r＝-0.88）。另一方面，有研究发现 SpO_2 和呼气最高流速相关良好（r＝0.584）。因而，对判断急性哮喘患者的危险性，SpO_2 仅提供一个简单的无创指标。同时根据观察重度哮喘患者发生呼衰时，$PaO_2<60mmHg$，$PaCO_2>45mmHg$ 的 SpO_2 变化，提出若急性重度哮喘患者的 $SpO_2>92％$ 时，则发生呼衰的可能性小。

（三）影响因素

1.氧离曲线　氧离曲线为 S 形，在 SpO_2 处于高水平时（即相当氧离曲线的平坦段），SpO_2 不能反映 PaO_2 的同等变化。此时虽然 PaO_2 已经明显升高，而 SpO_2 的变化却非常小。即当 PaO_2 从 60mmHg 上升至 100mmHg 时，SpO_2 从 90％升至 100％，仅增加了 10％。当 SpO_2 处于低水平时，PaO_2 的微小变化即可引起 SpO_2 较大幅度的改变。此外，氧离曲线在体内存在很大的个体差异。研究表明 SpO_2 的 95％可信限为 4％左右，所以当 $SpO_2=95％$ 时，其所反映的 PaO_2 值可以从 60mmHg（$SpO_2=91％$）至 160mmHg（$SpO_2=99％$）。其区间可变的幅度很大，因此 SpO_2 值有时并不能反映真实的 PaO_2。

2.血红蛋白　脉搏-血氧饱和度监测仪是利用血液中血红蛋白对光的吸收来测定 SpO_2，如果血红蛋白发生变化，就可能会影响 SpO_2 的准确性。①贫血：临床报告贫血患者没有低氧血症时，SpO_2 仍能准确反映 PaO_2。若同时并存低氧血症，SpO_2 的准确性就受到影响。②其他类型的血红蛋白：碳氧血红蛋白（CoHb）光吸收系数和氧合血红蛋白相同。SpO_2 监测仪是依据其他类型血红蛋白含量甚小，可以忽略不计而进行设计的。当 CoHb 增多时，可导致 SpO_2 假性升高。高铁血红蛋白（MetHb）对 660nm 和 940nm 两个波段的光吸收能力基本相同，因此，当血液中存在大量的 MetHb 时，会导致两个波段光吸收比例相等，即相当于氧合血红蛋白和还原性血红蛋白的比例为 1：1，所测得 SpO_2 值将接近或等于 85％。高铁血红蛋白血症的患者随着 PaO_2 的变化，其 SpO_2 值将在 80％～85％之间波动。

3.血流动力学变化　SpO_2 的测定基于充分的皮肤动脉灌注。在重危患者，若其心排出量减少，周围血管收缩以及低温时，监测仪将难以获得正确信号。

4.其他　有些情况下 SpO_2 会出现误差：严重低氧，氧饱和度低于 70％；某些色素会影响测定，皮肤太黑、黄疸、涂蓝或绿色指甲油等，胆红素＞342μnol/L（20mg/dl），SpO_2 读数降低；红外线及亚甲蓝等染料均使 SpO_2 降低；贫血（Hb＜5g/dL）及末梢灌注差时可出现误差，SpO_2 读数降低；日光灯、长弧氙灯的光线和日光等也可使 SpO_2 小于 SaO_2。

（四）注意事项

1.根据年龄、体重选择合适的探头，放在相应的部位。手指探头常放在示指，使射入光线从指甲透过，固定探头，以防影响结果。

2.指容积脉搏波显示正常，SpO_2 的准确性才有保证。

3.如手指血管剧烈收缩，SpO_2 即无法显示。用热水温暖手指，或用 1％普鲁卡因 2ml 封闭指根，往往能再现 SpO_2。

四、呼气末二氧化碳（$ETCO_2$）监测

（一）原理和测定方法

CO_2 的弥散能力很强，动脉血与肺泡气中的 CO_2 分压几乎完全平衡。所以肺泡的 CO_2 分压（$PACO_2$）

可以代表动脉血 CO_2 分压（$PaCO_2$）。呼气时最后呼出的气体（呼气末气体）应为肺泡气体。因此，$PaCO_2$ $\approx PACO_2 \approx PETCO_2$。故 $PETCO_2$ 应能反映 $PaCO_2$ 的变化。从监测 $PETCO_2$ 间接了解 $PaCO_2$ 的变化，具有无创、简便、反应快等优点。现临床上最常用的方法是用红外线 CO_2 监测仪，可以连续监测呼吸周期中 CO_2 的浓度，由数字和波形显示。目前常用的呼气末 $ETCO_2$ 监测方法包括主流式和旁流式红外线 CO_2 监测仪分析 CO_2 浓度。

（二）波形分析

测定呼出气体中的 CO_2 值并进行波形分析，是确定气管导管位置最可靠的监测，也可用于评估呼吸及诊断多种呼吸病理情况。

患者肺功能正常时，由于存在少量肺泡无效腔，$PETCO_2$ 通常较 $PaCO_2$ 低 $1\sim5mmHg$。凡是增加肺泡无效腔的因素都能增加 $PETCO_2$ 和 $PaCO_2$ 的差值，并增加Ⅲ相的斜率。

在波形不变情况下，$PETCO_2$ 逐渐升高可能与分钟通气量不足、二氧化碳产量增加或腹腔镜手术时气腹所致 CO_2 吸收有关；如同时伴有基线抬高提示有二氧化碳重复吸入，见于麻醉呼吸回路中活瓣失灵、CO_2 吸收剂耗竭。$PETCO_2$ 过低主要是肺通气过度或输入肺泡的 CO_2 减少。$PETCO_2$ 突然降至零或极低水平多提示有技术故障，如取样管扭曲、气管导管或呼吸回路脱落、呼吸机或 CO_2 分析仪故障等；$PETCO_2$ 突然降低但不到零，若气道压力同时降低多见于呼吸管道漏气，若气道压力升高多考虑呼吸管道梗阻；$PETCO_2$ 在短期内（$1\sim2$ 分钟）逐渐降低，提示有肺循环或肺通气的突然变化，如心搏骤停、肺栓塞、严重低血压和严重过度通气等；$PETCO_2$ 逐渐降低，曲线形态正常多见于过度通气、体温降低、全身或肺灌注降低。

（三）临床意义

1.反映 $PaCO_2$。儿童、青年、妊娠妇女、无明显心肺疾患患者，以及先天性心脏病儿童，伴有左向右分流者，$Pa\text{-}ETCO_2$ 值很小，为 $1\sim5mmHg$，$PETCO_2$ 可反映 $PaCO_2$。

2.监测机械通气时的通气量。可根据 $PETCO_2$，调节呼吸机和麻醉机的呼吸参数。一般维持于 $35mmHg$ 左右。患者自主呼吸恢复后，若能维持 $PETCO_2$ 于正常范围，即可停止辅助呼吸。用半紧闭装置时，可根据 $PETCO_2$ 调节氧流量，避免 $PaCO_2$ 升高。

3.发现呼吸意外和机械故障。呼吸管道脱落是机械呼吸时最常见的意外。呼吸管道漏气、阻塞或脱落以及活瓣失灵时，CO_2 波形变化或消失。

4.反映循环功能变化。如肺栓塞、休克、心搏骤停时，$PETCO_2$ 立即下降，可降至 0，变化早于 SaO_2 的下降。心肺复苏后，如 $PETCO_2$ 升高达 $10mmHg$ 以上，则心脏可能复跳成功。

5.确定气管导管位置。$PETCO_2$ 波形是确定气管导管在气管内的最可靠指标。如果导管误入食管，则没有 CO_2 正常波形或其浓度极低。此外，经鼻盲插时，$PETCO_2$ 波形可指示导管前进的方向和正确位置。

6.体温升高和代谢增加时，$PETCO_2$ 升高是早期发现恶性高热的最敏感的监测指标。

7.心肺复苏时，若 $PETCO_2 \geqslant 10\sim15mmHg$，说明已有充分的肺血流，复苏应继续进行；$PETCO_2 < 10mmHg$ 提示复苏未获成功。

8.$Pa\text{-}ETCO_2$ 反映肺内 V/Q 关系，前者正常则 V/Q 适当。PEEP 可减少分流，改善 V/Q，使 $Pa\text{-}ETCO_2$ 减少，PaO_2 升高。但 PEEP 压力过大，则影响心输出量，反而使 $Pa\text{-}ETCO_2$ 增大。故 $Pa\text{-}ETCO_2$ 最小时的 PEEP 压力值即为最佳 PEEP。

（苏海文）

第七节 循环功能监测

一、心率和脉搏监测

心率监测是简单和创伤性最小的心脏功能监测方法。心电图是最常用的方法。心电图对心率的测定依赖于对 R 波的正确检测和 R-R 间期的测定。手术中应用电刀或其他可产生电噪声的设备可干扰 ECG 波形,影响心率的测定。起搏心律可影响 ECG 测定,当起搏尖波信号高时,监护仪可能错误地将其识别为 R 波用于心率计算。高的 T 波也可产生同样的干扰。

脉率的监测与心率相比,主要的区别在于电去极化和心脏收缩能否产生可触摸的动脉搏动。房颤患者由于 R-R 间期缩短影响心室充盈,搏出量降低,导致感觉不到动脉搏动,发生心率与脉率不等。电机械分离或无脉搏的心脏活动时,见于心脏压塞、极度低血容量等,虽然有心脏搏动但无法摸到外周动脉搏动。麻醉过程中脉率监测最常使用脉搏血氧饱和度监测仪。

二、动脉血压

动脉血压可反映心脏收缩力、周围血管阻力和血容量的变化,是麻醉期间重要的基础监测项目。测量方法分无创性和有创性动脉血压测量。

(一)无创性动脉血压测量(间接测压)

目前麻醉期间广泛使用自动化间断无创血压测量。麻醉期间测量间隔时间一般至少每 5 分钟一次,并根据病情调整。测量时须选择合适的袖套宽度(一般为上臂周经的 1/2,小儿袖套宽度须覆盖上臂长度的 2/3)。袖套过大可引起测量血压偏低,反之测量血压偏高。一般来讲,低血压(通常收缩压<80mmHg)反映麻醉过深、有效血容量不足或心功能受损等;高血压(通常收缩压>180mmHg)反映麻醉过浅、容量超负荷或高血压病等。低温、外周血管强烈收缩、血容量不足以及低血压时会影响测量结果。

(二)有创动脉压测量(直接测压)

1.适应证 适用于各类危重患者、心脏大血管手术及颅内手术患者、需反复测动脉血气的患者、严重低血压休克患者以及应用血管活性药物需连续测量血压的患者。

2.穿刺置管途径 最常用的动脉穿刺部位为左侧桡动脉。以往桡动脉穿刺置管前须进行 Allen 试验,以了解尺动脉侧支循环情况。现临床很少用 Allen 试验,因为 Allen 试验在预测桡动脉置管后缺血并发症方面的价值受到质疑,通过荧光素染料注射法或体积描记图测定发现 Allen 试验结果与远端血流没有直接关系。如怀疑手部血流较差可用超声多普勒测定尺动脉血流速度。此外,腋、肱、尺、股、足背和颞浅动脉均可直接穿刺置管测压。

3.置管技术 一般选择经皮动脉穿刺置管,特殊情况下也可直视穿刺置管。经皮穿刺置管常选用左侧桡动脉,成人用 20G 外套管针,患者左上肢外展,腕部垫高使腕背伸,消毒铺巾。穿刺者左手摸清动脉波动位置,右手持针,针体与皮肤呈 30°~45°角,针尖抵达动脉可见针芯内有鲜红血液,将套管针放平减少其与皮肤夹角后,继续进针约 2mm,使外套管也进入动脉,此时一手固定针芯,另一手捻转推进外套管,在无阻力的情况下可将外套管置入动脉腔内。然后拔出针芯,外套管连接压力监测装置,多为压力换能器,进行动脉压力及波形监测分析。小儿、肥胖或穿刺困难者用超声引导穿刺置管。

4.注意事项　①有创直接血压测压较无创测压高5～20mmHg。②必须预先定标零点:将换能器接通大气,使压力基线定位于零点。③压力换能器应平齐于第4肋间腋中线心脏水平,低或高均可造成压力误差。④压力换能器和放大器的频率应为0～100Hz,测压系统的谐频率和阻尼系数为0.5～0.7。阻尼过高增加收缩压读数,同时使舒张压读数降低,而平均动脉压变化较小。仪器需定时检修和校对,确保测压准确性和可靠性。⑤测压径路需保持通畅,不能有任何气泡或凝血块。经常用肝素盐水冲洗,冲洗时压力曲线应为垂直上下,提示径路畅通无阻。⑥测压装置的延长管不宜长于100cm,直径应大于0.3cm,质地需较硬,以防压力衰减,同时应固定好换能器和管道。⑦注意观察:一旦发现血栓形成和远端肢体缺血时,必须立即拔除测压导管。

5.临床意义　动脉血压反映心脏后负荷、心肌氧耗、做功及脏器和周围组织血流灌注,是判断循环功能的重要指标。组织灌注除了取决于血压外,还与周围血管阻力有关。若周围血管收缩,阻力增高,虽血压不低,但组织血流灌注仍然不足。不宜单纯追求较高血压。

(1)正常值:随年龄、性别、精神状态、活动情况和体位姿势而变化。

(2)动脉血压组成成分:①收缩压(SBP):代表心肌收缩力和心输出量,主要特性是克服脏器临界关闭血压,以维持脏器血流供应。SBP<90mmHg为低血压;<70mmHg脏器血流减少;<50mmHg窦房结灌注减少,易发生心搏骤停。②舒张压(DBP):与冠状动脉血流有关,冠状动脉灌注压(CPP)＝DBP－PCWP。③脉压:脉压＝SBP－DBP,正常值为30～40mmHg,代表每搏量和血容量。④平均动脉压(MAP):是心动周期的平均血压,MAP＝DBP＋1/3(SBP－DBP)。

(3)有创血压监测的价值:①提供正确、可靠和连续的动脉血压数据。②可进行动脉压波形分析,粗略估计循环状态。③便于抽取动脉血进行血气分析。

6.创伤性测压的并发症

(1)血栓形成与动脉栓塞:血栓形成率为20%～50%,手部缺血坏死率<1%。其原因有:①置管时间过长。②导管过粗或质量差。③穿刺技术不熟练或血肿形成。④重症休克和低心输出量综合征。⑤动脉栓塞发生率桡动脉为17%,颞动脉和足背动脉发生率较低。防治方法:①用超声测定尺动脉血流。②注意无菌操作。③减少动脉损伤。④经常用肝素稀释液冲洗。⑤多发动脉病变患者,术前应关注病变血管的位置,选择无血管病变的肢体进行动脉压监测,包括无创和有创。避免选择病变侧血管进行动脉压测量,影响血压监测的准确性。⑥发现末梢循环欠佳时,应停止测压,并拔除动脉导管,必要时可急诊手术取出血块等。现采用一次性压力换能器,带有动脉管路持续冲洗功能,安全性已大大提高。

(2)动脉空气栓塞:严防动脉空气栓塞,换能器和管道必须充满肝素盐水,排尽空气,应选用袋装盐水,外围用气袋加压冲洗装置。

(3)渗血、出血和血肿。

(4)局部或全身感染:严格无菌技术,置管时间最长1周,如需继续应更换测压部位。

近年来,动脉压的变异在动态反映容量反应性方面的意义逐渐得到越来越多的认识。收缩压变异性(SPV)和脉压变异性(PPV)以及其他相关测定可预测机械通气患者的心脏前负荷及患者对容量治疗的反应性。SPV及PPV作为动态反映指标更有临床参考价值。目前此类方法仅在机械通气患者中得到证实,在临床的应用还缺少确切的阈值和统一的技术标准。

三、中心静脉压

中心静脉压(CVP)指胸腔内上腔和下腔静脉即将进入右心房的位置测得的右心房内的压力,主要反映右心室前负荷,其高低与血容量、静脉张力和右心功能有关,需采取中心静脉穿刺置管的方法进行测量。

(一)适应证和禁忌证

1.适应证 严重创伤、休克及急性循环衰竭的危重患者;需长期输液、全胃肠外营养治疗或需接受大量快速输血补液的患者;心血管代偿功能不全的患者行危险性较大的手术或预期术中有血流动力学显著变化的患者;经导管安置临时起搏器。

2.禁忌证 穿刺部位感染;上腔静脉综合征,不能行上肢静脉或颈内静脉穿刺置管;近期安装过起搏器的患者慎用;凝血功能障碍患者为相对禁忌证。

(二)穿刺置管方法

中心静脉导管插入到上、下腔静脉与右房交界处,常用的方法是采用经皮穿刺技术,将特制的导管通过颈内静脉、锁骨下静脉或股静脉插入至上述部位。

1.颈内静脉穿刺置管 右颈内静脉是最常选用的穿刺部位,因右颈内静脉与右头臂静脉的角度较平直,导管易于进入,到右心房入口最近。左颈内静脉后方有胸导管,易损伤,因此一般不作首选。

(1)穿刺方法:颈内静脉从颅底颈静脉孔内穿出,颈内静脉、颈动脉与迷走神经包裹在颈动脉鞘内,静脉位于颈内动脉后侧,然后在颈内与颈总动脉的后外侧下行。当进入颈动脉三角时,颈内静脉位于颈总动脉的外侧稍偏前方,胸锁乳突肌锁骨头下方位于稍内侧。右颈内静脉穿刺径路分前侧、中间和后侧,而以中间径路为首选。即在颈动脉三角顶点穿刺进针,必要时让患者抬头,使三角显露清楚,于胸锁乳突肌锁骨头内侧缘,向同侧乳头方向穿刺。通常先用细针试探颈内静脉,待定位无误,再改用14～18G针,当回抽确认为静脉血后,置入导引钢丝,再将专用静脉导管沿钢丝插入颈内静脉,并将静脉内导管与测压装置连接进行CVP监测。

(2)优缺点:①优点:技术熟练穿刺易成功,在重危患者静脉可快速输血、补液和给药,导管位于中心循环,药物起效快,并可测量CVP;并发症少,较安全,出现血肿可以作局部压迫,穿破胸膜机会少;一侧失败可经对侧再穿刺;可经导管鞘插入漂浮导管。②缺点:颈内静脉插管后颈部活动受限,固定不方便。

(3)注意事项:①操作前需签署知情同意书。②判断导管插入上、下腔静脉或右房,决非误入动脉或软组织内。③将换能器或玻璃管零点置于第4肋间腋中线水平(右心房水平)。④确保静脉内导管和测压管道系统内畅通,无凝血、空气,管道无扭曲等。⑤严格遵守无菌操作。⑥操作完成后常规听诊双侧呼吸音,怀疑气胸者及ICU患者需拍摄胸片。⑦穿刺困难时,可能有解剖变异,应用超声引导,提高成功率和减少并发症。

2.锁骨下静脉穿刺置管 锁骨下静脉是中心静脉穿刺的重要部位。尤其适用于紧急容量治疗、需要长期经静脉治疗或透析,而不是短时间内监测。

(1)穿刺方法:锁骨下静脉是腋静脉的延续,起于第一肋骨外侧缘,于前斜角肌的前方,在锁骨下内1/3及第一肋骨上行走,在前斜角肌内缘与胸锁关节后方,与颈内静脉汇合,右侧形成右头臂静脉,左侧形成左头臂静脉。穿刺置管操作时患者轻度头低位,双臂内收,头稍偏向对侧。在两肩胛骨之间放置一个小卷,以完全显露锁骨下区域。常规消毒铺巾,穿刺点用1%利多卡因行局麻。在锁骨中、内1/3段交界处下方1cm处定点,右手持针,保持注射器和穿刺针与额面平行,左手示指放在胸骨上切迹处定向,穿刺针指向内侧稍上方,紧贴在锁骨后,对准胸骨上切迹进针,进针深度一般为3～5cm。如果第一次没有探到,将针退出,调整针方向,略偏向头侧,使针紧贴锁骨背侧面继续穿刺,避免增加穿刺针向下的成角。穿刺针进入静脉后,即可抽到回血,旋转针头,斜面朝向尾侧,以便导管顺利地转弯,通过头臂静脉进入上腔静脉。其他操作步骤与颈内静脉穿刺插管相同。

(2)优缺点:①优点:相对颈内静脉和股静脉,其感染率较低;头颈部活动受限的患者容易操作,增加舒适度,特别适用于需要长期留置导管者。②缺点:并发症较多,易穿破胸膜,出血和血肿不易压迫止血。

3.股静脉 股静脉是下肢最大静脉,位于腹股沟韧带下股动脉内侧,外侧为股神经。在无法行颈静脉和锁骨下静脉穿刺的情况下,如烧伤、外伤或者手术区域位于头颈部、上胸部等,可行股静脉穿刺。

(1)穿刺方法:穿刺置管时选择穿刺点在腹股沟韧带下方2～3cm,股动脉搏动的内侧1cm,针与皮肤呈45°角,如臀部垫高,则穿刺针与皮肤呈30°角。也可选择低位股静脉穿刺,穿刺点在腹股沟韧带下10cm左右,针尖对向股动脉搏动内侧穿刺,便于消毒隔离和固定,注药护理方便,值得推荐使用。股静脉置管既可在心电监护或荧光镜引导下将长的导管(40～70cm)置入到下腔静脉接近心房的位置,也可将一根较短的导管(15～20cm)置入到髂总静脉。

(2)优缺点:①优点:即使是肢动脉搏动微弱或摸不到的情况下也易穿刺成功,迅速建立输液径路。股静脉穿刺可以避免很多中心静脉穿刺常见的并发症,特别是气胸,但是会有股动脉损伤甚至更罕见的股神经损伤的风险。②缺点:易发生感染,下肢静脉血栓形成的发生率也高,不宜用于长时间置管或高营养治疗。还可能有血管损伤从而引起腹腔内或腹膜后血肿。另外,股静脉置管会影响患者恢复期下床活动。

(三)中心静脉压的监测

用一直径0.8～1.0cm的玻璃管和刻有cmH$_2$O的标尺一起固定在盐水架上,接上三通开关,连接管内充满液体,排除空气泡,一端与输液器相连,另一端接中心静脉穿刺导管,标尺零点对准腋中线右心房水平,阻断输液器一端,即可测得CVP。这种测量CVP装置可自行制作,操作简易,结果准确可靠。有条件的单位也可用心血管系统监护仪,通过换能器、放大器和显示仪,显示和记录数据、波形。

CVP部分反映血容量与静脉系统容积的相称性,还可反映右心室的功能性容积。因此临床上监测CVP用于评估血容量和右心功能。清醒患者自主呼吸时,CVP的正常值在1～7mmHg,临床上应动态观察CVP的变化,同时结合动脉血压综合判断。CVP降低表示心肌收缩力增强,回心血量降低或血容量降低。如CVP降低同时血压升高,血管阻力不变,考虑是心肌收缩力增强;如血压降低则考虑血容量不足或回心血量减少。CVP升高表示心肌收缩力降低,回心血量增加或血容量增加。

(四)中心静脉穿刺置管注意事项

1.判断导管插入上、下腔静脉或右房,决非误入动脉或软组织内。

2.导管尖端须位于右心房或近右心房的上下腔静脉,确保静脉内导管和测压管道系统内畅通,无凝血、空气,管道无扭曲等。若导管扭曲或进入异位血管,测压则不准。

3.因CVP仅为数厘米水柱,零点发生偏差将显著影响测定值的准确性,测压标准零点应位于右心房中部水平线,仰卧位时基本相当于第四肋间腋中线水平,侧卧位时位于胸骨右缘第四肋间水平。

4.严格遵守无菌操作。

5.操作完成后常规听诊双侧呼吸音,怀疑气胸者及ICU患者摄胸片。

6.穿刺困难时,可能有解剖变异,应用超声引导可提高成功率和减少并发症。

(五)临床意义

1.正常值 CVP的正常值为5～12cmH$_2$O,<5cmH$_2$O提示心腔充盈欠佳或血容量不足,>15～20cmH$_2$O提示右心功能不全或容量超负荷。临床上应动态地观察CVP的变化,同时结合动脉血压等综合判断。CVP不能反映左心功能,LAP和CVP的相关性较差。

2.影响CVP的因素 ①病理因素:CVP升高见于右心衰竭、心房颤动、肺梗死、支气管痉挛、输血补液过量、纵隔压迫、张力性气胸及血胸、慢性肺部疾患、心脏压塞、缩窄性心包炎、腹内压增高等。CVP降低的原因有低血容量及周围血管扩张,如神经性和过敏性休克等。②神经体液因素:交感神经兴奋,儿茶酚胺、抗利尿激素、肾素和醛固酮等分泌增加,血管张力增加,使CVP升高。相反,扩血管活性物质,使血管张力减小,血容量相对不足,CVP降低。③药物因素:快速输液,应用去甲肾上腺素等血管收缩药,CVP明显升高;用扩血管药或心功能不全患者用强心药后,CVP下降。④其他因素:缺氧和肺血管收缩,患者挣扎和骚动,气管插管和切开,正压通气时胸内压增加,腹腔手术和压迫等均使CVP升高,麻醉过深或椎管内麻醉时血管扩张,CVP降低。

(六)中心静脉置管的并发症

中心静脉置管的并发症包括机械性损伤、血栓形成和感染等。

1.机械并发症　主要包括血管损伤、心律失常、血气胸、神经损伤、心脏穿孔等,其中最为常见的是意外穿刺动脉。

(1)意外穿刺动脉:颈内静脉穿刺时,穿刺点和进针方向偏内侧时易穿破颈动脉,进针太深可能穿破颈横动脉、椎动脉或锁骨下动脉,在颈部可形成血肿,凝血机制不好或肝素化后的患者更易发生,如两侧穿刺形成血肿可压迫气管,造成呼吸困难,故应尽量避免穿破颈动脉等。穿刺时可摸到颈动脉,并向内推开,穿刺针在其外侧进针,并不应太深,一旦发生血肿,应作局部压迫,不要急于再穿刺。锁骨下动脉穿破可形成纵隔血肿、血胸或心脏压塞等,所以需按解剖关系准确定位,穿刺针与额状面的角度不可太大,力求避免损伤动脉。

(2)心律失常:为常见并发症,主要原因为钢丝或导管刺激引起。应避免钢丝或导管插入过深,并防止体位变化所致导管移动,操作过程应持续监测ECG,发生心律失常时可将导管退出1～2cm。

(3)血气胸:主要发生在锁骨下静脉穿刺时,国外文献报道气胸发生率为1%左右,国内也有报告。因胸膜圆顶突起超过第一肋水平以上1cm,该处与锁骨下静脉和颈内静脉交界处相距仅5mm,穿刺过深或穿刺针与皮肤角太大较易损伤胸膜。所以操作时要倍加小心,有怀疑时听诊两侧呼吸音,早期发现,并及时应用胸腔引流和输血补液等措施,以免生命危险。为了减少气胸和血胸发生,应注意以下事项:没有经验者必须在有经验的上级医师的指导行下锁骨下静脉穿刺;慢阻肺(COPD)或肺大疱或机械通气使用较高PEEP的患者穿刺过程中应注意避免进针过深;在穿刺过程中应吸氧,如发生呼吸困难,必须停止操作,并检查原因。

(4)神经和淋巴管损伤:中心静脉穿刺置管也能造成神经损伤,包括臂丛神经、膈神经、颈交感干、喉返神经和迷走神经等。此外,也可能导致慢性疼痛综合征。损伤胸导管可并发乳糜胸。

(5)血管和心脏穿孔:中心静脉置管并发症中最致命的是急性心脏压塞,其原因包括心包内上腔静脉、右心房或右心室穿孔导致心包积血,或静脉补液误入心包内。导管造成心脏穿孔从而引起急性心脏压塞时,起病急骤,发展迅速。因此,放置中心静脉导管的患者出现严重低血压时,应该高度怀疑是否出现心脏压塞。该并发症的临床表现一般出现较迟(穿刺后1～5d),这说明与穿刺操作本身相比,中心静脉导管的留置使用与该并发症的发生更有关系。心脏穿孔的原因可能为:导管太硬而插入过深;穿刺导管被针尖切割而损坏,边缘锐利;心脏收缩时,心脏壁与导管摩擦;心脏原有病变,心腔壁薄脆。预防方法包括:导管顶端位于上腔静脉与右心房交界处,不宜太深;妥善固定导管,尽量不使其移位;导管不可太硬,用硅化聚乙烯导管者未见并发心脏穿孔。

2.栓塞性并发症

(1)血栓形成和栓塞:与导管相关的血栓并发症发生率与导管置入的位置相关,股静脉明显高于锁骨下静脉。中心静脉导管置入右心房则更易引起血栓,这可能与导管对心内膜的机械刺激有关。血栓形成与长期置管和高营养疗法有关,应注意液体持续滴注和定期用肝素生理盐水冲洗。

(2)气栓:中心静脉在吸气时可能形成负压,穿刺过程中更换输液器、导管或接头脱开时,尤其是头高半卧位时,容易发生气栓。预防方法是穿刺和更换输液器时应取头低位,避免深呼吸和咳嗽,导管接头脱开后应立即接上或暂时堵住,穿刺置管时应尽可能避免中心静脉与空气相通。

3.感染性并发症　是中心静脉穿刺置管后较晚期最常见的并发症,包括局部感染和血源性感染,后者会明显增加住院费用和死亡率。

防止感染的首要条件是严格执行无菌操作。如需长时间放置中心静脉导管,最好选择锁骨下静脉,双腔导管比单腔导管发生感染的风险更大。

导管的材质及表面涂层也影响感染的发生率,肝素涂层的中心静脉导管可以减少与导管相关的血栓和感染的发生。抗微生物的药物如氯己定和磺胺嘧啶银或米诺环素和利福平涂层的导管可减少细菌定植率以及血源性感染的发生。中心静脉导管放置时间越短越好,并每天加强护理,一般 $1\sim2$ 周应更换导管,如有发热必须拔除。

四、肺动脉压及肺动脉楔压监测

经皮穿刺置入肺动脉 Swan-Ganz 漂浮导管,可测量右房压、右室压、肺动脉压及肺动脉楔压,用以评估左心室功能、肺循环状态、估计疾病进程以及诊断治疗心律失常等。在临床应用于心脏病等危重患者或心血管手术。

(一)适应证和禁忌证

由于肺动脉导管的置入可能引起并发症并给患者带来较大危险,因此应充分衡量肺动脉漂浮导管在诊断和治疗中的益处与其并发症带来的危险之后谨慎应用,适应证见表 4-8。

表 4-8　肺动脉导管监测适应证

1.左心功能不全[EF<40%或 CI<2.0L/(min·m²)]
2.心源性、低血容量、感染性休克或多脏器功能衰竭
3.近期心肌梗死或不稳定性心绞痛
4.心脏大血管手术估计伴大出血或大量体液丧失
5.右心衰、肺高压、严重腹水和慢性阻塞性肺疾患
6.血流动力学不稳定需用强心药或 IABP 维持
7.主动脉手术需钳闭主动脉者

禁忌证:对于三尖瓣或肺动脉瓣狭窄、右心房或右心室内肿块、法洛氏四联症等病例一般不宜使用。严重心律失常、凝血功能障碍、近期置起搏导管患者常作为相对禁忌证。根据病情需要和设备及技术力量,权衡利弊决定取舍。

(二)肺动脉导管置入方法

右颈内静脉是置入漂浮导管的最佳途径,导管可直达右心房,从皮肤到右心房的距离最短,操作方法易于掌握,并发症少。当颈内静脉穿刺成功后,将特制的导引钢丝插入,沿钢丝将导管鞘和静脉扩张器插入静脉,然后拔除钢丝和静脉扩张器,经导管鞘将肺动脉导管插入右心房,气囊部分充气后继续推进导管,导管通过三尖瓣进入右心室后,压力突然升高,下降支又迅速回到零点,出现典型的平方根形右室压力波形,舒张压较低。此时,使气囊完全充气,穿过肺动脉瓣进入肺动脉,最后到达嵌入位置。上述每个位置的特征性波形可用于确定导管的位置和正确走向。最佳嵌入位置在左心房水平的肺动脉第一分支,导管已达满意嵌入部位的标准是:①冲洗导管后,呈现典型的肺动脉压力波形。②气囊充气后出现 PAWP 波形,放气后又再现 PAP 波形。③PAWP 低于或等于肺动脉舒张压。

（三）肺动脉导管监测的临床意义

通过肺动脉导管可监测一系列血流动力学参数，包括肺动脉压（PAP）、PAWP、混合静脉血氧饱和度（SVO_2）和心输出量（CO）。

1.肺动脉压　肺动脉压波形与动脉收缩压波形相似，但波幅较小，反映右心室后负荷及肺血管阻力的大小。正常肺动脉收缩压为 $15\sim30mmHg$，肺动脉舒张压为 $5\sim12mmHg$。肺动脉平均压超过 $25mmHg$ 时为肺动脉高压症。肺动脉压降低常见于低血容量，肺动脉压升高多见于 COPD、原发性肺动脉高压、心肺复苏后、心内分流等。缺氧、高碳酸血症、ARDS、肺栓塞等可引起肺血管阻力增加而导致肺动脉压升高。左心功能衰竭、输液超负荷可引起肺动脉压升高，但肺血管阻力并不增加。.

2.肺动脉楔压　气囊充气后，阻断肺小动脉内前向血流，导管远端感传的是肺小动脉更远处肺毛细血管和静脉系统的压力，此时测得的肺小动脉远处的压力称为肺动脉楔压，反映左房和左心室舒张末压。肺动脉楔压正常值为 $5\sim12mmHg$，呼气末这个值近似于左房压，和左心室舒张末容积相关，常反映肺循环状态和左心室功能；可鉴别心源性或肺源性肺水肿，判定血管活性药物的治疗效果，诊断低血容量以及判断液体治疗效果等。

3.心输出量　利用温度稀释法可经肺动脉导管进行心输出量的测定。将 10ml 凉盐水从导管的中心静脉端快速匀速注入，肺动脉导管开口附近的热敏电阻将检测到温度变化，通过记录温度-时间稀释曲线并分析后可测得心输出量。心输出量正常范围 $4\sim8L\cdot min^{-1}$，心指数 $2.4\sim4.0L\cdot min^{-1}\cdot m^{-2}$。输出量大小受心肌收缩力、心脏的前负荷、后负荷及心率等因素影响。

4.混合静脉血氧饱和度（SvO_2）　通过肺动脉导管测定肺动脉血中的氧饱和度为 SvO_2，可反映组织氧供给和摄取关系。SvO_2 与心输出量的变化密切相关，吸空气时 SvO_2 正常值为 75％。在脓毒血症、创伤和长时间手术等情况下，组织摄氧的能力下降，仅根据 SvO_2 很难对病情作出正确判断。

（四）肺动脉置管常见并发症

包括心律失常、气囊破裂、肺栓塞、肺动脉破裂和出血以及导管打结。

五、心输出量监测

心输出量（CO）是反映心脏泵功能的重要指标。可判断心力衰竭和低排综合征，评估患者预后。根据 Startling 曲线，临床上能指导输血、补液和心血管药物治疗。

（一）监测方法

1.有创心输出量监测方法

（1）Fick 法：Fick 于 1870 年首先提出由于肺循环与体循环的血流量相等，故测定单位时间内流经肺循环的血量可确定心输出量。当某种物质注入流动液体后的分布等于流速乘以物质近端与远端的浓度差。直接 Fick 法是用氧耗量和动、静脉氧含量差来计算 CO 的，具体公式为：

$$CO=\frac{VO_2}{CaO_-CvO_2}$$

其中 VO_2 为氧耗量，CvO_2 为混合静脉血氧含量，CaO_2 为动脉血氧含量。直接 Fick 法测定 CO 需要设备测定氧耗量，同时通过肺动脉导管采集混合静脉血测定 CvO_2，采集动脉血测定 CaO_2。

直接 Fick 法被认为是 CO 监测的金标准。在实际应用中，直接 Fick 法也有一定的误差。如导管尖端的位置不当，或者是存在左向右分流时肺动脉采血的氧含量不能完全代替实际的混合静脉血氧含量。机体正常情况下有一部分静脉血流绕过肺泡经支气管静脉和心内最小静脉直接流入左心室与体循环（即右向左分流)。这部分血流占 CO 的 20%。故肺循环血量不能完全代替体循环血量。研究表明采用这种方法测出的 CO,平均误差范围约为 2.6%～8.5%。

(2)温度稀释法:利用肺动脉导管,通过注射冷生理盐水导致的温差及传导时间计算 CO 的方法为温度稀释法,是常用的有创心血管功能监测方法。置管方法详见上节内容。

1)温度稀释法:利用 Swan-Ganz 导管施行温度稀释法测量心输出量(CO),是创伤性心血管功能监测方法,结果准确可靠,操作简便,并发症少。适用于心血管和急诊危重的患者。测量时,将 2～10℃冷生理盐水作为指示剂,经 Swan-Ganz 导管注入右心房,随血流进入肺动脉,由温度探头和导管前端热敏电阻分别测出指示剂在右心房和肺动脉的温差及传导时间,经心输出量计算机描记时间温度曲线的面积,自动计算心输出量,并显示和记录其数字及波形。注射应尽可能快速和均匀,理想速度为 10ml/4～5s(2ml/s)。连续注射和测量 3 次,取平均值。

2)连续温度稀释法:采用物理加温作为指示剂来测定心输出量,可以连续监测 CO。连续温度稀释法采用与 Swan-Ganz 导管相似的导管(CCOmbo)置于肺动脉内,在心房及心室这一段(10cm)有一加温系统,可使周围血液温度升高,然后由热敏电阻测定血液温度变化,加热是间断进行的,每 30 秒一次,故可获得温度-时间曲线来测定心输出量。开机后 3～5 分钟即可报出心输出量,以后每 30 秒报出以前所采集的 3～6 分钟的平均数据,连续性监测。该仪器不需定标,加温系统是反馈自控的,温度恒定,导管加温部位表面温度为 44℃,功率为 7.5W,仅有一薄层血液与之接触,至热敏电阻处血液温度仅高于体温 0.05℃(这微小温差在常规热敏电阻是无法测出)。血液和心内膜长时间暴露在 44℃未发现有任何问题。目前导管增加了混合静脉血氧饱和度(SvO_2)测定。

(3)脉搏轮廓分析连续心输出量测定(PiCCO):采用成熟的温度稀释法测量单次心输出量(CO),并通过分析动脉压力波型曲线下面积与 CO 存在的相关关系,获取连续 CO。PiCCO 技术从中心静脉导管注射室温水或冰水,在大动脉(通常是主动脉)内测量温度-时间变化曲线,因而可测量全心的相关参数;更为重要的是其所测量的全心舒张末期容积(GEDV)、胸腔内血容积(ITBV)能更充分反映心脏前负荷的变化,避免了以往以中心静脉压(CVP)、肺动脉阻塞压(PAOP)等压力代容积的缺陷。根据温度稀释法可受肺间质液体量(即血管外肺水,EVLW)影响的特点(染料稀释法则无此特点),目前应用单指示剂(热稀释)法还可测量 EVLW,即 EVLW=胸腔总热容积(ITTV)-ITBV。

PiCCO 技术测量参数包括:AP、SVR、GEDV、ITBV、不间断容量反应(SVV,PPV)、全心射血分数(GEF)、心功能指数(CFI)、EVLW、肺血管通透性指数(PVPI)。PiCCO 技术还有以下优点:①损伤小,只需建立一中心静脉导管和动脉通路,不需要使用右心导管,更适合儿科患者;②各类参数更直观,不需要加以推测解释(如右心导管测量的 PCWP 等);③可实时测量 CO,使治疗更及时;④导管放置过程简便,不需要行胸部 X 线定位,容易确定血管容积基线,避免了仅凭 X 线胸片判断是否存在肺水肿引起的争论;⑤使用简便,结果受人为干扰因素少;导管留置可达 10 天,有备用电池便于患者转运。PiCCO 技术禁用于股动脉移植和穿刺部位严重烧伤的患者。对存在心内分流、主动脉瘤、主动脉狭窄者及肺叶切除和体外循环等手术易出现测量偏差。当中心静脉导管置入股静脉时,测量 CO 过高偏差 75ml/min,应予以注意。

2.无创或微创心输出量监测法

(1)生物阻抗法心输出量监测(TEB):TEB 是利用心动周期中胸部电阻抗的变化来测定左心室收缩时间并通过计算获得心搏量;TEB 操作简单、费用低并能动态连续观察 CO 的变化趋势。但由于其抗干扰能力差,尤其是不能鉴别异常结果是由于患者的病情变化引起,还是由于仪器本身的因素所致,另外计算 CO 时忽略了肺水和外周阻力的变化,因此,在危重病和脓毒症患者与有创监测 CO 相关性较差,在一定程度上限制了其在临床上的广泛使用。心阻抗血流图 Sramek 改良了 Kubicek 公式,应用 8 只电极分别安置在颈根部和剑突水平,根据生物电阻抗原理,测量胸部电阻抗变化,通过微处理机自动计算 CO。

(2)食管超声心动图(TEE):TEE 监测参数包括:①每搏量(SV)=舒张末期容量(EDV)-收缩末期容量(ESV)。②左室周径向心缩短速率(VCF),正常值为每秒 0.92±0.15 周径。③左室射血分数(EF)。④舒张末期面积(EDA),估计心脏前负荷。⑤根据局部心室壁运动异常,包括不协调运动、收缩无力、无收缩、收缩异常及室壁瘤,监测心肌缺血。TEE 监测心肌缺血较 ECG 和肺动脉压敏感,变化出现较早。

(3)动脉脉搏波形法连续心输出量监测:通过外周动脉置管监测患者动脉波形,并根据患者的年龄、性别、身高及体重等信息计算得出每搏量(SV)。通过 SV×心率得出心输出量。以 FloTrac 为例,SV 与动脉压的标准差成正比,血管顺应性和血管阻力对 SV 的影响合成一个变量)χ(搏动性,pulsatility),即 SV=动脉压力标准差(SDAP)×搏动性。动脉压以 100Hz 的频率来取样,其标准差每 20 秒更新一次。)χ 通过主动脉顺应性、平均动脉压、压力波形的偏度和峰度及体表面积各参数的多元回归方程推算,不需要定标。血管张力是决定每搏输出量与动脉压力之间关系的主要决定因素。

动脉脉搏波形分析法测定心输出量中,还可以显示每搏量变异性(SVV),而 SVV 则是通过(SVmax-SVmin)/SVmean 计算;每搏量变异性(SVV)的分析,如机械通气时,有助于对患者进行目标导向的液体治疗。主动脉阻抗的个体差异可能导致心输出量计算的不准确性。动脉压力波形的假象或变更,如动脉瓣膜疾病、运用主动脉球囊反搏装置或体循环血管阻力大量减小,都可能影响心输出量测定的准确性。

初期的临床研究表明该方法与温度稀释法有较好的一致性,但该方法仅限于机械通气且无明显肺内分流的患者,临床应用有较大局限性。

(二)临床意义

1.血流动力学指标计算法

2.判断心脏功能　①诊断心力衰竭和低心输出量综合征,估计病情预后。②绘制心功能曲线,分析 CI 和 PAWP 的关系,指导输血、补液和心血管治疗。

(苏海文)

第八节　心电图监测

心电图监测可监测麻醉期间可能出现的各种心律失常和心肌缺血,以便及时有效地采取处理措施,防止严重事件的发生。

麻醉期间常用的导联有标准 II 导联和胸导联 V_5。标准 II 导联因为易见 P 波,便于发现心律失常,也可发现下壁缺血。V_5 导联用来监测心肌缺血,因为大部分左室心肌多在 V_5 导联下。五导联系统用于监测有术中发生心肌缺血风险较大的患者,同时监测 II 导联和 V_5 导联,这种组合发现术中心肌缺血的敏感度可达 80%～96%,而单独进行 V_5 导联监测只有 75%～80%,单独进行 II 导联监测只有 18%～33%。

在胸前区不能放置电极时,可用改良心前区导联(CM 导联),CM 导联为双极导联,如用 3 只电极的标准肢导连线,可将正极分别移至 V 导联,负极放在胸骨上缘或锁骨附近,第三个电极为无关电极,置于正极对侧躯干或臀部的侧面。

实际应用时,如按下 I 导联键钮,可把左上肢电极(LF)放在 V5 处,右上肢电极(RA)移至胸骨上缘或右锁骨附近,即为 CM 导联。其他 CM 导联可根据同样方法,变动电极位置。CM 导联在手术中应用不影响胸腹手术切口消毒,具有许多优点。CM 常用于识别心律失常,如 CM_5、CM_6 是监测左心室壁心肌缺血的最好导联。

一、正常心电图

正常心电图包括 P 波、P-R 间期、QRS 波群、ST 段、T 波、Q-T 间期和 U 波等。

P 波：为心房除极波，时间一般＜0.11s。

P-R 间期：从 P 波的起点到 QRS 波群起点，代表心房开始除极到心室开始除极的时间，成年人的 P-R 间期为 0.12～0.20 秒，其长短与心率有关，心率快则 P-R 间期相应缩短。在老年人及心动过缓的情况下，P-R 间期可略延长，但不超过 0.22 秒。

QRS 波群：心室完全除极的过程，时间为 0.06～0.1s。

ST 段：自 QRS 波群终点至 T 波起点。正常 ST 段为等电位线，可有轻度向上或向下偏移，但一般下移不超过 0.05mV，抬高在 V_1、V_2 不超过 0.3mV，V6 不超过 0.5mV，其他导联不超过 0.1mV。

T 波：心室复极波，通常在 ST 段后出现的钝圆且占时较长的波。

Q-T 间期：心室除极和复极过程所需时间，正常为 0.32～0.44s。

U 波：T 波之后 0.02～0.045 秒出现的振幅很小的波，与 T 波方向一致。

二、注意事项

1.使用 ECG 监测仪前应详细阅读说明书，熟悉操作方法。一般应先插上电源，开机预热，贴好电极，接上电源导线，调整图像对比及明暗，使显示和记录清晰，每次心跳有声音发出，音响可适当调节，然后设置 HR 报警上下限。患者在治疗前或进入重症监测治疗病房时，作一次 ECG 记录，供对照和保存。

2.造成 ECG 伪差的原因①肌颤可引起细小而不规则的波动，可被误认为房颤。麻醉期间，患者发生局麻药毒性或输液反应时，也可发生肌颤，致使观察和记录困难。但较好的 ECG 监测仪均有防止肌颤产生杂波的功能，而能获得清晰的图像。②呃逆或呼吸使横膈运动增加，可造成基线不稳，同时影响 QRS 综合波的高度，尤其是Ⅲ和 aVF 导联较明显。呼吸还可使纵隔移位、静脉回流减少、心室末容量增多、QRS 综合波振幅高。失血可导致 QRS 综合波振幅减低。③电极与皮肤接触不好及导线连接松动或断裂，可使基线不稳，大幅度漂移或产生杂波。应将电极涂上电极膏，与皮肤必须紧密接触，接牢导线的接头，尽可能避免大幅度呼吸运动。④电灼器干扰，此种干扰是射频 800～2000Hz、交流电频率 60Hz 及低频电流 0.1～10Hz 的综合影响，使 ECG 波形紊乱，无法辨认，心率也不能计数。其他电器设备，如电风扇、照明灯、X 线线机及电动手术床等，也可能干扰 ECG 监测。

3.消除伪差和防止干扰，应采取以下各项措施：①使用一次性电极，加用电极膏，皮肤用乙醇擦干净，减少皮肤电阻，干燥后电极紧贴皮肤，使用质量较好的氯化银电极。②接紧各种接头，使电流传导良好。③暂拔除各种电器插头。④接好 ECG 监测仪的地线。

三、临床意义

(一)术前 ECG 检查意义

1.可诊断心律失常：如心动过速或心动过缓，室性和室上性心律等。

2.对缺血性心脏病如心肌缺血或心肌梗死有重要价值。

3.可判断心脏扩大：如高血压常伴有左心室肥大，左心室扩大提示二尖瓣狭窄。

4.诊断心脏传导阻滞:窦房或房室传导阻滞,决定是否要安置起搏器。

5.对诊断电解质紊乱和某些药物影响有一定意义:如低钾血症和洋地黄影响。

6.有助于心包疾病的诊断:如心包炎和心包积液等。

(二)围术期及 ICU 心电图监测意义

1.持续显示心电活动,及时发现心率变化。

2.持续追踪心律,及时诊断心律失常。

3.持续观察 ST 段、u 波等变化,及时发现心肌损害与缺血以及电解质紊乱等变化。

4.监测药物对心脏的影响,作为决定用药剂量的参考和依据。

5.判断心脏起搏器的功能,评估心脏起搏器的功能和药物治疗的效果等。

四、常见心律失常 ECG 表现

(一)窦性心动过缓

心率<60 次/分,心律规则,Ⅰ、Ⅱ、avF 导联 P 波直立。一般不需要处理,心率缓慢进行性加重或患者合并甲状腺功能低下、心肌梗死或心肌缺血,血流动力学不稳定。

(二)窦性心动过速

心率>100 次/分,心律规则,Ⅰ、Ⅱ、avF 导联 P 波直立。一般不做处理,如增加心肌氧耗有导致心肌缺血、心肌梗死或严重心律失常的危险。

(三)房性心动过速

起源于窦房结以外部位,频率>100 次/分,节律规整的为房性心律失常。心电图上有 P 波,心房率 150~220 次/分,QRS 波规律出现,波宽正常。房室结对快速的心房率可能下传也可能阻滞,因此 P 波数与 QRS 波数不一致,形成房性心动过速伴房室传导阻滞。引发原因包括洋地黄中毒、心肌病、心肌缺血或病态窦房结综合征。

(四)房扑

心房活动呈规律的锯齿状扑动波,频率 220~350 次/分。

(五)房颤

P 波消失,代之以形态、振幅、间期完全不等的 f 波,频率 350~500 次/分;心室率为 60~180 次/分,不超过 200 次/分,节律绝对不规则;如无室内差异性传导,QRS 波形态正常。麻醉期间对房颤的管理应以控制心室率为主。

(六)室性心动过速

连续出现的室性期前收缩,QRS 宽大畸形。若心室率过快,影响心室充盈,可导致心输出量降低,血压降低,是室颤及心搏骤停的先兆。

(七)室颤

QRS-T 消失,代之以方向、形态、振幅大小无规则的波形,无等电位线,心律 250~500 次/分。须立即除颤行心肺复苏。

(八)房室传导阻滞

按阻滞程度分为:①Ⅰ度房室传导阻滞,心律规则,每个 P 波后均有正常波形的 QRS 波,P-R 间期>0.2秒;②Ⅱ度Ⅰ型房室传导阻滞,心房率规则,QRS 波型正常,P-R 间期进行性延长终致脱落;③Ⅱ度Ⅱ型房室传导阻滞,多存在器质性损害,心电图上可表现为比例规律或不规律的窦房阻滞,或多于一个的连续脱落,脱落前的 P-R 间期保持固定,可不延长或略延长;④Ⅲ度房室传导阻滞,又称完全性房室传导阻滞,指全部的心房激动都不能传导至心室,其特征为心房与心室的活动各自独立、互不相干,且心房率快于心室率。严重的Ⅱ度Ⅱ型和Ⅲ度房室传导阻滞可使心室率显著减慢。当伴有明显症状如晕厥、意识丧失、阿-斯综合征发作时,需要植入起搏器治疗,以免发生长时间心脏停跳,导致生命危险。

(张乃春)

第九节　血流动力学监测

血流动力学监测是对循环系统中血液运动的规律性进行定量地、动态地、连续地测量和分析,并将这些数据反馈用于对病情发展的了解和对临床治疗的指导。

血流动力学指标经常受到许多因素的影响,任何一种监测方法所得到的数值都是相对的,临床上应根据患者的病情与治疗的需要考虑具体实施的监测方法,充分权衡利弊,掌握好适应证,防止和减少并发症,重视血流动力学的综合评估。

一、动脉血压

血压是指血流对血管的侧压力。动脉血压的数值主要取决于心排出量和外周阻力,并与血容量、血管壁弹性、血液黏稠度等因素相关,还间接反映组织器官的灌注量、氧供需平衡、微循环等。正常人的血压可因性别、年龄、体重、体位、精神状态和运动而不同。

动脉压监测是围手术期最基本、简单的心血管监测项目。血压的监测可分为无创测量法和有创测量法。

(一)无创动脉血压监测

无创血压监测可根据袖套充气方式的不同,分为人工袖套测压法和电子自动测压法两大类。前者包括搏动显示法、听诊法和触诊法;后者分为自动间断测压法与自动连续压法。

1.人工袖套测压法

(1)指针显示法:用弹簧血压表测压。袖套充气后弹簧血压表指针上升,然后慢慢放气,观察指针摆动最大点时为 SBP,指针摆动不明显时为 DBP,不易确定。

(2)听诊法:临床使用的最普遍方法。利用柯氏音的原理,袖套充气后放气,听到响亮的第一声柯氏音即为 SBP,至柯氏音变音音调变低或消失为 DBP

(3)触诊法:袖套充气使动脉搏动消失,再放气至搏动再次出现为 SBP,继续放气出现水冲样波动,后突然转为正常,次转折点为 DBP,但 DBP 不易确定。此法适用于低血压、低温、听诊有困难者,触诊法测得的血压较听诊法低。

(4)注意事项

1)选择合适的袖带:测量时应根据患者上肢的情况选择袖带,袖套偏小,血压偏高,袖套太窄或包裹太松,压力读数偏高;袖套太宽,读数较低。袖套宽度一般应为上臂周径的 1/2,小儿需覆盖上臂长度的 2/3。肥胖患者即使用标准宽度的袖套,血压读数仍偏高,与部分压力作用于脂肪组织有关。

2)放气速度:以 2~3mmHg/s 放气速度或每次心跳 2mmHg/s 放气为准,放气过快时测得收缩压偏低;放气太慢,柯氏音出现中断。高血压、动脉硬化性心脏病、主动脉狭窄、静脉充血、周围血管收缩、收缩压>220mmHg以及袖套放气过慢,易出现听诊间歇。

3)注意每次测量时将袖带内残余气体排尽,患者躁动、肢体痉挛及频繁测量时所测血压值会与真实血压有很大误差;严重休克、心率小于40次/分、大于200次/分时,所测结果需与使用血压仪监测的结果相比较;主动脉夹层、动脉炎、动脉瘤的患者,双侧肢体血压会不同,需要结合临床观察。

4)如果袖带捆绑的肢体与心脏不在同一水平,需要对显示的数值进行一下调整:肢体每高出心脏平面1cm,需要在测得的血压数值上增加0.75mmHg左右,肢体每低于心脏平面1cm,需要在测得的血压数值上降低0.75mmHg左右。

5)血压计的零点须对准腋中线水平,应定期用汞柱血压计作校正,误差不可>3mmHg。

2.电子自动测压法   自动测压法又称自动化无创测压法(NIBP),是当今临床麻醉和ICU中使用最广的血压监测方法之一。

(1)自动间断测压法:采用振荡技术,上臂缚上普通橡胶袖套,测压仪内装有压力换能器、充气泵和微机等,能够定时地使袖套自动充气和排气,当袖套充气压迫动脉时,动脉搏动消失,接着逐渐排气,动脉的搏动大小就形成袖套内压力的变化。通过压力换能器形成振荡电信号,经放大器将信号放大,振幅最大时为平均动脉压。而收缩压和舒张压的数值是通过检测压力振荡变化率各方程式而得。

(2)自动连续测压法:能瞬时反映血压的变化。目前主要有四种方法:

1)指容积脉搏波法:根据Penaz技术,采用伺服指脉测压仪进行连续血压监测。

①测压仪包括微机、伺服控制系统、手指套和红外线光电指体积描记器。

②于示指或拇指置指套,指套自动充气和放气,通过红外线光源发光,红外线透过手指,由光检出器接收。又经手指体积描记器,可连续测量指动脉的大小(直径),再经伺服控制系统的反馈环路和微机系统,于屏幕上显示SBP、DAP和MAP的数值和心动周期同步动脉搏动波,同时记录动脉压力变化趋势。

③主要缺点是当动脉出现收缩痉挛时,可影响周围动脉血流而导致测量失真。

2)动脉张力测量法:在桡动脉部位安装特制的压力换能器,通过电子系统确定换能器在桡动脉上的最佳位置,可取得动脉搏动的信号,测量每次搏动血压和显示脉搏波形,但是换能器的位置移动或受到碰压会影响测压的准确性。

3)动脉推迟检出法:是在身体的不同部位(如前额、手指)安置两个光度测量传感器,对动脉波延长的部分进行推迟检测。与动脉张力测量法相同,都需用标准的NIBP法校对。

4)多普勒法:多普勒超声血压计根据多普勒效应原理,用探头测定充气袖带远端动脉壁运动的声波频率,从而间接测量血压。同动脉内直接测量的血压相比,SBP相关性好。其突出优点是在小儿和低血容量状态下测量血压较准确,缺点是不易准确测定MAP和DBP。此外,多普勒探头的位置变化也影响其准确性。

(3)NIBP的优点:无创伤性,重复性好,操作简单,易于掌握,适用范围广泛,能按时测压,省时省力,血压超出设定的上下限能自动报警。

(4)NIBP的并发症

1)尺神经损伤:袖套位置太低,压迫肘部所致,应注意避免袖套位置过低。

2)肱二头肌肌间隙综合征:无创测压时间太长、频繁测压、袖套过紧导致上臂水肿、局部淤血瘀斑或水疱等;应注意袖套松紧或定时更换手臂测量。

3)输液受阻、指脉氧饱和度监测中断。

3.临床意义   动脉血压与心排出量和外周血管阻力直接相关,反映心脏后负荷,心肌耗氧和作功及周围组织和器官血流灌注,是判断循环功能的重要指标之一。组织器官灌注不仅与血压有关,还与周围血管阻力有关。若周围血管收缩,阻力增高,血压可无明显降低,甚至升高,但组织血液灌注仍然可能不足。

(1)收缩压(SBP)代表心肌收缩力和心排出量。SBP<12kPa(90mmHg)为低血压;<9.3kPa(70mmHg)脏器血流减少;<6.6kPa(50mmHg)易发生心搏骤停。

(2)舒张压(DBP)主要与冠状动脉血流有关,冠脉灌注压(CPP)=DBP-PCWP。

(3)脉压:脉压=SBP-DBP,正常值为4~5.3kPa(30~40mmHg),代表每搏量和血容量。

(4)平均动脉压(MAP):MAP=DBP+1/3(SBP-DBP)。

(二)有创动脉血压监测

1.适应证

(1)各类危重患者、循环功能不全、体外循环下心内直视手术、大血管外科、颅内手术及可能有大出血的手术等患者。

(2)严重低血压、休克和其他血流动力学不稳定患者,以及用间接法测压有困难或脉压狭窄难以测出时。

(3)严重高血压、严重创伤、心肌梗死、心力衰竭、多脏器功能衰竭。

(4)术中血流动力学波动大,患者需用血管活性药物调控。

(5)术中需进行血液稀释、控制性降压。

(6)需反复采取动脉血样的患者。

(7)呼吸、心跳停止后复苏的患者。

(8)通过动脉压力波形提供诊断信息。

(9)根据收缩压变异度评价容量治疗的反应。

2.禁忌证

(1)Allen试验阳性者禁行同侧桡动脉穿刺。

(2)局部皮肤感染者应更换测压部位。

(3)血管疾患的患者。

(4)凝血功能障碍的患者慎用。

(5)手术操作所涉及的部位。

3.动脉插管部位 插管部位动脉内径够大、可扪及搏动均可供插管,具体选用何处动脉应根据患者实际情况,如体位、局部动脉通畅情况以及预计留管的时间等综合考虑。桡动脉(最常用左侧)部位表浅,侧支循环丰富,常为首选,此外股、肱、足背和腋动脉均可采用。

4.动脉穿刺插管法

(1)桡动脉穿刺插管术

1)掌弓侧支循环估计:腕部桡动脉位于桡侧屈肌腱和桡骨下端之间的纵沟内。桡动脉构成掌深弓,尺动脉构成掌浅弓。两弓之间存在侧支循环,掌浅弓的血流88%来自尺动脉。桡动脉穿刺前常用Allen试验法判断来自尺动脉掌浅弓的血流是否足够。具体方法为:

①抬高前壁,术者用双手拇指分别摸到桡、尺动脉搏动。

②嘱患者做3次握拳和松拳动作,压迫阻断桡、尺动脉血流,直至手部变苍白。

③放平前壁,只解除尺动脉压迫,观察手部转红的时间。正常为<5~7秒;0~7秒表示掌弓侧支循环良好;8~15秒属可疑;>15秒属掌弓侧支循环不良,禁忌选用桡动脉穿刺插管。

④改良Allen试验:利用监护仪屏幕上显示出SpO$_2$脉搏波和数字来判断。举高穿刺手,双手同时按压尺、桡动脉显示平线和数字消失。放低手,松开尺动脉,屏幕出现波形和数字,即为正常。表明尺动脉供

血良好,如不显示即为异常,适用于对于昏迷患者和不合作者。

2)工具

①聚四氟乙烯套管针,成人用 20G,小儿用 22G。

②固定用前臂的短夹板及垫高腕部用的垫子(或纱布卷)。

③冲洗装置,包括接压力换能器的圆盖、三通开关、延伸连接管及输液器和加压袋等。用每毫升含肝素 2～4 单位的生理盐水冲洗,以便保持测压系统通畅。

④电子测压系统。

3)操作方法

①常选用左手,固定手和前壁,腕下放垫子,背曲或抬高 60°。腕部桡动脉在桡侧屈肌腱和桡骨下端之间纵沟中,桡骨茎突上下均可摸到搏动。

②术者左手中指摸及桡动脉搏动,示指在其远端轻轻牵拉,穿刺点在搏动最明显处的远端约 0.5cm 左右。

③常规消毒、铺巾,必要时用局麻药作皮丘。

④直接穿刺法:右手持穿刺针以 30°～40°,对准动脉缓慢进针。当发现针芯有回血时,再向前推进 1～2mm,固定针芯而向前推送外套管,后撤出针芯,这时套管尾部应向外喷血,说明穿刺成功。

⑤穿透法:进针点、进针方向和角度同上。当见有回血时再向前推进 0.5cm 左右,后撤针芯,将套管缓慢后退当出现喷血时停止退针,并立即将套管向前推进,送入无阻力并且喷血说明穿刺成功。

⑥排尽测压管道通路的空气,边冲边接上连接管,装上压力换能器(调整好零点)和监测仪,加压袋压力保持 26.6kPa(200mmHg)。

⑦用粘贴纸固定以防滑出,除去腕下垫子,用肝素盐水冲洗一次,即可测压。肝素生理盐水每 15 分钟冲洗一次,保持导管通畅,覆盖敷料,即可测压。

(2)足背动脉穿刺插管术

1)患者两腿自然伸直放平,暴露一侧足背部,消毒穿刺部位后,术者用左手中示指触扪患者足背动脉搏动最明显处,右手持穿刺针顺足以 15～30°角缓慢刺入,深度一般 1cm 左右,若有动脉血喷出,将外套管向前推进拔出针芯,即穿刺成功。

2)Husum 等认为有 3%～12% 患者足背脉缺如,且常是双侧性的,而且老年人动脉硬化可进一步影响足部侧支循环,因此老年人不主张作足背动脉常规穿刺。

(3)股动脉穿刺插管术

1)患者仰卧,下肢伸直,略向外展,充分暴露穿刺部位,垫高臀部,穿刺点为腹股沟韧带中点下 2cm,常规消毒皮肤后,操作者左手中、示指稍用力按压并固定股动脉搏动最明显部位,右手持穿刺针以 30°～45°角进针,若有动脉血喷出,将外套管向前推进拔出针芯,即穿刺成功。

2)股动脉较粗大,成功率较高,但进针点必须在腹股沟韧带以下,以免误伤髂动脉引起腹膜后血肿,穿刺接近会阴部,潜在感染的机会较大;除小儿或四肢严重烧伤外,目前应用已减少。

(4)肱动脉穿刺插管术

1)患者平卧,一侧上肢手臂伸直并略外展,掌心向上,肘关节下垫一软枕并固定,操作者于肘部皮肤皱褶稍上方内侧四分之一,搏动最明显处,呈 45°角进针,如有动脉血喷出,将外套管向前推进拔出针芯,即穿刺成功。

2)肱动脉较粗,其插管测压比其他外周动脉能更准确地反映收缩压。肘部侧支循环丰富,肱动脉闭塞很少引起末梢血管缺血。清醒患者难以保持肘关节不动,肱动脉内膜更易被导管损伤。

5.测压时需注意的问题

(1)有创测压较无创测压高 0.67～2.67kPa(5～20mmHg),股动脉较桡动脉 SBP 高 1.33～2.67kPa(10～20mmHg),DBP 低 2.0～2.67kPa(15～20mmHg)。

(2)必须预先标定零点。自动定标的检测仪,将换能器接通大气,使压力基线定位于零点即可。

(3)压力换能器应与心脏平齐。弹簧表测压时应使塑料连接管内肝素液面与心脏在同一水平。

6.异常动脉压波形

(1)圆钝波波幅中等度降低,上升和下降支缓慢,顶峰圆钝,重搏切迹不明显,见于心肌收缩功能低下或容量不足。

(2)不规则波波幅大小不等,期前收缩波的压力低平,见于心律失常患者。

(3)高尖波波幅高耸,上升支陡,重搏切迹不明显,舒张压纸,脉压宽,见于高血压及主动脉瓣关闭不全。主动脉瓣狭窄者,下降支缓慢及坡度较大,舒张压偏高。

(4)低平波的上升和下降支缓慢,波幅低平,严重低血压,见于休克和低心排综合征。

7.并发症

(1)血栓形成与动脉栓塞

1)血栓形成发生率为 20%～50%,原因有:①置管时间较长;②导管过粗或质量差;③穿刺技术不熟练或血肿形成;④严重休克和低心排综合征;⑤间歇冲洗,而非持续冲洗。

2)动脉栓塞防治方法

①Allen 试验阳性或并存动脉病变者,避免用桡动脉穿刺插管。

②严格无菌操作。

③穿刺动作轻柔稳准,避免反复穿刺造成血管壁损伤,必要时行直视下桡动脉穿刺置管。选择适当的穿刺针,切勿太粗及反复使用。

④排尽空气。

⑤发现血块应及时抽出,严禁注入。

⑥测压肢体末梢循环不良时,应及时更换测压部位。

⑦导管妥加固定.避免移动。

⑧定时用肝素盐水冲洗。

⑨密切观察穿刺远端手指的颜色与温度,当发现有缺血征象如肤色苍白、发凉及有疼痛感等异常变化,应及时拔管。必要时可手术取血栓,以挽救肢体。

(2)动脉空气栓塞。防治办法:换能器圆盖和管道必须充满肝素盐水,排尽空气,应选用袋装盐水,外围用气袋加压冲洗装置。

(3)渗血、出血、血肿和假性动脉瘤:常见的原因:多次试穿;预先存在的凝血系统疾病;管路连接不紧密。防治办法:穿刺失败及拔管后要有效地压迫止血,尤其对应用抗凝药的患者压迫止血应在 5 分钟以上。必要时局部用绷带加压包扎,30 分钟后观察无出血可予以解除。

(4)局部或全身感染。防治办法:动脉置管期间严格无菌操作和局部消毒,置管时间最长 1 周,如需继续应更换测压部位。

(5)神经损伤:常见的有腕部损伤正中神经和腋部损伤远侧的臂丛神经。常见的原因:血管纤维鞘内的血肿压迫和穿刺过程中的机械性损伤所致;桡动脉穿刺期间,过度伸展腕部也可以损伤正中神经。

(6)动脉导管接头突然断开:会引起相应的大量失血,如果接头断开是隐秘的,没被及时发现可以导致休克。可以通过下列方法来预防:①使用 Luer-Lock 连接方法;②将动脉导管连接到监护仪上,并设置一个报警界限;③尽量避免把动脉导管的连接接头隐秘放置在手术的缚布之下。

8.直接动脉压测定影响因素

(1)动脉留置针的位置不当或堵塞:动脉波形的收缩压明显下降,平均动脉压变化较小,波形变得平坦。如管腔完全堵塞,波形消失。

(2)压力传递和转换系统:坚硬的管壁、最小体积的预充液体、尽可能少的三通连接和尽可能短的动脉延长管均可提高测定的准确性。

(3)传感器和仪器故障:重新调整零点,判断传感器和仪器工作状态。

9.超声引导下动脉穿刺　传统动脉穿刺方法多采用盲法,操作者需要触及明确的动脉搏动,根据自己的经验和手感来实施,对操作者的临床经验要求较高,对于肥胖、严重低血压、严重心律失常、动脉解剖变异等患者,存在一定困难;穿刺失败可能造成局部血肿及血管痉挛,进一步增加难度;此外动脉穿刺最常见的困难是针芯内有动脉血回出,而置管却无法顺利进行。超声引导下动脉穿刺不依赖于解剖定位和动脉搏动,减少穿刺并发症的发生,减少进针次数,避免对周围血管、组织的损伤,可以判断动脉血回出而不能置管的原因。

(1)平面内穿刺

1)穿刺部位消毒后,探头包裹无菌套,超声长轴切面(探头与桡动脉走行)结合彩色多普勒血流确定桡动脉位置,测量皮肤至桡动脉距离以及桡动脉直径。

2)20G套管针与皮肤呈30°~45°在超声图像中找到完整进针声影后向桡动脉进针,针尖声影和桡动脉血管重叠后针尾有持续回血,放平套管针旋转置入套管。

(2)平面外穿刺

1)穿刺部位消毒后,探头包裹无菌套,超声短轴切面(探头与桡动脉垂直)结合彩色多普勒血流确定桡动脉位置,并移动探头将其位于探头中点。

2)20G套管针与皮肤呈30°~45°在穿刺点进针,调整针尖位于桡动脉横切面上方后进针,直至针尾出现持续回血后放平套管针尝试置入套管。

二、中心静脉压

中心静脉压(CVP)是测定位于胸腔内的上、下腔静脉或右心房内的压力,是衡量右心功能的指标。经皮穿刺中心静脉,主要经颈内静脉或锁骨下静脉,将导管插入到上腔静脉,也可经股静脉用较长导管插入到下腔静脉。

(一)穿刺及插管方法

1.颈内静脉

(1)解剖特点

1)颈内静脉自颅底颈静脉孔穿出、与颈总动脉、迷走神经共同包裹于颈动脉鞘内,全程由胸锁乳突肌覆盖。上部颈内静脉位于胸锁乳突肌前缘内侧,中部位于胸锁乳突肌锁骨头前缘的下面、颈总动脉的前外方,下端位于胸锁乳突肌锁骨头与胸骨头构成的三角内,在胸锁关节处与锁骨下静脉汇合成无名静脉入上腔静脉。

2)因右侧胸膜顶低于左侧,胸导管位于左侧,且右颈内静脉与无名静脉、上腔静脉汇成一直线,故临床多选择右颈内静脉穿刺置管。

(2)穿刺途径:依据颈内静脉与胸锁乳突肌之间的关系分前、中、后三路。

1)前路:在甲状软骨水平,胸锁乳突肌前缘中点内侧进针,同时左手示指将颈总动脉向内推开,针干与皮肤冠状面成30°~45°角,针尖指向同侧乳头或锁骨中内1/3交界处。进针1.5~2cm即可回抽出静脉血。

2)中路:在胸锁乳突肌三角顶点进针,针干与皮肤呈30°角,指向尾端,进针2~3cm可进入静脉。

3)后路:在外侧缘锁骨上2~3横指处为进针点,穿刺时,肩部垫高、头转向对侧。针干保持水平位,在胸锁乳突肌深部针头指向胸骨上切迹进针。

(3)穿刺、置管工具

1)套管针:16~14G套管针,针干长15~17cm。

2)深静脉穿刺包:包括18G穿刺针,导引J形钢丝,单腔、双腔或三腔留置导管。

(4)操作步骤

1)平卧、去枕、头转向对侧,颈伸展,必要时肩后垫高,头低15°~20°,充血性心衰或肺动脉高压者可平卧。

2)常规消毒铺巾,确定进针点作局麻皮丘。

3)肝素生理盐水注射器与穿刺针连接,左手示指定点、右手持针,按选择径路要求进针,边进针、边回抽,进入静脉时常有突破感且血流通畅。

4)旋转取下注射器,用套管针者可将外套管插入,钢丝导引者可从18G穿刺针内插入导引钢丝,有阻力时需调整穿刺针位置,确认钢丝在静脉内后退出穿刺针。

5)将导管套在导引钢丝外面,(注意导管尖端到达皮肤时,钢丝尾端必须露出),左手拿住钢丝尾端、右手将导管与钢丝一起部分插入,待导管进入静脉后,边进管、边退钢丝,进针约10cm。退出钢丝,回抽血流通畅,即可接上CVP测压装置作测压或输液,最后用导管夹固定好。

2.锁骨下静脉

(1)解剖特点:锁骨下静脉是腋静脉的延续,起于第一肋骨外侧缘,成人长约3~4cm。静脉前面为锁骨内下1/3,下面为第一肋骨上表面,后面为前斜角肌。静脉越过第一肋骨上表面轻度向上呈弓形,然后向内、向下和轻度向前跨越前斜角肌与颈内静脉汇合。静脉最高点在锁骨中点略内,可高出锁骨上缘。前斜角肌厚约0.5~1.0cm,将锁骨下动脉与静脉分开,故穿刺时不易损伤动脉。

(2)穿刺途径

1)锁骨下进路:患者上肢垂于体侧并略外展,取锁骨中外1/3交界处,锁骨下方约1cm为穿刺点,针尖向内指向锁骨胸骨头后上缘进针。未成功可退针至皮下,针尖指向甲状软骨方向进针可成功。穿刺过程中注意针干与胸壁呈水平位并贴近锁骨后缘。

2)锁骨上进路:患者肩部垫高,头尽量转向对侧并显露锁骨上窝。在胸锁乳突肌锁骨头外侧缘,锁骨上1cm为穿刺点。针干与矢状面呈45°角,在冠状面保持水平或略向前倾15°指向胸锁关节前进,进针1.5~2cm即可进入静脉。此法不易引起气胸较安全。

(3)穿刺工具及操作步骤同颈内静脉。

3.股静脉　穿刺点在腹股沟韧带中点下方2~3cm,股动脉搏动内侧1cm,针干与皮肤呈45°角,针尖向对侧耳部进针。穿刺较易成功,多作治疗用途。较少用此途径来侧CVP。

(二)测压装置

1.水压力计　用一直径0.8~1.0cm玻璃管和刻有cmH$_2$O的标尺一起固定于输液架上,接上三通开关,连接管内充满液体,排空气泡,一端连接输液器,一端接穿刺导管,标尺零点与腋中线水平,即右心房水平。阻断输液器一端，即可测 CVP。此装置可自行制作，简单方便，结果准确。

2.换能器测压 可通过换能器与监护仪相连，显示和记录数据及波形。

（三）临床意义

1.正常值

(1)CVP 正常值为 $0.5\sim1.2kPa(5\sim12cmH_2O)$；$<0.25kPa(2.5cmH_2O)$提示血容量不足；$>1.5\sim2.0kPa(5\sim12cmH_2O)$提示右心功能不全。CVP 不能反映左心功能。

(2)补液实验：取等渗盐水 250ml 于 $5\sim10$ 分钟内给予静脉注入若血压升高而中心静脉压不变，提示血容量不足；若血压不变而中心静脉压升高 $3\sim5cmH_2O$，提示心功能不全。

2.影响 CVP 的因素

(1)病理因素：CVP 升高见于心力衰竭、心房颤动、肺梗死、支气管痉挛、纵隔压迫、气胸及血胸、慢阻肺、心脏压塞、缩窄性心包炎、补液过量及腹内压增高的各种疾病。CVP 降低的原因有失血和脱水引起的低血容量，以及周围血管扩张。如神经性或过敏性休克所致相对血容量不足。

(2)神经体液因素：交感神经兴奋，儿茶酚胺、抗利尿激素、肾素和醛固酮等分泌增加，血管张力增加，CVP 升高。相反，某些扩血管物质使血管张力减小，CVP 降低。

(3)药物因素：快速输液，应用血管收缩药，CVP 明显升高；用扩血管药或心功能不全患者用洋地黄等强心药后，CVP 下降。

(4)其他因素：有缺氧和肺血管收缩，气管插管和气管切开患者挣扎和躁动，控制呼吸时胸内压增加，腹腔手术和压迫等均使 CVP 升高，麻醉过深或椎管内麻醉时血管扩张，CVP 降低。

（四）适应证与禁忌证

1.适应证

(1)严重创伤、休克及急性循环功能衰竭等危重患者。

(2)各类心血管手术及其他大而复杂手术。

(3)需长时间输液或静脉抗生素治疗。

(4)全胃肠外营养治疗。

(5)插入肺动脉导管或经导管安置心脏临时起搏器。

(6)需接受大量快速输血、输液患者。

2.禁忌证

(1)血小板减少或其他凝血机制障碍者、以免误伤动脉引起巨大血肿。

(2)局部皮肤感染者应另选穿刺部位。

(3)血气胸患者避免行颈内及锁骨下静脉穿刺。

（五）并发症及防治

1.出血和血肿 多由于刺破动脉引起、凝血机制不全或肝素化后更易发生。穿刺时注意摸到邻近动脉，并向一边推开，且进针不宜太深。

2.气胸和血胸 多发生于锁骨下静脉穿刺时，穿刺过深及穿刺针与皮肤成角太大易发生。操作时应倍加小心，怀疑气胸时听双侧呼吸音，早期发现及时治疗。

3.神经和淋巴管损伤 可损伤臂丛、膈神经、颈交感干、喉返神经和迷走神经等；损伤胸导管可并发乳糜胸。

4.气栓 中心静脉吸气时可形成负压，尤其头高半卧位时更易发生。预防措施为穿刺时采取头低位，避免深呼吸及咳嗽，穿刺置管时尽可能不使中心静脉与空气相通。

5.心律失常　较常见,主要原因为钢丝或导管刺激引起。应避免导管及钢丝插入过深,操作过程行 ECG 监测。

6.血管和心脏穿孔　可发生血胸、纵隔血肿和心脏压塞。为少见严重并发症。

7.血栓形成和栓塞　见于长期置管和高营养疗法的患者,应注意液体持续滴注和肝素生理盐水定期冲洗,疑有管腔堵塞时不能强行冲注,只能拔除,以防血块栓塞。

8.感染　发病率 2%～10%。75% 为革兰阳性杆菌。预防为操作时严格无菌技术,穿刺部位每日消毒换敷料 1 次,测压管有污染时随时换。加强护理;长期置管者,预防应用抗生素。

(六)操作中注意事项

1.掌握多种入路,不要片面强调某一进路而进行反复多次的穿刺,避免增加患者痛苦和减少并发症。

2.操作时注意患者体位和局部解剖标志之间的关系。

3.穿刺时回抽有血但导丝置入有阻力,可能是穿刺针的穿刺点偏在血管一侧,而非血管中央,此时不能用暴力强行推进导丝,应改变穿刺针的方向重新穿刺。

(七)超声引导下中心静脉穿刺置管

超声引导下中心静脉操作简易、穿刺成功率高、穿刺时间降低,可减少徒手穿刺操作中深度与角度的困难,很大程度上降低损伤,增加安全性。尤其是在患者存在解剖异常、预计穿刺困难、高危穿刺并发症发生者、血容量不足时。

1.操作方法

(1)用超声探头依穿刺血管的解剖部位,超声检查通过不同切面确认血管位置、走行、内径、与相邻组织关系,静脉在超声定位受压时管腔明显变窄,而动脉有搏动性,管腔几乎不受影响,估测进针深度与角度,体表穿刺点的距离。在病变的情况下可启动彩色多普勒血流程序显示真实彩色血流图像。

(2)对穿刺部位和探头严格消毒、铺巾。

(3)再次确定穿刺点,用穿刺针按超声指示的方向与角度进针。当超声导向显示针尖到达靶血管腔内时,轻轻回抽针芯,察看回血情况。如果回血良好,将导管置入,超声再次确认导管位置后,抽出导丝,接治疗液体。

(4)穿刺点皮肤消毒,用敷料或护理薄膜粘贴固定导管,保持局部皮肤干燥。

2.注意事项

(1)穿刺人员应注意使用超声仪器的性能,熟练掌握相应的操作技术,通力协作。

(2)了解操作部位解剖结构、常见动脉变异和主要侧支通路。

(3)静脉探测是注意使用探头的压力不宜过大,以免影响静脉的显示。

(4)穿刺过程应严格按照无菌操作要求进行。

(5)对留置深静脉导管监测,了解导管位置是否保持准确及有无血栓形成等并发症,及时处理。

(八)测量中心静脉压的注意事项

1.患者改变体位要重新调节零点。

2.咳嗽、吸痰、呕吐、躁动、抽搐均影响 CVP 值,应在安静后 10～15 分钟测量。

3.干扰因素较多,应连续、动态监测。

4.结合血压、尿量综合判断。

5.不能完全依赖 CVP 值判断患者状态,需与临床相结合。

(九)中心静脉导管置管长度

1.Peres 预计中心静脉导管置管深度采用公式计算:颈内静脉置管深度(cm)＝身高/10,锁骨下静管深度(cm)＝身高/10－2。

2.Androplpus 等在先天性心脏手术的儿童和青少年中对右侧锁骨下静脉和颈内静脉进针进行研究，从穿刺点到上腔静脉与右心房交界处的长度 L(cm)＝H/10－1(H≤100cm,H 为身高,单位 cm),L＝H/10－2(H>100cm)。

3.2006 年 Yoon 等采用 TEE 的方法经右侧颈内静脉小儿中心静脉导管的长度＝1.7＋(0.07×H)(小儿身高 H 在 40~140cm)。

4.这些推荐公式数据为临床操作提供了指导，但在为每个患者的操作前，都要反复斟酌，尤其对少数特殊患者，如脖子粗短或较长，手臂或上半身过长，应作个体化判断。

（十）中心静脉导管位置的监测

1.中心静脉导管异位

(1)导管脱出。

(2)导管插入太深，自行扭曲盘绕、误入歧途或进入心脏。

(3)细的静脉管壁穿孔。

(4)导管异位于同侧或对侧上肢静脉的分支中，还有可能误入分支静脉或周围脏器。

2.中心静脉导管异位影响

(1)诱发心律失常，损伤右心瓣膜甚至心肌，心腔壁腐蚀或穿孔，造成心脏压塞，影响心脏功能。

(2)胸腔积液或纵隔积液。

(3)颈部肿胀，严重时可压迫气管引起呼吸困难。

(4)形成静脉炎，血栓形成堵塞管腔。

(5)影响药物或溶液的滴注速度，一些诊断性的测量信息也无从获得。

3.影响中心静脉导管到位的因素

(1)穿刺点的选择：左侧有几支小静脉的开口正对着颈内静脉，因此左侧颈内静脉管异位的发生率高于右侧颈内静脉置管。锁骨下静脉穿刺时，穿刺针与颈内静脉成钝角，与无名静脉及上腔静脉成锐角，所以放置钢丝时极易进入颈内静脉远心端。

(2)置管技巧

1)操作者置入导丝时手法不当，使导丝尖端的钩朝上送入，导丝的尖端正处于颈内静脉的开口。

2)锁骨下静脉穿刺成功后，应尽量将穿刺针放平，并调整针尖斜面向尾端，然后将导丝的自然弯头向上腔静脉方向置入，由于有针尖端一侧阻挡，消除了静脉角，减少导管进入颈内静脉的几率，但仍不能避免钢丝进入同侧颈内静脉或对侧锁骨下静脉。

(3)患者体位不当：头部用力偏向并转向对侧，使患者锁骨下静脉与颈内静脉之间的角度变平坦，而使导丝容易上行，进入颈内静脉。

4.中心静脉导管位置的监测

(1)一般认为上腔静脉置管，导管尖端应位于上腔静脉和右房汇合处上方 2cm 的地方，导管尖端移动可留有余地不至于对心脏造成直接损伤。经下腔静脉置管，应将导管尖端和横膈持平或高于横膈水平。

(2)监测中心静脉导管的位置方法目前常用的有：X 线检查、心电图检查、超声心动图检查。

1)X 线检查(胸部透视或摄胸片)能及时了解导管位置，排除气胸，但是实际操作中有许多困难，如患者和工作人员受放射损害，不适用于导管放置过程中。

2)经食管超声心动图(超声 TEE)能够直接显示大血管、心脏和导管的影像，图像清晰、诊断准确，可避免导管在上腔静脉内打折、转向，甚至进入外周静脉的情况。研究表明超声监测下导管的到位率为 100%。

但超声设备较贵,学习花费时间较长。

3)1997 年 BRAUN 公司发明了记录心房内心电图的 Seldinger 导线,心电图检查(心房内心电图)即在插导管的同时持续记录心电图信号,根据心电图 P 波变化确定导管放置深度,导管头端在右心房,P 波高尖;导管头端从右心房移开回上腔静脉时,P 波恢复正常,再将导管后撤 2～3cm 至最后的正确位置。实时反映导管尖端在上腔静脉的位置,放置深度做到了个体化,也有研究得出 f 波的振幅在导丝从右房退至上腔静脉时由高变低,在房颤患者中应用例数少,需进一步的观察和探讨。

三、肺动脉压

(一)发展简史

1.1970 年 Swan 和 Ganz 首先研制成特殊的导管(Swan 和 Ganz 漂浮导管),统称肺动脉导管(PAC),1972 年应用于临床,导管从大静脉置管后随血流经右心房、右心室和肺动脉进入肺小动脉。将导管顶端气囊充气后所测压力,称肺小动脉压(PAWP)或肺毛细血管楔压(PCWP)。该项监测可在床旁操作,成功率高。插管后能测得中心静脉压(CVP)、右房压(RAP)、右室压(RVP)、平均肺动脉压(PAP)、肺动脉收缩压(PASP)肺动脉舒张压(PADP)以及 PAWP。除测压外,选择不同类型的导管,还可进行心排出量测定。

2.1975 年发展为光纤肺动脉导管,可用于测定混合静脉血即肺动脉血的氧饱和度(SVO_2),同时通过计算公式,能取得重要的血流动力学参数,如外周血管阻力(SVR)、肺动脉血管阻力(PVR)、每搏量(SV)、每搏指数(SI)、心指数(CI)和氧输送(DO_2)、氧耗(VO_2)平衡等。

3.1981 年又进一步用于测定右心室舒张末容量(RVEDV)和射血分数(RVEF),并可装上起搏电极,治疗心律失常。近年在离 PAC 尖端 14～25cm 处另装加热电热丝,通过血液热稀释法以连续测定心排出量(CCO)。

(二)穿刺插管方法

1.穿刺置管工具

(1)Swan-Ganz 漂浮导管

1)常用的是四腔管,成人用 F7 或 F7.5,小儿用 F4 或 F5,不透 X 线。

2)导管有三个腔和一根金属导线,导管顶端开口供测量肺动脉压和取血标本,导管近端开口(距顶端30cm),用于测量 RAP 或 CVP,以及供测量心排出量时注射生理盐水;第三个腔开口于靠近导管顶端的气囊内,气囊的充气容量为 1.25～1.5ml,充气后有助于导管随血流向前推进;金属导线终止于导管顶端近侧3.5～4.0cm 处,与热敏电阻相连,另一端接心排出量计算机。

(2)PAC 经皮穿刺器材:①导管鞘:专供插入漂浮导管的外套管,内有单向活瓣;②静脉扩张器:随导引钢丝插入静脉以利导管鞘进入静脉;③旁路输液器:供冲洗及输液;④保护外套:避免导管污染。

2.操作方法

(1)插管途径

1)颈内静脉:右颈内静脉是最佳途径。

2)贵要静脉:一般需切开后插管。

3)股静脉:达右心房距离较长,感染机会增加。

(2)操作步骤

1)由二人操作,术者常规消毒铺巾,助手准备工具,检查器材是否备全,测试气囊有否漏气,用肝素生理盐水冲洗所有导管,操作过程中监测压力及 ECG。

2)作颈内静脉穿刺,导引钢丝插入后,将F8.5导管鞘套在静脉扩张器外面,皮肤进针处用尖刀挑开,皮下用蚊氏钳轻轻扩张,然后通过钢丝插入静脉扩张器,待其进入静脉后,拔出导引钢丝,扩张器尾端可回抽到血,再将导管鞘沿静脉扩张器插入到静脉内,拔出静脉扩张器,装上旁路输液器,同时可在此抽到静脉血。

3)F7漂浮导管装上保护外套,助手扶住其远端,通过导管鞘,将漂浮导管插入到颈内静脉。

4)经贵要静脉切开后插入漂浮导管时,导管通过腋静脉转弯处时可能遇到阻力。此时可使上臂外展,以减小成角。必要时可在腋窝摸到进入腋静脉的导管顶端,协助插入到锁骨下静脉,继后即可进入到右心房。插管深约50～60cm。

5)颈内静脉途径,漂浮导管插入15～20cm左右,即可进入右心房,示波器上显示RAP波形,将气囊部分充气,以利导管向前推进。

6)导管通过三尖瓣进入右心室后压力突然升高,下降支又迅速回到零点,出现典型的RVP波形(平方根形),舒张压较低。此时,使气囊完全充气,即可减少导管顶端对右心室壁的刺激,减少心律失常的发生,又使导管容易向肺动脉推进。

7)当导管插入肺动脉(PAP)时,收缩压改变不大,而舒张压显著升高,大于右心室舒张压,呈动脉波形,有重搏切迹,舒张期下降支逐渐下降。再继续向前置管,导管可嵌入肺小动脉分支,最佳嵌入部位应在左心房水平肺动脉第一分支,并出现PAWP波形。

(3)注意事项

1)漂浮导管顶端应位于右心房同一水平。

2)漂浮导管最佳嵌入部位应在肺动脉较大分支,充气时进入到嵌入部位,放气后又退回原处。若位于较小的动脉内,特别是血管分叉处,气囊可发生偏心充气,或部分充气或导管尖端提前固定。

3)自发呼吸和机械通气患者,均应在呼气终末测量PAWP和CO,同时终止使用PEEP。

4)PAWP只能间断测定,测完立即放气。

5)保持导管通畅,测压时应该仔细排出装置内所有气体,以使压力传递更为准确。

(4)适应证

1)严重左心功能不良、重要脏器并发症,估计术中血流动力学不稳定的心脏瓣膜病。

2)合并严重肺动脉高压、右心功能不全、慢性阻塞性肺病、肺动脉栓塞患者。

3)终末期心脏进行心脏移植。

4)缺血性心脏病。

5)多脏器功能衰竭。

6)估计术中血流动力学极不稳定的主动脉瘤手术。

(5)禁忌证

1)绝对禁忌证:导管经过的通道上有严重的解剖畸形,如右室流出道梗阻、肺动脉瓣或三尖瓣狭窄、肺动脉严重畸形等。

2)相对禁忌证:严重心律失常、凝血障碍、近期置起搏导管者。

(6)并发症

1)心律失常。

2)血栓形成及肺栓塞。

3)感染。

4)肺出血和肺动脉破裂。

5)气囊破裂。

6)导管打结。

(三)临床意义

1.估计左心、右心功能:平均 PCWP 一般能反映左心功能。

(1)在心排出量正常时,若 PCWP 在 8～12mmHg 提示心室功能良好。

(2)在有低心排出量或循环障碍征象时,若 PC-WP 小于 8mmHg 则提示血容量相对不足,需增加左心室的充盈量。

(3)当 PCWP 超过 20mmHg 时,表明左心室功能欠佳。

(4)当其增高达 20mmHg 以上时,已有左心功能异常。

(5)若高达 30mmHg 或以上时,则出现肺水肿。

2.诊断肺动脉高压和肺动脉栓塞。

3.估计心包、瓣膜病变。

4.早期诊断心肌缺血。

5.测量心排出量。

6.记录心腔内心电图和心室内临时起搏。

7.混合静脉血氧饱和度连续测定和采取混合静脉血标本。

(四)肺动脉导管(PAC)监测及衍生参数

1.**右心房**　右心房压 RAP:-1～7mmHg,平均值(MRAP):4mmHg。右房压(RAP)也代表 CVP,是右室功能和血容量的监测指标,右房压的改变与血容量、静脉血管张力、右心室功能等因素密切相关。

2.**右心室**　收缩压(RVSP):15～25mmHg,舒张压(RVDP):0～8mmHg,舒张末压:2～6mmHg。

3.**肺动脉**

(1)收缩压(PASP):15～25mmHg,舒张压(PADP):8～15mmHg 平均压(MPAP):10～20mmHg,嵌顿压(PAWP):6～12mmHg。

(2)肺动脉高压的诊断标准(WHO):静息状态下,平均压＞25mmHg,运动过程中,平均压＞30mmHg。目前我国的诊断标准:平均压＞20mmHg 或收缩压＞30mmHg。

(3)PAWP 反映左房产生的后向性压力,反映左心前负荷,在没有二尖瓣病变及肺血管病变的情况下:平均 PAWP＝平均肺静脉压＝左房压＝LVEDP,可用 PAWP 来估测左室舒张末压(LVEDP)预测左心功能。

(4)无肺疾患及心功能不全时,PAEDP＝PCWP＝LVEDP。

(5)心功能不全时,LVEDP＞PAEDP。

4.**左心房压(LAP)**　6～12mmHg。

5.**CO**　心室每分钟搏出的血量。正常值:4～8L/min。CI:CO/体表面积,正常值 2.5～4.011(min·m²)。

6.**每搏量(SV)**　心室每次搏出的血量,成人平均 70ml。每搏输出指数 SVI:25～45ml/m²。

7.**外周血管阻力(SVR)**　左心室射血时克服的阻力,体循环阻力指数 SVRI:800～1200yne·sec/(m⁵·m²)。

8.**肺血管阻力(PVR)**　正常为 SVR 的 1/6;肺循环阻力指数 PVRI:120～240dyne·sec/(m5·m²)。

9.**右心室舒张末期容积(RVEDV)**　正常值 60～100ml/m²。

PAC 监测已成为高危手术患者和创伤患者的围手术期管理的重要手段,大量的结果证实 PAC 监测能降低围手术期并发症和死亡率,通过正确的液体治疗减少血液制品的输注,明显改善围手术期患者的预后,缩短患者在 ICU 或住院时间,减少治疗费用。但也有调查表明 PAC 监测增加死亡率,建议 PAC 导管的应用应限制在具有置入导管和数据利用经验的专业人员中。

四、心排出量

（一）概述

心排出量（CO）是指心脏每分钟将血液泵至周围循环的量。心排出量监测能反映整个循环系统的功能状况，了解前负荷及后负荷、心率、心肌收缩力等，并由此估计患者的预后；计算出各种有关的血流动力学指标，绘制心功能曲线，指导对心血管系统的各种治疗，包括药物、输血、补液等。因此心排出量的监测极为重要，特别在危重患者及心脏病患者中很有价值。

心排出量的测定方法可分为有创性和无创性两大类。两类方法在测定原理上各有不同，临床应用适应证及所要求的条件也不同，同时其准确性和重复性亦异。

（二）无创心排出量监测

无创性心排出量测定的方法很多，各种方法的原理不同，也存在一些问题，目前临床上采用的有心阻抗血流图、经食管超声多普勒、经气管超声多普勒以及其他多普勒技术等，有些技术随着计算机技术的普及已有很大的发展。

1.心阻抗血流图　心阻抗血流图（ICG）是利用心动周期于胸部电阻抗的变化来测定左心室收缩时间间期（STI）和计算出每搏量，然后再演算出一系列心功能参数。

心阻抗血流图优点：无创伤，只需在患者颈部、胸部两侧各贴一对电极；可对患者进行持续监测；操作简便。缺点：抗干扰能力差，易受周围电设备的影响，CO 读数不准和受到电极片位置的影响；不适用肥胖患者和儿童；测定过程中易受到患者运动、呼吸等因素的影响，极大限制了其在临床的应用。

2.超声心动图与多普勒技术心排出量测定

（1）超声心动图

1）超声心动图是利用声波反射的性能来观察心脏与大血管的结构和动态，了解心房、心室收缩及舒张情况与瓣膜关闭、开放的规律，为临床诊断提供信息和有关资料。

2）对某些心脏疾病诊断的准确性较高，还能测量主动脉及各瓣膜口的直径，而且对患者无痛苦，是当前重要的诊断方法。

3）超声心动图还可以测定心脏收缩时间间期（STI）、左室射血分数（EF）、瓣膜活动情况以及心室壁的异常活动等，以详细了解心功能。

（2）多普勒技术

1）目前临床应用的有经肺动脉导管、胸骨上、经食管及气管多普勒监测，除肺动脉导管多普勒技术属有创技术外，其他均为无创性监测技术。

2）多普勒超声测量血流的变数：通过多普勒超声测量血流所得到的波形、峰流速及流速时间等变数可观察前负荷、后负荷与心肌肌力的动态变化，并提示低血容量休克、心源性休克和高动力休克等。

（3）目前大多主张用超声心动图来测量主动脉瓣口大小，多普勒技术测定血液流速，由此计算心排出量比较准确。

3.二氧化碳无创性心排出量测定

（1）二氧化碳（CO_2）无创性心排出量测定是利用二氧化碳弥散能力强的特点作为指示剂，根据 Fick 原理来测定心排出量。

（2）目前常用的方法有平衡法、指数法、单次或多次法、3 次呼吸法、不测定 $PvCO_2$ 的测定法等。

（3）由于 CO_2 的离解曲线受 CO_2 分压、血红蛋白、碳酸氢根离子等影响,因此误差常常较大,3 次呼吸法适用于婴幼儿。指数法较快捷,结论较为可靠,适用于运动时测定。平衡法较常用且准确,所用设备简单,只要有带图形摘记的二氧化碳分析仪和气体流量计即可。因为 $PvCO_2$ 和 $PaCO_2$ 相关仅 0.8kPa（6mmHg）,所以 $PvCO_2$ 在计算时非常重要,如 $PvCO_2$ 偏差 0.13kPa（1mmHg）,心排出量将偏差 25%。

（三）有创心排出量监测

1.染料稀释法

（1）在温度稀释法问世前,染料稀释法是常用的心排出量测定方法。

（2）注射部位与样本抽取部位原则上越近越好,理想的注射部位是右心房,样本抽取部位在肱动脉或腋动脉,但临床上常采用肘静脉和桡动脉或足背动脉。注射速度宜快,使染料在单位时间内比较恒定,获得的曲线也比较好,可减少误差。

（3）染料稀释法的曲线还可用于诊断心内分流,从左向右分流时可产生染料浓度峰值下降、消失时间延迟,同时无再循环峰值;从右向左分流时可使曲线提早出现。

2.锂稀释法

（1）锂具有不黏附于导管,通过肺组织不吸收,不与血浆及组织蛋白结合的优点及迅速从肾脏以原形排泄的优点,且正常人体内无锂离子分布,故可以选择氯化锂（LiCl）作为指示剂进行 CO 监测。

（2）置入中心静脉导管进入右心房,桡动脉处置入动脉导管接三通,从三通接口处接一个微量输液泵及锂敏感电极。

（3）采用稀释原理 CO,结果准确可靠,氯化锂是目前为止丢失最少的指示剂。探头中的膜对钠、锂的选择性较低,测量过程中易受钠离子的干扰。碳酸氢钠、维库溴铵和泮库溴铵能引起短暂的电压上升,故建议在给完这些药后不要立刻测 CO。锂静脉注射的药代学及短时多次给药的急性不良反应仍需研究,以便确定安全给药的极限。

3.温度稀释法

（1）温度稀释法（TD）较多用于临床监测,特别是危重患者和心内直视手术者。

（2）本方法不仅可用于成人亦可用于儿童,然而在有心内分流患者中其结果存在差异,在右向左分流的室间隔缺损患者中所得心排出量往往较低,在左向右分流者则无此影响。

（3）温度稀释法所测的值常偏高,且影响的因素也很多,如由于血流到达热敏电阻时不够"冷",其中包括注射温度过高,热敏电阻上有血栓或导管部分"嵌入"。相反地,注射液剂量太多,温度太低可使心排出量偏低;静脉输液过速可使心排出量差异达 80%。

五、射血分数监测

1.射血分数（EF）为每搏心输出量占心室舒张末期容量的百分数,射血分数分为整体射血分数与局部射血分数。

（1）整体射血分数:左室（或右室）收缩末期射出的血量占左室（或右室）舒张末期容积的百分比。左室射血分数（LVEF）是目前临床上最常用的心脏功能指标,主要是反映心肌的收缩力,正常情况下左室射血分数为 ≥50%;右心室射血分数为 ≥40%。若小于此值即为心功能不全。

（2）局部射血分数:应用数据处理系统,将心室壁划分为若干个阶段（通常 8~10 段）计算每阶段的 EF 值,也可了解异常室壁运动的范围及程度。在冠心病由于局部心肌缺血或心肌梗死造成的心肌坏死,可以引起局部心室壁运动障碍,需同时测定整体射血分数及局部射血分数。

2.LVEF 的测定可有以下方法：X 线心血管造影、心脏超声、核素心血管显像（RNI）、心脏磁共振（CMR）、心脏断层 CT。X 线导管心室造影测定左室容积及射血分数是应用最早、准确性较高的方法，现在更多应用无创影像学评估该指标。有创测定 EF 的方法有一定危险性，不宜在同一患者反复进行。

六、血容量监测

适当的血容量是维持血流动力学稳定和保持良好组织灌注的重要因素。临床上常以血压、心率、尿量、CVP 或 PAWP 来评估患者的容量状况，由于受血管充盈程度、利尿剂的应用、心肌收缩性、血管顺应性和胸膜腔内压等因素的影响具有一定的局限性，只能间接反映容量负荷状态而无法准确预测机体容量反应性。随着技术发展，动态血流动力学指标，如 SVV 和 PPV 应用于临床，灵敏度高于传统的容量监测，操作方便、结果准确。

（一）血容量无创监测法

1.脉搏灌注指数变异度（PVI）

（1）PVI 检测仪探头持续发出红光及红外光，被机体吸收，其中皮肤、软组织、骨骼及非搏动性血液的吸收光量稳定，称定量吸收（DC）；动脉血的吸收光量随其搏动变化，称变量吸收（AC）。

（2）PVI 测定有无创、连续、实时监测等优点。

（3）外科手术刺激、麻醉药物及血管活性药物的应用、体温变化、脉搏氧探头体表放置处的血管阻力、患者长期服用血管活性药物等因素均可导致外周血管阻力的改变而影响 PVI 测定的准确性。

（4）机械通气的患者中，潮气量、呼气末正压的设定参数不同也会影响 PVI 判断机体容量的判断阈值及准确性。

（5）在应用 PVI 监测术中容量状态时要结合患者所处的状态、术中处理等因素，综合判断 PVI 数值变化的临床意义。

2.超声心动图

（1）超声心动可以探查心脏及大血管结构，可以用来评估患者的容量状态，并评估其容量反应性，以便更好地指导液体治疗。

（2）具有无创、方便快捷、可重复进行、相对便宜的优点。

（3）各中心所采用的评价容量反应性的超声心动图参数不一，所用的诊断数值也有一定差异。

（二）血容量有创监测法

1.脉搏指示连续心排出量监测技术（PiCCO）

（1）PiCCO 是经肺温度稀释法与动脉搏动曲线分析技术相结合的监测方法。

（2）PiCCO 通过在大动脉内测量温度-时间变化曲线来监测全心血流动力学参数包括每搏变异量（SVV）、心脏功能指数（CFI）、体循环血管阻力（SVR）、全心舒张末期容积（GEDV）和胸腔内血容量（ITBV）、肺内血容积（PBV）等。

（3）GEDV 指在舒张末期所有心房和心室容积之和，即等于全心的前负荷，ITBV 是心脏前负荷的敏感指标，反映循环血容积情况，ITBV＝GEDV＋PBV，ITBV＝1.25×GEDV，避免了胸腔内压力和心肌顺应性等因素的影响，在血容量、儿茶酚胺、机械通气等多种因素变化时仍不受影响，准确反映心脏容量负荷的变化。

2.每搏量变异度（SVV）

（1）SVV 指的是单位时间内每搏量与最小每搏量的差值和每搏量平均值之比值的百分数。机械通气心脏每搏输出量发生周期性的变化,吸气时肺内压增高,胸膜腔内压负值降低,回心血量减少,每搏量降低,而呼气相时则正好相反。SV 变异程度代表了左心室舒张末容积的变化。

(2)SVV 的测量主要方法有肺热稀释测定法、锂稀释法结合动脉脉搏能量稀释法、动脉脉搏波形法。其中动脉脉搏波形法操作简便易行,临床应用最为广泛。

(3)SVV 综合考虑了循环系统和呼吸运动对血流动力学的影响,评估患者的容量状态更为全面和准确。采用 SVV 进行目标治疗,可较早的、更充分合理的指导个体补液及血管活性药物的应用,组织尽早获得适当地灌注,同时避免补液过多所带来的并发症;显著减少围手术期的低血压事件及相关的并发症;显著缩短在重症监护室的治疗时间,提高患者的生存率。

3.动脉脉压变异度(PPV)

(1)机械通气时脉压和动脉收缩压发生变化,呼吸作用对左室搏出量的影响可以通过外周脉搏压力(PP)来反映。

(2)在高危手术中通过监测 PPV 调控容量,可降低术后并发症、缩短机械通气时间、ICU 留滞时间和住院时间,改善患者预后。

(三)被动抬腿实验(PLRT)

1.指患者仰卧位或半卧位被动抬高其双下肢约 45°持续 3～5 分钟,下肢血流受重力作用反流回心,使心脏前负荷增加,若心室均处于 Frank-Star-ling 曲线的上升支,则心输出量增加,即容量有反应性,如果曲线处于平坦支,前负荷增加不会导致心输出量明显增加,即容量无反应性。

2.PLRT 诱导的心输出量变异预测容量反应性灵敏度、特异度分别达到 89.4% 和 91.4%,与容量扩张试验后心输出量增加具有良好相关性(r=0.81),且不受通气模式和心律失常的影响,更多地用于 ICU 重症患者的容量反应性评估。

七、氧供需平衡监测

机体的氧供需平衡状况,临床上可通过监测混合静脉血氧饱和度(SvO_2),氧输送(DO_2)、氧消耗(VO_2)和血乳酸浓度测定来获得。

(一)混合静脉血氧饱和度(SVO₂)

1.SvO_2 是反映氧供与氧耗之间平衡关系的指标,反映组织氧摄取情况和心排出量的变化,可用来确定输血指征($SvO_2 < 50\%$),氧供减少或氧耗增加都将导致 SvO_2 下降。

2.SvO_2 下降是较早反映组织氧合受到威胁的一个代表性的指标,SvO_2 正常值 $68\% \sim 77\%$,平均 75%。$SvO_2 > 65\%$ 为氧贮备适当;$SvO_2 50\% \sim 60\%$ 为氧贮备有限;$SvO_2 35\% \sim 50\%$ 为氧贮备不足。

3.心输出量下降导致的循环血量不足、周围循环衰竭、败血症、心源性休克、甲亢、贫血、肺部疾患等均可导致 SvO_2 降低。混合静脉血的氧饱和度检查对严重心肺疾患的监测具有重要价值,临床上连续测定 SvO_2 对治疗方法及药物使用的选择也有一定的指导作用。

(二)血乳酸浓度

当组织氧供减少到临界值以下时,氧供需失衡,发生组织缺氧,导致无氧代谢产生过量的乳酸由组织释放到血液中。乳酸是缺氧严重程度的早期、敏感、定量指标,血乳酸浓度正常值约为 1mmol/L,当超过 1.5～2.0mmol/L 时,应考虑组织氧合不足。血乳酸升高至 2～5mmol/L,可诊断为高乳酸血症;>5mmol/L 称为乳酸酸中毒。

（三）胃肠黏膜内 pH(pHi)

1.正常生理状态下,胃肠道氧供可满足组织代谢的需要,当机体血流动力学发生明显改变时如休克、严重创伤等,可导致全身各器官组织灌流不足,胃肠道是反映灌流不足最早、最明显的脏器,机体缺氧状态改善时,胃肠道黏膜的缺氧在最后才缓解,此时测定胃黏膜 pH 可发现明显下降。

2.pHi 可以准确地反映胃肠道以及内脏系统的组织缺氧缺血,pHi 值下降早于动脉压、尿量、CO 和血pH 等指标的改变,是反映机体 DO_2/VO_2 平衡较敏感的指标,可作为监测休克和多器官功能障碍综合征(MODS)发展的指标。一般认为 pHi 正常值为(7.38±0.03),pHi 7.35 作为正常低限,临床以 pHi<7.32视为黏膜有酸血症。

（四）氧输送(DO_2)和氧消耗(VO_2)

1.氧供指单位时间内循环系统向外周组织提供的氧量。氧供计算公式：$DO_2 = CO \times CaO_2 \approx CO \times 13.8 \times Hb \times SaO_2$,氧供正常值为 $520 \sim 720 ml/(min \cdot m^2)$。氧供反映了循环系统的运输功能,同时也受肺通气及肺换气功能的影响;CO、Hb、SaO_2 中的任何一个发生变化均会影响氧供。

2.氧耗(VO_2)指单位时间全身组织消耗氧的总量,它决定于机体组织的功能代谢状态。正常值为 $110 \sim 180 ml/(min \cdot m^2)$,反映了机体的总代谢需求。

3.氧摄取率(O_2ER)指全身组织氧的利用率,它反映组织从血液中摄取氧的能力。是组织利用氧能力的定量指标。正常值为 0.22～0.30 其计算公式为：$O_2ER = VO_2/DO_2 = (CaO_2 - CvO_2)/CaO_2$。

4.正常生理状态下,DO_2 与 VO_2 相互匹配维持组织氧供需平衡。但在 DO_2 严重降低时,VO_2 呈现与 DO_2 线性相关性降低,称为病理性氧供需依赖,这时就会发生低氧血症和无氧代谢(如乳酸中毒)。动态监测 DO_2 与 VO_2,可以了解组织灌流和氧合情况,评估重危患者的代谢,指导营养治疗,对指导危重患者的抢救和治疗确有重要价值。临床上可以提高血红蛋白浓度、补充血容量、输注正性肌力药物改善微循环及组织氧供。

（张秀华）

第十节　围手术期酸碱平衡

酸碱平衡是人体维持正常的代谢与生理功能所必需,在代谢过程中不断产生的酸性物质等需要经过肺、肾及体内酸碱平衡缓冲系统来调节,使之保持在正常范围。随着医学科学的发展,在围手术期与复苏中的这种酸碱平衡调节愈显重要,必须适时地监测与调控。

一、酸碱平衡的概述

（一）体液中酸碱的来源

1.体内酸的产生　人体内酸性物质的来源除食物、饮料等摄入外,代谢所产生的酸主要有两类：

(1)碳酸(H_2CO_3)：是糖类、脂类和蛋白质在体内的氧化代谢后产生的 CO_2,再水化后生成。

$$CO_2 + H_2O \rightleftharpoons H_2CO_3$$

这一反应主要是在碳酸酐酶的作用下进行。正常成人每天生成的 CO_2 或碳酸约 15mol,绝大部分以CO_2 的形式从肺排出体外,如果 CO_2 的体内结合产生变化,造成 CO_2 产生与排出的不平衡,使 $PaCO_2$ 偏离正常,这就是呼吸性酸碱失调。

（2）非碳酸：又称代谢酸，是糖、脂类及蛋白质分解代谢所产生。如硫酸、磷酸、乳酸和丙酮酸等。有些酸可在体内作进一步的分解代谢；有些则不能进一步代谢，而通过肾脏，由尿液中排出。正常成人（混合饮食）每天生成 $40 \sim 60$ mmol 的代谢酸。若这些代谢的酸发生改变，则发生代谢性的酸碱失调。

2.体内碱的产生　主要由食物在体内代谢后产生，如蔬菜、水果等，这些食物中的有机盐类的有机酸根在体内结合 Na^+、K^+ 再与 HCO_3^- 一同构成碱性盐。

（二）酸碱平衡的调节

在体内代谢过程中，不断有酸性物质和碱性物质产生，不同食物亦将酸性物质或碱性物质带入体内，但体内血液 pH 值始终在一个不大的范围内维持稳定，约 7.40 左右，这表明体内有一很完善的 pH 调节机构存在。这一体液酸碱度的稳定性称为酸碱平衡。

调节酸碱平衡的方式有四大类：体内缓冲系统、肺与肾对酸碱平衡的调节及离子交换。

1.血液缓冲系统

（1）由弱酸（缓冲酸）及其相对应的共轭碱（缓冲碱）组成，血液缓冲系统主要有碳酸氢盐缓冲系统、磷酸盐缓冲系统、血浆蛋白缓冲系统、血红蛋白和氧合血红蛋白缓冲系统五种，可防止强酸或强碱进入体内后出现 $[H^+]$ 浓度大的波动。

（2）血液缓冲系统可以立即缓冲所有的固定酸，其中以碳酸氢盐缓冲系统最重要，这是因为其含量最多，占血液缓冲总量的一半以上，同时该系统可进行开放性调节碳酸能和体液中溶解的 CO_2 取得平衡而受呼吸的调节，碳酸氢盐能通过肾调节，而增加其缓冲能力。

（3）碳酸氢盐系统不能缓冲碳酸，碳酸的缓冲主要通过非碳酸氢根缓冲系统，尤其是红细胞缓冲系统。

（4）血液中缓冲体系含量约占体内缓冲体系的 1/4，其包括：

1）血浆缓冲体系

A.$NaHCO_3/H_2CO_3$、$NaPr/Hpr$、Na_2HPO_4/NaH_2PO_4，其中以 $NaHCO_3/H_2CO_3$ 缓冲体系为主，因为其含量最多，在酸碱平衡调节中也最为重要。

B.强酸或强碱进入体内，均首先与该体系产生作用，化解为 H_2CO_3 或 $NaHCO_3$，强酸经碳酸氢盐缓冲后生成 H_2CO_3，再分解为 CO_2 由肺呼出。强碱经碳酸中和后产生的碳酸氢盐由肾脏排出，故 pH 仍可维持于正常范围内。

C.血浆中 $NaHCO_3/H_2CO_3$ 比值为 20/1，使血浆 pH 值稳定于 7.4。

2）红细胞缓冲体系：$KHCO_3/H_2CO_3$、$KHbO_2/HHbO_2$、$KHbO_2/HHbO_2$、K_2HPO_4/KH_2PO_4。

A.红细胞内是以血红蛋白缓冲体系为主（$KHbO_2/HHbO_2$、$KHbO_2/HHbO_2$），氧合血红蛋白（$KHbO_2$）具弱酸性，还原血红蛋白（$HHbO_2$）具有弱碱性。

B.当循环血液通过组织时，氧合血红蛋白分解供给组织氧，同时也把缓冲 H_2CO_3 能力较弱的氧合血红蛋白缓冲系统 $KHbO_2/HHbO_2$ 转化为缓冲 H_2CO_3 能力较强的血红蛋白缓冲系统 $KHbO_2/HHbO_2$。

C.当有强酸进入人体后，首先缓冲的是血浆中的碳酸盐体系，其次才是血红蛋白缓冲反应。

D.这种碳酸与非碳酸的缓冲体系并存的结果对酸、碱及呼吸性、代谢性平衡均有缓冲与调节作用。

E.在代谢中产生的大部分 CO_2 由肺排出，另有一小部分 CO_2 则与红细胞内自由氨基结合成氨基甲酸血红蛋白运输。在此，血红蛋白"身兼两职"，既完成了 CO_2 及 O_2 的运输，也以 $NaHCO_3^-$ 及氨基甲酸血红蛋白形式完成了对酸碱平衡的调节。

2.肺对酸碱平衡的调节

（1）肺脏对体内酸碱平衡的调节主要是通过呼吸来调节血浆 H_2CO_3 的量，使血浆中 HCO_3^- 与 H_2CO_3

比值接近正常,以保持 pH 值相对恒定。

(2)位于延髓的呼吸中枢控制着呼吸运动的幅度和频率,呼吸中枢接受来自中枢化学感受器和外周化学感受器的刺激,该中枢对血液 pH 和 CO_2 含量的变化非常敏感。

(3)血液中 PCO_2 升高或 pH 降低时,刺激呼吸中枢,可使呼吸加深加快,从而使 CO_2 排出增加,血液中 H_2CO_3 浓度降低。反之,呼吸变浅变慢,减少 CO_2 排出,增加血液中 H_2CO_3 浓度。

3.肾脏对酸碱平衡的调节

(1)肾主要调节固定酸,通过排酸或保碱的作用来维持 HCO_3 浓度,调节 pH 使之相对恒定。

(2)肾脏对酸碱的调节主要是通过肾小管细胞的活动来实现:肾小管细胞中的碳酸酐酶高效地催化 CO_2 和 H_2O 合成 H_2CO_3,由 H_2CO_3 解离出来的 HCO_3^- 被回收到血浆中,而 H^+ 则通过 H^+-Na^+ 交换分泌到肾小球滤液中。

(3)在近曲小管处分泌的 H^+ 与滤液中的 HCO_3 结合,在碳酸酐酶的作用下,滤液中的 H_2CO_3 全部形成 CO_2 和水,CO_2 弥散入细胞,没有 H^+ 排出,因而小管液 pH 改变也不大。

(4)在远曲小管和集合管处,肾小管分泌的 H^+ 首先和 HPO_4^{2-} 结合,形成 $H_2PO_4^-$,尿的 pH 下降,随着酸中毒加重,近曲小管泌 NH_4^+ 增加,集合管泌 NH_3 也增加并与 H^+ 结合以 NH_4^+ 的形式排出,可调节尿中的酸度。

4.组织细胞对酸碱平衡的调节

(1)机体大量组织细胞内液也是酸碱平衡的缓冲池,细胞的缓冲作用主要是通过离子交换进行的,如 H^+-Na^+、H^+-K^+、Na^+-K^+ 交换以维持电中性,如细胞外液中 H^+ 增加时,H^+ 可向细胞内转移,与细胞内的 K^+ 进行交换,所以酸中毒时往往有高钾血症。

(2)Cl^--HCO_3^- 交换也很重要,因为 Cl^- 是可以自由交换的阴离子,当 HCO_3^- 升高时,它的排泄只能由 Cl^--HCO_3^- 交换来完成,此外肝脏可通过尿素的合成清除 NH_3 调节酸碱平衡。

二、酸碱失衡判定

(一)酸碱平衡的常用参数及临床意义

1.pH(酸碱度)

(1)正常参考范围:7.35～7.45,极限 6.8～7.8。pH>7.45 时为碱血症,pH<7.35 为酸血症。

(2)pH 在临床上只能反应酸血症或碱血症是否存在,而不能排除是否有酸碱平衡的失调,更不能区别是代谢性还是呼吸性的酸碱失调。

2.PCO_2(二氧化碳分压)

(1)指物理溶解在血浆中的 CO_2 张力。CO_2 代表了呼吸因素,可直接影响到 pH 变化。

(2)PCO_2 升高表明肺泡通气不足,降低则表明肺泡通气过度。轻度升高时,可刺激呼吸中枢,加快加深呼吸。重度升高达 7.33kPa(55mmHg)以上时可抑制呼吸,更甚时出现"CO_2 麻醉",危及生命。

(3)动脉血的 PCO_2 正常值 4.67～6.0kPa(35～45mmHg),极限范围 1.33～17.3kPa(10～130mmHg)。<4.67kPa(35mmHg)为低碳酸血症,>6.0kPa(45mmHg)为高碳酸血症,临床上 PCO_2 是衡量机械通气或自主呼吸时肺泡通气量是否适当的一个客观指标。

3.TCO_2(二氧化碳总量)

(1)TCO_2 是指血浆中所有各种形式 CO_2 含量的总和。其中 95% 为 HCO_3^- 结合形式,5% 为物理溶解

CO_2,另有极少量是以碳酸、蛋白质甲丙氨酯的形式存在。TCO_2 在体内受代谢与呼吸两种因素的影响,但主要是代谢性因素。正常参考值为 28mmol/L,TCO_2 增加提示 CO_2 滞留或 HCO_3^- 增加;TCO_2 减少则提示 CO_2 减少或 HCO_3^- 减少。

(2)TCO_2 与二氧化碳结合力(CO_2-CP)有所不同,CO_2-CP 只是指血浆中以 HCO_3^- 形式存在的 CO_2 含量,即 25℃室温时,全血所能结合的 CO_2 量,正常参考值为 25mmol/L。与 TCO_2 一样受代谢与呼吸两种因素的影响,代谢性酸中毒时 CO_2-CP 下降,呼吸性酸中毒时 CO_2-CP 升高;若呼吸与代谢性酸中毒同时存在,则 CO_2-CP 可能为正常,但 pH 明显下降。

4.AB 与 SB(实际与标准碳酸氢盐)

(1)AB 是指血浆中 HCO_2 的实际含量;SB 是指体温 37℃ 时,PCO_2 在 5.33kPa(40mmHg)、Hb 在 100％氧饱和条件下所测得的 HCO_3^- 含量,也就是排除了呼吸因素变化的影响,故又称标准碳酸氢盐。

(2)体内 HCO_3^- 含量既可因代谢性的酸碱紊乱发生改变,又可因呼吸性酸碱紊乱的 PCO_2 变化而继发改变。

(3)以一特定条件所获得的 SB,仅能反映代谢酸碱紊乱而不能除外呼吸性因素影响的可能。所以,临床分析时应把 AB 与 SB 两者结合起来考虑。

(4)SB 参考均值 24mmol/L。正常情况下当 $PaCO_2$ 为 40mmHg 时,AB-SB。当两者均低于正常值,考虑为代谢性酸中毒;两者均高于正常时,为代谢性碱中毒。AB 大于 SB 时为呼吸性酸中毒;AB 小于 SB 为呼吸性碱中毒。

5.BB(缓冲碱)

(1)指全血内所有具缓冲作用的阴离子总和,包括:HCO_3^-、Pr^-(血浆蛋白阴离子)、血红蛋白阴离子以及磷酸根等。

(2)正常参考值 45～52mmol/L,平均值为 48mmol/L。

(3)BB 也是反映代谢因素的指标,代酸时 BB 减少,而代碱时 BB 升高。

6.BE(碱剩余)

(1)指在标准条件下(37℃、一个大气压、$PCO_2$5.33kPa、Hb 完全氧合),用酸或碱把 1 升血液的 pH 滴定到 7.40 所需加入的酸或碱量。

(2)BE 的参考均值为 0,范围是 -3mmol/～+3mmol/L。当 BE 是正值时,称碱超,说明缓冲碱增加;是负值时,称碱缺,说明缓冲碱减少。

(3)BE 在酸碱平衡中是反映代谢性因素的重要指标。代酸时,BE 负值增加,代碱时,BE 正值增加。

7.AG(阴离子间隙)

(1)指血清中所能测定的阳离子与阴离子总数之差,即 $AG(mmol/L)=Na^+-(Cl^-+HCO_3^-)$,其参考均值为 12mmol/L,范围 8～16mmol/L。

(2)AG 是提示代谢性酸碱失调的重要指标,同时在鉴别不同类型的酸碱失衡中极有价值。

(二)酸碱平衡的监测

1.分析步骤

(1)分析前应首先了解患者的一般情况,根据病情考虑患者如果发生酸碱失衡,应明确可能的类型及代偿与否等,以便与实际测得的参数进行综合分析。

(2)分析主要指标

①评价血液酸碱平衡的指标很多,其中 pH 是血液酸碱度的指标;$PaCO_2$ 是判断呼吸性酸碱失衡的指

标;BE 是代谢性酸碱失衡的指标。

②分析时应先从 pH 开始,根据 pH 值的大小判断酸血症或碱血症,当然也不能忽略 pH 值正常的酸碱失衡的可能。

③再分析酸碱失衡的性质,即结合临床资料来分析 $PaCO_2$ 及 BE 或 HCO_3^- 值,以判定是呼吸性还是代谢性的酸碱失衡。

(3)在上述初步估计的基础上,再进一步分析其他指标,以判定这一估计是否正确,若其他指标与初步估计不相符,则应考虑不是单一的酸碱失衡而有混合性酸碱失衡的存在。

①例如呼吸性酸中毒 $PaCO_2$ 升高,而 BE 并不是增加反而降低,此时则应考虑合并有代谢性酸中毒的存在。如果此时 BE 增加很多,则是提示有代谢性碱中毒的可能。

②总之在监测过程中,应综合分析,必要时应反复多次进行测定或动态持续观测,作出可靠的判断。

(4)掌握肺、肾调节的机制,了解其缓冲代偿的时间,对于分析判断极有帮助。在整个酸碱平衡的调节中,体液缓冲反应最快,几乎是瞬间发生。约 10~30 分钟后,肺的调节作用开始。约于 2~4 小时后离子交换缓冲发生。最后才是肾脏调节作用,一般 12~24 小时起作用但维持最久(可达数日)。

2.注意事项　在分析中除应注意血样的密闭,以防 PCO_2 的外逸之外,还应注意温度的校正,温度的上升不仅使游离 H^+ 的活性增强,还会使已被缓冲的 H^+ 重新游离出来,造成 pH 下降。

三、常见酸碱失衡

1.酸碱平衡类型

(1)单纯型酸碱失衡:包括呼酸、呼碱、代酸、代碱。

(2)混合型酸碱失衡:即两种酸碱失衡同时存在,包括呼酸＋代酸、呼酸＋代碱、呼碱＋代酸、呼碱＋代碱、代酸＋代碱。

(3)三重酸碱失衡:包括呼酸＋代酸＋代碱、呼碱＋代酸＋代碱。

2.酸碱失衡的判断与处理

(1)呼吸性酸中毒

1)呼吸性酸中毒是指肺泡通气及换气功能减弱,不能充分排出体内生成的 CO_2,致使血中 CO_2 分压升高,引起高碳酸血症。

2)$PaCO_2 > 6kPa(45mmHg)$ 为呼吸性酸中毒,出现代偿[HCO_3^-]30mmol/L 以上时就可诊断为呼吸性酸中毒合并代谢性碱中毒。[HCO_3^-]低于 22mmol/L 时即可视为合并代谢性酸中毒。

3)围手术期常以呼吸性酸中毒多见,多见于呼吸中枢抑制、呼吸机麻痹、呼吸道阻塞、胸廓病变、肺部疾病及呼吸机使用不当。

4)机体对呼吸性酸中毒的代偿可通过血液缓冲系统进行,但这种代偿较弱。肾脏代偿主要通过肾小管上皮细胞中的碳酸酐酶和谷氨酰胺酶活性增高,使 H^+ 和 NH3 生成增加。H^+ 与 Na^+ 交换,H^+ 与 NH3 形成 NH_4^+,H^+ 排出增加,但这种代偿过程很慢。总之,机体对呼吸性酸中毒的代偿能力有限。

5)由于机体对呼吸性酸中毒代偿能力较差,而且通常合并缺氧,对机体危害极大,因此需尽快治疗原发病,同时采取积极措施改善患者通气功能。

6)慢性呼吸性酸中毒,通常是由于慢性阻塞性肺部疾病(COPD)与严重限制性肺部疾病所引起。通常已有代偿,故围手术期一般不需进行特殊处理,但有以下两种例外情况需立即进行处理:

①并发急性高碳酸血症,这多半由于 O_2 通气不足或呼吸道感染,可作一些针对性处理,如抗感染、增

加吸入氧浓度与通气量等。

②出现代谢性碱中毒时，通常要考虑与利尿治疗有关，碱中毒可进一步抑制肺通气造成 $PaCO_2$ 升高。治疗时，可用 NaCl 或 KCl，既可减少 $[HCO_3^-]$ 又能降低 $PaCO_2$。

（2）呼吸性碱中毒：原发性的 $PaCO_2$ 减少，称为呼吸性碱中毒，常见的原因有：

1）急性过度通气

A.围手术期多并发于失血性休克、肺栓塞、哮喘早期等，还可见于医源性的因素，如过度机械通气。

B.低碳酸血症可致脑血管收缩、颅内压降低，因而在颅脑手术时有部分医生主张过度通气。

C.严重呼吸性碱中毒可使神经肌肉的兴奋性增加导致肌强直；还有导致血乳酸浓度增高，发生心律失常的可能；更严重者还会导致低钾血症，有严重室性心律失常的危险。

D.对过度通气的主张应慎重对待，处理上主要是针对原发病症及适当增加 CO_2 的复吸入，或以适当的机械通气调整 $PaCO_2$ 浓度至正常。

2）慢性过度通气：临床上多见于长期呼吸支持患者，或高原居住者，其多半可以代偿，因而不需要特殊处理。

（3）代谢性酸中毒：临床上最常见的酸碱平衡失调。原发性的血浆 $[HCO_3^-]$ 减少，称为代谢性酸中毒。

1）由腹泻或慢性肾脏疾病等因素引起，也可由原发性酸增加造成。临床依据上述的病因，通过阴离子间隙（AG）来推断代酸的类型，即高 AG 型和正常 AG 型。前者常见于乳酸性酸中毒、尿毒症、酮症酸中毒；后者则因 HCO_3 摄入减少，排酸障碍或过多使用含 Cl^- 的酸所致，故又称高氯型代谢性酸中毒。

2）乳酸性酸中毒

A.在围手术期间，由于循环和呼吸系统的影响，造成组织氧合不全，导致乳酸性酸中毒最常见。

B.乳酸是糖酵解中的代谢产物，正常浓度为 1.0mmol/L，在有氧代谢条件下，肝脏可将其转化为碳酸氢盐。但在乏氧代谢或产生的乳酸超过肝脏的能力或肝功能不全时，血中乳酸即堆积，发生中毒。

3）任何原因所致的酸中毒均可直接或间接地使 HCO_3^- 减少，血中碳酸相对过多，机体很快会出现代偿反应。H^+ 浓度升高刺激呼吸中枢，使呼吸深快，加速 CO_2 排出，使动脉血 CO_2 分压降低，HCO_3^-/H_2CO_3 的比值重新接近 20:1 而保持血 pH 在正常范围。与此同时，肾小管上皮细胞中的碳酸酐酶和谷氨酰胺酶活性增强，增加 H^+ 和 NH_3 的生成。H^+ 与 NH_3 形成 NH_4^+ 后排出，使 H^+ 排出增加。但是这些代偿机制是有限的。

4）当严重代谢性酸中毒时，处理方式包括：

A.去除病因，如治疗糖尿病、纠正失血性休克等。

B.应用碱性药物治疗，临床碱性药物种类很多，如碳酸氢钠。碳酸氢钠是临床上最常用的碱性药物，但近年来对于其在乳酸性酸中毒及心肺复苏中的使用，提出了新的不同看法，认为碳酸氢钠是高渗性溶液，大量使用时导致血液高渗透压和高钠血症，同时产生的 CO_2 还会进入细胞和血-脑屏障，以及削弱碳酸氢盐的碱化作用。尤其是在心肺复苏中，呼吸循环功能衰竭、CO_2 清除能力减弱时使用，会导致 pH 值更低，使心脏的负担更重，乳酸堆积更多。但目前纠正代谢性酸中毒首选的碱性药物仍是碳酸氢钠。

5）酸中毒时，离子化的 Ca^{2+} 增多，故即使患者有低钙血症，也可以不出现相关症状。但在酸中毒被纠正后，离子化的 Ca^{2+} 减少，便会出现手足抽搐。应及时静脉补充 Ca^{2+} 控制症状。过快的纠正酸中毒还能引起大量 K^+ 内移至细胞内，引起低钾血症，也要注意防治。

（4）代谢性碱中毒

1）原发性的血浆 HCO_3^- 升高，称为代谢性碱中毒。

A.酸性胃液大量丢失,如严重呕吐、长期胃肠减压等,可丧失大量的 H^+ 和 Cl^-,是外科患者代谢性碱中毒的最常见原因。

B.长期服用碱性药物,可中和胃内盐酸,使肠液中 HCO_3^- 没有足够的 H^+ 来中和,导致 HCO_3^- 被重吸收入血。

C.大量输注库存血,抗凝剂入血后可被转化成为 HCO_3^- 导致碱中毒。

2)机体对代谢性碱中毒的代偿表现为:

A.受血浆 H^+ 浓度下降影响,抑制呼吸中枢,呼吸变得浅慢,CO_2 排出减少,动脉血 CO_2 分压升高,HCO_3^-/H_2CO_3 的比值重新接近 20:1 而保持血 pH 在正常范围。

B.肾的代偿是肾小管上皮细胞中的碳酸酐酶和谷氨酰胺酶活性降低,减少 H^+ 和 NH_3 的生成。HCO_3^- 的再吸收减少,经尿液排出增多,从而使 HCO_3^- 减少。

C.代谢性碱中毒时,氧和血红蛋白解离曲线左移,氧不容易从氧和血红蛋白解离,此时尽管患者的血氧含量和氧饱和度正常,但组织仍存在缺氧可能。

3)治疗措施以首先积极治疗原发病为主。对丧失胃液所致的代谢性碱中毒,可输注等渗盐水或葡萄糖盐水,既恢复了细胞外液量,又补充了 Cl^-,经过这种治疗可纠正轻度碱中毒。必要时可补充盐酸精氨酸。碱中毒时几乎同时存在低钾血症,故必须同时补充钾。

(5)混合性酸碱失衡:两种或以上单纯型酸碱失衡同时存在,其中有一种失衡是原发性的,其他则为代偿所致。

1)尽管混合性酸碱失衡的情况比较复杂,但了解与掌握下列一些原则,多不难作出正确判断。

A.全面分析与了解原发病因,因某些病因常导致一些特定类型的混合性酸碱失衡,如窒息易合并有呼酸与代酸等。

B.在原发代谢性酸碱失衡时,$PaCO_2$ 超过或低于代偿极限;以及原发呼吸性酸碱失衡,HCO_3^- 含量超过或低于代偿极限时,可判定有混合性酸碱失衡存在。

C.在诊断有酸碱失衡的病例中,若 PCO_2 与(HCO_3^-)是反向的改变时,则可判定有混合性酸碱失衡的存在。

2)混合性酸碱失衡的治疗仍然是从原发病因人手,再根据监测的情况综合分析处理。

(苏海文)

第十一节　麻醉深度监测

一、体温监测

人体通过体温调节系统,维持产热和散热的动态平衡,使中心体温维持在 $37\pm0.4℃$。麻醉手术过程中,患者的体温变化除与其疾病本身相关外,还受到手术室内温度、手术术野和体腔长时间大面积暴露、静脉输血或输注大量低温液体、体腔内冲洗等因素影响。此外全身麻醉药物可抑制下丘脑体温调节中枢的功能,使机体随环境温度变化调节体温的能力降低,一些麻醉期间常用药物(如阿托品)也可影响机体体温调节导致体温升高。因此体温监测是麻醉期间监测的重要内容之一,对危重患者、小儿和老年患者尤为重要。

（一）测量部位

麻醉期间常用中心体温监测部位是鼻咽部、鼓膜、食管、直肠、膀胱和肺动脉等，前二者反映大脑温度，后四者反映内脏温度。人体各部的温度并不一致。直肠温度比口腔温度高 $0.5\sim1.0℃$，口腔温度比腋窝温度高 $0.5\sim1.0℃$。体表各部位的皮肤温度差别也很大。当环境温度为 $23℃$ 时，足部温度为 $27℃$，手为 $30℃$，躯干为 $32℃$，头部为 $33℃$。中心温度比较稳定。由于测量部位不同，体温有较大的变化。在长时间手术、危重及特殊患者的体温变化更大。因此，围术期根据患者需要可选择不同部位连续监测体温，

（二）体温降低和升高

1.围术期低温　体温低于 $36℃$ 称体温过低。当体温在 $34\sim36℃$ 时为轻度低温，低于 $34℃$ 为中度低温。麻醉期间体温下降可分为三个时相，第一时相发生早且体温下降快，通常发生在全身麻醉诱导后 40 分钟内，中心体温下降近 $1℃$。第二时相是之后的 $2\sim3$ 小时，约每小时丢失 $0.5\sim1.0℃$。第三时相是患者体温与环境温度达到平衡状态时的相对稳定阶段。常见围术期低温的原因如下：①术前体温丢失，手术区皮肤用冷消毒，及裸露皮肤的面积大、时间长。②室温过低，$<21℃$ 时。③麻醉影响：吸入麻醉药和肌肉松弛药。④患者产热不足。⑤年龄：老年、新生儿和小儿。⑥术中输冷库血和补晶体液。⑦术后热量丢失，运送至病房，保暖欠佳。

2.围术期体温升高　①手术室温度及湿度过高。②手术时无菌巾覆盖过多。③麻醉影响：阿托品抑制汗腺分泌，影响蒸发散热。麻醉浅时，肌肉活动增加，产热增加，CO_2 潴留，更使体温升高。④患者情况：术前有发热、感染、菌血症、脱水、甲亢、脑外科手术在下视丘附近手术。骨髓腔放置骨水泥可因化学反应引起体温升高。⑤保温和复温过度。⑥恶性高热。

在体温监测的指导下，术中应重视对患者体温的调控，具体方法包括：①调节手术室温度在恒定范围；②麻醉机呼吸回路安装气体加温加湿器，减少呼吸热量丢失；③使用输血输液加温器对进入人体的液体进行加温；④使用暖身设备对暴露于术野之外的头部、胸部、背部或四肢进行保温；⑤麻醉后恢复室使用辐射加热器照射。

二、肌张力监测

全身麻醉期间使用肌肉松弛剂时，传统判断神经肌肉传递功能的方法有观察腹肌的紧张度、抬头试验、握手试验、睁眼试验和吸气负压试验等，但这些方法均缺乏科学的、量化的依据。进行神经肌肉传递功能的监测可为判断神经肌肉传递功能提供客观的参考指标，是麻醉期间监测的重要内容。据我国多中心研究显示全麻气管拔管时肌松药残余作用（TOF$<$0.9）发生率为 57.8%，因此，肌张力监测十分必要，尤其是老年和肝肾功能不全等患者的麻醉。

（一）目的和适应证

1.目的

(1)决定气管插管和拔管时机。

(2)维持适当肌松，满足手术要求，保证手术各阶段顺利进行。

(3)指导使用肌松药的方法和追加肌松药的时间。

(4)避免琥珀胆碱用量过多引起的 Ⅱ 相阻滞。

(5)节约肌松药用量。

(6)决定肌松药逆转的时机及拮抗药的剂量。

(7)预防肌松药的残余作用所引起的术后呼吸功能不全。

2.适应证

(1)肝、肾功能明显减退、严重心脏疾病、水与电解质紊乱及全身情况较差和极端肥胖患者。

(2)特殊手术需要如颅内血管手术、眼科或其他精细手术等。

(3)血浆胆碱酯酶异常的患者。

(4)恢复室内患者尚未清醒。术毕呼吸抑制延长可区别原因,如果是肌松药残余作用引起,则应使用拮抗药。

(二)监测方法

1.神经刺激器 脉冲宽度 0.2~0.3ms,单相正弦波,电池使用时间长。输出电压限制在 300~400V,当皮肤阻抗为 0~2.5Ω 时,输出电流 25~50mA,最大电流 60~80mA。使用一次性涂胶氯化银表面电极,直径 7~8mm。安放电极位置十分重要,远端电极放在距近端腕横纹 1cm 尺侧屈腕肌桡侧,近端电极置于远端电极近侧 2~3cm 处。对腕部尺神经进行超强刺激,产生拇指内收和其余 4 指屈曲,凭视觉或触觉估计肌松程度。

2.TOF-WATCH 应用加速度仪基本原理,根据牛顿第二定律,即力等于质量和加速度的乘积,公式为:$F=ma$。因质量不变,力的变化与加速度成正比,即加速度可以反映力的变化。测定时应用压电陶瓷薄片制成微型加速度换能器,体积 $11×26×25mm^3$。用胶布粘贴在大拇指端腹侧,同时将其他 4 指和前臂用弹性绷带固定在木板上,将温敏电极置于鱼际处,监测时体温不低于 32℃;另用两个一次性涂胶氯化银表面电极置于尺神经表面,刺激方法与神经刺激器相同,技术要求恒流 60mA,阻抗<5kΩ,脉冲时间 4.2~4.3ms,重复刺激无危险。输入加速度仪进行分析,可手控和自动,显示各项参数并有图像、数据、趋向连续打印。

(三)监测类型

1.单次颤搐刺激 应用单次超强电刺激,频率 0.1~1.0Hz,刺激时间 0.2ms,一般每隔 10 秒刺激 1 次,以便使神经肌肉终板功能恢复至稳定状态。90%受体被阻滞时才完全消失。但单次颤搐刺激恢复到对照值水平时,仍有可能存在非去极化肌松药的残余作用。单次颤搐刺激可用于监测非去极化和去极化肌松药对神经肌肉功能的阻滞作用,特别适用于强直刺激后计数。

2.四个成串刺激(TOF) TOF 又称连续 4 次刺激,频率 2Hz,每 0.5 秒一次的 4 个超强刺激,波宽 0.2~0.3ms,每组刺激是 2 秒,两个刺激间相隔 12 秒,以免影响 4 次颤搐刺激的幅度。在给肌松药前先测定对照值,4 次反应颤搐幅度相同,即 $TOF(T_4/T_1)=1.0$。用非去极化肌松药和琥珀胆碱引起的 Ⅱ 相阻滞时,出现颤搐幅度降低,第 4 次颤搐反应(T_4)首先发生衰减,第 1 次颤搐反应(T_1)最后发生衰减,根据 $TOF(T_4/T_1)$ 比值,判断神经功能阻滞类型和深度。T_4 消失表明阻滞程度达 75%,T_3 和 T_2 消失阻滞程度分别达到 80% 和 90%,最后 T_1 消失,表明阻滞程度达到 100%。如 4 次颤搐反应都存在则表明阻滞程度不足 75%。去极化肌松药阻滞时,使 4 次颤搐反应同时降低,不发生顺序衰减,如剂量过大,可发生 Ⅱ 相阻滞,T_4/T_1 比值<50% 并有强直后增强现象。TOF 是临床应用最广的刺激方式,可在清醒时取得对照值,即使没有对照值,也可直接读数。

3.强直刺激 临床上采用 50Hz 持续 5 秒的强直刺激。非去极化阻滞及琥珀胆碱引起 Ⅱ 相阻滞时,强直刺激开始,神经末梢释放大量乙酰胆碱,神经肌肉功能阻滞被部分拮抗,肌肉收缩反应增强,然后,乙酰胆碱释放量下降,肌松作用增强,出现衰减现象。停止强直刺激后,乙酰胆碱的合成量增多,颤搐反应增强,称强直后增强。但在部分非去极化阻滞时,用强直刺激后,因乙酰胆碱的合成和消除率加快,肌颤搐幅度可增强一倍以上,即谓强直后易化现象(简称 PTF),强直刺激通常在 60 秒内消失。因强直刺激能引起刺激部位疼痛,清醒患者难于忍受。

4.强直刺激后计数(PTC)　当肌松药作用使 TOF 和单次颤搐刺激反应完全消失时,在此无反应期间,先给 1Hz 单次颤搐刺激 1 分钟,然后用 50Hz 强直刺激 5 秒,3 秒后用 1Hz 单次刺激共 16 次,记录强直刺激后单次颤搐刺激反应的次数,称为 PTC,每隔 6 分钟进行 1 次。PTC 与 T1 开始出现时间之间的相关性很好,可以预计神经肌肉收缩功能开始恢复的时间。PTC 的临床意义包括:①判断非去极化肌松药的阻滞深度;②指导非去极化肌松药的连续输注;③了解肌松药作用的恢复时间。

5.双短强直刺激(DBS)　连续 2 组 0.2ms 和频率 50Hz 的强直刺激,每 2 次间相隔 20ms,两组强直刺激间相隔 750ms,如每次短阵强直刺激有 3 个脉冲,则称为 DBS3,3。应用 DBS 便于临床在没有记录装置时能更敏感地用拇指感觉神经肌肉功能的恢复程度。

(四)临床意义

1.神经肌肉功能监测时程的术语及意义

(1)TOF 为 T_4/T_1 比值。

(2)显效时间:从注药毕到 T_1 第一次发生明显下降(降幅为 5%)的时间。代表从肌松药进入体内到神经肌肉接头开始发生阻滞的时间。

(3)起效时间:从注药毕到 T_1 达到最大抑制程度的时间。代表从肌松弛药进入体内到神经肌肉接头达到最大阻滞程度的时间。

(4)最大阻滞程度:给予肌松药后,T_1 颤搐幅度受到最大抑制的程度,如 $T_1>0$,T_1 颤搐幅度需在同一水平稳定出现 3 次以上才能作为最大阻滞程度。如 $T_1<0$,则用 PTC 或 PTBC 表示最大阻滞程度。最大阻滞程度代表肌松药对终板的阻滞深度。

(5)临床作用时间:从注药毕到 T_1 恢复到基础值 25% 的时间。代表肌松弛药临床有效作用时间。

(6)恢复指数(RI):T_1 从基础值的 25% 恢复到 75% 的时间。如恢复指数采用其他量度,RI 后必须用右下标注明量程,例如:RI 5~95 代表该恢复指数是 T_1 从基础值的 5% 恢复到 95% 的时间;RI 20~80 代表该恢复指数是 T_1 从基础值的 20% 恢复到 80% 的时间。

2.指示肌松程度,颤搐高度与肌松程度的关系　见表 4-9。

表 4-9　颤搐高度与肌松程度的关系

与对照值比较	腿松程度
100%	无肌松现象
50%	轻度肌松,VT 与 VC 减少
40%	轻度肌松,可施行不需充分肌松的手术
25%	中度肌松,腹肌松弛,可施行腹部手术
5%	横膈无活动,下颌及咽肌松弛,可施行气管插管
0%	横膈活动完全消失,呼吸停止

3.判断肌松消退情况　患者能抬头 5s 以上、伸舌、睁眼及咳嗽,Vc 及最大通气量已恢复至正常的 90%,常提示肌松消退。非去极化神经肌肉功能阻滞,主要用 TOF 监测,一般从注药到 TOF 完全消失为起效时间,TOF 消失期间为无反应期,T_1 消失为中度阻滞,注药到 T_4 出现为 T_1 高度 25% 恢复,T_1 高度 25%~75% 的时间为恢复率或称恢复指数(RI)。TOF 仅有一次反应为 90%~95% 阻滞,TOF 的 4 次反应都出现,指示神经肌肉功能 60%~95% 恢复。应把 TOFr 恢复标准提高到 0.9,确保应用肌松药后患者的安全。

（五）肌张力监测的注意事项

1.适当选用刺激方法

2.非去极化肌松药对不同肌群的作用 ①膈肌：所需非去极化肌松药的剂量比拇内收肌所需的剂量大。非去极化肌松药对膈肌作用的起效时间比拇内收肌短，达到最大阻滞的时间仅为拇内收肌的1/3，膈肌反应的速度亦比拇内收肌快得多。②咬肌：咬肌达到最大阻滞比拇内收肌快，这对选择气管内插管的时机有重要意义。③喉部肌群：维库溴铵、米库氯铵和罗库溴铵阻滞声带肌群的起效时间和 T_1 恢复时间都比拇内收肌早且快，但最大阻滞程度却比拇内收肌明显低，提示喉部肌群对非去极化肌松药的敏感性比拇内收肌低。④其他横纹肌：腹直肌达到最大阻滞程度所需时间及恢复速度都比拇内收肌早且快。综上所述，应考虑与其他肌群敏感性差异，以便较好掌握气管插管时机，调整肌松药剂量及判断肌松恢复程度。

3.熟悉肌张力监测仪性能 多数情况下应用神经刺激器，目测和拇指感觉判断肌松程度，但需备有能记录神经肌肉功能分析仪，尤其适用于肝肾疾患和神经肌肉病变以及肌松药持续输注的患者。

4.电极安放部位必须正确 皮肤表面先用乙醇擦净，并可涂电极胶，减小皮肤阻抗，刺激后可取得良好反应，使结果正确可靠。刺激神经以尺神经为最常选用。

5.先测定对照值 在使用肌松药前先测定单次颤搐刺激和 TOF 反应的对照值，以便与恢复期的肌松程度进行比较。

6.注意其他药物对肌松作用的影响 在监测结果指导下，正确使用肌松药拮抗药。

三、麻醉深度监测

麻醉镇静深度监测目的是指导全麻诱导和维持时调节麻醉深度和预防麻醉过深和术中知晓，从而达到理想的麻醉状态。也可用于 ICU 镇静深度监测。目前临床上主要用脑电双频指数（BIS）、Narcotrend 指数和听觉诱发电位（AEP）。

（一）脑电双频指数分析（BIS）

BIS 通过测定脑电图线性成分（频率和功率），分析成分波之间的非线性关系（位相和谐波），把能代表不同镇静水平的各种脑电信号挑选出来，进行标准化和数字化处理，最后转化为一种简单的量化指标。BIS 监测目前在临床应用广泛，BIS 值范围从 0（脑电图的基线）到 100（清醒），数值越小麻醉深度越深。能记忆语言和图画的 BIS 值在 70～75，清晰的记忆明显消失时 BIS 值降低到 70 以下，全麻时相应的 BIS 值是 40～60。低于 40 可能出现暴发性抑制。BIS 与麻醉剂和镇静剂产生的催眠和麻醉程度的变化密切相关。

（二）Nacrotrend 指数

是基于定量脑电图模式识别的新指数，将原始的脑电图时间点分为从 A（清醒）到 F（渐增的对等电位的爆发抑制）六个阶段（ABCDEF），重新形成从 0（清醒）到 100（等电位）的指数。在屏幕显示波形、ABCDEF 及 0～100，形象化指示麻醉深度，如显示 D 为麻醉深度适当。Narcotrend 指数和预测的异丙酚效应室浓度之间密切相关。Narcotrend 分级和指数能更好的反映药物浓度变化。采用预测几率（PK 值）衡量，Narcotrend 和 BIS 在预测麻醉诱导时从有意识到无意识或者麻醉恢复时从无意识到有意识的效能是相似的。

（三）听觉诱发电位（AEP）

当耳膜受到声音刺激，听觉系统从末梢神经到中枢这一通道上会诱发出一系列电位变化，用仪器记录这些电位变化的方法称为听觉诱发电位，用计算机技术整理听觉诱发电位（AEP）波形的形态得以数量化，得到听觉诱发电位指数,反映麻醉深度变化。AEPindex 是预测体动的可靠指标,50%患者发生体动时的 AEPindex 值为 45.5,其值<33 时发生体动的可能性不到 5%。AEPindex 与 BIS 用于监测麻醉深度的区别是 BIS 只监测镇静催眠药的作用,即只监测镇静深度;而 AEPindex 能提供手术刺激、镇痛、镇静催眠等多方面的信息,能预测体动和术中知晓。

(四)临床意义

1.镇静程度的评估　　对意识水平和脑电镇静深度监测的有一定价值。可用来测定药物的镇静和催眠作用,BIS 值越小,镇静程度越大,两者的相关性良好。

(1)咪达唑仑:随镇静程度的加深,BIS 呈进行性下降,两者相关性良好。

(2)丙泊酚:麻醉时 BIS 值较丙泊酚血浆浓度能更准确地预测患者对切皮刺激的体动反应。BIS 与镇静水平相关程度较丙泊酚血药浓度好。

(3)BIS 不能反映氯胺酮的麻醉深度。

(4)BIS 与吸入麻醉药之间存在线性相关,但 BIS 不能用于评价 N_2O 的镇静效果。

(5)BIS 与芬太尼、阿芬太尼等麻醉性镇痛药的相关性较差。BIS 不能预测芬太尼的镇静和麻醉深度。

2.判断意识恢复　　BIS 值<71 时在 50 秒内意识恢复的可能性不到 5%,没有一个对指令有反应的患者能回忆起这段情节。当 BIS 上升>60 时,意识恢复是同步的,BIS 在 70 左右拔除气管导管,血流动力学变化较小。BIS>80 时,50%以上的患者能唤醒。BIS 大于 90 时,几乎所有患者都可唤醒。但丙泊酚麻醉后恢复期的 BIS 值会突然回复至基础水平,预计性较差。

3.促进新型手术的开展,提高心肺脑复苏患者的救治成功率　　皮层脑电信号的强弱与脑组织的氧供水平密切相关:①特殊手术的安全开展:如颈动脉内膜剥离术、心脏和大血管手术、特殊体位手术等存在脑缺氧损伤的手术操作以及脑外科需要术中唤醒的手术。②临床急救和心肺脑复苏过程中,床旁持续的脑电图监测能够实时客观评价患者的脑功能恢复程度和治疗效果,指导调整治疗方案,提高早期救治的成功率。

4.预防术中知晓　　术中知晓的发生率为 0.1%~0.2%,心脏手术患者术中知晓的发生率为 0.4%~1%,儿童术中知晓的发生率为 0.8%~1.1%。创伤休克患者手术、全麻剖宫产、支气管镜手术患者及心脏手术患者易发生术中知晓,气管插管及肌松药过量时术中知晓比较常见。世界性多中心研究,2503 名术中清醒高危人群患者随机进行普通麻醉或 BIS 指导下的麻醉,研究显示 BIS 减少术中知晓发生率 82%。上述情况推荐使用 BIS 监测。但必须注意监测仪总是滞后于麻醉实时状态 15~30 秒。因此应在诱导前开始使用,一般 BIS 值维持在 60 以下。

5.术后短期转归均具有积极的作用　　指导麻醉手术期间合理使用全身麻醉药,术后睁眼时间和气管导管拔除时间,以及出麻醉后苏醒室的时间都缩短。术后恶心呕吐的发生率降低。

(郭　凯)

第五章　全身麻醉

第一节　吸入全身麻醉

吸入麻醉是指麻醉药经呼吸道吸入肺内,经肺泡进入血液循环,到达中枢神经系统而产生全身麻醉的方法。其特点是麻醉深浅易于控制,用药较单纯,药物在体内分解代谢少,大多以原形的形式从呼吸道排出,安全性较静脉麻醉可靠。但诱导不如静脉麻醉迅速,若无排污措施易造成手术室环境污染。

一、吸入全身麻醉实施方法

传统的吸入麻醉按重复吸入程度及 CO_2 吸收装置的有无分为开放、半开放、半紧闭、紧闭法四种;现今,由于计算机技术在麻醉领域的应用,产生了计算机自动控制的吸入麻醉方法。

(一)开放法

用带边槽的金属网面罩,覆以 4～8 层纱布,直接将挥发性麻醉药(如乙醚)滴至纱布上。或用金属口钩挂于患者口唇内侧,将 O_2 和吸入麻醉药的混合气体直接吹入口腔、咽部或气管内。这种方法所用的设备简单,操作简便,但不易有效控制麻醉药量及麻醉深度,且造成环境污染,目前已很少应用。

(二)半开放法

半开放法装置的特点:不用吸入活瓣,无 CO_2 吸收装置,输出麻醉药与氧气的混合气体,进入贮气囊和螺纹管内供患者吸入。呼出气体大部分通过"逸气活瓣"排至外界大气,仅很小部分被再次吸入。这种装置称"不用 CO_2 吸收的半紧闭法",又称"半开放法"。1954 年 Mapleson 根据有无活瓣、储气囊及新鲜气流的流入位置,将此系统分为 A、B、C、D、E、F 六种。

(三)半紧闭法

指呼出气体的一部分排入大气中,另一部分通过 CO_2 吸收装置吸收 CO_2 后,再重新进入到吸入气流中。由于环路中安装 CO_2 吸收装置,CO_2 潴留的可能性比半开放式更小。这是目前最常用的麻醉方法之一,使用的环路为循环式呼吸环路。

(四)紧闭法

指呼出的麻醉气体被患者再吸收而反复利用,CO_2 经吸收装置被全部吸收,O_2 流量小于 1L/min(仅略大于或等于患者麻醉期间的代谢需要),此法的优点是吸入气体温度及湿度接近体内,不会造成气道黏膜干燥;因麻醉药重复吸入、浪费较少,且不污染室内空气;便于施行辅助或控制呼吸。

(五)计算机全自动控制吸入麻醉

计算机全自动控制吸入麻醉是一种闭合环路的麻醉,是将现代微型电子计算机技术,流量控制技术,现代呼吸、循环、药物监测技术及多年来的吸入麻醉技术相结合,以重要生命体征(EEG、脉搏、血压等)、挥发性麻醉药浓度及肌松程度为效应反馈信息来自动控制吸入麻醉药输入的技术。可有效提高麻醉安全性,减轻麻醉医师的脑力和体力工作,代表了吸入全身麻醉的发展方向。

二、吸入麻醉药的吸收、分布与清除

(一)吸入麻醉药物的影响因素

吸入麻醉药在肺泡被吸收后由血液循环带入中枢神经系统,作用于一些关键部位而产生全身麻醉作用。因此,吸入麻醉药在脑内的分压是决定其麻醉深度的主要因素。脑组织内麻醉药的分压又取决于麻醉药在肺泡气中的浓度。肺泡气麻醉药物浓度的高低是进入肺泡的麻醉药与血液从肺泡中所摄取的麻醉药相平衡的结果。其决定因素与以下几点有关:

1.麻醉药吸入的浓度　吸入气麻醉药浓度越高,进入肺泡的吸入麻醉药越多,肺泡气麻醉药浓度上升越快。

2.每分钟肺泡通气量的大小　肺泡通气量越大,则在单位时间内进入肺泡内的吸入麻醉药浓度愈高。

3.血/气分配系数　吸入麻醉药的血/气分配系数越大,流经肺毛细血管单位体积的血液能从肺泡中摄取的吸入麻醉药越多,肺泡气中的麻醉药浓度上升越慢。吸入麻醉药的可控性与血气分配系数的大小成反比。

4.每分钟肺灌流量的大小　理想的肺通气/灌流比率为0.82,心输出量越大,单位时间里流经肺泡的血液越多,则血液从肺泡摄取的吸入麻醉药总量越多,肺泡气的麻醉药浓度上升越慢。

5.肺泡气混合静脉血麻醉药分压差　分压差越大,吸入麻醉药从肺泡气向血中转运的速度越快,肺泡气的麻醉药浓度上升越慢。

(二)吸入麻醉药的分布

1.吸入麻醉药在血液和组织之间也存在分压差,其决定因素为组织/血气分配系数,组织的体积、组织的血流量以及动脉血与组织中的吸入麻醉药的分压差。

2.前两者之积是组织对吸入麻醉药的容量,后二者是决定血液向组织供应吸入麻醉药速度的因素。总容量与供药速度之间的平衡是决定血液和组织间分压差的主要因素。

3.混合静脉血吸入麻醉药分压决定了组织从动脉血对吸入麻醉药的摄取量,组织/血分配系数越大,组织血流量越大,动脉血-组织的吸入麻醉药分压差越大,则组织从动脉血中摄取麻醉药物越快,该组织的静脉血中吸入麻醉药分压越低。

(三)吸入麻醉药的清除

吸入麻醉药的清除大部分从肺以原型呼出,仅有很少部分由皮肤黏膜和肠道排出体外或在体内进行代谢。其在体内代谢的程度随不同的麻醉药物而有很大的差别。从肺呼出的速度也基于吸入麻醉药吸收时的几个因素。通气量越大,则吸入麻醉药的清除越快。吸入麻醉药溶解度越大,则清除愈越慢。吸入麻醉维持的时间越长,则清除率越慢。

三、吸入麻醉的管理

吸入全麻分为诱导、维持和苏醒三个阶段,为了做到安全麻醉,每个阶段都应仔细观察患者。

(一)吸入麻醉的诱导

麻醉诱导是指使用药物使患者从清醒状态转入深度意识抑制状态。在麻醉诱导之前,要对患者进行吸氧去氮(即让患者吸入高流量纯氧 3~5 分钟),目的是增加体内的氧储备,去除氮气,提高血红蛋白氧饱和度,血浆中氧溶解量及肺泡功能残气量中的氧含量。

1.静脉快速诱导法　　静脉快速诱导是最常用的诱导方法,本法诱导迅速、平稳,患者感觉舒适,乐于接受。静脉诱导常以顺苯磺酸阿曲库铵 1.5mg/kg,丙泊酚 2~2.5mg/kg,芬太尼 3μg/kg,进行快速诱导。

2.吸入麻醉诱导法

(1)主要适用于不能建立静脉通路的患者的诱导。目前已较少用于成人,现介绍对于小儿的吸入诱导方法:

1)小儿诱导期间较成人更容易缺氧,也常出现躁动、喉痉挛和喉水肿等并发症。要求诱导期更加平稳、快速和无痛。

2)小儿吸入诱导多采用肺活量法和潮气量法,不能配合的小儿仅能使用潮气量法。

3)相关研究表明,七氟醚更适合用于小儿吸入诱导。

4)将呼吸回路预充麻醉气体能够加快诱导速度。

5)对于不使用肌松药的小儿吸入诱导,可以在 8% 七氟醚吸入 4 分钟后直接气管插管。气管插管前需要开放静脉通路。

(2)诱导顺序:

1)设新鲜气流量 5~8L/min,七氟醚蒸发罐打开至 8%。

2)当呼气末浓度达到 4%~5% 时,患儿通常意识消失。此时可以置入声门上通气装置。

3)当小儿双目凝视、眼球固定的时候需要将蒸发器刻度调整到 4%,此时可行外周静脉穿刺。

4)行气管插管者需辅助小剂量的阿片类药,如芬太尼 1.5μg/kg 或舒芬太尼 0.1~0.2μg/kg 和非去极化肌松药物。

(二)吸入麻醉的维持

1.吸入麻醉的维持

(1)麻醉维持是指麻醉诱导结束至减浅麻醉患者逐渐清醒为止。术中麻醉深度维持在适当的水平以保证手术刺激时不会发生体动反应、维持无意识和血流动力学稳定。

(2)有脑电监测者应维持适宜的麻醉镇静深度:BIS 在 40~60 之间或 Narcotrend 指数在 D1-E2 范围内。尽管吸入麻醉药是唯一的既能引起意识消失又具有镇静、肌松、止痛作用的麻醉药。但单独使用维持麻醉时,即全凭吸入麻醉维持期间,其呼气末吸入气体浓度通常要达到 1.3~1.4MAC,方能满足抑制手术应激的需要。这样不仅药物消耗量大,体内药物蓄积多,苏醒时间长,而且由吸入麻醉药代谢产物引起的不良反应的发生率也明显增加。因此,临床上,仍需联合应用其他麻醉药。

(3)手术中联合使用肌松药和阿片类药物,既能够保证吸入麻醉维持的平稳,又可避免单一药物使用产生的不良反应。

2.静脉吸入联合技术　　同时使用静脉吸入麻醉药物时需要相应降低各自剂量,避免麻醉过深。在手术结束前停吸入麻醉药并改为全静脉麻醉维持至手术结束。

3.麻醉维持期　　要特别注意呼吸、循环的情况,观察手术部位的出血颜色,麻醉机、呼吸机各部件是否工作正常。

(三)苏醒期的管理

1.苏醒期管理是保证患者安全、舒适地由麻醉状态转为清醒状态的重要环节。吸入麻醉患者的苏醒是吸入麻醉药洗出的过程,吸入麻醉药洗出越干净越有利于苏醒过程的平稳和患者的恢复,过多的残余不仅可能导致患者烦躁、呕吐,甚至抑制清醒状态和呼吸。

2.吸入麻醉苏醒期管理的要点是：

(1)适时关闭吸入麻醉药蒸发器,在手术结束前静脉可给予一定的止痛药,拮抗肌松药作用,在适当深度麻醉下拔管。

(2)拔管的主要标准是自主呼吸恢复。当患者自主呼吸恢复,节律规则,呼吸次数小于 20 次/分,呼吸空气条件下,SpO_2 始终大于 95%,$P_{ET}CO_2$ 小于 6.0kPa,$P_{ET}CO_2$ 曲线正常,有正常肺泡平台,且循环功能稳定,即可拔管。

3.患者转送至麻醉恢复室前,应符合如下条件：

(1)患者血压、心率稳定,在运送中没有监护的情况下,不会有明显改变。

(2)患者呼吸恢复良好,潮气量足够。

(3)运送途中出现问题能妥善处理(如呼吸道不畅,呕吐等)。

(4)患者生理功能稳定,护士每隔 10 分钟观察一次而不会发生严重变化。

(苏含武)

第二节　静脉全身麻醉

静脉全身麻醉是指将药物经静脉注入,通过血液循环作用于中枢神经系统而产生全身麻醉作用,静脉麻醉下患者安静入睡、对外界刺激反应减弱或消失、应激反应降低。静脉麻醉有许多独特的优点,最突出的就是不需要经气道给药和无气体污染。国内在 20 世纪 90 年代前,长达 40 多年普遍应用静脉普鲁卡因复合麻醉。80 年代末期越来越多的新型静脉麻醉药产生,如短效的静脉麻醉药(丙泊酚)、麻醉性镇痛药(瑞芬太尼)和肌肉松弛药(罗库溴铵)等；以及新的静脉麻醉给药方法和技术的诞生,如计算机辅助静脉自动给药系统,使静脉麻醉发生了划时代的变化。

静脉麻醉的给药方式包括单次给药、间断给药和连续给药,后者又包括人工设置和计算机设置给药速度。理想的静脉麻醉的给药方式应该是起效快、维持平稳、恢复迅速。本节将分别介绍气管插管和不用气管插管的静脉麻醉方法。

一、不用气管插管的静脉麻醉

(一)适应证

用于不要求肌肉松弛的短小手术、门诊和日间诊疗手术(手术时间一般在 30min 以内),如体表肿块切除、活检,无痛人流、取卵,无胃痛肠镜等。必要时可应用声门上装置控制气道。给药方式和用药种类包括分次注入和持续输注(恒速、变速和靶控输注)。可仅用一种麻醉药,也可联合应用两种或两种以上药物。联合用药的优点是：①麻醉效果增强(协同作用)；②各种药物的用量减少；③不良反应降低；④达到全麻镇静、镇痛和控制应激反应等目的。

(二)注意事项

1.麻醉前禁食禁饮,使用适当的术前药。

2.严格掌握适应证和禁忌证,根据手术选择作用时间适宜的药物和给药方案。

3.注意药物间的相互作用,选择药物以满足手术为主。

4.保持呼吸、循环稳定。

5.严密的监测并备有急救措施。

(三)常用静脉麻醉

1.丙泊酚静脉麻醉

(1)适应证:短小手术与特殊检查麻醉及部位麻醉的辅助用药。

(2)禁忌证:①休克和血容量不足;②心肺功能不全者慎用;③脂肪代谢异常者;④对丙泊酚过敏患者。

(3)用法:①短小手术麻醉先单次静注丙泊酚 $1\sim3mg/kg$,随后 $2\sim6mg/(kg \cdot h)$ 静脉维持,剂量和速度根据患者反应确定,常需辅以麻醉性镇痛药;②椎管内麻醉辅助镇静,一般用丙泊酚 $0.5mg/kg$ 负荷,然后以 $0.5mg/(kg \cdot h)$ 持续输注,当输注速度超过 $2mg/(kg \cdot h)$ 时,可使记忆消失;靶控输注浓度从 $1\sim1.5\mu g/ml$ 开始以 $0.5\mu g/ml$ 增减调节;③作为颈丛阻滞前预处理,可抑制阻滞迷走神经和颈动脉压力感受器所致的心率增快、血压升高。

(4)注意事项和意外处理:①剂量依赖性呼吸和循环功能抑制,也与注药速度有关;②注射痛,给丙泊酚前先静注利多卡因 20mg 可基本消除;③偶见诱导过程中癫痫样抽动;④罕见小便颜色变化;⑤丙泊酚几无镇痛作用,椎管内麻醉辅助镇静时应保证镇痛效果良好,否则患者可能因镇痛不全而躁动不安。

2.氯胺酮静脉麻醉

(1)适应证:①简短手术或诊断性检查;②基础麻醉;③辅助麻醉;④支气管哮喘患者。

(2)禁忌证:①血压超过 160/100mmHg,禁用于脑血管意外、颅高压、眼压增高、开放性眼球损伤患者;②心功能不全;③甲亢、嗜铬细胞瘤;④饱胃或麻醉前未禁食者;⑤癫痫、精神分裂症。

(3)用法:①缓慢静注 $2mg/kg$,可维持麻醉效果 $5\sim15$ 分钟,追加剂量为首剂 1/2 至全量,可重复 $2\sim3$ 次,总量不超过 $6mg/kg$;②小儿基础麻醉 $4\sim6mg/kg$ 臀肌内注射,$1\sim5$ 分钟起效,持续 $15\sim30$ 分钟,追加量为首剂量的 1/2 左右;③弥补神经阻滞和硬膜外阻滞作用不全,$0.2\sim0.5mg/kg$ 静注。

(4)注意事项及意外处理:①呼吸抑制与注药速度过快有关,常为一过性,托颌提颏、面罩吸氧即可恢复;②肌肉不自主运动一般不需要治疗,如有抽动,可静注咪达唑仑治疗;③唾液分泌物刺激咽喉部有时可引发喉痉挛,严重者面罩给氧或气管插管,术前应常规使用足量阿托品;④血压增高、心率加快对高血压、冠心病等患者可能造成心脑血管意外;⑤停药 10 分钟初醒,$30\sim60$ 分钟完全清醒,苏醒期延长与用药量过大、体内蓄积有关;⑥精神症状多见于青少年患者,一般持续 $5\sim30$ 分钟,最长可达数小时表现为幻觉、谵妄、兴奋、躁动或定向障碍等,静注咪达唑仑可缓解,预先使用咪达唑仑可预防精神症状的发生。

3.依托咪酯静脉麻醉

(1)适应证:①短小手术;②特殊检查:内镜、心脏电复律等。

(2)禁忌证:①免疫抑制、脓毒血症及紫质症及器官移植患者;②重症糖尿病和高钾血症。

(3)用法:单次静注 $0.2\sim0.4mg/kg$,注射时间 $15\sim60$ 秒,年老、体弱和危重患者药量酌减。

(4)注意事项及意外处理:①注射痛和局部静脉炎,预注芬太尼或利多卡因可减少疼痛;②肌震颤或肌阵挛,与药物总量和速度太快有关,静注小量氟哌利多或芬太尼可减少发生率;③防治术后恶心、呕吐。

4.硫喷妥钠静脉麻醉

(1)适应证:短小浅表手术或操作,如切口引流、骨折脱臼复位、血管造影、心脏电复律、烧伤换药等,以前也用于小儿基础麻醉。

(2)禁忌证:①饱胃患者;②严重心血管和呼吸系统疾病;③严重肝肾功能不全;④早产儿、新生儿、妊娠、分娩、剖宫产;⑤全身情况低下,如营养不良、严重贫血、低血浆蛋白、恶病质;酸中毒、水、电解质紊乱、严重糖尿病、高龄等;⑥涉及上、下呼吸道的操作,包括口、鼻、咽喉、气管及食管手术或操作;⑦肾上腺皮质功能不全,长期服用肾上腺皮质激素;⑧紫质症、先天性卟啉代谢紊乱。

（3）用法：①2.5％溶液,5ml/10 秒注射,眼睑反射消失、眼球固定后开始手术操作,据患者反应追加 2～3ml,青壮年总量<1g。②控制抽搐、痉挛、局麻药中毒反应、破伤风、癫痫、高热惊厥等,2.5％溶液 3～4ml 静脉缓慢注射,效果不佳 2 分钟后可重复。

（4）注意事项及意外处理：①注药速度过快易引起呼吸、循环抑制,应立即给氧、静注麻黄碱 10～30mg；②注药后前胸、颈、面等部位有时可出现红斑,一般很快消失；③有时出现肌张力亢进和肢体不自主活动、咳嗽、喷嚏、呃逆或喉痉挛,术前用吗啡和阿托品有预防作用；④喉痉挛严重者面罩吸氧,紧急时静注琥珀胆碱气管插管。⑤目前除控制惊厥外,临床已少用硫喷妥钠静脉麻醉。

5.靶控输注（TCI）静脉麻醉　根据药代动力学参数（有些药代参数也考虑了患者年龄、体重、体表面积、肝肾功能等协变量）的影响编程,计算对某一特定患者获得或维持某一目标浓度所需要的药物输注速度,并控制、驱动输液泵输注,以达到并维持相应麻醉药的血浆或效应器部位浓度,获得满意的临床麻醉状态,称为靶控输注。

（1）TCI 的基本结构：根据不同药物的药代动力学特点和大量循证医学数据编制的、获得目标浓度并控制微量输注泵的计算机软件。通过相关的信息传递协议（例如 RS232 接口、连接线）等辅助装置,应用计算机控制的微量输注泵给予患者静脉药物。

（2）药物 TCI 浓度：95％患者入睡的丙泊酚浓度为 $5.4\mu g/ml$,但不使用气管插管时,建议起始浓度为 $2\sim3\mu g/ml$；联合用药（阿片类药、咪达唑仑等）时,丙泊酚靶浓度显著降低。

（3）TCI 麻醉注意事项：①靶控浓度只是理论上的浓度,临床实测浓度与 TCI 系统预测浓度完全吻合是不可能的,可接受的实测-预测浓度误差是 30％～40％；②理论上,只要药代学符合线性特点（即药物剂量加倍浓度亦加倍）,均可以选择靶控输注给药,但临床应用需谨慎。根据其药代学特点,芬太尼、硫喷妥纳不适合靶控输注,恒速输注瑞芬太尼达稳态时间很短,大部分情况下不需要靶控输注。③参考数据,实际应用根据合并用药及麻醉医生的经验设定初始浓度。④TCI 给药开始阶段,存在药物超射现象,即短时间给予较大剂量药物以使患者快速达到血药浓度,但对于危重、体弱、老年患者,建议靶控输注开始时,采用浓度逐步递增的方法给药,以减少不良反应；⑤美国 FDA 尚未批准 TCI 临床应用,但在亚洲、欧洲等地可合法使用。

6.静脉麻醉药联合应用

（1）咪达唑仑＋芬太尼：咪达唑仑 2～5mg(0.04～0.1mg/kg)缓慢静注,患者入睡后给予芬太尼 25～75μg,有潜在呼吸抑制的危险。

（2）咪达唑仑＋瑞芬太尼：瑞芬太尼 0.05～0.1μg/(kg.min)用于不插管静脉麻醉与咪达唑仑 2～5mg 联合应用可提供有效镇静和镇痛。咪达唑仑剂量依赖性增强瑞芬太尼的呼吸抑制作用。

（3）咪达唑仑＋氯胺酮：咪达唑仑 0.1～0.5mg/kg 静注,患者入睡后给氯胺酮 0.25～0.5mg/kg。

（4）咪达唑仑＋丙泊酚＋阿片类：咪唑唑仑 1～3mg＋丙泊酚 0.5～1.0mg/kg 负荷量,继以 25～50μg/(kg·min)持续输注＋芬太尼负荷量 1～2μg/kg,具体根据患者反应、循环和呼吸功能而定。

（5）丙泊酚＋氯胺酮：1％丙泊酚缓慢推注直至患者入睡,继以氯胺酮 0.5～1mg/kg 静脉注射,随后缓慢静注或持续输注丙泊酚维持麻醉状态。

7.监测

（1）呼吸：密切观察胸部活动度、呼吸频率、心前区听诊及储气囊的运动情况。

（2）氧合：常规使用脉搏血氧饱和度仪监测。

（3）循环：监测血压、心率和心电图。

（4）镇静水平：手术要求不同镇静水平。目前常用的镇静评分方法有 White 和 Ramsay 评分系统、镇静/警醒评分(OAA/S)。

(5)脑电图:双频指数(BIS)预测结果与 OAA/S 评分吻合相当好,可作为客观指标评价意识状态,防止镇静过度,帮助调整镇静催眠剂量。

(6)急救措施:建立静脉通路、给氧、吸引器、通气道、面罩、喉罩、呼吸囊、咽喉镜、气管内导管、心肺复苏药品等。

8.药物过量的拮抗

(1)常用拮抗药物:①氟马西尼:选择性拮抗苯二氮卓受体。剂量 0.1～0.2mg,最大 1mg。对通气和心血管系统无不良影响。②纳洛酮:0.2～0.4mg(最大 400μg)静脉注射可特异性拮抗阿片类产生的嗜睡、镇静和欣快反应。不推荐常规预防性应用。

(2)拮抗注意事项:①氟马西尼拮抗苯二氮卓类药物时最常见的不良反应是头晕(2%～13%)和恶心(2%～12%),拮抗时可发生"再镇静",偶可诱发心律失常或癫痫/惊厥,有癫痫病史者避免使用。②纳洛酮的不良反应包括疼痛、高血压、肺水肿,甚至室性心动过速和室颤,因而嗜铬细胞瘤、嗜铬组织肿瘤或心功能受损患者应避免使用。

二、气管插管或放置喉罩的静脉麻醉

创伤较大的、时间较长的、需要应用肌松药的手术多需要在给予肌松药后,行气管插管或放置喉罩,并给予机械通气支持。此类麻醉也称为全凭静脉麻醉(TIVA),和以上提及的小手术不同,由于此类手术往往刺激较大,故药物使用品种更多,剂量更大。因此需要更好地理解药物的作用原理和药物相互间的作用,以尽可能地减少药物的不良反应。

(一)麻醉诱导

麻醉诱导是气管插管或喉罩全身麻醉的开始,通过开放的静脉通路,顺序给予静脉药物,以使患者短时间内失去意识,肌肉松弛,对疼痛应激无反应。无论采用单次给药,连续给药还是 TCI 的给药模式,诱导都需要注意到:患者从清醒进入麻醉状态,生理条件会发生巨大的变化。

如果药物用量不足,可能产生肌松不完善、插管时有意识、应激反应强烈等不良事件;但给予药物过量,同样会时患者循环波动,引起相关但不良反应。同时,多个静脉麻醉药物联合使用,可以减少单一药物的不良反应,但不同药物的达峰时间各不相同,这就要求给药时机需要保证药物峰浓度出现在刺激最强的插管时刻,其后至切皮应激较小的情况下,循环也不会受到过大的抑制。表 5-1 给出一些静脉常用麻醉药物的峰效应分布容积和作用达峰时间。根据药物稳态分布容积可以大概计算出给予药的总量,达峰时间则可以指导插管时机。常用阿片类药物和肌松药的稳态分布容积和达峰时间可参考有关章节。麻醉医生在计划诱导方案时,需要结合镇静药、镇痛药和肌松药的达峰时间及药物药代药效学特点,以使患者循环和内环境平稳。

表 5-1　药物达峰分布容积和作用达峰时间

药物	达峰分布容积(L/kg)	达峰时间(min)
丙泊酚	2～10	2.0
依托咪酯	2.5～4.5	2.0
咪达唑仑	1.1～1.7	2.0

(二)麻醉维持

麻醉维持需要根据手术和患者的状态不同,调节连续输注或 TCI 给药的参数。相对于吸入麻醉药,静脉给药会有一定时间的延后效应,这需要麻醉医生实施静脉麻醉时可以预判相关的时机。

和麻醉诱导一样,全凭静脉麻醉维持目前多采用复合给药,如丙泊酚＋瑞芬太尼 $0.2\sim2.0pg/$(kg·min)＋肌松药或丙泊酚＋阿芬太尼＋肌松药。

由于肌松药的作用,患者多处于制动状态,但药物给予不当时易引起术中知晓。除了改进用药方案外,有条件时进行镇静深度测定有助于减少术中知晓的发生。

手术结束前,很多医生会习惯性地提前停止药物输注,以期患者尽早苏醒拔管。但目前临床常使用的药物瑞芬太尼和丙泊酚停药后药物代谢很快,这就会造成患者切口闭合前醒来或转运途中苏醒,特别是瑞芬太尼快速代谢,若没有良好的镇痛措施,会使患者立即处于剧痛中,影响患者术后恢复质量。针对这一情况,临床上可以提前 15 分钟使用镇痛泵或术毕前 20～40 分钟,给予小剂量阿片类药物或 NSAIDs 药物;或采用逐步降低镇静镇痛药浓度,维持在最低镇静镇痛水平,转运后停药。

(苏含武)

第三节　静吸复合麻醉

静吸复合麻醉常用药物有:①静脉麻醉药:咪达唑仑、丙泊酚、依托咪酯。②吸入麻醉药:氧化亚氮(N_2O)、异氟烷、七氟烷和地氟烷。

麻醉方法包括:①静脉诱导＋静吸复合维持。②吸入诱导＋静吸复合维持。③静吸复合诱导＋静吸复合维持。

一、实施方法

遵循全麻四要素,即镇静、镇痛、肌松和抑制应激反应。严格掌握所使用的静脉麻醉药和吸入麻醉药的禁忌证。药物的浓度和剂量应个体化、协调配合。有麻醉气体和氧浓度监测系统。

(一)麻醉诱导

1.静脉麻醉诱导　诱导迅速、平稳,临床最常使用。

2.静吸复合诱导　诱导前将面罩轻柔的罩于患者面部,经静脉注入静脉麻醉药或镇静催眠药,静脉麻醉药可采用丙泊酚 $1.0\sim1.5mg/kg$ 或咪达唑仑 $0.03\sim0.06mg/kg$,患者意识消失后经面罩持续吸入麻醉药(常用 N_2O,七氟烷)。该法可减少刺激性吸入麻醉药所致的不良反应,使麻醉诱导更为平稳。

3.吸入麻醉诱导　不宜采用静脉麻醉、难于开放静脉通路的小儿或不愿接受清醒静脉穿刺小儿的麻醉诱导,吸入麻醉可维持自主呼吸。通常采用浓度递增法、潮气量法或肺活量法。

4.小儿吸入诱导方法　小儿诱导期间较成人更容易缺氧,也常出现躁动、喉痉挛和喉水肿等并发症。诱导期要求平稳、快速,无疼痛等不良刺激。小儿吸入诱导常用七氟烷,呼吸回路预充麻醉气体能够加快诱导速度;诱导方法采用肺活量法或潮气量法,不能配合的小儿使用后者,意识消失后置入口咽通气道辅助通气并及时开放静脉。

5.气管插管　需辅助小剂量的阿片类药(芬太尼 $1.5\mu g/kg$ 或舒芬太尼 $0.1\sim0.2\mu g/kg$)和非去极化肌松药。

(二)麻醉维持

1.常用方法　①吸入麻醉药-阿片类药-静脉麻醉药;②N_2O-O_2-阿片类药-静脉麻醉药;③吸入麻醉药-

N_2O-O_2-阿片类药物。

2.吸入方法　①间断吸入:麻醉减浅或不宜/不能迅速用静脉全麻药加深时,短时间吸入挥发性麻醉药;②持续吸入:维持低浓度吸入挥发性全麻药,静脉麻醉药的用量适当减少。

3.吸入麻醉药浓度　①异氟烷1.0%~2.5%;②七氟烷1.5%~2%;⑨地氟烷2.5%~8.5%。④合并使用 N_2O 的浓度为50%~60%。

4.静脉麻醉给药　持续输注丙泊酚、咪达唑仑或靶控输注。给药速度丙泊酚 $2\sim3mg/(kg \cdot h)$ 开始,根据手术刺激强度以 $1\sim2mg/(kg \cdot h)$ 增减。靶控浓度从 $2\mu g/ml$ 开始,以 $0.5\mu g/ml$ 增减;咪达唑仑 $0.03\sim0.06mg/(kg \cdot h)$,靶控浓度从 $600ng/kg$ 开始,以 $200ng/ml$ 增减,老年人减半。

5.注意事项　①需要时可加用肌松药和镇痛药;②无论何种复合方法,吸入氧浓度不得<25%新鲜气体,流量大于 $500ml/min$;③根据临床表现调节药物浓度,协调配合;④手术强刺激时可适当增加某一组分或所有组分浓度或速度;⑤应强调麻醉深度监测的重要性。⑥为确保患者安全,实施静吸复合麻醉时必须行气管内插管。

(三)麻醉深度判断

麻醉深度监测可以减少因麻醉医师根据患者心率、血压变异、等经验性地增减药物而致的术中知晓,是取得良好的静吸复合麻醉效果的重要保障。

(四)静吸复合麻醉苏醒期

1.手术结束前 $10\sim15$ 分钟先停吸入麻醉药,并手控呼吸,尽量洗出肺内挥发性麻醉药,此时可维持使用丙泊酚 $2\sim8mg/(kg \cdot h)$。

2.麻醉变浅,应密切观察患者,注意预防血流动力学急剧变化等不良反应。

3.肺内残留的挥发性麻醉药及苏醒期疼痛可能增加术后躁动,可以右美托咪定术前或术中应用,加之充分的术后镇痛可能有所帮助。

4.肌松拮抗药可在前次给药后 $30\sim45min$ 给予,若有肌松监测,则应在肌松恢复20~30%时给予。

5.使用 N_2O 麻醉时,术后保证充分氧供,严防弥散性缺氧。

6.拔管条件:自主呼吸恢复、节律规则、呼吸频率正常、吸入空气时 $SpO_2>95\%$、$P_{ET}CO_2<40mmHg$ 且曲线正常、循环功能稳定。满足上述条件也可在"深麻醉"下拔管,拔管后应置入通气道防止舌后坠等呼吸道梗阻的发生。

7.相对于 TIVA,吸入麻醉或静吸复合麻醉术后疼痛较轻,但仍应重视疼痛的处理,以减少因疼痛所致的恢复延迟。

（彭　勃）

第六章　喉罩和气管内插管

1981 年 Archie Brain 发明喉罩(LMA),操作简单、迅速建立人工气道(紧急通气)、置管成功率高(未训练 87%,总成功率 99.81%),因其具有安全、微创、舒适、基本避免咽喉及气管黏膜损伤、心血管反应小和通气有效及管理方便等许多优点,现已广泛应用于临床麻醉。

气管内插管术是借助各种器械将特制的气管导管经口腔或鼻腔插入到患者气管或支气管内以维持气道开放的方法,可用于全身麻醉、心肺复苏、新生儿窒息、各种原因引起的气道塌陷或梗阻,以及各种需要机械通气治疗的患者,是麻醉医师必须掌握的一项基本操作技术。气管内插管不仅为围术期呼吸管理提供安全保障,而且可为危重患者的生命救治创造有利条件。

第一节　喉罩的临床应用

一、喉罩的类型和结构

(一)普通型喉罩

普通型喉罩(CLMA)由医用硅橡胶制成。由通气管、通气罩和充气管三部分组成。通气管近端开口处有连接管,可与麻醉机或呼吸机相连接。远端开口进入通气罩,开口上方垂直方向有两条平行,有弹性的索条(栅栏),可预防会厌软骨堵塞开口。通气管开口与通气罩背面以 30°角附着,有利于气管导管置入。通气管后部弯曲处有一纵形黑线,有助于定位和识别通气导管的扭曲。通气罩椭圆形,近端较宽且圆,远端则较狭窄。通气罩由充气气囊和后板两部分组成,后板较硬,凹面似盾状,气囊位于后板的边缘,通过往充气管注气使气囊膨胀。充气后,罩的前面(面向喉的一面)呈凹陷,可紧贴喉部。充气管有指示气囊,并有单向阀。普通喉罩共有 1,1.5,2,2.5,3,4,5,6 等 8 种型号,6 号供 100kg 以上患者。

普通单管型喉罩有二种:①普通型(经典型 ClassicLMA,C-LMA)、②SLIPA 喉罩。

(二)特制型喉罩

1.气道食管双管型喉罩

(1)ProSeal LMA。

(2)Supreme LMA。

(3)i-gel 喉罩。

(4)美迪斯喉罩。

2.可曲型喉罩。

3.插管型喉罩。

4.可视喉罩。

C-LMA、F-LMA、P-LMA、S-LMA、I-LMA、Guardian LMA 为罩囊充气，SLIPA 喉罩、i-gel 喉罩为免充气喉罩。

二、适应证和禁忌证

(一)适应证

1.常规用于各科手术　尤其适用于体表手术(如乳房手术)，最好手术时间不太长(2 小时左右)。也可用于内腔镜手术(如腹腔镜胆囊手术、宫腔镜和膀胱镜手术等)。要求①维持气道通畅；②可进行正压通气；③不影响外科手术野；④防止口腔内容物的误吸；⑤防止胃内容物反流、误吸。

2.处理困难气道　麻醉患者发生气管插管困难约占 1%～3%，插管失败率大约在 0.05%～0.2%。"无法插管、无法通气"的情况非常少(大约 0.01% 的患者)，但一旦发生将会酿成悲剧。在处理困难气道中，喉罩起了很重要的作用。

3.需要气道保护而不能气管插管的患者　如颈椎不稳定全麻患者及危重患者影像学检查等。

4.苏醒期和术后早期应用　①早期拔管后辅助呼，使苏醒更为平稳；②协助纤维支气管镜检查；③术后的短期呼吸支持；④呼吸抑制急救。

(二)禁忌证

1.绝对禁忌　①未禁食及胃排空延迟患者；②有反流和误吸危险：如食管裂孔疝、妊娠、肠梗阻、急腹症、胸腔损伤、严重外伤患者和有胃内容物反流史；③气管受压和气管软化患者麻醉后可能发生的呼吸道梗阻；④肥胖、口咽病变及 COPD；⑤张口度小，喉罩不能通过者。

2.相对禁忌　①肺顺应性低或气道阻力高的患者：如急性支气管痉挛，肺水肿或肺纤维化，胸腔损伤，重度或病态肥胖；此类患者通常正压通气(22～30cmH$_2$O)，常发生通气罩和声门周围漏气和麻醉气体进入胃内；②咽喉部病变：咽喉部脓肿、血肿、水肿、组织损伤和肿瘤的患者。喉部病变可能导致上呼吸道梗；③出血性体质的患者也是应用喉罩的禁忌证，出血对主气道造成的危害与气管插管并无很大区别，因为两者的操作过程均可能使患者引起大量出血；④呼吸道不易接近或某些特殊体位：如采用俯卧、侧卧和需麻醉医师远离手术台时。因 LMA 移位或脱出及呕吐和反流时，不能立即进行气管插管和其他处理；⑤喉罩放置如果影响到手术区域或者是手术可能影响喉罩功能，例如耳鼻喉科、颈部以及口腔科手术等。

三、使用喉罩前准备和麻醉诱导方法

(一)使用喉罩前准备

1.询问病史　与喉罩应用有关的病史包括：①禁食时间、抑制胃动力药物的应用；②有无疼痛及疼痛的程度；③手术部位、手术体位和手术时间等；④气道异常是否影响喉罩插入和通气。

2.喉罩选择和准备

(1)型号选择：目前喉罩选择以体重作为参考(表 6-1)。

表 6-1　喉罩型号选择

型号	适用对象	标准注气量(ml)
1	<5kg 婴儿	4
1.5	5~10kg 婴幼儿	7
2	10~20kg 幼儿	10
2.5	20~30kg 儿童	14
3	30kg 体形小成人	20
4	50~70kg 的成人	30
5	70kg 以上的体形大成人	40
6	100kg 以上成人	50

(2)使用前检测:①检查通气管的弯曲度,将通气管弯曲到 180°时不应有打折梗阻,但弯曲不应超过 180°,避免对喉罩的损伤;②用手指轻轻地检查通气罩腹侧及栏栅,确保完好;③用注射器将通气罩内气体完全抽尽,使通气罩壁变扁平,相互贴紧。然后再慢慢注入气体,检查活瓣功能是否完好和充气管、充气小囊是否漏气;④将通气罩充气高出最大允许量的 50% 气体,并保持其过度充气状态,观察通气罩是否有泄漏现象,喉罩的形态是否正常和喉罩壁是否均匀;⑤润滑剂主要涂于通气罩的背侧。

(二)麻醉诱导方法

1.面罩给氧　有效的面罩给氧为吸入 10L/min 的新鲜气流量,自主呼吸 3 分钟(有肺部疾患的需要更长时间);或 6 次达到肺活量的深呼吸;使呼气末氧浓度达到 90%~95%。

2.表面麻醉和喉上神经阻滞(必要时实施)

(1)口咽喉部应用表面麻醉能够减少置管时的反应。诱导前实施表面麻醉一般通过喷雾或漱口。表面麻醉可以改善喉罩置管条件。

(2)喉上神经阻滞对清醒患者有预防喉罩置入时咳嗽和喉痉挛。

3.麻醉诱导

(1)丙泊酚:成人静注剂量为 1.5~2mg/kg,小儿为 3~4mg/kg。但应根据患者的情况来调整。丙泊酚的靶控输注浓度成人为 3~5μg/ml。

(2)七氟烷:喉罩七氟烷的吸入最低肺泡有效浓度(MAC)分别为 1.7%,联合使用 N_2O 时,吸入浓度应减低。

(3)氯胺酮:2~3mg/kg,合用咪达唑仑 0.05mg/kg 或依托咪酯 0.3mg/kg。使用肌松药能够提供更好的置管条件。

(4)肌松药:如不保留自主呼吸可用肌松药,同时使喉罩更易置入并正确到位。常用肌松药少于气管插管的剂量,一般为 1 倍 ED_{95} 的剂量即可满足要求。

(5)麻醉深度:临床标志下颌松弛,反应丧失,BIS≤50。

四、喉罩置入技术

(一)喉罩置管步骤

操作步骤如下:

1.第 1 步　用非操作手托患者后枕部,颈部屈向胸部,伸展头部,示指向前,拇指向后,拿住通气管与罩的结合处,执笔式握住喉罩,腕关节和指关节部分屈曲,采取写字时的手势,这样能够更灵活地控制喉罩的运动。

2.第 2、3 步　用手指将口唇分开,以免牙齿阻挡喉罩进入。将通气罩贴向硬腭,在进一步置入口咽部时,必须托住枕部伸展头部。影响置管的因素包括:患者牙齿的位置、张口度、舌的位置和大小、硬腭的形状以及喉罩气囊的大小。从口腔正中将涂了润滑剂的气囊放入口中并紧贴硬腭。通气罩的末端抵在门牙后沿着硬腭的弧度置管;或笔直将整个通气罩插入口中,再调整入位。小心防止气囊在口中发生皱褶。在进一步推送喉罩时,必须检查口唇是否卡在导管和牙齿之间。

3.第 4 步　当患者的头、颈和通气罩的位置正确后,把喉罩沿着硬腭和咽部的弧度向前推进。用中指抵住腭部,轻施压力,并轻轻转动调整位置。当喉罩无法再向前推进时,抽出手指,并给通气罩注气,为了防止移动喉罩,应握住通气管末端,直到手指退出口腔。

喉罩置入过程:①没有口腔后壁的阻力;②通气罩可顺利地滑入咽喉近端;③感受到咽喉部远端特征性的阻力,通常喉罩置入的解剖位置是正确的。来自口腔后部的阻力通常提示通气罩远端有折叠(多数情况)或置入鼻咽部(很少发生)。如阻力来自咽喉近端,有可能是舌或会厌入口发生阻塞。如果没有特征性的阻力出现,可能喉罩没有插到足够的深度。

如果通气罩置入正确,在通气罩充气时,导管可以从口中向外伸出 1cm。如果通气罩是部分充气或在置入前已充气,这一现象不明显。

(二)通气罩充气和喉罩固定

1.通气罩充气　①充气“恰当密闭容量”是指通气罩充气后能保持呼吸道和胃肠道密闭所需要的最小的气体容量。通过给通气罩充气后再放气时出现口咽部轻微漏气后再充气,至漏气正好消失得到呼吸道密闭且可进行正压通气。一般成人 3 号喉罩充气 15～20ml,最多 35ml,4 号喉罩为 22～30ml,最多 60ml。胃肠道的适当密闭容量为最大推荐容量的 22%。少充气或过度充气都会引起临床问题;②过度充气:过度充气牵涉对呼吸道和消化道的密闭效果;增加咽喉部的发病率;干扰部分外科视野;扭曲局部解剖;降低食管括约肌张力;激活气道防御反射。

2.密闭效果　①呼吸道的密闭效果:最有效的呼吸道密闭容量是最大推荐容量的三分之一或三分之二。当充气量超过这一范围时,会少量增加封闭效果但有时却会产生减小。如果通气罩持续充气超过最大推荐容量时,最终会从咽部溢出;②消化道的封闭效果:最有效的消化道密闭是给予比呼吸道密闭更高容积的气体。当充气量超过最大推荐量时,胃胀气的风险性增高;③咽痛和吞咽困难的发病率:会随着通气罩容积的增大而增加。可能与通气罩压迫黏膜有关;④干扰外科手术野:如果通气罩过度充气,其近端接近扁桃体,将会干扰扁桃体手术;⑤局部解剖变异:如果通气罩过度充气会压迫颈静脉;颈内静脉置管困难;外科误诊;病理解剖学上的移位;⑥减少食管括约肌张力:通气罩容量不会影响食管下括约肌张力,但可以减少食管上括约肌的收缩性;⑦气道防御反射,通气罩注入常用容量的气体一般不会影响;⑧充气不足:通气罩充气不足可能使气道的密闭不充分;易发生胃胀气和反流误吸。

当通气罩压力降到 22mmHg 时,自主呼吸的潮气量没有影响,但完全放气后将会减少潮气量。当通气罩密闭压力小于 10～15cmH$_2$O 时,将不能使用正压通气。小于 15cmH$_2$O 时,通气罩对气道漏气的防御作用将丧失。通气罩容量小于最大推荐容量的 1/4 时,就不能封闭食管上括约肌。通气罩应该充气至最大推荐容量 2/3,然后调整至恰当密闭容量。通气罩充气量不应该超过最大充气容量,也不应该小于最大推荐容量四分之一。

通气罩内压:N$_2$O 容易扩散进入硅酮材料制成喉罩的通气罩中,引起麻醉维持期间通气罩压力逐渐升高。体外试验时发现,将通气罩暴露在含 66%N$_2$O 的氧中仅 5 分钟,通气罩压上升超过 220%。100 例患者使用普通型喉罩的患者吸入 66%N_2O,手术结束时,通气罩压从最初的 45mmHg 上升到 100.3mmHg。因此 N_2O 麻醉期间必须间歇抽出部分通气罩内气体,避免使用 N_2O 防止通气罩内压升高。降低术后喉痛等并发症的发生率。

3.防咬装置　理想的防咬装置是:①防止导管闭合和牙齿损伤;②便于放置和取出;③对患者没有刺激和损伤;④不影响喉罩的位置和功能。最常用的是圆柱形纱布。将其放在臼齿之间的合适位置,露出足够的长度用于带子或胶布固定。最新生产的喉罩,通气管在适当位置质较硬可防咬。

4.喉罩固定　一次性喉罩和气道食管双通型喉罩都相似。理想的固定应很好的满足患者和外科手术的要求。高强度的粘胶带也应应用于麻醉医师不能接近头颈或是侧卧位和俯卧位的手术。胶带应该有 2～3cm 宽,一端粘于上颌骨上然后绕住导管和防咬装置的下方伸出在撕断前固定于另一侧的上颌骨。导管的近端应固定于离颏前下方 5cm 处。再用一条胶布对称地压喉罩通气管,并固定在两侧的下颌。重要的是不能完全包裹导管,应留出一部分导管用于观察液体反流情况。

五、置管存在问题和注意事项

(一)存在问题

1.置入和充气失败

(1)置入原因:包括:①麻醉深度不够;②技术操作失误;③解剖结构异常。

(2)充气失败原因:包括:①充气管被咬或在喉罩栅栏条上打折;②充气管被牙撕裂;③充气管活瓣被异物堵塞。

(3)处理:加深麻醉解和除置入时的机械原因,或用需用其他方法置入。

2.通气失败

(1)气道阻塞:包括:①气道异物阻塞;②被咬闭;③通气罩疝。

(2)气道损伤:包括:①通气罩和咽喉部的位置不符;②通气罩与声门位置不正确;③通气罩在咽部受压;④严重的会厌软骨返折;⑤声门关闭;⑥肺顺应性降低。⑦口咽部损伤和异常:唇、牙齿、软腭、腭垂、扁桃体、咽喉、会厌软骨、杓状软骨和声带等的损伤或结构异常。

(二)置管注意事项

1.优选标准技术　失败后,换用其他方法。

2.适当麻醉深度　抑制气道保护性反应。

3.调整通气罩容积　①增加(或较少见的减少)通气罩容积可以改善密闭效果;②通气罩充气后边缘柔软,便于进入咽喉部;③如通气罩错位,充气和放气后,通气罩可能到位;④如远端通气罩位于声门入口,放气可以改善气流;⑤机械性故障:如通气罩的远端向后发生折叠,充气和放气可能松开折叠。

4.调整头颈部位置　置入失败和气道梗阻引起的通气失败也可采用嗅花位纠正。喉罩封闭不佳可用颏、胸位纠正。

5.提颏或推下颌　通过提高会厌软骨以及增加咽的前后径纠正置入失败。提起和(或)减少声带的压力纠正因气道梗阻引起的通气失败。

6.压迫颈前部　适当压迫颈前部的方法可使通气罩紧贴舌周组织并插入咽部周围的间隙,可纠正因密闭不佳引起的通气失败。

7.退回或推进通气罩　①退回:喉罩太小能进入咽的深部并使近端的通气罩与声门入口相对。置入容易但出现气道梗阻,导管在口腔外很短时,将导管退回几厘米会有所改善。然后应考虑更罩;②推换大一号的喉进:置入深度不够或喉罩太大,远端通气罩可能处于声门入口或进入声门。再堆进或更换小一号喉罩。喉罩在置入时如遇阻力,不应强行用力以免引起损伤;③退回和推进:退回和推进通气罩大约5cm,常用于纠正发生会厌折叠时,成功率很高。

8.重置喉罩　重置喉罩纠正置入失败通气失败。

9.更换不同类型的喉罩　不同的喉罩有很多不同点,应依据失败的原因选择备用喉罩。

六、喉罩通气管理

(一)通气方式

1.自主呼吸

(1)优点:①对喉罩密闭压的要求较低;②吸入麻醉时能自主调节麻醉深度;③胃内充气的危险性下降。

(2)缺点:①有效气体交换的效果不足;②不能使用肌松药;③阿片类等药物使用的剂量受限制;④长时间手术易发生呼吸疲劳。在气道通畅的情况下与面罩自主呼吸的作功相似,但低氧发生率低于面罩通气。

2.正压通气

(1)优点:①保证气体交换;②允许使用肌松药和大剂量阿片类药物;③避免呼吸肌疲劳。

(2)缺点:①口咽部漏气,影响通气效果;②食管漏气,胃胀气。气道食管双管型喉罩提高喉罩的通气效果,气道内压不宜超过20cmH$_2$O。

3.长期使用喉罩　一般认为不宜超过2h。随麻醉时间延长而误吸率升高。但长时间麻醉采用喉罩也有一定优点:①有利于保留自主呼吸,呼吸做功减少;②患者对喉罩耐受好,允许不用肌松药实施正压辅助通气;③不干扰气道纤毛活动,减少术后肺部感染。有报道认为喉罩麻醉2～4h内是安全的,4～8h仍属安全的,超过8h有待研究。大于22小时可能引起咽喉部损伤。但长时间喉罩通气应采用气道食管双管型喉罩并插入胃管,定时吸引,以减小胃内容量。喉罩通气罩内压不可太高。插管型喉罩不适宜长时间的麻醉。

4.拔除喉罩　清醒拔喉罩的气道梗阻发生率低。但屏气、咳嗽、喉痉挛、低氧血症和咬合的发生率较高。深麻醉下拔喉罩可以避免气道反射性活动对喉部的刺激,减少误吸。儿童在深麻醉下拔喉罩的咳嗽和低氧血症发生率较低。清醒拔喉罩引起反流的发生率较低。对于成人和大于6岁的儿童,首选清醒拔喉罩,小于6岁的儿童两者兼可。当面罩通气困难、咽喉部有血污染、无牙患者清醒拔管可能更为合适。喉罩位置不好或有上呼吸道感染适宜于深麻醉下拔喉罩。

七、并发症

(一)反流误吸

普通型喉罩不能有效防止胃内容物误吸。应用LMA患者的胃内容物反流发生率可高达33%,但具有临床意义的误吸发生率仅为1/9000～1/220000。据某医院报告2000例普通型喉罩应用于腹腔镜手术麻醉,并发误吸3例,但无不良后果。气道食管双管型喉罩可预防反流误吸的发生。对误吸风险较大的人群,使用喉罩应慎重。

(二)喉罩移位

喉部受压、拖拉喉罩导管、通气罩充气过度等原因均可能导致喉罩移位,表现为喉罩向外突出和气道不通畅。处理可将喉罩推回原位或者拔出后重新插入。如果胃管尚在位,气道食管双管喉罩很容易重新恢复到正常位置。

(三)气道梗阻

原因为 LMA 位置不当通气罩折叠、会厌下垂部分遮盖、声门通气罩充气过度。也可是通气罩旋转、通气导管扭折、异物、喉痉挛和声门闭合等引起。喉罩通气导管被咬、扭曲、异物可能引起通气导管阻塞。扁桃体手术时常发生开口器压迫喉罩通气导管导致阻塞。螺纹钢丝加固的可曲型喉罩和气道食管双管型喉罩较少发生导管阻塞。如不能解除应立即拔出喉罩后重新置入。

(四)通气罩周围漏气

通气罩周围漏气可造成通气不足,发生率大约为 8%～20%,多由通气罩型号、位置或充气量不合适所致。头颈部移动或通气罩内充气减少使通气罩密闭性下降。临床表现为无气道压升高的情况下出现明显漏气。喉罩应用于肺顺应性降低或气道阻力增高的患者时,由于平台压的增高,会引起漏气造成通气不足,当气道峰压大于 $30cmH_2O$ 时不适合使用喉罩。按原因分别处理,将头颈部恢复至原始位置,通气罩加注气体,调整喉罩位置,拔出喉罩后重新插入。

(五)胃胀气

正压通气时气道内压力超过下咽部的密闭压,气体经食管进入胃引起胃胀气,发生率在<3%左右。反复吞咽活动也可能引起胃胀气。气道食管双管型喉罩发生气道部分阻塞时也可能引起胃胀气。处理包括调整喉罩位置,降低吸气峰压,改用自主呼吸,以防止胃胀气加剧。反复吞咽活动者可加深麻醉深度。必要时在喉罩置入后插入胃管减压,插胃管失败者应改用气道食管双管型喉罩或气管内插管。

(六)气道损伤

咽痛、声音嘶哑和吞咽困难等可由于插入时损伤和黏膜肌肉的持续受压,与操作的熟练程度、LMA 大小、通气罩注入空气的多少有关(囊内压不高于 $60cmH_2O$)。对张口度过小(<2.5～3.0cm)的患者、有声门上部或下咽部的损伤、扁桃体重度肥大以及明显的喉或气管的偏移等咽喉部病变患者都不宜选用。

(李萌盟)

第二节　气管插管术

一、适应证和禁忌证

(一)适应证

1.绝对适应证　用于不采用气管内插管就无法保证患者安全的手术或抢救过程中保证气道通畅和控制通气,主要有:①全麻颅内手术;②胸腔和心血管手术;③俯卧或坐位等特殊体位的全麻手术;④可能影响呼吸道通畅的手术(如头面部和颈部全麻大手术);⑤有呕吐误吸危险的患者(如饱胃、肠梗阻);⑥术中需施行特殊处理的患者(如低温麻醉、控制性降压等);⑦术中需使用肌松药的全麻手术;⑧严重肥胖患者全麻手术;⑨急诊科抢救患者(如:心搏骤停、颅脑损伤、复合伤、呼吸功能衰竭、心血管意外等)。

2.相对适应证　取决于麻醉医师的技术经验和设备条件,为方便麻醉管理提高安全而选用(如时间长于 2h 的任何全麻手术,头面部和颈部全麻中小手术等)。

(二)禁忌证

1.绝对禁忌证　有些情况除紧急抢救外,不能施行气管内插管,否则可能引起危及生命的后果,如:喉头水肿、急性喉炎、喉头黏膜膜下血肿等。

2.相对禁忌证　严重气管畸形或移位,应慎重气管内插管,避免插管失败时反复操作造成喉头和气管损伤;凝血功能障碍并有出血倾向者,插管创伤可能诱发上呼吸道出血或血肿,造成急性气道梗阻而危及生命;胸主动脉瘤压迫气管者,可能因插管反应导致动脉瘤破裂者,如需插管,动作需轻柔、熟练,避免呛咳、挣扎造成意外;鼻道不通畅、鼻咽部纤维血管瘤、鼻息肉或有反复鼻出血者,禁用经鼻气管内插管;对插管基本知识和技能未掌握者,设备不完善也不能盲目施行气管内插管。

二、气管内插管的解剖基础和器械

(一)解剖基础

解剖学上以喉部环状软骨下缘为界,将呼吸道分为上、下呼吸道。上呼吸道包括鼻、鼻窦、鼻泪管、鼻咽部、咽部、耳咽管、喉部;下呼吸道包括气管、支气管、毛细支气管、肺以及肺门、纵隔、胸膜、胸廓等结构。气管内插管主要经过的解剖结构有:鼻腔/口腔、咽部、喉部、气管、支气管。

喉位于颈4~6椎体水平,是气管的入口,由9块软骨及其附近的韧带和9条肌肉组成。软骨中3块成单,即环状软骨、会厌软骨和甲状软骨;3块成双,即杓状软骨、小角状软骨和楔状软骨。环状软骨是气管上端第一软骨,是分割喉腔和气管的界限,位置相当于颈6水平,环状软骨的前面与甲状软骨前下缘之间有膜状韧带相连,为环甲膜,常用作紧急气道处理的途径。

喉腔是会厌至环状软骨下缘之间的腔隙,平均长4~6cm。双侧声带之间的裂隙形成声门裂,其前2/3由膜状组织构成,后1/3由杓状软骨声带突组成。声门裂是气管内插管的必经之处,在成人和较大儿童是整个呼吸道最狭窄的部位,而婴幼儿呼吸道最狭窄部位则位于环状软骨。

气管相当于颈7~胸5椎体水平,全长约10~14cm,上端起始于环状软骨,下端于隆突处分为左右支气管。右总支气管约2cm,与气管构成20~25°角,内径较粗;左总支气管较细长,约5cm,与气管成40~50°角;因此气管内插管易进入右总支气管。

自口腔(或鼻腔)至气管之间可划为三条解剖轴线,彼此相交成角:口轴线即从口腔(或鼻腔)至咽后壁的连线;咽轴线即从咽后壁至喉头的连线;喉轴线即从喉头至气管上段的连线。气管内插管时,为达到显露声门的目的需使这三条轴线重叠,若三条轴线不能重叠,无法显露声门,则可发生气管内插管困难。

(二)常用器具

1.喉镜

(1)一般喉镜:喉镜为最常用的气管内插管器械,主要用途是显露声门并进行照明。喉镜有多种类型,镜片有弯形和直形两种,其头端或上翘或笔直,镜片与镜柄间连接也有锐、直、钝三种不同角度。临床上最常用的喉镜为弯形Macintosh镜片,与镜柄呈90°角连接。

(2)杠杆喉镜:杠杆喉镜特别设计了一个装铰链的头端,可由镜柄末端的控制杆操作,头端可上翘70°,通过挑起会厌改善喉部视野,便于插管。如McCoy喉镜,属于Macintosh喉镜的改良型,能提供更好的适应性和可控性,尤其在喉部显露困难者(张口度减小、头颈部活动受限)。具体应用时,通过操作者向后抬起喉镜以提升会厌,并可减少牙齿的损伤。插管期间如果必要可利用杠杆控制末端位置变化(70°范围),以抬起会厌、改善声门暴露效果。

2.气管导管　标准的气管导管,管腔内径(ID)从2.5~11mm(±0.2mm),每间隔0.5mm设定为不同型号,不同型号导管的最小长度均有统一规定。

(1)管径和长度的选择:一般男性成人应选用ID为7.5~8.5mm、长度(门齿至气管中段的距离)为

25cm 的导管;女性成人应选用 ID 为 6.5～7.5mm、长度也为 25cm 的导管;儿童的气管导管内径需根据年龄和发育大小来选择,或根据以下公式进行推算:导管内径(mm)＝年龄(岁)/4＋4;导管长度(cm)＝年龄(岁)/2＋12。必须注意的是,经鼻气管内插管选用导管的管径应较经口腔插管小 0.5～1mm ID,长度则较经口腔插管长 1～2cm。

(2)充气套囊的使用:目前大多采用高容量低压型充气套囊,容量可达 30ml 以上,能耐受 30mmHg 以下的囊内压。套囊注气应以刚好不漏气为佳,一般不超过 8ml,压力一般不超过 20～25cmH$_2$O,气囊内压过高可能压迫气管黏膜造成气管损伤。

(3)种类及用途:可根据手术需要选择不同种类的气管导管:①异形气管导管:外露的近端向下或向上弯曲,能最大限度地暴露手术野,常用于颅脑、颌面及颈部手术中;②钢丝螺纹导管:弯曲后不变形,用于头位常需变动的手术中,可避免导管发生折叠、闭塞;③特制的喉显微手术导管:较标准型导管管径小,可最大限度地减少导管妨碍手术操作视野;④激光手术导管:在制作材料中含有箔、不锈钢、铝等金属成分,使导管耐受激光烧灼,避免在喉、气管激光手术中发生导管熔化、断裂及气道燃烧;⑤喉切除术导管:可直接经气管造口插入气管,外露的近端向下弯曲,置于手术野外,可避免影响喉部手术操作;⑥气管切开术导管:长度较短,直接经气管切口处插入气管,其远端开口呈圆形,可减少气管黏膜的损伤。

3.其他插管用辅助器具　常用的有导管芯、插管钳、牙垫(口塞)、局麻喷雾器、面罩、口/鼻咽通气道、吸痰管和吸引器等。

三、气管内插管术的分类

根据插管途径分类、插管前的麻醉方法分类和是否显露声门分类。其中临床常规的插管方法是明视经口腔插管法,其他方法应该按照手术途径需要和患者情况酌情选用。

四、气管内插管的途径

(一)经口腔插管法

是借助喉镜在直视下显露声门后,将气管导管经口腔插入气管内的方法,是临床最常用的气管内插管法,可以在全麻肌松药作用下实施操作,也可以在镇静状态下或清醒气管内表面麻醉下完成。

1.导管的选择　插管前必须准备好合适型号的气管导管,需常规准备预计型号的导管以及大一号和小一号的导管各一根,在喉镜下直视声门大小,再最后选定内径最适合的导管用于插管;小儿如使用不带气囊的导管,在 20～25cmH$_2$O 气道压力下不出现漏气,可以认为是恰当内径的导管,如果在气道压力＜10cmH$_2$O 时即出现漏气,提示需要更换较大 1 号的导管。

2.插管时的头位　插管前安置适当的头位,以使口腔、咽和喉三轴线重叠成一条轴线。经典的头位称为"嗅物位"(snifhng 体位):头垫高 10cm,肩部贴于手术台面,这样可使颈椎呈伸直位,颈部肌肉松弛,门齿与声门之间的距离缩短,咽轴线与喉轴线重叠成一线;在此基础上再后伸寰枕关节,利用喉镜将舌根上提,即可使口腔与咽轴线、喉轴线三条轴线重叠成一线而显露声门。

3.置入喉镜的方法　喉镜片有直型与弯型两种,两种喉镜的操作法略有不同。最常用的是弯型喉镜,具体操作者站在患者头端,患者头位置于相当于操作者剑突水平。将右手拇指深入患者口腔内的下臼齿部位,握住下颌向前推并向上提起下颌,尽可能张开患者口腔,同时拨开口唇;左手握住喉镜镜柄靠近镜片的位置,将喉镜片轻轻地从患者口腔右侧进入,用镜片的凸缘将舌推向左侧,避免碰到嘴唇、牙齿和牙龈,对于有松动牙齿的患者应当使用一些保护牙齿的措施(如:套上护牙套或垫好纱布);喉镜显露声门必须逐步深入,连续观察口腔结构,首先看到腭垂,继续深入可看到会厌的游离边缘,继而为双侧枸状软骨突的间隙,最后把弯曲的镜片头端置入会厌谷(舌与会厌之间的空间),上提喉镜,即可看到声门裂;在颈部轻压环状软骨或甲状软骨可以更好的显露声门。必须注意的是:应使用"上提"喉镜的力量来达到显露声门的目的,切忌以上门齿作为喉镜片的着力点,用"撬"的力量去显露声门,易造成门齿脱落损伤。直型喉镜片操作方法不同于弯型喉镜片之处在于:看到会厌边缘后,继续推进喉镜,将镜片远端置于会厌的喉面之下,然后上提喉镜,用镜片挑起会厌的方式显露声门。

4.气管导管插入方法　右手握毛笔的手势持气管导管,从口腔右侧进入,导管斜口端对准声门裂,在直视下将导管插入声门裂;如果患者自主呼吸尚未消失或有所恢复,应在患者吸气末(声带外展使声门裂达最大时)顺势将导管送入声门;如果使用导管芯,在导管斜口进入声门1cm时,要及时抽出导管芯。

5.气管导管插入的深度　成人气管导管前端的位置应该相当于气管的中段位,在气管隆嵴之上约4～5cm处。一般导管套囊进入声门下即可。但导管的位置容易受头位的影响,颈过伸位时可向咽喉方向移动约1.9cm,颈过屈位时可向隆突方向移动,颈侧转时也可向咽喉方向移动约0.7cm。一般导管插入气管内的深度以导管顶端至切牙的长度计算,成年男性为23cm,成年女性约21～22cm,经鼻插管的深度以导管顶端至鼻孔的长度计算,成人按照经口插管的长度加3cm。导管过深会导致支气管内插管,过浅套囊从喉头脱出或卡在喉头上造成损伤。小儿气管长度随年龄而变化,导管更容易受头位的影响。尽管小儿插管深度可根据年龄用公式计算(经口插管深度:12＋年龄/2;经鼻插管深度:15＋年龄/2),但是最可靠的方法是听诊双侧肺以及喉头的呼吸音以确定导管的合适位置。具体做法是:一边听诊双侧肺呼吸音,一边往外退气管导管,直到恰好双侧呼吸音对称,再听诊喉头有无漏气声,如果只听到一侧肺呼吸音表明导管插入过深(支气管内插管),如果喉头有漏气声提示导管有脱出声门可能。

6.套囊充气与导管固定　一般成人均选择有套囊的导管,小儿可能使用无套囊导管。恰当的导管内径非常重要,如导管过粗,可能损伤喉或气管,导致术后声嘶、喉或气管狭窄等并发症;如导管过细,套囊充气不足或无套囊则出现严重漏气,套囊内注入大量气体则形成高压套囊而造成气管壁压迫影响毛细血管血流灌注;过细的导管还会增加气管导管阻力,从而增加呼吸做功。导管插入气管后,退出喉镜,充气导管的套囊,确定导管在气管内后,将导管固定在嘴角边,并立即加深麻醉。必须注意的是:插管后一定要仔细听诊双侧呼吸音,观察呼气末二氧化碳波形,警惕导管误插入食管或导管插入过深或过浅,固定导管后还要再次检查导管深度、有否扭曲或受压,必要时可以使用纤维支气管镜确认导管位置。

7.确诊导管在气道内的方法　可以采用手控通气,通过呼吸囊挤压气体入气管导管,同时观察胸廓活动和听诊,必须达到三个指标都正常:①观察胸廓起伏活动,双侧应均匀一致;②听诊腋窝下和剑突上的肺呼吸音,双侧应完全一致;③观察呼气末二氧化碳数值和波形($PETCO_2$),应该显示正常的数值和波形。

(二)经鼻腔插管法

气管导管经鼻腔插入气管内,适用于某些特殊情况,如:颈椎不稳定、颌面骨折、颈部异常、颞下颌关节病变、口咽感染或口底肿物、拟行口腔或颌面手术需要不受妨碍的术野时;需长期留置气管导管时;也常用于处理困难气道时实施盲探或纤支镜引导下的经鼻插管。经鼻腔插管操作较经口腔插管的难度大,创伤也较大,可引起鼻腔或鼻咽部黏膜损伤和鼻出血;有明视经鼻腔插管法和盲探经鼻腔插管法两种方法;其中明视经鼻腔插管法可借助插管喉镜在直视下暴露声门,也可使用纤支镜明视下插管。

1.插管前准备　气管插管前应准备好插管用具,包括:喉镜、插管钳、气管导管、固定胶布、滴鼻用1%麻黄碱溶液;插管前检查患者鼻孔通畅程度,先对通气相对更通畅的一侧鼻腔行局麻药鼻腔内表面麻醉并滴入几滴1%麻黄碱液体,使鼻腔黏膜麻醉和血管收缩;选择比口腔插管小0.5～1mm ID的导管,导管前端涂以滑润油。

2.明视经鼻腔喉镜下插管法 如果只是因为外科手术区域问题决定经鼻插管,可常规麻醉诱导,使用插管喉镜在直视下暴露声门行经鼻气管内插管,基本方法(包括插管时头位、置入喉镜)与明视经口腔插管法相同,只是置入导管的方式不同于经口腔插管法,具体操作步骤如下:①麻醉诱导面罩通气后,按照导管沿下鼻道推进的操作手法将导管经鼻腔插入,即将导管与面部作垂直的方向插入鼻孔,沿鼻底部出后鼻孔至咽腔,过鼻后孔时会有一个突破感,切忌将导管向头顶方向推进;②当导管进入口咽部后开始用喉镜显露声门,方法与经口腔插管相同;③用左手持喉镜显露声门后,右手继续推进导管入声门,如导管达会厌上方不能直接推进声门,可用插管钳夹持导管前端将导管送入声门,由助手协助推动导管会更方便导管置入,一般成人导管插入气管内的深度为4~5cm;④插管后导管位置的检查同经口腔插管法,然后将导管固定在患者的鼻面部。

3.盲探经鼻腔插管法 适用于张口度小,无法置入喉镜的患者,基本方法:①采用清醒插管或半清醒,尽可能保留较大通气量的自主呼吸;②依靠导管内的呼吸气流声音判断导管斜口端与声门之间的位置和距离;导管口越是正对声门,气流声音越响;越偏离声门,声音越轻或全无。此时术者一边左手调整患者头位并触诊患者颈前区的皮肤以了解导管前端的位置;一边用右手调整导管前端的位置,同时用耳倾听气流声响,当调整至声响最强的部位时,缓缓推进导管入声门;③推进导管中如遇阻挡,同时呼吸气流声中断,提示导管前端已触及梨状窝、或误入食管、或进入舌根会厌间隙,有时还可在颈前区皮肤感触到导管端,此时应稍退出导管并调整头位后再试插。

4.明视经鼻腔纤支镜下插管法 由于鼻咽部弧度使纤支镜插入角度自然朝向声门,因而比经口插管容易,具体步骤:①通过纤支镜的工作通道或用硬膜外导管经纤支镜工作通道对咽喉和气管内实施表面麻醉,或使用喷雾器和滴管行咽喉声门上表面麻醉同时经环甲膜穿刺行气管内表面麻醉;②可酌情给予吸入2%~5%七氟烷或微泵输注丙泊酚150~250μg/(kg·min)复合瑞芬太尼0.05~0.15μg/(kg·min)或右美托咪定1μg/kg静脉输注10分钟;③将适当型号的气管导管套在纤支镜上,先将纤支镜经鼻腔沿下鼻道推进至声门,可参照鼻翼至耳垂的距离相当于鼻孔至咽后腔的距离来估计推进程度,调整纤支镜角度,边调整边推进,始终将声门置于镜下视野的正中,直至纤支镜进入气管可见到气管软骨环,并推进见到气管隆嵴处,沿纤支镜将气管导管推入气管;4.9mm以上口径的纤支镜一般不会发生镜干进入气管而导管无法推进的情况,但小口径纤支镜送导管时必须小心;④将气管导管推进入气管后,退出纤支镜,连接麻醉机呼吸回路,导管位置的检查同经口腔插管法,然后将导管固定在患者的鼻面部。

5.经鼻腔插管的禁忌证 经鼻插管与经口插管不同,容易造成鼻腔或鼻咽部黏膜损伤出血,鼻腔内细菌入血可能导致菌血症,在有脑脊液漏者容易导致颅内感染,在颅底有薄弱部位者可能发生导管插入颅内的危险,因此经鼻插管禁用于颅底骨折、脑脊液漏、正在使用抗凝药、出血倾向、鼻腔闭锁、鼻骨骨折、菌血症倾向(如心脏置换或瓣膜病可能并发细菌性心内膜炎)等患者。

(三)经气管造口插管法

有紧急气管造口插管、择期气管造口插管和术中气管切开插管三种情况:择期气管造口术后,一般均已放置气管套管,有塑料和金属两种,金属套管选择比经口腔气管内插管的气管导管大0.5mm ID以减少通气时漏气,多数塑料套管的内径与气管导管的内径一致,外径略粗一些,插管时应将气管导管替换气管套管;紧急气管造口插管时气管导管必须及时经气管造口插入,或由经口腔气管内插管换成经气管造口插管;术中气管切开插管,必须将气管导管从经口腔或鼻腔气管内插管换成经气管切开口插管。

1.择期气管造口术后的插管步骤 ①吸干净喉咽部和气管内分泌物,纯氧充分通气,给予镇静剂和气管内表面麻醉有利于减轻患者痛苦;②静脉或吸入麻醉诱导,如果使用的是不带套囊的气管套管,可将一根较细的气管导管插入气管套管内同时用较大的氧流量行控制通气;如果使用的是带套囊的气管套管,则将麻醉机呼吸回路直接连接套管即可行控制通气;③达足够麻醉深度和肌肉松弛程度后,拔出气管套管,经气管造口处插入适当型号的气管导管。

2.紧急气管造口术的插管步骤　①一些严重呼吸困难患者需在经口腔气管内插管后行气管造口术;在插管失败的情况下,喉罩通气可以作为一种紧急的通气手段;在极度插管困难和喉罩置入困难的情况下,使用面罩通气完成气管造口术也是一种选择。②在患者肩下放置一个垫肩,头后仰充分暴露颈部手术区,气管造口一般位于第二和第三气管软骨环之间,气管造口步骤见外科气管切开术。③气管壁切开后,由手术医师将一根无菌气管导管经气管壁切口插入气管内。

3.术中气管切开插管　一般已行气管内插管,手术医师切开气管壁时,麻醉医师应将气管导管缓慢向外拉,但切不能将导管完全拔出,而应使导管的末端恰好位于气管造口的上缘,由手术医师将另一根无菌气管导管经气管切开口插入气管后,麻醉医师方可将经口气管导管完全拔出。

4.注意事项　①经气管造口插入气管导管后,必须听诊证实通气时两肺呼吸音对称,并通过 $P_{ET}CO_2$ 监测确认气管导管进入气管内;②从气管造口到气管隆嵴的长度较从前切牙到气管隆嵴的长度短得多,气管导管容易插入过深,手术操作也可能将导管推入一侧支气管内,因此术中必须反复检查双肺呼吸音、连续监测 $P_{ET}CO_2$ 和气道阻力,如气道阻力明显增大提示单侧肺通气或导管扭曲、受压、阻塞等;③对于近期行气管造口术(一周之内)的患者,经气管造口插管时应警惕造口周围组织塌陷的危险,必须在有经验的外科医师在场并准备好所有手术器械条件下进行经造口气管内插管,同时麻醉医师也应做好经口气管内插管的准备;④最紧急的意外是无法把气管导管及时插入气管造口、误插入皮下组织或纵隔内,导致通气障碍和严重低氧血症,处理方法是:已有气管内插管者,不要把气管导管过早完全拔出,一旦在经气管造口插入气管导管过程中发生障碍,仍然可以将导管向前推进超越气管造口处而维持正常通气;无气管内插管者,可暂时将小号的气管导管经气管造口插入气管内维持通气,待危机解除后再换成正常型号的气管导管,或紧急经口腔气管内插管。

五、气管内插管的麻醉方法

在全麻达到一定深度后进行气管内插管操作,使用这种插管方法患者比较舒服,心血管应激反应轻,但需要操作者拥有熟练的插管技术并具备呼吸管理技能。

(一)插管前准备

麻醉前必须对患者气道进行全面评估以明确是否可以安全地接受麻醉状态下的插管;诱导前应强调常规应用面罩施行纯氧吸入"去氮"操作至少3分钟,以提高体内氧的储备量和肺内氧浓度,纠正潜在的低氧血症,缓冲插管"无通气期"的缺氧,延长插管期呼吸停止的时限,提高插管的安全性;对于麻醉前评估存在"困难气道"危险因素的患者,严禁采用快速诱导插管,以免一旦失去对气道的控制可能导致灾难性后果。

(二)诱导药物的选择

麻醉诱导方案大多数采取联合用药,以使患者达到能耐受插管的状态,并尽可能减轻药物或插管引起的心血管反应。一般首选快速起效的静脉麻醉药实施快速诱导插管法,最常用的有丙泊酚或依托咪酯,复合麻醉性镇痛药(芬太尼或瑞芬太尼)、咪达唑仑、氯胺酮等。预计有困难气道需保留自主呼吸下插管的患者常选择慢诱导插管法,可以使用吸入麻醉药诱导,过去主张使用低浓度吸入麻醉(0.5MAC起始),然后每3～4次呼吸增加一定浓度,直到麻醉深度满足静脉置管或呼吸道处理的需要;但随着吸入麻醉药七氟烷的临床应用,上述方法已被逐渐代替,目前主张使用高氧流量(8L/min 以上)高浓度(8%吸入浓度)的七氟烷经面罩吸入诱导,此法尤其适用于小儿。对于不合作的成人或小儿可在麻醉诱导前肌注氯胺酮、口服由黏膜吸收的芬太尼或咪达唑仑镇静。

(三)肌松药的使用

尽管麻醉插管可以在静脉或吸入麻醉下完成,但大多数麻醉医师都使用肌松药以提供更好的插管条件,因为没有足够肌松程度的插管较困难且有诱发气道痉挛的危险。去极化肌松药氯琥珀胆碱,由于其不良反应较多现已很少使用,近年来常规使用中短效非去极化肌松药进行气管内插管,其中罗库溴铵起效快,2 倍 ED_{95} 的剂量 60~90s 内完成气管内插管操作,尤其是特异性拮抗药布瑞亭的问世,使得罗库溴铵用于气管内插管更得到青睐,但环糊精价格昂贵,很难常规广泛使用。对于麻醉前评估存在潜在的困难气道者,除非有禁忌证(如:高钾血症)存在,否则仍然使用氯琥珀胆碱。

(四)插管期间的气道管理

在麻醉诱导期间保证患者气道通畅至关重要,从静脉麻醉或吸入麻醉诱导开始直至置入喉镜实施插管操作之前均应该持续有效的面罩通气,如发生面罩通气困难,应立即使用声门上气道工具(如:口咽或鼻咽通气道、喉罩等)维持气道通畅,只有在确保能够维持面罩通气时才能使用肌松药。麻醉医师必须严格掌握插管操作的时机。对于饱胃或存在误吸风险的患者,可不遵守这一规则而施行快速序贯诱导法,即注入静脉麻醉药、麻醉性镇痛药和琥珀胆碱后不等待肌束颤动消失就直接插管。

(五)插管期间循环功能监测

由于麻醉药对于循环功能有明显抑制作用,因此整个麻醉诱导期都要严密观察生命指征(BP,ECG,SpO_2)。休克、心肺功能不全或大出血患者应避免使用对循环抑制作用强的丙泊酚诱导,可选择对循环抑制作用较弱的依托咪酯,尽可能避免发生低血压。

(六)清醒插管法

1.适应证　患者在清醒状态下,使用咽喉气管内表面麻醉施行气管内插管操作。适应证包括:①存在全麻诱导期胃内容物反流误吸危险者(如消化道梗阻、急诊创伤或临产妇等饱胃患者);②口腔或咽腔有炎症水肿;③气道梗阻(如咯血,大量脓痰、颈部肿块压迫气管等);④存在全麻诱导期面罩通气困难危险因素者;⑤存在各种可能导致插管困难的危险因素或既往有困难气管内插管史的患者(④和⑤详见困难气道技术);⑥老年、休克等血流动力学不稳定麻醉风险极大者。禁忌证主要有:小儿(新生儿例外),高度紧张或神志不清或估计无法合作者,局麻药过敏者,频发支气管哮喘者。

2.插管前准备　插管前要对患者做好适当的解释,重点说明采用清醒插管的必要性及需配合的事项,尽量争取患者的理解合作。使用适当的麻醉前用药,可以不用镇静剂或麻醉性镇痛剂,但应该使用抗胆碱能药物阿托品或东莨菪碱以减少呼吸道分泌物,有利于提供清醒插管时清晰的视野。为减轻气管导管进入气道时的呛咳、憋气等反应,插管前必须进行完善的上呼吸道黏膜表面麻醉,主要方法有:咽喉及声门上黏膜表面麻醉、气管内黏膜表面麻醉。也可行喉上神经阻滞,但随着各种新型气道工具的问世,这种方法目前已很少用。

3.气道表面麻醉　全面完善的咽喉气管黏膜表面麻醉是保证清醒插管成功的关键,最常用的局麻药是2%~4%利多卡因或1%丁卡因,但必须控制使用量以免局麻药吸收过快造成中毒反应,成人2%利多卡因总量不应超过 4ml,1%丁卡因总量不超过 6ml,小儿一般使用 2%利多卡因总量不超过 4mg/kg。

(1)咽喉黏膜表面麻醉:掌握循序渐进和分 3 次喷雾的程序,先喷舌背后半部及软腭 2~3 次;隔 1~2 分钟后,嘱患者张口发"啊"声,作咽后壁及喉部喷雾;再隔 1~2 分钟后,用喉镜片轻提舌根,将喷雾器头对准喉头和声门,在患者深吸气时作喷雾;三次喷雾所用局麻药总量不超过 2~3ml。

（2）气管黏膜表面麻醉：有经环甲膜穿刺注药法和经声门注药法两种方法。①经环甲膜穿刺注药法操作步骤：在完成咽喉黏膜表面麻醉后，患者取头后仰位，用示指和中指在甲状软骨与环状软骨之间摸出环甲膜，用22G穿刺针从环甲膜的正中线做穿刺，按垂直方向刺过环甲膜进入气管内至有明显落空感，并有畅通空气回抽，嘱患者深呼吸，在呼气末快速注射局麻药，气管内注药时患者往往都有呛咳，这样有利于局麻药在气管内播散但容易使针尖刺伤气管后壁黏膜，因此必须注意环甲膜穿刺进针深度不要过深并在注药后迅速退针。此法禁用于凝血功能障碍或怀疑声门下有病灶（如肿瘤）的患者；②经声门注药法操作步骤：在完成咽喉黏膜表面麻醉后，术者用左手持喉镜轻轻显露声门，右手持连接喉气管喷洒导管的注射器，在直视下将导管经声门送入气管直至近隆突处；然后边退出注射器边缓慢注射局麻药，喉气管喷洒导管前端有很多小孔能均匀喷洒局麻药于气管壁，可获得从气管隆嵴至声门下及会厌喉面黏膜完美的表面麻醉；本法的优点在于避免环甲膜穿刺注药所引起的呛咳和支气管痉挛等不良反应，但不适用于喉镜显露声门困难的困难气道患者。

（3）鼻腔黏膜表面麻醉：用于经鼻清醒插管时，最好用兼有局部血管收缩作用的可卡因，4%～5%浓度1ml滴鼻，再用可卡因棉片填塞鼻后腔；也可用0.5%～1%丁卡因与3%麻黄碱混合液，按上法施行表麻；也可用局麻药作鼻腔直接喷雾。

4.清醒插管技术　清醒插管经口或经鼻选择取决于鼻腔或口腔的条件、操作者的经验及可使用的设备条件。主要包括：直接喉镜下经口腔气管内插管、间接喉镜指引下经口腔气管内插管、经口腔盲探气管内插管、经鼻腔盲探气管内插管、逆行气管内插管、光导纤维支气管镜引导插管等。

（1）清醒镇静插管法：在清醒插管实施过程中，患者难免出现紧张和恐惧，易诱发恶心呕吐和呛咳等反应，偶尔患者因痛苦难忍而拒绝接受插管。如果在清醒插管时辅以静脉适量应用神经安定类药物或麻醉性镇痛药，可以使得患者在镇静、镇痛、镇吐和遗忘状态下接受气管内插管，这种插管方法与单纯清醒插管有区别，故称之为"清醒镇静插管法"或"神经安定镇痛遗忘插管法"。

半清醒插管法的用药：①芬太尼：是最常用的麻醉性镇痛药，其起效较慢（5分钟），个体差异也较大（$50\sim500\mu g$），应该从小剂量开始缓慢增加，直到效果满意才置入喉镜；芬太尼有呼吸遗忘作用，常需呼唤提醒患者呼吸以确保足够的通气量；使用芬太尼的最大优势是可以用纳洛酮拮抗呼吸抑制；有误吸风险而选择清醒插管的患者慎用；②瑞芬太尼：是由非特异性酯酶代谢的强效、超短效阿片样受体激动剂，其作用特点是起效迅速、消失极快且与用药总量和时间无关，阿片样作用不需要药物逆转；小剂量瑞芬太尼0.05～0.15$\mu g/(kg\cdot min)$静脉输注有良好的镇静镇痛作用；瑞芬太尼复合丙泊酚联合输注有协同镇静效应；但是有剂量依赖性的低血压、心动过缓和呼吸抑制作用，使用时必须严密监测呼吸循环功能；③氟哌利多：可以提供镇静而无呼吸抑制作用，氟哌利多与芬太尼组成氟芬合剂（氟哌利多5mg＋芬太尼0.1mg）分2～3次静脉注射，每次间隔5min，可使患者处于闭目安静、镇痛、降低恶心呕吐敏感性和遗忘，而同时又能被随时唤醒，并能高度配合的半清醒状态；④咪达唑仑：起效和消除均较快，尤其是具有顺行性遗忘作用，在成人0.5mg就可以产生充分的遗忘效应，0.03～0.05mg/kg复合芬太尼0.05～0.1mg能维持可靠的镇静效果，因而是最受青睐的镇静药；缺点在于与麻醉性镇痛药合用可以加重呼吸抑制，经常表现为呼吸暂停，并且会引起意识丧失，不能言语交谈，因而不能保证患者在插管时对指令具有反应的能力，过量时可以用氟马西尼逆转；⑤丙泊酚：起效迅速，苏醒快而完全；丙泊酚镇静、麻醉深度与血浆浓度密切相关，轻度镇静、深度镇静和麻醉所需的血浆浓度分别是0.5～1.0mg/L，1.0～1.5mg/L，3～16mg/L，可使用静注0.2～0.7mg/kg负荷量后以0.3～4mg/(kg·h)维持镇静作用；但该药有明显呼吸抑制作用，且与剂量和输注速度相关，多呈一过性呼吸抑制。⑥右美托咪定：选择性α_2肾上腺素受体激动剂，通过激动突触前膜α_2受体，抑制去甲肾上腺素的释放，终止疼痛信号的传导；与脊髓内α_2受体结合产生镇痛作用时，可导致镇静及焦虑缓解,因而具有抗交感、镇静和镇痛作用;取 1μg/kg 药液稀释成 10ml,以 1ml/min 速率静脉输注;优点是能很好地保留自主呼吸,缺点是通过激动突触后膜受体抑制交感神经活性引起剂量依赖性的血压下降和心率减慢。

（2）清醒镇静插管法的缺点:①插管操作耗时较长;②在全身情况差的患者可能引起循环抑制;③容易引起呼吸抑制或呼吸暂停;④镇静药、阿片类药以及喉气管表面麻醉都降低气道保护性反射,因而可能增加饱胃患者反流误吸的风险。因此必须严格控制用药量并严密监测患者生命体征;对于饱胃患者更应严格掌握指征,或选用纤支镜引导下清醒插管。

六、气管导管拔管术

全麻手术结束后需要恢复患者自主呼吸,拔出气管导管。正确的拔管必须严格掌握拔管的指征和时机,谨慎操作,以避免可能发生的拔管后窒息意外事故。关于拔管的时机,有两种观点,一种认为应该在肌松药作用消除并且患者有满意的自主呼吸频率和潮气量后,在较深的麻醉状态下拔管;而另一种观点认为应当在患者接近完全清醒时拔管。持清醒前拔管观点的人认为,清醒拔管不良反应大且易发生喉痉挛,而清醒前拔管的好处是可以减少导管刺激引起的咳嗽,从而减少喉、气管损伤,并有较少的不良反应。但是插管时通气满意并不意味着肌肉有足够力量维持气道通畅,如果患者存在面罩通气困难、插管困难、误吸风险或外科手术可能导致的气道水肿等情况,深麻醉下拔管可能造成拔管后对气道失去控制的状态,而且在患者拔管后的清醒过程中,也可能会发生喉痉挛和咳嗽。事实上,喉痉挛最容易发生的是深麻醉和清醒之间的浅麻醉状态下,现代麻醉技术已经完全能做到在足够的镇痛、镇静状态下的清醒,因而愈来愈多的人倾向于清醒拔管的时机。

（一）全麻后拔管指征

手术结束停止麻醉后,满足下列条件时方可以安全拔管:患者神志恢复,有指令性动作,循环功能稳定;自主呼吸恢复,呼吸频率达 14～20 次/分,吸空气时,$SpO_2>95\%$;肌松药残余作用消失,呼吸运动正常,两侧呼吸音对称,胸、腹式呼吸运动平稳;必要时测定潮气量（V_T）、$P_{ET}CO_2$、动脉血气分析,吸入空气 10min 后,PaO_2 和 $PaCO_2$ 在正常范围内或接近术前水平。

（二）拔管操作时注意事项

采用无菌吸引管行气管内吸引,每次吸引前后都应该吸氧,尽可能减少刺激,避免发生持续呛咳和发绀,拔出导管前先将套囊放气,并在导管内插入输氧管,以利于肺充氧。传统的拔管操作是先将吸引管留置在气管导管前端之外,然后边吸引边缓慢拔管,现已不用,因为此举对预防误吸无效,且可能擦伤声带、诱发喉痉挛等并发症;在小儿更会降低肺泡内氧浓度,因此小儿应该由助手行正压通气几次然后拔管。当导管拔出遇到困难时不能硬拔,应该仔细分析原因,常见的原因有:套囊未放气、患者将导管咬住,甚至在颌面口腔手术中可能发生缝线误将导管缝牢等。拔出气管导管后应继续面罩吸氧,并再次吸引口、鼻、咽腔分泌物。拔管后即刻可能出现呛咳或喉痉挛,在拔管前 1～2 分钟静脉注射利多卡因 50～100mg,有助于减轻呛咳和喉痉挛但可能会延长苏醒时间;一旦发生喉痉挛,应在保证通气的基础上吸氧并加深麻醉,多数患者能够迅速解除喉痉挛,如无效可予以小剂量琥珀胆碱（1～2mg/kg）静脉注射快速解除喉痉挛。饱胃患者必须完全清醒,头低位偏向一侧拔管。

（三）延迟拔管指征

包括:①术前有明显呼吸功能障碍,或手术和麻醉对呼吸功能有明显影响者;②手术时间过长或手术创伤严重者;③术前或术中循环功能不稳定者;④苏醒延迟,难以保证呼吸道通畅者;⑤老年情况较差的手术患者。

七、气管内插管并发症及防治

气管内插管可能引发多种并发症,可发生在插管期间、插管后和拔管期的任何时候。

(一)气管内插管即刻并发症

是指在气管内插管操作期间或完成插管后当时就发生的并发症。

1.组织损伤　由于气管内插管操作时,喉镜片或导管对组织的挤压、摩擦造成的损伤,主要原因为:操作粗暴、患者存在喉镜显露或气管内插管困难而反复尝试气管内插管;主要发生对牙齿、呼吸道黏膜的损伤,如牙齿碎裂、松动、脱落、口、鼻及咽部黏膜出血血肿,喉及声带水肿等。处理:以预防为主,注意操作规范,放置面罩吸氧前,先检查牙齿,对缺牙、牙齿松动等做好记录,松动的牙齿用一细线扎好用胶布固定在面颊上,以免脱落进入气道。应该术前气道评估,对于估计有插管困难的患者不要盲目采取强行插管。

2.插管后呛咳　发生在气管导管插入声门和气管时,轻微的呛咳引起短暂的血压升高和心动过速,剧烈的呛咳可能引起胸壁肌肉强直和支气管痉挛而导致通气量不足,原因主要为麻醉过浅、表面麻醉不完善或插管过深至导管触及气管隆嵴所致。处理:轻微呛咳不需特殊处理,加深麻醉或静脉注射小剂量利多卡因即可;胸壁肌肉强直可用肌松药解除,并继以控制呼吸;支气管痉挛可加深吸入麻醉,必要时予以激素;如果系导管触及隆突而引起,则将气管导管退出致气管的中段部位。

3.心血管反应　为气管插管应激反应,表现为喉镜和插管操作期间发生血压升高和心动过速反应,严重者可诱发心律失常。这是一种多突触反射,呼吸道受到刺激后,神经末梢产生的感受性信号通过迷走神经和舌咽神经纤维传入中枢,经脑干和脊髓整合处理后,大量的神经冲动由心加速神经和交感神经纤维传出,从而引起全身性自主神经反应,其中包括:交感神经末梢去甲肾上腺素的释放和肾上腺髓质肾上腺素的分泌。一般正常患者能很好地耐受气管内插管时的心血管反应,但在心血管和脑血管疾病患者,此不良反应则可能带来一系列严重的并发症,如:心肌缺血、心肌梗死、严重心律失常(如多源性室性期前收缩和室性心动过速等)、急性心功能衰竭、动脉瘤破裂等。预防和处理:①插管时必须达到足够的麻醉深度,插管前适量应用麻醉性镇痛药(最常用的药物是芬太尼);②尽量缩短喉镜操作时间;③呼吸道表面麻醉可显著减轻插管引起的心血管反应;④在放置喉镜前静注利多卡因 1mg/kg 可有效抑制喉部反射,显著减轻插管引起的心血管反应,可能与利多卡因加深全麻和抑制气管反射的作用有关;⑤在气管内插管操作前适量应用一些血管活性药物。所有的预防措施中最重要的是插管时足够的麻醉深度和注意喉镜操作轻柔。

4.气管导管误入食管　尽管在气管内插管完成后采用切实有效的措施可迅速发现和立即纠正这种失误,但仍有少部分意外食管内插管未能被及时发现而发生严重缺氧继而演变为心搏骤停、脑损伤或者死亡,处理成功的关键在于能否迅速做出识别。气管导管误插入食管的第一征象是施行正压控制通气时患者胸廓不抬起、两肺听不到呼吸音、胃泡区出现气过水声,胃区呈连续不断的隆起。目前认为,监测呼气末 CO_2($P_{ET}CO_2$)是判断气管导管在气管内的最有效和最可靠的方法,有时食管插管可短暂出现 $P_{ET}CO_2$ 波形,但在 5 次呼吸后其波形快速下降,直至消失,因此插管后 $P_{ET}CO_2$ 监测必须持续进行,如果多次呼吸均出现 $P_{ET}CO_2$ 记录波形方可确认气管导管正确插入气管内。某些情况下,如严重支气管痉挛或无 CO_2 输送至肺时(如心搏骤停),$P_{ET}CO_2$ 监测也不能够准确判断气管导管的正确位置,需要结合其他征象综合判断。脉搏血氧饱和度(SpO_2)反映患者氧合的状态,通常要滞后 30～60 秒才出现变化,发绀的出现则更要滞后。一旦发现气管导管误入食管,必须立即拔出导管,实施面罩正压通气,积极供氧排除二氧化碳后再重新插管。

5.喉痉挛和支气管痉挛 喉痉挛是一种由迷走神经介导的保护性反射,是由于喉部横纹肌突然的痉挛性收缩导致的双侧声带内收而声门紧闭。轻度喉痉挛可表现为轻微吸气性喘鸣,重度可造成完全性上气道梗阻。喉痉挛本身具有保护性意义可防止异物进入气管与支气管,但持续不解除的喉痉挛可导致低氧血症、高碳酸血症、负压性肺水肿,甚至更严重的后果。支气管痉挛原因类似于喉痉挛,是由于各种刺激诱发的支气管和细支气管平滑肌持续性收缩所致,表现为呼气相哮鸣音及呼气相延长;在婴儿多与细支气管炎有关,在儿童和成人多与哮喘病史有关。喉痉挛和支气管痉挛可以发生在气管插管任何阶段,麻醉深度不足、气道分泌物、气道异物及气道内操作包括气管内插管、喉气管内镜检查等均可以成为诱因,尤其易发生在气道高敏患者。

预防原则:如术前肺部听诊有明显的哮鸣音,择期手术应延迟。患者应接受1~2周的吸入性支气管扩张药、吸入性激素或口服激素治疗;如症状轻微而手术必须进行,应在术前30分钟给患者吸入支气管扩张药作为预防性治疗。

麻醉诱导期发生喉痉挛的处理原则:注意气管内插管轻柔操作,保持气道内无唾液、血液等可减少喉痉挛的发生,气管内插管前喉气管内喷洒利多卡因行表面麻醉是预防喉痉挛的有效措施,但必须在达到足够的麻醉深度时进行,在麻醉深度不足时喷洒液对气道的刺激反而可能诱发喉痉挛。一旦发生,首选措施是面罩纯氧正压辅助通气,如麻醉深度不够,在面罩辅助通气的同时加深麻醉,如以上措施没有迅速起效,小剂量氯化琥珀胆碱(1~2mg/kg)静注可快速解除喉痉挛,但在小儿有可能诱发心率减慢。在紧急处理的同时必须明确病因,必要时直接喉镜下去除病因。

术中发生支气管痉挛的处理原则:对于无气管内插管的患者,实施面罩纯氧正压辅助通气,同时增加吸入麻醉药浓度或静脉注射丙泊酚以尽快加深麻醉深度;如果以上措施不能改善患者情况,则应静脉注射丙泊酚和肌松药,实施气管内插管。对于有气管内插管的患者,纯氧正压机械通气下提高吸入麻醉气体浓度以加深麻醉,并通过呼吸环路应用支气管扩张剂。预防和治疗支气管痉挛的药物有:①β_2受体兴奋性喷雾剂(沙丁胺醇、硫酸沙丁胺醇等),具有快速短效的扩张支气管功能;左旋沙丁胺醇喷雾剂是近几年开始使用的制剂,其作用与沙丁胺醇一样,优点是对心率影响小;②吸入性激素类,作用缓慢但持续时间长;③口服β_2受体兴奋剂,扩张支气管效能可以持续12h;④激素制剂:如口服氢化可的松龙及静脉注射甲泼尼龙等;⑤皮下注射的药物有硫酸叔丁喘宁及肾上腺素;⑥在严重病例,静脉注射肾上腺素(0.5~1μg/kg)是最快和最有效的药物。

拔管后喉痉挛或支气管痉挛的处理原则:关键在于掌握正确的拔管时机,原则上是越清醒越好,但不能有拔管时躁动;其他措施包括,拔管前患者的潮气量和每分通气量应恢复或大于正常;在较深的麻醉状态下尽可能吸出咽喉部和气管内分泌物或血液;拔管时尽量减少对气道的刺激;清醒拔管时患者肌张力完全恢复可以用力将残留的分泌物或血液咳出。一旦发生喉痉挛,首选措施是面罩纯氧正压辅助通气,大多数患者可以缓解,如没有迅速起效,小剂量琥珀胆碱(1~2mg/kg)静注可快速解除喉痉挛,但在小儿有可能诱发心率减慢;在紧急处理的同时必须明确病因,必要时直接喉镜下去除病因;在尚未足够清醒的患者,可以用静脉麻醉药重新气管内插管,彻底清理呼吸道分泌物或血液,尽可能洗脱吸入麻醉药残留,待患者完全清醒后拔管多不会再次发生喉痉挛。如果在拔管后或在麻醉复苏室发生支气管痉挛,应该在面罩纯氧通气的同时给予雾化吸入支气管扩张剂,如不能维持正常的SpO_2或伴有明显二氧化碳蓄积,应立即气管内插管并做进一步处理。

6.误吸胃内容物 容易诱发胃内容物反流和误吸的因素很多,常见的原因有部分呼吸道梗阻、面罩通气时气体入胃、麻醉药的药理作用、喉防御反射尚未恢复前拔管等。妊娠妇女、肥胖、饱胃以及胃肠道梗阻的患者是发生误吸的高危人群,气管内插管时常使用清醒插管或快速诱导插管法来降低误吸的风险,Sellik

手法(即左手插入喉镜片提起会厌后,右手将甲状软骨往脊柱方向压迫,以压扁食管上口)也是有用的防止措施,但可能将部分呼吸道梗阻变成完全性呼吸道梗阻,对于有呕吐高危情况的患者采用清醒插管不是可取的方法。误吸也可以发生在拔管时,由于积聚在咽喉部的分泌物、血液或患者的呕吐物进入呼吸道而致,尤其在幼儿、老年人或麻醉未完全苏醒患者,气道反射功能未恢复易发生误吸,拔管前要充分吸净口腔及导管内分泌物,以防误吸。

7.颅内压升高　气管内插管可引起颅内压升高,对已有颅内高压者可能造成危险,最常见的原因是由于插入直接喉镜和气管内插管操作引起,其他包括:去极化肌松药琥珀胆碱的肌束颤动、芬太尼引起的胸壁僵硬、插管时无通气时间过长导致高碳酸血症和缺氧、麻醉深度不足时导管进入气道诱发咳嗽等。预防措施包括:①面罩通气充足的"给氧去氮",弥补插管时无通气导致的缺氧;②足够的麻醉深度减轻插管时应激反应;③达到完全肌肉松弛后再插管避免咳嗽;④插管前给静注利多卡因或利多卡因气雾剂喉部喷雾预防插管反应;⑤高危患者麻醉诱导选择不增加脑血流和颅内压的药物,如丙泊酚或依托咪酯;麻醉性镇痛药芬太尼、非去极化肌松药等。

(二)导管留存气管期间并发症

1.气管导管扭曲、折叠和滑脱　气管导管通常固定方法是将导管和牙垫一起用胶布缠绕粘贴在患者面颊部,但因外科医生手术操作、患者体位变动、麻醉过浅致患者躁动、呛咳等都可能会引起气管导管扭曲、折叠和滑脱,如未及时发现可造成通气不足甚至无通气的严重后果。对于非平卧位的患者,可使用带钢丝的气管导管以减少导管扭曲和折叠的发生;对于头面部手术患者可采用"绕颈式固定法"固定导管,即在气管导管平门牙水平用线绳扎牢,然后将线绳绕至颈后扎紧,也可使用缝线将导管固定于门牙或缝于口角固定。如发生导管脱出应立即采用面罩通气,重新气管内插管;对于经气管造口插管的患者导管滑脱是极其危险的情况,可能因造口周围组织塌陷而无法迅速经造口处重新插入导管,此时唯一有效的措施是面罩通气的同时与外科医师联合尽可能迅速扩大气管切开口重新插入气管导管。

2.气管黏膜缺血损伤　导管气囊充气压力过大、导管滞留时间过长和经常移动导管都可能因为对气管壁的压迫和摩擦造成气管黏膜的缺血损伤,经气管导管吸痰时负压过大也可造成黏膜损伤,严重者可能形成气管壁缺血性黏膜溃疡或坏死,因此应当注意气囊充气不要过大及导管位置固定牢固。目前大多采用高容量低压型充气套囊,容量可达30ml以上,能耐受30mmHg以下的囊内压。套囊注气应以刚好不漏气为佳,一般不超过8ml,压力不超过$20\sim25cmH_2O$。

3.导管误入　一侧主支气管插管后没有仔细检查导管位置,或手术中由于外科医生手术操作或患者体位变动、固定胶布被分泌物弄湿或脱落,都可能将导管滑入气道过深。摆放手术体位过程中可能会随着患者头部的俯仰而改变位置。气管导管端部在完全后仰到完全弯曲颈部的过程中可向气管前平均移动3.8cm(最大可有6cm)。因此,改变体位后应常规听诊检查两肺呼吸音,当发现支气管插管时,应当退出气管导管及充分的肺充气以扩张肺不张区域。导管误入一侧主支气管可造成单侧肺通气,通气不足的后果除了低氧血症还有吸入麻醉药吸收受影响而使得麻醉过浅,在严重肺部疾病患者还可能造成肺部大泡破裂气胸;这种情况易发生于头面部手术,导管被手术铺巾遮盖或颈部手术经气管造口插管时,前者不易被发现,后者导管位于手术野易受干扰。因此,术中要严密监测气道压、$P_{ET}CO_2$ 和 $PaCO_2$,若发现导管固定胶布被分泌物弄湿或导管露在外的刻度较插管后即刻增加,均应重新核对导管深度,必要时将导管向外拔至气管内重新牢靠固定。

4.神经损伤　导管或气囊压迫也可能造成喉部神经损伤,主要受影响神经是喉返神经、舌下神经及舌神经,大多数是暂时性的,几天内可以完全恢复。

(三)拔管后即刻或延迟性并发症

一般发生在麻醉恢复期,气管导管拔出后即刻或几小时内。

1.**咽喉痛** 是气管内插管后最常见的并发症。导管套囊压迫气管黏膜时间过长或插管时损伤喉部黏膜都容易引起咽喉痛的发生，一般在72h内可缓解，不需要特殊处理。

2.**舌后坠** 是拔管后经常发生的并发症。主要原因是麻醉药的残留或肌松药残余作用，咬肌和下颌关节松弛，使舌根后坠，尤其易发生于体重超重者或短脖子体型及小儿；舌后坠可阻塞咽喉通气道，造成呼吸道部分或完全梗阻。处理措施：手法托起下颌或放置口咽通气道，使舌根不紧贴咽后壁。

3.**喉头水肿和声带水肿** 可因插管操作粗暴、困难插管、导管多次移位损伤黏膜或导管过粗引起，也可因长时间留置导管引起，据报道喉水肿和黏膜溃疡可发生在几乎所有气管内插管4天以上的患者，是拔管后再插管的主要原因，女性多于男性。成人喉头水肿一般只表现为声嘶喉痛，2~3天可自愈，但婴幼儿气管管腔狭窄，易发生窒息；一般于拔管后30分钟出现喉鸣音，主要为吸气相，2~3h后可出现呼吸困难；水肿同样也可发生在腭垂、杓状软骨后、声门上或声带；严重者可发展成声带肉芽肿或溃疡，一般位于声带后联合，因为此处受到气管导管压力最大。处理原则包括吸氧、雾化保湿气道、静脉注射地塞米松或甲泼尼龙减轻水肿，必要时气管切开。

4.**低氧血症** 多由于麻醉药和肌松药的残余作用，患者通气功能尚未完全恢复或呼吸遗忘引起，也可发生于舌后坠、喉头水肿、喉痉挛、支气管痉挛等造成通气障碍；大多数患者给予面罩吸氧或鼻导管吸氧，氧流量3L/min，呼唤患者用力呼吸1~5min后均能够改善；拔管后应密切观察患者呼吸运动、频率和幅度、SpO_2、皮肤颜色等，必要时观察血气分析指标。

5.**负压性肺水肿** 又称为"拔管后肺水肿"或"阻塞后肺水肿"，是一种非心源性的肺水肿，发生在麻醉复苏期，据报道发生率<0.1%，易发生于年轻人。常发生于上气道梗阻时，患者用力呼吸，此时胸腔负压可由正常的-2~$-5cmH_2O$增加至-50~$-100cmH_2O$，使肺毛细血管开放的数量和流入的血流量均增多，滤过面积和滤过系数增加；低氧血症引起肺血管收缩，使肺毛细血管静水压升高，结果是液体从肺血管向间质的转移超过了淋巴转运能力，导致肺间质内水分积聚，单侧或双侧肺均可发生肺水肿。呼吸道梗阻突然解除后，肺静脉回流增加，可能反而会进一步加重肺水肿。拔管后发生负压性肺水肿的最常见原因是喉痉挛，其他危险因素有：肥胖、鼾症、鼻咽部填塞等。临床特点：数分钟内突发呼吸困难、心动过速、低氧血症、高碳酸血症、粉红色泡沫痰等，加上有上气道梗阻表现。处理措施：绝大多数需要再次气管内插管，气管内插管的目的是解除气道梗阻，保证通气氧合，必要时可予以短效肌松药解除喉痉挛有利于控制通气；行纯氧持续气道内正压或呼气末正压通气，给予利尿剂或血管活性药物，一般预后良好，处理后能及时消退水肿，不需要长时间气管内插管呼吸支持。但是也必须警惕可能会继发胃内容物误吸、ARDS、心衰、肺栓塞等严重致命的并发症。

6.**声音嘶哑** 由于气管导管套囊压迫喉返神经导致的损伤，单侧喉返神经损伤表现为声音嘶哑，双侧损伤可引起吸气相呼吸困难和气道阻塞，较少见；也有可能是插管时操作不当导致杓状软骨脱位，表现为持续性声音嘶哑、咽喉痛及吞咽痛。有怀疑时应该请耳鼻喉科专家会诊明确原因，喉返神经损伤可以通过神经传导检查确诊，杓状软骨脱位需要特定的CT检查才能明确诊断；一般多为暂时性损伤，极少数需手术治疗或闭合复位。

7.**气管炎症** 导管摩擦可导致气道黏膜充血水肿，引起术后咽喉炎、气管炎，表现为咽喉不适感、咳痰等；一般能够自愈，必要时可使用抗感染治疗。

8.**气管损伤** 多发生于长时间气管内插管后，据报道发生率在单腔气管导管为0.005%，双腔0.05%~0.19%。其中，最常见的是气管裂伤，其他罕见的有：气管假膜形成、气管周围脓肿等。常见原因是气管导管送入气道过程中擦伤气管黏膜，最容易受伤部位在气管后壁；其次原因是气囊充气压力过大（一般认为>$30mmH_2O$），造成气管黏膜缺血损伤；也有认为是插管时酸性胃内容物带入气道，损伤气管黏膜造成；少见气管黏膜先天性缺陷。气管裂伤的临床症状轻者表现为皮下气肿,严重者可发生纵隔气肿或气胸;最初出现的症状为颈部或胸部捻发感,重者发展为呼吸困难,SpO₂下降,发绀,甚至危及生命;轻度皮下气肿可以自行吸收,严重纵隔气肿必须及时行引流挽救生命。气管假膜系损伤的黏膜遭遇细菌、病毒或霉菌感染而形成环绕气管壁的纤维样组织,临床表现主要是进行性呼吸困难,吸气性喘鸣,可伴有发热,严重者造成气管腔狭窄,如果不及时处理,会导致严重呼吸困难甚至致死;目前最有效的处理方法仍然是硬质支气管镜下取出假膜,可以完全治愈。气管周围脓肿最初的表现可以是气管导管漏气,严重者发生脓毒血症或气管塌陷,处理方法只有手术切开引流,预后极差。预防措施:选择恰当型号的气管导管,插管时注意操作手法,对于困难气道的气管内插管选择合适的插管工具,尽量避免使用创伤性插管方式,控制气囊压力<30mmH₂O,并间歇性抽掉气囊内气体以解除对气道黏膜的压迫。

9.气道狭窄　气道狭窄病因有先天性和获得性之分,先天性主要是气管发育异常,而获得性气道狭窄最常见的原因就是长时间不适当的气管内插管。尤其是 20 世纪 60 年代以后,气道狭窄发病率迅速增加,原因主要是随着医学的进步,低体重新生儿成活率提高,重症监护病房中呼吸支持的患者成活率提高。气道狭窄的病理发展过程分三期:Ⅰ期,初始损伤:气管内插管压迫黏膜、缺血、坏死、纤毛运动减弱、感染;Ⅱ期,创伤后愈合期:炎症、肉芽组织增生;Ⅲ期,瘢痕组织形成期:组织收缩和再塑形。临床表现主要为:气急、呼吸困难,在体力活动或呼吸道内分泌物增多时加重;随着狭窄程度加重,呈现进行性呼吸困难,吸气时出现喘鸣;狭窄程度严重者吸气时锁骨上窝、肋间软组织、上腹部同时凹陷(三凹征)。气管切开术是治疗气道狭窄的第一步,目的是提供通畅的呼吸通道,但如果不进一步处理患者会终身带气管套管,面临经常气道感染或可能发生套管意外的危险。其他治疗措施有:气管镜清除肉芽组织或切开气管在直视下刮除肉芽组织;腔内气道扩张成形技术;环形中心切除病变行对端吻合术;气管狭窄部位放置支撑体或支撑架等;但这些都仅适用于狭窄范围较为局限,正常气管有足够长度的患者。严重气道狭窄必须施行气管重建手术。

(张乃春)

第七章　困难气道的处理

根据 2013 年，中华医学会麻醉学分会颁布的《困难气道管理指南》对困难气道的定义是：具有五年以上临床经验的麻醉医师在面罩通气或气管插管时遇到了困难（上呼吸道梗阻），或两者兼有的一种临床情况。

气道管理与麻醉安全和质量密切相关，困难气道是引起麻醉相关死亡和伤残最重要的原因，约有 30％ 的麻醉相关死亡事件与气道管理不当有关。从 1993 年起，美国、德国、英国、加拿大等纷纷制订了气道管理实践指南，中华医学会麻醉学分会也于 2009 年起草和制订了《困难气道管理专家共识》，此后又于 2011 年和 2013 年又分别发布了《困难气道处理快捷指南》和《困难气道管理指南》。各版本的困难气道管理指南能协助临床麻醉医师对气道管理作出正确决策，并非强制性标准，因此，临床医师在面对某一具体患者时，应根据患者具体情况、自身技术水平以及所掌握的医疗资源综合分析，制订适合自己的困难气道处理流程。

气道管理失败是引起麻醉相关死亡和伤残的最重要原因，在麻醉相关索赔案例中，主要原因是医务人员没有正确的实施气道管理。困难气管插管不会威胁生命，但是困难通气可造成致命后果。

第一节　困难气道的概述

一、困难气道的分级

1.困难面罩通气（DMV）

（1）困难面罩通气：有经验的麻醉医师在无他人帮助的情况下，经过多次或超过一分钟的努力，仍不能获得有效的面罩通气。

（2）面罩通气分级：根据通气的难易程度将面罩通气分为四级，1～2 级可获得良好通气，3～4 级为困难面罩通气。喉罩的应用可改善大部分困难面罩通气问题。

2.困难气管插管（DI）

（1）困难喉镜显露：使用常规喉镜，经过多次努力后仍不能看到声带的任何部分（Cormack-Lehane 喉镜显露分级Ⅳ级）。

（2）困难气管插管：无论存在或不存在气管病理改变，气管插管需要多次努力，更换喉镜片或调换操作者（Cormack-Lehane 喉镜显露分级Ⅱ～Ⅲ，发生率 1％～18％）。

（3）插管失败：在多次插管努力后未能插入气管导管（Cormack-Lehane 喉镜显露分级Ⅲ～Ⅳ级，发生率 0.05％～0.35％）。

二、困难气道的分类

1.根据有无困难面罩通气将困难气道分为非紧急气道和紧急气道。

(1)非紧急气道:仅有困难气管插管而无困难面罩通气的情况。患者能够维持满意的通气和氧合,允许有充分的时间考虑其他建立气道的方法。

(2)紧急气道:只要存在困难面罩通气,无论是否合并困难气管插管,均属紧急气道。患者极易陷入缺氧状态,必须紧急建立气道。其中少数患者"既不能插管也不能通气",可导致脑损伤和死亡的严重后果。

2.根据麻醉前气道评估将困难气道分为已预料的困难气道和未预料的困难气道。

(1)已预料的困难气道:包括明确的困难气道和可疑的困难气道,前者包括明确困难气道史、严重烧伤瘢痕、重度阻塞性睡眠呼吸暂停综合征等,后者为仅评估存在困难危险因素者。两者的判断根据患者实际情况及操作者自身的技术水平而定,具有一定的主观性。对已预料的困难气道患者,最重要的是维持患者的自主呼吸,预防发生紧急气道。

(2)未预料的困难气道:评估未发现困难气道危险因素的患者,其中极少数全麻诱导后出现困难气道,需常备应对措施。

三、困难气道的原因

自口腔(或鼻腔)至气管之间可划为三条解剖轴线,彼此相交成角。气管插管时,为达到显露声门的目的需使这三条轴线尽量接近。正常情况下,通过调整头位,在喉镜暴露下能使上呼吸道三条轴线非常接近。当声门显露不佳时,还可采用外部按压喉结的方法以帮助显露声门。若三条轴线不能充分接近,无法显露声门,则可发生气管插管困难。通常,发生气道困难的因素大致包括气道解剖变异、张口度局部或全身性疾患影响、创伤后致解剖结构畸形等几个方面。

1.解剖因素

(1)入口:限制导管进入咽部的因素,在鼻部(鼻息肉、骨刺、鼻骨畸形)或口、大舌、肿瘤、小下颏、腭部狭窄)的异常。

(2)视野:用直接喉镜无法看清喉部组织结构的因素(舌底张力大无法压缩肿瘤、瘢痕、喉结高、咽部多余软组织)。

(3)目标:影响导管插入声门的病理因素(声门息肉、肿瘤、瘢痕等造成声门移位)。

2.疾病因素

(1)气道解剖生理变异:主要指先天性或出生后发育过程中出现的解剖异常,表现为短颈、下颌退缩、龅牙、口咽腔狭小、高腭弓、上颌骨前突、错位咬颌、下颌骨增生肥大、会厌过长或过大等。

(2)局部或全身性疾患影响:①肌肉骨骼病:颈椎强直、颞下颌关节强直、弥漫性骨质增生和茎突舌骨韧带钙化等;②内分泌病:肥胖、肢端肥大症、甲状腺肿大和糖尿病等;③炎症:感染性炎症有坏疽性口炎、扁挑体周围脓肿、会厌炎、喉水肿等;非感染性炎症较常见有类风湿疾病和关节强直性脊柱炎;④肿瘤:上呼吸道或邻近部位如咽喉、会厌、舌体、舌根、口底和颌面部的肿瘤等。

(3)创伤后致解剖结构畸形:①口腔颌面部创伤引起上呼吸道出血、异物阻塞;②口腔颌面创伤伴有颈椎损伤;③下颌骨骨折后发生舌后坠、牙列错位和牙关紧闭;④头面部手术后发生口腔、咽喉、颌面部组织缺损、移位以及瘢痕粘连挛缩;⑤多次接受放射治疗后咽喉组织广泛粘连固定;⑥头面部烧伤愈合后瘢痕增生出现小口畸形、颏胸粘连。

(4)其他:一些生理病理方面的变化如饱食、妊娠、循环功能不稳定、呼吸功能不全等因气道解剖发生改变或麻醉诱导药物使用受限可潜在地增加气道管理的难度。饱食患者易发生胃内容物反流引起窒息。产妇体内的高雌激素水平引起舌体、咽喉充血肿胀,造成喉镜下暴露困难。

(彭 勃)

第二节 困难气道的评估

麻醉前气道评估十分重要,有助于选择合适的麻醉诱导方法和气管插管技术,尽可能地降低发生气道困难的风险。传统上,人们往往对预计有直接喉镜气管插管困难的患者进行气道评估。事实上,对预计有面罩通气、放置喉罩和其他后备措施困难的患者进行气道评估同样重要。目前预测气道困难有多种方法,但是即使是最严格、周密的预测也不能完全检测出每一例气道困难病例。

一、面罩通气困难

面罩通气需要做到严密地覆盖口鼻并且打开气道。与面罩通气困难有关的因素有:年龄>55岁、体重指数(BMI)>26kg/m²、打鼾史、络腮胡子、牙齿缺损等(同时满足以上两项就有>70%的敏感性和特异性)。此外还有颌面部异常、下颌后缩或前突、阻塞性睡眠呼吸暂停。

二、气管插管困难

1.病史 手术前访视患者和复习病史非常重要,是早期估计潜在性困难气管插管和避免发生严重意外的最好方法。在手术前访视中,需重点了解患者既往有无困难气管插管等情况。

(1)有无插管困难经历、气道手术史、头颈部放射治疗史、过敏或感染史、张口呼吸、声音改变、打鼾或睡眠呼吸暂停综合征等。如果患者曾有过困难气管插管的病史,在查阅病历和询问病史时应特别注意以下四个重要问题,以弄清困难气管插管的性质、程度和处理方法:气管插管的困难程度及所采用的解决办法;直接喉镜操作期间患者的体位;气管插管所用的器械;操作者对患者既往所采用的气管插管方法是否熟悉。

(2)有无睡眠异常表现如睡眠不安宁、翻来覆去、剧烈踢腿等,小儿可出现颈伸长、头后仰的睡姿以帮助开放咽部气道,还可能有梦游或与阻塞相关的遗尿症状。

(3)有无小儿进食时间延长、吞咽时伴呛咳或作呕。

(4)有无呼吸困难或不能耐受运动病史、慢性疾病状况及相关治疗措施。

2.一般体检

(1)检查有无鼻腔堵塞、鼻中隔偏斜、门齿前突或松动。

(2)检查有无口腔、颌面及颈部病变。

(3)检查两侧颞下颌关节情况。

(4)检查颏、舌骨、甲状软骨突出位置是否居中。

(5)某些骨科、神经外科和正颌装置比如牵引器、外固定支架和箍牙器等。

(6)经鼻气管插管要检查鼻腔通畅情况。

(7)有时络腮胡子会掩盖某些困难气道的解剖学特征,需引起重视。

3.外部骨性标志测量

(1)上下切牙间的距离:指最大张口时上下切牙间的距离,即为张口度。正常值应≥3cm(2指);<3cm,有插管困难的可能;小于2.5cm则喉罩置入困难。

(2)下颌骨长度:主要为下颌体的长度。下颌骨长度小于9cm,易有插管困难。

(3)甲颏间距:甲颏间距是指患者头部后仰至最大限度时,甲状软骨切迹至下颌骨颏突间的距离。甲颏间距大于或等于7.0cm,插管无困难;在6～6.5cm间,插管有困难,但可在喉镜暴露下插管;小于6cm(3指),则75%无法用喉镜进行插管。甲颏间距过短时,患者喉头位置较高,下颌骨间隙较小,直接喉镜下舌体易遮挡视线而造成声门暴露困难。联合使用Mallampati试验(<7.0cm以及3～4级)显著增加特异性(97%),但是降低了敏感性(18%)。

(4)胸颏间距:头部后仰至最大限度时,下颌骨颏突至胸骨上缘切迹间的距离,此距离<12.5cm,插管有困难。

(5)颈部活动度:可用颈部屈伸度和颈部关节伸展度来衡量。颈部屈伸度是指患者作最大限度地屈颈到伸颈的活动范围。正常值大于90°,从中立位到最大后仰位可达35°;小于80°,插管有困难。颈部关节伸展度可通过拍摄X射线侧位片、CT和MRI检查来进行测量。颈部活动度减小时,易造成插管困难。

4.特殊试验和评分

(1)下颌前伸度试验:下颌前伸度是下颌骨活动性的指标,能反映上下门齿间的关系。如果患者的下门齿前伸能超出上门齿,通常气管内插管是容易的。如果患者前伸下颌时不能使上下门齿对齐,插管可能是困难的。下颌前伸的幅度越大,喉部的显露就越容易,下颌前伸的幅度小,易发生前位喉而致气管插管困难。

(2)Mallampati试验:临床广为采用的气道评估方法。患者坐在麻醉医师的面前,用力张口伸舌至最大限度(不发声),根据所能看到的咽部结构,给患者分级。Ⅰ级:可见软腭、咽腭弓、腭垂;Ⅱ级:可见软腭、咽腭弓、腭垂部分被舌根遮盖;Ⅲ级:仅见软腭;Ⅳ级:未见软腭。分级愈高插管愈困难,Ⅲ级,特别是Ⅳ级属困难气管插管。该分级是一项综合指标,其结果受到患者的张口度、舌的大小和活动度以及上腭等其他口内结构和颅颈关节运动的影响。

(3)Cormack-Lehane喉镜显露分级:根据直接喉镜暴露下喉头结构的可见度进行分级:Ⅰ级,声门完全显露;Ⅱ级,仅见声门的后半部;Ⅲ级,仅见会厌;Ⅳ级,未见会厌。其中Ⅲ、Ⅳ级往往有气管插管困难。

Yentis和Lee在Cormack-Lehane的基础上又建立了改良Cormack-Lehane喉镜显露分级。其中,Ⅱb往往预示着气管导管通过声门困难。目前,改良Cormack-Lehane喉头显露分级已被越来越广泛应用。

(4)Wilson危险评分:Wilson等把体重、颈部活动度、下颌活动度、下颌退缩和龅牙作为5个危险因子来评估气道,每个因子都有0、1、2三种评分,总分为0至10分。≥2分则有75%的困难插管可能,有12%假阳性的可能。

5.X线头影测量

(1)下颌骨舌骨间距:下颌骨下缘至舌骨切迹间的距离。有研究报道女性为24.4mm±15.4mm,男性为33.8mm±21.4mm,通常,插管困难易发生在"长下颌骨舌骨间距"者。

颅面角和线的异常:在X线头影测量图上,后鼻棘至咽后壁垂直距离,代表咽腔直径,数值减小,易有插管困难;另外,前颅底长度、上下颌骨与颅底的关系角、上下颌骨的关系角的异常也均会导致鼻咽腔、口咽腔气道容积的变化而造成插管困难。

（2）软组织因素：三维 CT 和 MRI 检查可以测量鼻咽、咽腔、喉腔和气管等部位的软组织及空间结构改变。

6.影像学动态检查

（1）荧光镜检查：咽喉组织的位置和运动，骨性构造对软组织运动的干扰，记录坐位或仰卧位的图像。

（2）X 线片上模拟口、咽和喉三条轴线能够达到相互接近的程度。正常人头部在寰枕关节上尽量后仰时，口轴和咽轴能达到接近重叠的程度。此时若再进一步屈曲颈部，将使口、咽和喉三条轴线最大限度接近，从而有利于气管插管操作。

7.喉镜和内镜检查

（1）准备好血压、脉搏血氧饱和度和心电图监护仪、麻醉机和吸引器、常用麻醉药物、急救复苏药物和器械等，开放静脉。

（2）口咽部包括舌基底部、会厌喷雾表面麻醉后，使用喉镜评估舌基底大小、会厌移动度和喉部视野以及后鼻孔情况。

（3）使用直接喉镜了解舌软组织可压缩性，如患者能够耐受，可观察其会厌和喉部情况，若视野良好，则表明直接喉镜插管没有问题。

（4）上述检查仍有疑问，可进一步实施喉头表面麻醉，如用局麻药喷雾，必要时给予辅助镇静药物等，然后，经鼻或口插入纤维光导镜观察喉部结构，若能清晰观察到图像，则提示完成插管可能。

（5）应注意，喉部表面麻醉后 3～4 小时内不能进食。

三、后备方案困难

1.喉罩置入困难　喉罩已成为困难气道常规后备方案之一。张口小于 2.5cm 时喉罩置入困难，张口小于 2.0cm 时无法置入；口腔和咽喉部肿块（比如双侧扁桃体肿大）等也影响喉罩置入。

2.环甲膜切开和气管切开困难　如果考虑环甲膜切开或气管切开就要仔细检查患者喉与气管的解剖情况。根据患者的肥胖程度、是否有颈前部肿块、气管是否偏移、颈后仰度、放射治疗史以及是否有外固定支架的影响等判断环甲膜切开或气管切开的可行性。

（彭　勃）

第三节　困难气道的处理流程

一、非插管建立气道

（一）面罩

任何时候都要牢记"通气第一"原则。无论气道条件如何，应给每个患者纯氧面罩通气同时向上级医师求助。使患者的头部和颈部处于"嗅花位"。双人面罩通气（一人托住患者下颌并压住面罩，另一人挤压呼吸囊）。建议使用口咽或鼻咽通气道时动作轻柔，以免出血。面罩通气失败最主要的原因是无法打开上呼吸道，此时可考虑置入口咽或鼻咽通气道。

（二）喉罩

喉罩（LMA）是过去 20 年气道装置中最重要的发明之一。作为介于面罩和气管插管之间的一种通气道被普遍用于全身麻醉术中呼吸道的管理,可以保留自主呼吸也可行正压通气。置入合适的喉罩将有效保证＞90％患者的通气和供氧。

（三）食管气管联合导管（ETC）

ETC 是一兼有食管封堵器和常规气管导管特征的一次性双腔导管,是一种在紧急状态下使用的通气工具。不论导管尖端插入食管还是气管导管都可选择合适的通气管道进行通气。研究表明,使用食管气管联合导管通气患者的氧合、通气功能与使用气管导管的患者相似,但是食管气管联合导管具有较高的失败率和并发症发生率。

二、困难气管插管

（一）插管方式

1.气管插管与外科气道　一般来说,气管插管具有成功率高、风险性小和操作简便的优点,常被作为建立气道管理的首选方法。但是,某些情形下如上呼吸道脓肿、喉部创伤、因疾患或创伤致口咽部严重畸形和急症气道存在,可考虑选择外科气道方式,施行气管切开术或环甲膜切开术。

2.清醒与非清醒　预计有困难气道时须考虑采用清醒插管,对于不合作或同时患有颅内高压、冠心病、哮喘的患者,则应权衡插管困难与清醒插管的风险,给予全面考虑。清醒插管法具有以下优点:①保留自主呼吸,维持肺部有效的气体交换;②气道反射不被抑制,降低了误吸引起窒息的危险;③保持肌肉的紧张性,使气道解剖结构维持在原来位置上,更有利于气管插管操作;④不需要使用吸入麻醉药和肌松药,在某些高危患者中可避免这些药物引起的不良反应。清醒插管没有绝对的禁忌证,除非患者不能合作(如儿童、精神迟缓、醉酒及好斗的患者),或者患者对所有局部麻醉药有过敏史。

（二）麻醉前用药

1.苯二氮䓬类　苯二氮䓬类药物具有很好的缓解焦虑、遗忘、镇静和催眠作用。由于咪达唑仑易于调控剂量,成为最常使用的药物。咪达唑仑起效迅速,作用时间短,此药除镇静及解除焦虑作用外还有良好的遗忘功效,临床较为常用。如与芬太尼合用作为清醒镇静气管插管时麻醉用药,清醒插管前静脉注射咪达唑仑 $0.025\sim0.05\text{mg/kg}$ 和芬太尼 $0.05\sim0.1\text{mg}$,可减轻患者因插管操作导致的不适及应激反应,并在术后可遗忘插管的过程。但用药后需密切检测血压及呼吸的状况,以防不测。

2.右美托咪定　具有镇静和镇痛作用,以 $0.2\sim0.7\mu\text{g/kg}$,输注 10min 以上,适用于清醒镇静气管插管。对呼吸没有明显的抑制作用。

3.阿片类药物　这类药物有良好的镇静作用,达到一定的血浆浓度时具有良好的镇咳作用,可以抑制咽喉反射,有助于预防气道操作时发生的咳嗽和干呕。但可能引起呼吸减慢,增加患者低氧血症和高碳酸血症的发生。

芬太尼静脉注射 $1\sim2\mu\text{g/kg}$ 后 $2\sim3$ 分钟起效,持续时间 $0.5\sim1$ 小时,是困难插管最常用的药物。瑞芬太尼是一种超短效的麻醉药,由血浆和组织的酯酶代谢,半衰期 9 分钟。在 $0.05\sim0.3\mu\text{g/(kg·min)}$ 的使用范围内起效时间为 1 分钟,持续作用时间为 $5\sim10$ 分钟。由于该药具有呼吸抑制和肌肉僵硬的风险,不建议用于单次注射。

4.抗胆碱药　尽管有很多种联合用药方案,但一致目的是保持气道干燥。分泌物过多会导致以下两个问题:不管是用直接喉镜还是纤维支气管镜都可能模糊视野;在气道表面麻醉时由于分泌物的存在会阻止局部麻醉药到达相应的部位,影响局部麻醉药的效果。

临床以阿托品及东莨菪碱较为常用。阿托品用药后可有口干不适,在慢性阻塞性肺部疾病患者使痰液干稠,不易排出,并可促使小儿体温升高。东莨菪碱对老年人易引起谵妄等不良反应(可能需要3~7天完全康复),限制了它的临床应用。格隆溴铵0.1~0.2mg静脉或肌注给药,起效迅速,持续时间2~4小时,不良反应少。由于抗胆碱药能阻断分泌物的释放,但无法清除已经聚集的分泌物,因此最好在麻醉前1小时给药。

5.鼻黏膜血管收缩药 鼻咽部和鼻黏膜的血管分布很丰富。经鼻插管时,鼻咽部的充分表面麻醉以及相应区域的血管收缩十分必要。常用的药物是4%的可卡因或2%利多卡因与1%去氧肾上腺素混合液,这些药物涂抹于鼻咽部后可产生良好的局部麻醉和血管收缩的作用。

(三)人员和设备

1.人员 需要至少一名专业人员作为助手参与困难气道管理。对于高危患者建议有一名熟悉建立外科气道的医师在场,当患者处于紧急情况时,能及时实施气管切开或环甲膜切开。

2.监护设备 在麻醉诱导过程中要常规监护心电图、无创血压、脉搏氧饱和度、呼气末二氧化碳波形。心电图可以连续显示患者的心脏活动(如心率和心律变化、心脏传导阻滞和心肌缺血);脉搏氧饱和度监测可以早期发现低氧血症;二氧化碳波形图出现连续五个波形则证实气管插管在气管内。

3.困难气道设备车 每个麻醉科均应配备困难气道设备车。困难气道设备车是一个便于移动的配有专门处理困难气道设备的单元。内容包括可视喉镜、纤维支气管镜和光棒等各种插管工具、各种型号和分类的气管导管、各种紧急通气设备(如喉罩等)、环甲膜或气管切开包和简易呼吸器。另外还需备有各种型号注射器、无菌敷料包、消毒剂、胶布等。有条件医院可配备高频通气设备。困难气道设备车应由专人负责,定期检查并补充和更换设备,使各种器具处于备用状态并有明显的标记。

(四)气道表面麻醉

1.鼻咽和口咽部位麻醉

(1)喷雾技术:将局部麻醉药加入喷雾器中,与氧气源(流量8~10L/min)相连。具有长喷头的喷雾器可以将局部麻醉药喷到咽喉和声门区。每次喷雾操作持续不超过10s,间隔20秒后再进行下一次喷雾,交替。口腔内剩余药物也必须吸出,以避免被胃肠道吸收导致中毒。另外,黏膜自动喷雾器(MAD)是一种操作简单的乳化装置,配有合适的注射装置,里面装有一定量的局部麻醉药,可以很快变成雾状向口咽部喷洒。7%利多卡因喷雾剂(商品名利舒卡)也比较常用,临床效果也很好,方法如下:①患者张口,发"啊——"音,用利舒卡作舌背、软腭、咽喉部喷雾;②置入喉镜片,轻轻提起舌根,在患者深吸气时,用喷雾器对准喉头作喷雾,可施行会厌及声门区的麻醉;③经鼻盲探插管时,可经气管导管插入一根细导管,在患者深吸气时作喷雾,以施行咽喉部、声门以及气管黏膜的麻醉。

(2)雾化技术:超声雾化器装入4%利多卡因5ml,连接氧气(6~8L/min)。喷雾的大小依赖于氧流量和雾化器的型号。超声喷雾的优点是便于操作和使用安全,尤其适用于颅内压增高、眼部受伤和严重冠心病的患者。若无特殊设备,还可采用以下方法:患者保持坐位,用血管钳把浸润5%可卡因2ml的纱条填充入两侧鼻孔。然后口底滴入2%利多卡因4~6ml乳胶,患者含漱液在口咽部,大约1min后,轻柔置入吸引导导管至咽后壁,吸出多余的胶体并同时评价呕吐反射是否减弱。如果需要可再滴入2~4ml乳胶。

2.经喉注射麻醉(环甲膜穿刺) 经喉麻醉的理想体位是颈部过伸的仰卧位。在这种体位下很容易暴露颈部侧面的肌肉,使环状软骨及其上下的结构可以很容易触及。首先确定环甲膜位置,无菌准备后,用1%利多卡因浸润皮肤及皮下组织。持22号套管针(后连接5ml针筒装有2%~4%利多卡因4ml)刺入环甲膜。向后,尾部方向推送,用空气抽吸实验来验证穿刺针位置是否已进入气管内。一旦证实穿刺针前端位于气管内,再向前推进外套管同时拔除穿刺针和针筒。外套管上重新连接针筒进行空气抽吸试验,确定外套管的正确位置。要求患者深吸气,在吸气末注入2%~4%利多卡因4ml,随后嘱患者充分咳嗽,有助于局部麻醉药扩散。

经喉注射麻醉的并发症和禁忌证类似于逆行插管。潜在的并发症是出血(皮下和气管内)、感染、皮下气肿、纵隔气肿、气胸、声带损伤和食管穿孔。禁忌证包括颅内压和眼内压增高、伴有严重心脏病、颈椎骨折未固定的患者。

三、常用的困难气管插管设备和技术

目前用于困难气管插管的装置有数十种之多,按照插管原理大致可分为三类:气管导管引导装置、声门上通气设备和可视喉镜。

(一)气管导管引导装置

1.弹性探条　橡胶弹性探条(GEM)在英国已成为辅助插管的首选装置,在美国也应用广泛。Eschmann探条60~70cm长,5mm外径,前端弯成35°呈"J"形。当患者咽喉入口不能完全暴露时,橡胶探条能帮助插管。保持探条向前,到达中线附近避免其进入食管或梨状窝。当探条进入气管并沿气管软骨环滑行时有"咔哒感";当探条进入遇到阻力,说明探条前端抵达隆突或总支气管,刻度约20~40cm。最后在探条引导下插入气管导管,将气管导管逆时针旋转90°有助于插管成功。最后确诊无误退出弹性探条。Frova探条是最新设计的中空的导管引导装置,不仅可用于插管,还可用于更换气管导管。其末端呈角状,有两个侧孔。包装中有与之配套的套管,连接标准接头可用于机械通气。Aintree气道转换导管(AIC)为中空的通气/交换探条,允许直接内置纤维支气管镜。探条内径4.7mm,56cm长,尖端3cm允许纤维支气管镜外露,便于定位引导。操作时先插入喉罩,再通过喉罩置入内置纤维支气管镜的AIC,纤维支气管镜定位后推入AIC至声门下,然后拔出纤维支气管镜和喉罩,在AIC引导下插入气管导管。

2.可视光导芯类　可视光导芯的发展经历了2个阶段。1979年出现了带有目镜的硬质光导芯,但需要配合普通喉镜使用。1983年出现了纤维光导芯喉镜,此后便得到快速推广和发展。Slukani Optical Stylet喉镜具有普通纤维支气管镜的优点,又具有一定硬度和可塑性,操作简单。Flexible Airway Scope-Tool是一种与Shikani Optical Stylet相类似的可视光导芯系统,其柔韧性更强,使经鼻插管成为可能。Bonfils fiberscope采用5mm光导芯,通过磨牙后途径置入患者喉腔,使用该装置只要轻微调整会厌位置即可将6.5mm以上气管导管直接置于声带前。Bonfils fiberscope适用于颈椎病及张口受限患者。

3.纤维支气管镜　纤维支气管镜体细且柔软,可随意弯曲,对周围组织刺激性小,插管成功率高,纤维支气管镜处理困难气管插管的成功率在92%~98.5%之间,是现在困难气管插管处理中最可行的方法之一。把清醒纤维支气管镜插管按径路分为经鼻气管插管和经口气管插管两种,详细的实施过程和注意事项如下。

(1)纤维支气管镜经鼻插管:开始鼻腔置镜,确定下鼻甲位置,纤维支气管镜的前端向下沿鼻底部送入。推进纤维支气管镜并保持前端于视野中央。出后鼻孔进入口咽部时,嘱患者深呼吸或伸舌以打开视野空间。纤维支气管镜的前端尽可能的接近会厌,此时助手快速从置入的导管中喷洒利多卡因。在喷入局部麻醉药时负压吸引通路关闭,直到喷注后至少30秒方可接通吸引管路。喷注的局部麻醉药到达黏膜会引起患者呛咳,此时视野暂时受影响。纤维支气管镜的前端沿会厌下方进入,可看到声门。再次喷洒局部麻醉药,此时可直接对声门喷射利多卡因,可能需要两次到三次直到声带运动减弱。推送纤维支气管镜进入声门,如果可能控制在吸气相时进入较理想。见到气管环后,朝着气管隆嵴的方向继续推进纤维支气管镜,小心不要碰到气管壁,以免影响视野。再次喷射局部麻醉药以麻醉气管壁和气管隆嵴。这时经鼻腔放置纤维支气管镜完成。引导插入气管导管的过程是整个纤维支气管镜操作过程中刺激最强的环节,所以在插管开始前追加镇静药物。涂抹润滑胶于导管与鼻的接口处,不要涂抹整根导管以避免过滑影响操作。通常要告诉患者在导管进入时可能的不适感。从鼻咽部沿纤维支气管镜干轻柔推送气管导管,在进入声门前导管逆时针旋转90°可避免导管的前端顶在声带或杓状软骨上。

(2)纤维支气管镜经口插管:可应用气管插管专用通气道(比如 Ovassapian 通气道)或由助手用直接喉镜推开舌根,将镜干放于正中线,可明显缩短插管操作时间,提高患者的安全性。用5%利多卡因软膏涂抹在通气道的表面,缓慢放置通气道至口底。在开始前进行轻柔的吸引。然后穿过通气道推进纤维支气管镜。当纤维支气管镜的前端超出了通气道时即进入口腔。看见会厌,继续推进纤维支气管镜,直到前端通过声门进入气管。如果气道表面麻醉不充分,可以逐步喷洒利多卡因完善表面麻醉。轻柔地通过通气道插入气管导管,手指边旋转导管边前进(不要在导管外周或手指上涂抹润滑,否则旋转会困难),沿镜干推送导管直到通过声门进入气道。当导管的前端到达隆突上 2~3cm 处时,退出纤维支气管镜和专用通气道。应用纤维支气管镜可窥视到气管环及气管隆嵴,通常退出纤维支气管镜时可同时确定导管的位置。

(3)纤维支气管镜插管失败的原因有以下几种:①缺少培训和经验;②分泌物或血的存在;③物镜和聚焦镜积雾;④局麻不完善;⑤会厌偏大、口咽部肿瘤水肿或炎症、颈椎严重弯曲畸形等;⑥肿瘤、感染、放疗或外伤、手术引起的气道解剖变异;⑦气管导管推入气管困难的原因有局麻不佳、镜干与导管内径的差距过大、气管移位或异常;⑧镜干退出困难:镜干误入导管的侧孔、导管偏细与镜干紧贴而润滑不足。

4.光棒　光棒透视技术用于气管插管早在20世纪50年代就有报道。Trachlight™由手柄、光棒、导芯组成。光棒是一根可弯曲的导管,前端装有灯泡。操作者手持手柄,将气管导管套在光棒上,置入患者喉部,可在患者颈前部见到明亮光点下移,为盲探插管提供了一个可视指标,因而能有效地提高困难插管的成功率。在有咽喉部结构明显异常、过度肥胖、颈部瘢痕的患者中,Trachlight™的使用受到了限制。Trachlight™技术仍属于盲探技术,但对于无法使用纤维支气管镜(如急救室、救护车或气道内分泌物和血液较多)时尤为有用,且操作简单。

(二)声门上通气设备(各种喉罩、喉管等)

喉罩作为一种常用的通气工具在临床上应用已十分广泛,在紧急或非紧急状态下,它都可被用于气道困难的患者中。喉罩可在患者的喉口周围形成一个封闭圈,能有效地克服上呼吸道梗阻,维持自主或正压通气。用 LMA Classic 盲探插管成功率不高,可通过喉罩插入一根 ID 6.0mm 的气管导管或弹性探条,再以探条作引导插入内径更大的气管导管。此外,还可联合使用纤维支气管镜和喉罩将探条插入气管,再引导气管导管。此后,各种插管型喉罩不断被开发。插管型喉罩是专门为盲探插管或纤维支气管镜引导插管而设计的喉罩,由 LMA Classic 改良而来。其管道设计成弯曲状,更符合气道的解剖。前端还连有15mm 的标准接头和金属手柄,有助于人工通气和插管。LMA-Fastrach™导引经口气管内插管成功率为95%~97%。视频插管型喉罩(LMA-Ctrach™)则在插管型喉罩基础上加了一个可拆卸的液晶显示屏,操作的方式类似于 LMA-Fastrach™,据报道能显著增加插管成功率,但往往由于需要调整喉罩位置以获得理想声门部图像,插管时间较 LMA-Fastrach™更长。

(三)视频喉镜

视频喉镜对传统直接喉镜进行改良,并整合了视频系统。视频喉镜不需要直视声门,能有效克服大部分困难气道问题,如张口受限、颏胸粘连、小口、强直性颈椎疾患等,是过去几十年另一项重大的发明,也常用于常规气管插管,操作简便、更易暴露声门、插管成功率高,可减轻心血管反应和咽喉损伤。视频喉镜根据有无气管导管引导通道可分为两类。

1.无引导通道的视频喉镜　Glide Scope 视频喉镜(便携式)是其中的代表。Glide Scope 将传统的喉镜片整合入双色光源和摄像头,整个系统分为视频喉镜和监视器两部分。Glide Scope 镜片仅 1.8cm 厚,前端

60°成角,有利于显露声门,在监视器图像引导下使气管插管操作更加容易。

2.有引导通道的视频喉镜　Pantax Airway Scope(AWS-S100)是便携式的视频喉镜。整合了液晶屏和一次性使用的弯曲镜片。其主要特点为弯曲镜片一侧具有气管导管引导通道。操作时,根据液晶屏显示的声门图像,将气管导管由通道内送入气管即可。由于具有气管导管引导通道,因而操作可单人完成。Pantax Airway Scope 显著提高了 Cormack-Lehane Ⅲ 级以上的困难气道插管成功率。

(四)逆行引导插管

1.逆行引导插管　已被成功运用于临床多年,尤其在那些患有严重颌面创伤、颞下颌关节强直和上呼吸道肿块、出血的插管困难患者中十分有用。成功率高,但可有环甲膜撕裂、出血、声带损伤等严重并发症。

2.操作方法　①清醒插管者给予镇静药和舌、咽喉和气管内局部麻醉,全麻或常规诱导插管失败者继续面罩通气;②用适当粗细的薄壁针,针尖向头倾斜30°,经环甲膜或环气管膜刺入气管,斜面向上,抽得空气;③经穿刺针置入引导钢丝或塑料细管(可用连硬导管);④经口或鼻拉出引导钢丝(或硬膜外导管);⑤将引导导管缚在导管尖端的侧孔上,一手拉紧引导导管,一手送气管导管入气管内。Freund 等人把一根较硬的中空探条通过逆行导引管,从口或鼻引导进入气管,然后拔除逆行导引管,以此中空探条来引导气管插管,它的优点在于可为气管导管的进入提供一条更直捷的通路。一种改良的逆行插管法是在环状软骨水平下方进行气管穿刺,使得气管导管更易被牵拉进入气管,还可避免出血、声带损伤等并发症的发生。Cook 公司设计了成套的逆行引导插管装置,可用于内径 5mm 以上的气管导管。

四、建立外科气道

(一)环甲膜穿刺高频通气

是处理面罩或喉罩通气困难最简便方法,在通气困难及氧饱和度急骤下降的紧急情况下,应用环甲膜穿刺套管针经环甲膜刺入气管,留置套管在气管内,接上手控高频通气机进行通气,暂时缓解缺氧和二氧化碳潴留,然后再做气管切开等进一步处理。

(二)环甲膜切开通气

无法插管,无法通气的情况下,将导致进行性氧饱和度下降。这时必须紧急开放患者气道。紧急情况下,环甲膜切开比气管切开更为简便、迅速,并发症更少。推荐使用微创环甲膜切开术,当无法获得微创环甲膜切开装置时,则应考虑外科环甲膜切开术。12 岁以下的小儿术后声门下狭窄的发生率显著增高,因此环甲膜切开术被列为禁忌。如患者肥胖,环甲膜摸不清楚,可用超声定位引导穿刺。

(三)经皮扩张气管切开

1985 年 Ciaglia 等首先将经皮扩张气管切开术(PDT)应用于临床,起初其使用多个直径不同的组织扩张器,从小型号开始依次扩张颈前组织,完成扩张气管造口费时较长。在随后的几年里在应用过程中不断改进,愈加方便快捷。目前,根据扩张方法和器具的不同可分为单步经皮旋转扩张气管切开术、改良单步扩张技术、导丝扩张钳技术等,其中最常使用的是导丝扩张钳法。经过大量实践,经皮扩张气管切开术具有操作简单、并发症少、术后颈部瘢痕不明显等优点,是一种适合麻醉医师操作的微创手术。

导丝扩张钳法气管切开包主要包括一把气管切开刀、一个气管穿刺针(似 14 号的静脉套管针大小)、一根钢丝、一个中空的扩张器、一把内设有凹槽可夹持钢丝并能在钢丝上滑动的特制扩张钳和一个导管芯内有管道能通过钢丝的气管切开导管。通常,选择第 2～3 或第 3～4 气管软骨环间作为切口。操作时,用刀切开皮肤,在切口处置入穿刺针深达气管内,再把钢丝通过穿刺针插入气管,拔出穿刺针并留置钢丝,然后,经钢丝插入扩张器在气管软骨环间作初步扩张,以使特制的扩张钳能顺着钢丝插入气管软骨环间作进一步的横向扩张,最后,经钢丝引导插入气管切开导管。

五、困难气道处理流程

(一)已预料的困难气道

通过麻醉前评估,判断患者存在困难气道时,分析困难气道的性质,选择适当的技术,应该做到:①告知患者这一特殊风险,使患者及其家属充分理解和配合,并在知情同意书上签字;②麻醉前应确定气管插管的首选方案和至少一个备选方案,当首选方案失败时迅速采用备选方案;③在轻度的镇静、镇痛和充分的表面麻醉下(包括环甲膜穿刺气管内表面麻醉),保持自主呼吸,面罩给氧;④纤维支气管镜下清醒插管;⑤显露不佳者,尽量采用本人熟悉的技术和气道器具,首选微创方法清醒气管插管;⑥如果纤维支气管镜清醒插管不成功,则应该考虑气管切开等有创方法建立气道,或者暂停手术,待总结经验并充分准备后再次处理。

(二)未预料的困难气道

应该做到:①对于全身麻醉诱导后遇到的通气困难,应立即寻求帮助;②同时努力在最短的时间内解决通气问题如面罩正压通气(使用口咽或鼻咽通气道),置入喉罩等声门上通气设备改善通气;③如果通气氧合情况良好,可以尝试一些特殊的设备如可视喉镜、插管喉罩等设备协助插管;④如果插管失败,切勿反复尝试,考虑唤醒患者后选择清醒气管插管;⑤如果通气氧合情况恶化,立即外科建立气道,以保证患者生命安全。

(彭　勃)

第四节　困难气管插管的并发症

困难插管很容易转变为创伤性插管。困难插管(声门暴露差)时,操作者常加大提起咽喉镜片的力度,会导致口内软组织甚至牙齿断落和骨质的损伤,将困难插管变成为创伤性插管。操作力度加大还可能引起组织水肿、出血、穿孔,进一步导致插管越来越困难,最终导致无法插管甚至无法通气。因此,数次插管尝试失败后就应该考虑使用其他气道管理技术。

一、口腔损伤

嘴唇损伤包括撕裂伤、水肿、血肿和擦伤。这通常是由于缺乏经验的操作者的疏忽引起的。虽然会给患者造成不便,但这些损伤通常是自限性的。麻醉相关的牙齿损伤发生几率约为1∶4500。上颌中切牙是最易损伤的。50%的牙齿损伤发生于使用喉镜时,23%继发于拔管,8%发生于紧急状况时,5%与局部麻醉下插管有关。牙齿的损伤也与喉罩和口咽通气道的使用有关。损伤常发生于儿童、有牙周病的患者、困难插管的患者。有牙齿相关病理改变的患者(上切牙突出、龋齿、牙周病或牙周炎)麻醉插管前因进行仔细检查,同时应告知患者牙齿损伤可能。虽然牙套会阻碍视线,但在此类病例中是建议使用的。如果在事故中患者有整颗牙齿脱落,应找到牙齿并用纱布包裹或浸于生理盐水中保存(通常脱落1h内的牙齿可以植活)。一旦牙齿掉入气管内,可导致严重的并发症,可能需要使用支气管镜取出牙齿。

气管插管后巨大的舌部水肿或巨舌在成人或儿童患者中都有报道。虽然巨舌与血管紧张素转化酶抑制剂有关,但也有部分病例发生于插管时颈部屈曲同时口内有牙垫时。舌部感觉丧失可能是由于使用咽喉镜、喉罩过度充气或气囊位置错误压迫舌神经引起。舌味觉减退或黄萎病可由于喉罩号码过大、喉罩过度充气或气囊位置错误压迫舌动脉引起。

腭垂损伤可能由于使用了气管内导管、鼻咽或口咽通气道、喉罩、各种声门上通气装置或吸痰管的过度使用。咽喉痛、吞咽痛、咳嗽、异物感甚至威胁生命的气道阻塞都有报道。

二、咽喉部损伤

(一)咽喉痛

咽喉痛的发生率大约是 40%,当气道有出血时其发生率可>65%。使用喉罩患者的咽喉痛发生率为 20%~42%,面罩通气患者中发生率为 8%。幸运的是吞咽痛的持续时间一般不会超过 24~48 小时。局部麻醉下插管并不会减少此类并发症的发生,反而可能增加其发生几率。

(二)喉和声带的损伤

喉和声带的损伤在气管内插管中并不少见。这与插管人员的经验和技术以及插管的困难程度有关。在一个大样本研究中显示,有 6.2% 的患者发生严重的损伤,4.5% 患者出现声带血肿,1% 的患者出现声门上血肿,1% 的患者发生声带黏膜撕裂或瘢痕。通过保护性治疗通常可以迅速好转,虽然声嘶可能会持续 2 周以上。肉芽形成一般继发于插管过程持续时间长,但也可发生于短过程的插管后。喉部肌肉和悬韧带的损伤也有可能发生。有声嘶的患者术前应请耳鼻喉科专家检查。

(三)勺状软骨脱位或半脱位

勺状软骨脱位或半脱位很少发生。影响因素包括创伤性和困难插管、反复的插管尝试、光棒引导插管、逆行插管、使用 McCoy 喉镜等。然而此类并发症也可发生于插管顺利的患者。勺状软骨脱位或半脱位的早期诊断和治疗十分重要,因为持续脱位 48 小时后可能发生纤维化和关节僵硬。

(四)声带麻痹

有许多研究者报道声带麻痹发生于无明显损伤的患者。声带麻痹可能是单侧(声嘶)或双侧的(呼吸道阻塞)。最可能的原因是气管导管套囊位置不正压迫喉返神经。除了头颈部手术的患者,插管引起的喉上神经损伤可导致最多 3% 的患者发生永久性的声音改变。插管后的声带麻痹通常是暂时性的。避免套囊的过度充气、气管导管插入声门下 15mm 以上可降低其发生率。声带麻痹也可能有中枢性的原因。损伤的声带可能发生粘连,最终需要手术矫正。

三、气管支气管损伤

有许多气管支气管损伤的案例。损伤可能是由于气管导管套囊过度充气、气管导管选择不合适、导管端口异位,喉镜的暴露、气管导管内芯、导管转接口或其他相关器械造成的。诱发因素包括解剖学的异常、盲探或紧急的插管、体位摆放不充分、插管视野不清,或者更多情况下是由于插管技术不熟练造成的。拔管后气管内水肿会导致气管内径减小从而增加了气道的阻力。小儿患者最可能出现这种状况,1~3 岁的儿童内有将近 4% 在气管内插管后会出现哮鸣。也有报道紧急插管后气管破裂。

气管导管套囊充气的压力若大于毛细血管压就会压迫气管黏膜导致溃疡、坏死及完整结构的破坏。在低血压患者中,溃疡可能发生在更低的套囊压力之下。麻醉医师在给套囊充气时只要达到足够的通气密封效果即可。如果在一个长时间的手术中应用一氧化氮,那么套囊的气压须用套囊压力检测仪器检测。套囊的气压不能高于 $25cmH_2O$。

四、神经损伤

咽喉镜及充气的声门上气道工具会引起暂时的或永久的神经损伤。置喉镜后舌头暂时的出现乏力、麻木或瘫痪可能是由于压迫了喉神经和舌下神经。困难插管过程中损伤喉上神经内支会导致喉表面的麻痹。暂时的瘫痪可能是由于喉罩压迫舌下神经及舌神经。

五、颈椎损伤

气道管理技术中的提颏、托颌及直接喉镜对颈椎的传动会导致颈椎的损伤。过分拉伸强直性脊柱炎患者的颈部会导致颈椎骨折及四肢瘫痪。对于颈椎 C_1 或 C_2 骨折的患者须特别谨慎,因为任何角度的拉伸都可能损伤颈椎功能。许多情况,诸如唐氏综合征、Arnold-Chiari 综合征及类风湿关节炎都会有寰枢椎不稳定。还有老年患者以及那些病理性脆弱的患者,如结缔组织病、溶骨性骨肿瘤及骨质疏松症等都应谨慎插管。时间允许的条件下,以上情况均应考虑用纤维支气管镜清醒插管。

六、颞下颌关节损伤

颞下颌关节损伤是一种少见但严重的并发症。这类损伤出现在喉镜置入过程中为了取得更好声门暴露而施加力量,结果出现张口受限、颞下颌关节疼痛、下颌骨侧移(单侧脱臼情况下)、下颌骨突出、牙关紧闭症。绝大多数颞下颌关节损伤案例并非发生在困难气道中。

七、经鼻气管插管损伤

经鼻气管插管存在潜在的危险。在有颅底骨折或特定的骨折(如 LeFort II 或 III 型骨折),气管导管会无意间置入颅内。曾有报道一例简单的经鼻气管插管,导管置入眼眶后发生心搏骤停。严重的面部创伤、有颅底骨折迹象的患者通常是这类技术的禁忌证。鼻气管导管还有可能进入咽后壁中。经鼻气管插管还能造成鼻黏膜撕裂、出血。鼻出血很常见但也较易预防,插管前的鼻黏膜预先应用缩血管药(0.5%去氧肾上腺素)是非常重要的。为减少损伤,用小口径气管导管,涂润滑剂并预浸于热水中(增加其韧性)。如果鼻出血发生,推荐将经鼻气管导管留在鼻腔内并给予套囊充气以压迫止血。其他经鼻插管的并发症包括鼻息肉或鼻甲移位、鼻中隔损伤及梨状窝或会厌谷的穿透伤。如果损伤到梨状窝,可能会累及喉上神经内支(支配会厌及咽喉部的软组织)或喉上血管。迟发并发症包括咽炎、鼻炎、鼻中隔和下鼻甲粘连。由导管所致的鼻孔变形可发展为缺血、皮肤坏死或鼻粘连。经鼻气管插管的禁忌证是伴有脑脊液鼻漏的颅底前部骨折、鼻内脓肿或脓肿伴鼻内肿物、后鼻孔闭锁、扁桃体肿大、有难以控制的鼻出血倾向的和凝血功能疾病。

八、食管及咽后脓肿破裂

有几个案例报道了食管及咽后脓肿的破裂。这类情况最可能出现在新手处理紧急插管的过程中(如上述案例)或当插管遇到困难或存在食管病变时。皮下气肿、气胸、发热、蜂窝织炎、发绀、喉痛、纵隔炎、积脓症、心包炎或死亡都有可能发生。

（彭　勃）

第五节　困难气道患者的拔管术

拔除气管导管是麻醉过程中一个非常关键的阶段,尽管拔管相关并发症大多较轻微,但有些并发症可造成严重后果甚至死亡,麻醉医生面临巨大的挑战。过去 20 余年,由于各国困难气道管理指南的发布和普及以及多种气道管理工具的不断出现与更新,气管插管相关并发症和死亡率得到明显降低。然而,同时期气管拔管相关严重并发症的发生率并无明显改变。由于循证依据的缺乏,气管拔管指南的制定和普及相对滞后。

与困难气管插管的识别和处理相比,麻醉医生对气管拔管重要性的认识常常不足。缺乏有效的气管拔管策略、对气管拔管的困难程度和风险评估不足以及气管拔管方案的失败是造成气管拔管相关并发症的常见原因。因此,必须规范气管拔管的策略和方法以降低气管拔管并发症,提高的安全性。

一、气道拔管危险因素的评估

(一)气道危险因素

1.困难气道患者　诱导期间已预料的和未预料的,以及手术过程中可能会加剧的困难气道。包括病态肥胖、阻塞性睡眠暂停综合征以及饱胃的患者等。

2.围术期气道恶化　插管时气道正常,但在围术期发生变化。例如,解剖结构的改变、出血、血肿、手术或创伤导致的水肿以及其他非手术因素。甲状腺手术、颈动脉剥离术、口腔颌面外科手术、颈深部感染、颈椎手术、血管性水肿、颅后窝手术、气管切除术以及长期气管插管的患者需要特别注意,因为拔管后再次气管插管往往比第一次插管更加困难,且常常合并面罩通气困难。

3.气道操作受限制　插管时气道在可操作范围内,术后因为各种固定装置导致气道操作困难或无法进行,如与外科共用气道、头部或颈部活动受限(下颌骨金属丝固定、植入物固定和颈椎固定等)。

(二)一般危险因素

患者的整体情况也需要引起关注,它们可能使拔管过程变得复杂,甚至延迟拔管。包括呼吸功能受损、循环系统不稳定、神经或神经肌肉接头功能受损、低温或高温、凝血功能障碍、酸碱失衡以及电解质紊乱。

(三)手术的特殊要求

部分手术要求患者平稳苏醒,避免呛咳和躁动。咳嗽和躁动可以使血压升高造成血肿、气道受压和伤口裂开;眼内压和颅内压的升高可破坏手术的效果甚至造成手术失败;心血管系统的改变可导致严重的心肌缺血。

(四)人为因素

工具准备不充分、缺乏经验或助手以及与患者沟通障碍等。

二、气管拔管的分类

根据气管拔管危险因素的评估结果,可将气管拔管分为"低风险"和"高风险"拔管。

(一)"低风险"拔管
指常规拔管操作,患者的气道在诱导期间无特殊,手术过程中气道保持正常,如拔管后需要再次气管插管容易,患者常规禁食且不存在一般危险因素。

(二)"高风险"拔管
指患者存在术前困难气道、术中气道恶化、术后插管受限、饱胃、合并一般风险因素等一项或多项气管拔管危险因素,拔管后常需要再次插管且再次插管困难的情况。

三、拔管准备

拔管准备是检查并优化气管拔管条件,以降低气管拔管风险,减少并发症。

(一)评价并优化气道情况
手术结束拔管前需要重新评估并优化气道情况,并制定拔管失败情况下的补救措施以及重新插管计划。

1.上呼吸道　拔管后有上呼吸道梗阻的可能性,故拔管前需要考虑面罩通气的可行性。可以使用普通喉镜、可视喉镜或纤支镜检查有无水肿、出血、凝血块、外伤或气道扭曲。但是需要注意,气道水肿可在气管拔管后快速进展而造成严重的上呼吸道梗阻,因此不可盲目依赖评估结果。

2.喉　套囊漏气试验可以用来评估声门下口径,判断有无气道水肿。以套囊放气后可听到明显的漏气声为标准,如果合适的导管型号下听不到漏气的声音,常常需要推迟拔管。如果有临床症状提示存在气道水肿,即便套囊放气后能听到声音,也需要警惕。

3.下呼吸道　下呼吸道因素也会限制拔管的实施。例如下呼吸道外伤、水肿、感染、气管软化以及大量分泌物等。如果术中氧合不满意,胸片有助于排除支气管插管、肺炎、肺气肿或其他肺疾病。纤支镜可评估喉部、气管和支气管的解剖及功能状况。

4.胃胀气　胃胀气可能压迫膈肌而影响呼吸,在实施面罩正压通气或声门上通气时,经鼻或经口胃管减压是明智的。

(二)评估并优化患者的一般情况
拔管前肌肉松弛药的作用必须被完全拮抗以最大限度地保证足够的通气,并使患者的气道保持性反射完全恢复,便于排出气道的分泌物。维持血流动力学稳定及适当的有效循环血量,调节患者的体温、电解质、酸碱平衡及凝血功能至正常范围,提供良好的术后镇痛,防止气道不良反射的发生。

(三)评估并优化拔管的物质准备
拔管操作与气管插管具有同样的风险,所以在拔管时应准备与插管时相同水平的监护、设备。另外,与外科医师及手术团队的充分沟通也是拔管安全的重要保障。

四、实施拔管

气管拔管是一个选择性过程,拔管前的评估和准备是非常重要的。拔管后的目标是保证患者维持有效的通气,避免气道刺激。气管拔管可以理解为气道管理逻辑上的延伸,拔管前麻醉医生要制定一套方案来应对拔管失败的突发情况,拔管时准备与插管时相同水平的监护、设备与人员,确保在最短的时间内对患者进行有效通气或再插管,保证拔管时的安全。方案的制订要依据手术、患者情况以及麻醉医师的技术和经验综合判断。目前没有一个标准化的拔管策略可应对所有的情况,拔管执行者需要根据具体的情况做出具体分析。理想的气管拔管方法应该是待患者自主呼吸完全恢复,在可控、分步且可逆的前提下拔除气管导管。

1.氧储备　拔管前需建立充分的氧储备,以维持拔管后呼吸暂停时机体的氧摄取,同时可以为进一步气道处理争取时间。

2.体位　尚无证据表明某一种体位适合所有的患者,目前主要倾向于头高脚低位和半侧卧位。头高脚底位尤其适用于肥胖患者,左侧卧头低位常用于饱胃患者。

3.吸引　口咽部非直视下吸引可能会引起软组织损伤,理想情况应该在足够麻醉深度下使用喉镜辅助吸引,特别是那些口咽部存在分泌物、血液及手术碎片污染的患者。对于气道内存在血液的患者,因存在凝血块阻塞气道的可能性,吸引时应更加小心。进行下呼吸道吸引时,可使用细的支气管内吸痰管。

4.肺复张措施　保持一定的呼气末正压(PEEP)及肺活量呼吸等肺复张措施可暂时性地减少肺不张的发生,但对术后改善肺不张作用不大。在吸气高峰同时放松气管导管套囊并随着发生的正压呼气拔出气管导管可产生一个正压的呼气,有利于分泌物的排出,并减少喉痉挛和屏气的发生率。

5.牙垫　牙垫可防止麻醉中患者咬合气管导管导致气道梗阻。在气管导管阻塞的情况下,用力吸气可迅速导致肺水肿。一旦发生咬合,迅速将气管导管或喉罩套囊泄气,因气体可从导管周围流出,避免了气道内极度负压的产生,可能有助于防止梗阻后肺水肿的发生。

6.拔管时机　根据拔管时机可将气管拔管分为清醒拔管和深麻醉下拔管。清醒拔管总体上来说更安全,患者的气道反射和自主呼吸已经恢复。深麻醉拔管能减少呛咳以及血流动力学的波动,但是可增力口上呼吸道梗阻的几率。深麻醉拔管是一种更高级的技术,常应用于气道容易管理且误吸风险较低的患者。

插管困难患者或颈部手术可能损伤喉返神经或有气管塌陷危险者的拔管必须谨慎,拔管后有可能再度出现呼吸困难而需要再次插管,将会面临更加严重的困难气道;由于术后的水肿、颜面部结构的改变以及术后的包扎使得面罩通气几乎不可能实施。由于担心会破坏修补后口咽和鼻咽的解剖,通气道可能也无法使用。为了确保拔管安全,麻醉医师应考虑以下两个问题。第一,套囊放气后导管周围是否漏气?第二,如果患者在拔管过程中出现气道梗阻,紧急通气包括外科建立气道是否可行?第三,在患者完全清醒后拔管还是在患者恢复神志前拔管?如果以上问题已有充分准备则可尝试拔管。

充分供氧并吸尽患者气道分泌物和胃内容物。必要时可以应用少量气管扩张剂和短效 β_1 受体阻滞剂如艾司洛尔有助于改善患者呼吸和循环情况。确认患者已完全清醒并且没有残留肌松作用,潮气量和每分通气量基本正常,SpO_2 维持 95% 以上。只要没有禁忌,拔管时可让患者半卧,这样能最大限度增加功能残气量和减少气道梗阻。应采用通气引导导管拔管,如喷射通气管(Cook 气道交换导管)或纤维支气管镜。这样,拔管后保留的通气引导导管还可保证供氧又能随时再次引导插管。用鼻胃管或光索等作为引导导管也可起到相应效果。拔管动作要轻柔,先试将气管导管退至声门上,观察有无气管狭窄或塌陷,然后再将气管导管缓慢拔除。若无特殊情况则最后将通气引导导管拔出。如出现舌后坠可尝试口咽通气道、鼻咽通气道或喉罩。少数患者可能出现喉水肿或喉痉挛,通过加压供氧,肾上腺素雾化吸入等处理,症状一般都能缓解。如症状持续加重甚至出现呼吸困难应考虑再次插管或气管切开。

(彭　勃)

第六节　处理困难气道的注意事项

处理困难气道的注意事项:①每个麻醉科要根据本科室的人员和设备情况,按照上述困难气道处理流程的思路制定出自己简便可行的处理流程,在科室内定期宣教培训,并挂在困难气道设备车上,以便准确及时地执行。②每个麻醉科都应该准备一个困难气道设备车或箱,内容包括上述紧急和非紧急气道工具,可以结合本科室的具体条件有所调整,但应当至少有一种紧急气道工具。③平时要加强各种气道方法与工具的培训,使每一位麻醉医师都可以熟练掌握除直接喉镜以外的至少一种气道处理方法。④气道处理尤其是已预料的困难气道处理要制定完备的计划,除了按上述的气道流程处理外,还应明确和强调以下四点:首选气道方法(最适用、最熟悉的)、备选方法(至少一种)、以上方法失败时的通气方法与其他处理方法(唤醒患者、取消手术等)、紧急气道处理方法(LMA、联合导管等)。要有所侧重,层次突出,切忌各种困难气道方法轮番尝试而毫无重点的策略。⑤完善的人员准备对于困难气道的处理至关重要。对于已预料的困难气道,应确保至少有一位对困难气道有经验的高年资麻醉医师主持气道管理,并有一名助手参与。对于未预料的困难气道,人员和工具往往准备不足,应尽快请求帮助,呼叫上级或下级医师协助处理。⑥麻醉医师应当熟悉各种困难气道方法的适应证与禁忌证,在处理困难气道时要选择自己最熟悉和有经验的技术。⑦各种建立气道的方法形式不同,目的均是维持通气与氧合,气道处理过程中要密切监测患者的SpO_2变化,当其降至90%时要及时面罩辅助给氧通气,以保证患者生命安全为首要目标。患者只会死于通气失败,而不会死于插管失败。⑧气道操作注意动作轻柔,尽量减少损伤,以免组织水肿、出血等进一步增加插管困难或演变为紧急气道。⑨当插管失败后,要避免同一个人采用同一种方法反复操作的情况,应当及时分析,更换思路和方法或者更换人员和手法。各种气道方法特点不同,单一方法不可能解决所有的气道问题,两种甚至多种方法联合应用常可发挥最大的作用。⑩完整的困难气道处理过程包括气道的建立、患者自主气道的恢复以及后续的随访与处理。困难气道患者的拔管可以理解为困难气道处理逻辑上的延伸,麻醉医师要制定一套方案来保证拔管时的安全。理想的拔管方法应该是待患者自主呼吸完全恢复,在可控、分步且可逆的前提下拔除气管导管。麻醉医师应评估、随访并处理经过困难气道处理后可能有潜在并发症的的患者。⑪麻醉医师应该在麻醉记录中记录患者存在困难气道,并对其特征进行描述。麻醉医师有必要将以上信息告知患者(或家属),为以后处理提供指导。⑫气道处理不仅要求熟练掌握各种困难气道工具,亦要求能冷静处理紧急气道,更重要的是要有处理气道的正确思路,对气道有计划、有准备、有步骤地预防、判断和处理,以维持通气和氧合为第一任务,积极预防紧急气道的发生。

（彭　勃）

第八章　椎管内神经阻滞

第一节　椎管内神经阻滞的解剖和生理

一、脊柱

1.脊柱是支持全身重量与保护脊髓的重要骨结构,由 7 个颈椎、12 个胸椎、5 个腰椎、融合成一体的 5 个骶椎和 4 个尾椎重叠组成,靠椎间盘、韧带和关节连接而成。成人脊柱长约 70cm,约占身长的 2/5。

2.正常的脊柱有四个生理弯曲,即颈曲、腰曲、胸曲和骶曲。前两者向前凸,后两者向后凸。正常的脊椎处于仰卧位时,最高点位于第 3 腰椎和第 3 颈椎,最低点位于第 5 胸椎和骶部。

二、脊柱的韧带

1.前纵韧带　上起于枕骨基底,沿各椎体及椎间盘的前面紧贴下降,下达第一或第二骶椎,从前方增强椎体的连接,并限制脊柱的过度后伸。

2.后纵韧带　上起于第二颈椎的椎体后面,沿各椎体及椎间盘的后面下达骶管,与椎间盘紧贴,从后方加强椎体的连接,防止椎间盘向后脱出,限制脊柱过曲。

3.黄韧带　从上位椎弓板的下缘和内面,连至下一椎弓板的上缘和外面,在侧方与椎间关节囊连接。其厚度由上而下逐渐增加,以腰部最厚,施行椎管穿刺时,有明显的阻力骤增突破感觉。

4.棘间韧带　为两个棘突之间的韧带,前与黄韧带、后与棘上韧带连接,以颈、胸部较弱,腰部发达。

5.棘上韧带　从第七颈椎下至骶骨,纵行连接于各个棘突的尖端,并与棘间韧带相连,强韧坚实。穿刺时一般可遇到较大阻力,致使穿刺困难。

6.项韧带　为棘上韧带向上的延续,呈矢状位三角形膜片,前缘附于颈椎棘突,上缘附于枕骨,后缘游离,主要由弹性纤维构成。

三、脊髓的解剖

1.脊髓容纳在椎管内,男性长度约 45cm、女性约 43cm,分 31 节脊髓节段。每个脊髓阶段连接一对相应的脊神经,包括颈段 8 节脊神经、胸段 12 节脊神经,腰段 5 节脊神经,骶段 5 节脊神经。脊髓上端从枕骨大孔开始向颈以下逐渐变细,末端呈圆锥状称为脊髓圆锥,终止于第 1 与第 2 腰椎之间,圆锥向下延续为细丝,称终丝,长约 20cm。脊髓的第四颈髓节至第一胸髓节为"颈膨大",为臂丛神经的起点,与上肢的脊神经相连。第 10~12 腰髓节为"腰膨大"为骶神经丛的起点,与下肢的脊神经相连。

2.圆锥:为脊髓终端的专称。于出生时位于第三腰椎平面,儿童期止于第二腰椎,到成人止于第一腰椎体下缘或第 1~2 腰椎间盘平面,个体差异大。

四、软脊膜

1.软脊膜菲薄疏松而富血管,紧贴脊髓表面。其在上方与脑软膜连接,下方在脊髓圆锥以下延为终丝,包有硬脊膜而终止于尾骨。

2.脊髓为软脊膜的齿状韧带所固定,并悬浸于脑脊液中。

五、硬脊膜及硬膜外间隙

1.硬脊膜的厚度为 0.25~2.5mm,颈、胸段分别为 1.5mm 和 1.0mm,腰段约 0.66~0.33mm,骶段最薄 0.25mm。

2.硬脊膜上端附于枕骨大孔边缘部骨膜的内外板,两者紧密相贴,融合为一。硬膜囊下部在 L2 水平以下变细,包裹终丝,末端附于尾骨。

3.硬膜外间隙:硬脊膜与椎管骨壁及韧带之间存在潜在的腔隙,称"硬膜外间隙",内含脂肪、结缔纤维组织及丰富的静脉丛,其在枕骨大孔处闭合,与颅腔不直接交通,末端延伸至骶管的骶裂孔。

4.硬膜外间隙动脉、静脉丛

(1)硬膜外间隙的静脉丛集中在硬膜外间隙的腹、背两侧。脊髓后动脉在硬膜外间隙背侧的两旁近中线处。因此,在硬膜外间隙穿刺时,要求掌握好经正中线的进针方向,以免刺破动脉、静脉丛。

(2)硬膜外间隙静脉丛,上与颅腔内的静脉相交通;下与下腔静脉沟通。因此,当下腔静脉阻塞,腹内压增高或胸内压增高的情况时,硬膜外间隙静脉丛充血怒张,使硬膜外间隙的容积相对变小,由此可使同等量的局麻药扩散增广,也易导致局麻药被误注入硬膜外间隙静脉而引起局麻药中毒。

5.硬膜外间隙大小

(1)硬膜外间隙的后间隙在 C_3 以上极窄,约 1~1.5mm。向下逐渐加宽,自 C_3 至 $T_{1~3}$ 处宽 2~3mm,胸中段中线处达 3~5mm,$L_{2~3}$ 和骶椎处正中最宽,可达 5~6mm。硬膜外间隙后间隙是硬膜外穿刺的目的地。

(2)硬膜外间隙的总容量约为 100ml,其中骶管腔占 20~25ml 有时可达 28~35ml。腰段硬膜外麻醉时,阻滞一个脊髓阶段需要的局麻药容量一般为 1.5~2ml;于胸段则仅需 1~1.5ml。

六、蛛网膜及蛛网膜下腔

1.脊髓蛛网膜是脑蛛网膜的延续,由细纤的胶原纤维、弹性纤维和网状纤维构成。蛛网膜与脊髓表面的软脊髓膜之间,形成"蛛网膜下腔",腔内充满透明的脑脊液,容积为 25~35ml。

2.脊髓蛛网膜的外层与硬脊膜两者紧贴(可能有潜在的腔隙,称"硬脊膜下腔"),因此,当针尖刺破硬脊膜的同时,也刺破蛛网膜,随即有脑脊液流出。

3.蛛网膜距脊髓约 3mm 左右,因此,进行穿刺时,脊髓容易被刺伤。但在腰 2 以下至骶 2 之间,蛛网膜下腔特别大,形成圆锥形的"终池",池内无脊髓,只有脑脊液、马尾和终丝。因此,临床上允许选择腰3~4或腰4~5棘突间隙进行腰椎穿刺,不致损伤脊髓。取坐位时,由于脑脊液重力向下流的作用,可使终池扩大至前后径达15mm。

4.脊髓蛛网膜下腔与脑蛛网膜下腔直接相通,如果将大量的局麻药注入脊髓蛛网膜下腔,局麻药可直接进入脑室,而引起"全脊髓麻醉"的严重意外。

七、硬脊膜下腔

脊髓蛛网膜与硬脊膜两者基本紧贴,可能存在潜在的腔隙,也极为狭小,称"硬脊膜下腔",此腔与蛛网膜下腔的网隙相通。穿刺硬膜外间隙时,有可能将针尖(或硬膜外导管)意外地误入硬膜下腔,当注入局麻药后,即同样可产生广泛的蛛网膜下腔阻滞(即全脊髓麻醉)意外,但这种机会极少。

八、椎间孔

1.椎间孔是脊神经穿出椎管进入椎旁间隙的唯一途径,硬脊膜伴随脊神经根延续成脊神经鞘而同时穿出椎间孔。在椎间孔部位,脊神经根被结缔组织所裹绕。年龄越小,其结缔组织愈疏松,年龄越大,结缔组织愈致密,进入老年后,结缔组织出现增生,甚至钙化,并因此可闭塞椎间孔与椎旁间隙之间的通路。

2.注入硬膜外间隙的麻药,可沿椎间孔漏入椎旁间隙。在小儿,漏出量最大,因此需要用相对多的麻药量。在老年人由于椎间孔被部分闭塞,药液漏出量减少,因此药液全部在硬膜外扩散,阻滞平面越广,提示老年人只需要使用较小的麻药容量。

3.导管插入硬膜外间隙后,偶尔可以经过椎间孔而穿入椎旁间隙,从而可导致给药后只出现相当小的皮肤感觉消失或减弱,造成阻滞失败。

九、脑脊液

1.脑脊液(CSF)无色透明,充满于蛛网膜下腔和脑室管系统。成人脑脊液量约为120~150ml,其中60~70ml存于脑室;颅蛛网膜下腔35~45ml;脊髓蛛网膜下腔为25~30ml。脑脊液呈弱碱性,pH为7.4,比重1.003~1.009,脑脊液的性质似淋巴液,但含淋巴细胞很少,仅3~8个/mm^3,无红细胞,葡萄糖45ml/dl,蛋白质12~25mg/dl。

2.脑脊液在各脊椎平面的分布不同,从S_2开始计算,每脊髓节段约1ml,故在L_3平面约5ml,T_6约15ml,到枕骨大孔为25ml。

3.脑脊液具有调节颅内压的作用。正常时,脑脊液不断产生、不断吸收,循环流动,维持着动态平衡。当颅内压不变时,每24小时只产生脑脊液12ml;但如果存在人工引流脑脊液时,每天可收集到数升脑脊液;若脑脊液通路发生阻塞,可引起脑积水和颅内压增高,使脑组织受压移位,形成脑疝,最常见者为小脑幕切迹疝和枕骨大孔疝。

4.脑脊液压力

(1)于平卧时不超过0.098kPa(100mmH_2O),侧卧时0.067~0.16kPa(70~170mmH_2O),坐位时腰段压力显著增高,可达0.196~0.294kPa(200~300mmH_2O)。

(2)脑脊液压一般随静脉压上升而增高。咳嗽、用力或压迫颈静脉时(Queckenstedt试验),脑脊液压力可持续升高。老年或脱水患者脑脊液压偏低。血液渗透压改变、$PaCO_2$升高,发生颅内病变,或向硬膜外间隙或蛛网膜下腔注入大量液体,可使颅内压增高。

(3)蛛网膜下腔穿刺后,脑脊液自针眼外漏,可致脑脊液压下降,此为造成腰麻后头疼的原因之一。

十、脊髓节段-椎体-棘突的对应关系

了解三者之间的关系,对临床上脊髓病变的定位诊断和治疗以及麻醉阻滞平面的判断,非常重要。

1.在人体发育过程中,由于骨骼生长快,脊髓生长慢,因此脊髓相对上缩,脊神经根在椎管内的走行位置也相应改变。除上部颈神经根仍保持水平位外,向下各个脊神经根逐渐倾斜,尤以骶、尾神经,呈陡直而围绕终丝形成"马尾",而其神经前、后根结合而成的脊神经干,仍由相对应的椎间孔走出。

2.由于上述原因,脊髓节段与椎骨节段的相应关系的改变,在成人如下:

(1)上部颈髓(第1～4颈髓节):大致与同序椎骨平齐。

(2)下颈髓和上胸髓(第5颈髓节到第4胸髓节):与同序椎骨的上一椎体相应。

(3)中胸髓(第5～8胸髓节):与同序椎骨上方
第二节椎骨的椎体同高。

(4)下胸髓(第9～12胸髓节):与同序椎骨上方
第三节椎骨的椎体同高。

(5)第1～5腰髓:平对第10～11胸椎及第10～11胸椎及第12胸椎椎体的上半。

(6)骶、尾髓:平对第12胸椎椎体下半和第1腰椎体。

十一、脊神经

1.脊神经共31对,由脊髓两侧对称性的发出,颈神经8对,胸神经12对,腰神经5对,骶神经5对,尾神经1对。每一条脊神经由脊髓发出的前根(腹侧运动根)和后根(背侧感觉根)汇合组成,并伴随硬脊膜自椎间孔处穿出椎管。

2.后根的神经纤维分布与躯体和内脏,成为感觉神经末梢,主传入,属感觉性神经。

3.前根的纤维分布于横纹肌,主传出,属于运动性神经,其中在胸髓、腰髓1～3节的神经根内,还有细纤维分布于交感神经节,为节前纤维,由交感神经节再分出节后纤维到各个相应的神经丛、血管和脏器。

4.交感神经被阻滞后,血管扩张,血管容积迅速扩大,有效血容量呈相对不足。当阻滞平面在T6以下,血压一般尚不至于下降,但在贫血或动脉硬化者,则易出现血压下降。当阻滞平面超过T4平面,则几无例外的会出现血压下降、心率减慢、血流缓慢、回心血量减少。

十二、脊神经丛

脊神经前支除胸脊神经外,都分别组合成四个主要的"神经丛":

1.第1～4颈神经前支,组成"颈丛"。

2.第5颈神经到第1胸神经前支,组成"臂丛"。

3.第12胸神经到第4腰神经前支,组成"腰丛"。

4.第4、5腰神经和骶、尾神经,组成"骶丛"。

十三、脊神经在皮肤上的节段性分布

每对脊神经在皮肤上均按规定的区域分布。根据此分布规律,可以判断椎管内麻醉时的脊神经阻滞范围,可诊断周围神经和脊神经根病变,有重要的临床价值。

十四、椎管内神经阻滞穿刺点的定位

在侧卧、屈膝、低头、抱膝体位下,根据棘突或棘突间隙与体表骨性标志的关系,来确定穿刺点的定位。

1.两侧髂嵴最高点连线与脊柱的交叉点,一般为 L_4 棘突或 $L_{4\sim5}$ 棘突间隙;

2.两肩胛下角连线与脊柱的交叉点,为 T_7 棘突或 $T_{7\sim8}$ 棘突间隙。

3.两肩胛冈连线与脊柱的交叉点,为 T_3 棘突或 $T_{3\sim4}$ 棘突间隙。

4.颈根部突出最明显的棘突,为 C_7 棘突。

十五、骶裂孔

1.五个骶椎椎体已经融合成一体,形成骶骨,后者的中央为骶管,骶骨后面的正中线上有由棘突融合而成的"骶中嵴",嵴的下端呈缺损,为骶管的下口,称"骶管裂孔"(简称"骶裂孔")。骶裂孔的表面覆盖富有弹性的骶尾韧带,是骶管阻滞的穿刺部位。

2.骶裂孔的两侧,各有一个角状突起,称"骶角",为骶管穿刺点选择的骨性标志。

(彭　勃)

第二节　蛛网膜下腔间隙阻滞

将局麻药注入蛛网膜下腔,使脊神经根、背根神经节及脊髓表面部分产生不同程度的阻滞,常简称为脊麻。

一、适应证和禁忌证

(一)适应证

1.下腹部手术。

2.肛门及会阴部手术。

3.盆腔手术包括一些妇产科及泌尿外科手术。

4.下肢手术包括下肢骨、血管、截肢及皮肤移植手术,止痛效果可比硬膜外阻滞更完全,且可避免止血带不适。

(二)禁忌证

1.精神病、严重神经症以及小儿等不能合作的患者。

2.严重低血容量的患者此类患者在脊麻发生作用后,可能发生血压骤降甚至心搏骤停,故术前访视患者时,应切实重视失血、脱水及营养不良等有关情况,特别应衡量血容量状态,并仔细检查,以防意外。

3.凝血功能异常的患者凝血功能异常者,穿刺部位易出血,导致血肿形成及蛛网膜下腔出血,重者可致截瘫。

4.穿刺部位有感染的患者穿刺部位有炎症或感染者,脊麻有可能将致病菌带入蛛网膜下腔引起急性脑脊膜炎的危险。

5.中枢神经系统疾病特别是脊髓或脊神经根病变者,麻醉后有可能后遗长期麻痹,疑有颅内高压患者也应列为禁忌。

6.脊椎外伤或有严重腰背痛病史者,禁用脊麻。有下肢麻木、脊椎畸形患者,解剖结构异常者,也应慎用脊麻。

7.败血症患者,尤其是伴有糖尿病,结核和艾滋病等。

二、蛛网膜下腔穿刺技术

(一)穿刺前准备
1.麻醉前用药　应让患者保持清醒状态,以利于进行阻滞平面的调节。一般成人麻醉前半小时肌内注射苯巴比妥钠 0.1g 或咪达唑仑 3~5mg。

2.麻醉用具　蛛网膜下腔阻滞用一次性脊麻穿刺包,包括:22G 或 25G 蛛网膜下腔穿刺针,1ml 和 5ml 注射器,消毒和铺巾用具,以及局麻药等。尽可能选择细的穿刺针,24~25G 较理想,以减少手术后头痛的发生率。

(二)穿刺体位
蛛网膜下腔穿刺体位,一般可取侧卧位或坐位,以前者最常用。侧卧位时,双膝屈曲紧贴胸部,下颌往胸部靠近,使脊椎最大限度地拉开以便穿刺。女性通常髋部比双肩宽,侧卧时,脊椎的水平倾向于头低位;反之男性的双肩宽于髋部,脊椎的水平倾向于头高位。穿刺时可通过调节手术床来纠正脊椎的水平位。

(三)穿刺部位和消毒范围
蛛网膜下腔常选用腰 3~4 棘突间隙,此处的蛛网膜下腔较宽。确定穿刺点的方法是:取两侧髂嵴的最高点作连线,与脊柱相交处,即为第 4 腰椎或腰 3~4 棘突间隙。穿刺前须严格消毒皮肤,消毒范围应上至肩胛下角,下至尾椎,两侧至腋后线。消毒后穿刺点处需铺孔巾或无菌单。

(四)穿刺方法
1.直入法　用左手拇、示两指固定穿刺点皮肤。将穿刺针在棘突间隙中点,与患者背部垂直,针尖稍向头侧作缓慢刺入,并仔细体会针尖处的阻力变化。当针穿过黄韧带时,有阻力突然消失"落空"感觉,继续推进常有第二个"落空"感觉,提示已穿破硬膜与蛛网膜而进入蛛网膜下腔。如果进针较快,常将黄韧带和硬膜一并刺穿,则往往只有一次"落空"感觉。此时拔出针芯,有脑脊液慢慢流出。穿刺针越细,黄韧带的突破感和硬膜的阻力感消失越不明显,脑脊液流出也就越慢。连接装有局麻药的注射器,回抽脑脊液通畅,注入局麻药。

2.旁正中入法　改良旁开正中线于棘突间隙中点旁开 0.5~1.0cm 处作局部浸润。穿刺针与皮肤成 30°角对准棘突间孔刺入,经黄韧带及硬脊膜而达蛛网膜下腔。本法可避开棘上及棘间韧带,特别适用于韧带钙化的老年患者或脊椎畸形或棘突间隙不清楚的肥胖患者。

三、常用药物

(一)局麻药

与脑脊液的比重相比,可将局麻药分为低比重、等比重和重比重三类。低比重局麻药由于比较难控制阻滞平面,目前较少使用。常用 0.5% 布比卡因 10～15mg,或 0.5%～0.75% 罗哌卡因 5～10mg,也可用 0.5% 丁卡因 10～15mg,推荐局麻药用 5%～10% 葡萄糖液稀释为重比重溶液。局麻药的作用时间从短至长依次为:普鲁卡因、利多卡因、布比卡因、丁卡因。

(二)血管收缩药

血管收缩药可减少局麻药血管吸收,使更多的局麻药物浸润至神经中,从而使麻醉时间延长。常用的血管收缩药有麻黄碱(1∶1000)200～500μg(0.2～0.5ml)或去氧肾上腺素(1∶100)2～5mg(0.2～0.5ml)加入局麻药中。

四、影响阻滞平面的因素

许多因素影响蛛网膜下腔阻滞平面,其中最重要的因素是局麻药的剂量及比重,椎管的形状以及注药时患者的体位。患者体位和局麻药的比重是调节麻醉平面的两主要因素,局麻药注入脑脊液中后,重比重液向低处移动,轻比重液向高处移动,等比重液即停留在注药点附近。

(一)局麻药容量

局麻药的容量越大,在脑脊液中扩散范围越大,阻滞平面则越广。重比重药物尤为明显。

(二)局麻药剂量

局麻药剂量越大,阻滞平面越广,反之阻滞平面越窄。

(三)注药速度

注药速度缓慢,阻滞平面不易上升;当注药速度过快时或采用脑脊液稀释局麻药时,容易产生脑脊液湍流,加速药液的扩散,阻滞平面增宽。一般注药速度 1ml/3～5s。

(四)局麻药的特性

不同局麻药,其扩散性能不同,阻滞平面固定时间不同。如利多卡因扩散性能强,平面易扩散。普鲁卡因平面固定时间约 5 分钟,丁卡因约 5～10 分钟,布比卡因甚至长达 15～20 分钟平面才固定。

(五)局麻药比重

重比重液一般配成含 5% 葡萄糖的局麻药,使其相对密度达到 1.024～1.026,而高于脑脊液,注药后向低的方向扩散。等比重液一般用脑脊液配制,在脑脊液中扩散受体位影响较小,如加大剂量,对延长阻滞时间的作用大于对阻滞平面的扩散作用。轻比重液用注射用水配制,但由于难以控制平面,目前较少应用。腰椎前凸和胸椎后凸影响重比重局麻药向头端扩散。

(六)体位

是影响阻滞平面的重要因素。结合局麻药比重,利用体位调节平面需要在平面固定之前进行。如超过时间(15min 左右),平面已固定,则调节体位对平面影响不大。

(七)穿刺部位

脊柱有四个生理弯曲,平卧时腰 3 位置最高,如果经腰 2～3 间隙穿刺注药,药液将沿着脊柱的坡度向胸段移动,使麻醉平面偏高;如果经腰 3～4 或腰 4～5 间隙穿刺注药,药液会向骶段移动,使麻醉平面偏低。

（八）疾病

腹腔内压腹内压增高如妊娠妇女、腹水患者，下腔静脉受压使硬膜外静脉血流量增加，脑脊液的容量减少，药液在蛛网膜下腔容易扩散。

五、操作注意事项

（一）穿刺针进入蛛网膜下腔而无脑脊液流出

应等待 30 秒然后轻轻旋转穿刺针，如仍无脑脊液流出，可用注射器注入 0.5ml 生理盐水以确保穿刺针无堵塞。缓慢稍退针或进针，并同时回抽脑脊液，一旦有脑脊液抽出即刻停止退或进针。否则需重新穿刺。

（二）穿刺针有血液流出

穿刺针有血液流出，如血呈粉红色并能自行停止，一般没问题。如果出血呈持续性，表明穿刺针尖位于硬膜外腔静脉内，只需稍稍推进穿刺针进入蛛网膜下腔便可。

（三）穿刺针进入蛛网膜下腔出现异感

患者述说尖锐的针刺或异感，表明穿刺针偏离中线，刺激脊神经根，需退针，重新定位穿刺。

（四）穿刺部位疼痛

表明穿刺针进入韧带旁的肌肉组织。退针后，往中线再穿刺或再行局部麻醉。

（五）穿刺困难

穿刺中无论如何改变穿刺针的方向，始终遇到骨骼，应重新正确定位，或可改为旁正中或更换间隙穿刺。

六、麻醉中及麻醉后发症处理

（一）血压下降和心率减慢

蛛网膜下腔阻滞平面超过胸 4 后常出现血压下降，多数在注药后 15～30 分钟发生，同时伴心率缓慢，严重者可因脑供血不足而出现恶心呕吐、面色苍白、躁动不安等症状。其主要原因是由于交感神经节前神经纤维被阻滞，使小动脉扩张，外周阻力下降，静脉回心血量减少，心排出量降低所致。心率减慢是由于交感神经部分被阻滞，迷走神经呈相对亢进所致。血压下降的程度，主要取决于阻滞平面的高低，但与患者心血管功能代偿状态以及是否伴有高血压、血容量不足或酸血症等有密切关系。处理：①补充血容量，输注 500～1000ml 晶体或胶体液；②给予血管活性药物（麻黄碱、间羟胺等），直到血压回升为止；③心动过缓者可静注阿托品 0.3～0.5mg。

（二）呼吸抑制

因胸段脊神经阻滞引起肋间肌麻痹，可出现呼吸抑制表现为胸式呼吸微弱，腹式呼吸增强，严重时患者潮气量减少，咳嗽无力，不能发声，甚至发绀，应迅速有效吸氧，必要时面罩加压呼吸。如果发生全脊麻而引起呼吸停止，血压骤降或心搏骤停，应立即进行抢救，支持呼吸和维持循环功能。

（三）恶心呕吐

脊麻中恶心呕吐发生率高达 13%～42%。诱因：①血压降低，脑供血减少，导致脑缺氧，兴奋呕吐中枢；②迷走神经功能亢进，胃肠蠕动增加；③手术牵引内脏。一旦出现恶心呕吐，应检查是否有麻醉平面过高及血压下降，并采取相应措施；或暂停手术以减少迷走刺激；一般多能获得良好效果。若仍不能制止呕吐,可考虑使用甲氧氯普胺、氟哌利多及抗五羟色胺止吐剂。

（四）脊麻后头痛

由于脑脊液通过硬膜穿刺孔不断丢失,使脑脊液压力降低所致,发生率在 3%～30%。典型的症状为直立位头痛,而平卧后则好转。疼痛多为枕部、顶部,偶尔也伴有耳鸣、畏光。女性的发生率高于男性,发生率与年龄成反比,与穿刺针的直径成正比。直入法引起的脑脊液漏出多于旁入法,头痛发生率也高于旁入法。

治疗脊麻后头痛的措施包括:

1.镇静、卧床休息及补液　80%～85%脊麻后头痛患者,70%的患者在 7 日后症状缓解。补液的目的是增加脑脊液的量,使其生成量多于漏出量,脑脊液的压力可逐渐恢复正常。据报道脊麻后头痛的患者,50%的人症状轻微,不影响日常生活,35%的人有不适,需卧床休息,15%的人症状严重,甚至不能坐起来进食。

2.一般治疗　①饮用大量含咖啡因的饮料,如茶、咖啡、可口可乐等;②维生素 C 500mg 和氢化可的松 50mg 加入 5%葡萄液 500ml 静脉滴注,连续 2～3 天;③必要时静脉输注低渗盐水;④口服解热镇痛药,咖啡因。

3.硬膜外生理盐水输注　硬膜外输注生理盐水也可用于治疗脊麻后头痛,单次注射生理盐水并不能维持较高的硬膜外压力,而可防止持续脑脊液外漏。

4.硬膜外充填血　经上述保守治疗 24 小时后仍无效,可使用硬膜外充填血疗法。通过硬膜外充填血以封住脊膜的穿刺孔,防止脑脊液外漏。置针于原穿刺点附近的硬膜外间隙,无菌注入 10～20ml 自体血,这种方法有效率达 90%～95%。如疼痛在 24 小时后未减轻,可重复使用。如经 2 次处理仍无效,应重新考虑诊断。硬膜外充填血可能会引起背痛等不适,但与其有关的严重并发症尚未见报道。

5.背痛　脊麻后严重的背痛少见。穿刺时骨膜损伤、肌肉血肿、韧带损伤及反射性肌肉痉挛均可导致背痛。手术时间长和截石位手术因肌肉松弛可能导致腰部韧带劳损。尽管住院患者脊麻后背痛发生率低,而门诊年青患者脊麻后背痛发生率高达 32%～55%,其中约有 3%患者诉背痛剧烈。处理办法包括休息、局部理疗及口服止痛药,如背痛由肌肉痉挛所致,可在痛点行局麻药注射封闭治疗。通常脊麻后背痛较短暂,经保守治疗后 48h 可缓解。

6.神经损伤　比较少见。在同一部位多次腰穿容易损伤,尤其当进针方向偏外侧时,可刺伤脊神经根。脊神经被刺伤后表现为 1 或 2 根脊神经根炎的症状,除非有蛛网膜下腔出血,一般不会出现广泛性脊神经受累。最常见神经损伤包括:

(1)短暂性神经综合征(TNS):发病率 4%～33%,可能与下列因素有关:①局麻药的脊神经毒性,利多卡因刺激神经根引起的神经根炎,浓度高和剂量大则危险增加。②穿刺损伤。③神经缺血。④手术体位使坐骨神经过度牵拉。⑤穿刺针尖位置或添加葡萄糖使局麻药分布不均。临床表现:TNS 称为亚临床神经毒性的表现,在麻后 4～5h 出现腰背痛向臀部、小腿放射或感觉异常,通常为中等度或剧烈疼痛,查体无明显运动和反射异常,持续 3～5d,一周之内可恢复。无后遗运动感觉损害,脊髓与神经根影像学检查和电生理无变化。应用激素、营养神经药、氨丁三醇或非甾体抗炎药(NSAIDs)治疗有效。

(2)马尾综合征相关危险因素包括:①患者原有疾病,脊髓炎症、肿瘤等。②穿刺或导管损伤。③高血压、动脉硬化、脑梗及糖尿病等。④局麻药的浓度过高或局麻药的神经毒性。⑤脊髓动脉缺血。⑥椎管狭窄,椎间盘突出。临床表现:以 $S_{2～4}$ 损伤引起的症状为主,如膀胱、直肠功能受损和会阴部知觉障碍,严重者大小便失禁;当 L_5S_1 受累时可表现为鞍型感觉障碍;进一步发展可能导致下肢特别是膝以下部位的运动障碍,膝反射、跟腱反射等也可减弱或消失。

发现周围神经损伤,需要积极防治,预防:①按指南正规操作,减少穿刺针与操作不当引起的损伤。②预防感染,严格无菌技术。③控制适当的局麻药浓度和剂量。④严格掌握适应证和禁忌证。如老年病患者伴发高血压、动脉硬化、糖尿病和椎管狭窄及椎间盘突出,有明显下肢疼痛与麻木,或肌力减弱,均应慎用或不用椎管内麻醉。治疗:①药物治疗包括大剂量甲泼尼龙冲击疗法。②维生素 B_1 和甲钴胺等。③止痛:消炎镇痛药和三环抗抑郁药和神经阻滞。④高压氧治疗、康复治疗:包括电刺激、穴位电刺激、激光、自动运动和被动运动疗法等。

7.化学或细菌性污染　局麻药被细菌、清洁剂或其他化学物质污染可引起神经损伤。用清洁剂或消毒液清洗脊麻针头,可导致无菌性脑膜炎。严格无菌技术和使用一次性脊麻用具即可避免无菌性脑膜炎和细菌性脑膜炎。

8.持久性的神经损害　极罕见。多由于误注入药液引起化学性刺激或细菌感染导致的脑膜炎、蛛网膜炎、脊髓炎和马尾综合征。阻滞时较长时间的低血压,也可能脊髓前根动脉损伤或严重低血压,可能导致脊髓供血不足,诱发脊髓前动脉综合征。

(罗　军)

第三节　硬膜外间隙阻滞

将局麻药注入硬脊膜外间隙,阻滞脊神经根,使其支配的区域产生暂时性麻痹,称为硬膜外间隙阻滞。

一、适应证和禁忌证

(一)适应证

1.外科手术　因硬膜外穿刺上至颈段、下至腰段,通过给药可阻滞这些脊神经所支配的相应区域,理论上讲,硬膜外阻滞可用于除头部以外的任何手术。但从安全角度考虑,硬膜外阻滞主要用于腹部及以下的手术,包括泌尿、妇产及盆腔和下肢手术。颈部、上肢及胸部虽可应用,但风险较大和管理复杂。胸部、上腹部手术,目前已不主张单独应用硬膜外阻滞,可用硬膜外阻滞复合全麻。

2.镇痛　包括产科镇痛、术后镇痛及一些慢性疼痛和癌痛的镇痛可用硬膜外阻滞。

(二)禁忌证

1.低血容量:由于失血、血浆或体液丢失导致的低血容量,机体常常通过全身血管收缩来代偿以维持正常的血压,一旦给予硬膜外阻滞,其交感阻滞作用使血管扩张,迅速导致严重的低血压。

2.穿刺部位感染,可能使感染播散。

3.菌血症,可能导致硬膜外脓肿。

4.凝血障碍和抗凝治疗,血小板低于 $75000/mm^3$,容易引起硬膜外腔出血、硬膜外腔血肿。

5.颅高压及中枢神经疾病。

6.脊椎解剖异常和椎管内疾病。

二、硬膜外间隙阻滞穿刺技术

(一)穿刺前准备

麻醉前可给予巴比妥类或苯二氮卓类药物;也可用阿托品,以防心率减慢,术前有剧烈疼痛者适量使用镇痛药。准备好常规硬膜外穿刺用具。

（二）穿刺体位及穿刺部位

穿刺体位有侧卧位及坐位两种，临床上主要采用侧卧位，具体要求与蛛网膜阻滞法相同。穿刺点应根据手术部位选定，一般取支配手术范围中央的相应棘突间隙。

（三）操作方法

1.穿刺方法　硬膜外间隙穿刺术有直入法和旁正中法两种。颈椎、胸椎上段及腰椎的棘突相互平行，多主张用直入法，穿刺困难时可用旁正中法。胸椎的中下段棘突呈叠瓦状，间隙狭窄，老年人棘上韧带钙化、脊柱弯曲受限制者，宜用旁正中法。穿透黄韧带有阻力骤失感，即提示已进入硬膜外间隙。由于硬膜外静脉、脊髓动脉、脊神经根均位于硬膜外间隙的外侧，而且硬膜外的外侧间隙较狭窄，此法容易损伤这些组织，因此，穿刺针必须尽可能正确对准硬膜外间隙后正中部位。

2.确定穿刺针进入硬膜外间隙的方法　①黄韧带突破感：由于黄韧带比较坚韧及硬膜外间隙为一个潜在的间隙隙，硬膜外穿刺针进入黄韧带的一瞬间会有一种突破感。②黄韧带阻力消失穿刺针抵达黄韧带后，用注射器抽取 2～3ml 生理盐水并含有一个小气泡，与穿刺针连接，缓慢进针并轻推注射器，可见气泡压缩，也不能推入液体。继续进针直到阻力消失，针筒内的小气泡变形，且无阻力地推入液体，表明已进入硬膜外间隙。但禁止注入空气。③硬膜外间隙负压：可用悬滴法和玻管法进行测试，硬膜外穿刺针抵达黄韧带时，在穿刺针的尾端悬垂一滴生理盐水或连接内有液体的细玻璃管，当进入硬膜外间隙时，可见尾端的盐水被吸入或波管内液柱内移，约 80% 的患者有负压现象。

3.放置硬膜外导管　先测量皮肤至硬膜外间隙的距离，然后用左手固定针的位置，右手安置导管约 15cm。然后左手退针，右手继续送入导管，调整导管深度留置硬膜外间隙内约 3～4cm 并固定导管。

三、常用药物

用于硬膜外阻滞的局麻药应该具备弥散性强、穿透性强、毒性小，且起效时间短，维持时间长等特点。目前常用的局麻药有利多卡因、丁卡因、罗哌卡因及布比卡因。利多卡因作用快，5～12 分钟即可发挥作用，在组织内浸透扩散能力强，所以阻滞完善，效果好，常用 1%～2% 浓度，作用持续时间为 1～1.5 小时，成年人一次最大用量为 400mg。丁卡因常用浓度为 0.25%～0.33%，10～15 分钟起效，维持时间达 3～4 小时，一次最大用量为 60mg。罗哌卡因常用浓度为 0.5%～1%，5～15 分钟起效，维持时间达 2～4 小时。布比卡因常用浓度为 0.5%～0.75%，4～10 分钟起效，可维持 4～6 小时，但肌肉松弛效果只有 0.75% 溶液才满意。

决定硬膜外阻滞范围的最主要因素是药物的容量，而决定阻滞深度及作用持续时间的主要因素则是药物的浓度。根据穿刺部位和手术要求的不同，应对局麻药的浓度作不同的选择。可用一种局麻药，也可用两种局麻药混合，最常用的混合液是利多卡因（1%～1.6%）布比卡因（0.375%～0.5%）或丁卡因（0.15%～0.3%），以达到阻滞作用起效快、持续时间长和降低局麻药毒性的目的。

四、硬膜外阻滞的管理

（一）影响阻滞平面的因素

1.穿刺部位　胸部硬膜外间隙比腰部的硬膜外间隙小，因此胸部硬膜外间隙药物剂量比较小，其阻滞范围与穿刺间隙密切相关。腰部硬膜外间隙间隙较大，注药后往头尾两端扩散，尤其 L_5 和 S_1 间隙，由于神经较粗,阻滞作用出现的时间延长或不完全。

2.局麻药剂量　通常需要 1~2ml 容量的局麻药阻断一个椎间隙。药物剂量随其浓度不同而不同。一般较大剂量的低浓度局麻药能产生较广平面的浅部感觉阻滞,但运动和深部感觉阻滞作用较弱。而高浓度局麻药则肌松较好。持续硬膜外阻滞法,追加剂量通常为初始剂量的一半,追加时间为阻滞平面减退两个节段时,追加注药量可增加其沿纵轴扩散范围。容量愈大,注速愈快,阻滞范围愈广,反之,则阻滞范围窄,但临床实践证明,快速注药对扩大阻滞范围的作用有限。

3.导管的位置和方向　导管向头侧时,药物易向头侧扩散;向尾侧时,则可多向尾侧扩散 1~2 个节段,但仍以向头侧扩散为主。如果导管偏于一侧,可出现单侧麻醉,偶尔导管置入椎间孔,则只能阻滞几个脊神经根。

4.患者的情况　①年龄、身高和体重:随着年龄的增长,硬膜外间隙变窄,婴幼儿、老年人硬膜外间隙小,用药量须减少。身高与剂量相关,身材较矮的患者约需 1ml 容量的局麻药可阻滞一个节段,身材较高的患者需 1.5~2ml 阻滞一个节段。体重与局麻药的剂量关系并不密切。②妊娠妇女:由于腹间隙内压升高,妊娠后期下腔静脉受压,增加了硬膜外静脉丛的血流量,硬膜外间隙变窄,药物容易扩散,用药剂量需略减少。③腹腔内肿瘤、腹水患者也需减少用药量。④某些病理因素,如脱水、血容量不足等,可加速药物扩散,用药应格外慎重。

5.体位　体位与药物的关系目前尚未找到科学依据。但临床实践表明,由于药物比重的关系,坐位时低腰部与尾部的神经容易阻滞。侧卧位时,下侧的神经容易阻滞。

6.血管收缩药　局麻药中加入血管收缩药减少局麻药的吸收,降低局麻药的毒性反应,并能延长阻滞时间,但布比卡因中加入肾上腺素并不延长作用时间。控制肾上腺素浓度小于 1:400000~1:500000 (2.0~2.5μg/ml)。禁忌证:①糖尿病,动脉粥样硬化,肿瘤化疗患者。②神经损伤,感染或其他病理性改变。③术中体位,器械牵拉挤压神经。④严重内环境紊乱,如酸碱平衡失衡等。

7.局麻药 pH　局麻药大多偏酸性 pH 在 3.5~5.5 之间。在酸性溶液中,局麻药的理化性质稳定并不利于细菌的生长。但由于局麻药的作用原理是以非离子形式进入神经细胞膜,在酸性环境中,局麻药大多以离子形式存在,药理作用较弱。

8.阿片类药物　局麻药中加入芬太尼 50~100μg,通过对脊髓背角阿片类受体的作用,加快局麻药的起效时间,增强局麻药的阻滞作用,延长局麻药的作用。

(二)术中管理

硬膜外间隙注入局麻药 5~10 分钟内,在穿刺部位的上下各 2、3 节段的皮肤支配区可出现感觉迟钝;20 分钟内阻滞范围可扩大到所预期的范围,麻醉也趋完全。针刺皮肤测痛可得知阻滞的范围和效果。除感觉神经被阻滞外,交感神经、运动神经也会阻滞,由此可引起一系列生理扰乱。同脊麻一样,最常见的是血压下降、呼吸抑制和恶心呕吐。因此术中应注意麻醉平面,密切观察病情变化,及时进行处理。

五、并发症

(一)局麻药全身中毒反应

由于硬膜外阻滞通常需大剂量的局麻药(5~8 倍的脊麻剂量),容易导致全身中毒反应,尤其是局麻药误入血管内更甚。局麻药通过稳定注药部位附近的神经纤维的兴奋性膜电位,从而影响神经传导,产生麻醉作用。如果给予大剂量的局麻药,尤其是注药过快或误入血管内时,其血浆浓度达到毒性水平,其他部位(如大脑、心肌)的兴奋性膜电位也受影响,即会引发局麻药的毒性反应。

大脑比心脏对局麻药更敏感,所以局麻药早期中毒症状与中枢神经系统有关。患者可能首先感觉舌头麻木、头晕、耳鸣,有些患者表现为精神错乱,企图坐起来并要拔掉静脉输液针,这些患者往往被误认为癔症发作。随着毒性的增加,患者可以有肌颤,肌颤往往是抽搐的前兆,病情进一步发展,患者可出现典型的癫痫样抽搐。如果血药浓度继续升高,患者迅速出现缺氧、发绀和酸中毒,随之而来的是深昏迷和呼吸停止。

如果血药浓度非常高,可能出现心血管毒性反应。局麻药可直接抑制心肌的传导和收缩,对血管运动中枢及血管床的作用可能导致严重的血管扩张,表现为低血压、心率减慢,最后可能导致心脏停搏。相当多的证据表明,脂溶性、蛋白结合率高的局麻药,如布比卡因可能引起严重的心律失常,甚至是心室纤颤,这可能与其影响心肌细胞离子通道的特征有关。

(二)误入蛛网膜下腔

硬膜外阻滞的局麻药用量远高于脊麻的用药量,如果局麻药误入蛛网膜下腔,可能导致阻滞平面异常升高或全脊麻。

1.症状和体征　全脊麻的主要特征是注药后迅速发展的广泛的感觉和运动神经阻滞。由于交感神经被阻滞,低血压是最常见的表现。如果颈3、颈4和颈5受累,可能出现膈肌麻痹,加上肋间肌麻痹,可能导致呼吸衰竭甚至呼吸停止。随着低血压及缺氧,患者可能很快意识不清、昏迷。如用药量过大,症状典型,诊断不难,但须与引起低血压和昏迷的其他原因进行鉴别开来,如迷走-迷走昏厥。当用药量较少时(如产科镇痛),可能仅出现异常高平面的麻醉,这往往就是误入蛛网膜下腔的表现。

2.处理　全脊麻的处理原则是维持患者循环及呼吸功能。患者神志消失,应行气管插管人工通气,加速输液以及滴注血管收缩药升高血压。若能维持循环功能稳定,30分钟后患者可清醒。全脊麻持续时间与使用的局麻药有关,利多卡因可持续1~1.5小时,而布比卡因持续1.5~3.0小时。尽管全脊麻来势凶猛,影响患者的生命安全,但只要诊断和处理及时,大多数患者均能恢复。

3.预防措施

(1)预防穿破硬膜:硬膜外阻滞是一种盲探性穿刺,所以要求熟悉有关椎管解剖,操作应轻巧从容,用具应仔细挑选,弃掉不合用的穿刺针及过硬的导管。对于那些多次接受硬膜外阻滞、硬膜外间隙有粘连者或脊柱畸形有穿刺困难者,不宜反复穿刺以免穿破硬膜。老年人、小儿的硬膜穿破率比青壮年高,所以穿刺时尤其要小心。一旦穿破硬膜,最好改换其他麻醉方法,如全麻或神经阻滞。

(2)应用试验剂量:强调注入全量局麻药前先注入试验剂量,观察5~10分钟有无脊麻表现,改变体位后若须再次注药也应再次注入试验剂量。首次试验剂量不应大于3~5ml。麻醉中若患者发生躁动可能使导管移位而刺入蛛网膜下腔。有报道硬膜外阻滞开始时为正常的节段性阻滞,以后再次注药时出现全脊麻,经导管抽出脑脊液,说明在麻醉维持期间导管还会穿破硬膜进入蛛网膜下腔。

(三)误入硬膜下间隙

局麻药误入硬膜和蛛网膜之间的间隙,即硬膜下间隙阻滞。由于硬膜下间隙为一潜在间隙,小量的局麻药进入即可在其中广泛弥散,出现异常的高平面阻滞,但起效时间比脊麻慢,因硬膜下间隙与颅内蛛网膜下腔不通,除非出现严重的缺氧,一般不至于引起意识消失。颈部硬膜外阻滞时误入的机会更多些。

(四)导管折断

这是连续硬膜外阻滞的并发症之一,发生率约为0.057%~0.2%。其原因为:①穿刺针割断:遇导管尖端越过穿刺针斜面后不能继续进入时,正确的处理方法是将穿刺针连同导管一并拔出,然后再穿刺,若错误地将导管拔出,已进入硬膜外间隙的部分可被锐利的穿刺针斜面切断。②导管质地较差:导管质地或多次使用后易变硬变脆,近来使用的大多为一次性导管可防止导管折断。如果导管需要留置,应采用聚四氯乙烯为原料的导管,即便如此留置导管也不宜超过 72 小时,若需继续保留者应每 3 天更换一次导管。导管穿出皮肤的部位,应用棉纤维衬垫,避免导管在此处呈锐角弯曲。

处理:传统的原则是体内存留异物应尽可能取出,但遗留的导管残端不易定位,即使采用不透 X 线的材料制管,在 X 线片上也很难与骨质分辨,致手术常遭失败。而残留导管一般不会引起并发症,无活性的聚四乙烯导管取出时,会造成较大创伤,所以实无必要进行椎板切除手术以寻找导管。大量临床经验证明即使进行此类手术也很难找到导管。最好的办法是向患者家属说明,同时应继续观察。如果术毕即发生断管,且导管断端在皮下,可在局麻下作小切口取出。

(五)拔管困难

不可用力硬拔。应采用以下方法:①告知患者放松,侧卧位,头颈部和双下肢尽量向前屈曲,试行拔管,用力适可而止。②导管周围肌肉注入 1% 利多卡因后试行拔管。③也可从导管内插入钢丝(钢丝尖端不可进入硬膜外间隙)试行拔管。④必要时使用镇静药或全麻肌松(喉罩通气)状态下拔管。

(六)异常广泛阻滞

注入常规剂量局麻药后,出现异常广泛的脊神经阻滞现象,但不是全脊麻。因阻滞范围虽广,但仍为节段性,骶神经支配区域,甚至低腰部仍保持正常。临床特点是高平面阻滞总是延缓地发生,多出现在注完首量局麻药后 20~30min,常有前驱症状如胸闷、呼吸困难、说话无声及烦躁不安,继而发展至通气严重不足,甚至呼吸停止,血压可能大幅度下降或无多大变化。脊神经阻滞常达 12~15 节段,但仍为节段性。

异常广泛的脊神经阻滞有两种常见的原因,包括前述的硬膜下间隙阻滞以及异常的硬膜外间隙广泛阻滞。硬膜外间隙异常广泛阻滞与某些病理生理因素有关,下腔静脉回流不畅(足月妊娠及腹部巨大肿块等),硬膜外间隙静脉丛怒张,老年动脉硬化患者由于退行性变及椎间孔闭锁,均使硬膜外有效容积减少,常用量局麻药阻滞平面扩大。足月妊娠比正常情况时麻醉平面扩大 30%,老年动脉硬化患者扩大 25%~42%。若未充分认识此类患者的特点,按正常人使用药量,会造成相对逾量而出现广泛的阻滞。预防的要点是对这类患者要相应减少局麻药用量,有时减至正常人用量的 1/3~1/2。

(七)硬膜穿破和头痛

硬膜穿破是硬膜外阻滞最常见的意外和并发症。据报道,其发生率高达 1%。硬膜穿破除了会引起阻滞平面过高及全脊麻外,最常见的还是头痛。由于穿刺针孔较大,穿刺后头痛的发生率较高。头痛与患者体位有关,即直立位头痛加剧而平卧后好转,所以容易诊断。头痛常出现于穿刺后 6~72h,头痛的原因与脑脊液漏入硬膜外间隙有关。一旦出现头痛,应认真对待。

尽管有许多不同的方法处理穿刺后头痛,但毫无疑问,最有效的方法是硬膜外注入自体血进行充填治疗,一旦诊断为穿刺后头痛,应尽快行硬膜外血充填治疗,治疗越早效果越好。抽取自体血 10~15ml,注入硬膜外腔,不需要在血中加入抗凝剂,因靠凝血块来堵塞穿刺孔。操作时注意无菌技术,有效率达 90%。

(八)神经损伤

硬膜外阻滞后出现持久的神经损伤比较罕见。引起神经损伤的四个主要原因为:操作损伤、脊髓前动脉栓塞、粘连性蛛网膜炎及椎管内占位性病变引起的脊髓压迫。

1.操作损伤　通常由穿刺针及硬膜外导管所致。患者往往在穿刺时就感觉疼痛,神经纤维的损伤可能导致持久的神经病变,但大多数患者的症状,如截瘫、疼痛、麻木,均可在数周内缓解。损伤的严重程度与损伤部位有关,胸段及颈段的脊髓损伤最严重。

损伤可能伤及脊神经根和脊髓。脊髓损伤早期与神经根损伤的鉴别之点为:①神经根损伤当时有"触电"或痛感,而脊髓损伤时为剧痛,偶伴一过性意识障碍;②神经根损伤以感觉障碍为主,有典型"根痛",很少有运动障碍;③神经根损伤后感觉缺失仅限于 1~2 根脊神经支配的皮区,与穿刺点棘突的平面一致,而脊髓损伤的感觉障碍与穿刺点不在同一平面,颈部低一节段,上胸部低二节段,下胸部低三节段。

神经根损伤根痛以伤后 3d 内最剧,然后逐渐减轻,2 周内多数患者症状缓解或消失,遗留片状麻木区数月以上,采用对症治疗,预后较好。而脊髓损伤后果严重,若早期采取积极治疗,可能不出现截瘫,或即使有截瘫,恰当治疗也可以使大部分功能恢复。治疗措施包括脱水治疗,以减轻水肿对脊髓内血管的压迫及减少神经元的损害,皮质类固醇能防止溶酶体破坏,减轻脊髓损伤后的自体溶解,应尽早应用。

2.脊髓前动脉栓塞　脊髓前动脉栓塞可迅速引起永久性的无痛性截瘫,因脊髓前侧角受累(缺血性坏死),故表现以运动功能障碍为主的神经症状。脊髓前动脉实际上是一根终末动脉,易遭缺血性损害。诱发脊髓前动脉栓塞的因素有:严重的低血压、钳夹主动脉、局麻药中肾上腺素浓度过高,引起血管持久痉挛及原有血管病变者(如糖尿病)。

3.粘连性蛛网膜炎　粘连性蛛网膜炎是严重的并发症,患者不仅有截瘫,而且有慢性疼痛。通常由误注药物入硬膜外间隙所致,如氯化钙、氯化钾、硫喷妥钠及各种去污剂误注入硬膜外间隙会并发粘连性蛛网膜炎。其他药物的神经毒性:晚期癌性疼痛患者椎管内长期、大剂量应用吗啡,需注意其神经毒性损害。瑞芬太尼因含甘氨酸对神经有毒性,不可用于硬膜外或鞘内给药。实验研究证明右美托咪定注入硬膜外间隙对局部神经髓鞘有损害。如氯胺酮含氯化苄甲乙氧胺等杀菌或防腐剂,可引起神经损伤。粘连性蛛网膜炎的症状是逐渐出现的,先有疼痛及感觉异常,以后逐渐加重,进而感觉丧失。运动功能改变从无力开始,最后发展到完全性弛缓性瘫痪。尸检可以见到脑脊膜上慢性增生性反应,脊髓纤维束及脊神经腹根退化性改变,硬膜外间隙及蛛网膜下腔粘连闭锁。

4.脊髓压迫　引起脊髓压迫的原因为硬膜外血肿及硬膜外脓肿,其主要临床表现为严重的背痛。硬膜外血肿的起病快于硬膜外脓肿,两者均需尽早手术减压。

(1)硬膜外血肿:硬膜外间隙有丰富的静脉丛,穿刺出血率约为 2％～6％,但形成血肿出现并发症者,其发生率仅 0.0013％～0.006％。形成血肿的直接原因是穿刺针尤其是置入导管的损伤,促使出血的因素有患者凝血机制障碍及抗凝血治疗。硬膜外血肿虽罕见,但在硬膜外阻滞并发截瘫的原因中占首位。

临床表现:开始时背痛,短时间后出现肌无力及括约肌功能障碍,最后发展到完全性截瘫。诊断主要依靠脊髓受压迫所表现的临床症状及体征,椎管造影、CT 或磁共振对于明确诊断很有帮助。

预后取决于早期诊断和及时手术,手术延迟者常致永久残疾,故争取时机尽快手术减压为治疗的关键(8 小时内术后效果较好)。预防硬膜外血肿的措施有:有凝血障碍及正在使用抗凝治疗的患者应避免椎管内麻醉;穿刺及置管时应轻柔,切忌反复穿刺;万一发生硬膜外腔出血,可用生理盐水多次冲洗,待血色回流变淡后,改用其他麻醉。

(2)硬膜外脓肿:为硬膜外间隙感染所致。其临床表现为:经过 1～3 天或更长的潜伏期后出现头痛、畏寒及白细胞增多等全身征象。局部重要症状是背痛,其部位常与脓肿发生的部位一致,疼痛很剧烈,咳嗽、弯颈及屈腿时加剧,并有叩击痛。大约在 4～7 天出现神经症状,开始为神经根受刺激出现的放射状疼痛,继而肌无力,最终截瘫。与硬膜外血肿一样,预后取决于手术的早晚,凡手术延迟者可致终身瘫痪。硬膜外脓肿的治疗效果较差,应强调预防为主,麻醉用具及药品应严格无菌,遵守无菌操作规程。凡局部有感染或有全身性感染疾病者(败血症),应禁行硬膜外阻滞。

六、骶管阻滞

硬膜外间隙在骶管的延续部分是骶管间隙,该间隙末端终止于骶裂孔。骶管阻滞是经骶裂孔穿刺进入骶管后将局麻药注入该间隙产生该部脊神经阻滞。

（一）适应证

包括：①肛门会阴部手术。②小儿下腹部及腹股沟手术。③连续骶管阻滞可用于术后镇痛。④疼痛治疗，如椎间盘突出压迫神经引起下肢急慢性疼痛。可从骶管注入局麻药和激素。

（二）解剖和穿刺方法

确定骶裂孔的骨性标志是位于骶裂孔两侧的骶骨角（S_3 的下关节突），骶裂孔为骶尾韧带覆盖。骶管间隙内有脂肪、骶神经、静脉丛及硬膜囊。硬膜囊的终止平面相当于 S_2 下缘。针尖穿过骶尾韧带进入骶管时有突破感，针穿过骶尾韧带进入骶管间隙后进针角度与构成骶管的骨板相平行约与皮肤呈角 $70°\sim80°$ 针尖深度不超过 S_2 水平。新生儿硬膜囊终止水平在 S_4，因此进针深度更浅。穿刺成功后与硬膜为阻滞一样要确认穿刺针在硬膜外间隙内，避免针已穿破硬膜进入蛛网膜下间隙或针尖在静脉内。

（三）注意事项

①严格无菌操作，以免感染。②穿刺针位于正中线，并不可太深，以免损伤血管或穿破硬膜。③试验剂量 $3\sim5ml$。④预防局麻药进入蛛网膜下间隙或误注入血管。⑤骶管先天畸形较多，容量差异也大，一般 $15\sim20ml$。阻滞范围很难预测。

（彭　勃）

第四节　腰硬联合麻醉

蛛网膜下间隙和硬膜外间隙联合阻滞简称腰硬联合麻醉。腰硬联合麻醉（CSEA）是脊麻与硬膜外麻醉融为一体的麻醉方法，优先用脊麻方法的优点是起效快、阻滞作用完全、肌松满意，应用硬膜外阻滞后阻滞时间不受限制并可行术后镇痛，同时减少局麻药的用药量和不良反应，降低并发症的发生率。CSEA 已广泛应用于下腹部及下肢手术麻醉及镇痛，尤其是剖宫产手术。但 CSEA 也不可避免地存在脊麻和硬膜外麻醉的缺点。

一、实施方法

（一）穿刺针

常用的为蛛网膜下腔与硬膜外腔联合阻滞套管针，其硬膜外穿刺针为 17G，距其头端 $1\sim2cm$ 处有一侧孔，蛛网膜下腔穿刺针可由此通过。蛛网膜下腔穿刺针为 $25\sim27G$ 的笔尖式穿刺针。

（二）穿刺方法

穿刺间隙为 $L_{2\sim3}$ 或 $L_{3\sim4}$。先用硬膜外穿刺针行硬膜外腔穿刺后，再经硬膜外穿刺针置入 25 或 26G 的蛛网膜下腔穿刺针，穿破硬膜时有轻轻的突破感，拔出针芯后有脑脊液缓慢流出。蛛网膜下腔穿刺针的侧孔一般朝向患者头端，有利于脑脊液的流出。在蛛网膜下腔内注入局麻药后，拔出蛛网膜下腔的穿刺针。然后置入硬膜外导管，留置导管 $3\sim4cm$，退针、固定导管。患者平卧测试和调整阻滞平面，同时注意监测血流动力学变化，低血压和心动过缓者应及时处理。待蛛网膜下腔阻滞作用开始消退，如手术需要，经硬膜外导管注入局麻药行硬膜外阻滞。

（三）用药方法

由于蛛网膜下间隙阻滞作用开始消退时，开始硬膜外间隙注药。因此，无法观察硬膜外试验剂量及其效应，一般采用分次注药方法或持续注药方法（$4\sim6ml/h$）。同时严密观察是否有全脊麻的征象，及局麻药毒性反应。联合穿刺时,硬膜外导管可能误入蛛网膜下腔,通常有脑脊液从导管内流出。因此每次硬膜外腔注药时,须回抽无脑脊液后再注药。并且蛛网膜下间隙与硬膜外间隙的局麻药用药剂量均较小,阻滞平面容易扩散,可能有一部分局麻药经硬膜孔渗入蛛网膜下腔,以及硬膜外间隙的压力改变后,局麻药易在蛛网膜下间隙扩散。

二、注意事项

包括:①硬膜外导管可能会误入蛛网膜下间隙,有脑脊液从导管内流出。因此每次硬膜外间隙注药时,须回抽无脑脊液后再注药。②蛛网膜下间隙与硬膜外间隙的局麻药用药剂量均较小,但阻滞平面容易扩散。可能有一部分局麻药经硬膜破孔渗入蛛网膜下间隙(称为渗漏效应),以及注入局麻药后硬膜外间隙的压力改变,使蛛网膜下间隙的脑脊液容积相应减少,局麻药在蛛网膜下间隙容易扩散(称为容量效应)。多数研究认为容量效应是腰硬联合麻醉平面容易扩散的主要原因。③实施 CSEA 在蛛网膜下间隙注入局麻药后,如出现硬膜外导管置入困难,会导致蛛网膜下间隙注药后恢复仰卧体位延迟。如果患者侧卧头低位,重比重液将向头侧移动,使阻滞平面过高,可能发生严重低血压,应严密监测并及时处理。如侧卧头高位,重比重液将向尾侧移动,使阻滞平面较低。④穿刺成功后,患者转平卧位测试和调整阻滞平面,同时注意监测血流动力学变化,低血压和心动过缓应及时处理。脊麻布比卡因剂量一般 12mg 左右,最多用至 15mg。待蛛网膜下间隙阻滞作用固定,根据手术需要,经硬膜外导管注入局麻药行硬膜外阻滞。

三、风险和并发症

(一)阻滞平面异常广泛

CSEA 的阻滞范围较一般腰麻或硬膜外阻滞范围广,其原因:①注入硬膜外腔的局麻药经硬脊膜破损处渗入蛛网膜下腔;②硬膜外腔的负压消失,促使脑脊液中局麻药扩散;③硬膜外腔注入局麻药液容积增大,挤压硬脊膜,使腰骶部蛛网膜下腔压力增加,促使局麻药向头端扩散,阻滞平面可增加 3～4 个节段;④脑脊液从硬脊膜针孔溢出,使硬膜外腔的局麻药稀释、容量增加及阻滞平面升高;⑤局麻药在蛛网膜下腔因体位改变而向上扩散;⑥为补救腰麻平面不足,经硬膜外导管注入局麻药量过多。

临床上应尽量避免此类情况的发生,建议对策:①如蛛网膜下腔阻滞平面能满足整个手术需要,则术中硬膜外腔不需用药,仅作为术后镇痛;②硬膜外腔注药应在腰麻平面完全固定后再给予;③避免硬膜外腔一次注入大量局麻药,应分次给予。每次注药后都应测试阻滞平面,根据阻滞平面的高低决定是否继续注药及药量;④密切监测患者的生命体征,必要时加快血容量补充并适当应用升压药。

(二)循环呼吸系统并发症

主要与麻醉平面过高有关。蛛网膜下腔注入局麻药后,如阻滞平面过高,交感神经受到广泛阻滞,易引起低血压,严重者导致心搏骤停。当腰麻平面过高,尤其是肋间肌和膈肌出现麻痹时,将引起患者严重的呼吸抑制甚至呼吸停止。这种情况多因腰麻作用已开始,而硬膜外置管困难,阻滞平面已经升高,麻醉医师又没能及时发现所致。对老年、全身状况较差或有相对血容量不足的患者后果更为严重。因此,在 CSEA 操作过程中,一定要加强生命体征监测,合理应用局麻药,及时调控腰麻平面。若硬膜外腔置管困难,应及时放弃硬膜外置管并拔除硬膜外穿刺针。

(三)神经并发症

1.马尾综合征(CES)   主要表现为不同程度的大便失禁及尿道括约肌麻痹、会阴部感觉缺失和下肢运动能力减弱。引起该综合征的原因包括：①局麻药对鞘内神经直接毒性，与注入局麻药的剂量、浓度、种类及加入的高渗葡萄糖液和血管收缩药有关。术后镇痛在硬膜外腔导管部位局麻药持续作用。国外有大量蛛网膜下腔应用 5％利多卡因后引起马尾综合征的报道。②压迫型损伤：如硬膜外血肿或脓肿；③操作时损伤。预防措施：①最小有效剂量的局麻药；②最低局麻药有效浓度，局麻药注入蛛网膜下腔前应适当稀释；③注入蛛网膜下腔的葡萄糖液的终浓度不得超过 8％。

2.短暂神经症（TNS）　表现为以臀部为中心向下肢扩散的钝痛或放射痛，部分患者同时伴有背部的疼痛，活动后疼痛可减轻，体格检查和影像学检查无神经学阳性改变。症状常出现在腰麻后的 12～36h，2 天～2 周内可缓解，非甾类抗炎药能有效缓解 TNS 引起的疼痛。病因尚不清楚，可能与注入蛛网膜下腔的局麻药剂量和浓度、穿刺时神经损伤以及手术体位等因素相关。

3.穿刺时直接的神经根或脊髓损伤　应严格遵守操作规范，避免反复穿刺，硬膜外穿刺针刺到神经根或脊髓应立即放弃椎管内阻滞。

4.硬脊膜穿破后头痛　腰硬联合麻醉因其独特的优点目前在临床上得到广泛应用，但仍要注意其可能的风险及并发症。因此，在操作时强调严格掌握适应证及操作规范，术中加强麻醉管理和监测，合理应用局麻药，及时发现和治疗并发症。

（苏含武）

第五节　椎管内神经阻滞的并发症

一、蛛网膜下腔神经阻滞的并发症

（一）低血压

交感神经广泛阻滞，静脉回流减少，心排出量降低。麻醉前应适当扩容，输注 500～1000ml 晶体或胶体液；或使用血管加压药，最常用为麻黄碱，一次常用量 5～10mg，但反复使用导致快速耐药。

（二）脊麻后头痛

脊麻后头痛是比较常见的并发症，常见于麻醉作用消失后数小时至 24 小时，2～3 天最剧烈，10 天左右可消失，个别病例持续时间较长，典型症状是坐起及站立时加重，卧位可减轻，表现为严重的枕部头痛并向后颈部放散，重者可出现全头痛并伴耳鸣、视觉模糊和复视，其原因是脑脊液经穿刺孔不断滴入硬脊膜外腔，脑脊液压力降低，从而使脑膜血管和脑神经受牵张所致。其发生率在年轻人、女性、使用粗穿刺针及反复穿刺者较高。

预防与治疗主要有：

1.选择最细穿刺针。

2.术后患者平卧或头低位仰卧。

3.多饮水、输液和给予镇痛药。

4.硬膜外间隙注入生理盐水或右旋糖酐 30ml。

5.“补丁”法：患者 10ml 自体血注入硬脊膜外间隙。

6.使用苯甲酸咖啡因 500mg 加入 500ml 生理盐水中，2 小时输注完毕。

（三）尿潴留

主要是支配膀胱的骶神经恢复较慢引起，或由于肛门、会阴手术后引起疼痛造成的。处理方法可采用热敷、针灸等治疗,无效的患者可行导尿,一般可自行恢复。

(四)恶心呕吐

血压过低,导致脑缺氧或者术中牵拉导致迷走-迷走反射。可纠正低血压或静脉注射阿托品 0.4mg 阻断神经反射。

(五)平面过广

症状包括恶心呕吐、低血压、呼吸困难等,治疗包括给氧、辅助呼吸及恢复血压等。

(六)马尾综合征

高浓度(5%)利多卡因及用于硬膜外神经阻滞的氯普鲁卡因可引起马尾综合征,表现为脊麻后下肢感觉及运动功能长时间不能恢复,神经系统检查发现骶神经受累、大便失禁及尿道括约肌麻痹,恢复异常缓慢。

(七)其他并发症

穿刺后腰痛、棘突骨髓炎等虽然发生率不高,但可能与穿刺局部创伤和术中术后体位不当引起背部肌肉、韧带劳损有关。一般对症处理即可。

二、硬膜外神经阻滞的并发症

1.穿破硬脊膜　　目前国内硬脊膜穿破率为 0.27%～0.6%之间,硬脊膜穿破后可根据手术要求改成腰麻或全麻。如仍需采用硬膜外麻醉,可上移一个椎间隙重新穿刺置管,使硬膜外导管头端远离已穿破的硬脊膜处,同时警惕局麻药大量进入蛛网膜下腔的可能性。

2.穿刺置管损伤血管　　硬膜外间隙血管丛丰富,穿刺、置管时极易损伤,轻微的损伤不致引起不良的后果,如果血液不断由穿刺针或导管滴出,可注入生理盐水 10ml,2～3 分钟后如果出血停止或缓解,可以继续进行操作,否则宜更换穿刺点或更改麻醉。

3.全脊麻　　硬膜外神经阻滞时,穿刺针或硬膜外导管误入蛛网膜下腔而未及时发现,超过脊麻数倍量的局麻药注入蛛网膜下腔,可产生异常广泛的阻滞称为全脊麻。主要表现为呼吸麻痹或抑制,显著血压下降,意识突然消失,心率减慢直至心跳停止。如能及时发现并立即实施人工通气,心脏按压,快速输液、使用血管活性药物,维持循环,30 分钟后患者可清醒,阻滞平面逐渐消退后患者即可恢复并不留后遗症。

4.局麻药毒性反应　　局麻药注药过多或血管有破损,以及药物直接注入血管,引起中枢神经系统和心血管系统毒性反应,可导致惊厥及心跳呼吸骤停。中毒症状轻者,停止给予局麻药后中毒症状都能自行缓解。如果中毒症状较为严重时,应立即静脉注射地西泮 5～10mg 或咪达唑仑 2～3mg,面罩给氧,加快静脉输液速度。出现惊厥不易控制时,应给予肌肉松弛药,进行有效的人工通气。

5.神经根损伤　　多是穿刺操作不当所致,穿刺针或导管插入时,碰到神经根,患者即呈现电击样痛并向单侧肢体传导。一般采用卧床休息,输液,注射维生素 B_1、B_{12},针灸,理疗等对症治疗。

6.硬膜外血肿　　主要因穿刺针或导管置入时损伤静脉丛引起血肿,造成肢体麻痹,预后取决于早期诊断和及时治疗,尽快手术清除血肿,避免延误时机,造成终身瘫痪。

7.导管折断　　这是连续硬膜外阻滞常见并发症之一,其发生原因为:①置管遇到困难,将导管从穿刺针用力回拔,斜面可将导管削断;②导管老化易折,术终拔管时断入腔内;③置管过深,导管在硬膜外间隙过长,易于缠绕成结或骨关节炎患者椎板或脊椎韧带将导管夹住,术终拔管困难,用力外拔或拔管方向不对,均可使导管拉断。对已折断的导管,若使用前灭菌良好、不含毒性且较短,如无感染或神经根刺激症状,可严密观察,不必急于手术取出。

8.感染　　主要由于穿刺操作消毒不严、用具及穿刺点皮肤存在感染灶所致,临床表现为发热、剧烈背痛及局部触痛,后期神经根痛及瘫痪。迅速诊断和治疗,可使神经功能恢复良好。治疗包括使用有效抗生素,有时需行紧急椎板切除减压术。

（张乃春）

第九章 局部麻醉及周围神经阻滞

第一节 表面麻醉

一、定义

将渗透性能强的局麻药与局部黏膜接触所产生的麻醉状态,称为表面麻醉。

二、常用的表面麻醉药

临床上常用的表面局麻药有丁卡因、利多卡因。根据给药方法的不同可分为滴入法、喷雾法和灌入法。

三、操作方法

1.眼部表面麻醉 一般采用滴入法,将局麻药滴在眼结膜表面后闭眼,每次滴 2～3 滴,每隔 2 分钟滴一次,重复 3～5 次,即可使眼结膜和角膜麻醉。常用 0.25%～0.5% 丁卡因或 1%～2% 利多卡因。

2.咽喉、气管及气管内表面麻醉 喷雾法,先令患者张口,对舌面及咽部喷雾 3～4 下,2～3 分钟后患者咽部出现麻木感,将患者舌体拉出,向咽喉部黏膜喷雾 3～4 次,最后可借用喉镜显露声门,于患者吸气时对准声门喷雾 3～4 下,每隔 3～4 分钟重复 2～3 次。该方法多用于咽喉或气管及支气管插管术的表面麻醉。

环甲膜穿刺表面麻醉法是在患者平卧头后仰,在环状软骨与甲状软骨间的环甲膜作标记,用 22G 3.5cm 针垂直刺环甲膜入气管内,穿刺针有突破感,经抽吸有气证实针尖位置正确后,即令患者闭气,然后快速注入 2%～4% 的利多卡因 2～3ml 或 1% 丁卡因 2～3ml。拔出针头,让患者咳嗽,使药分布均匀,3～5 分钟后,气管上部、咽及喉下部便出现局麻作用。为避免刺伤声门下组织或声带,有人主张将穿刺点下移到环状软骨与第二气管环之间的间隙。此法在小儿气管异物取出术中应用最广,实用性较强,效果良好。

3.滴鼻 一般采用滴入法,用 5ml 注射器抽取 1% 丁卡因 2ml 加 1% 的麻黄碱 1ml 混合后从鼻腔滴入 2～3 滴,捏鼻使局麻药充分接触鼻腔黏膜,本方法适用于鼻腔手术及鼻腔气管插管术。能明显减轻手术及插管操作时的刺激并能减少鼻腔出血。

4.尿道表面麻醉 常采用灌注法,男性患者使用 1% 丁卡因 5～6ml,用灌注器注入尿道,让药液滞留

5～6分钟,即可达到表面麻醉作用,女性患者可用浸有局麻药的细棉棒在尿道黏膜表面涂抹,持续3～5分钟即可。

四、注意事项

1.不同部位的黏膜,吸收局麻药物的速度不同,经研究,黏膜吸收局麻药的速度与静脉注射者相等。尤以气管及支气管喷雾法,局麻药吸收最快,应控制剂量。

2.表面麻醉前须注射阿托品,使黏膜干燥,避免唾液或分泌物妨碍局麻药与黏膜的接触。

（周　锟）

第二节　局部浸润麻醉

一、定义

沿手术切口线分层注射局麻药,阻滞组织中的神经末梢,称为局部浸润麻醉。

二、常用局麻药

普鲁卡因是较常用的局部浸润麻醉药,一般用0.5%～1%溶液,成人一次最大剂量为1g,作用时间为45～60分钟。

三、操作方法

取24-25G皮内注射针,针头斜而紧贴皮肤,进

入皮内以后推注局麻药液,造成白色的橘皮样皮丘,然后经皮丘刺入,分层注药。注射局麻药时应加压,使其在组织内形成张力性浸润,达到与神经末梢广泛接触,以增强麻醉效果。

四、注意事项

1.注药前应抽吸,防止局麻药误入血管。

2.刺进针应缓慢,改变穿刺针方向时应先退针至皮下,避免针头弯曲或折断。

3.感染或癌肿部位不宜作局部浸润麻醉,以防止扩散转移。

（周　锟）

第三节　周围神经阻滞概述

周围神经阻滞是临床常用的麻醉方法之一,手术部位局限于某一或某些神经干(丛)所支配范围并且

阻滞时间能满足手术需求者即可采用。还取决于手术范围、手术时间、患者的精神状态及合作程度。神经阻滞既可单独应用,亦可与其他麻醉方法如基础麻醉、全身麻醉等复合应用。穿刺部位有感染、肿瘤、严重畸形以及对局麻药过敏者应作为神经阻滞的绝对禁忌证。

神经阻滞过程中的注意事项如下:①做好麻醉前病情估计和准备:不应认为神经阻滞是小麻醉而忽视患者全身情况。以提高神经阻滞的效果,同时减少并发症。②神经阻滞的成功有赖于相关的解剖知识、正确定位穿刺入路、局麻药的药理及常见并发症的预防及处理。③明确手术部位和范围,神经阻滞应满足手术要求。④某些神经阻滞可以有不同的入路和方法,一般宜采用简便、安全和易于成功的方法。但遇到穿刺点附近有感染、肿块畸形或者患者改变体位有困难等情况时则需变换入路。⑤施行神经阻滞时,神经干旁常伴行血管,穿刺针经过的组织附近可能有体腔(如胸膜腔等)或脏器,穿刺损伤可以引起并发症或后遗症,操作力求准确、慎重及轻巧。⑥常规评估注射压力以降低神经纤维束内注射的发生率,以小于750mmHg的压力注射可以显著减少神经纤维束内注射及高压导致的局麻药入血的发生。

(周　锟)

第四节　周围神经阻滞的定位方法

满意的神经阻滞应具备三个条件:①穿刺针正确达到神经附近;②足够的局麻药浓度;③充分的作用时间使局麻药达到需阻滞神经的神经膜上的受体部位。

一、解剖标记定位

根据神经的局部解剖特点寻找其体表或深部的标志,如特定体表标志、浅层的骨性突起、血管搏动、皮纹及在皮肤上测量到的定位点深层标志如筋膜韧带、深部动脉或肌腱孔穴及骨骼。操作者穿刺时的"针感",即感觉穿刺的深浅位置,各种深层组织的硬度、坚实感及阻力等。局麻药注入到神经干周围后可浸润扩散到神经干表面,并逐步达到神经干完全阻滞。但解剖定位只局限于较细的神经分支,如腕部和踝部神经阻滞成功率高,而较粗神经除了腋路臂丛通过穿透腋动脉定位外,其他很少使用。

二、找寻异感定位

在解剖定位基础上,按神经干的走行方向找寻异感。理论上,获得异感后注药,更接近被阻滞神经,其效果应更完善。根据手术范围和时间等决定阻滞方法。应尽可能用细针穿刺,针斜面宜短,以免不必要的神经损伤。目前应用神经刺激器及超声引导神经定位,因此不需找寻异感定位。

三、神经刺激器定位

(一)工作原理

周围神经刺激器产生单个刺激波,刺激周围神经干,诱发该神经运动分支所支配的肌纤维收缩,并通过与神经刺激器相连的绝缘针直接注入局麻药,达到神经阻滞的目的。目前临床使用的神经刺激器都具有较大可调范围的连续输出电流,电流极性标记清晰。

（二）绝缘穿刺针选择

尽可能选用细的穿刺针,最好用 22G。选用 B 斜面(19°角)或短斜面(45°角)的穿刺针。上肢神经阻滞通常选用 5cm 穿刺针,腰丛和坐骨神经阻滞选用 10cm 穿刺针。神经刺激器的输出电流 0.2～10mA,频率1Hz。需一次注入大剂量局麻药时,用大容量的注射器与阻滞针相衔接,以确保在回吸和注药时针头位置稳定。

（三）操作方法

将周围神经刺激器的正极通过一个电极与病人穿刺区以外的皮肤相连,负极与消毒绝缘针连接。先设置电流强度为 1～1.5mA,刺激频率为 2Hz。该强度下局部肌肉收缩程度最小。穿刺针靠近神经时,减少刺激器的输出电流至最低强度(低于 0.5mA)时仍能引起肌颤搐,可认为穿刺针尖最靠近神经,注入 2～3ml 局麻药,肌肉收缩立即消除。此时,增加电流至 1mA,若无肌肉收缩发生,逐渐注射完余下的局麻药。如仍有肌肉收缩,应后退穿刺针重新调整位置及方向。

（四）神经刺激效应

使用神经刺激器刺激运动神经分支,观察其支配肌肉的运动有助于精确定位,刺激正中神经、尺神经、桡神经、腓总神经和胫神经支配的肌肉收缩的运动反应。又如用刺激股神经引发股四头肌颤搐及髌骨上下移动。

（五）优缺点

使用周围神经刺激器定位无需病人诉说异感,可用于意识不清或儿童等不合作病人,提高阻滞成功率,减少并发症发生。但刺激神经可能引起损伤。

四、超声定位

（一）超声技术基础

1.超声波的物理特性　声源振动的频率大于 20000Hz 的机械波,临床常用的超声频率在 2～10MHz之间。超声波有三个基本物理量,即频率(f),波长(λ),声速(c),它们的关系是:$c=f\cdot\lambda$ 或 $\lambda=c/f$。波长决定图像的极限分辨率,频率则决定了可成像的组织深度。低频探头(1～6MHz)成像的极限分辨率为0.75～0.1mm,可成像的组织深度 6～20cm;高频探头(6～15MHz)成像的极限分辨率为 0.1～0.05mm,可成像的组织深度小于 6cm。当目标结构表浅时,应选用高频探头,反之应选用低频探头。超声波在介质中传播时,遇到不同声阻的分界面,会产生反射。当超声波垂直于不同声阻抗分界面入射时,可得到最佳的反射效果。随着传播距离的增加,超声波在介质中的声能将随之衰减。根据图像中灰度不同,可分为强或高回声,中等回声,低或弱回声,无回声。

2.超声成像　由于超声在不同组织中传播速度不同,各种组织介面上产生反射波,超声图像就是由超声探头接收到的各个介面反射波信号重造而成的。不同器官组织成分的显像特点:皮肤呈线状强回声;脂肪回声强弱不同,层状分布的脂肪呈低回声;纤维组织与其它成分交错分布,其反射回声强;肌肉组织回声较脂肪组织强,且较粗糙;血管形成无回声的管状结构,动脉常显示明显的搏动;骨组织形成很强的回声,其后方留有声影;实质脏器形成均匀的低回声;空腔脏器其形状、大小和回声特征因脏器的功能状态改变而有不同,充满液体时可表现为无回声区,充满气体时可形成杂乱的强回声反射。大部分外周神经的横截面呈蜂窝状,纵截面为致密高回声,有小部分外周神经则呈现低回声结构。

3.超声探头　临床应用的超声频率为 2.5～20MHz,频率越高分辨率越好,但穿透性越差;频率越低穿透性越好,但分辨率会下降。对于表浅的神经(<4cm),应选用 7～14MH 的探头,深度>6cm 的目标神经,应选用 3～5MHz 的探头。4～6cm 的目标神经应选用 5～7MHz 的探头。对于极为表浅的结构,可选用类似曲棍球棒的高频小探头。表浅的神经应选用高频线阵探头,图像显示更清楚,而深部的神经应选用低频率凸阵探头,可增加可视范围,有利于寻找目标神经。探头要先涂上超声胶,然后用已灭菌的塑料套或无菌手套包裹,并用弹性皮筋扎紧。在超声的使用不管是深部或浅部神经,应与周围局部解剖学相结合。目前脉搏波或彩色多谱勒技术可以清楚地区分血管及血管中的血流,从而提高对于局部解剖的观察。

4.多普勒效应　当声波向观察部位运动时,频率增加,远离时则频率减低。目标的移动可发生声波频率的变化,这就是多普勒效应,在医学方面的应用有赖于探测物的移动,如血流、血流方向、血液流量和喘流。在超声引导神经阻滞中探测目标神经附近的血管,区分动脉和静脉,作为引导神经阻滞的重要解剖标志。

(二)超声仪简介

麻醉科使用超声引导的神经阻滞时,对超声仪的要求:①图像清晰,特别是近场的分辨率要高;②操作简单容易掌握;③携带方便;④能实时储存图像或片段。目前市场上有多种专为麻醉时使用而设计的便携式超声仪。超声仪的操作步骤如下:

1.选择和安装超声探头　根据目标神经血管选择探头。一般 6～13Hz 的线阵探头可满足大部分要求。坐骨神经前路、腰丛一般选择凸阵探头。锁骨下臂丛神经、臀下水平以上的坐骨神经根据患者的胖度选择其中一种。线阵探头几乎适合儿童的各个部位。

2.开机　机器有电源插头和可充电的备用电源。按电源开关开机。

3.输入患者资料和更换检查模式　按患者信息输入键,出现患者信息输入屏幕,输入患者信息并选择适当的检查模式。检查模式有机器预设的神经、血管、小器官和乳腺等模式。

4.选择超声模式　超声模式有二维模式、彩色模式、多普勒模式和 M 模式四种。神经阻滞用二维模式,鉴别血管时用彩色模式、多普勒模式。

5.调节深度、增益　根据目标结构的深浅调节深度,并根据图像调节近场、远场和全场增益使目标结构显示清楚。

6.存储和回放图像　欲储存图像时,先按冻结键冻结此图像,再按储存键储存。也可实时储存动态片段。按回放键可回放储存的图像。

7.图像内测量和标记　按测量键可测量图像内任意两点的距离。按 Table 键可输入文本。

(三)优缺点

①优点:超声技术可以直接看到神经及相邻结构和穿刺针的行进路线,如臂丛神经阻滞的肌间沟径路和股神经的腹股沟部位的超声显像十分清晰,此外,还可观察局麻药注射后的局麻药扩散,提高神经阻滞定位的准确性和阻滞效果。超声引导下神经阻滞能减少病人不适,避免局麻药注入血管内或局麻药神经内注射及其相关的并发症。②缺点:超声的使用要有一定的设备和人员培训,增加了操作步骤,且仪器价格昂贵,有待临床普及。

但随着超声设备影像水平不断提高和经济改善,超声定位会逐渐增多,尤其是原来神经阻滞相对禁忌证和病人,如肥胖、创伤、肿瘤等引起的解剖变异,意识模糊,无法合作,已经部分神经阻滞的情况下,超声引导下的神经阻滞有更广阔的临床应用前景。

(四)超声引导下外周神经阻滞的准备

1.环境和器械的准备　虽然神经阻滞可以在手术室进行,但在术前准备室开辟一个专门的空间十分必要。因为神经阻滞起效需要一定的时间,且起效时间因不同的患者、不同的目标神经和不同的局麻药物等因素而有较大变化。麻醉医师可从容地不受干扰地完成操作和效果评估。

可用屏风或帘子围住 5m×5m 大小的地方,这样创造一个光线相对暗的环境,更容易看清超声屏幕显示,同时也有利于保护病人隐私。必须备常规监护设备、供氧设备、抢救设备和药物。

2.患者的准备　择期手术需禁食 8h,常规开放一外周或中心静脉通路。监测心电图、血压和脉搏氧饱和度。可给予咪达唑仑 0.02～0.06mg/kg,芬太尼 1～2μg/kg 进行镇静,对于小儿患者,可静注 0.5～1mg/kg氯胺酮;对于呼吸障碍的患者使用镇静药物应谨慎。穿刺过程最好鼻导管或面罩吸氧。

3.探头的选择和准备　对于表浅的神经(<4cm),应选用 7～14MH 的探头,对于深度>6cm 的目标神经,应选用 3～5MHz 的探头。对于(4～6cm),应选用 5～7MHz 的探头。对于极为表浅的结构,可选用类似曲棍球棒的高频小探头。表浅的神经应选用线阵探头,图像显示更清楚,而深部的神经应选用低频率凸阵探头,可增加可视范围,有利于寻找目标神经。探头要先涂上超声胶,然后用已灭菌的塑料套或无菌手套包裹,并用弹性皮筋扎紧。

4.其他的用品　消毒液(碘伏、酒精)、无菌的胶浆、不同型号的注射器和穿刺针。最好准备一支记号笔,可根据解剖标志,大致标记目标结构的位置,有助于减少超声图像上寻找目标结构的时间。

5.识别超声图像的基本步骤　①辨方向:将探头置于目标区域后,通过移动探头或抬起探头一侧,辨清探头和超声图像的方向。②找标志结构:辨清超声图像方向后,移动探头,寻找目标区域的标志性结构。如股神经阻滞时,先确定股动脉;锁骨上臂丛神经阻滞时,先确定锁骨下动脉。③辨目标神经:根据目标神经和标志性结构的解剖关系(如股神经在股动脉的外侧)和目标神经的超声图像特征,确定目标神经。

(五)超声探头、穿刺针与目标神经的相对位置关系

1.超声探头与目标神经的相对关系　当超声探头与目标神经的长轴平行时,超声图象显示神经的纵切面,当超声探头与目标神经的长轴垂直时,超声图象显示神经的横切面,当超声探头与目标神经的长轴成角大于 0 且小于 90°时,超声图象显示目标结构的斜切面。当超声束和目标结构垂直时,目标结构显示最清楚。

2.超声探头与穿刺针的相对关系　当穿刺针与超声探头排列在一条直线上时,穿刺针的整个进针途径就会显示在超声图象上,这种穿刺技术被称为平面内穿刺技术。当穿刺针与超声探头排列垂直时,在超声图象上仅能显示针干的某个横截面,这种穿刺技术被称为平面外穿刺技术。

3.超声探头、穿刺针及目标结构三者的相对关系　根据超声探头、穿刺针及目标结构三者的相对关系,超声引导下的神经阻滞可分为长轴平面内技术、短轴平面内技术、长轴平面外技术、短轴平面外技术。当然也可在超声图像上显示目标结构的斜面后,再使用平面内或平面外的技术进行阻滞或穿刺。大部分超声引导下的神经阻滞使用短轴平面内技术和短轴平面外技术。

(苏含武)

第五节　颈丛神经阻滞

一、解剖和阻滞范围

颈丛由第 1～4 颈神经的前支组成。颈丛位于胸锁乳突肌深面、横突外侧,其发出皮支和肌支。颈丛分为深浅两个部分,颈深丛和浅丛的皮支支配的范围包括颈部前外侧和耳前、耳后区域的皮肤。而颈深丛还可阻滞颈部带状肌、舌骨肌、椎前肌肉、胸锁乳突肌、肩胛提肌、斜角肌、斜方肌,并通过膈神经阻滞膈肌。

二、适应证

单独阻滞适用于颈部浅表手术,但对于难以保持上呼吸道通畅者应禁用颈丛阻滞麻醉。双侧颈深丛阻滞时,有可能阻滞双侧膈神经或喉返神经而引起呼吸抑制,因此禁用双侧颈深丛阻滞。部分患者颈肩部手术时,可实施单侧颈丛、臂丛肌间沟联合阻滞,以完善手术操作区域的阻滞效果。颈神经丛阻滞的适应证:①甲状腺手术;②颈动脉内膜切除术;③颈淋巴结活检或切除;④气管造口术。

三、标志和患者体位

1.颈浅丛　主要体表标志为乳突、胸锁乳突肌的锁骨头及胸锁乳突肌后缘中点。患者仰卧位或者半卧位,头转向阻滞对侧,充分暴露操作区域皮肤。

2.颈深丛　主要体表标志为乳突、Chassaignac 结节(C_6 横突)及胸锁乳突肌后缘中点。在胸锁乳突肌锁骨头外侧缘、环状软骨水平容易触摸到 C_6 横突。然后将乳突与 C_6 横突画线连接起来。画好线后,乳突尾侧 2cm 标记为 C_2;乳突尾侧 4cm 标记为 C_3;乳突尾侧 6cm 标记为 C_4。

四、操作技术

1.颈浅丛　消毒后,沿胸锁乳突肌后缘中点进针,突破皮下及浅筋膜,在胸锁乳突肌后缘皮下分别向垂直方向、头侧及尾侧呈扇形各注射局麻药 5ml。

2.颈深丛　消毒后,沿已确认的各横突间的连线进行皮下浸润。在定位手指间垂直皮肤进针直至触及横突。此时,退针 1～2mm 并固定好穿刺针,回抽无血后注射 4～5ml 局麻药。拔针后,按顺序在不同节段水平重复以上步骤。注意,颈深丛阻滞深度绝对不可超过 2.5cm,以免损伤颈髓、颈动脉或椎动脉。

超声引导的颈丛阻滞阻滞体位同上,高频线阵探头放置在颈部环状软骨水平,显示胸锁乳突肌肉后侧缘,位于肌间沟表明的低回声结节即为颈浅丛神经。由于此处神经较为表浅,探头摆放位置横向纵向均可,注射局麻药观察神经被充分浸润包绕即可。目前尚无证据表明,颈深丛超声引导优于传统穿刺方法,超声引导法将高频线阵探头水平置于患者环状软骨水平(即 C_6 横突水平),将探头向头端移动,依次发现 C_5 至 C_2 横突及相应节段的神经根(低回声),在直视下将局麻药注入相应节段的神经根附近。

（张乃春）

第六节　上肢神经阻滞

一、臂丛阻滞

(一)解剖和阻滞范围

臂丛发出支配上肢的分支,形成一个由 C_5～C_8 和 T_1 前支组成的神经分支网。自起始端向远端下行,臂丛的各段分别命名为根、干、股、束以及终末分支。C_5～C_8 和 T_1 前支发出的五个神经根在前中斜角肌间隙内合并形成上干(C_5 与 C_6)、中干(C_7)和下干(C_8 和 T_1)三个神经干。臂丛各干在锁骨后面、腋窝顶端分为前后两股。六股形成三束,根据它们与腋动脉的关系分别命名为外侧束、内侧束和后束。从此处开始,各束向远端下行,形成各自终末分支。臂丛阻滞范围为肩部、手臂、肘部。

肌间沟臂丛阻滞范围:包括肩部、上臂和肘部。肩峰表面及内侧区域的皮肤由锁骨上神经支配,此神经是颈丛的分支。肌间沟臂丛阻滞往往也可阻滞锁骨上神经。这是因为局麻药会不可避免地从斜角肌间隙扩散到椎前筋膜,从而阻滞颈丛的分支。这种常规肌间沟阻滞并不推荐用于手部手术,因为不能充分阻滞下干,并不能阻滞 C_8 和 T_1 神经根,若要获得满意的阻滞需追加尺神经阻滞。

锁骨上臂丛阻滞范围:锁骨上阻滞法可阻滞 $C_5 \sim T_1$ 节段,适用于肩部远端的整个上肢(包括上臂、肘部以及前臂、手腕和手)的麻醉或镇痛。

锁骨下臂丛阻滞范围:一般包括手、腕、前臂、肘部和上臂远端。腋部和上臂近端内侧的皮肤不在阻滞范围内,属于肋间臂神经支配。

腋路臂丛阻滞范围:肘部、前臂和手部。

(二)适应证
适用于上肢及肩关节手术或上肢关节复位术。

(三)标志和患者体位
常用的臂丛神经阻滞方法肌间沟阻滞法、锁骨上阻滞法、锁骨下阻滞法和腋路阻滞法。

1.肌间沟臂丛阻滞法　主要体表标志为锁骨、胸锁乳突肌锁骨头后缘及颈外静脉,画出肌间沟轮廓。患者仰卧位或者半坐位,头转向阻滞对侧,手臂自然置于床上、腹部或对侧手臂上以便于观察神经刺激的运动反应。

2.锁骨上臂丛阻滞法　主要体表标志为锁骨上缘 2cm、胸锁乳突肌锁骨头外侧缘 3cm 做一标记,为锁骨上臂丛阻滞穿刺点。患者仰卧位或者半坐位,头转向阻滞对侧,同时肩部下拉。手臂自然置于身边,若条件允许,嘱患者手腕外展,掌心向上。

3.锁骨下臂丛阻滞法　主要体表标志为喙突、锁骨内侧头,上述两点连线,垂直连线向下 $2 \sim 3cm$ 做一标记为锁骨下臂丛阻滞的穿刺点。患者仰卧位,头转向阻滞对侧,麻醉医师站在阻滞的对侧以便于操作。患者的手臂外展、肘部屈曲,有助于保持臂丛与其体表标志之间的位置固定。

4.腋路臂丛阻滞法　主要体表标志为腋动脉搏动点、喙肱肌及胸大肌。患者仰卧位,头转向阻滞对侧,肘关节向头端呈 90°弯曲并固定手臂。

(四)操作技术
1.肌间沟臂丛阻滞法　消毒皮肤后,在进针点注射 $1 \sim 3ml$ 局麻药,进行皮下浸润。定位手指轻柔牢固地施压在前斜角肌和中斜角肌之间,以缩短皮肤与臂丛之间的距离。在锁骨上方 $3 \sim 4cm$(大约 2 个手指宽度)、垂直于皮肤进针。绝对不可向头侧进针,略向尾侧进针可减少误入颈部脊髓的概率。神经刺激仪最初应设置为 1.0mA。大多数患者,一般进针 $1 \sim 2cm$ 即可。当电流减少至 $0.3 \sim 0.4mA$ 时仍能引出所需的臂丛刺激反应后,缓慢注射 $25 \sim 30ml$ 局麻药,注射期间应多次回抽,排除血管内注射。

超声引导的肌间沟臂丛阻滞体位同上,高频线阵探头在颈部获取血管短轴切面,依次由正中向外,可显示甲状腺、颈内动脉、颈外静脉、前斜角肌及中斜角肌等结构。在前斜角肌与中斜角肌之间的肌间沟内,通常可观察到纵形排列的臂丛神经,上下滑动探头,寻找最为清晰的切面以确定穿刺点。由于该部位神经相对浅表.局麻药注入后显示清晰,且颈部皮肤通常具有充足的操作空间。因此,超声引导的肌间沟臂丛阻滞通常使用平面内进针技术。至于选择前路进针或后路进针,视操作者习惯而定。

2.锁骨上臂丛阻滞法　首先确定胸锁乳突肌锁骨头的外侧,在胸锁乳突肌锁骨头的外侧约 2.5cm 处触摸定位臂丛。确认臂丛后,将神经刺激仪与电刺激针连接,设置神经刺激仪的电流强度为1.0mA。首先前后方向进针,使针几乎垂直于皮肤并轻微朝尾侧缓慢进针,当电流减少至0.3～0.4mA时仍能引出肩部肌肉收缩,缓慢注射25～35ml局麻药。

超声引导的锁骨上臂丛阻滞体位同上,当掌握肌间沟臂丛阻滞的超声切面后,仅需在肌间沟位置向下滑动探头,即可观察到神经走行逐渐汇聚,并在锁骨上窝水平显示为一扁平椭圆结构,即为锁骨上臂丛神经。在血管神经短轴切面,可清晰的观察到锁骨上臂丛神经、锁骨下动脉、肋骨、胸膜及肺。所以初学者应使用平面内进针技术完成该阻滞,并在操作全程保持穿刺针均在图像内显示,可有效的降低并发症的发生率。值得一提的是,当部分肌间沟臂丛神经显示不清的患者,可先在锁骨上显示神经短轴,并向上滑动探头,此过程中追溯神经走行,以寻找肌间沟的神经分布。

3.锁骨下臂丛阻滞法　皮肤常规消毒,左手手指放在锁骨下动脉搏动处,右手持2～4cm的22G穿刺针,从锁骨下动脉搏动点外侧朝向下肢方向直刺,方向沿中斜角肌的内侧缘推进,刺破臂丛鞘时有突破感。通过神经刺激仪方法确定为臂丛神经后,注入局麻药20～30ml。

超声引导的锁骨下臂丛阻滞体位同上,患侧肢体稍外展。锁骨下标记喙突,即肩关节内侧的骨性突起。高频线阵探头纵行放置在喙突内侧,显示神经短轴切面图像。识别腋动脉,在其周围滑动探头寻找高回声的臂丛神经。与锁骨上阻滞相同,使用平面内进针技术完成该阻滞,可有效的降低并发症的发生率。

4.腋路臂丛阻滞法　皮肤常规消毒,用左手触及腋动脉,沿腋动脉上方斜向腋窝方向刺入,穿刺针与动脉呈20°夹角,缓慢进针,有穿过鞘膜的落空感或患者出现异感后,右手放开穿刺针,则可见针头已刺入腋部血管神经鞘。连接注射器后回抽无血即可注入30～40ml局麻药。而借助神经刺激仪,腋路阻滞可按不同神经支配区域的肌肉收缩,完成正中神经、尺神经及桡神经的单根阻滞,其优点是麻醉效果确切,同时可降低局麻药用量。

超声引导的腋路臂丛阻滞体位同上,高频线阵探头放置于腋动脉上,显示神经短轴切面图像。来回滑动探头,在腋动脉周围寻找正中神经、尺神经和桡神经。此平面肌皮神经已离开血管鞘向喙肱肌走行,且此神经呈较高回声梭形。通常一个切面并不能同时清晰的显示三根神经,可现在分次阻滞,在各自最为清楚的切面完成阻滞。由于腋窝处神经血管走行在一起,使用平面内进针技术,必要时进针过程中进行逐层注射,将神经与血管"分离",降低并发症的发生率。

二、肘、腕部神经阻滞

腕部神经阻滞指在腕部对尺神经、正中神经和桡神经终末分支的阻滞。这是一项操作简单,几乎没有并发症,对手部和手指的手术非常有效的阻滞技术。该技术相对简单,并发症风险低且阻滞成功率高,是麻醉医生的必备技术。

(一)解剖和阻滞范围

手部主要由正中神经、桡神经和尺神经支配。正中神经从腕管穿过并最终发出终末分支和返支,手指的分支支配外侧三个半手指和手掌对应的区域,运动支支配两个蚓状肌和三个鱼际肌。桡神经位于前臂桡侧的前部,在腕部上方7cm处桡神经和桡动脉分离并穿出深筋膜,分为内侧支和外侧支支配拇指背部和手的背部感觉。尺神经发出感觉支,支配小指、无名指内侧一半皮肤以及手掌的相应区域。相应的手掌背侧区域的皮肤也受尺神经感觉支支配。运动支支配三个小鱼际肌、内侧两个蚓状肌、掌短肌、所有的骨间肌和拇收肌。

(二)适应证

适用于腕管、手部和手指的手术。

（三）标志和患者体位

患者仰卧位,将手臂固定,略微伸腕。

（四）操作技术

1.尺神经阻滞

（1）肘部尺神经阻滞:在肱骨内上髁和尺骨鹰嘴间定位尺神经沟,注入局麻 5～10ml,再在尺神经沟近端扇形注入 3～5ml。

（2）腕部尺神经阻滞:在附着于尺骨茎突处的尺侧腕屈肌肌腱下方进针,进针 5～10mm 以恰好穿过尺侧腕屈肌肌腱,回抽无血后,注入 3～5ml 局麻药。在尺侧腕屈肌肌腱上方皮下注入 2～3ml 局麻药。阻滞延续到小鱼际肌区域的尺神经皮支。

2.正中神经阻滞

（1）肘部:正中神经恰在肱动脉的内侧。在肘部皱褶上 1～2cm 处摸到动脉搏动后,在其内侧扇形注入局麻药 5ml。

（2）腕部:正中神经阻滞在掌长肌肌腱和桡侧腕屈肌肌腱之间进针,进针至深筋膜,并注入 3～5ml 局麻药。也可触及骨质后退针 2～3mm 并注入局麻药。

3.桡神经阻滞

（1）肘部:桡神经在二头肌腱的外侧,肱桡肌的内侧,肱骨外上髁水平。在二头肌腱外 1～2cm 处进针,直至触到外上髁,注入局麻药 3～5ml。

（2）腕部:桡神经在浅筋膜处成为终末分支。在腕上方,从桡动脉前至桡侧腕伸肌后,皮下注入局麻药 5～10ml 桡神经的解剖位置有众多细小的分支,需要更为广泛的浸润麻醉。应在桡骨近端的内侧皮下注入 5ml 的局麻药,在另用 5ml 局麻药进行进一步浸润。

超声引导的腕部神经阻滞体位同上,三处神经可同步完成。在腕横纹向心端 5cm 处,高频线阵探头显示神经短轴切面图像,神经显示不清楚时可向上追溯。进针点同传统阻滞,平面内进针或平面外进针均可。桡神经在腕部已成为终末支,超声引导的目的为穿刺过程中避开腕部血管,减少并发症。

（周　锟）

第七节　下肢神经阻滞

一、腰丛神经阻滞

腰神经根邻近硬膜外腔,可能带来局麻药在硬膜外腔扩散的风险。鉴于以上原因,在选择局麻药的种类、容量和浓度时应当小心,尤其对于老年、虚弱、肥胖患者更应谨慎。当联合坐骨神经阻滞时,可使整个下肢获得阻滞效果。

（一）解剖和阻滞范围

腰丛由第 12 胸神经前支的一部分,第 1 至第 3 腰神经前支和第 4 腰神经前支的一部分组成。这些神经根从椎间孔发出,分为前支和后支。后支支配下背部皮肤和椎旁肌肉,前支在腰大肌内形成腰丛,并从腰大肌发出,进入骨盆形成各个分支。

腰丛的主要分支有髂腹下神经(L_1)、髂腹股沟神经(L_1)、生殖股神经(L_1/L_2)、股外侧皮神经(L_2/L_3)、股神经和闭孔神经($L_{2,3,4}$)。虽然 T_{12} 神经不是腰神经根,但约有 50% 的可能性,其参与了髂腹下神经的组成。

(二)适应证

适用于髋、大腿前部和膝盖的手术。

(三)标志和患者体位

主要体表标志为髂嵴与棘突,穿刺标记点位于上述连线上,以棘突为起点的 4～5cm 处。患者侧卧位,稍前倾,阻滞侧足应置于非阻滞侧腿上,体位与椎管内麻醉类似。

(四)操作技术

神经刺激器定位时病人侧卧,髋关节屈曲,手术侧向上。髂嵴连线距中线 4～5cm 处为进针点。刺针垂直皮肤进针,如触到 L_4 横突,针尖再偏向头侧,一般深度 6～8cm,用神经刺激器引发股四头肌颤搐和髌骨上下滑动,即可确认腰丛神经,注药 30～40ml。免高阻力时注射,并且经常回抽,排除意外的血管内注射。

超声引导的腰丛阻滞体位同椎管内麻醉,在背正中线腰 4 水平做轴位扫描并找到棘突。向外侧移动 4～5cm,在脊柱旁找到关节突及横突,必要时行矢状面扫描,判断横突间隙及腰大肌位置。视操作者习惯,该处神经阻滞的超声引导轴位切面及矢状面均可。无论是平面内或平面外进针,由于此处阻滞较深,通常穿刺针的显示较差,也可配合神经刺激仪完成阻滞。

二、坐骨神经阻滞

(一)解剖和阻滞范围

L_4～S_4 神经根腹支在骶骨前表面的外侧汇合形成骶丛,下行至梨状肌前方,移行为人体最为粗大的神经-坐骨神经。因此,坐骨神经的主要组成为 L_4～S_3 神经根,在坐骨大孔穿出骨盆后沿股后侧、腿后肌群的深面下行,在腘横纹上约 5cm 水平分离为胫神经和腓总神经两个部分。坐骨神经的阻滞范围包括部分髋关节、大腿后侧全部皮肤、股二头肌、膝关节以及膝关节下小腿的外侧皮肤。

(二)适应证

骨神经阻滞主要用于单侧下肢手术,根据手术部位需要联合腰丛、股神经、隐神经等以便于阻滞范围覆盖手术区域。如联合腰丛阻滞可完成膝关节置换等膝部手术,联合股神经可完成小腿手术,联合隐神经可完成踝关节、跟腱及足部手术。单独坐骨神经阻滞并不能有效麻醉大腿前内侧皮肤,对需要大腿捆扎止血带的患者即便行小腿甚至足部手术,仍需考虑联合腰丛阻滞。单独的坐骨神经阻滞并留置导管可作为术后神经阻滞镇痛。

(三)标志和患者体位

1.臀肌后路　主要体表标志为股骨大转子及髂后上棘。患者侧卧位,与椎管内麻醉体位不同,健侧腿自然伸展,患侧腿膝关节稍弯曲,以便于充分暴露操作区域皮肤。体表标记头股骨大转子及髂后上棘,两者做一连线,连线中点位置垂直向尾骨方向 5cm 处做一标记,该标记点即为坐骨神经穿出坐骨大孔处的体表标志。

2.前路　对于体位摆放困难的患者,可选择前路坐骨神经阻滞,其主要体表标志为腹股沟韧带(髂后上棘与耻骨外侧缘连线)及股动脉搏动点。患者平卧,患侧髋关节稍外展以便暴露操作区域皮肤。体表标记腹股沟韧带轮廓,在腹股沟韧带上标记股动脉搏动点。垂直腹股沟韧带,经股动脉搏动点,在外侧 5cm 处做一标记,即为前路坐骨神经穿刺的体表标志。

（四）操作技术

1.臀肌后路　消毒后,进针标志点处局麻。穿刺针垂直皮肤进针,打开神经刺激仪,电流强度为1.0mA。在进针过程中,常首先出现臀肌收缩,此时继续进针,当出现足部或小腿后侧肌群抽动收缩,减小神经刺激仪电流。当电流减少至0.3~0.4mA时仍有满意的肌群活动,即注入局麻药20ml。

如有超声引导,可选用经臀肌入路法或臀下入路法完成阻滞,根据患者体型选择凸阵或线阵探头。体位摆放同前,消毒后于体表定位点处垂直于神经走行获得短轴切面图。在该区域中坐骨神经通常位于大转子和坐骨结节之间的筋膜,呈现为强回声的椭圆形结构。通常由探头外侧进针,使用平面内法观察进针深度及方向,当针尖达到坐骨神经时,即注入局麻药20ml,注射过程中可观察药物扩散情况便于及时调整注射方向和角度。

2.前路　消毒后,进针标志点处局麻。长度为15cm穿刺针垂直皮肤进针,打开神经刺激仪,电流强度为1.0mA。在进针过程出现足部或小腿后侧肌群抽动收缩,减小神经刺激仪电流。当电流减少至0.3~0.4mA时仍有满意的肌群活动,注入局麻药20ml。由于前路阻滞较臀肌后路经皮肤到达神经的距离远,且进针角度始终垂直于躯体,所以该法并不适用于术后置管镇痛。在穿刺过程中如触及骨质,多提示针尖触及股骨,此时需退出穿刺针至皮下,稍内旋患肢或穿刺点向内侧移动1~2cm后再行穿刺。

超声引导的前路坐骨神经阻滞是一种较为复杂的技术,但相较与前路神经刺激仪引导,超声引导可有效降低股动脉及股神经损伤的风险。体位摆放同前,消毒后于体表定位点处,垂直于放置探头以获得短轴切面图。在该区域探头上下、左右移动找到该入路的定位标志股骨小转子。在其内下方,坐骨神经呈现为强回声的扁平结构。观察进针深度及方向,当针尖达到坐骨神经时,注入局麻药20ml,注射过程中可观察药物扩散情况便于及时调整注射方向和角度。该法较后路法穿刺针所经过的路径更长,结构更复杂,超声引导过程中如难以观察针尖位置,可配合神经刺激仪完成操作。

三、股神经阻滞

（一）解剖和阻滞范围

股神经源于腰丛,是其最为粗大的分支。因此,股神经来源于 $L_2 \sim L_4$ 神经。其在腰大肌与髂肌之间走行,穿过腰大肌外侧缘向下,在腹股沟韧带下部走行至大腿前面。在股三角,股神经、股动脉及股静脉由外向内依次排列,可用"海军"一词记忆(navy:N、A、V)。

股神经肌支支配髂肌、耻骨肌;皮支支配大腿前部、内侧、小腿内侧、足部的皮肤;关节支支配髋关节和膝关节。

（二）适应证

单独的股神经阻滞主要用于大腿前侧、膝部手术,若联合坐骨神经阻滞则几乎可以完成膝关节以下的所有手术。Winnie等人曾提出,在股神经阻滞时加大药物容量,可同时阻滞股神经、闭孔神经及股外侧皮神经,以达到低位腰丛阻滞的效果。但最新研究表明,"三合一"阻滞法对闭孔神经基本无效,在需要止血带的手术,应追加闭孔神经阻滞。股神经处留置导管,也是膝关节置换等手术术后镇痛最为常用的方法。

（三）标志和患者体位

主要体表标志为腹股沟韧带和股动脉搏动点。患者侧卧位,下肢自然伸直。如股三角区域暴露不良可垫高臀部,以便于充分暴露操作区域。体表标记腹股沟韧带轮廓,在腹股沟韧带上标记股动脉搏动点。在该波动点外侧1~2cm处做一标记,即为股神经穿刺的体表标志。

（四）操作技术

消毒后,进针标志点处局麻。穿刺针垂直皮肤进针,打开神经刺激仪,电流强度为1.0mA。在进针过程中,常首先出现缝匠肌收缩,此时继续进针,当出现股四头肌肌群抽动收缩并伴有髌骨上提运动时,减小神经刺激仪电流。当电流减少至 0.3～0.4mA 时仍有满意的肌群活动,注入局麻药 20ml。操作过程中,可用手按住股动脉搏动点,确认针尖在其外侧探寻神经,以避免血管损伤。

超声引导的股神经阻滞体位同上,消毒后在腹股沟区横置探头以获取股神经短轴切面图。由于股神经相对表浅,通常情况下高频线阵探头可获得清晰图像。在图像中显示出股动脉,在股动脉外侧、髂筋膜内侧、髂腰肌上方显示椭圆形结构即为股神经。超声引导股神经阻滞较其他下肢神经阻滞更容易掌握,由于该部位神经相对浅表,且周围有大血管可提供准确的定位信息,因此超声引导可根据操作者习惯选用平面内或平面外技术。

四、闭孔神经阻滞

(一)解剖和阻滞范围

闭孔神经源于 L₃～L₄ 神经,自腰丛发出后走行与于腰大肌内侧缘至骨盆,由闭孔穿出。多数人闭孔神经在穿出骨盆前分为前、后支。前支下行于短收肌、长收肌和耻骨肌之间,发出的肌支支配内收肌、皮支支配大腿内侧皮肤。后支下行于短收肌和大收肌之间,发出的肌支支配闭孔外肌、大收肌、短收肌,关节支支配膝关节及髋关节。

(二)适应证

闭孔神经阻滞用于下肢联合阻滞,以补充大腿内侧皮肤的感觉阻滞。单独的闭孔神经阻滞,主要运用于膀胱电切手术中。电凝刀在膀胱侧壁操作时刺激闭孔神经,引起内收肌收缩患者大腿内收,进而导致膀胱损伤。这类手术在手术操作前完成手术侧的闭孔神经阻滞可有效降低大腿内收的机率和幅度,降低膀胱损伤的发生率。

(三)标志和患者体位

主要体表标志为耻骨结节。患者仰卧位,下肢稍外旋。标志点位于耻骨结节下、外 2cm 处。如行膀胱手术,可先完成椎管内麻醉并摆放手术体位,在完成手术消毒后再行闭孔神经阻滞。

(四)操作技术

消毒后,进针标志点处局麻。穿刺针垂直皮肤进针,打开神经刺激仪,电流强度为 1.0mA。在进针过程中,常首先出现内收肌群收缩,减小神经刺激仪电流。当电流减少至 0.3～0.4mA 时仍有满意的肌群活动,推荐一侧注入局麻药 10ml。

超声引导的闭孔神经阻滞体位同上,消毒后在腹股沟区股静脉内侧横置探头以获取短轴切面图。大多数情况下,超声引导的闭孔神经阻滞仅需分辨出包绕神经的筋膜,前支在长收肌与短收肌之间,后支在短收肌与大收肌之间。采用平面内进针技术,在前支所在筋膜注入局麻药 5ml,稍退穿刺针调整方向后到达后支所在筋膜注入局麻药 5ml。值得注意的时,由于该法属于筋膜内注射,并未直接定位神经,所以在药物注射过程中,应在直视下观察筋膜扩开效果,及时微调针尖位置以确保筋膜的充分扩张。

五、腘窝坐骨神经阻滞

(一)解剖和阻滞范围

腘窝坐骨神经位于腘窝内,腘窝下界为腘窝皱褶,外界为股二头肌长头,内侧为重叠的半膜肌腱和半腱肌腱。腘窝顶部,坐骨神经在股二头肌肌腱和半膜/半腱肌腱之间的深面,腘动、静脉外侧,沿着神经向远端分出胫神经和腓总神经。

（二）适应证

同时行隐神经阻滞，用于小腿手术足和踝关节手术。

（三）标志和患者体位

患者俯卧位，膝关节屈曲30°，显露腘窝边界，其下界为腘窝皱褶，外界为股二头肌长头，内侧为重叠的半膜肌腱和半腱肌腱。作一垂直直线将腘窝分为两个等边三角形，穿刺针从此线的外1cm和膝关节皱褶上7cm交点处进针。

（四）操作技术

1. 神经刺激器定位　后如出现足内收和内旋则阻滞效果更完善，注入局麻药30～40ml。

2. 超声引导法　病人患肢在上侧卧位或俯卧位，将高频线阵探头置于腘窝行短轴切面扫描，通常在腘窝顶部，在股二头肌肌腱和半膜/半腱肌腱之间的深面可以找到坐骨神经，沿着神经向远端找到其分出胫神经和腓总神经的分叉处固定探头，采用平面内或平面外方式将局麻药20ml注入坐骨神经或分叉处周围。

3. 隐神经　是股神经最长的一支纯感觉终末支。在大腿中下1/3交界处，进入内收肌管，相伴而行的有膝降动脉。长内收肌、大内收肌、股内侧肌和前内侧肌间隔共同参与了内收肌管的形成。将高频线阵探头水平放置于大腿远端1/3内收管水平，可见内侧的内收肌筋膜，内含隐神经和伴行血管。采用平面内技术从外向内进针，在筋膜内注入6～8ml局麻药物。

六、踝关节阻滞

（一）解剖和阻滞范围

支配足的五条神经均可在踝关节阻滞。

（二）适应证

可用于足部手术如足跖骨截趾术。

（三）标志和患者体位

用枕头将足抬高以便踝部两侧操作。在踝部的上界，腓深神经位于胫前肌腱长伸肌腱之间，足背屈和第一跖趾外伸时很易触到。

（四）操作操术

穿刺针在胫前动脉外侧及上述两肌腱之间进针，直至触到胫骨，边退针边注入局麻药5～10ml。然后从内踝到外踝在胫前皮下注入局麻药10ml，如此可阻滞外侧的腓浅神经和内侧的隐神经。从内踝的后方进针，指向胫后动脉的下界，足底可有异感。针尖触到骨质后退针1cm，扇形注入局麻药5～10ml，可阻滞胫后神经。从跟腱和外踝间中点进针，针尖指向外踝的后表面，触到骨质后稍返针并注药5ml，可阻滞腓肠神经。

（秦　生）

第八节　胸椎旁及肋间神经阻滞

一、解剖和阻滞范围

胸椎的两侧有一胸神经穿出走行的间隙,其内侧缘是椎体、椎间盘和椎间孔,外侧缘是壁层胸膜,后侧是肋横突。胸神经根由椎间孔穿出后,在椎旁间隙分为背侧支和腹侧支,背侧支支配椎旁,而腹侧支沿肋骨延伸形成肋间神经。

在胸椎旁间隙注射局麻药,向外可覆盖同水平胸神经根甚至肋间神经,完成该神经支配的单侧肌肉和皮肤。椎旁注射若药物向内扩散,可导致药物向上下相邻间隙扩散甚至进入硬膜外腔。

尽管大容量的局麻药行肋间神经阻滞,药物仍可能扩散至椎旁间隙,具有向上下间隙扩散的可能,但这种情况并不多见。因此,在该点注射时常形成单侧的肋间平面阻滞。

二、适应证

胸椎旁及肋间神经阻滞主要用于肋骨、胸骨骨折的疼痛治疗;肋间神经痛、肋软骨炎胸膜炎、带状疱疹及其后遗神经痛的治疗;胸腹部手术的术后镇痛。

三、标志和患者体位

(一)胸椎旁神经阻滞

主要体表标志棘突。患者侧卧位或坐位,体位摆放与椎管内麻醉体位类似。首先需要从颈7棘突开始,标记出患者棘突上缘直至所需阻滞的最低水平。在正中线旁2～3cm,平行于棘突标记做出相应标记点,即为椎旁阻滞进针点。

(二)肋间阻滞

主要体表标志是肋骨。患者侧卧位、坐位或俯卧位,体位摆放与椎管内麻醉体位类似,但俯卧位时要求患者双手自然下垂,以便于充分暴露脊柱区域的皮肤。首先以第七肋或第十二肋为标志,分别描记出肋骨下缘轮廓。在正中线旁6～8cm,与肋骨相交处做出相应标记点,即为肋间神经阻滞进针点。

四、操作技术

(一)胸椎旁神经阻滞

消毒后,进针标志点处局麻。穿刺针垂直皮肤进针,当进针5cm左右时通常可触及骨质,即为横突并记录皮肤至横突的深度。稍退穿刺针,向上或向下调整针尖进针方向,使得穿刺针越过横突1cm左右后,即注入局麻药5ml。操作过程中,应首先寻找横突,若进针过深而前端无骨质,穿刺针可能会经横突外侧或两横突之间越过横突进入胸腔。

(二)肋间神经阻滞

消毒后,进针标志点处局麻。穿刺针与皮肤呈20～30度向头侧进针,当进针1cm左右时通常可触及骨质,即为肋骨。调整针尖进针方向,使得穿刺针越过肋骨下缘 2～3cm 后,注入局麻药 5ml。操作过程中,应首先寻找肋骨,避免盲目进针使得穿刺针直接进入胸腔。

　　超声引导可直视椎旁间隙结构,了解是否存在变异及注入局麻药后药物扩散情况,从而减少了并发症的发生。超声引导胸椎旁神经阻滞时,患者体位及标志点标记同前,超声探头先通过神经长短轴切面明确穿刺区域解剖(棘突、横突、胸膜等)。明确穿刺间隙后,通过平面内或平面外进针技术,观察进针深度。当针尖显示不清时可推注 0.5ml 局麻药用于判断,针尖达到合适位置后注入局麻药 5ml,并在直视下观察药物扩散情况。

(张乃春)

第九节　腹横机平面、髂腹下和髂腹股沟神经阻滞

一、解剖和阻滞范围

　　腹部的皮肤、肌肉由 T_7～L_1 神经支配。这些躯干神经走行于腹内斜肌与腹横肌的"腹横平面"内。而在髂前上棘水平,该肌间平面走行髂腹下和髂腹股沟神经。

　　在腹横平面内注射局麻药,可以阻滞单侧腹部皮肤、肌肉和壁层腹膜。而局麻药输注入髂腹下和髂腹股沟神经水平,可阻滞下腹部、腹股沟、大腿上部内侧、会阴区前部。

二、适应证

　　超声引导技术的应用开展,使得无运动神经纤维的体表神经阻滞得到了快速的发展,在超声直视下可准确定位神经,即便无法直视神经时,从图像上也可观察药物扩散以判断注射点是否需要调整。因此,超声引导下的腹横平面、髂腹下和髂腹股沟神经阻滞目前已成为临床常用的区域神经阻滞技术。

　　腹横平面阻滞可用于剖腹手术、阑尾手术、腹腔镜手术、腹壁手术等,但该方法的腹部阻滞范围尚未得到一致结论。尽管有个案报道显示,单独的腹横平面阻滞用于腹部手术,如髂腹下和髂腹股沟神经阻滞可用于腹股沟疝修补的开放手术。但临床中并不是每次阻滞都能得到完全的效果,且腹部手术对内脏牵扯造成的不适,影响了该法的广泛应用。因此,腹横平面内阻滞目前常用于前腹部手术后的术后镇痛。

三、标志和患者体位

(一)腹横平面阻滞
主要体表标志为肋下缘和髂棘腋前线区域。患者仰卧位,暴露出操作区域皮肤。

(二)髂腹下和髂腹股沟神经阻滞
主要体表标志是髂前上棘。患者仰卧位,暴露出操作区域皮肤。

四、操作技术

(一)腹横平面阻滞

标记肋下缘和髂棘,消毒后使用高频线阵探头于腋前线水平显示腹外斜肌、腹内斜肌及腹横肌短轴切面图像。辨认三层肌肉结构,采用平面内进针技术,将局麻药注入腹内斜肌与腹横肌之间的腹横平面。结构辨识不清时,可注射 0.5ml 局麻药观察针尖位置及筋膜扩张。可按需要在脐水平上下做多点注射以扩大阻滞范围,每侧输注局麻药 20ml。

(二)髂腹下和髂腹股沟神经阻滞

标记髂前上棘,消毒后使用高频线阵探头子髂前上棘内侧显示腹外斜肌、腹内斜肌及腹横肌短轴切面图像。辨认三层肌肉结构,此处常常可观察到并行排列的多个扁平椭圆形低回声区域,即为髂腹下和髂腹股沟神经阻滞。采用平面内进针技术,将局麻药注入神经周围筋膜各 10ml,并观察药物扩散,注射中及时调整针尖位置以确保充分浸润神经。

(秦　生)

第十节　神经刺激仪在神经阻滞中的应用

外周神经刺激器的问世,改变了传统异感法盲探式操作,对于不合作的患者或小儿,也可在镇静或基础麻醉下进行操作,精确定位所要阻滞的神经,对神经阻滞麻醉是一突破性的进展,大大提高了麻醉的成功率,最大限度地减少了神经损伤。

一、机制

神经刺激仪是利用电刺激器产生脉冲电流传送至穿刺针,当穿刺针接近混合神经时,就会引起混合神经去极化,而其中运动神经较易去极化出现所支配肌肉颤搐,这样就可以通过肌颤搐反应来定位,不必通过穿刺针接触神经产生异感来判断。

二、组成

包括电刺激器、穿刺针、电极及连接导线。

三、定位方法

1.患者适当镇静,可以减少肌肉收缩引起的痛苦,避免肌肉紧张干预判断,获得更好的效果。一般可给予咪达唑仑 1~3mg,芬太尼 30~100ug。

2.根据解剖学知识进行定位,按照神经干及其分支的解剖学关系选定穿刺点,将外周神经刺激器的正极通过一个电极与患者穿刺区以外的皮肤相连,负极与消毒的绝缘穿刺针相连。

3.设置电流强度为 1~2mA,刺激频率为 1~2Hz。通过观察拟阻滞的神经支配的肌肉收缩,确定刺激针的位置。减少电流降至最低强度(0.5~0.3mA),肌肉仍有明显收缩,即认为穿刺针尖靠近神经,注入1ml局麻药,肌颤消失;在注入试验量后,增加电流至1~2mA肌肉无收缩,即可注入全量局麻药,如果注药时伴有剧烈疼痛提示可能神经内注药,此时应调整方向。

四、臂丛神经阻滞

(一)肌间沟臂丛神经阻滞

1.适应证　肩部及上臂的手术。

2.操作步骤

(1)去枕平卧,头转向对侧,平环状软骨水平,确认胸锁乳突肌后缘,定位手指向后滑动,首先触及前斜角肌肌腹,然后落入肌间沟。

(2)定位手之间用2%利多卡因皮肤浸润麻醉,神经刺激仪初始电流设在0.8mA,将神经刺激针与皮肤垂直刺入,缓慢进针直至获得神经刺激反应,减小电流,最终目标是在0.2~0.4mA的刺激电流下获得臂丛神经刺激反应。

(3)引发胸肌、三角肌、肱三头肌、肱二头肌、手指及前臂各种肌肉颤搐时都可获得相同的臂丛神经阻滞成功率。

(4)注入局麻药35~40ml,注射过程中间断回抽。

(二)腋路臂丛神经阻滞

1.适应证　前臂及手的手术。

2.操作步骤

(1)去枕平卧,头转向对侧,阻滞侧臂外展,屈肘大约90°。

(2)操作者将定位手的示指和中指在腋窝中部放在腋动脉两侧,紧靠定位手前方刺入神经刺激针,至出现臂丛神经反应或手部异感。

(3)穿刺过程中出现下述情况可以注入局麻药35~40ml。

1)手出现异感,可注入全量局麻药,如注射开始异感增强,停止注射。

2)0.2~0.4mA的刺激电流下诱发出手的肌肉颤搐反应,可注入全量局麻药。

3)出现动脉血,在腋动脉前面和后面分别注入总量的1/3和2/3。

(三)锁骨上臂丛神经阻滞

1.适应证　所有上肢手术。

2.操作步骤

(1)患者去枕平卧,头转向对侧,锁骨中点上方1cm处,2%利多卡因皮肤浸润麻醉,平行身体纵轴方向进针,在第一肋上寻找臂丛神经刺激反应。

(2)注入局部麻醉药35~40ml,注药过程中间断回抽。

(四)锁骨下臂丛神经阻滞

1.适应证　肘、前臂和手的手术。

2.操作步骤

(1)去枕平卧,头转向对侧,患肢外展90°,触及腋动脉搏动,在锁骨中点下方2cm处为进针点,皮肤浸润麻醉后,神经刺激针与皮肤呈45°朝向腋动脉搏动方向进针,目标位0.2~0.3mA的刺激电流下获得臂丛神经刺激反应。

（2）注入局麻药 35～40ml，注射过程中间断回抽。

五、股神经阻滞

（一）适应证
大腿前面及膝部手术。

（二）操作步骤
1.患者取仰卧位，双下肢外展，肥胖患者可于患侧髋部下垫枕，以利于穿刺。

2.髂前上棘和耻骨结节连线上触摸股动脉搏动，紧靠动脉搏动外侧位进针点。

3.在穿刺点略靠外侧进行皮肤浸润麻醉，以备必要时调整进针方向。

4.垂直皮肤进针，初始电流设于 1.0mA，目标是 0.2～0.4mA 电流刺激下可获得股四头肌颤搐伴髌骨运动，注入局麻药 20～25ml。

5.股神经阻滞时最常出现的是缝匠肌刺激反应，表现为整个大腿肌肉的带状收缩但不伴有髌骨运动，不能将其视为定位股神经的可靠征象，此时应将针略偏向外侧。

六、坐骨神经阻滞

（一）适应证
膝以下小腿（除隐神经支配的内侧条带状皮肤区外）。

（二）操作步骤
1.患者取侧卧位，患肢在上，身体微前倾，将欲阻滞侧的足跟放于非阻滞侧膝盖位置，以利于观察肌肉颤搐反应。

2.在股骨大转子和髂后上棘之间作一连线，自连线中点垂直连线向尾端一侧做一 5cm 的线段，线段终点处即为穿刺点。

3.皮肤浸润麻醉后，将定位手的手指牢固按压于患者臀肌上，垂直皮肤进针，将神经刺激仪初始电流设于 1.0mA。

4.随穿刺针推进，首选观察到臀肌的收缩反应，稍微进一步推进可获得明显的坐骨神经刺激反应，表现为腘绳肌、小腿、足或足趾明显可见的肌肉颤搐，减小电流，目标是 0.2～0.5mA 电流刺激下获得满意的坐骨神经刺激反应。

5.注入局麻药 20～25ml，坐骨神经阻滞所需的局麻药量较小。过长时间的强效坐骨神经阻滞可因牵拉或压迫增加坐骨神经损伤的危险，因此避免在局麻药中加入肾上腺素。

七、腰丛神经阻滞

（一）适应证
髋部、大腿前面和膝部的手术。

（二）操作步骤
1.患者取侧卧位，阻滞侧在上，大腿屈曲。

2.标记两侧髂嵴连线，中线向阻滞侧旁开 5cm 画一条线与中线平行，此线与髂嵴连线交点向尾侧延长 3cm 处为穿刺点。

3.皮肤浸润麻醉后,垂直皮肤进针,神经刺激仪初始电流设在1.0mA。随着穿刺针推进,首先获得椎旁肌肉局部抽搐,继续进针,最终目标是0.5mA的刺激电流下获得满意的股四头肌颤搐。

4.注入局麻药25～35ml,注射过程中反复回抽。

以上神经阻滞的副作用与并发症同第四节所讲。应当根据手术时间长短和对运动阻滞的程度要求选择局部麻醉药,对手术时间短,运动阻滞要求不高的手术可选择1.5%利多卡因,对手术时间长,运动阻滞要求高的手术可选择0.5%布比卡因或盐酸罗哌卡因。

(秦 生)

第十一节 超声在神经阻滞中的应用

超声技术使神经阻滞的方式发生了根本性变革,通过超声成像技术直接观察神经及周围结构,直接穿刺到目标神经周围,实施精确阻滞。还可以观察注药过程,保证局麻药均匀扩散。

一、超声技术的基础知识

1.从临床观念考虑,有两个重要的概念,穿透性和分辨率。临床应用的超声频率在2.5～20MHz之间,高频率超声(>10MHz)可较好的显示神经结构,但只有当神经结构表浅时(如斜角肌间隙的臂丛神经)才能通过高频超声看到神经。分辨率提高时,穿透性便降低。

2.在临床上为了能够清楚的观察斜角肌间隙、锁骨上区及腋窝的臂丛神经,我们一般选择探头频率在8MHz以上,最好12～14MHz。而对于锁骨下、喙突区神经,频率在6～10MHz较为合适。

二、超声引导神经阻滞的优点

1.超声扫描可精确定位神经。
2.可提高操作成功率和麻醉质量。
3.可缩短药物起效时间和降低局麻药用量。
4.操作时患者更舒适,适用范围更广。

三、超声引导神经阻滞的注意事项

1.进针时必须观察到穿刺针。
2.探头轻微移动或成角可使成像显著改变。
3.选择合适的超声频率,获得最清晰的图像。
4.操作者对彩色血流指示、图像放大、聚焦及图像保存技术熟悉。

四、超声在临床麻醉中的常见操作方法

线阵式探头扫描线密度高,因此图像质量好。
探头的使用是超声辅助区域阻滞需掌握的重要技术,下面是标准的操作流程:

1.滑动(移动性接触)　沿着已知神经走行滑动探头,短轴观有助于识别神经。

2.倾斜(横切面侧方到侧面)　外周神经的回声亮度随倾斜角度变化,最佳角度对观察神经非常重要。

3.压迫　常用来确认静脉,压迫法不仅使接触更好,而且使组织结构更靠近探头,软组织易受压,因此对组织深度估测会有变化。

4.摇动(平面内、朝向/背向指示器)　当操作空间受限时,摇动可改善穿刺针和解剖结构的可见性。

5.旋转　旋转探头可得到真正的短轴观,而不是斜的长轴观。

五、臂丛神经阻滞

(一)锁骨上臂丛神经阻滞

1.患者取半坐位,头偏向对侧,手臂紧贴身体,操作者站在患者侧方,将超声探头置于锁骨上窝,平行于锁骨,超声束向骶尾部方向指向第一肋,对超声探头稍加旋转倾斜获得最佳图像。理想图像是在第一肋前面看到臂丛神经、锁骨下动脉和锁骨下静脉横截面(一般为环形结构)。

2.穿刺针紧贴探头外侧进针,持续显示针尖,直至针尖进入神经筋膜鞘,直视下注入 20ml 局麻药,确保药物在神经周围扩散,为保证充分阻滞,针在鞘内数次调整,保证所有分支都能被局麻药浸润。

(二)腋路臂丛神经阻滞

1.患者仰卧,头偏向对侧,患肢外展肘部屈曲 90°,在腋窝处超声探头与手臂长轴垂直,调整探头使腋动脉位于屏幕中央,要在一个探头位置同时显示四个终末神经(正中神经、桡神经、尺神经和肌皮神经)的切面有困难,需向近端扫描提高桡神经显像,向远端扫描加强肌皮神经显像。

2.穿刺针从外侧进针,围绕每个终末神经周围注药(8～12ml),局麻药扩散成完整一圈能提高成功率。

3.一般先阻滞桡神经,其次阻滞正中神经和尺神经,最后阻滞肌皮神经。

六、股神经阻滞

患者仰卧,操作者站于阻滞侧,探头置于大腿根部区域与大腿长轴垂直,理想的图像可看到股神经位于股动脉外侧,髂筋膜下方,穿刺针在探头远端 1～2cm 处进针,与皮肤呈 45°～60°,直视下,针头紧贴股神经后方慢慢由外向内进针,回抽无血后,缓慢注入局麻药 20～30ml。

七、髂筋膜阻滞

患者仰卧,下肢伸直轻度外展,操作者站于患侧。将超声探头置于股区腹股沟皮肤皱褶水平,垂直大腿长轴,可见到髂腰肌的两层筋膜层(阔筋膜和髂筋膜)。穿刺针在探头外侧缘进针 1～2cm,直视下沿着内侧前进,直至针头到达髂筋膜深面,回抽无血后注入局麻药 20～40ml。可提供可靠的股外侧皮神经和闭孔神经阻滞。

八、腘窝坐骨神经阻滞

患者仰卧或俯卧,阻滞侧下肢中立位,超声探头置于腘窝皮肤皱褶上方,向头端倾斜与皮肤成 50°～70°,找到胫神经与腓总神经后,探头滑向头端找出两条神经汇集为坐骨神经处。穿刺针在距探头边缘 1～2cm 的远端,与皮肤呈 45°～60°进针,直至坐骨神经外侧或内侧,回抽无误后注入局麻药 30～40ml。

(周　锟)

第十章　麻醉药理

第一节　吸入麻醉药

吸入麻醉药是指以蒸汽或气体的形式通过一定的装置,如挥发器将其吸入肺内,经肺泡进入血液循环,到达中枢神经系统从而产生全身麻醉的作用。麻醉药在肺泡、血液和中枢神经组织间始终保持着动态平衡。停止吸入后,大部分吸入麻醉药会经肺泡以原形排出体外。吸入全麻药可以用于麻醉诱导和维持,是临床上复合麻醉的重要组成部分。目前认为理想吸入麻醉药具有以下特性:①理化性质稳定,无燃烧、爆炸性,与碱石灰等接触不产生毒性物质。②对气道无刺激性。③分配系数低,诱导和苏醒迅速平稳,麻醉易于调控。④麻醉效能强。⑤有良好的镇痛、肌松、安定和遗忘作用。⑥能抑制异常应激反应。⑦体内代谢率低,代谢产物无明显药理作用和毒性。⑧安全范围大,毒性低,对循环、呼吸影响小。⑨无致癌、致畸、致突变作用,无严重过敏反应,不污染空气等。

一、吸入麻醉药的理化特性

吸入麻醉药以气体的形式摄入体内,其吸收、转运、代谢和清除以及在中枢的作用与其理化性质密不可分。

(一)饱和蒸汽压

吸入麻醉药从液态挥发成气态受两个因素影响,即温度和气压。当温度高于临界温度,无论在多大的大气压下均呈气态。气态的药物具有一定的蒸汽压,当蒸气与液态成平衡状态时,该蒸汽压为饱和蒸汽压(SVP)。饱和蒸汽压越小,麻醉药的挥发性越强。目前汽化挥发罐也是基于此原理,当新鲜气体如空气或氧气经过挥发罐时带出的就是吸入药的饱和蒸汽。当吸入药物从液态挥发成气态时,会带走部分热量(挥发热)而使吸入药物液态温度降低。由于饱和蒸汽压会随温度降低而降低,这样输出的药物蒸汽浓度也随之减少。因此汽化挥发罐的缺点在于需要温度补偿来保证药物输出量的恒定。

(二)溶解度

吸入麻醉药在血和脑中的溶解度非常重要,决定其通过肺泡-毛细血管膜以及血-脑屏障的能力。溶解度可以用分配系数来衡量,如血/气分配系数、油/气分配系数等。所谓分配系数是指在一个大气压下,在正常体温如37℃时,当气体弥散处于平衡相(即各分压差为零),在不同介质中的分布量的比值称为分配系数。

1.血/气分配系数　是指在正常温度条件下达到气相平衡时在血中溶解的挥发性麻醉药物浓度与吸入浓度的比值。

　　具有高血/气分配系数的吸入麻醉药,在血液中的溶解度大,药物会持续的从肺泡中不断溶解在血液中。因此需要很长的时间才能使肺泡浓度(分压)和吸入浓度(分压)平衡。理想的吸入麻醉药应该血/气分配系数小,因而起效快。

　　2.油/气分配系数　与血/气分配系数相似,并与麻醉药的效能呈正相关。油/气分配系数大提示神经组织分布的药物量多药效强。

　　3.组织/血分配系数　组织对麻醉药的摄取决定于麻醉药在组织中的溶解度,组织的血流量和动脉血.组织间的麻醉药分压差即为组织/血分配系数,是指体温37℃、相同的分压下,吸入麻醉药在组织和血液中达到动态平衡时的麻醉药浓度比值。由于麻醉药的理化性质、组织生化特点不同,各种麻醉药在机体各组织的溶解度(组织/血分配系数)也不同。组织/血分配系数大,说明组织分压上升慢;反之则上升快。组织摄取能力=组织容积×组织/血分配系数。机体组织中,由于脂肪的容积较大;常用的吸入麻醉药中,除了氧化亚氮(笑气、N_2O)和乙醚的脂肪/血分配系数较小,其他的吸入麻醉药脂肪/血分配系数均较大;脂肪的血流仅占心输出量的1.5%,因此脂肪组织对吸入麻醉药的摄取量最大,但分压上升慢,达到与动脉血分压平衡的时间长。尽管各种吸入麻醉药对同一组织的组织/血分配系数不同,但由于数值较小,差异并不显著(脂肪除外),故组织中麻醉药分压升高主要受组织血流的影响。

(三)吸入麻醉药浓度

　　吸入麻醉药浓度也称为吸入药分压。经过挥发罐后进入体内前的原始浓度(或分压)为吸入药浓度。其决定因素主要来源于挥发罐和新鲜气体流量,两者为乘积关系。设定挥发罐麻醉药浓度越高,输出麻醉药的浓度越高;同样,新鲜气体流量越大,吸入药分压越大。

　　1.肺泡气浓度　肺泡气浓度是吸入麻醉药进入体内后在肺泡内的终末浓度。当麻醉达到平衡时,各组织内的麻醉药分压应该接近相同且与肺泡内分压一致。而肺泡气麻醉药浓度(F_a)接近吸入气麻醉药浓度(F_i)的速度取决于麻醉药的吸入浓度和肺泡通气量。肺泡通气量越大,相当于吸入肺泡的量增大,可使肺泡气麻醉浓度迅速上升(即 F_a/F_i 比值增大并迅速接近1),因此可加速麻醉诱导。

　　2.时间常数　是反映肺泡气浓度变化快慢的一个指标。在一定容积内的气体浓度,用另外的气体去改变其浓度所需要的时间,或者认为以一定的新鲜气体流量灌注一定容量的容器,当容器中的气体有63.2%被新鲜气体所占据的时间称为1个时间常数。该常数的时间值往往取决于气体流量的大小。

　　3.浓度效应　即吸入麻醉药浓度越高,肺泡内药物浓度上升越快的现象称为浓度效应。

　　4.第二气体效应　所谓第二气体效应即同时吸入 N_2O(第一气体)和另一种吸入麻醉药(第二气体)时,由于 N_2O 被摄取入血,第二气体在肺泡中的浓度会因此增加的效应。浓度效应也是产生第二气体效应的因素之一。因此在麻醉诱导时使用 N_2O 会加速诱导时间。

二、吸入麻醉药的药代学

(一)吸收和分布

　　1.麻醉药向肺泡内的输送　肺泡内麻醉药的分压直接影响脑内分压,可以作为麻醉深度和终止麻醉后清醒的指标,并可以用来测定肺泡气最低有效浓度。吸入浓度和肺泡通气量决定了麻醉药向肺泡内的输送:①吸入浓度越高,则肺泡麻醉药浓度上升越快,称为浓度效应。②同时吸入高浓度气体和低浓度气体时,低浓度气体的肺泡浓度及血中浓度提高的速度较单独使用相等的低浓度气体时快,称为第二气体效应。其原理是:高浓度气体被大量摄取后,肺泡体积缩小,第二气体的浓度升高;再次吸入混合气体以补充被摄取的体积时,第二气体的浓度升高。③对于易溶和中等溶解度的药物而言,分钟通气量增加,肺泡内吸入的浓度迅速增加,可以补偿血液摄取的药物。

2.肺循环血液对麻醉药的摄取　　取决于麻醉药在血中的溶解度,心输出量和肺泡.静脉血麻醉药分压差(分配系数)。吸入浓度恒定时,血/气分配系数高,说明该药吸入肺泡后,经肺循环大量溶解于血液中,肺泡内分压上升缓慢,难以达到有效的麻醉水平,麻醉诱导时间长、苏醒慢;反之,血液中的溶解度低,诱导时间短、苏醒快。吸入麻醉药以扩散方式通过肺泡膜,它的摄取和分布很大程度上受肺循环和心输出量的影响。当肺循环血流快或心输出量大时,吸入麻醉药快速被血液摄取,导致肺泡内麻醉药的分压上升缓慢,难以达到麻醉的有效浓度;在休克、心衰等心输出量减少的情况下,血液对麻醉药的摄取减少,肺泡内分压上升快,能较快达到麻醉的有效浓度。对于血/气分配系数大的麻醉药,心输出量的影响更大。诱导时,静脉血将麻醉药转运至全身各组织,其分压大大低于肺泡内分压。当全身各组织、静脉血和肺泡内麻醉药分压差达到动态平衡时,摄取将趋于停止。

3.组织对麻醉药的摄取　　取决于麻醉药在组织中的溶解度,组织的血流量和动脉血-组织间的麻醉药分压差即为组织/血分配系数是指体温37℃、相同的分压下,吸入麻醉药在组织和血液中达到动态平衡时的麻醉药浓度比值。由于麻醉药的理化性质、组织生化特点不同,各种麻醉药在机体各组织的溶解度(组织/血分配系数)也不同。组织/血分配系数大,说明组织分压上升慢;反之则上升快。组织摄取能力＝组织容积×组织/血分配系数。机体组织中,由于脂肪的容积较大;常用的吸入麻醉药中,除了 N_2O 和乙醚的脂肪/血分配系数较小,其他的吸入麻醉药脂肪/血分配系数均较大;脂肪的血流仅占心输出量的1.5%,因此脂肪组织对吸入麻醉药的摄取量最大,但分压上升慢,达到与动脉血分压平衡的时间长。尽管各种吸入麻醉药对同一组织的组织/血分配系数不同,但由于数值较小,差异并不显著(脂肪除外),故组织中麻醉药分压升高主要受组织血流的影响。血流丰富的组织,如:脑、心脏、肝脏、肾脏和肺脏的血流量占心输出量的75%,因此,组织分压上升快,达到与动脉血麻醉药分压平衡的时间短。例如:肌肉的容积大于脂肪,但肌肉/血分配系数小,对麻醉药的摄取量小于脂肪;肌肉的血流量占心输出量的18.1%,达到与动脉血麻醉药分压平衡的时间在脂肪与血流丰富组织之间。动脉血-组织间的麻醉药分压差随着麻醉时间的延长而缩小,组织对麻醉药的摄取也相应减少,直至二者达到动态平衡,摄取停止。

4.影响吸收和分布的因素

(1)血/气分配系数:如果吸入药的血/气分配系数低,则表明单位时间有更少的药物分子转运到肺毛细血管。

(2)血流灌注:血流灌注多的组织,药物运送的量也大,其分压也越大。但组织摄取的速率不仅与血流灌注有关,而且受药物溶解度和组织的容积影响。

(3)分钟通气量:通气量增加可以"送入"更多的麻醉药,尤其是刚开始吸入时,F_a/F_i 会上升很快。从而可缩短诱导时间。功能残气量与肺泡通气量的比值越大,则肺泡内麻醉药越容易被稀释。

(4)药物扩散与浓度梯度成正比:如果挥发罐开启浓度越大,药物从肺泡到血液的速度会越快。与周围组织的浓度梯度大,向外周扩散的药量就越大。但扩散的速率与组织的分配系数有关,即与组织的亲和力有关。通过提高吸入浓度,可以增加肺泡气中麻醉药的浓度,从而增加脑组织内的麻醉药分压,加深麻醉。

(5)心输出量:这也是影响血流灌注的主要因素。心输出量减少,血流灌注减少,输送到组织中的药物减少。但是由于脑血流具有自主调节功能,即其血流灌注并未减少,而从肺摄取的药量是不变的,这样单位时间里转运到脑组织中的药量反而是增加的,因此诱导更迅速。

(6)其他:如肺泡跨膜速率。麻醉药物通过肺泡毛细血管跨膜转运至血液循环。当肺泡膜出现增厚、水肿、纤维化和面积减少等因素,跨膜转运的麻醉药摄取将会减少。

（二）吸入麻醉药的清除

常用的吸入麻醉药大部分从肺呼出而被清除；小部分在体内进行生物转化，主要通过肝微粒体酶进行氧化、还原、水解和结合，最终被排出体外；还有极少量经手术创面、皮肤、尿排出。上述麻醉药吸收和分布的相关因素，同样可以用来分析它们的清除速度。例如：通气量增加，则麻醉药容易被"洗出"；脂溶性越高，血/气分配系数、组织/血分配系数越大，则清除越慢；此外血供丰富组织的麻醉药的分压下降较快等。据此，吸入麻醉药的清除速度依次为：地氟烷＞氧化亚氮＞七氟烷＞异氟烷＞安氟烷＞氟烷＞甲氧氟烷＞乙醚。同理，麻醉时间的长短、肺通气/血流比值以及分压差的大小也都会影响到吸入麻醉药的清除。

三、吸入麻醉药的药效学

（一）最低肺泡有效浓度

最低肺泡有效浓度（MAC）指在一个大气压下，使50％的人（或动物）在受到伤害性刺激时不发生体动的肺泡气中吸入麻醉药的浓度。MAC 相当于药理学中反映量-效曲线的 ED_{50}，如果同时使用两种吸入麻醉药如七氟烷和 N_2O 时，还能以相加的形式来计算，如两种麻醉药的 MAC 均为 0.5 时，可以认为它们的总 MAC 为 1.0MAC。定义中的伤害性刺激是指外科手术切皮。

（二）MAC 的扩展

1MAC 所达到的麻醉深度大都不能满足临床麻醉所需的深度，因此在麻醉时必须增加 MAC 或与其他麻醉药如阿片类药物、静脉麻醉药和肌肉松弛药联合应用。MAC 提供了一种麻醉药效能的测量方法，它反映的是吸入麻醉药量-效反应曲线中的一个设定点即有效剂量的中位数，其他端点则代表了不同水平的麻醉深度，由此而衍生出一系列 MAC 扩展值。

1.半数苏醒肺泡气浓度（$MAC_{awake50}$）　指50％患者对简单指令能睁眼时的肺泡气吸入麻醉药浓度，可视为患者苏醒时脑内麻醉药分压，大约为 1/4～1/3 MAC。

2.95％有效剂量（MAC_{95}）　指使 95％人（或动物）在受到伤害性刺激不发生体动时的肺泡气吸入麻醉药的浓度，相当于 1.3MAC。

3.半数气管插管肺泡气浓度（$MACEI_{50}$）　指吸入麻醉药使 50％患者于喉镜暴露声门时容易显露会厌、声带松弛不动，插管时或插管后不发生肢体反应时的肺泡气吸入麻醉药浓度。$MACEI_{95}$ 是指 95％患者达到上述气管插管标准时吸入麻醉药的肺泡气浓度。

4.MACBAR　指阻滞自主神经反应的肺泡气吸入麻醉药浓度，相当于 1.7MAC。与其他吸入麻醉药不同，七氟烷的 MAC_{BAR} 为 2.2MAC。

术中知晓是临床麻醉中较为严重的并发症，一直受到麻醉医生的关注。当吸入麻醉药达到 0.6MAC 以上时就具有很好的意识消失和遗忘作用，因此建议临床应用时应达到 0.6MAC 以上，或同时使用其他静脉麻醉药。

（三）影响吸入麻醉药 MAC 值的因素

1.降低吸入麻醉药 MAC 值的因素

(1)年龄：随着年龄的增加，中枢神经系统对吸入麻醉药的敏感性有所增加。因此，MAC 随年龄的增长有所减小。6～12 个月婴儿的 MAC 最大，80 岁时大约是婴儿的一半。

(2)低体温：随着体温的降低，吸入麻醉药 MAC 亦有所下降。体温每降低 1℃，MAC 值约降低 2％～5％。

(3)合并用药：多种药物可使吸入麻醉药的 MAC 值降低，包括阿片类药物、静脉麻醉药、α_2 受体激动剂、局麻药及使中枢神经儿茶酚胺减少的药物如利血平等。

（4）妊娠：妊娠期妇女对麻醉药的敏感性增加，吸入麻醉药的 MAC 值也随之降低。妊娠 8 周时 MAC 降低 1/3，而产后 72h MAC 恢复至正常水平。

（5）中枢神经系统低渗，如脑内钠离子浓度降低。

（6）急性大量饮酒。

2.增加吸入麻醉药 MAC 值的因素

（1）随着年龄的降低，MAC 值有所增加。

（2）体温升高时吸入麻醉药的 MAC 值增加，但超过 42℃ 后反而降低。

（3）兴奋中枢神经系统的药物如右旋苯丙胺、可卡因等。

（4）慢性嗜酒。

（5）中枢神经系统高渗，如脑内钠离子浓度增加。

3.不影响吸入麻醉药 MAC 值的因素

（1）性别。

（2）麻醉和手术时间的长短。

（3）在一定范围内的呼吸或代谢性酸、碱改变。

（4）等容性贫血。

（5）高血压。

（6）甲状腺功能亢进。

（7）昼夜变化。

（8）刺激强度。

（四）MAC 的临床意义

1.反映吸入麻醉药的效能　　MAC 可作为所有吸入麻醉药效能的统一评价标准，MAC 值越大该吸入麻醉药的效能越弱，如地氟烷 MAC 为 6，是挥发性吸入麻醉药中效能最低的。

2.判断吸入麻醉深度　　MAC 是判断吸入麻醉深度的一个重要指标，当达到平衡时，肺泡气内吸入麻醉药的浓度与动脉血及效应部位的浓度平行，因此可通过监测 MAC 来了解效应部位吸入麻醉药的浓度，更加方便直观地对麻醉深度进行判断。

（五）吸入麻醉药对各器官系统的影响

不同吸入麻醉药在相同的 MAC 下对中枢神经系统可产生类似的麻醉效应，但对呼吸、循环等系统的效应却不相同，且与剂量存在一定相关性。因此，了解吸入麻醉药对各器官系统的影响，便于在临床实践中选用合适的药物。

1.吸入麻醉药对呼吸系统的影响

（1）呼吸抑制作用：吸入麻醉药呈剂量依赖性地直接抑制延髓呼吸中枢和肋间肌功能，导致潮气量降低、呼吸频率增加，结果分钟通气量的降低和动脉血中的二氧化碳分压升高。同时，也剂量依赖性地降低了中枢系统对低氧和高碳酸血症所产生的通气反应。

（2）对支气管平滑肌的作用：随着用量的增加，氟烷、恩氟烷和七氟烷可抑制乙酰胆碱、组胺引起的支气管收缩，对哮喘患者有效。

（3）气道刺激性：吸入麻醉药的气道刺激性也与吸入浓度呈正相关。超过 1MAC 时可发生气道刺激。地氟烷的作用最明显，异氟烷其次，而氟烷、N_2O 或七氟烷较小或没有作用，因此七氟烷是吸入麻醉诱导的首选药物。

(4)对缺氧性肺血管收缩(HPV)的影响:体外研究和动物实验表明,吸入麻醉药呈剂量依赖性抑制缺氧性肺血管收缩。但近期研究显示,临床使用的吸入麻醉药浓度并没有对 HPV 产生抑制作用。因此,对于吸入麻醉药是否具有抑制 HPV 的作用还有待进行更多的研究证实。

2.吸入麻醉药对循环系统的影响

(1)对血压、心率及外周血管阻力的影响:所有的卤族类吸入麻醉药都不同程度地抑制心肌收缩力,且呈剂量相关性。在 1MAC 时,心肌收缩力抑制的程度依次为:氟烷=安氟烷>地氟烷=异氟烷=七氟烷。除 N_2O 外,其他吸入麻醉药均不同程度引起血压降低。氟烷主要通过直接抑制心肌收缩力,而异氟烷、地氟烷和七氟烷则通过松弛血管平滑肌,引起血管扩张而降低外周血管阻力。氟烷可减慢窦房结的传导,引起心率减慢。吸入异氟烷和地氟烷的早期,特别是快速增加药物的 MAC 时,由于兴奋了交感神经系统,可引起暂时性的心率、血压和血浆中去甲肾上腺素浓度的增加。七氟烷对心率的影响较小。

(2)致心律失常作用:氟烷还可增加肾上腺素引起的心律失常的发生,可能的机制包括心肌对肾上腺素的敏感性增加、希氏-普肯耶纤维的传导延长和刺激心脏的 β 受体等。除氟烷外,其他吸入麻醉药都不是造成肾上腺素诱发心律失常的因素。地氟烷、异氟烷或七氟烷可用于嗜铬细胞瘤切除术的患者。值得注意的是七氟烷可延长 QT 间期,因此先天或继发性 QT 延长的患者应慎用七氟烷。

(3)对冠状动脉的影响:异氟烷有较强的冠状动脉扩张作用,但对冠状动脉血流无明显影响。七氟烷和地氟烷扩张冠状动脉的作用较弱,临床上 1.5MAC 的异氟烷、七氟烷和地氟烷均未发现冠脉窃血现象。

3.吸入麻醉药对中枢神经系统的影响 吸入麻醉药患者的脑血流(CBF)、脑代谢率(CMR)、颅内压(ICP)和脑电活动的影响。

(1)对脑代谢和脑血流的影响:当麻醉药吸入浓度超过 1.0MAC 或借助药物和其他措施使血压控制在麻醉前水平时,此作用更为明显。脑血管自动调节功能在一定的血压范围内才能发挥:吸入麻醉药对低碳酸血症性脑血管收缩无预防作用。

不同的吸入麻醉药对 CBF 影响程度有所差别,临床常用的吸入麻醉药脑血管扩张作用强度有所差异,由强到弱依次为:氟烷>恩氟烷>异氟烷=七氟烷=地氟烷。

(2)对颅内压的影响:常用吸入麻醉药促使脑血管扩张、CBF 增加,从而继发 ICP 升高,其升高的程度为:氟烷>恩氟烷>氧化亚氮>地氟烷>异氟烷。

(3)对脑电图(EEG)的影响:吸入麻醉药的诱导增加 EEG 频率的同步化并增高波幅,1MAC 时 EEG 进行性慢波化,随着麻醉药浓度的增加,爆发抑制、等电位或癫痫样放电逐渐加剧。但不同的吸入麻醉药对 EEG 影响特征也各不相同。

对正常人而言,地氟烷、异氟烷和七氟烷都能抑制药物性 EEG 惊厥活动。但对于较深麻醉状态或麻醉前有脑惊厥性电活动病史者,恩氟烷和七氟烷易诱发大脑产生惊厥性电活动,如顽固性癫痫患者吸入 1.5MAC 七氟烷比吸入 1.5MAC 异氟烷期间棘波发生率高。七氟烷麻醉期间和麻醉后患者手腕痉挛与七氟烷所诱发的惊厥无关。目前人们还不清楚促使这种惊厥发生是否还有其他未明原因。对顽固性颞叶癫痫患者七氟烷吸入麻醉期间往往表现为棘波抑制。正因为恩氟烷、七氟烷能够影响脑惊厥活动,而地氟烷或异氟烷则无此影响,所以后二者就很适用于神经外科手术麻醉。

4.吸入麻醉药对肝脏的影响

(1)对肝血流的影响:由于吸入麻醉药对心血管系统存在剂量相关性的抑制作用,因此各器官的血流均可能受到不同程度影响。

(2)对肝功能的影响:卤族类吸入麻醉药在肝脏中的生物转化主要依赖细胞色素 P_{450} 氧化酶系统。不同吸入麻醉药在肝脏内代谢率不同,恩氟烷与异氟烷的代谢率远低于氟烷,故肝毒性明显低于氟烷,多项临床研究亦证明异氟烷对肝无损害。在对肝脏的作用上,地氟烷和七氟烷的安全性优于氟烷,接近甚至超过异氟烷。

5.吸入麻醉药对肾脏的影响

(1)对肾血流量、肾小球滤过率和尿量的影响:吸入麻醉药在某种程度上均可使肾血流减少、肾小球滤过率和尿量。肾血流量降低是导致肾小球滤过率和尿量减少的重要原因。N_2O主要是通过增加肾血管阻力来减少肾血流量。而卤族类吸入麻醉药则是通过对循环抑制,降低血压和CO,进一步导致肾血流量的降低。

吸入麻醉药与肾血流量、肾小球滤过率及尿量的影响与剂量有关,而且具有一过性和可逆性,术前适当扩容能减弱或消除此种影响。

(2)吸入麻醉药的肾毒性:吸入麻醉药代谢所产生的氟化物和复合物A对肾脏有一定的毒性作用,可能对患者的肾功能产生一定程度影响。

(六)吸入麻醉药对脏器的保护作用

1.吸入麻醉药对心脏的保护作用　通过离体和整体动物实验发现并证实所有卤族类吸入麻醉药均具有心肌保护作用,主要表现为缩小心肌梗死的面积,改善心肌功能、心肌顿抑的恢复过程,抑制冠状动脉血管收缩,减轻再灌注心律失常和心肌细胞损伤、降低心输出量综合征及室颤发生率等。吸入麻醉药的心肌保护作用主要通过预处理和(或)后处理方式来实现,但具体分子机制则由不同信号通道参与。

吸入麻醉药的心脏保护作用与以下因素有关:①吸入麻醉药浓度大于1MAC,可产生显著的心脏保护效应,0.5~0.6MAC虽有心脏保护作用,但保护效能已显著下降。吸入麻醉药在一定浓度范围,是否与其心脏保护效能呈正相关尚需进一步研究。②用药时机:心脏缺血前或缺血/再灌注期间用药,均可产生显著的心脏保护效应;也有缺血后预处理的报道。③用药时间:吸入麻醉药用药5min,即可产生显著的心脏保护效应,延长用药时间15~20min,甚至更长时间,心脏保护效应并无进一步增强。

2.吸入麻醉对脑的保护作用　结果显示七氟烷、氟烷和异氟烷等卤族类吸入麻醉药对局灶性、半球和全脑严重缺血均具有显著的保护作用,恩氟烷、异氟烷、七氟烷和氟烷,均可通过电压门控的Ca^{2+}通道抑制Ca^{2+}内流,突触Ca^{2+}内流的抑制,又可减少Ca^{2+}内流诱发的谷氨酸的释放。除此之外,吸入麻醉药还可通过改善残余脑组织血流的分布,改变缺血期间脑组织对儿茶酚胺反应性等机制参与脑保护。

3.吸入麻醉药的肺保护作用　肺缺血再灌注损伤主要是肺血管内皮功能失调,表现为肺动脉高压和血管通透性增加。文献报道缺血前吸入1MAC异氟烷和七氟烷,明显减轻大鼠缺血再灌注引起的肺滤过分数和湿/干比的增加,同时明显抑制灌注液中乳酸脱氢酶(LDH)和肿瘤坏死因子(TNF-α)的活性增高。近来研究表明TNF-α是导致肺缺血再灌注损伤级联反应中的一个关键因素,而七氟烷是最有效的细胞因子抑制剂。吸入麻醉药能明显抑制人体外周血中TNF-α的释放,减轻肺炎性反应,进而降低肺泡毛细血管通透性。另外,有关研究表明七氟烷抑制胆碱能与非肾上腺非胆碱能神经兴奋引起的支气管平滑肌收缩,还可以减少白三烯C_4引起的支气管痉挛,有松弛支气管平滑肌作用,适用于哮喘患者。

4.吸入麻醉药对肝脏的保护作用

(1)吸入麻醉药的抗炎作用:炎症反应的过激被认为是造成脏器损伤的重要机制,炎症转录因子NF-κB的激活及炎症因子TNF-α、IL-1β的释放被认为是炎症级联反应的早期始动环节。预防和调节过激的炎症反应,可保护脏器功能、改善预后。文献报道大鼠吸入异氟烷短时间后,可明显抑制内毒素导致的血浆细胞因子的升高,有学者发现吸入地氟烷同样可抑制内毒素导致的细胞因子反应,同未吸入地氟烷的对照组相比,吸入地氟烷的内毒素血症大鼠血浆TNF-α和IL-1β水平降低。

(2)减少细胞外氧应激产生氧自由基肝脏缺血再灌注损伤的过程中氧自由基(O_2-等)的产生是介导肝

细胞损伤的主要因素之一。异氟烷可抑制肝脏复氧后 O_2^- 产生,通过减少细胞外氧应激保护肝细胞活性。

(3)对肝细胞的能量保护作用:肝细胞缺氧 90min 则造成不可逆的能量失衡,而异氟烷可提高缺氧 90min 及复氧肝细胞的总腺苷酸和能荷,说明异氟烷对不可逆缺氧和复氧的能量失衡仍有重要的保护作用。研究发现异氟烷可减少肝细胞的缺氧、复氧损伤,保护肝细胞的能量平衡。

(4)减轻细胞内 Ca^{2+} 超载:异氟烷通过直接抑制电压门控通道的 Ca^{2+} 内流,抑制肌浆网的 Ca^{2+} 释放并增加对其的摄取,减轻肝细胞的 Ca^{2+} 超载。

吸入麻醉药的器官保护作用在临床实践中的真正作用和重要价值还有待进一步深入研究和探讨。

四、常用吸入麻醉药

(一)氧化亚氮

氧化亚氮(N_2O)是气体麻醉药,俗称氧化亚氮。1972 年由 Priestley 制成。分子式:N_2O;分子量:44;沸点:$-89℃$。为无色、带有甜味、无刺激性的气体,在常温压下为气态,无燃烧性。但与可燃性麻醉药混合有助燃性,化学性质稳定。通常在高压下使 N_2O 变为液态贮于钢筒中以便运输,应用时经减压后在室温下再变为气态以供吸入。N_2O 的化学性质稳定,与碱石灰、金属、橡胶等均不起反应。N_2O 在血液中不与血红蛋白结合,仅以物理溶解状态存在于血液中。N_2O 的血/气分配系数仅为 0.47,在常用吸入全麻药中最小。对 N_2O 的临床评价如下:

1.麻醉可控性　血/气分配系数 0.47,在常用的吸入麻醉药中仅大于地氟烷。麻醉诱导迅速、苏醒快,即使长时间吸入,停药后也可以在 1~4 分钟内完全清醒。由于吸入浓度高,极容易被摄取入血,临床可见第二气体效应和浓度效应。

2.麻醉强度　油/气分配系数 1.4,MAC 为 105%,麻醉效能低,但 N_2O 有强大的镇痛作用,并且随浓度的增加而增加。20% N_2O 产生的镇痛作用与 15mg 吗啡相当,但可以被纳洛酮部分对抗;动物长期接触 N_2O 可以产生耐受性,一旦停药,其表现类似于戒断症状;N_2O 可以使动物脑脊液中内源性阿片肽的浓度增高,说明其镇痛作用与内源性阿片样肽-阿片受体系统相关。临床上常将 N_2O 与其他麻醉药合用,以加速诱导,降低合用麻醉药的 MAC,减少药物的用量,并可用于复合麻醉、神经安定麻醉。

3.心血管的抑制作用　对血流动力学的影响:N_2O 通过抑制细胞外钙离子内流,对心肌收缩力有轻度的直接抑制作用,可增强交感神经系统的活动,收缩皮肤和肺血管,掩盖心肌负性肌力作用,因此,对血流动力学的影响不明显,可用于休克和危重患者的麻醉。N_2O 可以改变其他麻醉用药的心血管作用:减轻含氟麻醉药的心血管抑制作用;增加吗啡类药物的心血管抑制作用。心律失常:N_2O 很少引起心律失常,继发于交感兴奋的心动过速可增加心肌耗氧。临床有报道吸入 60% 的浓度时,5/9 患者发生房室交界性心律,认为与交感兴奋有关。N_2O 麻醉患者血和尿中的去甲肾上腺素浓度有增高趋势,但在临床麻醉时表现为心率较少增加。与氟烷合用时,由于 N_2O 增加儿茶酚胺的释放,氟烷增加心肌对儿茶酚胺的敏感性,易引起心律失常。

4.对呼吸的影响　N_2O 对呼吸道无刺激,不增加分泌物,对呼吸抑制轻,通气量无明显变化。N_2O 与其他麻醉药或麻醉性镇痛药合用时,呼吸抑制可以增强。吸入 50% 的 N_2O 时,机体对缺氧的反应性减弱,N_2O 还可增加肺泡氧分压和动脉血氧分压差。

5.对运动终板的影响　N_2O 的肌松作用差,即使吸入 80% 时骨骼肌仍不松弛。

6.颅内压和脑电图的改变　N_2O 可使脑血管扩张,脑血流增加,颅内压升高,但脑血流量对二氧化碳仍有反应。与其他氟化麻醉药不同,N_2O 可增加脑代谢,这些作用可能与交感神经兴奋以及对脑血管的直接作用有关。最新的研究显示:氧化亚氮虽是吸入麻醉药,但它对 GABAA 受体的作用未得到证实。Jetovic-Todorovic 等通过电生理技术对海马神经元的研究证实,氧化亚氮与氯胺酮相似,是一个特异的 NMDA 拮抗剂,而对 GABAA 受体没有作用。与其他 NMDA 拮抗剂相似,它可破坏特殊的锥体细胞,而 GABA 能(如异丙酚、巴比妥类)、抗毒蕈碱能(东莨菪碱)可完全阻断这种神经损伤。因此,临床上有必要对老年患者手术中氧化亚氮的应用重新评价,并适当地辅用其他药物保护神经系统。

7.体内代谢　N_2O 性质很稳定,在体内几乎不分解,机体内的代谢率极低(0.004%),绝大部分以原形从肺脏排出,摄取快,排泄快,少量从皮肤排出,微量自尿和肠道气体排出。N_2O 对肝、肾无明显作用,也没有毒性。

8.不良反应　N_2O 是已知的毒性最小的吸入麻醉药,主要不良反应有:①缺氧:吸入浓度过高时,会发生缺氧,临床使用应低于 70%。停止吸入 N_2O 后的最初几分钟,为了防止体内储存的大量的 N_2O 稀释肺泡气中的氧气,应继续吸入纯氧 5~10 分钟,防止发生"弥散性缺氧"。②闭合空腔增大:N_2O 在体内的弥散速度大于氮气,容易进入体内密闭性空腔,增大其容积,故不适宜肠梗阻、气胸、肺大疱、气腹及气脑造影等患者。给予 50% 的氧化亚氮,最终肠腔内也可达到 50% 浓度。若体腔壁可弹性扩张,则体腔可扩张一倍(假设没有气体丢失)。若体腔壁是不可扩张的,则在此情况下可使体腔压力增加到 380mmHg。此外,氧化亚氮还可增加气管导管气囊、喉罩气囊及 Swan-Ganz 导管气囊内的容积和压力。氧化亚氮可增加气栓的容量从而产生致命的后果。但在坐位颅脑外科手术时,氧化亚氮似乎并不增加气栓的发生率。①骨髓抑制:长时间应用(50%,3~4d)可干扰一些依赖维生素 B_{12} 的酶的活性,抑制 DNA 合成和血细胞的发育,引起贫血、白细胞和血小板减少。一般手术的短时应用并无明显影响,骨髓功能在停药后 12h 内迅速恢复。当吸入时间大于 6h,浓度大于 50% 时,需在术中补充维生素 B_{12}。②温室效应:所有吸入麻醉药的温室效应估计很小,在 0.03% 浓度下与其他气体相当。吸入麻醉药中对温室效应作用最大的可能是氧化亚氮,但是从吸入麻醉中散发出的废气,相比来自于人类活动和自然来源并不是重要部分。

9.N_2O 的禁忌证　包括:①气胸、空气栓塞,肠梗阻、颅腔积气患者,以及中耳、玻璃体或眼科手术。②维生素 B_{12} 缺陷患儿和胎儿等。

（二）异氟烷

异氟烷 1965 年由 Terrell 合成成功,是安氟烷的同分异构体。最初推广应用时,由于怀疑其有致癌作用而受阻,后经证实否定了上述结论,因此,直至 20 世纪 70 年代末异氟烷方在临床上正式应用。目前,异氟烷是临床上最常用的吸入麻醉药之一。

异氟烷是一种接近理想状态的吸入麻醉药。结构式:$HCF_2-O-CHCl-CF_3$;分子量:184.5;沸点:48.5℃。异氟烷是一种无色透明的液体,理化性质与安氟烷相近,但在任何温度下蒸气压均大于安氟烷。异氟烷微有刺激性气味,化学性质非常稳定,临床浓度不燃烧、不爆炸,暴露于日光或与碱石灰接触也不分解,不腐蚀金属,贮存 5 年未见分解产物,不需要添加稳定剂。麻醉浓度易于调节,除微有刺激味外,理化性质接近理想。血/气分配系数为 1.4(37℃)。

异氟烷的优点可归纳为:理化和生物性质稳定;对心血管安全范围大;不影响心律的趋势;具有良好的肌松作用;对脏器无毒性,或影响很小;不干扰免疫防御功能,或影响很小;麻醉苏醒快而舒适。缺点归纳为:对呼吸道有刺激性,抑制呼吸,麻醉诱导期延长;部分患者可以出现心率增快,与其他吸入麻醉药相似,可引起低血压,可诱发恶性高热。对异氟烷的具体临床评价如下:

1.麻醉可控性　血/气分配系数 1.4,是卤族类吸入麻醉药中最小的,但因为有难闻的气味,限制其吸入,故诱导并不比氟烷、安氟烷快。麻醉诱导时,常与静脉麻醉药合用。诱导期的并发症有:低血压(1.2%),高血压(0.6%),喉痉挛(1.1%),支气管痉挛(0.4%),心律失常(1.7%),心肌缺血(0.06%),及其他

（0.16％）。异氟烷麻醉深度易调节,麻醉后苏醒快。Buffington 分析 6800 例资料结果后观察到异氟烷麻醉于术毕可以发生躁动（3.3％）、呕吐（4.1％）、恶心（5.7％）、分泌物增加（4.2％）、呛咳（6.4％）和寒战（10.3％）等。麻醉苏醒过程有 3.2％出现谵妄,并有随年龄减小,发生率增加的趋势。

2.麻醉强度　油/气分配系数 94.0,MAC 为 1.15％,与 70％的 N_2O 合用时为 0.5％,介于氟烷、安氟烷之间,麻醉效能高,有中等的镇痛作用。临床常用浓度范围是 0.5～1.5％,麻醉诱导时可高达 3％,维持浓度为 1.2％±0.6％。影响维持浓度的因素除了与诱导有关的因素外,麻醉时间长短、术中体温、血压、辅助用药等因素对其也有影响,应综合考虑。

3.心血管抑制作用

（1）对血流动力学的影响:麻醉不深时,血压常常较稳定。与恩氟烷相似,异氟烷浓度增加时,也可扩张血管,降低周围血管阻力,使血压下降,可用于控制性降压。血压下降是麻醉深度的主要依据。对心肌收缩力的抑制较其他卤族类吸入麻醉药小,具有很大的心血管安全性,心脏麻醉指数（心衰时麻醉药的浓度/麻醉所需浓度）为 5.7,大于甲氧氟烷（3.7）、恩氟烷（3.3）和氟烷（3.0）,由于异氟烷对迷走神经的抑制大于对交感神经的抑制,当每搏量减少时,心率增加,β_1 受体阻滞剂可以减弱其心率加快作用,因此在 1～2MAC 内心输出量无明显减少,可以保证重要脏器的灌注。异氟烷可以降低冠脉阻力,保持或增加冠脉血流量,降低心肌耗氧量。有报道指出,异氟烷可使冠心病患者正常冠脉供血增加,而狭窄冠脉供血减少,是否可能引起"冠脉窃血",至今尚未证实。

（2）心律失常:异氟烷不减慢希一浦氏纤维的传导,不增加心肌对儿茶酚胺的敏感性,很少引起心律失常,麻醉后,房性、结性或室性心律失常发生率与术前相比无差异。肾上腺素诱发心律失常的剂量异氟烷＞安氟烷＞氟烷,异氟烷可以合用肾上腺素,适用于嗜铬细胞瘤患者。

4.对呼吸的影响　异氟烷对呼吸道有一定的刺激性,诱导时可出现咳嗽、屏气,但不至于造成诱导困难。

（1）呼吸抑制:对呼吸的抑制较恩氟烷轻,较氟烷、N_2O 重。在 1MAC 时,可使呼吸中枢对二氧化碳的通气反应减弱 50％～70％;在 2MAC 时,反应消失,呼吸停止。对缺氧反应的抑制更甚,0.1MAC 即可抑制 50％～70％;1MAC 时反应消失。

（2）气管扩张作用:异氟烷降低正常人的功能余气量和肺的顺应性,增加气道阻力,但无临床意义。可以使收缩的支气管扩张,有利于慢性阻塞性肺疾患和支气管哮喘的患者。

5.对运动终板的影响　与安氟烷类似,异氟烷可影响中枢神经系统和神经肌接头,有明显的肌松作用,并且停药后肌松作用迅速消失,适用于重症肌无力的患者。异氟烷也可以明显增强非去极化肌松药的作用,大大减少肌松药的用量,甚至不用肌松药就可以达到满意的气管插管和手术的肌松效果,新斯的明不能完全对抗。用异氟烷麻醉诱导时,咽喉反射易消失,有利于气管插管。

6.颅内压和脑电图的改变　异氟烷对中枢神经系统的抑制与吸入浓度相关。深麻醉时不出现类似安氟烷的惊厥性棘波和肢体抽搐,即使二氧化碳分压低于正常值时也不会发生,可用于癫痫患者。异氟烷可以因为抑制呼吸而使二氧化碳分压增高,引起脑血管扩张,脑血流量增加,颅内压增加,但程度比安氟烷、氟烷轻,并且低于 1.1MAC 时并不出现。异氟烷虽然不能减少脑脊液的生成,但可以减少重吸收阻力。因此,异氟烷增高颅内压短暂而轻微,并可采用过度通气控制颅内压,而不会引发抽搐。因此,对颅内压升高的患者可谨慎使用。异氟烷麻醉时,由于手术所需的麻醉深度不影响循环功能,也不使颅内压增高;可以降低脑代谢率,保护脑组织;停止吸入异氟烷后 10～18 分钟,患者即可苏醒;1.5MAC 时,机体仍可保持颅内压的自动调节,因此,异氟烷是颅脑手术较好的麻醉药物之一。应用异氟烷行颅脑手术的特点:手术过程不需要深麻醉,麻醉开始时吸入浓度很少超过 1.5％（与 O_2-N_2O 合用）,维持浓度为 0.7％～0.5％,钻颅骨时不需要加深麻醉,牵引硬脑膜时需加深麻醉,分离脑组织是无痛的;头皮各层可用稀释的肾上腺素浸润以减少出血,而不会增加心律失常的发生率;坐位施行颅后窝和颈部手术时,为预防脑气栓和气脑,不宜与 O_2-N_2O 合用;可辅助用于控制性降压;麻醉恢复快,能立即进行神经功能检查(中断吸入 9.6 分钟睁眼,12.8 分钟回答问话);小儿颅脑血肿常伴脑血流增加,可引起延迟性颅内压升高,不宜使用,成人颅脑血肿不伴脑血流增加,应用异氟烷效果良好;适用于老年、重症或有其他并发症的患者;术中过度通气有利于降低颅压。

7.体内代谢　异氟烷化学性质稳定,抗生物降解能力强,体内代谢率极低,仅为安氟烷的 1/10,几乎全部以原形自肺排出。主要经肝微粒体酶催化为氟化物,经尿排出。肝药酶诱导剂在机体内不增加异氟烷的代谢。因此,异氟烷对肝、肾等实质脏器功能影响极小,毒性低于其他氟化麻醉药。

8.其他　异氟烷的适应证很广,可以降低或保持儿童的眼压,降低成人的眼压,程度稍弱于安氟烷,适用于眼科手术;不升高血糖,可用于糖尿病患者。

(三)七氟烷

七氟烷是 1968 年由美国 BaxterLaboratories 的 BMRegan 合成的一系列氟化异丙基甲醚化合物之一。1971 年 Wallin 等人最先报道并于 1975 年发表了有关七氟烷理化、药理学和毒理学的文章。1984 年由池田和之等人进行 I 期临床试验,1986 年完成 III 期临床试验,1990 年在日本正式批准为临床使用。

七氟烷,化学名称为氟甲基.六氟异丙基醚,结构式: CH_2F-O-$CH(CF_3)_2$;分子量:200.06;沸点:58.6℃。20℃时蒸汽压为 156.9mmHg,25℃时为 197.0mmHg。此药无色透明,具有特殊的芳香气味,无刺激性,可溶于乙醇、乙醚、氯仿石油联苯胺及汽油,难溶于水。在空气中无可燃性,在氧和 N_2O 混合气体中燃烧性小,临床使用安全。在光、热(50℃)、强酸下稳定,不需添加稳定剂。为安全起见,仍宜避光、密封保存。与 N_2O 合用可以增强镇痛效果,与静脉麻醉药复合可使麻醉更趋于平稳。

Hanaki 等在 120℃ 高温下,使钠石灰与七氟烷反应 3h,钠石灰中的碱基可使七氟烷降解,最多分解出 5 种产物,按气相色谱中峰值出现的先后顺序,依次命名为 P1~P5:

P1:氟甲基二氟(三氟甲基)乙烯醚,为七氟烷的脱羟基氟化产物;

P2:氟甲基甲氧二氟(二氟甲烯)乙醚;

P3:氟甲基甲氧二氟(三氟甲基)乙醚;

P4 与 P5:氟甲基甲氧二氟(三氟甲基)乙烯醚,有相同的质谱峰,可能为同一结构的顺式和反式。

钠石灰分解七氟烷的过程推测如下:七氟烷水解时,碱(钠石灰)使七氟烷的醚键裂开,产生羧酸和乙醛。两个乙醛分子反应生成甲醇,甲醇在碱的作用下,与 P1 反应生成 P3(甲基化产物),P3 进一步水解氟化为 P2,P4 和 P5。

使用紧闭和半紧闭装置进行的研究表明,在紧闭条件下,随着麻醉时间的延长,室温在 40℃ 时产生 P1,浓度将逐渐升高,达到坪值后不再增加并略有下降;而 45℃ 以上产生 P3,则呈线性升高。加入二氧化碳到装置中,可使产物浓度增加 2~3 倍。如果用半紧闭装置,则只有 P1 可被质谱仪测到。P1 的结构式为: $CF_2=C(CF_3)OCH_2F$,与七氟烷中的杂质成分相同,具有刺激性气味,有一定的毒性。临床七氟烷麻醉中的降解产物浓度尚未引起肝肾功能损害,可用于紧闭式麻醉。但使用时应注意:避免钠石灰温度过高;每次麻醉前应更换新的钠石灰,以免干燥的钠石灰使降解产物增加;吸入七氟烷的浓度不宜过高;慎用于肝肾功能不全的患者。

七氟烷的优点归纳为:血/气分配系数低,无刺激性,不燃不爆,麻醉诱导平稳迅速,维持平稳,苏醒快,麻醉深度易调控,合用肾上腺素不诱发心律失常,在小儿、齿科、门诊手术麻醉领域有独特价值。七氟烷的缺点主要有:对患有肝、肾功能不全、冠心病、先天性肌病、高热、颅内高压患者,恶性高热易感患者和肥胖患者应慎用七氟烷。对七氟烷的具体临床评价如下：

1.麻醉可控性　血/气分配系数0.63,接近N$_2$O的0.47,麻醉诱导、苏醒迅速平稳,很少有兴奋现象,恶心、呕吐不常见,偶见一过性躁动。七氟烷的麻醉深度易调节。麻醉后清醒时间成人平均为10min,小儿8.6min。对小儿麻醉、门诊手术麻醉、齿科手术麻醉以及做一些特殊检查时的患者更具有优越性。

2.麻醉强度　油/气分配系数53.9,MAC为1.71%～2.6%,与其他强效吸入麻醉药相比,麻醉效能稍弱。合用N$_2$O可使七氟烷的MAC显著降低。根据Katoh的结果,吸入63.5%的N$_2$O,七氟烷的MAC从1.71%下降至0.66%。

3.心血管抑制作用

(1)对血流动力学的影响:降压作用较异氟烷弱,心率亦较异氟烷慢。七氟烷呈剂量依赖性抑制心肌收缩力,降低动脉压,扩张外周血管,由于此时压力感受器反射功能不像吸入氟烷时那样受抑制,所以对心率影响小,仅使每搏量和心输出量轻度减少。当交感兴奋使动脉压升高,心率加快时,七氟烷可抑制血管运动中枢。临床上在紧张、疼痛等应激状态及心力衰竭等交感神经兴奋的患者,应用七氟烷可以出现血压下降和心率减慢。另外,七氟烷与异氟烷具有几乎相同的冠状血管扩张作用,可使冠状血管的自我调节能力减弱。但当吸入5%七氟烷时又可以增加冠脉血流量与心输出量的比值,尽管冠脉灌注压降低,可以出现"过度灌注"的状态。

(2)心律失常:吸入七氟烷时,对房室传导以及普肯耶纤维传导的抑制作用与吸入异氟烷一样,因此,肾上腺素诱发性心律失常发生率较低。难以发生因折返心率产生的快速心律失常,以及因肾上腺素明显增加后负荷而产生的自主神经中枢功能亢进和心肌α$_1$受体及β$_1$受体的激活,可以用于嗜铬细胞瘤手术。七氟烷引起心律失常的阈值在氟烷和异氟烷之间,和硫喷妥钠合用时可降低阈值。

(3)与尼卡地平的相互作用:双氢吡啶类钙离子拮抗剂尼卡地平有很强的末梢血管扩张作用及冠状动脉扩张作用,心肌收缩力减弱和收缩减慢作用较弱,与七氟烷合用时安全性高于其他同类药物。七氟烷可以抑制尼卡地平引起的血压下降及伴随的压力容量反射介导的收缩加速和收缩力增强作用,且尼卡地平能显著增加七氟烷原有的心肌收缩力减弱和收缩减慢作用。但同时尼卡地平强力的末梢血管扩张作用导致后负荷降低,在七氟烷醚负性收缩力作用下,心输出量反而增加。因此,在合适的麻醉深度下,七氟烷合用10～15μg/kg尼卡地平不会抑制心脏功能,并有减少心肌耗氧,解除冠脉血管痉挛的作用。

(4)左室功能对前、后负荷改变时的反应:心脏在高浓度七氟烷麻醉时对前负荷的增大可以很好地调节,但在后负荷急剧增大时则出现明显的泵功能降低。从七氟烷对循环抑制的程度及其恢复速度来看,它是一种对循环系统调节性佳的麻醉药。

4.对呼吸的影响　七氟烷对呼吸道刺激较小,与氟烷一样可以平稳地进行面罩麻醉诱导。

(1)呼吸抑制:与氟烷不同的是:随着麻醉的加深,七氟烷可以使潮气量减少却不发生代偿性的呼吸次数增加,使得分钟通气量减少;另一方面,停止吸入七氟烷后,由于血/气分配系数低,呼吸抑制会很快恢复,这一特点有利于防止麻醉并发症。

(2)低氧性肺血管收缩:动物实验证明,七氟烷对麻醉时低氧血症相关的低氧性肺血管收缩无抑制作用。

(3)气管扩张作用:与氟烷、安氟烷一样,随着用量的增加,七氟烷可以抑制乙酰胆碱、组胺引起的支气管收缩,对哮喘患者有效。

5.对运动终板的影响　七氟烷有一定的肌松作用,可以增加并延长非去极化肌松药的作用,大大减少肌松药的用量,并且这种作用在停止吸入七氟烷后会很快恢复原来的阻滞时间。这一特点有利于在手术结束时,只要暂时增加七氟烷的吸入浓度而不用追加肌松药,即可获得较好的肌松效果,并可以减少术后呼吸抑制的发生。

6.颅内压和脑电图的改变　由于七氟烷在麻醉诱导中血中浓度增加迅速,此时可出现正常状态下看不到的明显的慢波,应注意不要认为这是异常的脑电波。即使动脉血中麻醉药浓度相同,也可因麻醉诱导速度不同而出现不同的脑电波形,尤其是在动脉血药浓度上升最快的1~3分钟时出现的节律性慢波。七氟烷是一种痉挛性麻醉药,但其痉挛诱发性极弱,相当于安氟烷和异氟烷之间,略接近于安氟烷。此外,七氟烷增加颅内压及降低脑灌注压的作用弱于氟烷。应用七氟烷时,脑血流量不增加,甚至减少,脑耗氧量下降,颅内压不增加,可用于神经外科手术。

7.体内代谢　七氟烷比其他挥发性麻醉药在血液和脂肪中的溶解度低,进入机体的麻醉药量小,虽然分解代谢率较高,代谢产物的绝对量与其他麻醉药相差不多。七氟烷经尿排出的代谢产物有葡萄糖醛酸六氟异丙醇(几乎无毒性)和无机氟,尿无机氟排泄量是甲氧氟烷的1/3~1/4。七氟烷对肝血流减少的倾向小,对肝组织细胞能量状态的影响也很小。与氟烷、安氟烷等挥发性麻醉药相比,它对肝、肾的影响小,术后极少数病例发生肝功能损害、少尿,尿素氮、肌酐升高和肌红蛋白尿等,与七氟烷的关系尚有待于进一步调查。但对妊娠数周的患者;一个月以内接受过全身麻醉,且有肝损害者;对卤素麻醉药过敏,有恶性高热倾向者应慎用。

(四)地氟烷

地氟烷1959年至1966年Terrell等人共合成了700多种化合物,其中第635个即为地氟烷。由于合成时用氟元素有爆炸危险,并且地氟烷的蒸气压接近1个大气压,不能使用标准的蒸气罐,因此在当时并未能被推广使用。因为门诊以及一些特殊类型的手术要求术后快速苏醒,而地氟烷的血/气分配系数为0.42,在现有吸入麻醉药中最小,所以近年来又对地氟烷进行了一系列的研究。1988年9月在加州大学首次通过鉴定,1990年初Jones首先在临床试用。

地氟烷结构式为:CHF_2-O-CHF-CF_3;与异氟烷CHF_2-O-CHCl-CF_3相似,都是甲基乙醚的卤素化合物,只是在α-乙基部分用氟替代了氯。氟的卤化作用可以降低血液和组织的溶解度,并且,氟化改变了地氟烷的沸点、蒸气压和稳定性,增强了地氟烷分子的稳定性,增强了其抗生物降解和抗碱性降解作用,如钠石灰或钡石灰。在40~60℃,测不出地氟烷由钠石灰引起的裂解,在80℃时有轻微的降解。相反,异氟烷在60℃时可测出降解,在80℃时每小时降解12%。地氟烷无色透明,具有刺激性气味。分子量:168;沸点:22.8℃,较异氟烷的沸点(48.5℃)低得多,接近室温,蒸气压在22℃时为663.75mmHg,因此需装在专用的蒸发器中使用:该蒸发器应具有电加温的直接读数,使蒸发器温度保持在23~25℃,流量计上蒸气输出刻度单位为ml/min。地氟烷蒸发器输出的浓度接近于蒸发器上所指示的刻度,不论室温如何或所用的气体流量如何。地氟烷理化和生物性质稳定,室温下,临床使用浓度的地氟烷不燃烧,不爆炸。

地氟烷是一种强效吸入麻醉药,它的优点可归纳为:血液和组织溶解度较低,可以迅速调节麻醉深度,麻醉诱导苏醒快,药物摄入和洗脱迅速,麻醉恢复质量高,体内代谢率极低,可迅速有效地控制血流动力学的变化,耐受性好,适用于低流量麻醉环路。地氟烷的缺点主要有:对呼吸道有刺激性,不宜作为小儿麻醉的吸入诱导药,可使非外科应激所致的短暂性白细胞计数升高,恶性高热易感患者应慎用地氟烷。对地氟烷的具体临床评价如下:

1.麻醉可控性　血/气分配系数0.42,在现有吸入麻醉药中最小,也是地氟烷一个最突出的优点。麻醉诱导和苏醒均很迅速,可以精确地控制肺泡浓度,迅速调节麻醉深度。地氟烷麻醉的患者对命令反应的时间较异氟烷的患者约快一倍,这增加了麻醉的安全性。麻醉后早期和后期的恢复均较快,主观和客观测定的恢复结果均提示其恢复速度比异氟烷快两倍。术后心理活动和认知功能恢复快,主观功能(如嗜睡、笨拙、疲惫或模糊)受损轻。

2.麻醉强度　在一定范围内,麻醉强度随着分子量的增加而增大,因此,地氟烷的麻醉强度小于异氟烷,约为异氟烷的1/5。地氟烷的油/气分配系数是18.7,MAC随着年龄的增长而下降,并且与刺激方式有关。类似于其他强效麻醉药,体温降低以及使用其他抑制性药物如 N_2O、芬太尼或咪达唑仑能降低MAC。地氟烷麻醉效能虽然较低,但其MAC值仍允许使用高浓度氧气,即使同时使用 N_2O。清醒MAC是指50%患者或志愿者对命令有适当反应时的浓度($MAC_{awake50}$)。地氟烷的 $MAC_{awake50}$ 值在20~30岁的受试者中为2.5%,大约是同一年龄组MAC值的1/3。由于停止吸入麻醉后,脑分压降至 $MAC_{awake50}$ 水平以下,患者才会清醒,因此,$MAC_{awake50}$ 与MAC的比值越小,所需的恢复时间越长。另外,研究显示,$MAC_{awake50}$ 也是一个记忆消失的浓度(即分压,因为该浓度的定义为一个大气压时的百分比),由以上两点,可以认为地氟烷是一种强效遗忘麻醉药,其遗忘强度是氧化亚氮的两倍。

3.心血管抑制作用

(1)对血流动力学的影响:对机体循环功能影响较小。地氟烷抑制心血管功能和心肌收缩力的作用呈剂量依赖性,但较异氟烷为弱,可以使心肌顺应性、体血管阻力、每搏指数和平均动脉压下降。建议低血容量、低血压、重症和衰弱的患者使用地氟烷时应减量。地氟烷/N_2O 复合麻醉有利于减轻对心脏和循环的抑制。与异氟烷相似,当每搏量减少时,心率增加,因此心输出量无明显减少,可以保证重要脏器的灌注,并且当麻醉时间达到7h以后,心血管系统可以产生耐受性。与异氟烷一样,地氟烷可以扩张冠脉,引起明显的舒张期冠脉血流速率增加,血管阻力下降,这主要是受代谢产物的调节,对冠脉的直接扩张作用很小,以维持心肌氧供需平衡。地氟烷是否存在引起"冠脉窃血"的潜在作用尚未被完全排除。

(2)对交感活性的影响:地氟烷对迷走神经的抑制大于对交感神经的抑制,存在明显的交感兴奋作用。高浓度吸入地氟烷或突然增加吸入浓度时,较异氟烷更易出现明显的交感活性增强,心率、血压短暂(2~4min)而急剧升高,尤其在嗜铬细胞瘤手术中需引起注意。以下方法可阻止应激反应:①初始浓度设置在2%~6%(合并使用 N_2O 时,浓度可以低于此值);②按每次0.5%~1%的幅度增加浓度;③在增加吸入浓度前静脉注射阿片类药物,如:芬太尼;④预先给予短效的 β_1 受体阻滞剂。由于地氟烷对交感神经和自主神经抑制较异氟烷轻微,有助于术中维持稳定的血压和外周血管阻力。⑤心律失常:地氟烷麻醉时对心律的影响很小,并且不能增加血中儿茶酚胺的浓度,但在深麻醉时可以出现心律失常。研究证明:吸入1~1.3MAC地氟烷的同时,给予低浓度的肾上腺素($7\mu g/kg$)不会诱发心律失常;给予高浓度的肾上腺素(7~$13\mu g/kg$)则有25%以上的患者发生心律失常,如结性心律失常。

4.对呼吸的影响　单独吸入4%~11%地氟烷可以进行麻醉诱导,但由于对呼吸道有刺激作用,可以出现咳嗽、兴奋、屏气、分泌物增多、喉痉挛、呼吸暂停和低氧血症等不良反应,应合并使用芬太尼、咪达唑仑或异丙酚等静脉麻醉药物以减轻呼吸道反射和刺激作用。儿童不宜使用地氟烷诱导。与氟烷、异氟烷相似,地氟烷可产生剂量依赖性呼吸抑制,使潮气量减少,并抑制机体对动脉血二氧化碳分压增高的通气反应,抑制程度与吸入浓度相关。

5.对运动终板的影响　地氟烷有显著的肌松作用,可以引起剂量相关性神经肌传递减少。神经肌肉阻滞作用较其他的氟化醚类吸入麻醉药强,能为各种操作提供满意肌松,利用地氟烷可以完成喉镜检查。地氟烷可以增加并延长非去极化肌松药的作用,使用时应减少肌松药的用量,其增强泮库溴铵与琥珀胆碱的程度与异氟烷相似。当地氟烷排出时,其加强肌松的作用消失,证实了使用肌松药的安全性。

6.颅内压和脑电图的改变　对脑血管的作用与异氟烷相似,地氟烷可使脑血管阻力和脑组织氧代谢率下降,脑血流量增加,颅压和脑脊液压力增加,其程度与剂量相关。0.5~1.5MAC的浓度可以增加颅内压,抑制脑血管自动调节功能。地氟烷麻醉时的脑电图与异氟烷麻醉时相似,两药在低浓度(亚MAC)时均引起低电压-快波活动增强,在出现暴发性抑制的麻醉深度(大于或等于1.24MAC)时变为高电压-慢波活动,深麻醉时(大于1.5MAC),暴发性抑制可能变为连续性(等电位脑电图)。因此,地氟烷不适用于有颅高压症状的颅内占位病变患者的麻醉。在深麻醉和低碳酸血症时,不具有致癫痫作用。并且,地氟烷在麻醉期间能维持脑血管对二氧化碳增高的反应性。

7.体内代谢　氟元素替代氯元素使得地氟烷理化性质更为稳定,在体内几乎无分解代谢,生物转化率仅为异氟烷的1/10(异氟烷的代谢率为0.2%),是已知体内生物转化最小的吸入麻醉药。患者麻醉3.1MAC或志愿者麻醉7.4MAC,未发现血清无机氟化物增加。同样,尿中无机氟化物或有机氟化物变化也很小或无变化。地氟烷麻醉后测定血液和尿显示有微量三氟醋酸,与异氟烷相同,三氟醋酸与变态反应介导的氟烷肝毒性有关,但因为含量极低,发生肝损伤的几率几乎不存在。因此,地氟烷的肝、肾毒性极低或没有,对肝、肾功能损害的患者不需要调整给药浓度。

8.其他　与所有另外的麻醉药一样,非外科应激所致的短暂性白细胞计数升高已见报道;在易感的动物模型,地氟烷可以触发骨骼肌代谢亢进,导致氧耗增加,引起恶性高热的一系列临床症状,但在人体尚未发现,但对于已知恶性高热易感者,不应使用地氟烷。

9.地氟烷的优缺点　与其他挥发性吸入麻醉药相比地氟烷更加接近理想的吸入麻醉药。地氟烷的血气分配系数只有0.42,决定了其诱导和苏醒的速度最快。地氟烷在体内的代谢率为0.02%远低于七氟烷的5%和异氟烷的0.17%。地氟烷不与钠石灰发生反应。地氟烷的缺点在于其不良的气味,使得其不适合于进行麻醉诱导。

(五)氙气吸入麻醉

氙(Xe)是和氦、氖、氩、氪、氡等元素一样的惰性气体,近年来发现氙气具备理想吸入麻醉药的许多特性。1898年Ramsay和Travis发现氙气,1980年Lachmann和Erdmann首次将氙气常规应用于临床麻醉;1995年Messer Medical、Drager和一个氙麻醉学家组成的小组提出了"氙气麻醉方案";1998年MesserMedical启动了氙作为吸入麻醉剂的研究过程;2001年氙气作为药物进入市场。氙气具有以下化学和药理学特点:①高度的化学稳定性;②不会与手术材料发生反应;③不燃不爆;④在血液和组织中的溶解度小;⑤无代谢产物;⑥组织器官毒性小;⑦氙在空腔器官聚集小于氧化亚氮。氙气作为麻醉剂具有以下特点:①麻醉效能高;②诱导和苏醒迅速;③具有镇痛效应;④对心功能无明显影响,血流动力学稳定;⑤不影响肺胸顺应性,对呼吸道无刺激性。

1.氙气理化性质　氙在元素周期表中为零族第54号元素,最外层电子轨道处于饱和状态,呈电中性,分子量为131.2,比重为5.887g/L,约为空气的4倍,大气中含量为0.086ppm,熔点$-111.9℃$,沸点$-107.1℃$,无色无味,化学性质稳定,不与其他物质发生反应,不燃不爆,几乎不在体内生物转化。血气分配系数为0.14,新近认为其血气分配系数为0.115。氙气在水中的溶解度为$0.085\sim0.096$/L。

2.氙气麻醉作用机制　虽然氙是一种无活性的惰性气体,不会与其他的元素形成共价结构(特殊条件除外),但邻近的分子可使氙巨大的电子外壳极化和扭曲,这种电子轨道结构上的变形扭曲使氙气可与蛋白质结合或发生相互作用,例如肌红蛋白以及脂质双分子层,特别是脂质双分子层的极化端。氙气具有与细胞蛋白质和细胞膜结构相互作用的能力可能是其麻醉效应的基础。氙对细胞膜的作用类似于挥发性麻醉药,可抑制细胞膜Ca^{2+}离子泵,神经元Ca^{2+}浓度增加,兴奋性改变。氙还可通过抑制N-甲基-天门冬胺酸受体,抑制脊髓后角神经元对伤害性刺激的感受,临床使用时具有一定的镇痛效应。

3.氙气麻醉对机体的影响

(1)中枢神经系统:氙气的MAC为0.71,麻醉作用较氧化亚氮强,吸入低浓度的氙气即可提高患者的痛阈、延长对听觉刺激的反应时间,对中枢神经系统的作用表现为兴奋和抑制双重作用,其中枢抑制作用强于氧化亚氮。但当氙气吸入浓度>60%时,可使脑血流增加,禁用于有颅内高压症状的患者。

（2）循环系统：吸入氙气不改变心肌电压依从性离子通道，对肾上腺素诱发的心律失常无易化作用，氙气吸入麻醉对心肌收缩性无影响，且由于氙的镇痛作用使应激反应降低，有利于心血管稳定，可减少术中镇痛药用量。已有研究表明，氙气对肠系膜血管阻力无明显影响。

（3）呼吸系统：对呼吸道无刺激性。气管插管后可用 70％氙气＋30％氧气维持麻醉，由于氙气血气分配系数低，排出迅速，自主呼吸恢复较快。吸入氙气对胸肺的顺应性影响小，用于老年人以及慢性肺疾病的患者具有一定的优越性。

（4）其他：氙气性质稳定，但氙气能潴留于内脏中空器官、肠腔以及脂肪组织中，因而肠梗阻患者应禁止使用。

4.麻醉实施　采用循环紧闭式环路低流量麻醉可减少氙气的消耗，降低麻醉成本。氙气的利用效率很低，例如使用 0.5L/min 的新鲜气流给患者吸入 70％氙气 2 小时，输送到患者呼吸系统的氙气实际上不到 20％，80％以上的氙气都被作为废气排到大气中。为减少浪费，麻醉期间最好采用电子监控系统持续监测呼吸回路中氙气浓度。需要注意的是由于氙气的密度较高，可能会降低某些呼吸流量计的准确性。

实际临床应用时，麻醉诱导期必须首先用高流量的纯氧洗出机体组织内的氮气，持续时间至少 5 分钟，同时静脉使用芬太尼 3μg/kg、异丙酚 2mg/kg 和肌松药。气管插管后，将导管与麻醉气体输送系统连接，1.5 分钟后使氙气浓度达到 40％～45％的镇静催眠浓度，8 分钟后将浓度提高到 60％～70％。在手术切皮前追加适量的芬太尼。

5.氙气麻醉的应用前景　氙气吸入麻醉药最大的缺点是代价昂贵，由于空气中氙的含量低且不能人工合成。世界氙气的年产量约 600 万升，其中可供临床麻醉使用的仅 40 万升，远不能满足临床麻醉的需要，因而氙气麻醉不可能获得广泛的应用。但如果能很好地解决氙气输送系统和再循环系统的技术问题，氙气麻醉在临床的应用前景将更为广阔。特别是对于心脏储备功能较差的患者，氙气可能是更好的可供选择的吸入麻醉药。

（秦　生）

第二节　静脉麻醉药

经静脉作用于全身，主要是中枢神经系统（CNS）而产生全身麻醉的药物称为静脉麻醉药。静脉麻醉药多用于全麻诱导、麻醉维持和局麻或区域麻醉时的镇静。理想的静脉麻醉药应具有催眠、遗忘、镇痛和肌肉松弛作用，且无循环和呼吸抑制等不良反应；在体内无蓄积，代谢不依赖肝功能；代谢产物无药理活性；作用快、强、短，诱导平稳，苏醒迅速；安全范围大，不良反应少而轻；麻醉深度易于调控等特点。目前还没有一种理想的静脉麻醉药。由于药物的药理特性在不同的临床情况下其重要性不同，因而麻醉医师必须做出最佳选择以适应患者和手术的需要。

一、静脉麻醉药的一般药理学

（一）药物代谢动力学

1.静脉麻醉药的主要药理作用是产生剂量依赖性 CNS 抑制（量效曲线），表现为镇静和催眠。

2.获得稳态血药浓度时，可以认为血药浓度与受体作用部位药物浓度达到平衡。

（1）静脉麻醉药的效能是对 CNS 功能的最大抑制作用。对抑制脑电活动而言，苯二氮卓类的效能低于巴比妥类。

(2)强度是获得 CNS 最大抑制作用时所必需的药物剂量。

3.多数镇静-催眠药(氯胺酮例外)减少脑代谢($CMRO_2$)和脑血流量(CBF),后者引起颅内压(ICP)下降。

(1)从脑电图(EEG)可以观察到:镇静剂量可引起高频活动的活化,而麻醉剂量可产生一种暴发抑制模式。

(2)多数镇静-催眠药尽管可作为抗惊厥药,但仍可偶然引起 EEG 惊厥样活动(区别于癫痫活动与肌痉挛样现象)。

4.多数镇静-催眠药(氯胺酮例外)降低眼内压,与对 ICP 和血压的影响相一致。

5.静脉麻醉药产生剂量依赖性呼吸抑制,首先呼吸暂停,随后潮气量减少。

6.静脉麻醉诱导时,许多因素促使血流动力学发生变化。这些因素包括药物,组织器官血流量,交感神经紧张性,注药速度,麻醉前用药,应用心血管药物和直接影响心脏收缩和(或)周围血管系统的因素。

7.大部分静脉镇静-催眠药缺乏内源性镇痛活性。但氯胺酮例外,具有镇痛作用。

(二)药物效应动力学

1.多数静脉麻醉药脂溶性高及脑血流量较高可解释其对 CNS 的快速作用。

2.静脉催眠药的药物效应动力学特点为快速分布,再分布到几个假设房室,随后被消除。

(1)终止静脉麻醉诱导药物 CNS 作用的主要机制为药物从血供量大的中央室(脑)再分布到血供量小而分布广的周边室(肌肉、脂肪)。

(2)多数静脉麻醉药通过肝脏代谢(一些代谢产物有活性),随后大部分水溶性代谢产物由肾脏排泄。

(3)对多数药物而言,临床药物浓度不能饱和肝脏代谢酶系统,血浆药物浓度是按指数衰减的恒比消除(一级动力学过程),因而药物消除速率减慢。

(4)长期输注使血浆药物浓度达稳态,肝脏代谢酶系统可被饱和,药物消除速率与血浆药物浓度无关(零级动力学过程)。

(5)灌注限制清除率描述主要通过肝脏摄取的药物(丙泊酚、依托咪酯、氯胺酮、咪达唑仑)的肝脏清除率。上腹部手术、年龄增加可使肝血流量减少。

3.消除半衰期($T_{1/2}B$)是指血浆药物浓度减少 50% 所需要的时间。

(1)$T_{1/2}B$ 的广泛变异反映分布容积(V_d)和(或)清除率的差异。

(2)静脉滴注某种麻醉药获得所需的临床效果的同时必须避免药物蓄积以及停止输注后 CNS 作用延长。

4.静输即时半衰期是指与药物静脉输注时间有关的血浆药物浓度减少 50% 所需的时间,对镇静-催眠药物输注后的苏醒时间起决定作用。

5.许多因素促使患者静脉镇静-催眠药的药效动力学发生变异,这些因素包括蛋白结合率,肾脏和肝脏清除效能,衰老,并存的肝脏、肾脏、心脏疾病,药物相互作用和体温。

(三)超敏(变态)反应

1.静脉麻醉药和(或)其溶剂的过敏反应虽然少见,但可致命。

2.除依托咪酯外,所有静脉麻醉诱导药物均可引起组胺释放。

3.虽然丙泊酚一般不引起组胺释放,但仍有引起致命过敏反应的报道,尤其有其他药物(多为肌松药)过敏史的患者。

4.巴比妥类可促使紫质症易感患者急性、间歇发病。据报道,苯二氮䓬类、丙泊酚、依托咪酯和氯胺酮为安全药物。

二、苯二氮䓬类及其拮抗药

苯二氮䓬类药物具有抗焦虑、镇静和遗忘特性,临床麻醉中主要用做术前用药、静脉复合麻醉以及局部麻醉的复合用药。临床中常用的苯二氮䓬类药物有地西泮、咪达唑仑和其拮抗剂氟马西尼。

(一)苯二氮䓬类药物

1.理化性质

(1)地西泮不溶于水,配方中含有丙二醇,有刺激性,静脉注射可致疼痛和静脉炎。

(2)咪达唑仑是一种水溶性苯二氮䓬类药物,pH 为 3.5,静脉或肌内注射刺激轻微。处于生理 pH 环境中时,出现分子内重排,理化特性改变,脂溶性更高。

2.药理学作用

(1)苯二氮䓬类药物与苯二氮䓬受体结合,促进 GABA 与 GABA 受体的结合而使 Cl^- 通道开放的频率增加,使更多的 Cl^- 内流,产生超极化和突触后神经元的功能性抑制。

(2)苯二氮䓬类降低 $CMRO_2$ 和 CBF,类似于巴比妥类和丙泊酚,但没有证据表明此类药物对人类具有脑保护活性。

1)与其他化合物相比,咪达唑仑不产生等电位 EEG。

2)与其他镇静-催眠药一样,苯二氮䓬类为强效抗惊厥药,常用于治疗癫痫持续状态。

3)有中枢性肌松作用,可缓解局部病变引起的骨骼肌反应性痉挛、脑性瘫痪、手足抽动症以及僵人综合征引起的肌痉挛和风湿性疼痛。

4)不产生明显镇痛作用。

(3)苯二氮䓬类产生剂量依赖性呼吸抑制,慢性呼吸疾病患者更为严重,与麻醉性镇痛药合用时出现协同抑制效应。

(4)咪达唑仑和安定大剂量用于麻醉诱导时,均降低周围血管阻力和全身血压(血容量不足可加重),但封顶效应显示影响达一定程度时,动脉血压很难进一步变化。

3.药物代谢动力学

(1)苯二氮䓬类经由氧化和与葡糖醛酸结合而在肝内代谢,氧化反应易受肝功能障碍和 H_2 受体拮抗剂等合用药物的影响。

1)静脉注射咪达唑仑和地西泮后 2～3 分钟中枢神经系统的作用达峰值。

2)咪达唑仑的肝清除率为地西泮的 10 倍。地西泮的消除半衰期为 25～50 小时,而咪达唑仑的消除半衰期为地西泮的 1/10,仅为 2～3 小时,因此,仅咪达唑仑可用于静脉持续输注。

3)地西泮的代谢产物有药理活性,能延长其残余镇静效应。而咪达唑仑的主要代谢产物 1-羟基咪达唑仑有一定 CNS 抑制作用。

4)地西泮的消除半衰期随着年龄的增长而延长,因而老年人应用时应减少剂量,延长用药间隔。肥胖患者应用苯二氮䓬类药物初始剂量要加大,但清除率无显著性差异。

4.临床应用

(1)麻醉前用药,可有效消除焦虑和恐惧。地西泮 5～10mg 口服,咪达唑仑肌内注射 5～10mg,静脉注射 2.5mg,或口服均有效。小儿还可采用直肠注入,剂量为 0.3mg/kg。

（2）全麻诱导和维持

1）地西泮静脉注射可用于全麻诱导，对心血管影响轻微，但因其起效慢，效果不确切，现已不常用。

2）咪达唑仑复合丙泊酚、麻醉性镇痛药以及肌松药，是目前临床上常用的全麻诱导方法之一。全麻诱导时其用量为 0.05～0.2mg/kg，年老、体弱及危重患者应适当减少剂量。咪达唑仑可采用分次静脉注射或持续静脉输注的方式用于静脉复合或静吸复合全麻的维持。

（3）局麻和部位麻醉时作为辅助用药，可产生镇静、松弛、遗忘作用，并可提高局麻药的惊厥阈。

（4）可用于控制肌痉挛和抽搐以及心脏电复律治疗。

（5）ICU 患者镇静：咪达唑仑可用于需机械通气治疗的患者，保持患者镇静，控制躁动。

5.不良反应

（1）中枢神经反应：小剂量连续应用可致头昏、乏力、嗜睡及淡漠等，大剂量可致共济失调。

（2）静脉注射速度过快时易发生呼吸及循环抑制。地西泮静脉注射时可发生血栓性静脉炎。

（3）剂量过大时可引起急性中毒，出现昏迷及呼吸、循环衰竭，可用苯二氮卓受体阻断药氟马西尼救治。

（4）长期服用可产生耐受性及依赖性。

（5）可通过胎盘屏障，有致畸作用。

6.禁忌证　精神分裂症、抑郁症和妊娠妇女禁用。

（二）氟马西尼

1.理化性质　氟马西尼是苯二氮卓受体阻断药，为可溶于水的白色粉末。

2.药理学作用

（1）与所有其他镇静-催眠药相比，苯二氮卓类有特异性拮抗剂，氟马西尼对 CNS 苯二氮卓类受体有高度亲和力，但内源性活性轻微。

1）苯二氮卓类激动剂存在时，氟马西尼起竞争性拮抗剂的作用。

2）对巴比妥类及羟丁酸钠引起的中枢抑制则无拮抗作用。

3）静脉注射单次剂量氟马西尼后，由于消除缓慢的激动剂的残余作用，苯二氮卓类 CNS 效应可重新出现。

（2）氟马西尼对呼吸和循环无明显影响。

1）氟马西尼并不完全拮抗苯二氮卓类药引起的呼吸抑制作用。

2）对巴比妥类和麻醉性镇痛药引起的呼吸抑制无拮抗作用。

3.药物代谢动力学

（1）氟马西尼静脉注射后 5 分钟，血药浓度达峰值，消除半衰期为 48～70 分钟，短与常用的苯二氮卓类药物，故必要时应重复使用。

（2）氟马西尼在肝脏内迅速代谢为无活性的代谢物，仅 0.12％以原形从尿中排出。

4.临床应用

（1）麻醉后拮抗苯二氮卓类药的残余作用，促使手术后早期清醒。首次剂量 0.1～0.2mg 静脉注射，以后 0.1mg/min，直至患者清醒或总量达 1mg。

（2）用于苯二氮卓类药物过量中毒的诊断与救治。每次 0.1mg，每分钟 1 次，直至苏醒或总量达 2mg。

（3）用于 ICU 患者。

5.不良反应　氟马西尼常见的不良反应有恶心、呕吐、烦躁和焦虑不安。有癫痫病史者可诱发癫痫发作，长期应用苯二氮卓类药的患者使用氟马西尼可诱发戒断症状。

6.**禁忌证**   应用三环抗抑郁药过量和应用苯二氮卓类药治疗癫痫或颅内高压的患者禁用。

三、巴比妥类药物

巴比妥类药主要产生中枢神经系统抑制作用,小剂量镇静,中剂量催眠,大剂量抗惊厥或引起麻醉,过量则呈呼吸、循环抑制状态。硫喷妥钠、硫戊巴比妥钠和甲己炔巴比妥均为巴比妥类药物。

硫喷妥钠和硫戊巴比妥钠均为硫喷妥类静脉麻醉药,它们的药理性能和作用强度基本相同。甲己炔巴比妥是一种 oxybarbiturate,其作用强度大于硫喷妥类,药理作用与硫喷妥钠基本相似。

(一)理化性质

这些药物为外消旋混合物,呈碱性,2.5%硫喷妥钠的 pH>9,加入酸性溶液(林格液)时,将产生沉淀。

(二)药理学作用

1.巴比妥类麻醉药作用于中枢神经系统 GABA 受体,增强 GABA 的抑制活性。

2.脑电图呈等电位时,巴比妥类降低脑代谢率最高达 55%,同时伴有相应的脑血流减少和颅内压降低。

(1)硫喷妥钠 4~6mg/(kg·h)持续静脉输注可维持等电位脑电图。

(2)尽管颅脑损伤后常用巴比妥类控制颅内压,但治疗结果的研究发现其并不优于其他抗颅内高压治疗方法。

(3)巴比妥类不用于心搏骤停患者的复苏治疗。

(4)巴比妥类可改善大脑对不完全缺血的耐受性,颈动脉内膜切除术、深度控制性降压或体外循环期间,常用于脑保护。中度低温(33~34℃)可提供良好的脑保护作用,而并不延长苏醒时间。

(5)巴比妥类具有强效抗惊厥活性,但甲己炔巴比妥用于癫痫患者可诱发癫痫发作。

3.巴比妥类产生剂量依赖性呼吸抑制,减慢呼吸频率和减少潮气量,甚至出现呼吸暂停。支气管痉挛和喉痉挛通常为麻醉不完善时气道管理的结果。

4.巴比妥类的心血管作用包括血压下降(静脉回流减少、直接心肌抑制)和代偿性心率增快。容量不足可加重低血压。

(三)药物代谢动力学

1.单次静脉注射后能快速产生意识消失,然后通过药物再分布又快速苏醒。

2.主要在肝脏代谢,甲己炔巴比妥的清除率高于硫喷妥钠。甲己炔巴比妥在肝内代谢为无活性产物,硫喷妥钠代谢为半衰期较长的活性代谢产物戊巴比妥。

(1)老年人中央室容积较普通成人低,硫喷妥钠从血流灌注丰富的组织再分布于肌肉组织亦较慢,因而,老年人用药需减量 30%~40%。

(2)硫喷妥钠即时半衰期长、苏醒慢,很少用于麻醉维持。

(四)临床应用

1.硫喷妥钠目前主要用于全麻诱导、抗惊厥和脑保护。

(1)全麻诱导:成人诱导剂量为静脉注射 3~5mg/kg。

(2)短小手术麻醉:可用于切开引流、烧伤换药及心脏电复律等短小手术。但有镇痛不全,易发呼吸抑制和喉痉挛等危险,现已少用。

(3)控制痉挛和惊厥:可快速控制局麻药中毒、破伤风、癫痫和高热引起的痉挛或惊厥。

(4)颅脑手术:可抑制脑代谢,减少脑耗氧量,降低颅内压,对缺氧性脑损害有一定的防治作用。

2.甲己炔巴比妥成人诱导剂量为 1.5mg/kg 静脉注射,阵挛样肌颤和呃逆等其他兴奋性活动的发生率高,目前已基本不用。

(五)不良反应

1.变态反应或类变态反应:硫喷妥钠偶可致过敏样的反应(荨麻疹、面部水肿、低血压)。

2.巴比妥类药物可引起卟啉症患者急性发作。

3.硫喷妥钠误注入动脉,可导致小动脉和毛细血管内结晶形成,引起强烈的血管收缩、血栓形成,甚至组织坏死。处理方法为动脉应用罂粟碱、臂丛神经阻滞和肝素化。

4.应用甲己炔巴比妥时肌痉挛和呃逆较常见。

(六)禁忌证

1.呼吸道梗阻或难以保证呼吸道通畅的患者。

2.支气管哮喘者。

3.卟啉症(紫质症)者。

4.严重失代偿性心血管疾病和其他心血管功能不稳定的患者,如未经处理的休克、脱水等。

5.营养不良、贫血、电解质紊乱、氮质血症者。

6.肾上腺皮质功能不全或长期使用肾上腺皮质激素者。

四、丙泊酚

丙泊酚又名异丙酚,因其起效迅速、作用时间短,苏醒快而完全,持续输注无蓄积等特点,是目前最常用的静脉麻醉药。

(一)理化性质

丙泊酚为一种烷基酚化合物,不溶于水,具有高度脂溶性。丙泊酚溶液中含有 1%(w/v)丙泊酚、10%大豆油、1.2%纯化卵磷脂及 2.25%甘油,使用前需振荡均匀,不可与其他药物混合静脉注射。

(二)药理学作用

1.丙泊酚主要是通过与 γ-氨基丁酸(GABA)A 受体的 β 亚基结合,增强 GABA 介导的氯电流,从而产生镇静催眠作用。

2.诱导剂量的丙泊酚经一次臂脑循环既可使意识消失,90~100 秒作用达峰,持续 5~10 分钟,苏醒快而完全。

3.丙泊酚降低 $CMRO_2$、CBF 和 ICP,但亦降低全身血压,从而显著减少脑灌注压。

(1)丙泊酚引起的皮质 EEG 变化与硫喷妥钠相似。

(2)丙泊酚诱导麻醉,偶可伴随兴奋性活动(非癫痫样肌阵挛)。

(3)该药为一种抗惊厥药,癫痫发作时,抗惊厥治疗期丙泊酚短于甲己炔巴比妥。丙泊酚有效终止癫痫持续状态。

(4)丙泊酚与脑电双频谱指数呈血药浓度依赖性相关,BIS 随镇静的加深和意识消失逐渐下降。

4.丙泊酚产生剂量依赖性呼吸抑制,表现为呼吸频率减慢、潮气量减少,甚至呼吸暂停。

(1)呼吸暂停的发生率和持续时间与使用剂量、注射速度及术前药有关。麻醉诱导后,25%~35%患者出现呼吸暂停,并且其所致的呼吸暂停时间可达 30 秒以上。

(2)丙泊酚静脉持续输注期间,呼吸中枢对 CO_2 的反应性减弱。

(3)慢性阻塞性肺疾病患者可出现支气管舒张。

(4)丙泊酚不抑制低氧性肺血管收缩。

5.丙泊酚对心血管系统的抑制作用呈剂量依赖性。

(1)丙泊酚的心血管抑制作用强于硫喷妥钠,反映周围血管阻力降低(动静脉舒张)和直接心肌抑制。

(2)对心率的影响很小,抑制压力感受器反射。

6.丙泊酚具有止吐特性,丙泊酚麻醉后呕吐发生率低,10~20mg 亚麻醉剂量用于治疗术后早期的恶心、呕吐。假设的止吐机制包括抗多巴胺活性以及对化学感受器触发区和迷走神经核的抑制作用。

7.丙泊酚抑制麻醉性镇痛药引起的瘙痒,可以缓解胆汁淤积性瘙痒。

(三)药物代谢动力学

丙泊酚静脉注射后达峰效应的时间为 90 秒,分布广泛呈三室模型。

1.丙泊酚通过肝代谢从中央室迅速清除,持续静脉输注 8 小时,即时半衰期<40 分钟。即使延长输注时间,苏醒仍迅速、完全。

(1)在肝经羟化反应和与葡糖醛酸结合反应,迅速代谢为水溶性的化合物,由肾脏排出。

(2)清除率(1.5~2.5L/min)大于肝血流,提示丙泊酚有肝外消除途径(肺),有助于其清除,对肝移植手术无肝期尤为重要。

(四)临床应用

1.普遍用于麻醉诱导、麻醉维持及镇静。成人诱导剂量为 1.5~2.5mg/kg 静脉注射,推荐静脉输注速率:催眠,100~200μg/(kg·min);镇静,25~75μg/(kg·min)。在老年人、危重患者或与其他麻醉药合用时应减量。

2.适用于门诊患者的胃、肠镜诊断性检查、人工流产等短小手术的麻醉。

3.ICU 患者的镇静。

(五)不良反应

1.诱导时可出现呼吸与循环系统抑制,呈剂量相关性,持续时间短暂,及时予以辅助呼吸,不致产生严重后果。

2.过敏反应:临床发生率低,既往对双丙基类药物敏感者可能发生丙泊酚过敏。

3.静脉注射时,可产生局部注射疼痛。注入手背静脉,疼痛发生率高,注入大静脉或预注 1%利多卡因可显著减少疼痛。

4.丙泊酚输注综合征较为罕见,但可危及患者生命。多发生在危重患者(多为儿童)长时间大剂量输注后。其临床表现有急性顽固性心动过缓以致心脏停搏,伴以下一项或多项:代谢性酸中毒(碱缺失>10mmol/L)、横纹肌溶解、高脂血症和肝大或脂肪肝。其他表现还伴有急性心力衰竭的心肌病、骨骼肌病、高钾血症和脂血症。

(六)禁忌证

对丙泊酚过敏者;严重循环功能不全者;妊娠与哺乳期妇女;高血脂患者;有精神病、癫痫病史者。对有药物过敏史、大豆、鸡蛋清过敏者应慎用。

五、依托咪酯

依托咪酯为非巴比妥类静脉麻醉药,具有麻醉效能强、起效快、作用时间短、血流动力学稳定,呼吸抑制小,苏醒迅速的特点,被广泛应用于麻醉诱导、维持和患者镇静。

(一)理化性质

依托咪酯是一种羟化咪唑,仅其右旋异构体具有麻醉作用,结构上与其他任何静脉麻醉药无关,但如咪达唑仑一样,生理 pH 时分子内重排,产生增高脂溶性的闭环结构。该药物用丙烯乙二醇配方,注射疼痛发生率高,且偶致静脉炎。

(二)药理学作用

1.依托咪酯通过与抑制性神经递质 γ-氨基丁酸(GABA)相互作用而产生催眠作用。

2.不产生镇痛作用,常与阿片类药合用。

3.与巴比妥类相似,依托咪酯降低 $CMRO_2$、CBF 和 ICP,但血流动力学稳定,从而维持充足的脑灌注压。

(1)依托咪酯为一种抗惊厥剂,可有效终止癫痫持续状态,但是依托咪酯也可诱发癫痫样脑电活动。

(2)依托咪酯可显著增高体感诱发电位振幅,信号质量差时,有助于分析体感诱发电位。

4.产生剂量依赖性呼吸频率和潮气量降低,可出现一过性呼吸暂停,其呼吸抑制作用较丙泊酚及巴比妥酸盐弱。不引起组胺释放,适用于气道高反应性疾病患者。

5.依托咪酯对心血管系统影响很小,不影响交感神经张力或压力感受器功能,不抑制血流动力学对疼痛的反应,推荐用于心血管疾病高危患者的麻醉诱导。

6.依托咪酯对肾上腺皮质功能有一定的抑制作用。

(三)药物代谢动力学

1.静脉注射后约 1 分钟,脑内浓度达峰值,3 分钟后达最大效应,其初始分布半衰期为 2.9 分钟,再分布半衰期为 29 分钟,消除半衰期为 2.9~5.3h。

2.依托咪酯主要在肝内经酯酶水解为无活性的代谢产物。

(四)临床应用

依托咪酯主要用于麻醉诱导及人工流产等门诊诊断性检查与小手术麻醉,用于麻醉维持须与麻醉性镇痛药、肌松药复合应用。常用诱导剂量为 0.2~0.4mg/kg,年老体弱和危重患者应减量。麻醉维持,$100\mu g/(kg \cdot min)$静脉输注。

(五)不良反应

1.诱导时常出现肌阵挛,主要原因是抑制和兴奋丘脑皮质束的平衡发生改变。

2.应用依托咪酯后,呕吐发生率高,尤其合用麻醉性镇痛药时。

3.静脉注射时,可产生局部注射疼痛,多发生在小静脉,预注 1% 利多卡因可显著减少疼痛。

4.抑制肾上腺皮质功能,单次应用后其抑制作用可持续数小时,反复使用后进一步加重。

(六)禁忌证

1.肾上腺皮质功能不全、免疫功能低下、卟啉症(紫质症)和器官移植术后的患者不应使用。

2.严重创伤、脓毒性休克患者慎用。

六、氯胺酮及右氯胺酮

氯胺酮是目前临床所用的静脉全麻药中可产生较强镇痛作用的药物。对于某些短小手术,单独使用氯胺酮即可满足手术要求。

(一)理化性质

氯胺酮是一种苯环利定类药,为白色结晶,易溶于水,水溶液 pH 值为 3.5~5.5,pKa7.5。临床所用氯胺酮为外消旋合剂,但 S(+)氯胺酮即右氯胺酮与 NMDA 受体结合部位的亲和力为外消旋合剂的 4 倍,具有更强的麻醉和镇痛特性。

（二）药理学作用

1.氯胺酮的中枢神经系统（CNS）作用主要与其对 N-甲基-D-门冬氨酸（NMDA）受体的拮抗作用有关。氯胺酮抑制神经元钠离子通道（适度的局麻药活性）和钙离子通道（脑血管舒张）。

2.S（+）氯胺酮对 NMDA、阿片受体、M 胆碱受体的亲和力比 R（−）的高 3～4 倍、2～4 倍和 2 倍，而对 5-HT 的抑制仅 R（−）的一半，且右氯胺酮可作用于阿片类的 μ 受体，产生部分镇痛作用。

3.氯胺酮产生剂量依赖性 CNS 抑制，产生一种所谓的分离麻醉状态，其特征为显著镇痛和遗忘。镇痛浓度较催眠浓度低，因此镇痛作用持续到苏醒后。

4.S（+）氯胺酮的镇痛作用是 R（−）氯胺酮的 3 倍，催眠作用是 R（−）氯胺酮的 1.5 倍。在镇痛等效剂量下，S（+）氯胺酮比消旋氯胺酮和 R（−）氯胺酮拟精神不良反应发生率低，造成的注意力不集中和记忆力障碍程度也最轻，并且恢复快。

5.氯胺酮增加 $CMRO_2$、CBF 和 ICP，但可通过肺过度通气和预先应用苯二氮卓类药抑制。合用苯二氮卓类、巴比妥类或丙泊酚时，氯胺酮麻醉苏醒期少有拟精神病反应。咪达唑仑可降低右氯胺酮的致幻觉作用。

6.氯胺酮可激活癫痫患者的致癫痫灶，但不具有抗惊厥活性。

7.临床剂量的氯胺酮可对呼吸频率和潮气量产生轻度抑制，但影响较小。若剂量过大，尤其是与麻醉性镇痛药复合应用时，则可引起显著的呼吸抑制，甚至呼吸暂停。

（1）可通过拟交感神经效应舒张支气管，常被推荐用做麻醉诱导。

（2）增加口腔分泌物，可能诱发喉痉挛。

8.氯胺酮有显著的心血管兴奋效应，临床表现为血压增高、心率增快和肺动脉压增高，很可能是由于此药对交感神经系统的直接兴奋。此药不宜用于冠心病患者。氯胺酮具有内在心肌抑制作用，仅儿茶酚胺耗竭的危重患者表现显著。右氯胺酮的心血管兴奋性与外消旋合剂相似。

（三）药物代谢动力学

1.静脉注射诱导剂量后 1 分钟，肌内注射后 5 分钟，血药浓度可达峰值。

2.氯胺酮在肝内代谢为去甲氯胺酮，其作用强度为氯胺酮的 1/3 至 1/5。

3.等剂量的右氯胺酮血药浓度较消旋氯胺酮低 2～3 倍，其肝脏生物转化作用更为迅速，代谢物由肾排出。

4.多次重复给药或静滴可导致蓄积。

（四）临床应用

1.氯胺酮主要适用于短小手术、烧伤清创，以及麻醉诱导、静脉复合麻醉与小儿麻醉，亦可用于小儿镇静与疼痛治疗。先天性心脏病尤其是右向左分流的先天性心脏病患者常用氯胺酮麻醉诱导。

2.可经静脉注射、肌内注射、口服途径给药。

（1）静脉注射 0.5～2mg/kg 或肌内注射 4～6mg/kg 施行麻醉诱导，作用持续 10～20 分钟。小儿可口服 6mg/kg。

（2）2～4mg/kg 肌内注射或 0.2～0.8mg/kg 静脉注射，用于镇静与镇痛。

（3）静脉注射 0.15～0.25mg/kg 亚麻醉剂量的氯胺酮，可用于超前镇痛。

3.用于神经病理性疼痛的治疗。

（五）不良反应

1.精神运动反应：氯胺酮会导致苏醒期出现精神激动和梦幻现象，如谵妄、狂躁、肢体乱动等，成人较儿童更易发生，合用苯二氮卓类药物或异丙酚可明显减轻。

2.口腔分泌物显著增多,术前应用抗胆碱药物。

3.可产生随意的肌阵挛运动,特别是有刺激存在时,肌张力通常增高。

4.可增高眼内压与颅内压。

5.暂时失明:主要见于本身存在眼内压升高的患者,一般持续 30～60 分钟,可自行恢复。

(六)禁忌证

1.禁用于严重高血压、肺心病、肺动脉高压、颅内压升高、心功能不全、甲状腺功能亢进、精神病等患者。

2.咽喉口腔手术,气管内插管或气管镜检查时严禁单独使用此药。

七、右美托咪定

右美托咪定(DEX)是高度选择性的 α_2 肾上腺素能受体激动剂,具有镇静、抗焦虑、催眠、镇痛和解交感作用。该药不良反应少,主要用于 ICU 机械通气患者的短时镇静,还用于术中镇静和辅助镇痛,以及诊断性操作的镇静。

(一)理化性质

右美托咪定是美托咪定的右旋异构体,为一种新型的 α_2 肾上腺素能受体激动剂,对 α_2 受体的选择性较 α_1 受体高 1600 倍,可在水中完全溶解。

(二)药理学作用

1.右美托咪定通过作用于脑干蓝斑核的 α_2 受体,产生镇静、催眠作用,还通过作用于蓝斑和脊髓内的 α_2 受体产生镇痛作用。

(1)右美托咪定可减少蓝斑投射到腹外侧视前核的活动,使结节乳头核的 GABA 能神经递质和促生长激素神经肽释放增加,从而使皮层和皮层下投射区组胺的释放减少。

(2)可抑制 L 型及 P 型钙通道的离子电导,增强电压门控钙离子激活的钾通道电导。

2.右美托咪定具有"可唤醒镇静药"的特性,逐渐成为神经外科麻醉和危重监护病房的辅助药和镇静药。

3.可增强丙泊酚、挥发性麻醉药、苯二氮卓类药和阿片类药对中枢神经系统的作用。

4.右美托咪定对呼吸的抑制作用轻微,当血药浓度达到明显镇静作用时,可使每分通气量减少,但二氧化碳通气反应曲线的斜率可维持在正常范围内。

5.对心血管系统的主要作用是减慢心率,降低全身血管阻力,间接降低心肌收缩力、心输出量和血压。单次静脉注射右美托咪定时,血流动力学可出现双相变化。

6.肌内注射或静脉给药时可出现严重的心动过缓(<40 次/分),偶可发生窦性停搏,通常可自行缓解,给予抗胆碱药物治疗有效。

(三)药物代谢动力学

1.右美托咪定分布迅速、绝大部分在肝脏代谢,经尿和粪便排泄。

2.右美托咪定的血浆蛋白结合率为 94%,其全血与血浆药物浓度比值为 0.66。

3.右美托咪定的分布半衰期约为 5 分钟,消除半衰期为 2～3 小时。其药代动力学参数不受年龄、体重或肾衰竭的影响,但与患者身高有关。

(四)临床应用

右美托咪定不仅用于 ICU 机械通气患者的短时镇静,还用于术中镇静和辅助镇痛,以及诊断性操作的镇静。其不宜单独用于麻醉诱导和维持,但可作为麻醉辅助用药,减少镇静、催眠和阿片类药的用量。

1.右美托咪定用于术后机械通气患者的镇静时优于丙泊酚,可改善 PaO_2/FiO_2 的比值。负荷剂量 $0.5\sim1.0\mu g/kg$,后继续以 $0.1\sim1\mu g/(kg \cdot h)$ 的速度输注可维持充分的镇静。持续输注时间应少于 24 小时。缓慢注射可减少严重心动过缓和其他血流动力学紊乱的发生。

2.右美托咪定作为麻醉前用药,其静脉剂量为 $0.33\sim0.67\mu g/kg$,于术前 15min 给药,也可术前 $45\sim90$ 分钟肌内注射给药,剂量为 $2.5\mu g/kg$,可有效减轻低血压和心动过缓等心血管不良反应,并可减少吸入麻醉药的用量,减轻气管插管时的血流动力学反应。

3.静脉输注右美托咪定可用于麻醉维持,其负荷剂量为 $170ng/(kg \cdot min)$,10min 输完,然后以 $10ng/(kg \cdot min)$ 速度持续输注,可减少吸入麻醉药和镇痛药的用量,但应注意可能出现低血压和心动过缓。

4.短小手术的镇静右美托咪定 $2\mu g/kg$ 肌内注射,或以 $0.7\mu g/(kg \cdot min)$ 平均速度输注时可维持 BIS 指数在 $70\sim80$ 之间,停止输注后,其镇静恢复时间长于丙泊酚,但术后 1 小时阿片类药物的用量较低。

(五)不良反应

1.主要的不良反应是低血压,心动过缓,甚至心脏停搏,阿托品可改善心动过缓。

2.可引起口干,主要为唾液分泌减少所致。

(六)禁忌证

心脏传导阻滞,严重心功能不良者慎用。

(秦　生)

第三节　肌肉松弛药

肌肉松弛药简称肌松药,又称骨骼肌神经肌肉阻滞药或神经肌接头阻滞药,是主要作用于神经肌肉接头后膜上乙酰胆碱受体的药物,但对前膜上乙酰胆碱受体也有作用。阻滞了神经肌肉兴奋的正常传递,产生肌肉松弛作用。

自从 1942 年氯筒箭毒碱被首次临床使用以来,其他肌松药也相继进入临床,包括氯二甲箭毒、氯琥珀胆碱、氨酰胆碱、阿库氯铵、加拉碘铵、泮库溴铵、维库溴铵、阿曲库铵、顺阿曲库铵、罗库溴铵、哌库溴铵等。这些肌松药各有优缺点,其中一些还在使用,另一些已为其他性能更好的肌松药取代,目前尚在研发中的新的肌松药有更他氯铵等。最早期肌松药由植物提取研制,以后研制的肌松药均为半合成和完全合成的化合物,如氯筒箭毒碱是由植物中提取的天然生物碱,氯二甲箭毒、阿库氯铵是半合成的肌松药,其余均为合成的肌松药。

一、肌松药作用机制

(一)神经肌肉传递的生理

1.神经肌肉接头　运动神经末梢与骨骼肌的连接部位形成神经肌肉接头,是肌松药的作用部位,由三部分组成:运动神经末端的接头前膜;肌纤维的终板膜即接头后膜;介于接头前后膜之间的神经下间隙。接头后膜上有乙酰胆碱受体,乙酰胆碱受体激动后离子通道开放,Na^+ 内流,形成终板电位,并产生一个向周围扩散的动作电位,引起肌纤维收缩。

神经下间隙中的胆碱酯酶能水解乙酰胆碱,受体与乙酰胆碱分离后通道即恢复到关闭状态,肌肉收缩停止。

2.接头外和接头前膜乙酰胆碱受体

(1)接头外乙酰胆碱受体:是指存在于接头后膜以外肌纤维膜上的受体,在一些病理情况下,如肌纤维失去神经支配时,则接头外受体大量合成,使用琥珀胆碱可引起大面积肌纤维膜去极化,引起大量 K^+ 外流而致高钾血症。接头外受体是非成熟受体,主要见于胎儿、上下运动神经元损伤后、烧伤和败血症之后等增加肌肉蛋白分解的疾病。

胚胎期随着运动终板的形成,烟碱样乙酰胆碱受体进驻终板,并从全细胞膜分布的胎儿型乙酰胆碱受体(γ-nAChR)转化为只在终板区分布的成人型乙酰胆碱受体(8-nAChR),该过程称为亚基转换。

(2)接头前膜的乙酰胆碱受体:其生理作用是通过正反馈机制使神经肌肉组织能适应高频刺激(>1Hz)的需要。非去极化肌松药作用于接头前膜受体,影响其正反馈机制,使此时的乙酰胆碱释放量减少,肌松药阻滞程度增加。琥珀胆碱引起的肌纤维成束收缩以及用小剂量非去极化肌松药预防其发生都与接头前膜受体有关。

(二)作用机制

1.非去极化肌松药的作用机制　非去极化肌松药与乙酰胆碱共同竞争性地与接头后膜的乙酰胆碱受体结合后,受体构型不再发生改变,并不引起膜通透性的改变,离子通道不开放,不能产生去极化,从而阻滞了神经肌肉兴奋传递,所以又称之为竞争性肌松药。

2.去极化肌松药的作用机制　去极化肌松药与乙酰胆碱受体结合后可产生乙酰胆碱与受体结合后相似的作用,与受体结合后可使受体构型发生改变,离子通道开放,电压和时间控制闸门均开放引起接头后膜终板处于持续去极化状态,阻滞了正常的神经肌肉兴奋传递。由于接头后膜的持续去极化,使其对以后的神经兴奋所释放的乙酰胆碱不再发生反应而形成去极化阻滞,也称为Ⅰ相去极化阻滞。临床上可见到不同步的肌肉收缩,称为肌纤维成束收缩。

3.肌松药对接头外受体的作用　接头外受体是指位于终板区以外肌纤维膜上的受体,这类受体不受神经支配,正常人其数量很少,但其性质与胚胎受体十分相似,与成年人接头后膜上的受体不同:①接头外受体是不成熟受体,其合成与消失均快;②接头外受体在去神经支配的肌纤维可迅速大量合成,其数量远远超过接头后膜受体;③接头外受体对去极化肌松药十分敏感,而对非去极化肌松药不敏感;④当接头后膜复极化后,由接头外受体控制的钠通道仍然开放,所以激动剂可致更大的去极化作用。

在上、下运动神经元损伤、大面积烧伤、软组织损伤、感染以致肌纤维失去神经支配时,接头外受体增多,使用琥珀胆碱等去极化肌松药引起大面积肌纤维膜去极化,使大量Ⅱ相钾离子外流到细胞外液,高钾血症状态可引起严重室性心律失常或心脏停搏。

4.肌松药对接头前膜受体的作用　接头前膜也有烟碱样乙酰胆碱受体,其生理作用是通过正反馈机制使神经肌肉组织能适应高频刺激(≥1Hz)的需要,用高频刺激运动神经末梢,轴突分支末端释放的乙酰胆碱,既作用于接头后膜受体使膜去极化,又作用于接头前膜受体,促使神经递质的运转和释放,高频刺激可引起肌纤维强直收缩。非去极化肌松药作用于接头前膜受体,影响其正反馈机制,减缓乙酰胆碱由储存部向释放部运转,以致不能适应高频刺激,使此时的乙酰胆碱释放量减少,肌松药阻滞程度增加,肌力降低,即出现衰减。

接头前膜受体与接头后膜受体不同:①两者的化学亲和力不同,激动剂和拮抗剂对两种受体的选择性和结合率均不相同;②两种受体控制的离子通道不同,接头后膜受体控制的是非选择性的阳离子通道,而接头前膜受体的离子通道与神经系统乙酰胆碱受体的离子通道相似,是 Na^+ 通道;③肌松药对接头前膜受体作用具有频率依赖性,在高频刺激时,此作用明显,而在低频刺激时(0.1Hz)不明显,有较大的安全阈,低频刺激时此作用不明显;④乙酰胆碱对接头前膜受体作用有温度依赖性,低温影响乙酰胆碱转运,本身可引起衰减。

肌松药对接头前膜受体和接头后膜受体的选择性有一定的差别。十烃溴铵对接头前膜受体的亲和力较对接头后膜受体的大。箭毒、加拉碘铵、阿曲库铵与接头后膜受体结合速率较与接头前膜受体结合速率略快,泮库溴铵和维库溴铵对接头前膜受体结合缓慢,此外,去极化肌松药发展为Ⅱ相阻滞,其机制中可能有去极化肌松药对接头前膜受体的作用。

二、肌松药的分类

(一)分类

1.根据作用机制分类　分为去极化和非去极化肌松药,均是季铵化合物。多数肌松药含有两个季铵基,琥珀胆碱实质上由两个乙酰胆碱分子组成。

(1)非去极化肌松药:与接头后膜的乙酰胆碱受体(N_2乙酰胆碱受体)结合,不引起膜通透性的改变,接头后膜处于极化状态而不能去极化。因与乙酰胆碱共同竞争性地与乙酰胆碱受体相结合,又称为竞争性肌松药。常用药物包括维库溴铵、罗库溴铵和顺阿曲库铵等。非去极化神经肌肉阻滞特征为:①肌肉松弛前无肌震颤即肌纤维成束收缩现象;②强直刺激及"四个成串"刺激时出现衰减;③强直刺激后继以单刺激,出现强直后易化现象;④阻滞可被抗胆碱酯酶药所拮抗。

(2)去极化肌松药:与乙酰胆碱受体结合后可产生乙酰胆碱样作用,接头后膜处于持续去极化状态,可见不同步的肌纤维成束收缩。由于接头后膜的持续去极化,使其对以后的神经兴奋所释放的乙酰胆碱不再发生反应而形成去极化阻滞,也称Ⅰ相去极化阻滞。临床应用的去极化肌松药为琥珀胆碱。去极化神经肌肉阻滞特征为:①肌松前出现肌纤维成束收缩;②强直或"四个成串"刺激无衰减现象;③无强直后易化现象;④抗胆碱酯酶药可增强其阻滞程度。

大剂量或多次重复应用去极化肌松药后,接头后膜神经肌肉阻滞的性质容易发生改变,肌松时间延长,阻滞特征类似于非去极化阻滞。由Ⅰ相去极化阻滞演变为Ⅱ相阻滞,称为双相阻滞或脱敏感阻滞。临床表现为呼吸抑制延长,可有不同程度的衰减和强直后易化现象。

2.根据化学结构分类　非去极化肌松药根据化学结构的不同又可分为甾类和苄异喹啉类。甾类包括维库溴铵、罗库溴铵、瑞库溴铵、泮库溴铵和哌库溴铵。苄异喹啉类包括筒箭毒碱、氯二甲箭毒、阿库氯铵、阿曲库铵、顺阿曲库铵、米库氯铵和多库氯铵。

3.根据时效将肌松药分类　分为超短效药(<8min)、短效药(8~20min)、中效药(20~50min)和长效药(>50min)四类。

(二)药理特征

1.非去极化肌松药阻滞特征

(1)肌肉松弛前无肌震颤即肌纤维成束收缩现象;

(2)强直刺激及"四个成串"刺激时出现衰减;

(3)强直刺激后继以单刺激,出现强直后易化现象;

(4)阻滞可被抗胆碱酯酶药所拮抗。

2.去极化肌松药阻滞特征

(1)肌松前出现肌纤维成束收缩;

(2)强直或"四个成串"刺激无衰减现象;

(3)无强直后易化现象;

（4）抗胆碱酯酶药可增强阻滞程度；

（5）Ⅱ相阻滞临床上大剂量或多次重复应用去极化肌松药后，接头后膜神经肌肉阻滞的性质容易发生改变，肌松时间延长，阻滞特征类似于非去极化阻滞。此时已由Ⅰ相去极化阻滞演变为Ⅱ相阻滞，曾称为双相阻滞或脱敏感阻滞。确切发生机制尚不清楚，临床表现为呼吸抑制延长，可有不同程度的衰减和强直后易化现象。

三、肌松药的药效动力学

（一）量效关系

1.特点

（1）肌松药剂量和效应之间的关系是典型的"S"形。

（2）小剂量不产生效应，超过一定阈值后，效应随剂量的增加而增强，直至达到最大效应，随后剂量再增加也不能进一步增强其效应。

（3）通常习惯用 ED95 作为评价肌松药效力的指标，即拇收肌产生 95％肌颤搐抑制效应时的剂量。

（4）肌松药的个体差异比较明显，可以表现为起效、时效和阻滞程度的不同。

2.影响药效学因素

（1）吸入性麻醉药：具有肌肉松弛效能，能增强神经肌肉阻滞作用，延长肌松时效，与非去极化肌松药有协同作用，强度依次为：异氟烷＞七氟烷＞恩氟烷＞氟烷＞氧化亚氮。

（2）低温：可延长非去极化肌松药的作用时间。

（3）年龄：新生儿和幼儿可能对非去极化肌松药敏感，而通过肾脏消除的肌松药应用于老年人时，其肌松作用明显延长。

（4）血浆胆碱酯酶：琥珀胆碱和美维库铵均被血浆胆碱酯酶所水解，胆碱酯酶量的减少和质的异常均可影响两药的代谢。

（5）疾病：重症肌无力患者对非去极化肌松药异常敏感，而对去极化肌松药有轻度拮抗。

（6）此外内环境的紊乱如呼吸性酸中毒、低钾血症、低钙血症、高钠血症、高镁血症等均可增加机体对非去极化肌松药的敏感性。酸中毒影响霍夫曼降解，延长阿曲库铵和顺阿曲库铵的时效。

（7）联合用药

1）两类不同类型的肌松药合用可能产生拮抗作用，但有待于临床进一步证实。两种非去极化肌松药合用，由于对接头前膜和后膜的亲和力不一样，可出现协同或相加作用。

2）局麻药能增强肌松药的作用。

3）抗生素增强肌松药的作用：氨基糖苷类抗生素中以新霉素和链霉素抑制神经肌肉传递的功能最强，庆大霉素、卡那霉素等均可加强非去极化和去极化肌松药的作用。多黏菌素引起的神经肌肉传递阻滞作用可有接头前膜和接头后膜双重作用，不能用钙剂和新斯的明拮抗。林可霉素和克林霉素亦可增强非去极化肌松药的作用。

3.人体不同肌群对肌松药的敏感性　骨骼肌中作精细动作的肌群对肌松药最敏感，而呼吸肌尤其是膈肌对肌松药相对不敏感。当肌松药的量逐渐增加时，产生肌松效应的顺序依次为眼睑肌和眼球外肌、颜面肌、喉部肌、颈部肌、上肢肌、下肢肌、腹肌和肋间肌，最后是膈肌。肌松药作用消失的顺序与上述相反。

但是在临床上静脉注射肌松药后，起效和恢复的顺序与上述肌肉对肌松药的敏感顺序不同，此时起效和恢复主要取决于药物分布进出不同肌肉的速度，血供丰富的肌肉肌松药进出都快，所以起效和恢复也快。

（二）时效关系

1.起效时间与肌松强度　非去极化肌松药的起效时间与强度有关，肌松强度弱的肌松药其起效时间快，如罗库溴铵。肌松药强度最强的长时效肌松药杜什氯铵，其起效最慢。不同部位的肌肉肌松药起效时间不同，如位于中心部位的肌肉如上呼吸道和呼吸系统的肌肉，其起效远比外周的肌肉快。

2.时效　非去极化肌松药反复或持续应用后的作用时效延长多数是药代动力学影响的结果。去极化肌松药琥珀胆碱持续或反复用药后可发生Ⅱ相阻滞，肌松作用明显延长。

肌松药作用持续时间随剂量增加而延长，因此肌松药之间的比较必须通过等效剂量来进行。2倍ED95剂量常被作为标准。恢复指数（即从颤搐恢复25％至75％所需时间）较少依赖于剂量，故比较常用。

（二）不良反应

肌松药的自主神经节作用和组胺释放与肌松药的化学结构有一定关系，甾类结构的肌松药有自主神经节阻滞和抗迷走作用，而苄异喹啉类肌松药的组胺释放作用较常见。

1.对自主神经作用　肌松药作用于神经肌肉接头以外的乙酰胆碱受体是引起心血管和自主神经系统不良反应的重要原因。泮库溴铵具有一定的心脏M乙酰胆碱受体阻滞作用，用药后可致心率增快及血压升高。琥珀胆碱激动所有的胆碱能受体，可引起各种一过性心律失常，如窦性心动过缓、结性心律和室性心律不齐等。非去极化肌松药维库溴铵、哌库溴铵、罗库溴铵及杜什库铵均无心血管不良反应，是比较理想的肌松药。

2.组胺释放作用　组胺释放可致外周血管阻力降低、低血压、心动过速、皮肤红斑、毛细血管通透性增加以及支气管痉挛。组胺血浆浓度为0.6ng/ml，超过2ng/ml时，表现为心率增快，血压下降，皮肤出现红斑；超过15ng/ml时，心肌收缩力下降，心脏传导阻滞，发生支气管痉挛和肺血管收缩；超过50ng/ml时，产生组胺性休克，严重者发绀甚至心搏骤停。

阿曲库铵有轻度的组胺释放，顺阿曲库铵几乎没有组胺释放。琥珀胆碱和甾类肌松药在临床应用范围无组胺释放。另外控制肌松药用量和缓慢静注可降低血浆组胺浓度和减少与组胺有关的循环系统改变。使用组胺受体（H₁和H₂受体）阻滞药，可减轻肌松药组胺释放引起的不良反应。

3.过敏反应　肌松药引起的过敏反应可释放组胺，但过敏反应≠组胺释放。一般属于Ⅰ型（速发型）变态反应。过敏反应时IgE与肥大细胞和嗜碱性粒细胞表面的IgE高亲和力受体结合，使机体处于致敏状态。一旦再次接触变应原，则会发生肥大细胞和嗜碱性粒细胞的脱颗粒，快速释放组胺、嗜中性粒细胞趋化因子、血小板激活因子、前列腺素和白三烯等细胞因子，进而产生一系列相应的临床症状。当需要检测肌松药之间的交叉反应性时，术后4～6周进行，应选择皮肤试验。

（四）临床应用和注意事项

1.适应证

（1）用于气管内插管：与麻醉药物合用，进行快速诱导气管内插管。

（2）呼吸管理和手术操作：抑制膈肌运动，术者可在胸腔或腹腔内进行精细操作。肌肉松弛扩大了手术野，便于深部手术的操作。

（3）减少深全麻的危害：在浅全麻下应用肌松药可获得满意的肌松，从而减少长时间深全麻对机体的不利影响，同时也减少了麻醉药用量。

（4）降低代谢及体温：消除自主呼吸后由于呼吸肌没有做功和耗氧量减少，可降低机体代谢30％，能有效防止低温麻醉时的寒战，有利于降低代谢及降温。

（5）机械通气：应用肌松药改善患者与呼吸机的同步，有利于通气管理。对有些机械通气方式（如反比呼吸,容许性高碳酸血症),患者使用了较大量的镇静药仍然难以耐受,可以应用肌松药。

(6)诊断和治疗某些疾病:肌松药鉴别骨关节活动受限是关节粘连还是肌肉痉挛的原因等。解除喉痉挛和顽固性肌痉挛,控制严重局麻药中毒反应引起的惊厥和破伤风或脑缺氧导致的肌肉抽搐等。

2.使用方法

(1)单次静注:一般单次静注后追加剂量为首次用量的 1/3～1/5。间隔时间为 30 分钟左右,但年老体弱及肝肾功能不全者可适当延长间隔时间。如果没有肌张力监测,术中应密切观察,根据手术进程掌握最后一次追加肌松药的时间,若离手术结束时间太近,则术后等待肌松作用消退时间较长。间断静注的血药浓度难以维持在稳定状态,肌松程度随着血药浓度变化而改变。尤其是时效短的肌松药,难以维持在相对恒定的肌松水平。

(2)持续静脉输注:中短时效肌松药可用持续静脉输注,静脉输注速率根据肌张力监测进行调节,血浆清除快和半衰期短的肌松药,静脉输注数分钟即可获得稳态血药浓度。米库氯铵持续静脉输注适用于短小手术如腹腔镜手术等,对终末期肾衰患者也是安全有效的,此药尤其适用于停药后需肌张力迅速恢复而不希望用抗胆碱酯酶药拮抗的患者。中时效肌松药(顺阿曲库铵和罗库溴铵)持续静脉输注应在肌张力监测下进行,不然会有药物积蓄,长时效肌松药不宜持续静脉输注。

(3)靶控输注(TCI):维库溴铵、罗库溴铵和顺阿曲库铵可采用 TCI 给药,TCI 能维持稳定肌松效应,减少肌松药的用量,并有利于术后肌松药作用消退。由于药物效应与效应位药物浓度密切相关,通过调整效应室靶浓度,大致可判断肌松程度。维库溴铵的效应室靶浓度为 $0.15\sim0.20\mu g/ml$,罗库溴铵为 $0.8\sim1.0\mu g/ml$。停止输注后恢复较快,适于麻醉维持。有利于预测肌张力恢复时程和把握逆转用药时机。根据肌张力监测结果,作为药效特异性的反馈指标,形成闭环靶控输注被认为是符合临床实际需要。但是目前 TCI 的硬件和软件尚未成熟,还缺乏常用肌松药群体药代学参数,有待进一步研究提高。

3.关于肌松药的深度阻滞作用 强直刺激后计数(PTC)主要监测深度阻滞。TOF 消失,PTC>2 为中度肌松,PTC≤2 属于深度肌松。在较深的肌松状态下,可以完成普外科、心胸外科、神经外科、眼科、显微外科及腹腔镜等手术。腹腔镜手术需行二氧化碳气腹,上腹部手术气腹压力常用 $12\sim15mmHg$,下腹部手术需 $10\sim12mmHg$,气腹压力高低决定对呼吸、循环和炎性因子释放的影响。麻醉和肌松程度与气腹压力及对机体影响直接相关,较低的腹内压(<12mmHg),可以减轻腹内脏器缺血一再灌注损伤和全身炎症反应以及对腹壁的压力伤。深度肌松为外科手术创造更好条件。但应有以下注意事项:①需要肌张力监测:不同部位的骨骼肌对肌松药的敏感性不同,罗库溴铵的 ED_{95} 在膈肌为 $0.50mg/kg$,而拇内收肌仅为 $0.24mg/kg$,颤搐高度恢复至 90% 的时间膈肌仅为 35min,而拇内收肌为 64min。膈肌比拇内收肌所需的有效剂量更大,恢复时间也更快。拇内收肌监测的肌松程度,不能完全反映腹部肌群的张力。另外气腹腔镜手术本身也能减弱肌松药的作用 12。因此,腹腔镜手术中尤其需要持续肌松药作用的监测,以便维持深度肌松状态。②优化肌松用药管理,始终维持 PTC=1 或 2,或 TOF=0,深度肌松必须维持到标本切除、止血等主要手术步骤完成之后,腹腔镜手术不需要逐层关闭腹部切口而即刻完成。所以,应选择合适的停药时机,注意在复苏期严密观察,精准评估肌松药消退情况,避免肌松药残余作用造成的并发症,适时拔除气管导管,保障患者安全。③肌张力监测可以在术中指导单次追加药物的时间,也可以提示调整持续输注药物的剂量,根据肌松作用监测情况和手术进展选择合适的停药时机,减少术毕时的肌松药残余作用。应选择中短效的肌松药,尽量不在手术后期追加中效的非去极化肌松药。防治低体温、酸血症和水电解质紊乱,尤其是老年患者,可造成肌松药物蓄积。还应注意药物间的相互作用,综合考虑,调整肌松药的剂量。④合理使用肌松药拮抗药:不拮抗比拮抗肌松药残余作用发生率更高,不拮抗的自然恢复并不可靠。但掌握拮抗时机与剂量至关重要,在低阻滞水平(TOF=0.4～0.6)时小剂量(如新斯的明 $20\sim30\mu g/kg$)即能达

到有效拮抗。拔管前应评估肌松消退情况,保持机械通气直到肌松药作用完全消退。如应用的肌松药为罗库溴铵则可静注更他氯铵拮抗深度肌松阻滞作用。

4.应用肌松药的注意事项

(1)肌松药均产生不同程度的呼吸抑制,用药后必须严密观察呼吸,加强呼吸管理(面罩吸氧和人工呼吸)。只有在保证充分给氧和有效通气量前提下(如气管内插管)才可使用肌松药。

(2)应根据病情(如肝肾功能)、手术种类和时间等选用适宜的肌松药。避免用药剂量过大,反复多次给药产生蓄积现象,使患者术终能及早恢复肌张力。肌松药个体差异较大,为合理应用肌松药,必要时应用肌松监测仪监测肌松程度。

(3)肌松药是全麻辅助用药,其本身没有麻醉和镇痛作用。在维持一定全麻深度的情况下才能使用肌松药。

(4)两类肌松药合用时,一般先用短效的去极化肌松药,后用长效非去极化肌松药维持肌肉松弛。同时混合或次序颠倒应用可造成增强及延长神经肌肉阻滞。

(5)应用肌松药的患者,术毕已经苏醒,必须严密观察,待通气量、各种保护性反射、肌张力恢复正常,排除肌松药残余作用才能拔管回病房。

(6)一般不主张拮抗Ⅱ相阻滞。主要靠维持人工通气待其自然恢复,同时输入新鲜全血或血浆,补充血浆胆碱酯酶制剂,注意纠正电解质及酸碱失衡。

四、肌松药的药代动力学

(一)常用肌松药的药代动力学参数

肌松药药代动力学模型符合二室模型,静脉注射后血浆浓度有两个时相,为分布相和消除相。琥珀胆碱的药代动力学表现为单室模型。

(二)肌松药的体内分布

肌松药具有高度离子化的特点,不能穿过细胞的膜性结构,分布容积有限,与血容量相差无几。肌松药以不同速度分布到不同部位的细胞外液,静脉注药后血供丰富的组织如肝、肾、心等肌松药的浓度迅速达峰值,肌肉组织则分布平衡的时间稍长。血浆白蛋白降低时,肌松药分布容积变小,作用增强。各种肌松药与白蛋白的结合率不同,结合率高者,分布容积也相应增大。

(三)肌松药的代谢和排泄

1.肝内代谢　中时效的甾类肌松药主要在肝内代谢。

2.酶分解　琥珀胆碱迅速由血浆假性胆碱酯酶破坏,但其并不被神经肌肉接头处的胆碱酯酶所破坏。米库氯铵能为血浆假性胆碱酯酶分解,血浆假性胆碱酯酶分解该药速度仅为分解琥珀胆碱速度的70%。

3.自身降解　霍夫曼消除和酶分解是阿曲库铵和顺阿曲库铵在体内的主要消除途径。

4.肌松药的肾排泄　肾脏是长效肌松药消除的主要途径,如杜什氯铵、哌库溴铵主要经肾排泄,较小部分由肝消除。加拉碘铵全部经肾排出,二甲箭毒和筒箭毒碱、泮库溴铵、哌库溴铵也多从肾脏排出。肾功能障碍患者以选用维库溴铵,阿曲库铵为好。维库溴铵仅10%～20%经肾排出,其余则以原形和代谢产物形式经胆汁排泄。

5.肌松作用的消退　肾功能不全时长效药的作用持续时间明显延长。罗库溴铵主要由肝消除,肝功能不全者肾排泄代偿性增加,而肾功能不全者肝脏代谢和排泄增加。低血容量对肌松药也有较大影响,与蛋白结合力高的药,血浆蛋白浓度决定此药在血浆中的游离浓度而影响其作用。

　　所有肌松药在老年人的分布容积和血浆清除率均减少,敏感性增高。老年人肝肾功能随着年龄增加而降低,血浆胆碱酯酶的活性减少,此酶代谢的肌松药,时效延长。

　　女性维库溴铵用量较男性少22%即能达到同样的阻滞。

五、常用肌松药

（一）琥珀胆碱

1.药理作用

（1）琥珀胆碱（司可林）:是唯一目前常用的去极化肌松药。与运动终板膜上的N_2胆碱受体相结合,产生与乙酰胆碱相似但较持久的去极化作用,使终板不能对乙酰胆碱起反应,骨骼肌因而松弛。琥珀胆碱还对接头前膜、接头外肌膜受体起作用,使肌纤维之间出现不协调、不同步的肌颤。肌松作用快、短、强,对喉头和气管肌的麻痹尤为彻底。静注琥珀胆碱1mg/kg 10～20秒时,先出现全身肌肉纤维震颤,45秒～1分钟肌松即达高峰,维持4～5分钟,肌张力完全恢复约10～20分钟。

（2）琥珀胆碱能被血浆胆碱酯酶迅速水解。

（3）反复静注或静滴可发展为脱敏感阻滞。

（4）组胺释放少,对心血管系统影响较轻。

（5）普鲁卡因和利多卡因能显著增强此药的肌松作用,其肌松作用不能被新斯的明所拮抗,反可增强。

（6）不易通过胎盘,是产妇全麻中首选的肌松药之一。

（7）某些疾病如严重肝脏疾病、营养不良、妊娠末期及产后期、慢性肾衰竭、甲状腺功能衰退等可能存在血浆胆碱酯酶浓度或活性较低。有些药物可减弱血浆胆碱酯酶的活性,如新斯的明、溴吡斯的明、普鲁卡因、氯胺酮、异丙嗪、氯丙嗪等药物。无论是血浆胆碱酯酶浓度降低或活性减弱,均可延长或增强琥珀胆碱的作用。

2.适应证　由于起效快,临床上常用于气管内插管。

3.不良反应和禁忌证

（1）心血管方面可引起各种心律失常。

（2）对原有高钾血症或肾衰竭致血钾升高的患者常因血钾急剧升高导致高钾性心搏骤停,应引起高度警惕。术前血钾已达5.5mmol/L时则禁用琥珀胆碱。严重创伤如多发性骨折、四肢躯干组织广泛挫伤、大面积烧伤、严重腹腔感染等在伤后3～8周内血钾升高明显,在此期间内使用琥珀胆碱最为危险。上、下运动神经元损伤或病变和脊髓病变如截瘫等失去神经支配的患者,由于肌纤维失去神经支配使接头外肌膜受体大量增生并在肌膜表面异常分布,对琥珀胆碱非常敏感,去极化时细胞内钾离子大量流到细胞外,可引起致命性高钾血症。

（3）会导致眼内压、颅内压、胃内压升高。因此此类患者,以及上消化道出血和饱食患者慎用或禁用。

（4）恶性高热,琥珀胆碱可激发其发生,出现下颌不松、肌肉僵硬、高热41～42℃,酸中毒,心律失常,肾衰而死亡。

（5）术后肌痛、肌球蛋白尿等,事先静注地西泮可以消除或减少。

（6）Ⅱ相阻滞:反复静注或长时间静滴以及用量过大,可发生脱敏感阻滞;电解质紊乱、血浆假性胆碱酶异常、重症肌无力患者,以及与恩氟烷等合用时也易发生脱敏感阻滞,使术后肌张力或自主呼吸恢复延迟。最可靠的处理是维持控制呼吸,保证正常呼吸交换量为首要原则,直到阻断作用自行逆转。此间可输新鲜血和冰冻血浆,以补充血浆胆碱酯酶。不宜盲目使用新斯的明拮抗,仅在脱敏感阻滞时方可谨慎试用。

4.剂量和用法

(1)单次静注：主要用于全麻诱导时气管插管，1～1.5mg/kg 静注，儿童 1.5～2mg/kg 静注。静注 20s 内出现肌纤维成束收缩(肌震颤)，持续 10～20s。注药后 50s 肌肉松弛最明显，1min 左右为气管内插管的最佳时机，2min 后作用开始减退，作用持续 8～12min。

(2)间断静注或肌注(紧急情况下还可以气管内或舌下给药)：用于短小手术，成人首次静注量 0.8～1mg/kg，小儿也可按 1.5～2mg/kg 肌注。

(3)静滴：用于长时间手术维持肌松，采用 0.1% 溶液；如与 1% 普鲁卡因或 0.25%～0.5% 利多卡因复合，采用 0.02%～0.07% 溶液。静滴速度 50～100ug/(kg·min)。或小剂量(0.5～1mg/kg)反复静注用于短时间手术麻醉的维持。

(二)泮库溴铵

1.药理作用

(1)泮库溴铵：是人工合成的双季铵甾类中长时效肌松药，作用强度约为筒箭毒碱的 5 倍。ED_{95} 为 0.07mg/kg。静注后 1min 即起效，2～3min 达高峰，维持 30min。临床肌松时间约 120min。肌松作用可被新斯的明拮抗。

(2)临床剂量范围内无组胺释放作用、无神经节阻滞作用，不致引起低血压。此药有一定的解迷走神经作用，能促进去甲肾上腺素的释放并抑制其摄取，兴奋心血管系统，导致心率增快、血压升高和心排出量增加。剂量加大至 2～3 倍 ED_{95} 量时心血管兴奋作用更为明显。并故静注后心率可加快，血压轻度升高和心排出量增加。

(3)代谢产物经肾和肝脏排泄，其 3-羟基代谢产物仍有一定的肌松作用。肾肝功能不良者该药的消除时间延长。有很强的抑制胆碱酯酶活性作用，故可延长普鲁卡因等酯类局麻药的作用。反复用药有蓄积性。

2.适应证   用于麻醉中辅助肌松。

3.不良反应和禁忌证

(1)可引起流涎、出汗和流泪等。

(2)偶有心律失常，反复使用有蓄积作用，长时间手术、多次静注时应递减用量。心动过速、严重高血压病患者禁用，重症肌无力、肾衰竭的患者慎用或禁用，其他同箭毒。

4.剂量和用法   静注 0.12～0.2mg/kg 90s 后可作气管内插管，也可 0.08～0.1mg/kg 静注 2～3min 后气管内插管，间隔 50min，可追加 0.04～0.1mg/kg。静脉麻醉中维持量为 0.015mg/kg，或用首次剂量的 1/3～1/2。吸入麻醉时，用量为 0.007mg/kg 静注。

(三)哌库溴铵

1.药理作用

(1)哌库溴铵：是长时效甾类非去极化肌松药，其强度为泮库溴铵的 1～1.5 倍。

(2)不释放组胺，无解迷走神经作用，对心血管无不良反应，抗胆碱酯酶药可逆转其作用。

(3)主要经肾排出，该药 85% 以原形经肾脏排泄，肾衰竭明显延长其消除半衰期。少量随胆汁排出。消除半衰期为 100 分钟。ED_{95} 为 0.05～0.06mg/kg，起效时间 5～6 分钟，维持约 90 分钟；恢复指数 30～40 分钟，90% 肌颤搐恢复时间 80～90 分钟。

2.适应证   用于麻醉中辅助肌松，尤适用于心肌缺血性疾病和长时间手术。

3.不良反应和禁忌证   本药主要由肾排泄，肾功能不全者作用时间延长。过量可致长时间呼吸停止。

因此肾衰患者忌用。

4.剂量和用法　气管插管量 0.05～0.1mg/kg,肌松维持静脉麻醉为 0.06mg/kg,吸入麻醉为 0.04mg/kg。追加量勿超过首次量的 1/2。

(四)维库溴铵

1.药理作用

(1)维库溴铵是单季铵类中等时效非去极化肌松药。强度为泮库溴铵的 1.5 倍;静注后起效快,时效为泮库溴铵的 1/3～1/2。

(2)无解心脏迷走神经作用,不释放组胺,心血管功能相当稳定。由于该药没有自主神经作用,当应用兴奋迷走神经药、β受体阻断药或钙通道阻断药时,可能易产生心动过缓或心搏停止。

(3)该药主要在肝脏代谢,50%～60%的代谢产物经胆汁排泄。经肾脏排泄较少,肾衰时可通过肝脏消除来代偿,故肾衰患者可以应用。重复使用蓄积作用极小,易为抗胆碱酯酶药所拮抗。静注 ED_{95} 剂量 0.05mg/kg,其恢复指数为 10～15 分钟,90%肌颤搐恢复时间为 30 分钟。增加剂量可缩短起效时间 3 倍和 5 倍 ED_{95} 量时,起效时间可分别缩短至 2.8 分钟和 1.1 分钟。

2.适应证　用于麻醉中辅助肌松。尤其适用于心血管手术。

3.不良反应和禁忌证　阻塞性黄疸及在肝硬化患者,作用时程可延长,应减量使用或慎用。过量可致长时间呼吸停止。对该药或溴离子过敏史者禁用。

4.剂量和用法

(1)用于气管内插管,常用剂量为 0.08～0.1mg/kg,静注 90～120 秒即可气管内插管,维持时间 20～30 分钟。

(2)用于麻醉维持,神经安定镇痛麻醉 0.02mg/kg,吸入麻醉为 0.015mg/kg,间隔 20～30 分钟或 1～2μg/(kg·min)持续静滴。

(五)罗库溴铵

1.药理作用

(1)罗库溴铵:较理想的甾类非去极化肌松药,是非去极化肌松药中起效最快的一种药物,起效较维库溴铵迅速。作用强度仅为维库溴铵的 1/7,阿曲库铵的 1/5。

(2)对心血管影响轻微,临床应用剂量血压和心率无变化,也无组胺释放。

(3)消除方式主要以原形水解或代谢产物经胆汁排出,肾脏其次,肝功能障碍时可能延长其时效,肾功能改变不影响其作用。ED_{95} 为 0.3mg/kg,起效时间 3～4 分钟,维持 10～15 分钟,90%肌颤搐恢复时间 30 分钟。气管内插管剂量为 0.6mg/kg,注药 90s 可行气管内插管。剂量增至 1mg/kg 时,注药 60 秒即可行气管内插管。临床肌松维持时间约 45 分钟。

2.适应证　用于麻醉中辅助肌松。适用于琥珀胆碱禁用时作气管插管。

3.不良反应和禁忌证　肝功能不全时时效延长,老人应减量,过量可致长时间呼吸停止。对该药过敏者。

4.剂量和用法

(1)气管插管用量 0.6～1.0mg/kg 静注,尤其适用于禁忌使用琥珀胆碱者 90 秒可插管。临床肌松维持 45 分钟。剂量 1.0mg/kg 静注 60 秒即可插管,肌松维持 75 分钟。

(2)维持量 0.15mg/kg 静注,维持约 15～20 分钟,或 5～10μg/(kg·min)静滴。

（六）阿曲库铵

1.药理作用

（1）阿曲库铵:为合成双季铵酯型的苄异喹啉类中效肌松药,其优点在体内生理 pH 和体温下主要经霍夫曼消除自行降解,还可通过血浆中酯酶进行酶性分解。不易蓄积。肝肾功能不全及假性胆碱酯异常的患者亦可使用。

（2）对心血管影响小,全范围大。临床剂量时无解迷走神经的心血管效应,仅有轻度的相当于 1/3 筒箭毒碱引起的组胺作用。剂量增大至 0.8mg/kg 时血中组胺浓度明显升高,可出现皮肤潮红及皮疹等反应,甚至于诱发支气管痉挛,低血压等不良反应,控制用量及给予 H_1 和 H_2 受体拮抗药可防治组胺释放反应。

（3）该药的 ED_{95} 为 0.2mg/kg,起效时间 4～5 分钟,维持 15～30 分钟,恢复指数 10～15 分钟,90％肌颤搐恢复时间为 30 分钟。增加剂量可缩短起效时间和延长时效。反复用药或持续静滴无蓄积作用。

（4）肌松作用易被抗胆碱酯酶药拮抗。

2.适应证   用于麻醉中辅助肌松。尤适用于其他肌松药有禁忌证者,如肝、肾功能不良者,重症肌无力患者,假性胆碱酯酶活性异常等患者,嗜铬细胞瘤手术,体外循环手术及短小手术如关节复位。

3.不良反应和禁忌证

（1）有轻度的组胺释放,可出现皮疹、潮红、少数患者出现低血压、支气管痉挛。但严重过敏反应罕见。对该药过敏者及严重支气管哮喘禁用。

（2）不良反应在低温及酸中毒时作用增强,宜减量。

（3）剂量过大可对心血管有一定影响,可致长时间呼吸停止。过量阿曲库铵的一种降解产物 N-甲基四氢罂粟碱可透过血-脑屏障。高浓度的 N-甲基四氢罂粟碱有中枢兴奋作用。但在人类,即使是长时间滴注阿曲库铵,N-甲基四氢罂粟碱的浓度仍远远低于可致惊厥的水平。

（4）不宜与硫喷妥钠等碱性药物混合。

4.剂量和用法

（1）气管插管量为 0.4～0.5mg/kg,时效维持 25～40 分钟,追加量在静脉麻醉为 0.1mk/kg,吸入麻醉为 0.07mg/kg。

（2）儿童与老年人的恢复与成人一样,不因持续用药而要降低药量或延长注药间隔时间。

（七）顺阿曲库铵

1.药理作用

（1）顺阿曲库铵是中时效肌松药,是阿曲库铵的同分异构体,效力是其 2～3 倍。

（2）在体内生理 pH 和体温下主要经霍夫曼消除,还可通过血浆中酯酶进行酶性分解,不易蓄积。肝肾功能不全及假性胆碱酯异常的患者亦可使用。

（3）用药后血浆组胺水平不随剂量升高而增加。临床剂量时无解迷走神经的心血管效应。

（4）该药安全范围大,以高达 8 倍于其 ED_{95} 的剂量（即 0.4mg/kg）快速注射后亦无血流动力学不良反应。该药的 ED_{95} 为 0.05mg/kg。反复用药或持续静滴无蓄积作用。

（5）肌松作用易被抗胆碱酯酶药拮抗。

（6）该药需冷藏。

2.适应证   用于麻醉中辅助肌松。尤适用于其他肌松药有禁忌证者,如肝、肾功能不良者,重症肌无力患者,假性胆碱酯酶活性异常等患者,嗜铬细胞瘤手术,体外循环手术及短小手术如关节复位。临床上目前逐步取代阿曲库铵。

3.不良反应和禁忌证

(1)低温及酸中毒时作用增强,宜减量。

(2)不宜与硫喷妥钠等碱性药物混合。

(3)过量可致长时间呼吸停止。

(4)对该药过敏者。

4.剂量和用法

(1)气管内插管用量为0.15~0.2mg/kg。1.5~3分钟起效,维持40~75分钟。增加剂量可缩短起效时间和延长时效。

(2)麻醉维持神经安定镇痛麻醉时为0.05mg/kg,吸入麻醉时一般为0.03~0.04mg/kg静注间隔30~45分钟或1~2μg/(kg·min)静滴。

(八)米库氯铵

1.药理作用

(1)米库氯铵:是短时效非去极化肌松药,起效快,作用时间短,无蓄积作用,适用于静注滴注。

(2)其消除半衰期约2分钟,在体内迅速被血浆胆碱酯酶分解,小量经肾和肝消除,消除半减期约2分钟。

(3)该药对循环影响轻微,与阿曲库铵相似。

(4)ED_{95}剂量为0.08mg/kg,3~6分钟起效,临床肌松维持15~20分钟,90％肌颤搐恢复时间为25分钟,恢复指数为6~8分钟。

2.适应证　适用于停药后需肌张力迅速恢复,而不希望用抗胆碱酯酶药拮抗的患者。小儿起效及时效较成人快,老年人起效稍慢,时效延长20％~30％。用于需气管插管的短时间手术、喉罩麻醉、日间手术以及小儿手术等。

3.不良反应和禁忌证

(1)与阿曲库铵相似,2.5~3.0倍ED_{95}量因释放组胺可致一过性低血压及面部红斑。

(2)肝和肾功均不良者可影响分解米库氯铵的血浆胆碱酯酶,应避免使用该药。

(3)血浆胆碱酯酶活性低下者时效延长,使用抗胆碱酯酶药的患者禁用。

4.剂量和用法　气管插管量为0.2mg/kg静注,90秒可作气管插管,维持15~20分钟。持续静脉输注给药速度维持在3~15μg(kg·min)。不论输注时间多长,肌颤搐从5％恢复到95％的时间约为15分钟,无蓄积趋势。停药后肌力迅速恢复,而不需要用抗胆碱酯酶药拮抗。

六、肌松药的拮抗

近年在我国进行了二次关于肌松药残余阻滞作用的多中心研究,有学者报告18~65岁腹部手术使用罗库溴铵的患者1573例,术后在拔除气管后TOF<0.9的患者为57.8％,到达PACU时为45.2％。有学者研究全身麻醉患者共1090例,TOF<0.9术毕为78.53％,拔管前即刻为39.72％,出PACU时为15.12％。文献报道在PACU中TOF<0.9为34.8％~64％。有学者研究应用罗库溴铵不同给药方法,老年患者全麻腹部手术,拔管时肌松药残余作用发生率(TOF<0.9):单次静注组为46.67％,持续输注组33.33％,但两组比较差异无统计学意义。麻醉结束后肌松药效应逐渐消退,但常有30％乙酰胆碱受体仍被肌松药占领,肌松药阻滞作用未完全消退。说明术后逆转肌松药的残余阻滞作用非常重要。

非去极化肌松药可用抗胆碱酯酶药拮抗。去极化肌松药至今尚无满意而有效的拮抗药。抗胆碱酯酶药及更他氯铵均不能拮抗去极化肌松药作用,但当去采化肌松药引起的去极化阻滞,应该用人工通气保证足够有效的每分通气量,避免呼吸性酸中毒和维护循环系统功能稳定,待肌张力自然恢复。对非典型性假性胆碱酯酶患者,应用琥珀胆碱所引起的肌张力长期不能恢复,可输新鲜全血或血浆。

(一)抗胆碱酯酶药

1.药理作用　拮抗药物为抗胆碱酯酶药,主要包括新斯的明、溴吡斯的明和依酚氯铵。当用抗胆碱酯酶药后,乙酰胆碱酯酶活性受抑制,乙酰胆碱存在时间延长,有足够时间可反复参与肌松药竞争受体使终板电位总量增加,超过激发肌纤维动作电位的阈值,从而逆转非去极化肌松药的阻滞作用。但肌松药仍残留在神经肌肉接头内,其最终消失作用有赖于肌松药进入循环而被清除。依酚氯铵借阳电荷氮原子与乙酰胆碱分子中阴电荷结合,从而防止乙酰胆碱酯酶与乙酰胆碱作用而起到拮抗作用。起效时间依酚氯铵最快<5分钟,新斯的明7～10分钟,溴吡斯的明最慢10～15分钟。

2.适应证　拮抗非去极化肌松药。

3.不良反应和禁忌证

(1)应用抗胆碱酯酶药拮抗残余肌松药作用时,可引起暂时性心律失常,如心动过缓、房性或结性心律、室性期前收缩、房室传导阻滞等,以及瞳孔缩小、支气管收缩和分泌增多以及胃肠蠕动增快等。应加强监测和及时处理。

(2)支气管哮喘、心脏传导阻滞、血压过低、窦性心动过缓、胃肠吻合术患者禁用。

4.剂量和用法

(1)新斯的明:0.04～0.07mg/kg,一次最大量不应超过5mg。新斯的明起效时间7分钟,从起效至峰值效应时间为7～10分钟。溴吡斯的明剂量0.15～0.25mg/kg(总量不超过20mg/次)。起效时间12分钟,高峰值效应时间10～15分钟。如果新斯的明、溴吡斯的明和依酚氯铵的药量分别超过了各自的最大剂量,而拮抗效果仍不明显时,不宜再继续给拮抗药,应认真分析影响抗胆碱酯酶药效果的因素。

(2)阿托品:阿托品的剂量0.01～0.02mg/kg。静注后2分钟起效,至峰值效应时间不超过5分钟。等效剂量的新斯的明(0.04mg/kg),溴吡斯的明(0.2mg/kg)需用相同剂量的阿托品(0.015mg/kg),由于阿托品峰值时间在47～65秒,而新斯的明显效时间为6～10分钟,两药同时注射可出现心率先快后慢现象。因此,宜先与新斯的明同时静注1/3量的阿托品,4分钟后再追加预计值的2/3,可有效地拮抗新斯的明对窦房结的抑制作用。依酚氯铵的拮抗强度仅为新斯的明的1/15,有直接刺激终板的作用,毒蕈碱样不良反应小,依酚氯铵最好和阿托品一起使用,两药起效的时间较快。可同时或先静注阿托品0.02mg/kg或格隆溴铵0.01mg/kg。

5.注意事项

(1)在决定应用拮抗药前,首先应明确拮抗药只适用于周围性呼吸抑制而不是中枢性呼吸抑制的患者,用于术毕尚有残余肌松作用的患者。术毕肌张力恢复不够,如苏醒患者面无表情、上睑下垂、下颌松弛、不能伸舌、抬头不能持续5s、每分通气量不足、四个成串刺激(TOF)的比值<0.7等均可应用拮抗药。

(2)抗胆碱酯酶药所引起的毒蕈碱样不良反应,如心动过缓、瞳孔缩小、支气管收缩和分泌增多以及胃肠蠕动增快等。为消除该不良反应常需伍用抗胆碱药,如阿托品或格隆溴铵。新斯的明和溴吡斯的明的起效和时效在时间上与格隆溴铵相一致,所以拮抗上述两药的副作用时,主张合用格隆溴铵来替代起效快和时效短的阿托品。

(3)用抗胆碱酯酶药拮抗残余肌松作用,用量取决于肌松深度。抗胆碱酯酶药作用有一极限药量,如果新斯的明、溴吡斯的明和依酚氯铵的药量分别达0.07mg/kg、0.28mg/kg和1mg/kg时拮抗效果仍不明显,必须要考虑是否有其他影响抗胆碱酯酶药作用的因素存在或者体内残存肌松药过多。继续加大拮抗剂的药量不仅不能取得进一步拮抗效果,相反可能增加不良反应,因为神经肌肉接头部位的胆碱酯酶此时已经基本被完全抑制。当 TOF 出现四次反应时用拮抗药,用药 10 分钟内 TOF 比值即可达到 0.7。因此,应恰当掌握给拮抗药的时机,不能在神经肌肉阻滞作用较强时给药,否则易导致"再箭毒化"的不良后果。

(4)呼吸性酸中毒、代谢性酸中毒、低钾血症和高镁血症等酸碱和电解质失衡可影响抗胆碱酯酶药的作用。

(5)低温也影响其拮抗效果。低温致外周血管收缩影响肌松药在体内再分布和肌肉血流灌注。肌松药难以从神经肌肉接头部移出,抗胆碱酯酶药也难以进入神经肌肉接头,同样影响拮抗效果。

(6)老年人应用抗胆碱酯酶药应谨慎,尤其是对应用了心血管系统药物的患者,如洋地黄、β-受体阻滞药和三环类抗抑郁药的患者,抗胆碱酯酶药易引起心动过缓和心律失常。

(7)拮抗抗生素增强肌松药作用的机制较为复杂。新霉素、链霉素、妥布霉素、庆大霉素的作用可为钙和抗胆碱酯酶药拮抗;钙和新斯的明只能部分拮抗林可霉素和克林霉素的非去极化肌松作用。多黏菌素所致的肌松作用不能用钙和新斯的明拮抗,用 4-氨基吡啶有一定拮抗效果。考虑到有抗生素增强肌松作用的因素存在时,最好维持人工通气,使其自然恢复肌张力。

(二)甾类肌松药特异性拮抗药——更他氯铵

1.药理作用　新肌松药拮抗药——更他氯铵,商品名布瑞亭,是一种经修饰的 γ 环糊精。

(1)是一种经修饰的 γ-环糊精,无生物活性,结构上属于环糊精家族。环糊精是一组寡糖,具有亲脂内核心和亲水外端的圆柱体胶囊。其分子孔径以及它结构上与罗库溴铵的疏水甾体分子骨架的互补。包裹外来分子如罗库溴铵以 1:1 形成宿主-外来分子螯合物,为无活性的紧密复合物。影响甾类肌松药再分布,加速甾类肌松药与烟碱样乙酰胆碱受体分离,具有肌松作用的游离肌松药分子浓度急剧下降,直接消除肌松药的作用,从而拮抗神经肌肉阻滞。复合物主要分布在中央室(血浆)和细胞外液中,并以原形在尿液中排出。

(2)更他氯铵能包裹甾类肌松药,避免发生肌松药与乙酰胆碱受体作用,故在理论上能将其血浆浓度降低至零,可以拮抗甾类肌松药的深度阻滞作用。

(3)不牵涉神经肌肉接头传导相关的酶和受体。不需要用 M 受体阻滞剂预处理,能够拮抗深度神经肌肉阻滞。

(4)更他氯铵有拮抗作用的选择性:它只可以有效地拮抗甾类肌松药,对非甾类肌松药和琥珀胆碱无拮抗作用。

(5)更他氯铵能高度选择性地迅速消除罗库溴铵肌松效应,静注罗库溴铵 0.6mg/kg 后 TOF 恢复到 T_2 出现时,给予更他氯铵 2mg/kg,重复给予罗库溴铵维持深肌松,当 PTC＝1～2 时给予更他氯铵 ≥4mg/kg,3min 神经肌肉传导功能能够恢复;静注罗库溴铵 1.2mg/kg 后,即刻给予更他氯铵 16mg/kg,能够立即扭转罗库溴铵的肌松作用。更他氯铵已经在我国进行临床注册验证,不久将会在国内临床麻醉中应用,但更他氯铵也有局限性,仅对罗库溴铵和维库溴铵有拮抗作用。罗库溴铵静注后遇困难插管时应用更他氯铵后使肌松作用消失,为临床麻醉术中应用肌松药和术后肌松作用的消退提供安全保证。

2.不良反应和注意事项

(1)研究表明,动物实验及临床研究均未发现环糊精引起的血压、心率等心血管系统明显变化。也没有发现类似应用胆碱酯酶抑制药导致其他组织的 M、N 受体激动所引起呼吸系统和消化系统的不良反应。但有发生过敏反应的报道。有待进一步临床观察。

(2)根据不同肌松药阻滞程度选定更他氯铵的给药剂量,当深度阻滞 PIC＝1～2 时给予更他氯铵 ≥4mg/kg。

（3）应用更他氯铵逆转罗库溴铵的作用后,应间隔 6h 后才能再用更他氯铵有效。或改用苄异喹林类药如顺阿曲库铵。

（张秀华）

第四节　局部麻醉药

局部麻醉药是作用于神经干或神经末梢,可逆基本无组织损害性地阻断神经冲动的发生或传导,使这些神经支配的相应区域产生麻醉作用,在意识清醒的条件下引起局部感觉丧失的药物。局部麻醉的优点在于简便易行,患者保持清醒,安全性高,并发症少,对患者的生理功能影响较小。局部麻醉药常用于表面麻醉、局部浸润、椎管内麻醉和周围神经阻滞。施行局麻时,要熟悉周围的神经解剖,掌握正确的操作技术,熟悉局麻药的药理性能,避免发生毒性反应。

一、局麻药的定义和分类

（一）局麻药的定义

局部麻醉药,是一类能在用药局部可逆性地阻断感觉神经冲动发生与传递的药物,简称"局麻药"。在保持意识清醒的情况下,可逆引起局部组织痛觉消失。

（二）局麻药的分类

1.按化学结构分　其基本化学结构是芳香环基-中间链-氨基,芳香环基是亲脂基结构,氨基是亲水基结构,中间链为羰基,根据其结构又可分为酯键或酰胺键,据此可将局麻药分为酯类和酰胺类。

（1）酯类局麻药:有普鲁卡因、氯普鲁卡因和丁卡因

（2）酰胺类局麻药:有利多卡因、甲哌卡因、丙胺卡因、依替卡因、布比卡因以及罗哌卡因。

2.按麻醉效能与时效分　不同物理化学特性决定了局麻药的效能与时效,据此临床上又可将局麻药分为三类:

（1）低效能短时效局麻药:如普鲁卡因、氯普鲁卡因。

（2）中效能中时效局麻药:如利多卡因、甲哌卡因、丙胺卡因。

（3）高效能长时效局麻药:如丁卡因、依替卡因、布比卡因和罗哌卡因

二、局麻药的药理作用

（一）局麻药的作用机制

局麻药溶液沉积在神经附近,渗透过神经轴突膜进入轴突浆,这种渗透过程的速度和程度取决于药物的解离常数 pKa 以及亲脂基和亲水基的种类。

局麻药阻滞神经兴奋传导是通过抑制神经膜的电压依赖性钠通道的活性,而非影响静息电位或阈电位水平。在临床使用浓度下,局麻药也可抑制钾通道、钙通道、Na^+-K^+ 泵、磷脂酶 A_2 和 C 的功能,影响递质释。

（二）影响局麻药作用的因素

局麻药临床特性最重要的是其起效快慢、时效长短和药效强度。局麻药的药理特性以及一些非药理

学因素均可影响局麻药的作用。

1.药理学因素的影响

（1）脂溶性：局麻药的脂溶性影响药效强度，神经膜是脂蛋白复合物，脂溶性高的物质易通过此膜，因此脂溶性高的局麻药如布比卡因、依替卡因和丁卡因等用于临床神经阻滞时较低浓度就有较好的效果，而脂溶性低的局麻药如普鲁卡因和氯普鲁卡因必须应用较高浓度才能有满意的效果。

（2）解离常数（pKa）：局麻药在水溶液中离解为50％带电荷季铵离子和50％不带电荷的氨基形式时的pH称为离解常数（pKa），而只有不带电荷氨基形式的局麻药可溶于脂而不溶于水，能透过神经膜。pKa越接近生理pH（7.4），氨基形式的局麻药越多，穿透力越强，起效越快。丁卡因和普鲁卡因pKa较利多卡因高故起效较后者快。

（3）蛋白结合力：局麻药的蛋白结合力影响时效长度。局麻药的蛋白结合力越强，其与受体蛋白结合时间就越长，时效延长。依替卡因和布比卡因约有95％与蛋白结合，时效较长，而普鲁卡因仅6％与蛋白结合，时效较短。

（4）组织弥散性：局麻药的组织弥散性越高，起效越快。氯普鲁卡因虽然pKa高，但起效快，原因除临床用药浓度高、药量大外，另一可能原因是该药的组织弥散性较高。

（5）对血管平滑肌的作用：影响局麻药的药液强度和时效，局麻药对血管平滑肌的作用是双相的，极低浓度局麻药引起血管收缩，而在临床麻醉浓度一般致血管扩张，因此使局麻药吸收入血的速度加快，局麻药浓度下降，与神经组织接触的时间缩短，从而降低了局麻药的药效、缩短时效。

2.非药理学因素的影响

（1）局麻药的药量：局麻药的药量决定局麻药起效、时效与药效。局麻药总量取决于浓度和容量，临床上常用增加局麻药浓度来增强药效、延长时效和缩短起效时间，增加局麻药容量来增加麻醉扩散范围。

（2）局麻药的复合应用：临床常将两种局麻药复合应用，目的是缩短起效时间和延长时效，如常用起效快的利多卡因与时效长的丁卡因复合液做硬膜外阻滞。但临床利多卡因与丁卡因复合液用于硬膜外阻滞，时效仅较单用利多卡因稍有延长，可能的原因是两种局麻药复合应用使两药的浓度降低，影响各药的局麻作用。

（3）碳酸盐局麻药和局麻药的碱性化：利多卡因碳酸盐溶液用于硬膜外阻滞较利多卡因盐酸盐溶液起效快，感觉和运动神经阻滞效果好。在局麻药中加入碳酸氢钠也可缩短起效时间，如利多卡因中加入碳酸氢钠作硬膜外或臂丛神经阻滞，起效更加迅速。

（4）血管收缩药：局麻药的血管扩张作用使局麻药吸收入血速度加快，为延缓吸收，增加局麻药与神经接触时间，延长时效，和降低局麻药的血药浓度，减少不良反应，常在局麻药中加入血管收缩剂。常用的血管收缩剂有1∶200000肾上腺素、去甲肾上腺素和去氧肾上腺素等。

血管收缩剂禁用于侧支循环差的部位（如手指、阴茎、足趾）的周围神经阻滞和局部麻醉。严重冠心病、心律失常、未控制的高血压、甲亢和子宫胎盘功能低下者，也应慎用缩血管药物。

（5）给药部位：给药部位的解剖结构包括局部血供影响局麻药起效、时效和药效。局麻药鞘内给药和皮下注射起效最快，但时效最短，臂丛神经阻滞起效最慢，但时效也最长。

（6）神经纤维的差异性阻滞：周围神经可以根据粗细和功能分类。一般来说，细神经纤维较粗神经纤维更容易被阻滞，有髓鞘的神经纤维较无髓鞘神经纤维更容易被阻滞，因为局麻药只需作用于有髓鞘神经纤维的郎飞氏结即可。临床上周围神经阻滞的顺序为：①交感神经阻滞，引起外周血管的扩张和皮肤温度上升。②痛觉和温觉丧失。③本体感觉丧失。④触压觉丧失。⑤运动麻痹。

（7）温度：增加局麻药温度可缩短起效时间，这可能是温度升高使局麻药pKa降低所致。

（8）病理生理因素：①妊娠：妊娠妇女的局麻药需要量较非妊娠妇女小，且周围神经阻滞、硬膜外阻滞和蛛网膜下腔阻滞起效也较快，动物实验证明这可能与妊娠期黄体酮的作用有关。②心输出量减少：可降低局麻药在血浆和组织中的清除率，血药浓度升高，毒性增加。③严重肝脏疾病：可延长酰胺类局麻药的作用时间。④肾脏疾病：对局麻药的影响较小。⑤胆碱酯酶活性：胆碱酯酶活性降低的患者（新生儿和妊娠妇女）和胆碱酯酶缺乏的患者发生酯类局麻药中毒的可能性增大。⑥胎儿酸中毒：可使母体内局麻药容易通过胎盘转移入胎儿体内，使胎儿发生局麻药中毒的危险性增加。⑦脓毒血症、恶病质等情况：α_1 酸性糖蛋白浓度增加，使血浆游离状态局麻药浓度降低。

（三）局麻药的药代动力学

1.吸收　局麻药从注射部位吸收入血，使局部作用部位的药液含量降低，最终限制了其神经阻滞作用的时效，并且吸收药液多少与局麻药全身性不良反应有关。局麻药的吸收受药液与组织的结合能力、剂量、容量、注射部位和有否加用血管收缩药等因素的影响，而且局麻药可直接扩张血管或由于交感阻滞作用使血管扩张，改变局部组织的灌流，从而影响局麻药的吸收。

2.分布

（1）局麻药的分布：与组织血液灌流量有密切的联系，局麻药吸收入血后首先分布于血液灌流好的器官，如心、脑、肝脏和肾脏，随后以较慢的速率再分布到灌流较差的肌肉、脂肪和皮肤。

（2）局麻药在组织的摄取：与组织.血 pH 梯度有关，组织的 pH 越低，局麻药的摄取越多。

3.生物转化和清除

（1）酯类局麻药：由血浆假性胆碱酯酶、红细胞和肝脏中的酯酶快速水解，酯类局麻药的水解清除速度较快。

（2）酰胺类局麻药：由肝脏微粒体内的酶代谢，酰胺类局麻药的生物转化较酯类局麻药慢。

三、常用局麻药

（一）酯类局麻药

1.普鲁卡因

（1）药理作用：普鲁卡因化学结构为对氨基苯二乙胺乙醇，短时效局麻药，时效 45～60min，离解常数（pKa）高，在生理 pH 范围呈高解离状态，扩散和穿透力都较差。具有扩张血管作用，能从注射部位迅速吸收。普鲁卡因经血浆胆碱酯酶水解，半衰期仅 8min。

（2）适应证和禁忌证：用于浸润麻醉、神经阻滞麻醉和蛛网膜下腔阻滞。一般不用于表面麻醉。持续输注小剂量普鲁卡因可与静脉全麻药、吸入全麻药或麻醉性镇痛药合用施行普鲁卡因静吸复合或静脉复合全麻。

（3）剂量和用法：针剂可用于局麻，粉剂可用于脊麻。浸润麻醉浓度为 0.25%～1.0%，极量 1g；神经阻滞浓度为 1.5%～2.0%，极量 1g；蛛网膜下腔阻滞浓度为 3.0%～5.0%，极量 0.15g。

2.丁卡因

（1）药理作用：丁卡因化学结构是以丁氨根取代普鲁卡因芳香环上的对氨基，并缩短其烷氨尾链。长时效局麻药，起效时间 10～15min，时效超过 3h，药效与毒性均为普鲁卡因的 10 倍，常与起效快的局麻药合用。

（2）适应证：用于表面麻醉、硬膜外阻滞和蛛网膜下腔阻滞。

（3）剂量和用法：表面麻醉时，眼科浓度为 1%；鼻腔、咽喉和气管浓度为 2%，极量 40～60mg；尿道浓度为 0.1%～0.5%,极量 40～60mg;硬膜外阻滞较少单独应用,常用是 0.1%～0.2%丁卡因与 1.0%～1.5%利多卡因合用。

3.氯普鲁卡因

(1)药理作用:氯普鲁卡因与普鲁卡因相似,短时效局麻药,起效短 6～12min,时效 30～60min。在血内水解的速度比普鲁卡因快 4 倍,毒性低,胎儿、新生儿血内浓度低。

(2)适应证和禁忌证:多用于硬膜外阻滞,尤其是产科麻醉。不适用于表面麻醉和神经阻滞。含有防腐剂的氯普鲁卡因制剂不能用于蛛网膜下腔阻滞。

(3)剂量和用法:局部浸润为 1%,极量 0.8～1.0g。

(二)酰胺类局麻药

1.利多卡因

(1)药理作用:利多卡因是氨酰基酰氨类中时效局麻药,起效快,时效 60～90min,弥散广,穿透力强,对血管无明显扩张作用。临床应用浓度 0.5%～2%。

(2)适应证:可用于表面麻醉、局部浸润麻醉、神经阻滞、硬膜外阻滞和蛛网膜下腔阻滞,毒性与药液浓度有关。静脉给药可以治疗室性心律失常,血浆浓度>5～6μg/ml,出现毒性症状;血浆浓度>7～9μg/ml,出现惊厥症状。

(3)剂量和用法:针剂:2% 5ml、2% 20ml;气雾剂:每瓶利舒卡总量 25g,内含利多卡因 1.75g,每按压一次阀门,约释放利多卡因 4.5mg。乳剂 EmlA 1g 含 25mg 利多卡因和 25mg 丙胺卡因的混合液,用于表面皮肤的镇痛和口鼻黏膜麻醉,尤其是小儿血管内置管时的麻醉,起效时间 45～60min。浸润麻醉浓度为 0.25%～0.5%,极量 0.5g;神经阻滞浓度为 1.0%～2.0%,极量 0.4g;硬膜外阻滞浓度为 1.5%～2.0%,极量 0.4～0.5g;表面麻醉浓度为 2.0%～4.0%,极量 0.2g。

2.丙胺卡因

(1)药理作用:丙胺卡因起效与药效较利多卡因稍差,时效稍长。最大的优点是毒性比利多卡因小 40%,是酰胺类局麻药中毒性最低的。

(2)适应证:常用于浸润麻醉、神经阻滞和硬膜外阻滞、局部静脉麻醉。

(3)剂量和用法:可能诱发高铁血红蛋白血症,成人用量应控制在 600mg 以下。

3.布比卡因和左旋布比卡因

(1)药理作用:布比卡因结构与甲哌卡因相似,毒性仅为甲哌卡因的 1/8,但心脏毒性较明显,误注入血管可引起心血管虚脱及严重的心律失常,而且复苏困难。可能与目前所用的布比卡因是由左旋和右旋镜像体 50:50 组成的消旋混合物有关。与等量布比卡因相比,左旋布比卡因的感觉和运动阻滞的起效时间、持续时间和肌肉松弛程度相似。左旋布比卡因引起心搏停止和心律失常的剂量小于罗哌卡因,但显著高于布比卡因。

布比卡因是长时效局麻药,麻醉效能是利多卡因的 4 倍,弥散力与利多卡因相似,对组织穿透力弱,不易通过胎盘。时效因阻滞部位不同而异,产科硬膜外阻滞时效约 3h,而外周神经阻滞时效达 16h。临床常用浓度为 0.25%～0.75%,成人安全剂量 150mg,极量为 225mg。胎儿/母体的血浓度比率为 0.30～0.44,对新生儿无明显的抑制,但有文献报道产妇应用布比卡因产生的心脏毒性难以复苏,因此建议产妇应慎选布比卡因的浓度和剂量。

布比卡因的特点是可通过改变药液浓度而产生感觉—运动神经阻滞的分离,0.125%～0.25%布比卡因阻滞交感神经而较少阻滞感觉神经,0.25%～0.5%产生最大感觉神经阻滞而运动神经阻滞最小,而 0.75%药液则产生完善的运动神经阻滞。因此布比卡因可单独和(或)麻醉性镇痛药复合用于术后或分娩镇痛。

(2)适应证:用于浸润麻醉、神经阻滞、硬膜外阻滞和蛛网膜下腔阻滞。可用于产科麻醉和分娩镇痛。

(3)剂量和用法:浸润麻醉浓度为0.125%～0.25%;神经阻滞浓度为0.25%～0.5%;蛛网膜下腔阻滞浓度为0.5%～0.75%;硬膜外阻滞、骶管、上胸段浓度为0.25%～0.5%;下胸段、腰段浓度为0.5%～0.75%;术后镇痛和分娩镇痛浓度为0.125%。一次最大剂量为10～15mg,成人极量为每次2mg/kg。

(4)长效布比卡因制剂:EXPAREL是一种单剂量的局部镇痛药,EXPAREL术后镇痛:单剂量注射在手术部位维持时间72小时,减少阿片类药物用量,不需要导管或泵注。通过利用储库泡沫技术,储库泡沫是<3%的脂质,能生物降解,具备生物相容性,储库泡沫利用膜成分,这些膜成分是来源于自然和耐受良好的物质,能通过正常途径代谢。EXPAREL能超时释放治疗剂量的布比卡因,压缩药物而不改变药物分子量,然后在所期望的时间内释放。

4.罗哌卡因

(1)药理作用:罗哌卡因是新型长效局麻药,化学结构介于甲哌卡因和布比卡因之间,罗哌卡因是纯的左旋对映异构体,物理和化学性质与布比卡因相似,但脂溶性低于布比卡因,蛋白结合率和pKa接近布比卡因。

经动物实验和临床广泛应用,证实罗哌卡因不仅具有布比卡因的临床特性,而且还具有以下优点:①高浓度提供有效、安全的手术麻醉;低浓度时感觉-运动阻滞分离现象明显,可用于镇痛;②心脏毒性低于布比卡因,引起心律失常的阈值高,过量后复苏的成功率高;③具较低的中枢神经系统毒性,致惊厥的阈值高;④具有血管收缩作用,不需要加肾上腺素;⑤对子宫胎盘血流无影响,可用于产科麻醉和镇痛。

(2)适应证:用于硬膜外阻滞、外周神经阻滞、术后镇痛和分娩镇痛。

(3)剂量和用法:硬膜外阻滞浓度为0.75%～1%;外周神经阻滞浓度为0.5%～0.75%;术后镇痛和分娩镇痛浓度0.2%或0.1%和麻醉药合用。

四、局麻药的临床应用

(一)部位麻醉

1.表面麻醉　将渗透性能强的局麻药与局部黏膜接触所产生的无痛状态称为表面麻醉。局麻药可从黏膜迅速吸收入血,尤其是给药部位有感染时,丁卡因和利多卡因从气管黏膜吸收后的血药浓度可与静脉注射相仿。

常用的局麻药有:4%～10%的可卡因,1%～2%的丁卡因和2%～4%的利多卡因。

(1)可卡因具有血管收缩作用,减少术中出血和使术野清晰,用于表面麻醉具有独特的优点。

(2)普鲁卡因和氯普鲁卡因的穿透能力较弱,因此不适用于表面麻醉。

(3)利多卡因气道表面麻醉有轻微的气道扩张作用,可预防气道激惹。

2.局部浸润麻醉　沿手术切口分层注射局麻药,阻滞组织中的神经末梢,称为局部浸润麻醉。局部浸润麻醉局麻药种类的选择取决于麻醉所需的持续时间,利多卡因是进行局部浸润麻醉最常用的局麻药。

3.局部静脉麻醉　在肢体手术区的近端缚止血带,充气后经静脉注射稀释的局麻药,产生迅速起效的镇痛和肌松作用,称为局部静脉麻醉。局部静脉麻醉的时效取决于止血带充气时间,放松止血带,局麻药迅速进入全身循环,麻醉作用即消失。局部静脉麻醉最常用的局麻药为利多卡因和丙胺卡因。

(1)常用0.5%利多卡因40ml于前臂和手部手术,0.5%利多卡因70ml于小腿和足部手术。

(2)丙胺卡因毒性比利多卡因小40%,是酰胺类局麻药中毒性最低的,因此适用于局部静脉麻醉,缺点是可能诱发高铁血红蛋白血症,成人用量应控制在 600mg 以下。

4.神经阻滞　将局麻药注射至神经干(或丛)旁,暂时阻滞神经的传导功能,称为神经阻滞。由于神经是混合性的,不但感觉神经纤维被阻滞,运动神经纤维和交感、副交感神经纤维同时不同程度的被阻滞。

5.硬膜外阻滞　将局麻药注入硬膜外间隙,阻滞脊神经根,使其支配区域产生暂时性麻痹,称为硬膜外阻滞。

6.蛛网膜下间隙阻滞　将局麻药注入蛛网膜下间隙,使脊神经根、背根神经节及脊髓表面部分产生不同程度的阻滞,称为蛛网膜下间隙阻滞。

(二)镇痛

静脉注射利多卡因和普鲁卡因有较强的镇痛作用。

1.研究表明持续小剂量静脉注射利多卡因,使血药浓度维持在 $1\sim2\mu g/ml$,可减轻术后疼痛及减少镇痛所需的麻醉性镇痛药药量,而且无明显不良反应。

2.利多卡因静脉注射也可降低吸入全麻药的用量,血浆利多卡因的浓度为 $1\mu g/ml$ 时,可使氟烷的 MAC 降低 40%,但超过这一血药浓度,氟烷 MAC 无进一步降低,呈平台效应。

3.利多卡因静脉注射还可用于围术期镇咳,抑制插管时的呛咳反射。

4.治疗神经病理性疼痛局麻药静脉或口服给药可用来治疗某些神经病理性疼痛。

(三)预防和治疗颅内压升高

静脉注射利多卡因 1.5mg/kg 可有效防止插管时颅内压的升高,作用与硫喷妥钠相仿。

(四)治疗心律失常

静脉注射利多卡因可预防和治疗室性心律失常,利多卡因对心脏的直接作用是抑制 Na^+ 内流,促进 K^+ 外流,对 $I_{K(ATP)}$ 通道也有明显抑制作用。

1.抗心律失常的药理作用

(1)降低自律性:治疗浓度 $(2\sim5\mu g/ml)$ 能降低普肯耶纤维的自律性,对窦房结没有影响。由于 4 相除极速率下降而提高阈电位,降低心肌自律性,又能减少复极的不均一性,故能提高致颤阈。

(2)减慢传导速度:血液趋于酸性时,将增强减慢传导的作用。心肌缺血部位细胞外 K^+ 浓度升高且血液偏于酸性,所以利多卡因对此有明显的减慢传导作用。这可能是其防止急性心肌梗死后心室纤颤的原因之一。对血 K^+ 降低或部分(牵张)除极者,则因促 K^+ 外流使浦肯野纤维超极化而加速传导速度。高浓度 $(10\mu g/ml)$ 的利多卡因则明显抑制 0 相上升速率而减慢传导。

(3)缩短不应期:利多卡因缩短普肯耶纤维及心室肌的 APD、ERP,且缩短 APD 更为显著,故为相对延长 ERP。这些作用是阻止 2 相小量 Na^+ 内流的结果。

2.体内过程　静脉注射给药作用迅速,仅维持 20min 左右。血浆蛋白结合率约 70%,在体内分布广泛迅速,心肌中浓度为血药浓度的 3 倍。表观分布容积为 1L/kg。有效血药浓度 $1\sim5\mu g/ml$。利多卡因几乎全部在肝中经脱乙基而代谢。仅 10% 以原型经肾排泄,$t_{1/2\beta}$ 约 2h,作用时间较短,常用静脉滴注以维持疗效。

3.适应范围　利多卡因仅用于室性心律失常,特别适用于治疗急性心肌梗死及强心苷所致的室性期前收缩,室性心动过速及室颤。对室上性心律失常无效。由于利多卡因抑制房室旁路的传导及延长旁路的有效不应期,因而对预激综合征患者的室上性心动过速可能有效。治疗剂量利多卡因可促进复极化而不延长 Q-T 间期,因而可用于低血压或脑血管意外所致伴有巨大 U 波的延迟复极性心律失常的治疗。

4.剂量与用法　静注起始剂量为 $1\sim2mg/kg$,$20\sim40$ 分钟后可重复一次,剂量为首次的一半。总负荷量≤400mg,继以 $1\sim4mg/min$ 的速度持续静脉输注对心功能不全的患者,利多卡因总负荷量降低,其后的静脉输注速度也应减慢;应测定血药浓度,调整剂量以确保血药浓度在治疗窗范围内(1.5~5μg/ml),并可最大限度地减少毒性。

5.注意事项　常见不良反应为与剂量相关的中枢神经系统毒性:嗜睡、眩晕,大剂量引起语言障碍、惊厥,甚至呼吸/抑制,偶见窦性心动过缓、房室阻滞等心脏毒性。此外,可取消心室自发性起搏点的活性,故慎用或禁用于病态窦房结综合征、Ⅱ度Ⅱ型和Ⅲ度房室传导阻滞者。

五、局麻药的不良反应及防治

(一)不良反应

1.过敏反应　局麻药真正的过敏反应非常罕见。

2.局部毒性反应

(1)组织毒性反应局麻药肌内注射可导致骨骼肌损伤。

(2)神经毒性反应蛛网膜外腔会引起神经毒性反应。

3.全身性毒性反应　临床上局麻药的全身性不良反应主要是药量过大或使用方法不当引起血药浓度升高所致,主要累及中枢神经系统和循环系统,通常中枢神经系统较循环系统更为敏感,引起中枢神经系统毒性反应的局麻药血药浓度低于引起循环系统毒性反应的浓度。

(1)中枢神经系统毒性反应:局麻药能通过血-脑屏障,中毒剂量的局麻药引起中枢神经系统兴奋或抑制,表现为舌唇发麻、头晕、紧张不安、烦躁、耳鸣、目眩,也可能出现嗜睡、言语不清、寒战以及定向力或意识障碍,进一步发展为肌肉抽搐、意识丧失、惊厥、昏迷和呼吸抑制。治疗原则是出现早期征象应立即停药给氧。若惊厥持续时间较长,应给予咪达唑仑1~2mg或硫喷妥钠50~200mg或丙泊酚30~50mg抗惊厥治疗。一旦影响通气可给予肌肉松弛药并进行气管插管。

(2)心血管系统毒性反应:表现为心肌收缩力减弱、传导减慢、外周血管阻力降低,导致循环衰竭。治疗原则是立即给氧,补充血容量保持循环稳定,必要时给予血管收缩药或正性肌力药。治疗布比卡因引起的室性心律失常溴苄铵的效果优于利多卡因。

4.高铁血红蛋白血症　丙胺卡因的代谢产物甲苯胺可使血红蛋白转化为高铁血红蛋白,引起高铁血红蛋白血症,其用量应控制在600mg以下。丙胺卡因引发的高铁血红蛋白血症可自行逆转或静脉给予亚甲蓝进行治疗。

5.变态反应　酯类局麻药的代谢产物对氨基苯甲酸能导致变态反应。

6.超敏反应　局部超敏反应多见,表现为局部红斑、荨麻疹、水肿。全身超敏反应罕见,表现为广泛的红斑、荨麻疹、水肿、支气管痉挛、低血压甚至循环衰竭。治疗原则是对症处理和全身支持疗法。

(二)防治原则

1.局麻药的不良反应的预防原则

(1)掌握局麻药的安全剂量和最低有效浓度,控制总剂量。

(2)在局麻药溶液中加用血管收缩剂,如肾上腺素,以减少局麻药的吸收和延长麻醉时效。

(3)防止局麻药误注入血管内,必须回抽有无血液。可在注入全剂量前先注试验剂量以观察患者反应。

(4)警惕毒性反应的先驱症状,如惊恐、突然入睡、多语或肌肉抽动。

(5)应用巴比妥类药物(1~2mg/kg)作为麻醉前用药,达到镇静作用、提高惊厥阈。术前口服咪达唑仑5~7.5mg对惊厥有较好的保护作用。

2.局麻药的不良反应的治疗原则

(1)立即停药,给氧,查出原因,严密观察,轻症者短时间内症状可自行消失。

(2)中度毒性反应可静注咪达唑仑 2～3mg。

(3)重度者应立即面罩给氧,人工呼吸,静注咪达唑仑或丙泊酚,必要时可给予肌松药并行气管插管和呼吸支持。

(4)当循环系统发生抑制时,首先进行支持疗法,补充体液,并适时使用血管升压药。

(5)如发生心跳停止,应给予标准的心肺复苏措施。

(6)在复苏困难的布比卡因和左旋布比卡因严重心血管中毒反应时可经静脉使用脂肪乳剂,文献报道可用 20% 的脂肪乳剂 1ml/kg 缓慢静注(3～5min)。也可用 0.5ml/(kg·min)持续静脉输注,心跳恢复后减量 0.25ml/(kg·min)。

(秦 生)

第五节 阿片类镇痛药

阿片类药主要作用于中枢神经系统,选择性的消除或缓解痛觉,并改变因疼痛导致的情绪反应。阿片类药物的主要效应为镇痛,因而常作为全身麻醉诱导和维持的辅助用药,并用于术后镇痛,但阿片类药物反复应用可导致耐受性和成瘾性。

一、内源性阿片样物质和阿片受体

(一)阿片受体的分布

阿片受体分布在痛觉传导区以及与情绪相关的区域,其中脊髓角质区、中央导水管周围灰质、丘脑内侧、边缘系统、蓝斑核、纹状体和下丘脑等区域阿片受体分布较密集。

(二)阿片受体的分类

阿片受体主要分为 μ、κ、δ 和 σ 型,其中 μ、κ 受体又可分为 1、2、3 三种亚型,δ 受体可分为 1、2 两种亚型。孤儿阿片受体是结构与阿片受体结构类似,但功能特性不同的阿片样受体。孤儿阿片受体与经典阿片受体有许多相似之处,但其与经典阿片受体的各种配体的结合能力均很弱。

(三)内源性阿片肽

内源性阿片样物质均为激素原,每一前体被分离基因编码。至今发现的内阿片肽主要有:①脑啡肽,包括甲硫氨酸脑啡肽和亮氨酸脑啡肽;②内啡肽,包括 α-内啡肽,β-内啡肽和 γ-内啡肽;③强啡肽,包括强啡肽 A 和强啡肽 B;④内吗啡肽,包括内吗啡肽-1 和内吗啡肽-2;⑤孤啡肽(OFQ)。

1.内啡肽、脑啡肽和强啡肽是可与阿片类受体结合的内源性多肽,这三种阿片类多肽的差异在于其蛋白质前体、解剖学分布和受体亲和力的不同。

2.内啡肽的合成源自主要位于腺垂体的激素原,在脑内与阿片受体结合后产生吗啡样作用,这种作用可被吗啡拮抗药所拮抗。

3.亮氨酸脑啡肽及强啡肽分别为 δ 及 κ 受体的内源性配体,内吗啡肽是 μ 受体的内源性配体。

4.孤啡肽是孤儿阿片受体的内源性配体,其结构与强啡肽 A 相似,但对经典阿片受体无高亲和力。

（四）阿片受体的功能

1.内阿片肽与其他神经肽或神经递质、调质共存于中枢及外围神经系统中,作为神经递质、神经调质或神经激素与阿片受体形成内源性痛觉调制系统,对心血管活性、胃肠功能、内分泌功能等具有重要的调节功能。

2.μ 受体激动剂的镇痛作用最强;δ 受体参与吗啡的镇痛作用;κ 受体与内脏化学疼痛及吗啡成瘾性有关;OFQ 参与执行痛觉调制、学习记忆和运动调控等功能,其中 OFQ 对痛觉调制的作用可表现为双重效应,在脑内 OFQ 可产生痛觉过敏和异常疼痛作用,在脊髓内具有镇痛作用。

3.阿片受体的活化可抑制突触前的释放和抑制兴奋性神经递质的突触后效应。

4.阿片类药物的药效动力学特性取决于其与何种受体结合、亲和力大小和受体是否被激活。阿片受体的激动剂和拮抗剂都可与其受体结合,但只有激动剂可激活受体。激动-拮抗剂是作用于不同类型受体可产生相反效应的药物。

5.阿片类药物的最大效应主要在中枢神经系统,但躯体和交感外周神经中也分离出了阿片受体。

二、阿片类药物分类

阿片类药物的分类可以按药物的来源进行分类,也可以按照阿片类药物与阿片受体的关系进行分类。

（一）按药物的来源分类

阿片类药物按其药物来源可分为天然型、半合成形和合成形三类,其中天然型又可分为两类,合成形阿片类药物又可分为 4 类。

1.天然的阿片生物碱　按化学结构分为:①烷基菲类,如吗啡、可待因;②苄基异喹啉类,如罂粟碱。

2.半合成的衍生物　如二乙酰吗啡(海洛因)、双氢可待因。

3.合成的麻醉性镇痛药　按其化学结构不同,又分为:①苯基哌啶类,如哌替啶、苯哌利定、芬太尼族;②吗啡南类,如羟甲左吗南;③苯并吗啡烷类,如喷他佐辛;④二苯甲烷类,如美沙酮。

（二）按药物与阿片受体的相互作用分类

按照药物与阿片受体的相互作用可将阿片类药物分为:阿片受体激动药、阿片受体激动-拮抗药和阿片受体拮抗药。

1.阿片受体激动药主要激动 μ-受体,如吗啡、哌替啶等。

2.阿片受体激动-拮抗药又称部分激动药,主要激动 κ 和 σ 受体,对 μ 受体有不同程度的拮抗作用,如喷他佐辛等。

3.阿片受体拮抗药:主要拮抗 μ 受体,对 κ 和 δ 受体也有一定的拮抗作用。

三、阿片类药物药理学作用

（一）中枢神经系统

1.产生剂量依赖性的镇静和镇痛作用,大剂量时可使患者的意识消失,产生遗忘作用,但其遗忘作用不可靠。

2.在保持二氧化碳分压正常的前提下,阿片类药可降低脑血流量和脑代谢率。

3.大部分阿片类药物对脑电图的影响很小,但哌替啶可引起脑电图兴奋。

4.可刺激延髓化学感受器触发带,引起恶心、呕吐。

5.反复给予阿片类药物,身体可产生依赖性。

6.可通过对副交感神经支配的瞳孔产生兴奋作用而引起瞳孔收缩。

(二)呼吸系统

1.可产生剂量依赖性呼吸抑制先是呼吸频率的减少,增大剂量时潮气量明显减少,当与其他呼吸抑制药物合用时,呼吸抑制作用加强。

2.降低通气对高碳酸血症和低氧血症的反应。

3.阿片类药物可有效抑制气管插管等气道刺激引起的支气管收缩反应。敏感患者给予吗啡和哌替啶可出现组胺诱发的支气管痉挛。

4.阿片类药物(特别是芬太尼、舒芬太尼和阿芬太尼)可引起胸壁强直,严重时可以阻止有效的通气。其发生率与药物的效价、剂量、注射速度等有关。给予肌松药可有效缓解肌强直,镇静剂量的苯二氮卓类药物或丙泊酚预处理,可减少发生率。

(三)心血管系统

1.对心肌收缩力的影响较小,除哌替啶外,其他阿片类药物不抑制心肌收缩力。但阿片类药物和其他麻醉药(如氧化亚氮、苯二氮卓类、巴比妥类药物和吸入麻醉药)复合应用可引起严重的心肌抑制。

2.除哌替啶外可引起剂量依赖性心动过缓,哌替啶引起心率增快。

3.由于心动过缓、静脉血管扩张和交感反射降低,可引起血管阻力降低,血压下降。大剂量的吗啡和哌替啶可引起组胺释放,引起体循环血管阻力和血压下降。

(四)内分泌系统

1.可通过减弱伤害性感受以及影响中枢介导的神经内分泌反应来降低应激反应,并抑制垂体-肾上腺素轴的分泌。

2.内源性阿片肽除自身发挥应激性激素的作用外,还可作为其他激素分泌的调节剂。

3.芬太尼及其同类药物可呈剂量依赖性的控制应激反应引起的激素水平变化。

(五)消化系统

1.减慢胃排空,减少肠分泌,增加胃肠平滑肌张力,减少胃肠蠕动。

2.收缩 Oddi 括约肌,增加胆道压力诱发胆绞痛。

(六)泌尿系统

抑制膀胱括约肌和降低排尿意识,可发生尿潴留。

四、临床应用

阿片类药物静脉注射后起效快,镇痛效果好,广泛应用于各种手术的麻醉和疼痛治疗,尤其适用于严重创伤、急性心肌梗死等引起的急性疼痛,以及手术后疼痛。

(一)阿片类药物在临床麻醉中的应用

1.阿片类药单独应用或复合镇静药、抗胆碱药等其他药物,可作为术前用药。

2.全身麻醉诱导:芬太尼及其衍生物舒芬太尼、阿芬太尼、瑞芬太尼可有效抑制伤害性刺激引起的血流动力学反应,在临床麻醉中与静脉全麻药、镇静药和肌肉松弛药复合,麻醉诱导后行气管内插管。常用剂量芬太尼 $2\sim6\mu g/kg$,阿芬太尼 $25\sim50\mu g/kg$,舒芬太尼 $0.3\sim0.5\mu g/kg$,瑞芬太尼 $2\sim4\mu g/kg$,可有效抑制气管插管时的应激反应。

3.全身麻醉维持:用于全凭静脉麻醉或静吸复合麻醉的镇痛,根据药物的药代动力学特点,采用分次静脉注射或持续输注的方式给药。在中小手术,芬太尼可于手术开始前及手术过程中每15~30分钟间断静脉注射25~50μg,或以0.5~5.0μg/(kg·h)的速度持续输注;舒芬太尼间断静脉注射0.1~0.25μg/kg,或以0.5~1.5μg/(kg·h)的速度持续输注;瑞芬太尼0.25~2.0μg/(kg·min),阿芬太尼0.5~2.0μg/(kg·min)用于麻醉维持。

4.大剂量阿片类药物的麻醉:是目前临床上心脏和大血管手术的主要麻醉方法。吗啡最先被用于大剂量阿片类药物麻醉,随后推荐使用芬太尼和舒芬太尼。

5.监测下麻醉管理:常用于手术刺激小,维持时间短的门诊手术,如人工流产、脓肿切开引流术等。

(二)阿片类药物用于患者镇痛

1.在麻醉性监护和区域麻醉中常用阿片类药物缓解疼痛。单次应用阿片类药可缓解疼痛。吗啡起效慢,不能快速静滴以产生作用。哌替啶50~100mg,可产生不同程度的镇痛作用。单次静脉注射芬太尼(1~3μg/kg)、阿芬太尼(10~20μg/kg)或舒芬太尼(0.1~0.3μg/kg),能产生强效的、持续时间较短的镇痛作用。

2.手术后镇痛、癌性患者镇痛。阿片类药物是治疗术后急性疼痛最常用、最有效的药物。这类药物对各种疼痛均有效。但对持续性钝痛的镇痛效力大于间断性锐痛,同时具有镇静、抗焦虑作用,能显著提高患者对疼痛的忍耐力。给药途径有:肌内注射、静脉注射、经胃肠道给药、患者自控镇痛、椎管内镇痛等。依照癌性疼痛的三阶梯治疗原则,阿片类药物可用于癌症患者镇痛。

五、耐受、成瘾与依赖

(一)药物的耐受性与依赖性

1.药物依赖性是指药物与机体相互作用所造成的一种精神状态,有时也包括身体状态,表现出一种强迫性地要连续或定期使用该药的行为和其他反应,为的是要感受它的精神效应,有时也是为了避免由于戒断引起的不适。

2.耐受性是指机体对药物的敏感性降低,需增大药物剂量才能达到原有效应。

3.同一个人可以对一种以上药物产生依赖性。产生依赖性的过程多数伴有耐受性产生,少数可不产生耐受性。产生耐受性的药物不一定引起依赖性。

(二)依赖性物质的分类

1.麻醉药品   ①阿片类,阿片μ受体激动药,如吗啡、海洛因、哌替啶、美沙酮等;②可卡因类,包括可卡因、古柯叶等;③大麻类。

2.精神药品   ①镇静催眠药和抗焦虑药,如巴比妥类、苯二氮卓类等;②中枢兴奋药,如苯丙胺类、咖啡因等;③致幻剂,如麦角二乙胺等。

3.其他   烟草、乙醇、挥发性有机溶剂等。

(三)阿片类药物依赖性的发生机制

长期接受阿片类药后,G蛋白-cAMP系统发生适应,逐渐上调,形成稳态。当骤然撤药时,上调的G蛋白-cAMP系统失去阿片类药的抑制而导致稳态失衡,G蛋白-cAMP系统急剧增高,引发cAMP依赖蛋白激酶(PKA)的活性升高;随之一些PKA底物蛋白(如儿茶酚胺生物合成的限速酶酪氨酸羟化酶)的磷酸化增加,从而出现一系列的戒断症状,尤以去甲肾上腺素能系统紊乱为明显。

(四)药物依赖的临床表现

长期使用依赖性药物,可造成精神和身体上的严重损害,临床表现包括精神、心理障碍、戒断症状和其他相关并发症。

1.精神、心理障碍

(1)精神障碍是吸毒所致的最主要和最严重的身心损害,可表现为幻觉、思维障碍、人格低落等。

(2)渴求与强迫性觅药行为。是精神依赖的特征性表现。

(3)人格改变和社会功能丧失。

2.戒断综合征　是指突然停止或减量使用依赖性药物,或使用依赖性药物的拮抗剂引起的一系列心理、生理功能紊乱的临床症状和体征。主要变现为流涕、流泪、打哈欠、恶心、呕吐、腹痛、出汗、冷热交替出现、血压升高、脉搏增快、抽搐等,严重者可出现自残行为。

3.中毒反应　一次性过量使用可引起急性中毒反应,严重者如不及时治疗可导致死亡。

(五)药物依赖的治疗原则

1.预防:减少药物的供应和降低对药物的需求。

2.临床脱毒治疗。临床上常用的治疗方法有依赖性药物递减疗法、其他药物替代疗法、中西医结合疗法、针刺疗法等。

3.康复治疗。

4.复吸预防和回归社会。

六、常用阿片类药物

阿片类药物可分为阿片受体激动药、阿片受体激动-拮抗药和阿片受体拮抗药三大类。

(一)阿片受体激动药

阿片受体激动药是指主要作用于 μ 受体的激动药。其典型代表是吗啡。自哌替啶合成以来,又相继合成了一系列药物,其中在临床麻醉应用最广的是芬太尼及其衍生物。所谓麻醉性镇痛药主要也是指这类药物。

吗啡

吗啡是阿片中的主要生物碱,在阿片中的含量约为 10% ,临床所用的制剂为其硫酸盐或盐酸盐。

1.药理学作用

(1)吗啡为 μ_1 和 μ_2 受体激动剂,模拟内源性阿片样物质的作用,故考虑将吗啡与其他 μ 受体激动剂相比较。

(2)镇痛应用阿片样物质主要由于其镇痛效应,吗啡的镇痛作用源自脑、脊髓和某些情况下的周围组织等数个分散部位的复杂相互作用,表现为 μ_1 和 μ_2 阿片样效应。

1)脊上阿片样镇痛起源于水管周围灰质、蓝斑和髓核,主要涉及 μ_1 阿片受体。

2)在脊髓水平,吗啡主要作用于突触前初级传入伤害感受器,减少 P 物质释放;还使脊髓后柱胶状质中间神经元超极化,减少伤害感受器冲动传入。椎管内吗啡镇痛由 μ_2 阿片受体调节。

3)吗啡产生周围镇痛很可能由于激活初级传入神经元阿片受体(仅在炎症时出现)。

4)吗啡术后镇痛的最低有效浓度是 $10\sim15\text{ng/ml}$,患者自控镇痛比间断静脉注射或肌内注射更易维持。

(3)对吸入麻醉药肺泡最低有效浓度(MAC)的影响

1) μ 受体激动剂与氧化亚氮(氧化亚氮)广泛联合应用,合并或不合并吸入麻醉药,产生"平衡麻醉"。

2)静脉注射 1mg/kg 吗啡,复合吸入 60% 氧化亚氮,可使 50% 患者阻断切皮刺激引起的肾上腺素能反应。

3)椎管内应用吗啡还可能降低 MAC。

(4)对心血管的作用

1)吗啡的镇痛剂量或用于平衡麻醉时,很少影响仰卧位血容量正常患者的血压、心率或心脏节律。

2)大剂量可产生中枢性交感阻滞作用,扩张周围血管,尤其是充血性心衰、严重创伤等交感神经系统高度紧张的患者。低血压可反映交感阻滞作用。

3)吗啡不抑制心肌收缩力,但可以通过交感阻滞和拟副交感机制引起心动过缓。临床麻醉中,阿片样物质常用于心脏手术,防止心动过速,减少心肌需氧量。

4)只要机械通气能防止药物引起的呼吸抑制,不使二氧化碳蓄积,吗啡就不直接影响脑循环。

(5)对呼吸抑制的作用呈剂量依赖性:可使呼吸频率减慢,大剂量可导致呼吸停止,这是吗啡急性中毒的主要致死原因。吗啡可通过降低呼吸中枢对二氧化碳的反应性,并抑制脑桥呼吸调整中枢的作用产生呼吸抑制。

2.药物代谢动力学

(1)肌内注射吗啡后,血浆药物浓度 20 分钟达峰值。

(2)吗啡的主要代谢途径是在肝脏内与葡糖醛酸结合,形成吗啡-3-葡萄糖苷酸(M3G)和吗啡-6-葡萄糖苷酸(M6G)。目前对人类葡糖醛酸的肝外部位(肾、肺、胃肠道)的重要性尚不了解。

1)M6G 具有显著 μ 受体亲和力和强效抗伤害感受活性。

2)M6G 依靠肾脏排泄,因而肾衰患者对吗啡更为敏感。

3.临床应用

(1)镇痛:吗啡主要用于急性疼痛患者,晚期癌症患者的三阶梯止痛。

(2)急性左心衰竭:吗啡在临床上还常作为治疗急性左心衰竭所致急性肺水肿的综合措施之一,以减轻呼吸困难,促进肺水肿消失。

(3)吗啡起效慢,与快速起效的阿片样物质相比,难以作为麻醉辅助药。

4.不良反应

(1)一般不良反应有眩晕、恶心、呕吐、呼吸抑制、便秘、排尿困难、心动过缓等。

(2)可产生耐受性,易成瘾。

(3)过量可引起急性中毒。主要表现为昏迷、深度呼吸抑制、瞳孔极度缩小呈针尖样大、血压下降甚至休克。

5.禁忌证　吗啡禁用于以下情况:①支气管哮喘;②上呼吸道梗阻;③严重肝功能障碍;④伴颅内高压的颅内占位性病变;⑤诊断未明确的急腹症;⑥待产妇和哺乳妇;⑦1 岁以内婴儿。

哌替啶

哌替啶又名杜冷丁,为苯基哌啶的衍生物。

1.药理学作用

(1)镇痛及对吸入麻醉药 MAC 的影响

1)哌替啶的镇痛强度约为吗啡的 1/10,很可能通过激活 μ 受体来调节,还对 κ 和 λ 阿片受体有中度亲和力。

2)与吗啡不同,哌替啶血浆药物浓度与镇痛效应有关。

3)哌替啶为具有弱局麻药作用的唯一阿片样物质,用于神经根阻滞有效。

2.药物代谢动力学

(1)患者术后肌内注射后,吸收速度变异很大,峰值血浆药物浓度在5~15分钟之间出现。

(2)哌替啶主要在肝内代谢,通过去甲基作用,形成主要代谢产物去甲哌替啶;也可通过水解形成哌替啶酸。

(3)去甲哌替啶有药理活性,可产生中枢神经系统兴奋现象。

3.临床应用

(1)代替吗啡用于各种剧痛,治疗胆绞痛宜与阿托品等解痉药合用。

(2)麻醉前辅助用药。

(3)治疗寒战:静脉注射25~50mg哌替啶可有效减轻术后寒战,而等效镇痛剂量的吗啡、芬太尼则无效。

4.不良反应

(1)应用大剂量哌替啶,可出现中枢神经系统兴奋现象,表现为癫痫样发作;也可抑制心肌收缩力,表现为低血压。

(2)与等效镇痛剂量的吗啡、芬太尼相比,哌替啶引起胆道压力增高的程度较低。

5.禁忌证　禁忌证与吗啡基本相同。

芬太尼

芬太尼和其衍生物阿芬太尼、舒芬太尼均为临床中最常用的阿片样物质。芬太尼的镇痛强度为吗啡的50~100倍,血浆药物浓度和镇痛作用直接相关。

1.药理学作用

(1)中枢神经系统

1)芬太尼对颅内压的影响说法不一,有报道认为增加颅内压,但也有报道认为无影响。

2)芬太尼可引起癫痫样运动,极似肌阵挛,但脑电图并不显示癫痫活动。

3)芬太尼引起的瘙痒常表现为面部瘙痒,但可能并不多见,与阿芬太尼、舒芬太尼相似。

(2)呼吸系统

1)用药后约5分钟出现最大呼吸抑制,与血药浓度和镇痛强度一致。

2)芬太尼与苯二氮䓬类等镇静药合用时,可极大地增强呼吸抑制程度。

3)与吸入麻醉药相似,阿片样物质可抑制喉镜和喉罩通气道刺激引起的气道反射。

4)咳嗽是芬太尼最易抑制的喉反射。

(3)对吸入麻醉药 MAC 的影响

1)单次静脉注射后,血浆芬太尼浓度迅速降低,因此 MAC 降低的幅度随芬太尼的应用时间而变化。计算机辅助静脉持续输注可提供稳定的血药浓度,并且可减少麻醉药用量。

2)阿片样物质复合应用丙泊酚能产生全身麻醉(全凭静脉麻醉),可确定使50%患者对切皮刺激无反应的血浆芬太尼和丙泊酚浓度。

(4)对心血管和内分泌系统的影响

1)临床应用大剂量芬太尼,血流动力学有显著稳定性,但与其他麻醉药合用可致心血管抑制。

2)大剂量芬太尼麻醉期间,正中胸骨切开引起的高血压反应是最常见的血流动力学紊乱。

3)吗啡和哌替啶引起低血压,至少部分原因是组胺释放。与它们不同的是,大剂量芬太尼无明显组胺释放作用。

(5)对平滑肌和胃肠道的影响。芬太尼与吗啡、哌替啶一样,可增加胆道压力。芬太尼可引起恶心、呕吐,尤其不需卧床患者,也可促使胃排空延迟。

2.药物代谢动力学

(1)静脉注射后1分钟起效,4分钟达高峰,镇痛作用维持30～60分钟。肌内注射约7～8分钟出现作用,维持1～2小时。

(2)芬太尼的脂溶性很高,可迅速通过生物膜,因而起效迅速;此后再分布到骨骼肌、脂肪等组织,因而维持时间短。大剂量或长时间应用芬太尼,再分布部位可饱和,从而使其转变为长效阿片样物质。

(3)芬太尼主要在肝内经受广泛的生物转化,通过脱去甲基、羟基化和酰胺基水解,形成多种无药理活性的代谢物。

3.临床应用

(1)芬太尼可用作术前镇静/镇痛药,麻醉诱导前静脉注射或经黏膜给予 $25～50\mu g$,患者可能出现呼吸抑制,必须密切监护。

(2)芬太尼抑制喉镜和插管刺激引起的血流动力学反应,最常用于麻醉诱导。芬太尼的峰值效应较峰值血浆药物浓度滞后3～5分钟,因而置入喉镜前约3分钟时应用芬太尼。

(3)芬太尼及其衍生物最常用作平衡全身麻醉的镇痛成分。手术刺激强烈时,静脉注射 $0.5～2.5\mu g/kg$,或 $2～10\mu g/(kg \cdot h)$ 持续静脉输注。

(4)静脉注射大剂量芬太尼 $50～150\mu g/kg$,可用作心脏手术的单一麻醉药,但对 ASA Ⅰ～Ⅱ级患者可能不产生完全遗忘作用。

(5)静脉注射芬太尼 $50～150\mu g/h$,可用于术后疼痛和癌性疼痛的镇痛。经黏膜给药可有效减轻癌性疼痛。

4.不良反应

(1)静脉快速应用大剂量阿片类药物,可产生骨骼肌僵硬。

(2)阿片样物质复合应用氧化亚氮、苯二氮卓类等抑制性药物,可改变阿片样物质血流动力学的稳定性,引起低血压。

(3)静脉注射过快或大剂量易致呼吸抑制。

(4)反复应用可产生依赖性。

(5)不宜与单胺氧化酶抑制药合用。

5.禁忌证　禁用于支气管哮喘、重症肌无力、颅脑肿瘤或颅脑外伤引起昏迷的患者。

舒芬太尼

1.药理学作用

(1)舒芬太尼是一种高选择性、高强度 μ 阿片受体激动剂,镇痛强度为芬太尼的10～15倍,在血、脑之间迅速分布平衡。

(2)对心血管系统的影响很轻,可引起心动过缓,无组胺释放作用。

(3)与其他阿片样物质一样,呈剂量依赖性降低吸入麻醉药的 MAC。

(4)不完全抑制伤害性刺激引起的血流动力学反应。

(5)呼吸抑制程度与等效剂量的芬太尼相似,只是舒芬太尼持续时间更长。

2.药物代谢动力学

(1)舒芬太尼的脂溶性很高,药代动力学特征与芬太尼相似。与芬太尼相比,舒芬太尼生理 pH 值时的解离度较高、血浆蛋白结合率较高,因而分布容积较小、消除半衰期较短。

(2)舒芬太尼的清除与芬太尼一样,主要在肝脏内迅速代谢(N-去甲基和 O-去羟基)。

3.临床应用

(1)舒芬太尼同芬太尼一样,最常用于平衡麻醉或大剂量(最高静脉注射 $50\mu g/kg$)用于心脏手术。

(2)置入喉镜前 1~3 分钟,静脉注射 $0.3\sim1\mu g/kg$,可有效抑制插管刺激引起的血流动力学反应。

(3)间断静脉注射 $0.1\sim0.5\mu g/kg$ 或持续静脉注射 $0.3\sim1\mu g/(kg\cdot h)$,可用于维持平衡麻醉。

4.不良反应

(1)舒芬太尼快速滴注可引起胸壁和腹壁肌肉僵硬而导致影响通气,可用非去极化型神经肌肉阻断药或阿片受体拮抗药处理。

(2)舒芬太尼反复注射或大剂量注射后,可在用药后 3~4h 出现呼吸抑制。

5.禁忌证　肝、肾功能不全者慎用。

阿芬太尼

1.药理学作用　阿芬太尼为一种 μ 阿片受体激动剂,镇痛强度约为吗啡的 10 倍,芬太尼的 1/4~1/10 倍。与芬太尼、舒芬太尼相比.即使最大剂量的阿芬太尼,作用维持时间也很短,因而若维持预期效果,必须持续静脉输注,但长时间输注后其作用持续时间迅速延长。

2.药物代谢动力学

(1)阿芬太尼的药代动力学不同于芬太尼和舒芬太尼,阿芬太尼的 pKa 为 6.8,而其他阿片样物质在 7.4 以上,因而血浆 pH 为 7.4 时,90% 血浆非结合阿芬太尼处于非解离状态,这一特性及其中度脂溶性,使阿芬太尼迅速通过血-脑屏障,阿芬太尼血脑平衡半衰期为 1.1 分钟,而芬太尼和舒芬太尼超过 6 分钟,故阿芬太尼起效迅速。

(2)阿芬太尼较芬太尼的脂溶性低、蛋白结合率高(约 92%),大部分为 α_1-酸性糖蛋白,因此,分布容积较小。

(3)芬太尼快速分布到组织中,血浆药物浓度迅速下降,90% 的用量经 30 分钟即可从血浆清除。静脉注射单次剂量后,药物再分布为苏醒的最重要机制,但若用大剂量、反复静脉注射小剂量或持续静脉输注,药物消除则为阿芬太尼作用持续时间的最重要决定因素。

(4)阿芬太尼的清除率仅为芬太尼的一半,但由于其分布容积比芬太尼小四倍,所以大部分阿芬太尼在肝脏内经过 N-去羟基和 O-去甲基作用,形成无药理活性的代谢产物。肝硬化患者阿芬太尼消除缓慢。

3.临床应用

(1)起效快,常用于麻醉诱导,静脉注射 $120\mu g/kg$,2~2.5 分钟内意识消失。

(2)可迅速达到血脑平衡,直接置入喉镜前 60~90 秒静脉注射 $30\mu g/kg$,即可抑制插管刺激引起的循环反应。

(3)持续静脉输注 $25\sim100\mu g/(kg\cdot h)$ 阿芬太尼复合氧化亚氮或丙泊酚,用于维持麻醉。

4.不良反应　可引起呼吸抑制。

5.禁忌证　肝、肾功能不全者慎用。

瑞芬太尼

1.药理学作用

(1)瑞芬太尼是一种超短效 μ 阿片受体激动剂,是唯一具有易被血和组织酯酶水解的甲基酯侧链的阿片样物质,其超短效是由于代谢作用,而非再分布。

(2)镇痛静脉注射 $1.5\mu g/kg$ 瑞芬太尼产生的镇痛强度和持续时间(约 10 分钟),与静脉注射 $32\mu g/kg$ 阿芬太尼相似。其缺点为停止用药后,患者需用镇痛药。

(3)可增强异氟烷的麻醉效能,降低其 MAC,其程度与年龄相关。

(4)对脑电图的影响与阿芬太尼相似,表现为频率减慢,幅度降低。

(5)对呼吸有抑制作用,其程度与阿芬太尼相似,但停药后恢复更快,停止输注后3～5分钟恢复自主呼吸。

(6)可引起血压下降,心率减慢,与剂量不相关。

2.药物代谢动力学

(1)瑞芬太尼的主要结构特征是具有易被血液和组织酯酶水解的酯侧链,因而代谢迅速,消除半衰期为10～20分钟。

(2)瑞芬太尼时效短是由于代谢作用,而非再分布,故重复应用或长时间静脉注射极少蓄积。

(3)肝脏或肾脏疾病不改变瑞芬太尼的药代动力学参数,不过,肝病患者应用瑞芬太尼更易引起呼吸抑制。

(4)老年患者瑞芬太尼的清除率和分布容积减少,强度增加。

3.临床应用

(1)瑞芬太尼时效短,最适于持续静脉输注,与其他麻醉药联合应用,产生全身麻醉作用。

1)静脉注射瑞芬太尼$0.3～1.0\mu g/(kg\cdot min)$复合66%氧化亚氮,可防止手术刺激引起的血流动力学反应。

2)瑞芬太尼$0.25～0.4\mu g/(kg\cdot min)$复合丙泊酚$75\mu g/(kg\cdot min)$静脉麻醉,即可维持血流动力学平稳,又可使患者迅速苏醒。

(2)瑞芬太尼时效短,患者术后有中、重度疼痛,持续以较小速率输注可防止这一问题。

(3)瑞芬太尼可作为麻醉期间镇静、镇痛辅助药物:$0.5～1.0\mu g/(kg\cdot min)$持续静脉注射用以辅助椎管内麻醉,球后阻滞前90秒静脉注射$1.0\mu g/kg$用以辅助神经阻滞和用于监测麻醉。

1)复合咪达唑仑或丙泊酚时,瑞芬太尼镇静、镇痛需要量减少(复合咪达唑仑时减少50%)。

2)一次静脉注射大剂量瑞芬太尼可引起过度呼吸抑制或胸廓僵硬,但注药30秒后减轻。

(二)阿片受体激动拮抗药

地佐辛

1.药理学作用

(1)地佐辛为阿片受体激动拮抗药,主要是激动κ受体产生镇痛及轻度镇静作用,对μ受体有部分激动作用。

(2)地佐辛能缓解术后疼痛,其镇痛强度、起效时间和作用持续时间与吗啡相当,而呼吸抑制作用轻,成瘾性小,为非麻醉性镇痛药。

2.药物代谢动力学

(1)静脉注射地佐辛可完全快速吸收,肌内注射10mg达峰时间为10～90分钟,平均血药浓度为19ng/ml(10～38ng/ml)。5分钟内静脉注射10mg地佐辛,平均全身清除率为3.3L/h/kg(1.7～7.2L/h/kg)。剂量超过10mg时,呈非线性代谢。

(2)地佐辛主要是以葡萄糖苷酸的共轭物由尿排泄,肾功能不全者应减量。

3.临床应用　地佐辛主要用于疼痛治疗和麻醉前给药。

(1)肌内注射:推荐成人单剂量为5～20mg,应根据患者的体重、年龄、疼痛程度、身体状况及服用其他药物的情况调节剂量。必要时每隔3～6小时给药一次,最高剂量每次20mg,一天最多不超过120mg/d。

(2)静脉注射:初剂量为5mg,以后2.5～10mg/2～4h。

4.不良反应　可致恶心、呕吐、头晕、尿潴留等,可出现注射部位疼痛。

5.禁忌证　对阿片类镇痛药过敏的患者禁用。

喷他佐辛

1.药理学作用

(1)喷他佐辛的镇痛强度约为吗啡的 1/4～1/3,呼吸抑制作用为吗啡 1/2,成瘾性小,为非麻醉性镇痛药。

(2)其对心血管的影响不同于吗啡,可使血压升高,心率增快,血管阻力增高和心肌收缩力减弱,故禁用于急性心肌梗死时镇痛。

2.药物代谢动力学

(1)主要在肝内代谢,代谢物随尿排出。约 5%～25% 以原形从尿排出,不到 2% 随胆汁从粪便排出。

(2)亲脂性较吗啡强,容易透过血-脑脊液屏障,也可透过胎盘,分布容积 3L/kg,消除半衰期 2～3 小时。

3.临床应用　适用于慢性中度疼痛和麻醉前给药。

4.不良反应　可致恶心、呕吐、头晕、便秘、尿潴留等。大剂量可引起呼吸抑制、血压上升及心率加速。肌内注射时可有注射区疼痛,严重者可组织坏死。

5.禁忌证　急性心肌梗死、心绞痛患者。

布托啡诺

1.药理学作用

(1)布托啡诺对 m 和 κ 受体具有部分激动作用(与纳布啡相似)。与纳布啡和其类似物相比,布托啡诺具有显著镇静效应,该效应大概由 κ 受体调节。

(2)其镇痛效价约为吗啡的 4～8 倍,哌替啶的 30～40 倍。其作用持续时间与吗啡相似。

(3)呼吸抑制作用较吗啡轻,且在 30～60μg/kg 剂量范围内并不随剂量加大而加重。

(4)对心血管的影响轻微,很少引起血压下降。

2.药物代谢动力学

(1)在肝内进行生物转化,形成羟基布托啡诺,大部分随胆汁排出,部分从尿中排出。

(2)其血浆蛋白结合率 65%～90%,清除率 3.8L/(kg·min),消除半衰期 2.5～3.5 小时。

3.临床应用

(1)常用于镇静,治疗中、重度术后疼痛,也可用做麻醉前给药。

(2)不升高胆管内压,对治疗术后寒战有效。

4.不良反应　常见不良反应为嗜睡。镇痛剂量可引起心脏兴奋、肺动脉压升高。

5.禁忌证　禁用于心肌梗死的疼痛治疗。

丁丙诺啡

1.药理学作用

(1)丁丙诺啡为高脂溶性阿片衍生物,强度为吗啡的 25～50 倍。丁丙诺啡从 μ 受体释出慢,故时效长,且不易被纳洛酮拮抗。

(2)与纳布啡和布托啡诺不同,丁丙诺啡无 κ 受体激动活性,可能是 κ 受体拮抗剂。

(3)此药为长效和强效镇痛药,其镇痛强度约为吗啡的 30 倍,可产生封顶效应。其起效慢,持续时间长,成瘾性轻,可诱发吗啡成瘾者的戒断反应,也可抑制吗啡反应。

(4)对呼吸的抑制作用与吗啡相似,但出现较慢,肌内注射后 3 小时出现最大呼吸抑制效应,持续时间较长。纳洛酮只部分拮抗其呼吸抑制作用。

（5）对心血管的影响与吗啡相似，使心率减慢，血压轻度下降，对心排出量和外周血管阻力无明显影响。

2.药物代谢动力学

（1）在体内只有1/3在肝内经受生物转化，代谢物随尿和胆汁排出，约2/3未经代谢以原形随胆汁由粪便排出。

（2）与血浆蛋白结合率为96%，分布容积1.5～2.8L/kg，清除率13～19ml/（kg·min），消除半衰期约3小时。

3.临床应用   此药主要用于中度至重度的止痛，也可用作戒毒的维持治疗。

4.不良反应   常见有头晕、嗜睡、恶心、呕吐等。呼吸抑制出现较晚，持续时间较长，需较大剂量纳洛酮才能对抗。长期应用可产生耐受性与成瘾性，戒断症状较轻。

（三）阿片受体拮抗剂

纳洛酮

1.药理学作用

（1）纳洛酮为阿片受体的完全、特异性阻断药，对阿片受体的阻断作用强度依次为 $\mu > \kappa > \delta$ 受体。

（2）临床上，纳洛酮用于拮抗阿片类药的呼吸抑制和镇静作用。

（3）阿片受体拮抗剂逆转包括镇痛在内的所有阿片样效应，故静脉应用纳洛酮时应慎重，以免产生突然、严重的术后疼痛。静脉注射 $20～40\mu g$ 纳洛酮，1～2分钟即可产生峰值效应。

1）突然、完全拮抗阿片样效应，可产生高血压、心率增快、室性心律失常和肺水肿。

2）心脏患者易出现肺水肿，考虑可能是反射性中枢儿茶酚胺释放引起肺动脉高压所致。

3）纳洛酮可激发阿片类药成瘾者的戒断症状。

2.药物代谢动力学

（1）主要在肝内进行生物转化，与葡糖醛酸结合后随尿排出。

（2）清除率 $14～30ml/（kg·min）$。消除半衰期30～78分钟。由于在脑内的浓度下降迅速，故药效维持时间短。

3.临床应用

（1）主要用于麻醉性镇痛药急性中毒；或手术后因阿片类药物引起的中枢抑制的解毒，也可用于成瘾者或复吸者的诊断及用戒毒药后的支持疗法。

（2）纳洛酮作用时间短，约1～4小时，若应用大剂量阿片类药或长效阿片受体激动剂，则可能重新出现呼吸抑制，因而估计呼吸抑制时间长时，给予负荷量后，再以 $3～10\mu g/（kg·h）$持续静脉输注。

4.不良反应   可出现恶心、呕吐等不良反应。

纳屈酮

1.纳屈酮为长效口服阿片受体拮抗剂，药理作用与纳洛酮相似，为阿片受体拮抗药，其拮抗强度为纳洛酮的两倍。作用持续时间可长达24小时。

2.口服后吸收迅速，1小时血浆浓度达峰值，生物转化途径主要是还原后再与葡糖醛酸结合，最后从尿中排出。

3.口服后消除半衰期4～10小时，其差别与个体之间肠肝再循环的变异有关。

4.此药主要用于阿片类药成瘾者的治疗，先停用阿片类药7～10天，再试用纳洛酮证实不再激发戒断症状后可开始用纳曲酮治疗。

5.由于此药目前只有口服制剂，临床麻醉中无应用价值。

（秦　生）

第六节　抗高血压药

一、利尿药

利尿药是治疗高血压的常用药,主要影响血容量,可单独治疗轻度高血压,也常与其他降压药合用以治疗中、重度高血压。摄入大量 NaCl 能对抗利尿药的降压作用,限制 NaCl 摄入则能增强其降压作用,说明排 Na^+ 是利尿药降压的重要原因。一般情况下,高效利尿药不作为轻症高血压的一线药,而用于高血压危象及伴有慢性肾功能不全的高血压患者,因其不降低肾血流,并有较强的利 Na^+ 作用。

【噻嗪类利尿药】

氢氯噻嗪

氢氯噻嗪又名双氢氯噻嗪,双氢克尿噻。

(一)药理作用

1.利尿作用　与 Na^+-Cl^- 协同转运载体竞争 Cl^- 结合点,影响此载体转运 Na^+、Cl^-,减少 Na^+、Cl^- 的重吸收,从而产生利尿作用。

2.降压作用　主要是通过利尿使血容量减少而产生降压作用。

(二)临床应用

1.治疗水肿　对各种原因引起的水肿都有效,是轻、中度心源性水肿的首选药。由于利尿剂不增加心排出量,所以应与强心药同用。

2.治疗高血压　是治疗高血压的基础药物,能降低高血压患者卒中和充血性心力衰竭的病死率。多与其他药物合用,可减少不良反应。

(三)用法及用量

常用剂量为每次 25～50mg,每日 2 次。

(四)不良反应

常见的不良反应是电解质紊乱,包括低钾血症、低钠血症、低氯血症及低镁血症等。还可导致高尿酸血症和高血糖、高血脂等。

【髓袢利尿药】

呋塞米(速尿)

(一)药理作用

主要通过抑制髓袢升支粗段的 Na^+-K^+-$2Cl^-$ 共同转运系统,减少 NaCl 的重吸收,产生利尿作用。还能扩张肾血管,使血管阻力降低,从而增加肾血流量。

(二)临床应用

1.治疗水肿　呋塞米可用于治疗各种原因引起的水肿,尤当对其他利尿药无效的严重水肿。对于急性水肿,可通过静脉注射呋塞米 20～40mg 治疗。

2.治疗肾衰竭　急性肾衰时,可用 80～400mg 加于氯化钠注射液 100ml 中静脉滴注,以增加尿量,减少肾小管的坏死。慢性肾衰时,可用大剂量呋塞米治疗。

(三)不良反应

大量应用可引起低血容量、低钠血症、低钾血症、低镁血症等水和电解质失调的表现。而且呋塞米还有耳毒性,表现为耳鸣、听力减退,甚至耳聋。

【保钾利尿药】

螺内酯(安体舒通)

(一)药理作用

螺内酯的化学结构与醛固酮相似,可竞争性拮抗醛固酮,表现出排 Na^+ 保 K^+ 的作用。

(二)临床应用

呋塞米可用于治疗肝硬化腹水、肾病综合征水肿以及心衰患者。常用量为每次 10～30mg,一日 3～4次。服用 5 日后如疗效满意,可继续服用原剂量,否则宜加用其他利尿药。而原发性醛固酮增多症,宜采用较大剂量和较长疗程。

(三)不良反应

螺内酯的不良反应较轻,长期使用可引起高钾血症。螺内酯导致的高钾血症,尤其是合并肾功能不全者更易发生,因此,肾功能不全者慎用。此外,螺内酯还有性激素样不良反应,导致妇女多毛症、男子乳房女性化等。

二、肾上腺素能受体阻断药

【β受体阻断药】

β受体阻断药均有良好的抗高血压作用,现以普萘洛尔为例介绍如下:

(一)抗高血压作用

1.用普萘洛尔数天后,收缩压可下降 15％～20％,舒张压下降 10％～15％,合用利尿药降压作用更显著。静脉注射普萘洛尔后可使心率减慢,心输出量减少,但血压仅略降或不降,这是压力感受器反射使外周阻力增高的结果。

2.有少数人,使用β受体阻断药后,总外周阻力增高,推测是激活了血管的 α 受体,故有外周血管疾病者,禁用本药。

(二)作用机制

普萘洛尔降低血压是其β受体阻断作用所继发的,对其进一步机制有以下几种观点:

1.减少心排出量　普萘洛尔阻断心肌 β_1 受体,抑制心肌收缩性并减慢心率,使心输出量减少,因而降低血压。给药后这一作用迅速出现,而降压作用出现较慢。

2.抑制肾素分泌　肾交感神经通过 β_1 受体促使近球细胞分泌并释放肾素,普萘洛尔能抑制之,从而降低血压。具有强内在活性的吲哚洛尔在降压时,并不影响血浆肾素活性。

3.降低外周交感神经活性　普萘洛尔也能阻断某些支配血管的去甲肾上腺素能神经突触前膜的 β_2 受体,抑制其正反馈作用而减少去甲肾上腺素的释放。

4.中枢降压作用　已知下丘脑、延髓等部位有β受体,中枢给予微量普萘洛尔能降低血压,同量静脉注射却无效。与之相反的证据是,不能进入中枢的β受体阻断药,却有降压作用。因此中枢β受体在血压调节中的意义,尚待阐明。

总之,β受体阻断药的作用机制较为复杂,可能在某种病情发展中某一机制起主导作用,而在另种病情过程中,另一机制占主要地位。

(三)临床应用

1.β受体阻断药已广泛用于治疗高血压,对轻、中度高血压有效,对高血压伴心绞痛者还可减少发作。

2.对伴有心排出量及肾素活性偏高者,和伴有脑血管病变者疗效也较好。

3.普萘洛尔的用量个体差异较大,一般宜从小量开始,以后逐渐递增,但每日用量以不超过 300mg 为宜。

4.在 β 受体阻断药中,选择性 β_1 受体阻断药美托洛尔,阿替洛尔的作用优于普萘洛尔,它们在小剂量时主要作用于心脏,而对支气管的影响小,对伴有阻塞性肺疾病患者相对安全。

【α 受体阻断药】

哌唑嗪

(一)药理作用

哌唑嗪能选择性地阻断突触后膜 α_1 受体,能竞争性拮抗激动剂苯福林收缩血管升高血压的作用。能舒张静脉及小动脉,发挥中等偏强的降压作用。它与酚妥拉明不同,降压时并不加快心率,较少增加心肌收缩力及血浆肾素活性,也能增加血中高密度脂蛋白(HDL)的浓度,减轻冠脉病变。

(二)体内过程

该药口服易吸收,2 小时内血药浓度达峰值,生物利用度为 60%,$t_{1/2}$ 为 2.5～4 小时。但口服后降压作用可持续 10 小时,与血浆蛋白结合率达 97%,在肝中广泛代谢。

(三)临床应用

适用于各型高血压,单用治疗轻、中度高血压,重度高血压合用 β 受体阻断药及利尿药可增强降压效果。

(四)不良反应

不良反应有眩晕、疲乏、虚弱等,首次给药可致严重的体位性低血压,晕厥、心悸等,称"首剂现象",在直立体位,饥饿、低盐时较易发生。将首次用量减为 0.5mg,并在临睡前服用,便可避免发生。

【α、β 受体阻断药】

拉贝洛尔

(一)药理作用

对 α、β 受体均有竞争性拮抗作用,其中,阻断 β_1、β_2 受体的作用程度相似,对 α_1 受体作用较弱,对 α_2 受体则无效,故负反馈调节仍然存在,用药后不引起心率加快作用。

(二)临床应用

本药降压作用温和,适用于治疗各型高血压,无严重不良反应,对梗死早期,通过其降低心肌壁张力而产生有益的作用。静脉注射可治疗高血压危象。

三、钙离子通道阻断药

【作用机制】

1.钙通道阻断药能抑制细胞外 Ca^{2+} 的内流,松弛平滑肌、舒张血管,对心脏产生负性肌力作用,使血压下降。

2.对窦房结起搏细胞的自动节律性发放影响较小,可能系血管扩张,血压下降,反射性增加交感活性所致,β 受体阻断药可拮抗此类作用。

3.因抑制心肌收缩,扩张动脉血管,降低后负荷,降低左室舒张末期压力,从而降低心肌耗氧,改善心内膜下灌注,此外又扩张冠脉及其侧支,解除冠脉痉挛,故利于心肌氧供需平衡。

4.降血压时并不降低重要器官的血流量,不引起脂质代谢及葡萄糖耐受性的改变。

【常用药物】

（一）硝苯地平

1.作用机制　硝苯地平对轻、中、重度高血压者均有降压作用,但对正常血压者则无降压效果。在离体血管实验中,它能明显抑制高钾去极化所致的收缩反应,对去甲肾上腺素所致的收缩反应则抑制较弱,但对自发性高血压大鼠的血管标本,由去甲肾上腺素所引起的收缩反应却有明显的抑制作用,这似能说明硝苯地平对血压正常者无降压作用的理由,此外,也可抑制内皮素诱导的肾血管的收缩。

2.体内过程　口服 30～60 分钟见效,时效为 3 小时,消除半衰期约 3～4 小时。

3.临床应用　临床用于治疗轻、中、重度高血压,可单用或与利尿药、β 受体阻断药合用。

4.不良反应

(1)硝苯地平降压时伴有反射性心率加快和心搏出量增加,也增高血浆肾素活性,合用 β 受体阻断药可免此反应而增其降压作用。

(2)常见不良反应有头痛、面部潮红、眩晕、心悸、踝部水肿等。其引起踝部水肿为毛细血管前血管扩张而不是水钠潴留所致。

（二）其他

钙通道阻断药如维拉帕米、地尔硫革、尼卡地平、尼莫地平等也用于治疗高血压,并取得良好的效果。有的钙通道阻断药尚有“利尿作用”,能抑制肾小管细胞对 Na^+ 的再吸收,能选择性扩张肾入球小动脉,增加肾小球滤过率。

四、血管紧张素转化酶抑制药

肾素-血管紧张素-醛固酮系统(RAAS)在血压调节及高血压发病中都有重要影响,近几年来合成了一系列血管紧张素转化酶抑制剂(ACEI),如卡托普利,依那普利,雷米普利,赖诺普利及培哚普利等。它们能有效地降低血压,对心功能不全及缺血性心脏病等也有良效。

现代分子生物学研究证明,在心血管、脑、肾等组织中存在肾素、血管紧张素原的 mRNA,局部有相关基因表达,故提出在组织中存在独立的 RAAS(系由局部合成),该系统以旁分泌及自分泌方式对心血管及神经系统功能,甚至结构起调节作用。血管中局部产生的血管紧张素Ⅱ(ATⅡ)可增加血管的收缩性能,并促进去甲肾上腺素的释放,而导致血管收缩,血压上升,实验见 ATⅡ能促进培养的血管平滑肌细胞生长、增殖,增加蛋白质合成及细胞体积。

ATⅡ促进血管平滑肌生长的作用可引发血管增生及血管壁中层增厚等。

【药理作用及作用机制】

ACEI 能使血管舒张,血压下降,其作用机制如下:

（一）抑制循环中 RAAS

ACEI 主要通过抑制 ATⅡ的形成而起作用,对血管、肾有直接影响。并通过交感神经系统及醛固酮分泌而发生间接作用。这是改变血流动力学的主要因素,也是用药初期外周血管阻力降低的原因。

（二）抑制局部组织中 RAAS

组织 RAAS 对心血管系统的稳定有重要作用,组织中的血管紧张素转化酶(ACE)与药物的结合较持久,因此对酶的抑制时间更长,进而降低去甲肾上腺素释放,降低交感神经对心血管系统的作用,有助于降压和改善心功能。此与药物的长期降压疗效有关。以卡托普利为例,卡托普利的三个基团可与酶的三个活性部位相结合,一是脯氨酸羧基与酶的正电荷部位(精氨酸)呈离子键结合;二是肽链的羰基与酶的供氢部位呈氢键结合；三是巯基与酶的 Zn^{2+} 结合，终使酶失去活性。

（三）减少缓激肽的降解

当 ACE 受到药物抑制时，组织内缓激肽（BK）降解减少，局部血管 BK 浓度增高，从而发挥强有力的扩血管效应及抑制血小板功能。此外，BK 可刺激细胞膜磷脂游离出花生四烯酸（AA），促进前列腺素的合成而增加扩血管效应。

【ACEI 的特点】

ACEI 与其他降压药相比，具有以下特点：

1.适用于各型高血压，在降压的同时，不伴有反射性心率加快，可能是取消了 AT Ⅱ 对交感神经传递的易化作用所致。

2.长期应用，不易引起电解质紊乱和脂质代谢障碍，可降低糖尿病、肾病和其他肾实质性损害患者肾小球损伤的可能性，如卡托普利既能有效降压，又能增加机体对胰岛素的敏感性。

3.可防止和逆转高血压患者血管壁增厚和心肌细胞增生肥大，可发挥直接及间接的心脏保护作用。

4.能改善高血压患者的生活质量，降低死亡率。

【临床应用】

治疗原发性及肾性高血压能使血压降低 15%～25%，对中、重度高血压合用利尿药，可加强降压疗效，降低不良反应。

【不良反应】

主要不良反应有低血压（2%），见于开始剂量过大时，应小剂量开始试用；高钾血症、血管神经性水肿；肾功能受损，对肾血管狭窄者更甚；咳嗽，为刺激性干咳，可能与肺血管床内的激肽及前列腺素等物质的蓄积有关。久用可致血锌降低而引起皮疹，味觉、嗅觉缺损，脱发等。补充 Zn^{2+} 可望克服。

【药物相互作用】

1.合用利尿药可增强降压疗效，并减少 Zn^{2+} 的排泄。

2.吲哚美辛可减弱卡托普利的降压疗效，此与吲哚美辛抑制前列腺素的合成有关。

3.与地高辛合用，可增高地高辛的血浆浓度等。

五、中枢和交感神经抑制药

【可乐定】

（一）药理作用

1.麻醉动物静脉注射可乐定后，先见血压短暂升高，随见血压持久下降，伴有心率减慢、心输出量减少。升压是可乐定激动外周血管 α 受体所致，随后的降压则与中枢作用有关。口服给药仅见降压而无升压疗效，继续服用后，外周血管阻力逐渐降低，肾血管阻力也降低，但并不显著影响肾血流量及肾小球滤过率。

2.可乐定的降压作用中等偏强。它还能抑制胃肠道的分泌和运动，因此适用于并存溃疡病的高血压患者。

3.可乐定对中枢神经系统还有镇静作用，减少自发性活动，并显著延长巴比妥类的催眠时间。

（二）作用机制

1.动物实验证明微量可乐定注入椎动脉或小脑延髓池均可引起降压，但同等剂量作静脉注射却并不降压，据此推测，引起降压作用的部位在中枢。通过分层切除脑组织，提示可乐定作用于延髓并降低外周交感张力致血压下降。而其激动中枢 α_2 受体则是其引起镇静等副作用的原因。

2.从动物脑中已提得内源性可乐定样物质,该物质作用于延髓腹外侧发挥类似可乐定样的作用。另有研究证明,可乐定降压涉及内源性阿片肽的释放。且可乐定具有镇痛作用,此作用可被阿片受体拮抗剂纳洛酮所拮抗。

3.可乐定也激动外周交感神经突触前膜的 α_2 受体及其相邻的咪唑啉受体,引起负反馈而减少去甲肾上腺素的释放。

(三)体内过程

可乐定口服吸收良好,生物利用度约 75%,口服半小时后起效,2~4 小时作用达高峰,持续 6~8 小时。在体内分布均匀,也易透过血-脑屏障。$t_{1/2}$ 为 7.4~13 小时。约 50% 在肝代谢,使结构中的咪唑环裂解,苯环被羟化。余者以原形随尿排出。

(四)临床应用

可乐定可治疗中度高血压,常于其他药无效时应用。此外,可作为吗啡类镇痛药成瘾者的戒毒药。

(五)不良反应

常见不良反应有口干,水、钠潴留,镇静、嗜睡、头痛、便秘、阳痿等,停药后能自行消失,少数患者在突然停药后可出现短时的交感神经功能亢进现象。如心悸、出汗、血压突然升高等。

【甲基多巴】

甲基多巴的降压作用与可乐定相似,属中等偏强,降压时也伴有心率减慢,心输出量减少,外周血管阻力明显降低。治疗中度高血压,适用于肾功能不良的高血压患者。

六、周围血管扩张药

【药理作用及作用机制】

直接作用于血管平滑肌的抗高血压药肼屈嗪等,能直接松弛血管平滑肌,降低外周阻力,纠正血压上升所致的血流动力学异常。与其他类降压药不同的是,本类药物不抑制交感神经活性,不引起体位性低血压等。久用后,其神经内分泌及自主神经的反射作用能抵消药物的降压作用,其最重要的反射变化是:

1.激活交感神经,致心输出量和心率增加而抵消降压作用,增加心肌耗氧量,有严重冠心病或心脏储备能力差的患者则易诱发心绞痛。

2.增强血浆肾素活性,进而增强交感神经活性,导致循环中血管紧张素增加而使血压上升,以上缺点必须合用利尿药及 β 受体阻断药加以纠正。

【常用药物】

(一)肼屈嗪(肼苯哒嗪)

1.临床应用　肼屈嗪为扩张小动脉的口服有效的降压药,对肾、冠状动脉及内脏血管的扩张作用大于对骨骼肌血管的扩张作用。适用于中度高血压,常与其他降压药合用。口服吸收好,约 65%~90%,给药 1 小时作用达峰值,维持约 6 小时。

2.不良反应　有头痛、鼻充血、心悸、腹泻等。较严重时表现为心肌缺血和心衰。大剂量使用时可引起全身性红斑狼疮样综合征,用量 400mg/d 或更大时,其发生率可达 10%~20%,可见与剂量有关。将剂量降至 200mg/d,上述反应少见。本药极少单用。

(二)硝普钠

1.体内过程　化学名为亚硝基铁氰化钠,属硝基血管扩张药,口服不吸收,需静脉滴注给药。该药遇光易破坏,故滴注的药液应新鲜配制和避光。起效快,约 1 分钟,停药 5 分钟内血压回升。

2.作用机制　类似于硝酸酯类,能增加血管平滑肌细胞内 cGMP 水平而扩张血管。

3.临床应用

(1)用于高血压危象,特别是伴有急性心肌梗死或左室功能衰竭的严重高血压患者,治疗高血压危象一般按 3μg/(kg·min)滴注,通过调整滴注速度来维持血压于所需水平。

(2)该药能扩张动、静脉,降低前、后负荷而改善心功能,用于难治性心衰。

4.不良反应　不良反应有呕吐、出汗、头痛、心悸,均是过度降压所引起。本药毒性较低,在体内产生的 CN^-,在肝中被转化成 SCN^-,后者基本无毒,经肾排泄。但连用数日后,SCN^- 在体内蓄积,其浓度超过 20mg/100ml 时,可致中毒,因此宜监护 SCN^- 的浓度。

（张乃春）

第七节　强心药

强心药是指增强心肌收缩力的药物。很多药物具有增强心肌收缩力的作用,但由于正性肌力作用的选择性不高,或正性肌力作用微弱,以及药物代谢动力学方面的问题而不能应用或不适于应用。目前常用的强心药有以下几类:强心苷类、儿茶酚胺类、磷酸二酯酶类、钙增敏剂和胰高血糖素等。

一、慢性心功能不全

慢性心功能不全又称充血性心力衰竭(CHF),是一种多原因多表现的"超负荷心肌病"。在血流动力学方面表现为心脏不能射出足量血液以满足全身组织的需要。心功能受几种生理因素的影响,如心肌收缩力、心率、前、后负荷及心肌氧耗量等。CHF 时心肌收缩力减弱,心率加快,前后负荷增高,氧耗量增加。

近年发现 CHF 时既有心肌调节机制的变化,也有心 β_1 肾上腺素受体信息转导系统的变化。

1.交感神经系统激活　这是 CHF 发病过程中早期的代偿机制,是一种快速调节。患者交感神经活性增高,血中去甲肾上腺素浓度升高,从而使心肌收缩力增高,心率加快,血管收缩以维持血压,这都起到代偿作用。久后心肌氧耗量增加,后负荷增加,心脏作功增多,反使病情恶化,形成恶性循环。

2.肾素-血管紧张素-醛固酮系统(RAAS)激活　这一系统对循环的调节较为缓慢。症状明显的患者血浆肾素活性升高,血中血管紧张素Ⅱ(ATⅡ)含量升高。RAAS 的激活将强烈收缩血管,久之也将造成恶性循环。醛固酮增多促进水肿,ATⅡ还能促进去甲肾上腺素的释放,加重发病过程。

3.精氨酸加压素分泌增加　轻症患者血中精氨酸加压素浓度已有升高,能促使外周血管收缩,既有利地维持血压,又不利地恶化病情,可能参与了 CHF 晚期的发病过程。

4.其他内源性调节的变化　心房排钠因子(ANF)有排钠利尿、扩张血管、拮抗 RAAS 活性等作用。轻度、重度患者血中 ANF 含量增多,可能有缓解病情的功效。前列腺素 E_2、I_2 也是重要的内源性血管扩张物质,在 CHF 患者血中其浓度增高,也起到缓解发病过程的作用。内皮依赖性松弛因子(EDRF),即一氧化氮(NO),能明显扩张血管。内皮素在 CHF 患者体内含量增多,可能参与血管收缩过程,但二者确切的发病学意义,尚待研究。

5.心细胞 β_1-受体的密度下降　CHF 患者心肌细胞的 β_1 受体由占心肌肾上腺素受体的 70%～80% 降为 50%,即 β_1 受体下调,这是受体长期与较高浓度去甲肾上腺素相接触的结果,也是使心肌免受过量 Ca^{2+} 负荷之害的一种保护机制。CHF 时 β_1 受体与 G 蛋白脱偶联,兴奋性 Gs 量减少,抑制性 G_i 量增多,同时腺苷酸环化酶活性下降,细胞内 cAMP 含量减少,但 G 蛋白和腺苷酸环化酶的变化是原发还是继发也待研究。

从上述多种调节机制和 β_1 受体信息转导系统的变化来看,现较重视 CHF 发病中的神经内分泌因素。治疗上除用正性肌力药加强收缩性,用扩血管药及利尿药降低前、后负荷外,现也注意用血管紧张素 I 转化酶抑制药(ACEI)以纠正 RAAS 的激活,取得较好的治疗效果。

二、强心苷类

强心苷是一类有强心作用的苷类化合物,它能选择性地作用于心肌。临床上用于治疗 CHF 及某些心律失常。

(一)来源及化学结构

1.强心苷来源于植物如紫花洋地黄和毛花洋地黄,所以又称洋地黄类药物。常用的有地高辛和洋地黄毒苷。

2.强心苷由糖和苷元结合而成。苷元由甾核和内酯环构成,内酯环为一不饱和五元或六元环,环若饱和(或)断裂,则作用削弱或消失,故内酯环为加强心肌收缩力的基本部分。糖分子本身无药理作用,但糖本身能增加苷元的水溶性、延长苷元的作用时间。甾核上羟基等极性基团的多少决定强心苷的极性。

(二)药理作用

1.正性肌力作用 即加强心肌收缩性,这是选择性对心肌细胞的作用,这一作用是剂量依赖性的,对心房和心室,对正常心肌和已衰心肌都有效。

(1)正性肌力作用表现为心肌收缩最高张力和最大缩短速率的提高,使心肌收缩有力而敏捷。这样,在前后负荷不变的条件下,心脏每搏作功增加,搏出量增加。

(2)强心苷对正常人和 CHF 患者心肌都有正性肌力作用,但它只增加患者心脏的搏出量而不增加正常心脏的搏出量。因为强心苷对正常人还有收缩血管提高外周阻力的作用,由此限制了心搏出量的增加。然而在 CHF 患者中,通过反射作用,强心苷已降低了交感神经活性,因而这一收缩血管的作用难以发挥,使搏出量得以增加。

(3)强心苷对心肌氧耗量的影响也随心脏功能状态而异。对正常心脏因加强收缩性而增加氧耗量,对 CHF 患者,因心脏原已肥厚,室壁张力也已提高,需有较多氧耗以维持较高的室壁张力。强心苷的正性肌力作用能使心脏体积缩小,室壁张力下降,乃使这部分氧耗降低,降低部分常超过收缩性增加所致的氧耗增加部分,因此总的氧耗有所降低。

2.负性频率作用 即减慢窦性频率,对 CHF 而窦律较快者尤为明显。

(1)这一作用由强心苷增强迷走神经传出冲动所引起,也有交感神经活性反射性降低的因素参与。这主要是增敏颈动脉窦、主动脉弓压力感受器的结果。因 CHF 时感受器细胞 Na^+-K^+-ATP 酶活性增高,使胞内多 K^+,呈超极化,细胞敏感性降低,压力感受器反射失灵,乃使交感神经及 RAAS 功能提高。强心苷直接抑制感受器 Na^+-K^+-ATP 酶,敏化感受器,恢复压力感受器反射。从而增强迷走神经活性,降低交感神经活性。

(2)减慢窦性频率对 CHF 患者是有利的,它使心脏得以较好休息,获得较多的冠状动脉血液供应,又使静脉回心血量更充分而能搏出更多血液。但减慢窦性频率并非强心苷取得疗效的必要条件,临床上常在心率减慢之前或心率并不减慢的情况下,见到强心苷的治疗效果,如水肿减轻及呼吸急促的缓解。

3.对心肌电生理特性的影响

(1)治疗量强心苷加强迷走神经活性而降低窦房结自律性,因迷走神经加速 K^+ 外流,能增加最大舒张电位(负值更大),与阈电位距离加大,从而降低自律性。

(2)强心苷能提高普肯耶纤维的自律性,在此迷走神经影响很小,强心苷直接抑制 Na^+-K^+-ATP 酶的作用发挥主要影响,结果是细胞内失 K^+,最大舒张电位减弱(负值减少),与阈电位距离缩短,从而提高自律性。

(3)强心苷减慢房室结传导性是加强迷走神经活性减慢 Ca^{2+} 内流的结果,慢反应电活动的房室结的除极是 Ca^{2+} 内流所介导的。

(4)强心苷缩短心房不应期也由迷走神经促 K^+ 外流所介导。缩短普肯耶纤维有效不应期是抑制 Na^+-K^+-ATP 酶,使细胞内失 K^+,最大舒张电位减弱,除极发生在较小膜电位的结果。

4.对心电图的影响

(1)治疗量强心苷最早引起 T 波变化,其幅度减小,波形压低甚至倒置,S-T 段降低呈鱼钩状,随后还见 P-R 间期延长,反映房室传导减慢,QT 间期缩短,反映普肯耶纤维和心室肌 ERP 和 APD 缩短。P-P 间期延长则是窦性频率减慢的反映。

(2)中毒量强心苷会引起各种心律失常,心电图也会出现相应变化。

5.对其他系统的作用

(1)血管:强心苷能使动脉压升高,外周阻力上升,此作用与交感神经、肾上腺及输出量的变化无关,说明是直接收缩血管平滑肌所致。已证明强心苷能收缩下肢、肠系膜血管及冠状血管等。正常人用药后血管阻力升高约 23%,局部组织血流减少。CHF 患者用药后,因交感神经活性降低,其影响超过直接收缩血管的效应,因此血管阻力下降,心输出量及组织灌流增加,动脉压不变或略升。

(2)肾脏:CHF 患者用强心苷后利尿明显,是正性肌力作用使肾血流增加所继发的。对正常人或非心源性水肿患者也有轻度利尿作用,是抑制肾小管细胞 Na^+-K^+-ATP 酶,减少肾小管对 Na^+ 的再吸收的结果。

(3)神经系统:中毒量可兴奋延髓极后区催吐化学感受区而引起呕吐。严重中毒时还引起中枢神经兴奋症状,如行为失常、精神失常、谵妄甚至惊厥。中毒量强心苷还明显增强交感神经的活性,有中枢和外周两方面影响。这也参与了中毒量所致的心律失常的发病过程。

(三)正性肌力作用机制

三方面因素决定着心肌收缩过程,它们是收缩蛋白及其调节蛋白;物质代谢与能量供应;兴奋-收缩耦联的关键物质 Ca^{2+}。业已证明强心苷对前二方面并无直接影响,却能增加兴奋时心肌细胞内 Ca^{2+} 量,并认为这是强心苷正性肌力作用的基本机制。

(四)体内过程

常用的地高辛和洋地黄毒苷的作用性质基本相同,但因药代动力学特征有别,使作用程度上有快慢、久暂之分。洋地黄毒苷仅在 C_{14} 位有一极性基团羟基,其极性低而脂溶性高,所以口服吸收率较高,原形经肾排泄较少。地高辛在 C_{12}、C_{14} 位各有一羟基,极性略高,所以口服吸收率略差,原形经肾排泄略多。

1.吸收　洋地黄毒苷口服吸收稳定完全,其生物利用度高达 100%,地高辛生物利用度约 60%～80%。强心苷口服吸收后,部分经肝与胆管排入肠道而被再吸收,形成肝肠循环。洋地黄毒苷肝肠循环较多,与其作用持久有一定关系。

2.分布　强心苷进入血液后可与血浆蛋白发生可逆性结合而分布全身。洋地黄毒苷结合较多,在肾、心、骨骼肌与血清中的浓度比为 8.7：5.4：2.9：1。地高辛结合较少,分布于各组织中,以肾内浓度最高,心、骨骼肌中次之。

3.代谢转化　洋地黄毒苷脂溶性较高,易进入肝细胞,代谢较多。它可经 P_{450} 氧化脱糖成苷元,再在 C_3 位转为 α 构型而失效;部分在 C_{12} 位被羟基化转化成地高辛仍属有效,在人体中此转化约占总代谢量的 8%;又有部分苷元的不饱和内酯环被氢化成饱和环而降低效应;代谢产物最终与葡糖醛酸或硫酸结合而经肾排泄。地高辛的代谢转化较少,主要被氢化成二氢地高辛,继而再被脱糖,内酯环氢化,与葡糖醛酸结合而经肾外排。

4.排泄　洋地黄毒苷排泄缓慢,是它作用持久的主要原因。它的代谢产物多数经肾,少量经肠道排出。少量原形物也经肾排泄。地高辛经肾小球过滤,部分也经肾小管分泌排出,每日可排出体内量的 1/3。

5.影响药代动力学的因素　强心苷的小儿用量,按体重计,较成人高。地高辛维持量 2 岁以下儿童为 0.015～0.02mg/kg,2 岁以上为 0.01～0.015mg/kg,因儿童排泄较多,血浆蛋白结合率较低,分布容积较大。老年人用量以少于成年人 20%～30% 为宜。地高辛维持量为 0.125～0.2mg,因老年人肾排泄少,分布容积小,血浓较高。

(五)临床应用

强心苷主要用于治疗 CHF 和某些心律失常。

1.CHF　各种原因如心肌缺血、瓣膜病、高血压、先天性心脏病、心肌炎(风湿性、病毒性)、甲状腺功能亢进及严重贫血等所引起的 CHF,都可应用强心苷。通过正性肌力作用,增加搏出量及回心血量,取得对症治疗效果。但强心苷对不同原因引起的 CHF,在治疗效果上却有很大差别。它对瓣膜病、高血压、先天性心脏病等所引起者疗效良好。对继发于严重贫血、甲亢的 CHF 则疗效较差。对肺源性心脏病、严重心肌损伤或活动性心肌炎如风湿活动期的 CHF,强心苷疗效也差。对心肌外机械因素引起的 CHF,包括严重二尖瓣狭窄及缩窄性心包炎,强心苷疗效更差甚至无效,因为此时左室舒张充盈受限,搏出量受限,难以缓解症状。

2.强心苷对 CHF 的治疗价值

(1)近年有大规模随机、对照、双盲的临床研究证实地高辛确能缓解或消除症状,改善血流动力学变化,提高运动耐力,加强左心室功能,但未能降低病死率。

(2)对窦性节律的中、轻度 CHF 患者,现已肯定地高辛能增加射血分数,改善左心室功能,防止病情恶化。

(3)现认为对有症状的心室收缩功能不全的 CHF 患者,地高辛疗效明确,仍是常用药物。地高辛合用利尿药是 CHF 的基础用药。

(4)与其他治疗 CHF 的药物相比,强心苷有以下优点:它应用方便,每日口服一次即可;长期久用疗效不减;一般有效剂量毒副作用并不严重。强心苷的主要缺点是没有正性松弛作用,不能纠正舒张功能障碍。

3.心律失常　强心苷常用于治疗心房纤颤、心房扑动及阵发性室上性心动过速。

(1)心房纤颤时,心房的过多冲动可能下传到达心室,引起心室频率过快,妨碍心排血,导致严重循环障碍,这是心房纤颤的危害所在。此时,强心苷是主要药物。用药目的不在于停止房颤而在于保护心室免受来自心房的过多冲动的影响。用药后多数患者的心房纤颤并未停止,而循环障碍得以纠正。

(2)心房扑动时,源于心房的冲动与房颤时相比较少较强,易于传入心室,使心室率过快而难以控制,强心苷的治疗功能在于它能不均一地缩短心房不应期,引起折返激动,使心房扑动转为心房纤颤,然后再发挥治疗心房纤颤的作用。某些患者在转为房颤后,停用强心苷,有可能恢复窦性节律。因为停用强心苷就是取消它的缩短心房不应期的作用,就相对地延长不应期,可使折返冲动落入较长的不应期而停止折返,于是窦性节律得以恢复。

（3）阵发性室上性心动过速,强心苷通过兴奋迷走神经减慢房室传导的作用,可有疗效。

（六）不良反应及其防治

以往用量偏高,中毒发生率接近 20％,现用量减少,又常采用逐日给恒量地高辛法,故中毒率明显下降,已低于 12％。

1.毒性作用的表现　较常见的有胃肠道反应,如厌食、恶心、呕吐、腹泻,应注意与强心苷用量不足心衰未受控制所致的胃肠道症状相鉴别。后者由胃肠道淤血所引起。神经系统反应有眩晕、头痛、疲倦、失眠、谵妄等。还有黄视症、绿视症等。最严重的是心毒性反应,可出现各种心律失常,多见早见的是室性期前收缩,约占心反应的 33％;次为房室传导阻滞,约为 18％;房室结性心动过速 17％。这些心律失常由三方面毒性作用所引起:由普肯耶纤维自律性增高及迟后除极触发活动所致的异位节律的出现;房室结传导性的抑制;窦房结自律性的降低。

2.毒性作用的防治　先要明确中毒诊断,可根据心电图的变化与临床症状作出初步判断。测定强心苷的血药浓度则有重要意义。地高辛浓度在 3.0ng/ml,洋地黄毒苷在 45ng/ml 以上可确诊为中毒。预防上应注意诱发因素如低钾血症、高钙血症、低镁血症、心肌缺氧等。还应警惕中毒先兆的出现,如一定次数的室性期前收缩、窦性心律过缓低于 60 次/分及色视障碍等。

（七）给药方法

1.强心苷的传统用法分为两步,既先获足够效应而后维持之。用药先给全效量即"洋地黄化",而后逐日给予维持量。全效量可口服地高辛首次 0.5mg,4 小时后再给 0.5mg,对危急病例可在 5 分钟内缓慢静脉注射地高辛 1.0mg。维持量应每日补充体内消除量,地高辛每日消除体内储存量 35％,约为 0.125～0.5mg。

2.现知逐日给恒定剂量的药物,经 4～5 个 $t_{1/2}$ 后就能在血中达到稳态浓度。据此,对病情不急的 CHF 患者,现多采用地高辛($t_{1/2}$ 为 36 小时)逐日给予 0.25～0.375mg,经 6～7 天就能达到稳定的有效浓度,从而取得稳定疗效。这种给药法可明显降低中毒发生率。

3.强心苷的用量应做到个体化,同一患者在不同病情下,用量也应增减。当体内失钾或肾功能减退时,为避免中毒应减少用量。当感染而增加心脏工作负荷时,为了保持疗效,宜酌情加大用量。

（八）药物相互作用

许多药物干预地高辛的药代动力学变化而影响其血药浓度。考来烯胺、新霉素在肠中与地高辛结合,妨碍其吸收,降低血药浓度;奎尼丁能使 90％患者的地高辛血药浓度提高一倍,是奎尼丁自组织中置换出地高辛的结果,合并用药时宜酌减地高辛用量约 30％～50％;胺碘酮、维拉帕米等也能升高地高辛的血药浓度。

三、非强心苷类

现已合成一些非苷类正性肌力作用药,临床试用有效,兹择要介绍如下:

【β 受体激动药】

（一）扎莫特罗

1.β 受体部分激动剂扎莫特罗有双向作用:在轻度 CHF 或休息时,交感神经活性较低,它发挥激动药作用;在重症或劳累激动时,交感神经活性较高,它发挥阻断药作用。

2.临床称其能增加中、轻度 CHF 患者休息时的心输出量及血压,对重症患者也能缓解症状。其应用价值仍在研究中。

（二）美托洛尔

1.近年用 β 受体阻断药美托洛尔治疗特发性扩张型心肌病及冠心病 CHF 而收到较好效果。

2.该药既能上调 β 受体数量，又能拮抗交感神经活性增高对 CHF 发病的不利影响，但并非对每一病例都有效，现仍有研究性试用。

（三）异波帕胺

1.异波帕胺属多巴胺类药物，部分作用是激动 β 受体，而增加心肌收缩性，能增加心输出量，降低外周阻力，促进利尿。

2.治疗 CHF 能缓解症状，提高运动耐力，疗效与地高辛相似，有应用价值。

【磷酸二酯酶抑制药】

（一）磷酸二酯酶（PDE-Ⅲ）

cAMP 降解酶，抑制此酶活性将增加细胞内 cAMP 的含量，发挥正性肌力作用和血管舒张作用，临床应用已证明 PDE-Ⅲ 抑制药能增加心输出量，减轻心负荷，降低心肌氧耗量，缓解 CHF 症状。

（二）磷酸二酯酶抑制药

1.最先应用的 PDE-Ⅲ 抑制药是氨力农，临床有效，但长期口服后约 15% 患者出现血小板减少，可致死亡。另有心律失常、肝功能减退。现仅供短期静脉滴注用。

2.氨力农代替品米力农抑酶作用较前者强 20 倍，临床应用有效，能缓解症状、提高运动耐力，不良反应较少，未见引起血小板减少。但近日研究认为久用后疗效并不优于地高辛，反更多引起心律失常，故病死率较高，也仅供短期静脉给药用。

3.依诺昔酮治疗中、重度 CHF 疗效与米力农相似，近也称其病死率较对照组为高，不作长期口服用。

4.其他有待临床观察的药还有匹罗昔酮，匹莫苯，维司力农等。后者作用机制多样，除抑制 PDE-Ⅲ 外，也增加细胞内 Na^+ 量，抑制 K^+ 外流，临床试用有效受到重视。

上述多种 PDE-Ⅲ 抑制药多数还兼有增强心肌收缩成分对 Ca^{2+} 敏感性的作用，即不用增加细胞内 Ca^{2+} 量也能加强收缩性。这就可避免因细胞内 Ca^{2+} 过多而继发的心律失常、细胞损伤甚至坏死。目前正待研制具有选择性的"钙增敏药"。

四、常用强心药

【洋地黄毒苷】

（一）药理作用

1.增强心肌收缩力，缩短收缩时间，促使心室排空更完全，同时使心脏舒张期相对延长，有利于静脉血回流。

2.由于增强心肌收缩力而使心排出量增加，可使原来因心排出量低而代偿性增快的心率减慢。

3.小剂量强心苷通过增强心肌收缩力而反射性地兴奋迷走神经，使房室传导减慢；较大剂量强心苷则有直接作用，减慢房室结传导和延长心脏传导系统的不应期。

4.过量洋地黄能使心房和心室肌不应期缩短，心肌自律性增高，故可产生各种心律失常。

5.可使外周血管收缩，外周阻力增加。

6.由于心肌收缩力增强，心排出量增加，从而使肾血流量和肾小球滤过率增加；其次也由于心排出量增加后使原来增加的醛固酮分泌减少。

7.具有 3 种神经效应,即拟迷走神经作用,致敏压力感受器,以及大剂量时的交感神经兴奋作用。

【临床应用】

1.用于治疗慢性心功能不全。

2.主要采用口服,也可肌内注射,必要时静脉注射。饱和量:成人 0.7～1.2mg;小儿 2 岁以下 0.03～0.04mg/kg,2 岁以上 0.02～0.03mg/kg。维持量:成人 0.05～0.1mg/d;小儿为饱和量的 1/10,每日 1 次。

【不良反应】

1.恶心、呕吐、腹泻等胃肠道反应。

2.色觉异常如黄视、绿视。

3.各种心律失常,以室性期前收缩和不同程度传导阻滞多见。

【地高辛】

(一)药理作用

同洋地黄毒苷。

(二)临床应用

适用于病情较轻或两周内用过强心苷者的心功能不全和慢性心律失常者。

1.全效量　成人:口服 2～2.5mg;小儿:<2 岁,50～80μg/kg;>2 岁,30～50μg/kg。

(1)速给法:成人,首次口服 0.75mg,以后每 6 小时 0.5mg,2～3 次。儿童:口服,新生儿～1 个月,40～60μg/kg;1 个月～2 岁,60～80μg/kg;2～10 岁,40～60μg/kg;10 岁以上同成人,总量不超过 1.5mg,首次给全效量的 1/3～1/2,其余分 2～3 次服,每 6 小时 1 次。

(2)缓给法:

1)未服用过强心苷的患者,成人首次口服 0.25～0.5mg,以后每 6～8 小时服 0.25mg,于 2～3 天内获全效量。

2)小儿,全效量均分于 2 日内,4～6 小时 1 次。

2.维持量　0.25～0.5mg/d,儿童维持量为全效量的 1/4。

3."每日维持量疗法"　每日口服 0.25～0.5mg(1 次)。本法适用于慢性轻症心功能不全和慢性心律失常病例。

4.静脉注射　首次 0.5mg,2 小时后再注 0.25～0.5mg;极量:1.5mg/次,3mg/d。静脉注射以灭菌生理盐水 10～20ml 或 25%～50% 葡萄糖注射液 20ml 稀释后缓慢注入。

(三)不良反应

1.胃肠道反应较为常见。

2.中枢神经系统反应及视觉障碍:眩晕、头痛、疲倦、失眠等。

3.各种心律失常,如室性期前收缩、二联律、室速以至室颤。

【毛花苷 C(毛花洋地黄苷,毛花苷丙)】

(一)药理作用

同洋地黄毒苷。

(二)临床应用

用于急性和慢性心力衰竭、心房颤动和阵发性室上性心动过速。

1.缓慢饱和量,口服一次 0.5mg,一日 4 次。

2.维持量一般为 1 日 1mg,2 次分服。

3.静脉注射:成人常用量,饱和量 1～1.2mg,首次剂量 0.4～0.6mg,2～4 小时后可再给予 0.2～0.4mg,

用葡萄糖注射液稀释后缓慢注射。

（三）不良反应

过量时可有恶心、食欲缺乏、头痛、心动过缓、黄视等。

【去乙酰毛花苷（去乙酰毛花苷丙,毛花强心丙,毛花苷丙）】

（一）药理作用

同洋地黄毒苷。

（二）临床应用

1.适用于急性心力衰竭及心房颤动、扑动等。

2.剂量静脉注射或肌内注射快速饱和量,第一次 0.4～0.8mg,以后每 2～4 小时再给 0.2～0.4mg,总量 1～1.6mg;儿童每日 20～40μg/kg,分 1～2 次给药。然后改用口服毛花苷丙维持治疗。

3.不良反应恶心、呕吐、食欲缺乏、头痛、心动过缓等。

【毒毛花苷 K】

（一）药理作用

同洋地黄毒苷。

（二）临床应用

1.适用于急性心功能不全或慢性心功能不全急性加重者,但减慢房室传导作用比去乙酰毛花苷丙弱。

2.剂量首剂 0.125～0.25mg,加入葡萄糖液 20～40ml 内缓慢静脉注入（75 分钟）,1～2 小时后重复 1 次,总量每天 0.25～0.5mg。

【氨力农（氨利酮）】

（一）药理作用

有正性肌力作用和血管扩张作用,能增加心肌收缩力,增加心排出量,降低心脏前、后负荷,降低左心室充盈压,改善左心室功能,增加心脏指数,但对平均动脉压和心率无明显影响,并不引起心律失常。尚可使房室结功能和传导功能增强。

（二）临床应用

1.用于各种原因引起的急、慢性心力衰竭。

2.剂量:每次 100～200mg,口服,一日三次,每日最大量 600mg。每次 0.5～3mg/kg,静滴;静脉滴注速度为每分钟 5～10mg/kg,每日最大量不超过 10mg/kg。

（三）不良反应

少数有轻微食欲缺乏、恶心、呕吐等症状,大剂量长期使用时可有血小板减少。常用药 2～4 周后出现,减量或停药后即好转。

【米力农（米利酮）】

（一）药理作用

有正性肌力作用和血管扩张作用,但其作用较强,为氨力农的 10～30 倍,其增加心脏指数优于氨力农,对动脉压和心率无明显影响。

（二）临床应用

1.用于慢性充血性心力衰竭。

2.剂量:2.5～7.5mg/次,口服,每日 4 次;2.5～75μg/kg,静滴。

（三）不良反应

过量时可有低血压、心动过速。

（秦　生）

第八节　止血药和抗凝药

正常的止血机制有赖于凝血系统、抗凝系统、纤维蛋白溶解（纤溶）系统、血管壁、血小板和血液流变学等结构与功能的完整性及它们之间的生理性调节和平衡。机体内自然的存在两种血液的生理过程，即止血和凝血过程，任一环节的作用增强或减弱，都会破坏这种平衡，容易造成血栓形成或出血的发生。一方面，外科手术有时需要止血药物辅助确切止血，另一方面，一些病理生理过程在围术期需要使用抗凝药物防止血栓栓塞性事件的发生。因此，麻醉医生必须根据患者的病史和具体的手术情况，熟知止血药和凝血药的不同作用机制和种类正确地选择药物，并掌握应用时机，才能维持上述平衡在围术期不被打破。

一、止血药

正常的止血机制有赖于血管壁、血小板、凝血系统、抗凝系统、纤维蛋白溶解系统和血液流变学等结构与功能的完整性以及它们之间的生理性调节和平衡。多数术中出血首先会采用压迫、缝合、结扎或电凝等措施进行止血，无效时可考虑给予止血药。按止血药的作用机制，可分为以下几类：

（一）作用于凝血系统功能的止血药

这类药物能够促进肝脏合成凝血酶原和其他凝血因子，或提高它们的活性，或能促进凝血因子从贮存部位释放，进而加速血液凝固，主要用于手术前后的预防出血和止血。

1.维生素 K

（1）药理作用：维生素 K 参与肝内合成凝血因子 Ⅱ、Ⅶ、Ⅸ、Ⅹ。维生素 K_1 为天然维生素，起效快，作用维持时间长。维生素 K_3 由人工合成，作用较缓慢，还有镇痛作用，也可能有解痉作用，用于胆、胃、肠痉挛、绞痛有明显效果。

（2）适应证：①梗阻性黄疸、双香豆素类和水杨酸类药物或其他原因导致凝血酶原过低而引起的出血。②预防和治疗维生素 K 缺乏。

（3）不良反应和注意事项：①新生儿应用后可能出现高胆红素血症、黄疸和溶血性贫血，对红细胞缺乏葡萄糖-6-磷酸脱氢酶者可诱发急性溶血性贫血。②维生素 K_1 静注宜缓慢，每分钟不超过 4～5mg，静注过速时，可有面部潮红、出汗、血压下降甚至虚脱。③维生素 K_1 注射液如有油滴析出或分层，则不宜使用，但可在遮光条件下加热至 70～80℃，振摇使其冷却，如澄明度正常仍可继续使用。④维生素 K_3 常致胃肠道反应。肝功能不良者维生素 K_3 慎用，可选用维生素 K_1。

（4）剂量和用法

1）维生素 K_1 肌注或缓慢静注：每次 10mg。手术前可每日肌注 25～30mg，严重出血可静注。小儿量同成人，新生儿每次 2.5～5mg。

2）维生素 K_3 促凝血：每次肌注 4mg，每日 2～3 次。防止新生儿出血：产妇在产前 1 周每日肌注 2～4mg。胃肠道及胆绞痛：每次肌注 8～16mg。

2.巴曲亭

（1）药理作用：具有类凝血酶样作用，促进血管破裂部位的血小板聚集，释放一系列凝血因子及血小板因子Ⅲ，使凝血因子降解生产纤维蛋白Ⅰ单体，交联聚合成难溶性纤维蛋白，促使出血部位的血栓形成和止血。

（2）适应证：用于需减少出血或止血的各种医疗情况，也可用来预防出血，如手术前用药，可避免或减少手术部位及手术后出血。

（3）不良反应和注意事项

1）偶见过敏反应，可给予抗组胺药和（或）糖皮质激素对症处理。

2）血中缺乏血小板或某些凝血因子（如凝血酶原）时，本品没有代偿作用，宜在补充血小板或缺乏的凝血因子、或输注新鲜血液的基础上应用本品。

3）在原发性纤溶系统亢进（如：内分泌腺、癌症手术等）的情况下，宜与血抗纤溶酶的药物联合应用。

（4）剂量和用法：静注、肌注或皮下注射均可，也可局部用药。一般出血：成人 1～2U，儿童 0.3～0.5U。紧急出血：立即静注 0.25～0.5U，同时肌内注射 1U。

3.人凝血酶原复合物

（1）药理作用：人凝血酶原复合物系从健康人血浆中，采用低温乙醇结合层析纯化工艺分离提取的血浆冻干制剂，能保持凝血因子Ⅱ、Ⅶ、Ⅸ、Ⅹ的正常生物活性。

（2）适应证和禁忌证：对凝血因因子Ⅱ、Ⅶ、Ⅸ、Ⅹ缺乏血症、抗凝剂过量、维生素 K 缺乏症、因肝病导致的凝血机制紊乱以及凝血酶原时间延长而拟作外科手术等患者，均有显著效果。

（3）不良反应和注意事项

1）除肝病出血患者外，一般在用药前应确诊患者是缺乏Ⅱ、Ⅶ、Ⅸ、Ⅹ因子，方能对症下药。

2）不得用于静脉外的注射途径。

3）应严格单独输注，禁止与任何其他药物或液体混合使用。

4）制品开瓶后应立即使用（不得超过 4h），未用完部分不能保留再用。

（4）剂量和用法：专供静脉输注。用带有滤网的输血器滴注，开始速度要缓慢，15min 后稍加快滴注速度，一般每瓶 200 血浆当量单位在 30～60min 滴完。滴注时要随时注意使用情况，若发现 DIC 的临床症状要立即终止使用，并用肝素拮抗。使用剂量随所缺之的因子而异，一般每 KG 体重输 10～20 血浆当量单位。在出血量较大或大手术时可根据病情适当增加剂量。在凝血酶原时间延长如拟作脾切除者要先于手术前用药，术中和术后根据病情而定。

4.人纤维蛋白原

（1）药理作用：人纤维蛋白原在血浆中受到凝血酶的作用，变为纤维蛋白而构成凝血块的基础（即血液凝固）。

（2）适应证：用于因妊娠中毒症、死胎、胎盘早期剥离、产后大出血及因外伤、大手术因内出血等引起的纤维蛋白原缺乏而造成的凝血障碍。输注 4～6g 能使成人每 10ml 血浆中的纤维蛋白原提高100～150mg。

（3）不良反应和注意事项：溶解后于 2h 内滴注完毕，静滴时使用有过滤器的输血器，以防止不溶性蛋白质微粒被输入。

（4）剂量和用法：静滴：每次 1.5～8g，临用前，每 1.5g 加 20～30℃的灭菌注射用水 100ml 轻轻摇动至全溶，以 40 滴/min 的速度滴入。

5.巴特罗酶（注射用血凝酶）

（1）药理作用：巴特罗酶具有类凝血酶样作用及类凝血激酶样作用。其凝血酶样作用能促进出血部位（血管破损部位）的血小板聚集，释放一系列凝血因子，其中包括血小板因子 3（PF3），促进纤维蛋白原降解生成纤维蛋白Ⅰ单体，进而效联聚合成难溶性纤维蛋白，可在出血部位形成血栓和止血。其类凝血激酶样作用是由于释放的 PF3 引起，凝血激酶被激活后，可加速凝血酶的生成，因而促进凝血过程。巴特罗酶在完整无损的血管内没有促进血小板聚集作用，不能激活血管内纤维蛋白稳定因子（因子ⅩⅢ），因此，其促进生成的纤维蛋白Ⅰ单体所形成的复合物,易在体内被降解而不致引起血管内弥漫性凝血(DIC)。能缩短出血时间,减少出血量。

(2)适应证和禁忌证:可用于治疗和预防多种原因的出血。

(3)不良反应和注意事项:①动脉及大静脉出血时,仍需进行手术处理,使用时可减少出血量。②DIC导致的出血时禁用。③血液中缺乏某些凝血因子时,作用可被减弱,宜补充后再用。④在原发性纤溶系统亢进的情况下,宜与抗纤溶酶药物合用。⑤治疗新生儿出血,宜与维生素K合用。

(4)剂量和用法:急性出血时,可静脉注射,1次2KU,5～10分钟生效,持续24小时。非急性出血或防止出血时,可肌内或皮下注射,1次1～2KU,20～30分钟生效,持续48小时。用药次数视情况而定,每日总量不超过8KU。

6.硫酸鱼精蛋白

(1)药理作用:硫酸鱼精蛋白是从鱼类精子中提取的蛋白质,含有丰富的精氨酸,分子量约4500,呈强碱性。单独使用时具有抗凝作用:可促进血小板黏附、聚集、肺小动脉收缩。在体内大量肝素存在时,强碱性的鱼精蛋白可与强酸性的肝素以离子键按1∶1的比例结合,即每1mg鱼精蛋白可中和100U肝素。

(2)适应证:拮抗肝素的作用,用于因注射肝素过量引起的出血,以及自发性出血等。

(3)不良反应和注意事项

1)不良反应分为三种类型:①Ⅰ型:快速给药反应,最常见。当注射速度过快时易引起心肌抑制,外周血管阻力下降导致低血压;②Ⅱ型:过敏反应,表现为皮肤潮红、黏膜和内脏水肿,支气管痉挛,外周血管阻力和血压下降;③Ⅲ型:严重肺血管收缩型。肺血管收缩、肺动脉压力升高、右室膨胀、呼吸道阻力上升,血压下降。临床较为罕见,预后较差。

2)防止和减轻不良反应:①应用前给予激素和抗组胺药物;②缓慢静注或静滴鱼精蛋白;③用药前静注10%氯化钙6～10ml;④常规配制肾上腺素及多巴胺接入输液通道,发生意外立即使用;⑤对严重低心输出量综合征者,立即二次转流辅助循环,同时应用正性肌力药物,停机后应用其他药物控制出血避免再次使用鱼精蛋白。

(4)剂量和用法

1)抗肝素过量:静滴用量与末次肝素用量相当。

2)抗自发性出血:静滴,每日5～8mg/kg,分2次,间隔6小时,以生理盐水300～500ml稀释,通常连用不宜超过3天,必须超过时,应减为半量。

3)体外循环后以1.3∶1～1.5∶1拮抗肝素,先静注10%氯化钙6～10ml后,缓慢静注鱼精蛋白,20分钟后测定ACT≤120秒为准。

7.去氨加压素

(1)药理作用:去氨加压素为天然精氨盐加压素的结构类似物,可使血浆中凝血因子Ⅷ(Ⅷ:C)的活力增加2～4倍;也使vonWillebrand因子抗原(vWF:AG)的含量增加。同时,释放出组织型纤维蛋白溶酶原激活因子(tPA)。

(2)适应证和禁忌证:去氨加压素用于控制各种出血时间过长患者的出血现象;试验剂量呈阳性反应的轻度甲型血友病患者及血管性血友病患者进行小型手术时出血的控制或预防。

(3)不良反应和注意事项

1)疲劳、头痛、恶心和胃痛。一过性血压降低,伴有反射性心动过速及面部潮红,眩晕。治疗时若有对水分摄入进行限制,则有可能导致水潴留,并有伴发症状,如血钠降低、体重增加、严重情形下可发生痉挛。

2)过量使用会增加水潴留和低钠血症的危险性。

（4）剂量和用法：静脉滴注用于控制出血或术前预防出血，按体重 $0.3\mu g/kg$，用生理盐水稀释至 $50\sim 100ml$，在 $15\sim 30$ 分钟内滴完，若效果显著，可 $6\sim 12$ 小时重复 $1\sim 2$ 次。

（二）作用于纤维蛋白溶解系统的止血药

这类药物抑制纤溶酶原各种激活因子，使纤溶酶原不能转变为纤溶酶，或直接抑制纤维蛋白溶解，达到止血作用，主要用于手术创伤、体外循环、肝脏疾病或肿瘤等引起的纤溶亢进或原发性纤溶活性过强所引起的出血。

1.氨甲环酸

（1）药理作用：能与纤溶酶和纤溶酶原上的纤维蛋白亲和部位中的赖氨酸强烈吸附，阻止纤维蛋白溶解酶的形成，阻抑纤溶酶、纤溶酶原与纤维蛋白结合，从而强烈抑制纤维蛋白的分解，达到止血作用。氨甲环酸还可抑制引起血管渗透性增强、变态反应即炎症病变的激肽及其他活性肽的产生。

（2）适应证：主要用于纤溶亢进所致的外科手术出血和妇产科手术出血。由于药物能透过胎盘及血-脑屏障，并在关节液、滑膜及前列腺、肾组织中浓度较高，故适用于中枢神经系统出血。同样，由于有血栓形成趋向，禁用于尿道手术，肾功能不全者慎用。氨甲环酸对癌症出血以及大量创伤出血无止血作用。

（3）不良反应和注意事项

1）应用本品要监护患者以降低血栓形成并发症的可能性。有血栓形成倾向及有心肌梗死倾向者慎用。

2）本品一般不单独用于弥散性血管内凝血（DIC）所致的继发性纤溶性出血，以防进一步血栓形成，影响脏器功能，特别是急性肾衰竭，故应在肝素化的基础上应用本品。在 DIC 晚期，以纤溶亢进为主时也可单独应用本品。

3）如与其他凝血因子（如因子Ⅸ）等合用，应警惕血栓形成。应在凝血因子使用后 8 小时再用本品较为妥善。

4）由于本品可导致继发肾盂和输尿管凝血块阻塞，大量血尿患者禁用或慎用。

5）慢性肾功能不全时用量酌减，给药后尿液浓度常较高。治疗前列腺手术出血时，用量也应减少。

6）应用本品时间较长者，应做眼科检查监护（视力、视觉、视野和眼底检查）。

（4）剂量和用法：静脉注射或滴注：一次 $0.25\sim 0.5g$，一日 $0.75\sim 2g$。静脉注射液以 25% 葡萄糖液稀释，静脉滴注液以 $5\%\sim 10\%$ 葡萄糖液稀释。为防止手术前后出血，可参考上述剂量。治疗原发性纤维蛋白溶解所致出血时，剂量可酌情加大。

2.氨甲苯酸（对羧基苄胺，氨甲苯酸，抗血纤溶芳酸）

（1）药理作用：氨甲苯酸能竞争性对抗纤溶酶原激活因子的作用，使纤溶酶原不能转变成纤溶酶，从而抑制纤维蛋白的溶解，达到止血效果。也可防止血浆中纤维蛋白原的降解。

（2）适应证：仅适用于纤维蛋白溶解活性增高的出血，如产后出血，前列腺、肝、胰、肺等手术后的出血，因这些脏器内存在大量纤溶酶原激活因子。

（3）不良反应和注意事项：应用过量可能形成血栓，并可诱发心肌梗死。对纤维蛋白溶解活性不增高的出血无效。

（4）剂量和用法

1）口服每次 $0.25\sim 0.5g$，每日 3 次。

2）缓慢静注或与葡萄糖、生理盐水混合后缓慢静滴，每次 $0.1\sim 0.2g$，每日最大注射量为 $0.6g$。创伤出血无止血作用，对一般慢性渗血效果较显著。

3.氨基己酸(6-氨基己酸,氨己酸)

(1)药理作用:氨基己酸作用机制与氨甲苯酸相似,高浓度对纤溶酶有直接抑制作用。作用比氨甲苯酸弱,排泄较快。

(2)适应证:适用于纤维蛋白溶解活性增高的出血。

(3)不良反应和注意事项

1)偶有腹泻、腹部不适、结膜充血、鼻塞、皮疹、低血压、呕吐、胃灼热感和尿多等反应。

2)因排泄快,需持续给药,否则血药浓度很快降低。

3)本品从肾脏排泄,且能抑制尿激酶,可引起凝血块而形成尿路阻塞,泌尿道手术后血尿的患者慎用。

4)过量可形成血栓,有血栓形成倾向或过去有栓塞性血管病者禁用或慎用。

(4)用量和用法

1)静滴:初用量 4～6g,以 5％～10％葡萄糖或生理盐水 100ml 稀释,15～30 分钟内滴完,维持量为 1g/h,持续 12～24 小时或更久,依病情而定。

2)口服:每次成人 2g,小儿 0.1g/kg,每天 3～4 次,依病情服用 7～10 天或更久。

4.抑肽酶

(1)药理作用:抑肽酶是一种广谱蛋白酶抑制剂,通过抑制纤溶酶活性、活化的凝血因子Ⅻ、Ⅺ、Ⅸ和Ⅶ活性以及抑制纤溶酶原和凝血酶原的激活,达到止血目的。

(2)适应证:用于体外循环心脏直视手术或其他手术,抑制纤溶蛋白,减少术中术后渗血和术后肠粘连。

(3)不良反应和注意事项

1)少数患者注射后可有过敏反应,应立即停药。

2)快速注射偶可引起荨麻疹。

3)多次注射可产生心动过速、静脉炎等。

(4)剂量和用法

1)纤维蛋白溶解而引起的出血:44.8～67.2U/d,病情减轻后减为 11.2～22.4U/d。

2)预防出血:于手术前 1 天开始,11.2U/d。

5.二乙酰氨乙酸乙二胺

(1)药理作用:抑制纤溶酶原激活物,使纤溶酶原不能激活为纤溶酶,从而抑制纤维蛋白的溶解,产生止血作用。促进血小板释放活性物质,增强血小板的聚集性和黏附性,缩短凝血时间,产生止血作用。增强毛细血管抵抗力,降低毛细血管的通透性,从而减少出血。

(2)适应证:用于预防和治疗各种原因出血,对手术渗血、外科出血、呼吸道出血、五官出血、妇科出血、痔出血、泌尿道出血、肿瘤出血、消化道出血、颅脑出血等均有较好疗效。

(3)剂量和用法:①静脉注射:每次 400mg,每天 1～2 次,以 5％的葡萄糖液 20ml 稀释后使用;②静脉滴注:常用量每次 600mg,每日最高限量为 1200mg,以 5％的葡萄糖注射液 250～500ml 稀释后使用。

(三)作用于血管的止血药物

这类药物药直接作用于血管平滑肌,增强小动脉、小静脉和毛细血管收缩力,降低毛细血管通透性,从而产生止血效果,主要用于毛细血管出血。

1.酚磺乙胺(止血敏)

(1)药理作用:酚磺乙胺能增加血小板生成,增强其聚集及黏合力,促使凝血活性物质释放,缩短凝血时间,达到止血效果。还有增强毛细血管抵抗力,减少其通透性的功效。

(2)适应证:用于防治手术前后及血管因素出血。

(3)不良反应和注意事项:①有血栓形成史者慎用;②酚磺乙胺应在高分子量人工胶体之前使用;③勿与氨基己酸混合注射,以免引起中毒。

(4)剂量和用法

1)肌注或静注:每次 0.25～0.5g,每天 2～3 次。静注时以 5%葡萄糖注射液 20ml 稀释。预防用:手术前 10～30 分钟注射 0.25～0.5g,必要时 2 小时后重复 1 次。治疗用:开始 0.75～1g,后用维持量,每次 0.5g,每 4～6 小时 1 次。静滴:每次 2.5～5g,用 5%葡萄糖注射液 500ml 稀释。

2)口服:每次 0.5～1g,每日 3 次;小儿每次 0.25g,每日 3 次。

2.肾上腺色腙(安络血)

(1)药理作用:肾上腺色腙能增强毛细血管的抵抗力,减少其通透性,使断裂的毛细血管回缩,但对凝血过程无影响。

(2)适应证和禁忌证。包括:①用于毛细血管通透性增加而产生的出血如各种出血与血小板减少性紫癜等。②对水杨酸盐过敏者禁用。

(3)不良反应和注意事项:①抗组胺药可以抑制本品的药效,故于使用前 48 小时,应停止抗组胺药的使用;②毒性低。大量服用可引起精神紊乱;注射部位有痛感;对癫痫患者可引起异常脑电活动,有癫痫史和精神病病史的患者慎用。

(4)剂量和用法

1)肌注:每次 10mg,每日 2～3 次。严重病例每次 10～30mg,每 2～4 小时 1 次。

2)口服:每次 2.5～5mg,每日 2～3 次。

3.垂体后叶素

(1)药理作用:垂体后叶素是从牛、猪的神经垂体中提取的粗制品,内含等量的缩宫素(催产素)和加压素(抗利尿素),故可兴奋子宫,增加肾集合管对水分的重吸收而减少尿量,还能收缩血管,特别是毛细血管和小动脉,故有止血功能。

(2)适应证和禁忌证。包括:①可用于肺出血、门脉高压引起的食管静脉曲张破裂出血的止血。②冠心病、严重高血压禁用。

(3)不良反应和注意事项:可收缩冠状血管、升高血压、兴奋胃肠道平滑肌,故不良反应有面色苍白、心悸、胸闷、恶心、呕吐及过敏反应等。

(4)剂量和用法:皮下或肌注,每次 5～10U;静注或静滴,每次 10U,静滴时以 5%葡萄糖液或生理盐水 500ml 稀释后应用。

二、抗凝/抗血小板药

临床常用抗凝药可分抗凝血酶药,抗血小板药及纤维蛋白溶解药。中草药和抗抑郁药也有改变凝血功能的作用。

【抗凝血酶药】

(一)维生素 K 抑制剂

代表药物为华法林,是主要的口服抗凝药。华法林在肝脏抑制维生素 K 由环氧化物向氢醌转化,从而阻止维生素 K 的反复利用,影响凝血因子Ⅱ、Ⅶ、Ⅸ、Ⅹ的羧化作用,使这些因子停留在无凝血活性的前体阶段,从而影响凝血过程。华法林生物利用度高,口服 90 分钟后血药浓度即可达到峰值,但对已经合成的上述凝血因子无抑制作用,因此抗凝作用出现较慢。一般需要8~12小时后才发挥作用,1~3天达到高峰,停药后抗凝作用维持2~5天,此外,华法林还抑制抗凝蛋白C和S的羧化作用。凝血酶原时间(PT)主要用于监测华法林的抗凝效果。多数情况下,华法林抗凝治疗时,应维持PT所对应的国际标准化比率(INR)2~3。

(二)间接凝血酶抑制剂

1.肝素　肝素包括标准肝素(普通肝素或未分级肝素或未组分肝素 UFH)和低分子量肝素(LMWH)。肝素静脉注射后立即与抗凝血酶Ⅲ(AT-Ⅲ)结合,使凝血酶(因子Ⅱa)、因子Xa、Ⅸa、Ⅺa和Ⅻa失活发挥强大的抗凝作用。

(1)标准肝素:UFH抗凝呈非线性效应,其强度与持续时间并不随剂量增加而成正比增强及延长。在治疗剂量水平,UFH主要集中在血管内皮细胞和巨噬细胞,并在此被降解破坏,极少以原形从尿排出。其半衰期与给药剂量有关,静脉注射 UFH100、400、800IU/kg,半衰期分别为1、2.5、5 小时。肝素相关的出血风险随剂量增加而升高。

UFH 在低剂量(≤5000U)使用时即可抑制Ⅸa,因此监测活化部分凝血活酶时间(APTT)可以了解其抗凝程度。此外,UFH 可能会引起血小板减少症,在使用第3~5d 必须复查血小板计数。若较长时间使用肝素,还应在第7~10天和14天进行复查。若出现血小板迅速或持续降低达3d 以上,或血小板计数低于$100 \times 10^9 / L$ 应停用 UFH。

鱼精蛋白静注可以中和 UFH 的抗凝效应,使用比例为鱼精蛋白1mg:UFH100U。在计算鱼精蛋白剂量时仅需考虑4~6小时内静脉使用的 UFH 总量,而中和皮下注射的肝素可能需要重复使用鱼精蛋白。

(2)低分子量肝素:LMWH 平均分子量在4000~6000 道尔顿之间,一般采取皮下注射,对因子Xa 的抑制作用比因子Ⅱa 大。LMWH 主要经肾脏清除,其半衰期是 UFH 的3~4 倍,抗凝效果呈明显的量效关系,每天1 次使用 LMWH 的抗凝效果超过每天2 次使用 UFH 的效果。

临床应用不需要常规监测 APTT,如需监测,使用抗因子Xa 活性单位。妊娠期间全血容量增大,而肾血浆消除率增高,在肾功能不全患者却可能有药物积聚,因此妊娠和肾功能不全患者使用 LMWH 时要监测血浆抗Xa 活性。治疗作用所需抗Xa 活性为(0.3~1.0IU/ml),预防作用所需抗Xa 活性为(0.1~0.4IU/ml)。较少诱发血小板减少症,但仍有可能在用药5~8 天后发生,故应在用药初1 个月内定期复查血小板计数。

LMWH 抗凝治疗在临床应用越来越广泛,如不稳定型心绞痛的预防和治疗、血液透析的抗凝、缺血性脑梗死、肺栓塞以及肾病综合征的治疗,在一些领域,如心血管介入治疗和血液透析,已经明确提出用 LMWH 来代替 UFH。目前临床上常用的 LMWH 制剂有低分子肝素(法安明)和低分子普通肝素(速碧林)等。

2.选择性Xa 因子拮抗剂　活化凝血因子X(FXa)位于凝血共同通路的起始端,是内外凝血途径的交汇点,是凝血酶生成的限速因子。抑制一个 FXa 分子可阻止大约138 个凝血酶分子的生成。促进凝血是 FXa 的唯一功能,FXa 不具有凝血酶的其他功能。FXa 抑制剂分为间接抑制剂和直接抑制剂。间接 FXa 抑制剂通过与抗凝血酶结合,激活抗凝血酶,然后活化的抗凝血酶抑制游离的 FXa,而直接 FXa 抑制剂可结合并抑制 FXa,不需要抗凝血酶。

(1)间接 FXa 抑制剂:间接 FXa 抑制剂具有以下优点和缺点:①皮下注射的生物利用度高,几乎达到100%;②FXa 的特异性抑制物:由于分子链短,这些分子仅能连接抗凝血酶和 FXa,而不能起到将抗凝血酶和凝血酶桥连起来的作用,故特异性抑制 FXa,使抗凝血酶选择性中和 FXa 的活性增加约数百倍。而肝素还可抑制 FⅡa、FⅨa、FⅪa 和 FⅫa 等凝血因子;③不与抗凝血酶以外的其他血浆蛋白结合:以原型从肾脏清除,故与 LMWH 相同,在肾功能不全时可产生体内蓄积。当肌酐清除率低于 30ml/min 时禁用,肌酐清除率 30~50ml/min 时慎用。由于不与血小板第 4 因子(PF4)或血小板结合,所以,对肝素诱导的血小板减少症(HIT)的患者可能是一种安全、有效的抗凝替代药;④半衰期明显延长:磺达肝素的半衰期约 18h,可每日给药一次。艾卓肝素的半衰期为 80~130 小时,几乎与抗凝血酶的半衰期一样长,可以每周仅给药一次,使用方便;⑤对活化的部分凝血活酶时间(APTT)、国际正常化比值(rNR)或出血时间无影响或仅有微弱影响,不需要实验室监测;⑥抗凝作用不能被鱼精蛋白逆转。一旦过量导致出血,也许只有大剂量重组 FⅦa 可能有效。

包括磺达肝素和艾卓肝素,两者均为人工合成,是 UFH 和 LMWH 中与抗凝血酶结合的戊糖序列类似物。这些类似物经过化学修饰,增加了与抗凝血酶的亲和性。

磺达肝素是一种预防和治疗静脉、动脉血栓栓塞性疾病的强效抗栓剂。预防外科手术后血栓栓塞,磺达肝素的效果与 LMWH 相同或明显优于 LMWH,而严重出血的发生率相似。磺达肝素治疗急性 VTE 的疗效和安全性与 UFH 或 LMWH 相当。美国已批准磺达肝素用于髋和膝关节矫形术后和髋部骨折术后血栓预防治疗和 VTE 一线治疗。目前还不能确定磺达肝素是否一定优于 LMWH,但就 HIT 的危险性来看,它可能较为安全。

艾卓肝素在剂量仅 2.5mg 时就可达到与常规剂量华法林治疗急性 DVT 的相同疗效。由于每周仅需注射一次,艾卓肝素可能比 LMWH 更方便,在某些患者中可替代口服华法林。

(2)直接 FⅩa 抑制剂:直接 FⅩa 抑制剂可抑制血浆中游离的 FⅩa 和与活化血小板结合的 FⅩa。与肝素、LMWH 和间接 FⅩa 抑制剂相比,此特性是直接 FⅩa 抑制剂在治疗上的优点。直接 FⅩa 抑制剂则通过直接与凝血酶外部位或活性部位结合,抑制凝血酶。与肝素不同,直接凝血酶抑制剂可与血液中的凝血酶结合,还能与附着在凝血块上的凝血酶相结合。而且,它们抑制凝血酶的作用不需要抗凝血酶Ⅲ的参与。此外,该类药物不与血浆蛋白和血管内皮细胞结合,也不被血小板第 4 因子所结合,因此,抗凝效果确切且可预测性强。曾有在肝素耐药患者体外循环中使用此类药物的报道。

直接 FⅩa 抑制剂具有以下优点:①几乎不与血浆蛋白结合,故其抗凝强度是可预知的;②不与血小板因子 4 结合,与诱发 HIT 的自身抗体无交叉反应,故可用于 HIT;③既可抑制与纤维蛋白结合的凝血酶,也可抑制血浆中游离的凝血酶;④不通过抑制维生素 K 而起作用,故不存在如口服华法林受食物影响的问题,产生药物相互作用的可能性小。

直接 FⅩa 抑制剂的潜在缺点:①目前还没有能快速逆转其抗凝作用的药物;②不同的抑制剂在药理学方面存在显著差异,造成疗效、安全性和方便程度上的明显不同;③价格昂贵。

直接 FⅩa 抑制剂包括利伐沙班和阿哌沙班。利伐沙班(拜瑞妥):利伐沙班是一种高选择性,直接抑制因子 Ⅹa 的新型口服药物。通过抑制因子 Ⅹa 可以中断凝血瀑布的内源性和外源性途径,抑制凝血酶的产生和血栓形成。利伐沙班并不抑制凝血酶,也并未证明其对于血小板有影响。可延长 PT 及 APTT。在临床常规使用利伐沙班时不需要监测凝血参数。

3.直接凝血酶(因子Ⅱa)抑制剂

(1)重组水蛭素衍生物(地西卢定、来匹卢定、比伐卢定):可逆地抑制游离和结合凝血酶。是肝素替代药物,可用于不稳定型心绞痛患者行经皮冠状动脉介入治疗。其较肝素引起大量出血的风险低。

(2)阿加曲班:阿加曲班是 L-精氨酸衍生物,通过可逆地抑制凝血酶催化或诱导的反应,包括血纤维蛋白酶 C 的活化,及血小板聚集发挥其抗凝血作用。可延长 PT 及 APTT。药物消除半衰期为 21min,停药 2h 后 APTT 可恢复正常。

(3)达比加群:是强效、竞争性、可逆性、直接凝血酶抑制剂,也是血浆中的主要活性成分。达比加群可抑制游离凝血酶、与纤维蛋白结合的凝血酶和凝血酶诱导的血小板聚集。达比加群可延长凝血酶时间和APTT。

【抗血小板药】

动脉血栓的防治主要以抗血小板为主,长期的抗血小板治疗常用于冠心病、脑血管病以及外周血管病患者。

（一）NSAIDS 类药物

阿司匹林为代表药物,其不可逆地抑制血小板膜上的环氧化酶,从而抑制血栓素 A_2（TXA_2）的合成与释放,最终抑制了 TXA_2 诱发的血小板聚集。尽管阿司匹林的血浆半衰期只有 20min,但由于其不可逆的抑制特性,40~50mg/d 的阿司匹林就足以完全抑制血小板环氧化酶的功能,在血小板的生存期内（8~10天）,血小板功能始终处于抑制状态,直至有新产生的血小板,才能够维持其正常的聚集功能。尽管阿司匹林问世已逾百年,目前仍是研究和临床应用的主流药物,在心脑血管病的一/二级预防中广泛地使用。

（二）ADP 受体抑制剂

如氯吡格雷（波立维）、噻氯匹定（抵克力得）、普拉格雷、替卡格雷等。噻氯匹定（抵克力）是强效血小板抑制剂,阻断血小板 ADP 受体,抑制二磷酸腺苷（ADP）所引起的血小板聚集。氯吡格雷是新一代的ADP 受体拮抗剂,其抗血小板活性是噻氯匹定的 6 倍,耐受性良好。与阿司匹林类似,氯吡格雷不可逆抑制血小板功能,由于作用机制不同,二者常联合应用于高风险患者,如冠脉支架植入术后和急性冠脉综合征患者,以协同拮抗血小板聚集功能。

（三）糖蛋白Ⅱb/Ⅲa 受体拮抗剂

主要包括阿昔单抗、替罗非班和依替巴肽,阿昔单抗为人鼠嵌合的单克隆抗体片段,作用于血小板糖蛋白 GPⅡb/Ⅲa 受体,阻断纤维蛋白原与之结合,从而抑制血小板的聚集。单次剂量静脉注射后,在数分钟内大部分与Ⅱb/Ⅲa 受体高亲和力结合,其余游离部分则快速从血浆清除。停止阿昔单抗持续输注后,其游离部分的药物浓度在 6h 内快速降低,而与受体结合的部分药物消除相当缓慢,即使在 7d 后,约有25%的受体功能没有恢复。由于缺乏特效的抗血小板药物拮抗剂,在一些急需恢复血小板功能的情况下,输注血小板可能是唯一的选择。

（四）其他抗血小板药

如双嘧达莫（潘生丁）:双嘧达莫抑制血小板聚集,高浓度可抑制血小板释放。它往往与阿司匹林合用于卒中的预防和短暂性脑缺血发作的治疗。

【纤维蛋白溶解药】

这类药物包括链激酶、尿激酶、瑞替普酶、拉诺替普酶、葡激酶、替奈普酶。

1.链激酶　为外源性纤溶系统激活剂,具有激活体内纤溶系统作用,可与纤溶酶原结合,能促进体内纤维蛋白溶解系统的活力,使纤维蛋白溶酶原转变为活性的纤维蛋白溶酶。引起血栓内部崩解和血栓表面溶解。

2.尿激酶　直接作用于内源性纤维蛋白溶解系统,能催化裂解纤溶酶原成纤溶酶,后者不仅能降解纤维蛋白凝块,亦能降解血液循环中的纤维蛋白原、凝血因子 Ⅴ 和凝血因子Ⅶ等,从而发挥溶栓作用。

【选择性血清素再摄取抑制剂（AARls）和其他抗抑郁药】

AARls 选择性抑制突触前膜对羟色胺（5-HT）的回收,这类药物包括氟西汀（百忧解）、氟伏沙明（兰释）、帕罗西汀、舍曲林（左洛复）、西酞普兰、氯米帕明、曲唑酮。非选择性血清素再摄取抑制剂包括阿米替林、丙米嗪、多塞平。这些药物通常用于抗抑郁、焦虑等心理状况。研究已经表明,SSRIs 与 NSAIDs、阿司匹林或其他抗凝药合用时可增加出血风险。

（胡立波）

第九节　利尿脱水药

利尿药是作用于肾脏的,增加电解质及水排泄并使尿量增多的药物。早期的利尿药都是天然物质,如咖啡因、尿素、茶碱、可可碱等。古埃及医学书籍也记载杜松子具有温和的利尿作用。这些天然利尿药的利尿作用弱,且常有多种不良反应。

脱水药又称为渗透性利尿药,可以自由滤过肾小球,肾小管对渗透性利尿药的重吸收有限,其药理活性相对不活泼。甘露醇是脱水药的代表药物,其他还有尿素、甘油、山梨醇、高渗葡萄糖等。

一、利尿药

(一)利尿药的药理作用

1.利尿药的分类和作用机制　临床常用的利尿药有多种分类方法,如按作用部位分为袢利尿药,按作用强度分为高效、中效、低效利尿药,按化学结构分为噻嗪类利尿药,按其对钾离子的作用分为排钾利尿药与保钾利尿药等。比较常用的分类方法是把利尿药分为袢利尿药、噻嗪类利尿药、保钾利尿药和碳酸酐酶抑制药。

(1)袢利尿药:包括呋塞米、布美他尼和托拉塞米,能够可逆的抑制髓袢升支粗段的 Na^+-K^+-$2Cl^-$ 同向转运体系,从而抑制髓袢升支粗段重吸收 Cl^-、Na^+、K^+、和 H^+,髓袢升支粗段是正常情况下大部分钠重吸收的地方,所以当袢利尿药剂量加大时,排钠量和排尿量都明显增加。即使对于肾功能严重受损的患者,袢利尿药依然有效。与噻嗪类利尿药相比,袢利尿药利尿能力更强,而排 Na^+ 和 K^+ 较少。

(2)噻嗪类利尿药:包括噻嗪利尿药和类噻嗪利尿药,能够抑制远曲小管近端 Na^+ 和 Cl^- 的重吸收,该 Na^+-Cl^- 共同转运系统对袢利尿药不敏感。正常情况下只有一小部分钠离子在此重吸收,因此噻嗪类利尿药排钠作用较弱,剂量-效应曲线也比较平缓。美托拉宗是类噻嗪利尿药,除远曲小管外,还可作用于近曲小管,该特性使得其在肾衰竭时还可能有效,而其他噻嗪类利尿药因为仅作用于远曲小管,在肾衰时效果有限。苘磺苯酰胺在小剂量时主要起血管扩张作用,在大剂量时有较弱的利尿作用。当肾小球滤过率(GFR)低于 $40ml/min$ 时,噻嗪化物和苘磺苯酰胺的利钠作用消失。而美托拉宗依然有效。远曲小管中大量的 Na^+ 能够促进 Na^+-K^+ 交换,尤其是当肾素-血管紧张素-醛固酮系统激活时作用更为显著。此外噻嗪类利尿药还能够促进肾小管远端主动排钾。该类药物在胃肠道吸收较快,在 $1\sim2$ 小时内即可产生利尿作用,通常持续 $6\sim12h$,其作用强度介于袢利尿药和保钾利尿药之间。

(3)保钾利尿药:包括螺内酯、阿米洛利和氨苯蝶啶。通过抑制钠通道,抑制远曲小管和集合管 Na^+ 重吸收,从而间接减少钾丢失。此类药物利尿作用较弱,常与噻嗪类或袢利尿药合用,可以在排钠同时减少钾和镁的丢失。在远曲小管和集合管,钠通过小管内皮细胞顶端的钠通道重吸收,通过激活 Na^+-K^+ ATP酶在基底膜进行钾钠交换,醛固酮可提高该酶活性。螺内酯及其活性代谢产物能竞争性抑制远曲小管和集合管上皮细胞内醛固酮和盐皮质激素受体结合,从而抑制 Na^+-K^+ 泵活性。其利尿作用较其他保钾利尿药更强,用量一天一次即可。近来有资料显示螺内酯可以明显降低晚期心功能衰竭患者的死亡率。

(4)碳酸酐酶抑制药:代表药物是乙酰唑胺,通过抑制肾小管细胞的碳酸酐酶活性,使钠氢交换受阻,从而促进钠、钾及碳酸氢根排出而利尿,其利尿作用较弱。

除利尿外,利尿药还有许多肾外作用。袢利尿药和噻嗪类利尿药急性作用期都有扩张血管作用。其作用机制可能是血管壁丢失水分和钠,释放前列环素和内皮源性血管扩张因子。外周血管阻力降低还与钾离子通道激活有关。阿米洛利和氨苯蝶啶还可抑制延迟性钾外流(IK)而影响心肌复极,当其与 IA 类抗心律失常药物合用时可能进一步抑制心脏复极,延长 Q-T 间期。

2.利尿药对内环境和代谢的影响　袢利尿药和噻嗪类利尿药可能造成电解质缺失,尤其是钾和钠离子。而低钾血症和低钠血症又可进一步产生其他代谢影响。钾离子丢失量与利尿药用量直接相关,低钾血症可进一步加重心肌功能异常,增加心搏骤停危险。服用利尿药后,轻度的低钾血症也可能产生下肢痉挛、多尿、肌无力等症状。用利尿药还可能造成镁缺乏,从而影响补钾效果。镁缺乏还与低钾血症时某些心律失常有关。因此对于心衰患者,应用利尿药时应常规检查血镁浓度,必要时应给予纠正。

用噻嗪类利尿药常会出现血钙轻度升高(通常少于 0.125mmol/L),此机制部分与细胞外液减少,近曲小管钠重吸收增加并伴随钙重吸收增加有关。轻度血钙升高通常无临床意义,但是对于未被诊断的甲状旁腺功能亢进患者,血钙可能明显升高。利尿药导致的血钙升高可减少老年患者骨质疏松和骨折的发生率。小剂量利尿药所致的尿钙吸收增加还减少了肾结石的风险。

绝大部分利尿药,包括袢利尿药、大部分噻嗪类利尿药和保钾利尿药,都会增加近曲小管对尿酸的重吸收,使血中尿酸水平升高,该作用呈剂量依赖性。事实上,用利尿药后,血中尿酸水平比血钾更容易变化。利尿药所致高尿酸血症有可能引起痛风发作,尤其是那些肥胖、酗酒和有家族史的患者。在未经治疗的高血压患者中,三分之一有血尿酸升高,当长期服用大剂量利尿药后,另外三分之一患者也可能出现高尿酸血症。

利尿药治疗后常会出现血胆固醇水平升高,但是用小剂量利尿药治疗一年后,血胆固醇水平升高并无明显不良反应。大剂量利尿药还可升高血糖,加重糖尿病,这可能与其增加胰岛素抵抗有关。利尿药增加胰岛素抵抗的机制还不清楚,可能与低钾血症有关。噻嗪类利尿药较之袢利尿药作用时间长,故此作用更为明显。

3.利尿药抵抗及其处理　服用利尿药的患者经常会出现一种明显的对药物耐受或抵抗的现象,被称为"刹车现象",无论是短期或长期应用都可能出现。短期用药出现的抵抗作用可能与细胞外液量减少,肾脏交感和肾素-血管紧张素系统激活,引起代偿性钠潴留有关。但确切的机制还不清楚,血管紧张素转化酶抑制剂(ACEI)或肾上腺素能受体阻滞剂并不能完全防止此现象,可通过更频繁的给药,减少钠摄入量等减弱此现象。

而长期用药后出现的耐受作用主要因为肾小管 Na$^+$-K$^+$-2Cl$^-$ 共同转运体系抑制位点远端的肾小管上皮细胞代偿性增生,重吸收能力增强所致。该现象可出现在正常机体,即使给数倍剂量的短效利尿药,也不见尿量明显升高。临时或长期应用袢利尿药后,可迅速(约 60 分钟)引起远曲小管 Na$^+$-Cl$^-$ 转运功能增强。远曲小管增生引起的耐受现象可加用噻嗪类利尿药来抵消。长期用药后出现利尿药抵抗的另一个重要原因是肝肾功能不全。肾衰竭时,大量有机酸在近曲小管与利尿药竞争分泌,使得能够到达管腔膜活性作用位点的利尿药减少。肝功能衰竭时,血容量减少激活肾交感和肾素-血管紧张素系统,使得近曲小管钠的重吸收增加。

多种药物,尤其是非甾体抗炎药,可通过多种机制抑制肾功能。肾脏需要分泌前列腺素以代偿心衰患者体内多种血管收缩因子,而所有的非甾体抗炎药,包括阿司匹林,可以抑制肾脏合成此类血管舒张因子,从而降低利尿药效能。合并应用扩血管药物是引起利尿药抵抗的常见原因。用于心衰患者的多种减少后负荷的扩血管药物,常常扩张中心和外周血管,心输出量虽然增加,但肾血流减少,使得利尿药效能下降。在动脉粥样硬化伴肾动脉狭窄患者,扩血管药物还可使血压降至较低水平,使肾脏自动调节功能丧失,肾小球滤过率(GFR)下降。

正确理解利尿药抵抗的机制有助于我们合理处理问题。改善循环,纠正低血压或低血容量有助于改善抵抗现象;加大剂量或持续静脉注射呋塞米使得其在近曲小管处分泌增加,持续静脉注射还有利于降低其峰浓度,减轻毒性作用;合并应用作用于不同部位的利尿药也有利于恢复利尿作用。对于肾衰患者,噻嗪类利尿药通常是无效的,袢利尿药剂量要加倍。美托拉宗小剂量效果较好,应尽量避免应用大剂量,也可用于肾衰患者。

(二)各类利尿药

1.袢利尿药　袢利尿药是一类作用于髓袢升支粗段,阻断 Na^+ 和 Cl^- 重吸收的利尿药。髓袢升支粗段存在一种同时转运 1 个 Na^+、1 个 K^+ 和 2 个 Cl^- 的同向转运体系,可双向进行,吸收超滤液中 25% 的 NaCl,虽然近曲小管重吸收大约 65% 的超滤液,但只作用于近曲小管的利尿药效能有限。因为升支粗段的重吸收能力很大,来自近曲小管的多数排泄物在此被重吸收。作用于比髓袢升支粗段更远端的利尿药,效能也不高,因滤过液中只有一小部分能到达这些较远的部位。因此,袢利尿药属高效能利尿药。

袢利尿药是一组具有多样化学结构的药物。包括呋塞米、布美他尼、阿佐塞米、吡咯他尼,都含有磺胺基团;托拉塞米是碘尿酸;而利尿酸则是苯氧醋酸的衍生物。

(1)作用机制和部位:袢利尿药主要作用于髓袢升支粗段。个别药物,如呋塞米对近曲小管可能也起作用。髓袢升支粗段 Na^+-K^+-$2Cl^-$ 同向转运体系介导此处 Na^+、K^+、$2Cl^-$ 由管腔向小管上皮细胞流动,其所需能量来自 Na^+ 的电化学梯度。而 Na^+ 的电化学梯度是通过基底膜的 Na^+-K^+-ATP 酶泵产生,并以此为 K^+、Cl^- 逆浓度梯度进入细胞提供能量。髓袢升支粗段管腔上皮细胞膜只有 K^+ 通道,所以管腔上皮细胞膜电压取决于 K^+ 平衡电位(Ek);基底膜上有 K 和 Cl^- 两种通道,而对 cr 的传导使基底膜去极化,因此基底膜电压比 Ek 小。基底膜去极化的结果使跨上皮电位相差约 10mV,相对于间质腔隙来说,管腔侧为正电位。管腔侧的正电位对阳离子(Na^+、Ca^{2+}、Mg^{2+})有排斥作用,是这些阳离子经胞旁途径流入肾间质的重要驱动力。袢利尿药与髓袢升支粗段 Na^+-K^+-$2Cl^-$ 体系相结合,抑制了该体系的功能,使这一段肾单位对盐的转运完全停止。袢利尿药通过消除跨上皮的电位差,对髓袢升支粗段 Ca^{2+} 和 Mg^{2+} 的重吸收也起到抑制作用。

袢利尿药只作用于肾小管细胞管腔膜一侧,对基底膜一侧无作用。其抑制髓袢升支粗段溶质重吸收,抑制髓质渗透压梯度形成,从而抑制集合管重吸收水的能力。袢利尿药还可抑制近曲小管碳酸酐酶活性,但这可能不是其对近曲小管影响的全部机制。当近曲小管液中不含重碳酸盐时,呋塞米仍可抑制其重吸收功能;布美他尼抑制碳酸酐酶作用非常弱。此外呋塞米还对远曲小管对噻嗪利尿药敏感的 Na^+-Cl^- 共转运体系有轻微的抑制作用。袢利尿药抑制髓袢升支粗段约 30% 钠重吸收量,其对 Na^+-Cl^- 共转运体系的作用又抑制远曲小管钠重吸收。袢利尿药降低髓袢升支粗段细胞内钠浓度,减少了基底膜 Na^+-K^+-ATP 酶泵对能量需求,而此处正是肾对缺氧最敏感区域。

呋塞米促进肾脏产生前列腺素,使肾血管扩张,抑制球管反馈。其对肾血管血流再分布的影响使得血液更多的由髓质向皮质分布,该机制亦与其利尿作用有关。非甾体抗炎药可阻断呋塞米扩血管和利尿作用。

(2)对尿液排泄的影响:袢利尿药阻断 Na^+-K^+-$2Cl^-$ 同向转运体系,使尿液中 Na^+、Cl^- 的排泄显著增加。通过消除跨上皮电位差,也使 Ca^{2+}、Mg^{2+} 排泄增加。所有袢利尿药均使尿 K^+ 排泄增加。当快速给药时,尿液中尿酸排泄增加;缓慢给药时,尿酸排泄减少。由于髓袢升支粗段是尿液的稀释段,因而使用袢利尿药可影响肾稀释尿液的能力。

(3)对肾血流动力学的影响:袢利尿药可阻断球管反馈机制,可能是因为抑制了盐向致密斑的转运,使致密斑对小管液中 NaCl 浓度不再敏感所致。另外,因对致密斑 NaCl 转运的干扰,袢利尿药还可引起肾素大量释放。当体液容量减少时,袢利尿药则通过反射性激活交感神经系统,以及刺激肾内压力感受器而使肾素释放增加。

(4)其他作用:袢利尿药,特别是呋塞米可急剧降低静脉系统的容量,降低左室充盈压,可用于肺水肿患者的治疗。呋塞米和利尿酸可抑制 Na^+-K^+-ATP 酶、糖酵解、线粒体呼吸、微粒体 Ca^{2+} 泵、腺苷酶、磷酸二酯酶和前列腺氢化酶等,但无临床意义。体外研究显示,大剂量袢利尿药可使许多组织的电解质转运受到抑制。在内耳,内淋巴电解质成分的改变可能是药源性耳毒作用的关键,具有重要的临床意义。

(5)药代动力学:袢利尿药为有机阴离子基团,在近曲小管分泌入肾小管腔。呋塞米在胃内吸收,口服生物利用度约50%,50%口服药物以原形经肾排出,少部分经肝脏和肠道排出。其代谢在近曲小管。呋塞米与白蛋白结合度很高,这有利于其分泌入近曲小管。呋塞米作用的部位是管腔膜,因此服用呋塞米后利尿作用与其在尿液中的浓度相关,而不是与血浓度相关。

呋塞米口服后20~30分钟开始排尿,1~2小时达高峰,维持6~8小时;静注后2~5分钟起效,0.5~1.5小时达高峰,持续4~6小时。利尿酸口服后30分钟起效,2小时达高峰,持续6~8小时;静注后5~10分钟显效,1~2小时达高峰,持续约2小时。布美他尼相对效能为呋塞米的40倍,口服后30分钟起效,1~2小时达高峰,持续3~6小时;静注后5分钟开始利尿,0.5~2小时达高峰,持续2~3小时。

(6)不良反应、禁忌证及药物相互作用

1)不良反应:最常见的不良反应是水、电解质平衡失调。大量应用袢利尿药可引起 Na^+ 丢失,出现低钠血症或细胞外液容量衰竭,表现为低血压、循环衰竭、血栓栓塞;在有肝病的患者,可导致肝性脑病;Na^+ 向远曲小管转运增多,加上肾素.血管紧张素系统激活,使 K^+、H^+ 在尿液中排泄增加,引起低氯性碱中毒;如果 K^+ 摄入不足,发生低钾血症,可引起心律失常;Mg^{2+}、Ca^{2+} 排泄增加导致低镁血症(也是心律失常的危险因素)和低钙血症等。

袢利尿药所致的耳毒性作用表现为耳鸣、听力损害、耳聋、眩晕和耳胀的感觉,以耳聋最为常见,但呈可逆性,多见于快速静脉给药。利尿酸的耳毒性比其他袢利尿药强。袢利尿药可引起高尿酸血症(极少致痛风)、高血糖,升高血中低密度脂蛋白胆固醇水平,降低血浆高密度脂蛋白胆固醇水平。其他少见的不良反应包括皮肤丘疹、日光过敏、感觉异常、骨髓抑制和胃肠道紊乱。

2)禁忌证:袢利尿药禁忌证包括严重的低钠血症和容量不足;对磺胺过敏(禁忌含磺胺基的袢利尿药);无尿以及对袢利尿药试验剂量无反应。

3)相互作用 与袢利尿药相互作用的药物有:①氨基糖苷类(耳毒性有协同作用)。②抗凝药(增加抗凝活性)。③强心苷类(致心律失常发生率升高)。④锂(使血浆锂升高)。⑤普萘洛尔(使血浆普萘洛尔水平升高)。⑥磺胺脲类(高血糖)。⑦顺铂(增加利尿药所致的耳毒性)。⑧非甾体抗炎药和丙磺舒(降低了利尿药的效果)。⑨噻嗪类利尿药(协同利尿作用,引起多尿症)。

(7)临床应用:袢利尿药常用于治疗充血性心力衰竭、肝硬化水肿以及肌酐清除率过低的患者。还可用于治疗高钙血症,抑制肾钙重吸收。在急性左心衰时,呋塞米可在利尿作用之前通过扩张静脉,改善肺水肿,减轻前负荷。虽然呋塞米可以降低髓袢升支粗段氧耗,但在临床上却并未发现其对肾缺血有保护作用。在一项临床试验中,126位行心脏手术患者,麻醉诱导后随机接受呋塞米、多巴胺、安慰剂治疗,术后接受呋塞米组患者血中肌酐水平最高,肌酐升幅最大,肌酐清除率下降最明显。

许多患者长期口服呋塞米治疗,因此术前有必要检查血肌酐、尿素、电解质水平。长期或过量服用呋塞米可能产生低钠、低钾、低镁性碱中毒。大量利尿可能造成脱水、低血压,甚至肾前性肾衰竭。虽然大部分患者静脉注射袢利尿药后可出现尿量增多,但其程度和持续时间是不确定的。在体外循环时,当用中等剂量的呋塞米降低血钾时,其后1~2小时往往需要补充钾和液体。长期应用袢利尿药可见血尿酸升高。

对于肾功能不全患者,大剂量,尤其是快速给药时,可能出现耳毒性。偶尔袢利尿药可能引起间质性肾炎。

长期应用袢利尿药可能出现耐受现象,与远曲小管、集合管上皮细胞代偿性增生有关。产生耐受的患者需加大袢利尿药剂量,或加用噻嗪类利尿药。与呋塞米相比,布美他尼肾外代谢更多,因此当长期应用时更适合于肾功能不全患者。

呋塞米可口服或静脉、肌内注射,常用剂量 $20 \sim 80mg$ 肌肉或静脉注射,剂量可从 $20mg$ 开始递增并 2 小时重复一次。一般每日 $1 \sim 2$ 次,口服 $40mg$,每日两次。呋塞米静脉注射时间应大于 2 分钟,连续静脉输注 $10 \sim 20mg/h$,每日静脉注射总量不宜超过 $1g$。布美他尼适应证同呋塞米,口服 $0.5 \sim 2mg$,5 小时可重复一次,每日最大剂量 $10mg$;静脉或肌内注射 $0.5 \sim 1mg$,3 小时可重复一次,每日最大剂量 $10mg$。布美他尼仅在患者胃肠道吸收功能障碍时才考虑静脉或肌肉用药,可用于对呋塞米过敏的患者,剂量为呋塞米的 $1/40$。利尿酸临床应用较少,主要用于对磺胺类制剂过敏的患者。其适应证同上,口服 $50 \sim 200mg$ 每日,或 $50mg$ 或 $0.5 \sim 1mg/kg$ 静脉注射,一般一天一次即可。肌内注射会导致局部疼痛等不良反应,当需要重复注射时,宜更换静脉以避免血栓性静脉炎。

2.噻嗪类利尿药　噻嗪类利尿药均含有磺胺基,是由杂环苯并噻二嗪与一个磺酰胺基($-SO2NH_2$)组成。其一系列的衍生物是在 2、3、6 位代入不同基团而得。最初合成的此类利尿药是苄噻衍生物,因而这类药常统称为噻嗪类利尿药。

按等效剂量比,本类药物中各个利尿药的效价强度可相差达千倍,从弱到强的顺序依次为:氯噻嗪＜氢氯噻嗪＜氢氟噻嗪＜苄氟噻嗪＜环戊噻嗪。但噻嗪类药物的效能相同,所以有效剂量的大小在各药的实际应用中并无重要意义。氯噻酮无噻嗪环结构,但其药理作用相似。

(1)作用机制和部位:噻嗪类利尿药主要作用于远曲小管的近端,抑制该部位对 Na^+、Cl^- 的重吸收。肾皮质有高度亲和噻嗪类利尿药的受体,使噻嗪类利尿药局限于远曲小管。同其他部位的肾单位相同,远曲小管基底膜上的 Na^+ 泵是电解质转移的动力源泉,管腔上皮细胞膜上的 Na^+-Cl^- 转运体系增强了 Na^+ 的电化学梯度所含的能量,将 Cl^- 逆电化学梯度转移入上皮细胞,然后 Cl^- 经 Cl^- 通道逸出基底膜。噻嗪类利尿药对 Na^+-Cl^- 转运体系的抑制可能是通过竞争 Cl^- 的结合位点而发挥作用。

噻嗪类利尿药抑制远曲小管 NaCl 重吸收,降低肾小管上皮细胞内 Na^+ 浓度,从而促进基底膜外侧 Na^+/Ca^{2+} 交换,升高血钙浓度。有资料显示噻嗪类利尿药可以直接增加细胞膜对 Ca^{2+} 通透性。通过激活钙依赖的钾通道,噻嗪类利尿药可直接扩张血管。

(2)对尿液排泄的影响:噻嗪类利尿药是通过促进 Na^+ 和 Cl^- 的排泄而产生利尿作用,属中效利尿药。由于它使到达集合管的尿液钠浓度升高,可以促进 Na^+/K^+ 交换,导致钾排出增多。噻嗪类利尿药也有轻微的抑制碳酸酐酶作用,可促进 HCO_3^- 和磷的排泄。它还可以抑制髓质集合管盐和水分重吸收,但对髓袢升支粗段无作用。快速给药可增加尿酸排泄;缓慢给药则尿酸排泄减少。

(3)对肾血流动力学的影响:噻嗪类利尿药不影响肾血流,但由于升高了小管内压力,因而相应地降低肾小球滤过率,对管球反馈机制无影响。

(4)其他作用:噻嗪类利尿药可抑制磷酸二酯酶、线粒体氧消耗以及肾对脂肪酸的摄取,但这些作用无临床意义。

(5)药代动力学:噻嗪类利尿药也是有机阴离子基团,在近曲小管分泌。噻嗪类利尿药口服吸收好,蛋白结合率高,主要经肾排泄。双氢克尿噻是噻嗪类利尿药的代表药物,口服吸收率 $65\% \sim 75\%$,口服后 1 小时出现作用,2 小时达高峰,持续作用 $12 \sim 18$ 小时,消除半衰期为 2.5 小时,在体内以原型药物经肾排泄。

(6)不良反应、禁忌证及药物相互作用:噻嗪类利尿药的不良反应包括:①中枢神经系统症状(眩晕、头痛、感觉异常、黄视症、虚弱）。②胃肠道症状（厌食、恶心、呕吐、痉挛、腹泻、便秘，少数病例曾发生急性胆囊炎和胰腺炎等）；③血液恶病质；④皮肤丘疹或日光过敏；⑤水、电解质与酸碱平衡失调，如低钾血症、低钠血症、低氯血症、低镁血症、高钙血症、代谢性碱中毒以及高尿酸血症等；⑥糖耐量下降，隐性糖尿病在利尿治疗期间可转化为显性，但其机制还不十分清楚。高血糖可能与低钾血症有关，因给利尿药的同时补充钾，高血糖症状可缓解；⑦血浆中低密度脂蛋白胆固醇、总胆固醇和总甘油三酯的水平增高。对磺胺过敏的患者禁用噻嗪类利尿药。

噻嗪类利尿药可降低抗凝药、排尿酸药、磺酰脲类和胰岛素的治疗效果；增强麻醉药、二氮嗪、强心苷、袢利尿药和维生素 D 的作用。非甾体抗炎药、利胆药（减少噻嗪类利尿药的吸收）和乌洛托品（使尿液碱化）可降低噻嗪类利尿药的疗效。两性霉素 B 和肾上腺皮质激素增加噻嗪类利尿药引起的低钾血症的危险性。值得注意的是，本类药物与奎尼丁合用，可出现致命性的心律失常。

（7）临床应用：噻嗪类利尿药主要用于高血压的维持治疗，它具有利尿/排钠、扩张血管作用，以上作用具有协同性。此外噻嗪类利尿药还可用于高钙尿症和肾结石。

噻嗪类利尿药在围术期应用不多。但其常作为高血压患者一线用药，因此在术前要仔细了解患者病史。同其他利尿药一样，过度使用噻嗪类利尿药可能导致氮质血症。它的一个严重并发症是低钾血症，因此常与保钾利尿药共用。长期应用噻嗪类利尿药可干扰脂肪和糖代谢，对此类患者应注意有无出现糖尿病和高脂血症。

氯噻嗪用于高血压或水肿伴充血性心衰、肝硬化、肾疾患，0.5～1g/次，1～2 次/日，只有在紧急情况下患者不能口服时才考虑静脉注射。氢氯噻嗪口服 12.5～50mg/d，或 25～100mg/d 直到水肿消除。

3.保钾利尿药　保钾利尿药作用于远曲小管和集合管，分为两类：盐皮质激素受体拮抗药（螺内酯）和肾上皮细胞 Na^+ 通道抑制药（阿米洛利，氨苯蝶啶）。此类药物无静脉制剂，因此不常用于围术期和危重患者。

盐皮质激素结合于特异的盐皮质激素受体，引起水、钠潴留，增加 K^+、H^+ 排泄。1957 年 Kagawa 等观察到某些螺内酯类药物能阻断盐皮质激素的作用，这一发现导致了盐皮质激素受体拮抗药的合成。肾上皮细胞 Na^+ 通道抑制药中只有氨苯蝶啶和阿米洛利为临床所用，具有轻度 NaCl 排泄以及保钾作用。阿米洛利是吡嗪呱类衍生物，氨苯蝶啶是蝶啶类。

（1）作用机制和部位：保钾利尿药利尿作用弱，因为到达其作用部位的钠仅为总负荷的 5%。

1）盐皮质激素受体拮抗药：远曲小管远端和集合管的上皮细胞的胞质中含有盐皮质激素受体，对醛固酮有高度的亲和性。醛固酮从基底细胞膜进入上皮细胞，与其特异受体结合，产生受体-醛固酮复合物，该复合物转移至细胞核内，并结合到特异的 DNA 序列上，调节醛固酮诱导蛋白（AIPs）的表达。其结果是管腔膜上钠、钾通道，Na^+-H^+ 共转运体，以及基底膜上 Na^+-K^+-ATP 酶合成减少。同时醛固酮还能够抑制 ATP 更新及其对 Na^+-K^+-ATP 酶合的供给。而盐皮肤激素受体拮抗药，如螺内酯，可竞争性抑制醛固酮与受体结合，产生受体(螺内酯复合物，此复合物不能诱导 AIPs 生成，从而干扰醛固酮对上述部位 Na^+、cr 的重吸收及 Na^+/K^+ 交换，促进 Na^+ 和 Cl^- 的排出而产生利尿作用。

2）肾上皮细胞 Na^+ 通道抑制药：本类药物的作用部位在远曲小管远端和集合管皮质段，阻滞了这些部位管腔侧主细胞膜上的 Na^+ 通道，增加 Na^+、Cl^- 的排泄而发挥利尿作用。同时细胞内 Na^+ 浓度降低抑制基底膜 Na^+ 泵的活性，使得细胞内外电化学梯度减少，K^+、H^+ 分泌减少。研究证实，氨苯蝶啶和阿米洛利与 Na^+ 通道的相互作用包括竞争性和非竞争性两种机制。

（2）对尿液排泄的影响：远曲小管远端和集合管重吸收溶质的能力有限，因而阻滞这一部分肾单位上的 Na^+ 通道仅使 Na^+、Cl^- 的排泄率轻度升高（约为滤过量的 2%），故此类药物属低效利尿药。Na^+ 通道阻滞使管腔膜超极化,降低了跨上皮的管腔负电位,进而使 K^+、H^+、Ca^{2+}、Mg^{2+} 等阳离子的排泄减少。螺内酯对尿液的排泄作用与肾上皮细胞 Na^+ 通道抑制剂的效果相似。不同的是,螺内酯的临床效应基于内源性醛固酮的功能基础上。内源性醛固酮水平越高,螺内酯的利尿作用越大。

(3)对肾血流动力学的影响:保钾利尿药对肾脏的血流动力学无影响,也不改变管球反馈机制。

(4)其他作用:阿米洛利浓度较高时可阻断 Na^+/K^+ 和 Na^+/Ca^{2+} 交换,抑制 Na^+ 泵。有报道,高浓度螺内酯通过抑制 11β-、18-、21-和17a-羟化酶干扰甾体的生物合成,但这些作用的临床意义不大。

(5)药代动力学:氨苯蝶啶和阿米洛利都是有机阳离子化合物,在近曲小管分泌。氨苯蝶啶口服吸收不完全,约 $30\%\sim70\%$,口服后1小时起效,$4\sim6$ 小时达高峰,可持续 $12\sim16$ 小时,清除半衰期4.2小时,药物经肝脏代谢成活性代谢产物,也可分泌入小管液。阿米洛利的效价为氨苯蝶啶的10倍,口服吸收率为 $15\%\sim25\%$,口服后2小时产生利尿作用,$4\sim8$ 小时作用达高峰,药效可持续 $24\sim48$ 小时,清除半衰期21小时,主要以原型药物经肾清除。在肾衰竭或老年患者,两药都可能出现蓄积。肝功能不全时氨苯蝶啶也可能蓄积。

临床使用的盐皮质激素受体拮抗药有螺内酯、坎利酮、坎利酸钾。螺内酯口服吸收 $60\%\sim70\%$,它在体内代谢广泛,具有首关效应,与蛋白质结合率高。由于通过抑制基因表达起作用,所以螺内酯起效慢,口服后1天左右生效,$3\sim4$ 天作用达高峰,停药后仍可持续 $2\sim3$ 天,半衰期短(约为1.4小时),但其活性代谢产物坎利酮的半衰期约为5小时,从而延长了螺内酯的生理效应。坎利酸钾本身无药理活性,但可在体内转化为坎利酮发挥效应。

(6)不良反应、禁忌证及药物相互作用:Na^+ 通道抑制剂最严重的不良反应是高钾血症,可危及生命,对已经存在高钾血症或高钾血症高危患者(如肾衰竭、服用非甾体抗炎药、ACEI、β 受体阻滞剂的患者及补钾的患者)禁用阿米洛利和氨苯蝶啶。肝硬化患者,由于叶酸缺乏,有发生巨幼细胞贫血的倾向,而氨苯蝶啶是弱的叶酸拮抗药,增加了这一并发症发生的可能性。氨苯蝶啶也能导致糖耐量降低,引起对日光过敏,并与间质性肾炎和肾结石的发生有关。两药均可引起中枢神经系统、胃肠道、骨骼肌、皮肤和血液系统等不良反应,常见的有恶心、呕吐、腹泻、头痛、头晕和下肢痉挛等。

同其他保钾利尿药一样,螺内酯也可引起威胁生命的高 K^+ 血症,尤其是对于肾功能不全的患者,加用噻嗪类利尿药可抵消此作用。螺内酯还可诱导肝硬化患者发生代谢性酸中毒,影响强心苷药物消除;螺内酯有甾体结构,大量服用后,男子可出现女性型乳房、性欲减退;女子可出现多毛症、声音嘶哑、月经失调等。该药也可引起腹泻、胃炎、胃出血和消化性溃疡(消化性溃疡的患者禁用本药)。其他不良反应包括困倦、嗜睡、共济失调、意识模糊、头痛等。

(7)临床应用特点:因 Na^+ 通道抑制剂只引起尿 Na^+ 轻度增加,所以很少单独用于治疗水肿和高血压,它们主要是与其他利尿药合用。Na^+ 通道抑制剂与噻嗪类或袢利尿药同时应用,具有协同利尿作用,同时使 K^+ 的排泄降低,可对抗噻嗪类和袢利尿药的排 K^+ 作用。

螺内酯的利尿作用不强,起效慢而维持时间长,其利尿作用与体内醛固酮的浓度有关。仅当体内有醛固酮存在时,它才发挥作用。对切除肾上腺的动物则无利尿作用。由于其利尿作用较弱,抑制 Na^+ 再吸收量还不到3%,因此较少单用,常与噻嗪类利尿药或高效利尿药合用以增强利尿效果并减少 K^+ 的丧失。螺内酯可治疗因原发性醛固酮增高(如肾上腺腺瘤或双侧肾上腺增生)和继发性醛固酮增高(见于心力衰竭、肝硬化、肾病综合征、严重腹水等情况)而引起的顽固性水肿。

当螺内酯与袢利尿药或噻嗪类利尿药合用时,由于可增强利钠作用,应注意监测低钠血症发生。其与补钾药物、ACEI、血管紧张素 II 受体阻滞剂合用时有可能发生高钾血症。螺内酯促进 H^+ 吸收,因此对于代谢性酸中毒患者禁用,对于有可能发生代酸的患者(如胰岛素依赖性糖尿病患者)慎用。

螺内酯治疗水肿伴充血性心衰、肝硬化、肾疾患。口服 25～200mg/d,如果 5 天内不出现利尿作用,应考虑加用其他类利尿药。氨苯蝶啶(片剂,50mg/片)适应证同上,口服每次 50～100mg,每日 3 次,7 天为一疗程,可单独或合并用药。阿米洛利(片剂,5mg/片)用于与噻嗪或袢利尿药复合,口服 5～10mg/d,对于低钾用利尿药的患者效果好。

4.碳酸酐酶抑制药　碳酸酐酶抑制药的利尿作用有限,但其在肾脏生理和药理基本概念的形成中具有重要意义。虽然在围术期我们很少应用此类药物,但手术中我们可能会遇到需要经常服用此类药物的患者(多为青光眼)。这类药物的化学结构特点是含有氨苯磺胺基团。

(1)作用机制和部位:碳酸酐酶存在于近曲小管细胞管腔膜和细胞质中,它可以可逆性的将 H^+ 和 HCO_3^- 合成的 H_2CO_3 分解为 H_2O 和 CO_2。进入肾小管液中的 H^+ 与肾小球滤过的 HCO_3^- 结合,防止了小管液酸化。细胞质中的酶又重新产生 H^+ 与 Na^+ 交换。这其中有一个净重吸收 Na^+ 和 HCO_3^- 的过程。碳酸酐酶抑制药可有效抑制细胞膜和胞质中的碳酸酐酶,使 H^+ 生成减少,Na^+-H^+ 交换减慢,几乎使近曲小管中 $NaHCO_3$ 重吸收完全停止;Na^+、H_2O 与重碳酸盐排出增加。

(2)对尿液排泄的影响:碳酸酐酶抑制药使尿中 HCO_3^- 排泄快速增加,大约排出滤过量的 35%,并伴有集合管分泌 H^+ 和 NH_3 的能力降低,结果使尿液 pH 值升高,发生代谢性酸中毒。碳酸酐酶抑制的结果,增加了 Na^+、Cl^- 向髓袢的传运。髓袢重吸收 Cl^- 和 Na^+,因此 Cl^- 的排泄只略有升高,HCO_3^- 则是伴随 Na^+、K^+ 等阳离子排泄的主要阴离子。碳酸酐酶抑制药也增加磷的排泄,但对 Ca^{2+} 和 Mg^{2+} 的排泄无影响。

(3)对肾血流动力学的影响:碳酸酐酶抑制药阻断了近曲小管的重吸收,使溶质向致密斑转运增加,从而激活了管球反馈机制,增加了入球小动脉血管阻力,使肾血流减少,肾小球滤过率下降。

(4)其他作用:除肾脏外,碳酸酐酶还存在于眼、胃黏膜、胰腺、中枢神经系统及红细胞等处。睫状体细胞中的碳酸酐酶介导房水的形成,因此,碳酸酐酶抑制药可降低房水生成速率,使眼内压降低。乙酰唑胺对中枢神经系统有影响,常引起感觉异常、失眠等症状,并对癫痫有效。由于红细胞内碳酸酐酶的活性受抑制,外周组织中 CO_2 水平升高,呼出气中所含 CO_2 下降。大剂量碳酸酐酶抑制药也降低胃酸分泌。

(5)药代动力学:碳酸酐酶抑制药包括乙酰唑胺、双氯非那胺和醋甲唑胺等,以乙酰唑胺的利尿作用最弱。乙酰唑胺口服吸收完全,30min 起效,2 小时达高峰,作用可持续 12 小时,消除半衰期($t_{1/2}β$)为 6～9h,药物在体内几乎完全以原型经肾消除。双氯非那胺口服后 1 小时起效,2～4 小时作用达高峰,持续 6h。醋甲唑胺口服几乎完全吸收,$t_{1/2}β$14 小时,25% 原型经肾清除,75% 经代谢后消除。

(6)不良反应、禁忌证及药物相互作用:严重的不良反应不常见,但由于这类药物是氨苯磺胺衍生物,同其他磺胺类一样,可引起骨髓抑制、皮肤毒性和磺胺样肾损害,对磺胺超敏的患者可引起过敏反应。大剂量时,许多患者可表现出嗜睡和感觉异常。大多数不良反应是继发于尿液的碱化和代谢性酸中毒。包括:①尿液中的氨向体循环转移,故肝硬化患者禁忌;②碱性尿中磷酸钙沉淀,导致输尿管结石形成;③使代谢性或呼吸性酸中毒加重,因而禁用于高氯性酸中毒及严重慢性阻塞性肺部疾病的患者;④影响乌洛托品治疗尿路感染效果;⑤降低尿液中弱有机碱的排泄率。严重低 Na^+、低 K^+ 的患者禁用本类药物。使用本类药物期间,避免应用钙、碘及广谱抗生素等增强碳酸酐酶活性的药物。

(7)临床应用特点:碳酸酐酶抑制剂不常用于利尿,主要用于治疗青光眼和高空病,此外还可用于治疗代谢性碱中毒和碱化尿液。长期应用碳酸酐酶抑制剂可能导致低钾血症、代谢性酸中毒。应用碳酸酐酶抑制剂的患者,尤其是围术期静脉注射者,须监测体内酸碱平衡。

乙酰唑胺用于青光眼或充血性心衰的利尿,0.25～1g/d,或 5mg/kg 口服或注射,肌内注射有疼痛。

二、脱水药

(一)作用机制和部位

脱水药的作用机制主要包括:①增加有效循环血容量,使得肾血流增加,肾入球小动脉扩张,球内毛细血管静水压升高,肾小球滤过率增加;②抑制近曲小管、髓袢和集合管钠、水的重吸收;③增加髓质血流,降低髓质部的高渗性;④促使肾髓质渗透压梯度缺失(乳头冲刷)、增加肾小管中液体流速等。主要用于降低颅内压、眼内压等。

长期以来,一直认为脱水药是不能被重吸收的,近曲小管是其主要作用部位。由此推论,脱水药可限制水向肾间质渗入,以致使小管腔中 Na^+ 浓度降低,Na^+ 净吸收停止。然而,近来更多研究认为,上述机制已不再起主要作用。1969 年 Seely 和 Dirks 报道,甘露醇可明显提高髓袢处 Na^+ 和水的传运,提示此类药物的主要作用部位在髓袢。

脱水药抽提细胞内水分,扩大细胞外液容量,降低血液黏稠度,并抑制肾素释放,结果使肾血液量增多。随肾髓质血流量增多,NaCl 和尿素流量也增加,从而降低了肾髓质张力。髓质张力下降,减弱了其对髓袢中水的抽提;反过来又使进入升支细段小管液中 NaCl 的浓度受到限制,后者在髓袢升支细段的重吸收减少。另外,渗透性利尿药可明显影响 Mg^{2+} 重吸收,而 Mg^{2+} 主要在髓袢升支粗段重吸收,这提示渗透性利尿药影响了升支粗段的转运过程。总之,渗透性利尿药对近曲小管和髓袢都起作用,以后者为主。

甘露醇对机体影响是多方面的,并不仅限于肾脏。在动物实验中甘露醇可促进前列腺素 E_2 分泌。对于低灌注的大鼠肾脏,注射甘露醇可引起血管扩张,预先应用环氧化酶抑制剂可抵消该作用。血管扩张所致肾血流增加可增加肾小球滤过率。肾血流增加还与心房利钠肽分泌增加和肾素分泌减少有关。

甘露醇可减少肾小管阻塞,这与其增加远曲小管尿量,冲洗细胞碎片有关,但也可能是其直接细胞保护作用的结果。研究发现肾缺血可导致细胞肿胀,线粒体中 ATP 减少,钙蓄积。而用甘露醇预处理后,细胞呼吸功能完好,ATP 水平接近正常,线粒体中无钙蓄积,细胞大小和结构都维持正常水平。甘露醇还是氧自由基清除剂,这也是肾缺血损伤的机制之一。上述保护作用都有助于防止细胞水肿,减轻肾小管阻塞。此外甘露醇减少近曲小管、髓袢升支粗段、集合管吸收水和电解质,减少能量消耗,从而在肾缺血时更好地维持氧供需平衡。

人们从 1960 年开始研究甘露醇,在一系列肾缺血、肾动脉栓塞和应用大剂量血管收缩药的实验中甘露醇都显现出良好的肾保护作用。在缺血前注射甘露醇效果特别好,亦有实验显示损伤后应用甘露醇也有肾保护作用,随着缺血和用药间期延长,其保护作用递减。

(二)对尿液排泄和肾血流动力学的影响

脱水药几乎可增加所有电解质从尿液中排出,如 Na^+、K^+、Ca^{2+}、Mg^{2+}、Cl^-、HCO_3^- 和磷等。

脱水药可舒张入球小动脉,使肾小球毛细血管静水压升高,因而血浆得以稀释,降低了肾小球毛细血管的平均胶体渗透压。在渗透利尿的同时,也增加了近曲小管腔内的压力。

(三)药代动力学

甘油和山梨醇可口服,甘露醇和尿素不被胃肠道吸收,只能静脉给药。除甘油外,此类药物在体内几乎不被代谢,以原型经肾消除。甘露醇用后 10 分钟出现利尿作用,20 分钟后颅内压明显降低,2～3 小时达高峰,持续约 6 小时,其 $t_{1/2\beta}$ 为 0.25～1.7 小时,肾衰竭时显著延长,为 6～36 小时。山梨醇静脉输注后 2 小时达高峰,其 $t_{1/2\beta}$ 为 5～9.5 小时。尿素静注后 30 分钟达高峰,维持 3～4 小时。甘油消除半衰期 0.5～0.75 小时,主要经代谢消除。

（四）不良反应、禁忌证及药物相互作用

脱水药分布于细胞外液,升高细胞外液的渗透压,使细胞内水转移至细胞外,增加了细胞外液容量,这不利于心衰和脑出血的患者,可导致急性肺水肿。水从细胞内吸出也会引起低钠血症,如常见的不良反应为头痛、恶心和呕吐。相反,如果水丢失比电解质多,则引起高钠血症和脱水。

下列情况慎用甘露醇:①明显心肺功能损害者,因药物所致的血容量突然增多可引起充血性心力衰竭;②高钾血症和低钠血症;③低血容量,应用后可因利尿而加重病情;④严重肾功能不全,使药物排泄减少体内积聚,血容量明显增加,加重心脏负荷,诱发或加重心力衰竭;⑤对甘露醇不能耐受者。

下列情况禁用甘露醇:①严重的肾脏疾病引起无尿或对该类药试验用量无反应者,因甘露醇积聚可引起血容量增多,加重心脏负担;②严重水肿者;③颅内活动性出血者,因扩容加重出血,但颅内手术时除外;④急性肺水肿,或严重肺淤血。

肝功能损害的患者禁忌尿素,因为尿素可引起血氨升高。还应注意甘油经代谢可引起高血糖。

（五）临床应用

虽然甘露醇在临床上已经应用了数十年,但其临床效果缺乏严格的实验资料支持,往往根据一些书本上的说法来使用。在血管和心脏手术、移植手术以及一些肾功能损害的情况下,甘露醇被广泛用作肾保护药物。虽然基础实验显示甘露醇有良好的肾保护作用,但在临床试验中却缺乏令人信服的证据。

1.大动脉手术　早期研究显示甘露醇用于大动脉手术可增加尿量,稳定循环,但该研究无对照资料。虽然尿量增加被认为是肾保护的一个征象,但已有资料证实术中尿量并不能准确预测术后肾功能情况。近来有随机、对照的研究显示大动脉手术中应用甘露醇既不能降低血肌酐水平,也不能提高肌酐清除率。

2.心脏手术　甘露醇还常用于心脏手术中,可静脉滴注、注射或置于体外循环预充液中。Fisher 等在一项前瞻性、随机对照的研究中将 10g、20g、30g 甘露醇分别置于体外循环预充液中,结果显示大剂量甘露醇利尿作用更明显,持续时间更长,甚至当体外循环停止,体内甘露醇被清除后利尿作用仍存在。甘露醇在心脏手术中的利尿作用是确定的,但还缺乏足够的资料证实其具有肾保护作用。

3.肾移植手术　甘露醇也作为利尿剂和肾保护药物用于肾移植手术中,资料显示血管再通前滴注甘露醇可减少急性肾衰发生率。直到最近,对于肾功能不全或伴有相关危险因素的患者,在血管造影术中还常规使用甘露醇。Solomon 在一项前瞻性、随机、空白对照的研究中证实,对于防止造影剂所致肾功能下降,甘露醇效果弱于生理盐水。

动物实验显示,甘露醇预防用药可有效抑制因急性肾小管坏死引起的肾小球滤过率下降。临床研究表明,甘露醇可使某些肾坏死患者的尿量增加,由少尿转为尿量正常,但甘露醇无效时,不主张反复应用。

甘露醇和尿素的另一个用途是治疗透析失衡综合征。血透或腹透时,细胞外液溶质降低过快会导致细胞外液渗透压下降,水从细胞外进入细胞内,引起低血压和神经症状,如头痛、恶心、肌肉痉挛、中枢神经系统抑制和抽搐等。脱水药升高细胞外液渗透压,细胞内水移出至细胞外,从而使上述症状得以改善。脱水药还可用于控制急性青光眼时的眼内压升高、脑水肿及大面积烧烫伤引起的水肿。

注射甘露醇后常产生快速而持久的利尿作用,因此要注意容量的补充。应用甘露醇的患者可能伴有低钾血症。体外循环中患者应用超过 1g/kg 甘露醇,术后会出现脱水和低钾。因为甘露醇体内再分布迅速,因此它也有可能引起肺和脑水肿。对于左室功能差、充血性心衰病史、颅脑损伤和脑肿瘤的患者应用甘露醇要特别慎重。

甘露醇(注射液,50g/250ml)用于利尿,降低颅内压、眼内压,1 次 20% 溶液 125～250ml,输注速度 10ml/min,每隔 8～12 小时可重复给药。山梨醇(注射液,62.5g/250ml)作用较甘露醇弱,静滴每次 25% 溶液 250～500ml,20～30 分钟输入,必要时每隔 8 小时重复给药。尿素(注射液,30g/100ml 和 60g/250ml)

作用快而强,主要用于降低颅内压、眼内压,静滴或静注每次 $0.5\sim1.0g/kg$,$20\sim30$ 分钟内用完,12 小时后可重复给药,因本品性质不稳定,易分解而释出氨,产生毒性,故注射液须在临用前以 10% 葡萄糖液溶解,并在 24 小时内用完,目前,临床上已很少应用尿素。

（张秋玲）

第十节　肾上腺皮质激素

肾上腺皮质由外向内依次为球状带、束状带及网状带三层。球状带约占皮质的 15%,因缺乏 17α-羟化酶只能合成醛固酮和去氧皮质醇等盐皮质激素;束状带约占 78%,是合成氢化可的松等糖皮质激素（GCs）的重要场所;网状带约占 7%,主要合成性激素类。肾上腺皮质激素是上述各种激素的总称,属于甾体类化合物。

临床上常用的皮质激素是 GCs,其分泌受下丘脑-垂体-肾上腺皮质（HPA）轴调节。下丘脑分泌促肾上腺皮质激素释放激素（CRH）进入腺垂体,促进促肾上腺皮质激素（ACTH）的分泌,ACTH 调节肾上腺束状带合成、分泌 GCs。反之 GCs 在血液中的浓度的增加又可反馈性抑制下丘脑和腺垂体分泌 CRH 和 ACTH,致使 GCs 的分泌减少,同时,ACTH 含量的增加也会抑制下丘脑分泌 CRH。这种负反馈调节机制,保证了体内 GCs 含量的平衡。

人体内源性 GCs 最主要的是氢化可的松（皮质醇）,次要的是可的松（皮质酮）。外源性的 GCs 包括泼尼松（强的松）,泼尼松龙（强的松龙）,甲泼尼龙（甲强龙）,倍他米松,地塞米松等。可的松和泼尼松须在肝脏转化为氢化可的松和泼尼松龙后才能发挥作用。

一、糖皮质激素的生理、药理作用及分类

（一）生理作用

1.糖代谢　GCs 是调节机体糖代谢的重要激素之一。GCs 能增加肝、肌糖原的含量,升高血糖,其机制为:①促进糖原异生;②减慢葡萄糖分解为 CO_2 的氧化过程;③减少机体组织对葡萄糖的利用。

2.蛋白质代谢　GCs 能加速组织蛋白质分解代谢。大量 GCs 能抑制蛋白质的合成,长期应用可致肌肉消瘦、皮肤变薄、骨质疏松、淋巴组织萎缩等。

3.脂肪代谢　短期使用 GCs 对脂肪代谢无明显影响。长期大剂量使用时,可促进皮下脂肪的分解,重新分布形成向心性肥胖,表现为"满月脸,水牛背"的特殊体形。

4.水和电解质代谢　GCs 也有较弱的盐皮质激素样的保钠排钾的作用,同时有增加肾小球滤过率和拮抗抗利尿素的作用。长期应用 GCs 可致骨质脱钙。

（二）药理作用

1.抗炎作用　GCs 具有强大的抗炎作用,能对抗各种原因如物理性、化学性、免疫性及病原微生物性等所引起的炎症。

GCs 的抗炎机制包括:

(1)稳定白细胞溶酶体膜,防止白细胞释放有害的酸性水解酶,同时可以减弱白细胞对毛细血管内皮细胞的黏附。

(2)抑制中性粒细胞、巨噬细胞及单核细胞向炎性部位的趋化聚集、移至血管外,从而减轻了组织炎性

反应。

(3)减少补体合成,抑制肥大细胞脱颗粒,减少组胺及激肽释放。

(4)抑制磷脂酶A的活性,减少前列腺素、白三烯、血小板活化因子的合成释放。

(5)增加血管张力,降低毛细血管的通透性及水肿形成。

(6)抑制成纤维细胞增生、胶原沉积,从而减少瘢痕形成等。

炎症反应是机体一种防御性反应,炎症后期的反应是组织修复的重要过程。GCs在抑制炎症、减轻症状的同时,也降低机体的防御功能,若使用不当可致感染扩散、创口愈合延迟。

2.抗毒作用 GCs具有一定的抗毒作用,能缓解毒血症症状,其机制可能为:

(1)提高机体对细菌内毒素的耐受力,减少内毒素所致的组织细胞损伤。

(2)能抑制一氧化氮(NO)合成酶,降低NO水平,减轻细胞损伤,缓解毒血症症状。

(3)抑制内源性致热原的释放,还可直接抑制下丘脑体温调节中枢对致热原的反应,缓解因感染所致的高热等毒血症状。

3.抗休克 超大剂量的GCs可用于各种严重休克,特别是感染性休克的治疗。

大剂量GCs抗休克的作用机制可能为:

(1)扩张痉挛收缩的血管和加强心脏收缩。

(2)降低血管对某些缩血管活性物质的敏感性,使微循环血流动力学恢复正常,改善休克状态。

(3)具有抗毒作用,能稳定和保护细胞膜和溶酶体膜,稳定补体系统和保护内皮细胞,减少心肌抑制因子的形成。

4.免疫抑制作用 GCs可以抑制巨噬细胞的抗原的吞噬作用,干扰淋巴细胞的识别,阻断免疫母细胞的增殖,促进致敏淋巴细胞解体,干扰体液免疫,抑制B细胞转化成浆细胞使生成抗体减少,同时还可消除免疫反应导致的炎症反应。

5.其他作用

(1)血液和造血系统:可以刺激骨髓造血,使红细胞、血红蛋白增多,刺激骨髓中的中性粒细胞释放入血,降低血液中的淋巴细胞。

(2)中枢神经系统:可提高中枢神经系统的兴奋性,出现不安、失眠、欣快甚至可产生焦虑及不同程度的躁狂等异常行为。

(3)消化系统:能增加胃蛋白酶及胃酸的分泌,增进食欲,促进消化。

(4)骨骼:能抑制成骨细胞活性,减少骨中胶原合成,促进胶原和骨基质的分解,使骨质形成发生障碍,从而致骨质疏松。

(三)分类

不同的GCs因分子结构变化,药物的活性、药效和代谢不同,根据生物半衰期长短,也有短效(8～12h)、中效(12～36h)和长效(36～72h)之分。

二、糖皮质激素在围手术期的应用

(一)预防性应用

1.预防术后恶心呕吐 患者术后恶心呕吐发病率占全部住院患者的20%～30%,主要发生在手术后24～48小时内,少数患者可持续达到3～5天。术后恶心呕吐可导致患者不同程度的不适症状,严重时甚至会出现水、电解质平衡紊乱、伤口裂开、误吸等。

GCs的抗呕吐机制仍不清楚。地塞米松、甲泼尼龙、倍他米松预防术后恶心呕吐作用显著。由于这几种药物的起效时间较长,应在麻醉诱导前或在术毕前1小时给予。推荐剂量:成人静脉注射地塞米松5~10mg,小儿0.25mg/kg,作用时间可达6~12小时;静脉注射甲泼尼龙20~40mg,不仅可以治疗术后恶心呕吐,预防作用也好于地塞米松。

2.预防喉头水肿　麻醉气管插管、反复插管损伤气道、气管导管过粗、长时间留置气管导管及俯卧位手术等是引起拔管后喉头水肿的常见原因。尤其是小儿及婴幼儿上呼吸道口径较小,更易因水肿而发生气道狭窄。对有危险因素的患者,在拔管前给予20mg/4h氢化可的松或当量剂量的其他激素,有助于减轻拔管后喉头水肿。

3.防治过敏反应

(1)引起围手术期过敏反应的药物主要有肌松药(如琥珀胆碱、罗库溴铵、维库溴铵、阿曲库铵、顺阿曲库铵等)、乳胶、抗生素、血液制品等。

(2)GCs可以预防麻醉期间过敏反应,其抗过敏的机制为抑制抗原-抗体反应,抑制肥大细胞脱颗粒,减少组胺、5羟色胺、缓激肽等过敏介质的释放,从而减轻过敏反应。

(3)GCs起效较慢,如遇到严重过敏反应和过敏性休克,不可将其作为抢救的首选药物,必须与肾上腺素合用。可采用冲击剂量的GCs,如甲泼尼龙10~20mg/(kg·d),分为4次用药,或等效剂量氢化可的松琥珀酸钠,或游离醇型氢化可的松。

4.防治脑水肿　GCs可稳定血-脑屏障,改善局部脑组织微循环,稳定溶酶体膜,抑制内源性神经内啡肽的释放,减轻炎症反应,减少组织渗出和组织水肿;同时,GCs可减轻脑毛细血管的通透性,抑制抗利尿激素的分泌,增加肾血流量使肾小球滤过率增加,主要用于血管源性脑水肿,减轻脑水肿程度和缓解颅内高压症状,减缓脑水肿发展。

(二)治疗性应用

1.抑制气道高反应性　近期有上呼吸道感染,有哮喘史,反复气管插管或拔管,浅麻醉下气管插管,气道手术,慢性阻塞性肺疾病等是麻醉中常见的诱发气道高反应状态的危险因素。GCs抑制气道高反应性的机制是抑制炎性因子的释放,抑制炎性细胞的迁移、活化,减轻黏膜水肿和毛细血管渗漏,抑制β_2肾上腺素能受体下调。不明原因的气道高反应患者,可给予甲泼尼龙20~40mg或氢化可的松琥珀酸盐100~200mg。

2.辅助镇痛治疗

(1)目前,GCs的镇痛机制尚不明确,有文献综述GCs可降低组织内缓激肽水平,减少神经末梢释放的神经肽,抑制前列腺素的合成,从而阻断C类神经纤维对疼痛信号的传导,产生镇痛作用。

(2)GCs具有减轻水肿和抗炎的作用,如术后水肿压迫神经或四肢、关节的手术,GCs通过减轻炎性反应、延长局麻药的作用时间,从而达到辅助镇痛治疗的目的。

(3)不同制剂的GCs可静脉或肌肉给药,也可采用关节腔内、关节和韧带周围、软组织或硬膜外腔注射。但蛛网膜下腔给药存在争议,给予任何剂型的GCs,都可能有潜在的毒性反应。

3.感染性休克　GCs虽不能使所有感染性休克患者受益,但对某些患者可能有益。严重的感染性疾病可发生不同程度的肾上腺皮质功能不全,有时肾上腺皮质功能虽正常,但分泌量不能满足严重感染的应激需求。在抢救感染性休克的患者时,不推荐根据ACTH刺激试验决定是否使用GCs,病史和临床症状是决定用药的最重要依据。在应用足够有效的抗菌药物治疗感染的同时,可用GCs做辅助治疗,每天静脉注射或静脉滴注氢化可的松不超过300mg,一旦转危为安,就可停用或迅速减量。大剂量应用时宜合用氢氧化铝凝胶等以防止急性消化道出血。

(三)替代治疗

1.肾上腺皮质功能不全(AI)　正常成年人每天分泌15～25mg皮质醇,在应激情况下,肾上腺皮质可以几倍至十几倍地增加糖皮质激素的分泌,大手术时皮质醇的分泌量可增加到75～200mg或更多。正常人围手术期一般不需给予替代治疗,但AI的患者,其基础皮质醇的分泌量减少,且肾上腺皮质激素的储备不足,在手术等应激情况下,不能分泌更多的GCs来提高机体的应激能力,就有出现肾上腺皮质危象的可能。

(1)AI的分类:按病因可分为原发性、继发性和医源性三类。原发性AI是因为肾上腺原位疾病引起肾上腺皮质激素分泌不足,反馈性刺激ACTH分泌增多;继发性AI是因肾上腺外疾病引起ACTH分泌减少或缺乏而导致肾上腺分泌皮质醇减少;医源性是源自医源性GCs治疗和HPA轴功能抑制所导致得肾上腺皮质激素分泌减少。医源性AI最为常见。

(2)AI的临床表现:AI的临床表现是非特异性的,主要包括:软弱无力;胃肠功能紊乱,如食欲缺乏、恶心呕吐、腹胀腹痛等;原因不明的低血压、大汗和低血糖;头昏、直立性晕厥;心动过速;电解质紊乱;心脏收缩减弱等。严重者在感染、手术等应激情况下,容易诱发肾上腺皮质危象。如果患者在术中或术后出现无法解释的低血压或休克,临床体征与疾病严重程度不一致时,应考虑AI。

(3)AI的实验室检查:对AI常用的实验室检查包括ACTH激发试验,胰岛素耐受试验和美替拉酮试验。临床上应用较多的是ACTH激发试验。

(4)AI的围手术期替代治疗:目前尚无统一的围手术期GCs的替代治疗方案。GCs补充量应根据手术类型和时间及围手术期GCs用药剂量及对HPA轴的抑制程度等情况而定,推荐下列给药方案:小手术时,仅在手术当天静脉给予25mg氢化可的松或5mg甲泼尼龙;中等手术时,手术当天静脉给予50～75mg氢化可的松或10～15mg甲泼尼龙。1～2天后快速阶段性撤药至常规剂量;大手术时,手术当天静脉给予100～150mg氢化可的松或20～25mg甲泼尼龙。1～2天后快速阶段性撤药至常规剂量。

(5)围手术期特殊情况的治疗

1)肾上腺皮质危象:AI患者发生肾上腺皮质危象时,在最初24小时内可静脉滴注氢化可的松100mg/6h,如果病情改善,可减至50mg/6h;4～5天内,如果停止呕吐并可进食,可恢复至原来口服剂量。如果症状持续存在,可增加剂量至每天200～400mg,最大剂量可增加至800mg/24h。

2)急性肾上腺功能不全:首选氢化可的松琥珀酸钠100mg静脉注射治疗,也可使用甲泼尼龙20mg。因含乙醇制剂的氢化可的松,可能导致危险的血管扩张和降血压效应,故不建议使用。地塞米松和倍他米松的盐皮质激素作用微弱,不宜作为AI的替代疗法。

2.皮质醇增多症　又称库欣综合征。

(1)皮质醇增多症的分类:按病因可将其分为ACTH依赖性和ACTH非依赖性两大类。ACTH依赖性是指垂体或垂体以外的某些组织分泌过量ACTH,刺激肾上腺皮质增生并分泌过量的皮质醇。ACTH非依赖性是指原发于肾上腺皮质的肿瘤自发的分泌过多的皮质醇。

(2)皮质醇增多症的围手术期替代治疗

1)ACTH依赖性:如经垂体的手术。因垂体手术后患者垂体功能恢复需要一定的时间,可于手术当天补充200mg氢化可的松,以后每天分别减到100mg、75mg和50mg,之后小剂量GCs口服维持,大部分患者手术后1年左右都需要GCs的替代治疗。

2)ACTH非依赖性:如肾上腺皮脂腺瘤的手术。需术前、术中、术后全程的GCs替代治疗。在术前1～2天即开始补充GCs,如醋酸可的松50mg,1次/6小时,肌内注射或全效剂量的氢化可的松。切除相关病灶时皮质醇分泌锐减,但手术应激状态时GCs的需求量增加,故应在麻醉前或肿瘤摘除前静滴氢化可的松100mg,以后100mg/6h。

三、糖皮质激素的禁忌证

1.下列情况需慎用　糖尿病、结核病、憩室炎、心脏病或急性心力衰竭、有精神病倾向(不严重)的患者等。

2.下列情况须禁用　对GCs药物过敏者;新近胃肠吻合术后;活动性胃、十二指肠溃疡;严重骨质疏松;严重的高血压;严重的精神病病史;未能用抗菌药物控制的病毒、细菌、真菌感染等。如遇到病情危急的适应证,虽有禁忌证存在,仍可使用GCs,待紧急情况过去后,尽早停药或减量。

四、糖皮质激素的不良反应

1.长期大剂量应用GCs,可诱发或加重感染;引起消化道出血或穿孔;高血压;糖尿病;骨质疏松、骨折与腺皮质功能亢进等不良反应。

2.停药反应

(1)肾上腺皮质萎缩或功能不全:长期应用GCs可使内源性GCs分泌减退,甚至导致肾上腺萎缩。如果减量过快或突然停药,可引起肾上腺皮质功能不全或危象,特别是遇到创伤、手术等应激情况时,可表现为头昏、乏力、恶心、呕吐、低血压、低血糖,甚至发生昏迷或休克等,需及时抢救。

(2)反跳现象:长期大量应用GCs的患者,对GCs产生依赖性或病情尚未得到完全控制,如果突然停药或减量过大,致使体内的激素水平突然下降,可导致原发病复发或恶化,通常需加大GCs剂量,稳定后逐渐减量。

(3)停用综合征:指突然停药后,出现一些原来没有的临床综合征,如关节痛、肌强直、乏力、情绪低落等,少数患者可出现虚脱,为下丘脑-垂体-肾上腺轴系统暂时性功能紊乱所致。此时应及时恢复原来的激素种类和剂量,待症状平稳后逐渐减量。

围手术期应用GCs仅为患者综合治疗的一部分。麻醉医师应根据患者实际情况,严密观察分析患者的病情,根据其对GCs反应进行个体化治疗,避免不良反应,促进患者康复。

(张秋玲)

第十一章　呼吸系统疾病患者的麻醉

急、慢性呼吸道疾病或呼吸功能减退的患者,麻醉与手术创伤可进一步损害肺功能,易引起围术期呼吸系统并发症,包括肺不张、肺炎、肺栓塞、支气管炎、支气管痉挛及呼吸衰竭等。影响并发症的因素包括术前存在的肺疾病、吸烟、年龄、肥胖、胸部或上腹部手术及全麻时间过长等。术前呼吸功能评估及麻醉前准备的目标是预测围术期肺部并发症的风险性。根据病情选择合适的麻醉药物及方法,减轻麻醉药和麻醉方法对呼吸功能的影响,并加强围术期管理,减少肺部并发症,改善预后。

第一节　常见呼吸道疾病

一、阻塞性通气功能障碍

慢性阻塞性肺疾病(COPD)是具有气流阻塞特征的慢性支气管炎和(或)肺气肿,部分具有可逆性,可伴有气道高反应性。支气管哮喘的气流阻塞具有可逆性,现已认为它是一种具有复杂的细胞与化学介质参与的特殊炎症性疾病,不属于COPD。但有些支气管哮喘患者,在疾病进展中发展为不可逆的气流阻塞,当支气管哮喘与慢性支气管炎和(或)肺气肿同时存在或难以鉴别时,也可纳入COPD的范围。

病理及病理生理的特点为:①中心气道及周围气道(内径<2mm)慢性炎症,黏液腺、杯状细胞增生,黏液分泌旺盛,纤毛运动功能受损。全麻时要避免应用刺激呼吸道分泌的麻醉药,并及时清除气管内分泌物。②在周围气道损伤修复过程中,胶原增生,瘢痕形成,引起管腔狭窄。周围气道阻力增加,形成阻塞性通气功能障碍,一秒钟用力呼气容积(FEV_1)和用力呼气量占用力肺活量比值(FEV_1/FVC)减少,最大呼气峰流速(PEF)降低。肺容量改变,包括肺总量(TLC)、功能残气量(FRC)和残气量(RV)增加,肺活量(VC)下降等。手术尤其是上腹部及开胸手术可进一步损害肺功能,造成术后急性呼吸衰竭,术后可能需要长时间呼吸支持。③周围气道阻塞的部位和程度不同,肺泡内气体进入和排出的时间不一致,气流分布不均匀,而有些肺泡毛细血管因炎性纤维化致血流减少,但通气正常,这些都将造成通气/血流(V/Q)比例失调,换气功能障碍,影响麻醉药的摄取和排出,麻醉诱导和恢复减慢;全麻药物可减弱缺氧性肺血管收缩(HPV),进一步加重V/Q失调。④早期缺氧导致广泛的肺血管痉挛,阻力增高;晚期糖蛋白和胶原沉着使血管壁增厚、狭窄甚至闭塞,导致肺动脉高压,重者可发作肺源性心脏病。患者的心肺代偿功能差,不能耐受缺氧、失血、输液过量和麻醉过深。⑤肺部炎症时,机体氧摄取增高,肺内分流和肺后分流(指肺炎致支气管血液循环增多)也增加,肺泡-终末毛细血管氧弥散受限,这些都足以引起不同程度的低氧血症,因此麻醉中及手术后必须加强氧疗。

肺功能的检查(FEV_1/FVC,$FEV_1\%$,RV/TLC,RV)对确定气流阻塞及其严重程度,有重要诊断意义。

由于 FEV_1 下降与 COPD 严重程度和预后有很好的相关性,故根据 FEV_1 值对 COPD 分为Ⅰ级、Ⅱ级、Ⅲ级。Ⅰ级为轻度,$FEV_1 \geqslant 70\%$;Ⅱ级为中度,FEV_1 50%～69%;Ⅲ级为重度,$FEV_1 < 50\%$。Ⅱ级及Ⅲ级需要做动脉血气以了解 PaO_2 和 $PaCO_2$ 的改变。

(一)慢性支气管炎

慢性支气管炎是指气管、支气管黏膜及其周围组织的慢性非特异性炎症。临床上以咳嗽、咳痰或伴有喘息及反复发作的慢性过程为特征。在早期,主要表现为小气道功能异常,而大气道功能的检查如 FEV_1、最大通气量(MVV)等多为正常。随着病情加重,管壁增厚,气道狭窄,形成阻塞性通气功能障碍。呼气时间明显延长,FEV_1 显著降低;支气管的黏液腺及杯状细胞增生肥大,黏液分泌增加,纤毛功能减弱,炎性细胞浸润,黏液及炎性渗出物在支气管腔内潴留,易继发感染。病变加重时可出现呼吸困难,高碳酸血症和低氧血症,甚至呼吸衰竭。

吸烟是慢性支气管炎、肺气肿和慢性气道阻塞的主要危险因素。长期吸烟可造成:①支气管黏膜的纤毛受损、变短,影响纤毛的清除功能,黏膜下腺体增生、肥大,黏液分泌增多,易阻塞细支气管。②下呼吸道巨噬细胞、中性粒细胞和弹性蛋白酶明显增多,释放出各种细胞因子导致肺泡壁的破坏和间质纤维化。③烟雾中的一氧化碳和尼古丁对心血管系统有显著影响。尼古丁兴奋交感神经系统,引起末梢血管收缩,心率增快和心肌耗氧量增加。一氧化碳与血红蛋白的结合力强,当碳氧血红蛋白浓度增加时,氧合血红蛋白量相对减少,减少组织氧供,并导致红细胞增多症及血黏度增高。④吸烟除了致癌,还可引起胃酸分泌增加,诱发溃疡,降低食管下段括约肌的张力,造成反流性食管炎。

(二)阻塞性肺气肿

阻塞性肺气肿,由慢性支气管炎或其他原因逐渐引起的细支气管狭窄,终末细支气管远端气腔过度充气,并伴有气腔壁膨胀、破裂,临床上多为慢支的常见并发症。慢支并发肺气肿时,可引起一系列病理生理改变。早期病变局限于细小气道,仅闭合容积增大,动态肺顺应性降低,静态肺顺应性增加。病变侵入大气道时,肺通气功能明显障碍,最大通气量降低。随着病情的发展,肺组织弹性日益减退,肺泡持续扩大,回缩障碍,残气容积增加。肺气肿日益加重,大量肺泡周围的毛细血管受肺泡膨胀的挤压而退化,致使肺毛细血管大量减少,肺泡的血流减少,此时肺区虽有通气,但无血液灌流,导致生理无效腔增大;部分肺区虽有血液灌流,但肺泡通气不良,不能参与气体交换,V/Q 比例失调,使换气功能发生障碍。通气和换气功能障碍可引起缺氧和二氧化碳潴留,发生不同程度的低氧血症和高碳酸血症,最终导致呼吸功能衰竭。

(三)支气管哮喘

支气管哮喘是一种以嗜酸性粒细胞、肥大细胞反应为主的气道变应性炎症和气道高反应性为特征的疾病。易感者对此类炎症表现为不同程度的可逆性气道阻塞症状。临床上表现为反复发作性伴有哮鸣音的呼气性呼吸困难、胸闷或咳嗽,可自行或治疗后缓解。若长期反复发作可使气道重建,导致气道增厚与狭窄,发展为阻塞性肺气肿。支气管哮喘发作时,广泛的细支气管平滑肌痉挛,管腔变窄,再加上黏膜水肿,小支气管黏稠痰栓堵塞,从而引起气道阻塞而严重通气不足,表现为呼气性呼吸困难,呼吸功增加,气流分布异常,肺泡有效换气面积减少。早期有缺氧,但 $PaCO_2$ 正常,随着病情加剧,$PaCO_2$ 升高,出现呼吸性酸中毒。根据有无过敏原和发病年龄的不同,临床上分为外源性哮喘和内源性哮喘。外源性哮喘常在童年、青少年时发病,多有家族过敏史,为Ⅰ型变态反应。内源性哮喘则多无已知过敏原,在成年人发病,无明显季节性,少有过敏史,可能由体内感染灶引起。哮喘发作时可并发气胸、纵隔气肿、肺不张;长期反复发作和感染可并发慢性支气管炎、肺气肿、支气管扩张、间质性肺炎、肺纤维化和肺心病。

(四)支气管扩张症

支气管扩张症是慢性支气管化脓性疾病,由于支气管及其周围组织慢性炎症,破坏管壁,以至支气管管腔扩张和变形。支气管扩张症的病理生理主要表现为以下三方面：①气道动力学改变：由于扩张的支气管壁较薄弱，咳嗽时可引起该支气管陷闭和下游支气管阻塞，使咳嗽的效能降低，分泌物潴留在支气管的管腔内不易排出，炎症因而进一步加重；②支气管黏膜的黏液纤毛运载系统功能降低：这一方面是由于纤毛上皮的破坏，另一方面是由于分泌物内二硫键和 DNA 增加，使其内聚力增加而使清除变慢；③大部分患者呈阻塞性通气功能障碍，有些为小气道功能异常；气体在肺内分布不均匀，可有生理无效腔增大，严重者有残气增多，V/Q 失调及弥散功能障碍，造成患者低氧血症，长期低氧血症又可导致肺动脉高压和肺心病。支气管扩张症的主要临床表现为慢性咳嗽、咳脓痰、反复咯血、出现肺部感染及慢性感染中毒症状。

（五）阻塞性睡眠呼吸暂停综合征

阻塞性睡眠呼吸暂停综合征（OSAS）指胸腹呼吸运动时，上呼吸道无气流通过的时间超过 10 秒，每小时累积超过 5 次，每晚 7 小时睡眠中超过 30 次。OSAS 的病理生理表现为：①低氧血症：可伴有高碳酸血症；②心律失常：可表现为进行性心动过缓，以及呼吸暂停结束时的短暂心动过速；③血流动力学改变：起初仅在睡眠时发生，随着病情的进展，在清醒状态下也可出现肺动脉高压，甚至引起肺心病；④神经反射功能改变：呼吸中枢对 CO_2 和低氧刺激的敏感性降低。尤其使用呼吸中枢抑制的药物时，可导致严重意外发生。

二、限制性通气功能障碍

限制性通气功能障碍根据病因分为内源性及外源性限制性通气功能障碍。内源性限制性通气功能障碍主要指疾病引起了功能性肺泡及呼吸膜的增厚，而使肺泡的充盈、萎陷及气体交换发生困难，如肺间质纤维化、炎性实变、硅沉着病、肺泡蛋白沉积症等。外源性限制性通气功能障碍主要是由于胸廓的顺应性下降、外力压迫或膈肌功能减退而导致的有效肺泡容积下降，从而影响气体交换，如肋骨骨折、胸骨成形术后、脊柱胸廓畸形、神经肌肉疾病及过度肥胖等。病理生理改变的主要特点是胸廓或肺组织扩张受限，肺顺应性降低。麻醉时注意呼吸管理，适当增加辅助呼吸或控制通气的压力，以改善通气功能。

脊柱侧弯者，一侧胸廓变形，肋间隙变窄，影响胸廓扩张和正常呼吸运动。神经肌肉疾病如脊髓灰质炎、脊椎骨折或脊髓疾病引起的截瘫，均可致呼吸肌麻痹而限制通气，这些患者的肺本身并无病变。

（一）胸腔积液

在正常情况下，胸膜腔内含有微量润滑液体，其产生和吸收处于动态平衡。任何病理原因加速其产生和（或）减少其吸收时，就出现胸腔积液。胸腔积液的主要病因包括：①胸膜毛细血管静水压增高；②胸膜毛细血管壁通透性增加；③胸膜毛细血管内胶体渗透压降低；④壁层胸膜淋巴回流障碍；⑤损伤等所致胸腔内出血。积液达 0.3～0.5L 以上时，可有胸胀闷感；大量积液则伴有气促、心悸。视积液多少和部位，胸部有相应体征和影像学表现。

（二）硅沉着病

硅沉着病是由于长期吸入大量含有二氧化硅粉尘所引起，以肺部广泛结节性纤维化为表现。由于矽尘吸入刺激呼吸道引起反射性咳嗽，胸闷和气急的程度与病变范围及性质有关。因肺组织代偿能力强，早期患者肺功能损害不明显。随着肺纤维化增多，肺弹性减退，可出现限制性通气功能障碍，如肺活量、肺总量和残气量均降低，而用力肺活量和最大通气量尚属正常。若伴阻塞性通气障碍时，肺活量、用力肺活量和最大通气量均减少，同时合并弥散功能障碍，严重时可有低氧血症和二氧化碳潴留。

（三）肥胖症

因体脂增加使体重超过标准体重 20％或体重指数[BMI＝体重（kg）/身高 2（m^2）]大于 28 者称为肥胖

症。过多的脂肪尤其是腹腔内脂肪增多,可使膈肌上抬并限制胸廓呼吸运动,胸廓顺应性降低,功能性残气量及呼吸储备明显减少。肥胖可致舌肌张力降低和舌根脂肪堆积,易致舌后坠而引起上呼吸道不全阻塞。当肥胖患者取平卧或头低位时,膈肌可因腹腔内容物及腹壁、腹腔内脂肪的重量而显著上移,由此可致肺容量显著减少,通气功能障碍,呼吸作功增加。肥胖病人站立时,胸腔内垂直压力梯度增加,可使下位区的肺组织严重受压,小气道闭合,导致 PaO_2 降低和 $PaCO_2$ 增高,$PaCO_2$ 常超过 48mmHg,长期缺氧可发生继发性红细胞增多症、肺动脉高压,形成肺心病而心力衰竭。

(苏海文)

第二节　术前评估和麻醉前准备

合并呼吸道疾患的患者往往心肺代偿功能不足,围术期发生并发症的几率高于常人,因此麻醉前应充分了解病史及其病理生理特点,根据患者的手术和并发症情况更加合理的选择麻醉方式,进行充分的术前准备,便于术中管理和术后治疗,减少围术期的死亡率,提高麻醉质量。

一、麻醉前评估

(一)病史和体检

详细了解病史,及疾病的诊治过程。特别注意:①咳嗽:是否长期咳嗽,咳嗽的性质及咳嗽的昼夜变化。②咳痰:痰量,颜色,黏稠程度,是否易于咳出,改变体位对于排痰有无帮助,若有咯血应了解咯血量多少。③呼吸困难:呼吸困难的性质(吸气性,呼气性,混合性),静息时是否有呼吸困难发生。静息时有呼吸困难发生提示心肺代偿差,对麻醉、手术耐受均不佳。④吸烟史:对于吸烟者应了解每日的吸烟量,吸烟年限,术前停止吸烟的时间。每日吸烟量>10 支者,术后肺部并发症的发生率将增加 3～6 倍。⑤疾病诱发、缓解因素,如哮喘患者是否有特异的致敏原。⑥治疗史:抗生素、支气管扩张剂以及糖皮质激素的应用,剂量及用法,因呼吸系统疾病入院治疗的次数。

体检时应该注重以下体征:①体型及外貌:肥胖、脊柱侧弯可引起肺容积减少(功能残气量 FRC,肺总量 TLC)和肺顺应性下降,易出现肺不张和低氧血症。营养不良,恶病质的患者呼吸肌力量弱,免疫力下降,易合并感染。观察口唇、甲床有无发绀。②呼吸情况:呼吸频率大于 25 次/分是呼吸衰竭早期的表现;呼吸模式:呼气费力提示有气道梗阻;随着膈肌和肋间肌负荷加重,辅助呼吸肌的作用增强,出现反常呼吸时提示膈肌麻痹或严重功能障碍。COPD 患者可表现为桶状胸;如果胸壁不对称可能伴有气胸,胸腔积液或肺实变。③胸部听诊具有重要意义;阻塞性肺病患者呼气相延长,呼吸音低;痰液潴留时可闻及粗糙的湿性啰音,位置不固定,可在咳痰后消失;若啰音固定则可能为支气管扩张症或肺脓肿;小气道痉挛时可闻及音调较高的哮鸣音,见于哮喘或慢性喘息性支气管炎患者。④在肺气肿的患者肺部叩诊呈过清音,叩诊呈浊音者提示有肺实变。⑤合并肺动脉高压,肺心病右心功能不全可有颈静脉怒张,肝颈静脉回流征阳性,心脏听诊可闻及第 2 心音分裂。

合并呼吸系统疾病的患者构成手术和麻醉的危险因素有:①高龄:年龄越大,肺泡总面积减少,闭合气量增加,肺顺应性下降,并发症越多;②肥胖;③一般情况;④吸烟者即使没有肺部疾病史,术后并发症也明显升高;⑤肺部疾病史如 COPD、哮喘和阻塞性睡眠呼吸暂停综合征病史。COPD 病史是最重要的危险因素,尤其对于严重 COPD 者,术后并发症发生率明显升高;⑥手术部位和时间:部位越接近膈肌,时间越长,并发症越多;⑦麻醉方式,全身麻醉较椎管内麻醉和区域阻滞更容易出现各种并发症。

(二)实验室检查

慢性呼吸系统疾病的患者血红蛋白大于 160g/L,血细胞比容大于 60% 往往提示有慢性缺氧,白细胞计数及分类可反映有无感染。

患者术前都应常规行胸部正侧位 X 线检查。合并有肺源性心脏病和肺动脉高压的患者心电图可发生改变,如心电轴右偏、肺性 P 波、右心室肥厚及右束支传导阻滞,应行超声心动图进一步了解心脏功能。

动脉血气分析是评价肺功能的重要的指标,能够反映机体的通气情况,酸碱平衡,氧合状况以及血红蛋白含量,从而反映出患者肺部疾患的严重程度,病程急缓。如果病情较重,持续时间长就会存在慢性高碳酸血症和低氧血症,但是 PH 值仍在正常范围内。在严重肺疾患时,进行动脉血气分析是十分必要的。$PaCO_2>45mmHg$ 时,术后呼吸系统并发症明显增加。

(三)术前肺功能的评估

肺功能检查有助于了解肺部疾患的性质,严重程度以及病变是否可逆。年龄>60 岁,既往有肺部疾病史,吸烟史以及拟行肺叶切除的患者需要常规行肺功能检查。

1.简易的肺功能试验

(1)屏气试验:正常人的屏气试验可持续 30s 以上,持续 20s 以上者一般麻醉危险性小;若低于 10 秒,则。提示患者的心肺储备能力很差,常不能耐受手术与麻醉。

(2)测量胸腔周径法:测量深吸气与深呼气时胸腔周径的差别,超过 4cm 以上者提示没有严重的肺部疾患和肺功能不全。

(3)吹火柴试验:患者安静后深吸气,然后张口快速呼气,能将置于 15cm 远的火柴吹熄者,提示肺功能储备良好,否则提示储备下降。

(4)吹气试验:嘱患者尽力吸气后,能在 3s 内全部呼出者,提示用力肺活量基本正常,若需 5 秒以上才能完成全部呼气,提示有阻塞性通气障碍。

2.肺功能测定　肺功能测定需通过肺量计来进行,先让患者吸足空气,然后将吸入的空气用力快速呼入肺量计直至残气位。从时间-容量曲线可以得出用力肺活量(FVC)、残气量(RV)、最大呼气中期流速(MMFR)、最大分钟通气量(MMV)等重要指标。这些指标有助于预测术后发生肺部并发症的危险性。

3.放射性核素定量肺显像　^{99m}TC 肺灌注显像可预测肺切除后肺功能,即 FEV_1 的术后预计值(PPO-FEV_1)。对于术前有肺疾患的肺叶切除患者,PPO-FEV_1 比单纯的 FEV_1 要敏感。

二、麻醉前准备

麻醉前准备的目的在于改善呼吸功能,提高心肺代偿能力,增加患者对手术和麻醉的耐受。进行麻醉前准备时应区分病变是否可逆,对于可逆性病变要尽可能纠正。可逆病变包括:支气管痉挛,呼吸道感染,痰液潴留,心源性肺水肿,胸腔积液,肥胖和胸壁损伤等。而下列病变则属不可逆的:肺气肿,肿瘤所致的局限性肺不张,脊柱侧弯,脊椎损伤和肺间质纤维化。经过充分的术前准备可减少术中、术后并发症,减少ICU 的住院天数。

(一)常规准备

对于长期吸烟者,术前应尽可能的戒烟,越早越好。术前戒烟 6～12 周较为理想。临床上戒烟十分困难,但术前至少应禁烟 2 周,才能减少气道分泌物和改善通气。指导患者进行呼吸锻炼,在胸式呼吸已不能有效增加肺通气量时,应练习深而慢的腹式呼吸。进行呼吸锻炼,自主深呼吸,咳嗽等手段有助于分泌物的排出及增加肺容量,降低术后肺部并发症的发生率。合并有胸腔积液者,积液量较大,并影响到 FRC 时可行胸穿放液或放置引流装置。张力性气胸者应放置胸腔闭式引流,行全身麻醉前 24 小时不能拔出引流管。

(二)解除气道痉挛

支气管哮喘和慢性支气管炎都可出现支气管痉挛,是围术期常见的可逆性阻塞性病变,在支气管痉挛未消除时,任何择期手术都应推迟。临床常用的支气管扩张剂包括:β_2-受体激动剂,抗胆碱能药物以及甲基黄嘌呤类(茶碱)药物。对于部分急性重症患者,可用 β_2-受体激动剂或抗胆碱能药物雾化吸入,剂量大,使用方便,效果较好。术前接受此类治疗的患者应坚持用药至手术当日。

1.抗胆碱能药物　异丙托品起效时间比 β_2-受体激动剂慢,但作用时间长;30～90min 达峰效应,持续 4～6h。剂量为 40～80μg(每喷 20μg),每天 3～4 次。副作用小,可以长期应用,少有耐药。与 β_2-受体激动剂联合应用产生相加效应,较单独用药效果好。

2.β_2-受体激动剂　主要有沙丁胺醇,间羟沙丁胺醇等制剂。雾化吸入,数分钟开始起效,15～30min 达最大效应,持续作用 4～5h。剂量为 100～200μg(每喷 100μg),每 24h 不超过 8～12 喷,主要用于缓解症状。其长效缓释制剂口服对于夜间与清晨的症状缓解有利。与支气管哮喘者相比,COPD 应用 β_2-受体激动剂的治疗效果稍差。

3.茶碱类药物　在 COPD 患者中应用较为广泛。与前两者相比,支气管扩张作用类似或稍弱。缓释型茶碱 1～2 次/天,即可达到稳定的血药浓度,对于夜间发作的支气管痉挛有较好的疗效。但是在应用茶碱时应注意监测血药浓度,血中茶碱浓度 5μg/ml 即有治疗效果,>15μg/ml 时即可产生副作用。茶碱与沙丁胺醇或异丙托品共用,可达到最大限度的解痉作用。

4.糖皮质激素治疗　通常用于支气管扩张剂疗效不佳的患者。其临床效应需几个小时才能产生。糖皮质激素能够减少气道炎症和反应性、水肿、黏液分泌。常用药物如氢化可的松,100mg 静脉给药,每 8 小时一次。COPD 患者应用糖皮质激素应采取谨慎态度。在 COPD 急性加重期,当可能合并支气管哮喘或对 β_2-受体激动剂有肯定效果时,可考虑口服或静脉滴注糖皮质激素,但要尽量避免大剂量长期应用。

(三)抗感染治疗

急性上呼吸道感染患者择期手术在感染治疗好转后施行。伴有大量痰液者,应于痰液减少后 2w 再行手术,慢性呼吸道疾病患者,为防止肺部感染,术前 3 天应常规应用抗生素。肺部感染病原微生物包括细菌和病毒,合理应用抗生素治疗是关键,痰或气道分泌物的致病菌培养加药敏试验有助于抗生素的选择。在致病菌未能确定时,常根据经验用药,对于病情较重的宜选用广谱抗生素。抗感染同时还要清除气道分泌物,否则痰液潴留感染不愈,而且在停药后常使细菌成为耐药菌株,造成治疗困难。

(四)祛痰

目前祛痰药主要有两类:一类为黏液分泌促进药,例如氯化铵 0.3～0.6g,每日三次口服,但疗效不确切,特别在痰液稠厚时几乎无效;另一类为黏液溶解药,例如溴己新氨溴索是溴己新在体内的有效代谢产物,可促进黏痰的溶解,降低痰液与纤毛的黏着力,增加痰液的排出。除了应用祛痰药物外,输液,雾化吸入湿化气道,体位引流,胸背部拍击均有利于痰液的排出。

经术前处理后,患者的呼出气体流速、$PaCO_2$ 恢复正常,痰量减少,胸部听诊哮鸣音减少或消失提示治疗反应良好,达到较为理想状态。

(五)麻醉前用药

阿片类药物具有镇痛镇静作用,苯二氮卓类药物是有效的抗焦虑药物,但是两者都能显著抑制呼吸中枢,作为麻醉前用药应该谨慎。对于情绪紧张的患者,如果肺功能损害不严重可以使用。严重呼吸功能不全的患者应避免用药。应用抗胆碱能药物可解除迷走神经反射,减少气道分泌物,减轻插管反应,但是会增加痰液黏稠度,不利于痰液排出。应根据患者具体情况应用,常用药物包括阿托品,东莨菪碱。H_2 受体拮抗剂,能诱发支气管痉挛,不宜应用。术前应用支气管扩张剂者应持续用药至麻醉诱导前。

三、麻醉选择

麻醉选择应结合患者的具体情况而定,理想的麻醉方法和药物选择原则应是:①呼吸循环干扰少;②镇静、止痛和肌松作用好;③手术不良反射阻断满意;④术后苏醒恢复快;⑤并发症少。

(一)麻醉方法的选择

局麻和神经阻滞对呼吸功能影响小,保留自主呼吸,能主动咳出气道分泌物,用于合并呼吸系统疾患的患者较为安全,但适用范围较局限。

椎管内阻滞镇痛和肌松的效果好,适用于下腹部、下肢手术。脊麻对血流动力学干扰较大,麻醉平面较难控制,在严重COPD的患者依靠辅助肌参与呼吸时,如果出现运动阻滞可降低FRC,使患者咳嗽及清除分泌物的能力下降,导致呼吸功能不全甚至呼吸衰竭,因此慎用。硬膜外麻醉阻滞范围与麻醉药种类浓度、剂量都有关系,麻醉平面不宜高于 T6 水平,否则影响呼吸肌功能,阻滞肺交感神经丛,易诱发哮喘。

已有呼吸功能储备下降的患者,如高龄、体弱、盆腹腔巨大肿瘤、上腹部、开胸手术及时间较长复杂的手术宜选用全身麻醉。气管内插管全身麻醉气管插管便于术中管理,可保证术中充分的氧供;吸入麻醉药可通过呼吸道排出,不会产生后遗的镇静效应;吸入麻醉药还有扩张支气管的作用,可解除术中支气管痉挛。但是全麻也有一定伤害:吸入干燥气体,不利于分泌物排出;吸入麻醉药抑制纤毛运动而影响排痰;气管导管对气道产生刺激;气管内插管使功能残气量减少,肺泡无效腔增大,影响肺内气体的分布和交换。在全麻时,要防止麻醉装置引起气道阻力增加和无效腔,应选用粗细合适的气管导管,最好选用低压充气套囊,防止黏膜受压,影响纤毛功能。

(二)麻醉药物的选择

氟烷麻醉效能强、诱导及苏醒迅速,对呼吸道无刺激,可直接松弛支气管平滑肌,但是增加心肌对儿茶酚胺的敏感性,诱发心律失常。恩氟烷、异氟烷对气道无刺激,不增加气道分泌物,有扩张支气管平滑肌的作用,可降低肺顺应性和功能残气量。有研究显示,七氟烷(1.1MAC)支气管扩张作用最强。氧化亚氮对呼吸道没有刺激性,不引起呼吸抑制,麻醉效能较低,需和其他吸入药物联合应用。吸入麻醉药抑制气管痉挛的强度依次是:氟烷>安氟烷≥异氟烷>七氟烷。

硫喷妥钠麻醉时对交感神经的抑制明显,副交感神经占优势,可诱发喉痉挛和支气管痉挛,支气管哮喘患者不宜使用。氯胺酮增加内源性儿茶酚胺,可使支气管扩张,适用于支气管哮喘患者。但氯胺酮增加肺血管阻力,使肺动脉压升高,禁用于有肺动脉高压者。异丙酚对呼吸轻度抑制,对喉反射有一定的抑制,喉痉挛很少见,可用于哮喘患者。

对于有慢性喘息性支气管炎或哮喘的患者,肌松药选择应避免组胺释放较强的药物。氯琥珀胆碱、筒箭毒碱、阿曲库铵、美维松都有组胺释放作用,避免使用。维库溴铵无组胺释放作用,泮库溴铵和哌库溴铵及顺式阿曲库铵等均可应用。

麻醉性镇痛药中吗啡由于释放组胺和对平滑肌的直接作用而引起支气管收缩,可诱发哮喘发作,而且吗啡抑制小支气管的纤毛运动,应避免用于支气管痉挛的患者。芬太尼没有抗组胺的作用,可以缓解支气管痉挛,可在术中应用。

(罗　军)

第三节　麻醉管理

麻醉实施的原则为：①加强呼吸循环监测；②维持呼吸道通畅和足够的通气量，防止缺氧和二氧化碳蓄积，避免 $PaCO_2$ 长时间低于 35mmHg，否则可引起脑血管痉挛和供血不足；③维持循环稳定，避免血压过高或过低，预防心律失常，及时纠正休克；④纠正酸碱平衡失调及电解质紊乱，合理控制输血输液，防止过量或不足；⑤在满足手术要求的前提下，尽可能减少麻醉药用量，全麻不宜过深，椎管内麻醉阻滞范围不宜过广。

一、全麻的管理

对于不同病理生理的呼吸系统疾病，全麻管理有不同的要求。麻醉过程中需要根据疾病的病理生理、术中病情变化、患者的治疗反应及时作出判断，并选择个体化的处理方案。

对于严重 COPD 的患者，心肺功能极其脆弱，麻醉诱导和维持既要有效地消除患者的应激反应，又要保持患者血流动力学的稳定。麻醉中应注意：①麻醉诱导的药物应小剂量缓慢给予，麻醉维持采用低浓度吸入麻醉复合硬膜外阻滞较佳。②选择通气模式为小潮气量、延长呼气时间，必要时加用 PEEP 以防止呼气初细支气管萎陷闭合。吸∶呼比（I∶E）宜为 1∶2.5～3，并根据监测 $P_{ET}CO_2$ 和血气分析调节呼吸频率，使 $PaCO_2$ 保持在允许的高碳酸血症范围。③术中要彻底清除呼吸道分泌物，但吸引忌过频，吸痰前应加深麻醉、吸高浓度氧，每次吸痰持续时间不超过 10 秒。④对呼吸道分泌物多而潮气量小的危重患者，手术完毕时可作气管切开，以减少解剖无效腔，便于清理呼吸道及施行呼吸支持治疗。

阻塞性呼吸睡眠暂停综合征全身麻醉应注意：①麻醉诱导中因上呼吸道张力消失和舌后坠，上呼吸道障碍远较正常人多见且严重，此类患者目前多主张清醒插管，尤其是保护性反射已严重消退的重症患者，应用带套囊的气管导管保证气道开放十分重要。②麻醉维持中需要控制呼吸并调节 $P_{ET}CO_2$ 至术前水平，避免应用肌松剂。③OSAS 患者的主要危险在拔管以后，拔管前麻醉应完全恢复，清醒拔管是必要的，尽管患者意识基本清醒，但麻醉药的残余作用并未完全清除，有可能诱发呼吸暂停。

限制性通气障碍患者影响诱导及维持的全身麻醉药选择。尽量少用抑制呼吸的药物以避免术后对呼吸的影响；为避免通气不足，采用小潮气量、增加呼吸频率，但术中正压通气的气道压力仍可能较高，增加了肺部气压伤、气胸的危险；肺功能受损的患者术后早期需要呼吸支持。

二、椎管内麻醉的管理

椎管内麻醉尤其是上胸段硬膜外阻滞，可明显降低呼吸储备功能而致通气不足，麻醉期要注意：①肥胖患者由于硬膜外腔脂肪过多，相应硬膜外腔隙缩小，因此必须相应减少硬膜外阻滞的用药量；②为减轻对呼吸功能的影响，硬膜外阻滞的局麻药宜采用低浓度（1%～1.5%利多卡因、0.15%丁卡因、0.25%～0.5%布吡卡因）、小剂量，并尽量控制阻滞平面在 T6 以下；③高平面硬膜外阻滞（T6 以上）时，注药后 20～30 分钟时的呼吸影响最大，此时腹肌松弛无力，呼吸动作显著削弱，因此，必须及时吸氧，备妥麻醉机，必要时行面罩吸氧辅助呼吸；④必须做到麻醉完善，谨慎应用镇痛镇静药物。阿片类药物、巴比妥类和安定类药物能抑制缺氧对呼吸功能的驱动，对依靠低氧血症刺激通气反应而维持呼吸功能的患者，如肺心病、阻塞性肺气肿患者,如盲目滥加镇痛镇静药,可抑制呼吸中枢,引起舌后坠,引起呼吸道不全梗阻;⑤如血压下降,应及时处理,因循环障碍将进一步加重呼吸功能不全的程度;⑥术毕可留置硬膜外导管,以备术后镇痛治疗。

三、麻醉期间监测

麻醉期间除常规监测血压、脉搏、呼吸及 ECG 外,必要时还需要监测直接动脉压、CVP 及 PAWP,以随时了解手术、麻醉及体位对循环功能的影响。应加强呼吸的监测,判断全麻后能否拔除气管导管及是否需要继续进行呼吸支持治疗。

呼吸功能的常规监测包括呼吸频率、幅度和节律;呼吸音的强度、音质及时相的变化;指甲、口唇黏膜、眼睑有无发绀。条件允许时还需要监测下列项目:①脉搏血氧饱和度(SpO_2):连续性无创监测,与血氧分压有很好的相关性,可及时反映机体的血氧变化,指导呼吸管理、术中供氧、拔管及呼吸机治疗指标。②呼吸容量:设置于麻醉机的呼吸回路中,包括潮气量、分钟通气量及呼吸频率。机械通气时不能以呼吸容量表显示的数字作为通气量是否正常的唯一指标,应结合其他临床体征如胸廓的运动、呼吸音大小进行综合判断。③呼吸力学监测:包括气道压力、阻力及肺顺应性。机械通气时,气道压力的高低是反映通气阻力的重要指标,压力过高一般由气道阻力增高或肺顺应性降低引起,气道阻力升高的常见原因有气道梗阻、痰或血块阻塞及各种原因所致的支气管痉挛,肺顺应性下降常由于肺充血水肿、麻醉过浅肌松不够、肥胖、俯卧位也使胸廓顺应性下降。④血气分析监测:通过血气分析可了解 pH、PaO_2、$PaCO_2$、BE 及 Hgb 等重要指标,反映呼吸、循环功能的变化和酸碱平衡,对呼吸循环的管理有重要的指导意义。⑤呼气末二氧化碳分压($P_{ET}CO_2$):正常值为 $35\sim45mmHg$,影响 $P_{ET}CO_2$ 的因素包括 CO_2 量、肺换气量、肺血流灌注及机械因素,CO_2 波形图监测可用来评价整个气道及呼吸回路的通畅情况,通气功能、循环功能、肺血流状态,还可指导麻醉机呼吸通气量的调节,为肺部严重病理改变提供早期依据。⑥呼吸力学连续监测(CAM):能在最接近患者的气管导管口或面罩外口处连续无创监测通气压力、容量、流率、顺应性和阻力等 14 项通气指标,且以肺顺应性环(PV 环和 FV 环)为主进行综合分析。该监测可指导术中管理,有助于早期发现呼吸异常,并分析其原因作出及时处理。

(苏海文)

第四节　麻醉后处理

在合并有呼吸道疾病的术后死亡病例中,约有 13%～25% 死于肺部并发症。妥善的术后管理,对预防并发症,减少围术期死亡率有重要意义。对于术后存在严重呼吸功能不全伴有肺部感染的患者,建议转往 ICU 继续呼吸支持治疗后再拔管。手术后通气不足的常见影响因素有:①麻醉期麻醉药物的残余作用,以及术后重复应用镇痛药,均可使通气量减少,咳嗽反射减弱,甚至呼吸明显抑制;②椎管内麻醉阻滞平面达胸段时,在麻醉作用消失前将影响通气;③术后因切口疼痛致膈肌活动减弱,以及术后腹胀,胸腹部敷料包扎过紧等因素,均可限制通气而出现低氧血症;④功能性残气量减少及咳嗽无力可致肺不张,肺内分流增加,V/Q 比失调,加重低氧血症。术后需针对上述因素做出相应处理,尤其是应注意以下几方面的问题。

一、保持呼吸道通畅

术后因上呼吸道肌肉松弛,舌根后坠或咽后壁阻塞可导致上呼吸道阻塞,处理方法是头尽量后仰,将下颌向前上提起,如果长时间舌后坠可用口咽通气道或鼻咽通气道。对于气道高反应的患者,要及时清除呼吸道分泌物,尽早应用支气管扩张剂。

手术创伤和吸入麻醉均可抑制肺泡表面活性物质,致肺顺应性降低,肺泡萎陷;痰液潴留于气道,可引起支气管阻塞及肺不张,易继发肺内感染。因此术后要鼓励患者主动咳嗽、深呼吸、拍击胸壁,结合体位引流,协助患者排痰。祛痰药可使痰液变稀,黏稠度降低,易于咳出,且能加速呼吸道黏膜纤毛功能,改善痰液转运功能,氨溴索是预防术后肺部并发症的有效药物。尽早开始雾化吸入,将雾状微小颗粒的水溶性药物吸入呼吸道,湿化呼吸道,使分泌物容易排出,解除水肿和支气管痉挛。常用于雾化吸入的药物包括蒸馏水、庆大霉素、糜蛋白酶及地塞米松。另外,主动肺量测定法是预防黏液栓、防止术后肺不张的主要手段。对于痰液黏稠无力咳出者,可通过纤维支气管镜清除痰液。当咳痰无力、呼吸功能严重不全,合并有神志恍惚或昏迷者,应及时气管插管或气管切开,彻底吸痰,供氧并应用呼吸支持。

二、氧疗

上腹部手术后约有30％的患者出现低氧血症,尤其有心肺疾患、肥胖、高血压、年龄大于60岁及吸烟者,术后低氧血症的发生率可高达60％。氧治疗可提高氧分压及氧饱和度,纠正或缓解缺氧状态,防止重要器官的缺氧性损伤及代谢障碍。氧治疗对换气障碍所致的缺氧有良好效果,对通气障碍、贫血和心源性低氧血症,应在治疗原发病的基础上给予氧治疗,对于严重的右向左分流的低氧血症则效果不显著。临床上常用的氧治疗方法包括:①鼻导管、鼻塞法:此法方便安全,但氧浓度不稳定,适用于轻度及恢复期呼吸衰竭的患者。②面罩法:常用普通面罩及储氧面罩,普通面罩氧流量5～10L/min,FiO_2可达35％～50％;储氧面罩氧流量5～15L/min,FiO_2可达50％～90％。对于清醒合作的患者,应用面罩持续气道正压(CPAP)对于改善氧合较有效,可持续应用也可每小时应用15分钟,常用于顽固性肺不张患者。③气管内给氧法:保留气管导管,适用于病情较重,神志不清,必要时需作人工呼吸的患者。估计病情非短期(3～5天)可以好转者应及早考虑气管切开。易于护理,但要注意继发肺部感染。如果长时间吸入$FiO_2>0.5$后,对慢性缺氧及低氧血症患者反而不利,原因为:①可抑制低氧对呼吸中枢的刺激作用,导致通气量减少,甚至高碳酸血症、呼吸暂停;②易造成吸收性肺不张和小气道关闭;③抑制气管黏膜纤毛运动,削弱呼吸道防御能力。当患者原发病好转,全身情况良好,并达到以下指征可停止氧治疗:①发绀消失,$SaO_2>90％$;②神志清醒,精神状态良好;③血气分析满意,PaO_2上升到60～70mmHg,并保持稳定;④无呼吸困难症状,循环稳定。在停止氧疗前,应间断吸氧数日,使用呼吸机者应有脱机训练,方可完全停止氧疗。

三、疼痛管理

疼痛与术后呼吸系统并发症之间的关系日益受到重视。疼痛抑制患者术后深呼吸及咳嗽排痰能力,易引起肺不张、肺部感染等并发症;妨碍患者进行早期活动,不利于患者的术后康复;不适当的镇痛同样会抑制患者的呼吸及排痰能力。进行有效镇痛并防止其副作用是减少术后呼吸系统并发症的关键。对呼吸功能不全者,术后应谨慎应用麻醉性镇痛药应谨慎。术后谨慎使用阿片类药物镇痛,一般禁用吗啡。尽量使用对呼吸无抑制的镇痛方法:椎旁及肋间神经阻滞、硬膜外阻滞等。通过适当处理伤口疼痛和氧疗对预防术后并发症减少手术死亡率有重要意义。对于局麻药肋间神经阻滞,双侧阻滞可能削弱咳嗽力量。硬膜外给予阿片类药物的镇痛效果较好,易出现尿潴留、瘙痒等副作用,但仍可能发生呼吸抑制,需加强呼吸监测。低浓度布吡卡因(0.125%~0.25%)或罗哌卡因(0.15%~0.3%)硬膜外患者自控镇痛,镇痛效果满意。目前多联合应用低浓度局部麻醉药及麻醉性镇痛药(如 0.2%罗哌卡因加 2μg/ml 芬太尼),联合用药的优越性在于减少局麻药物及麻醉性镇痛药的用量,提高镇痛效果,减少不良反应的发生。

(张秋玲)

第五节　支气管哮喘患者的麻醉

支气管哮喘是一种与气道高反应性相关的由多种细胞和细胞组分参与的气道慢性炎症性疾病,可表现为可逆性气流受限,反复发作的喘息、气促、胸闷和(或)咳嗽等症状,多在夜间和清晨发作,多数患者经治疗后缓解。该病患者术前均已有不同程度肺功能障碍,术后肺部并发症发生率可高于正常人 3 倍,故术前和麻醉过程中应采取积极有效的预防措施。

一、病情特点

(一)病因

1.哮喘与多基因遗传有关,哮喘患者亲属患病率明显高于群体患病率。

2.多数哮喘患者属于过敏体质,自身有过敏性鼻炎或特应性皮炎,或者对常见的经空气传播的螨虫、花粉、宠物、霉菌等变应原和坚果、牛奶、花生、海鲜类等食物过敏。

3.哮喘的发病机制目前还不完全清楚,主要病理改变为广泛性小气道狭窄,黏膜水肿,气管内黏稠痰栓蓄积,气道阻力增加,呼气流速减慢,造成气道阻塞性通气不足。

(二)临床表现

1.哮喘患者的常见症状是发作性的喘息、气急、胸闷或咳嗽等症状,少数患者还可能以胸痛为主要表现,严重者被迫采取坐位或呈端坐呼吸,干咳或咳大量白色泡沫痰,甚至出现发绀。

2.哮喘症状可在数分钟内发作,经数小时至数天,用支气管舒张剂或自行缓解,在缓解数小时后可再次发作。

3.夜间及凌晨发作和加重是哮喘的一个重要特征。

4.支气管哮喘患者因长期反复发作,最后可能归转为哮喘持续状态,常并发肺炎或肺心病。

(三)发作期体征

1.胸部呈过度充气状态,胸廓膨隆,叩诊呈过清音,肺界下降,心界缩小。

2.多数有广泛的呼气相为主的哮鸣音,呼气延长,吸气三凹征明显。

3.严重哮喘发作时常有呼吸费力、大汗淋漓、发绀、胸腹反常运动、心率增快及奇脉等体征,缓解期可无异常体征。

(四)实验室检查

1.部分患者支气管哮喘发作时可有嗜酸性粒细胞增高,但多数不明显,如并发感染可有白细胞数增高。

2.哮喘严重发作时可有低氧血症,由于过度通气可使 $PaCO_2$ 下降,pH 值上升,表现呼吸性碱中毒。

3.如病情进展,气道阻塞严重,可有缺氧合并 CO_2 潴留, $PaCO_2$ 上升,表现呼吸性酸中毒。如缺氧明显,可合并代谢性酸中毒。

(五)胸部 X 线检查

哮喘发作时可见两肺透亮度增加,呈过度充气状态。如并发呼吸道感染,可见肺纹理增加及炎症性浸润阴影,缓解期哮喘多无明显异常

(六)肺功能有不同程度受损

1.哮喘发作时呼气流速受限,表现为第一秒用力呼气量(FEV_1)、一秒率($FEV_1/FVC\%$)、最大呼气中期流速(MMER)以及呼气峰值流量(PEFR)均减少。

2.功能残气量(FRC)、残气量(RV)和肺总量(TLC)均增高。

(七)临床治疗

目前尚无特效的治疗办法,但坚持长期规范化治疗可良好控制哮喘症状,减少复发。

1.长期抗感染治疗是基础的治疗,首选吸入激素。应急缓解症状的首选药物是吸入 β_2 激动剂。

2.规律吸入激素后病情控制不理想者,宜加用吸入长效 β_2 激动剂、茶碱或白三烯调节剂。

3.重症哮喘患者经过上述治疗仍长期反复发作时,可考虑给予大剂量激素,待症状完全控制、肺功能恢复最佳水平和 PEF 波动率正常后 2～4 天后,渐减少激素用量。

二、麻醉前准备

近年来支气管哮喘不良预后的报道很多且死亡率很高,因此围手术期对支气管哮喘患者必须引起重视。

1.深入了解哮喘的发病机制,对哮喘及气道高反应性患者正确估计和处理,对于保障患者生命安全至关重要。

2.麻醉前应全面了解哮喘患者的治疗史和对药物的反应,根据病情和手术方式选择合理的麻醉方法和麻醉用药。

3.围手术期严密监测呼吸功能,术前合理用药积极预防哮喘发作。

4.对于中、重度持续哮喘患者,术前进行最大气流率或一秒钟用力呼气量(FEV_1)监测有助于评估患者的身体状况。

三、麻醉前用药

1.麻醉性镇痛药抑制呼吸,尽量避免使用。

2.抗胆碱能药物可降低迷走神经张力,使支气管扩张,并减少气道分泌物,可用于急性哮喘发作,但不主张作为第一线药物,其支扩作用弱于 β_2 激动剂。

3.阿托品一般不作为治疗急性哮喘的药物,术前应用可影响黏液清除。

4.抗组胺药有镇静作用和抗组胺作用,术前可常规应用。

5.支气管扩张药如色甘酸钠作为预防用药可一直用至麻醉诱导前。

6.长期应用激素治疗,应继续应用至术晨,以防出现肾上腺皮质功能减退症。

四、麻醉选择

（一）局部麻醉

1.局部浸润、神经阻滞和硬膜外阻滞对患者生理干扰小,较安全。手术过程中可保留自主呼吸,对肺功能影响也小。但对于支气管哮喘患者,一般只适用于手术时间短、患者能耐受手术强制体位、阻滞效果完善及术中血流动力平稳的患者,但禁用于肺功能显著减退患者。

2.无症状的哮喘患者选用椎管内麻醉,术中呼吸系并发症并未见降低,但对于有症状的哮喘患者选用椎管内麻醉是有益的。同时注意高位硬膜外可阻滞胸交感神经,副交感神经呈相对兴奋,从而可诱发哮喘发作。

（二）全身麻醉

适用于大多数支气管哮喘患者,但应重视麻醉药物的选择和麻醉技巧的合理掌握。

1.为降低气道反应性,应尽量减少应用气管内插管,采用喉罩可比气管导管更利于降低气道反应性。

2.是对于哮喘发作频繁或较难控制的患者,于施行头颈部、胸部及上腹部手术时,仍以选用气管内插管全麻最为安全。

五、麻醉管理

（一）麻醉诱导

1.硫喷妥钠　有组胺释放作用,可引起强烈的支气管痉挛。硫喷妥钠还可通过抑制交感神经使副交感神经相对占优势,可引起支气管痉挛。故哮喘及气道高反应性患者不宜使用。

2.氯胺酮　通过抑制气道神经反射弧,降低平滑肌细胞钙离子浓度,直接松弛平滑肌。

（1）氯胺酮有拟交感作用,可增加内源性儿茶酚胺活性,促使支气管扩张,哮喘和气道高反应性患者的麻醉诱导。

（2）氯胺酮有增加呼吸道分泌物的作用,使用前应常规使用抗胆碱类药物。

（3）注意氯胺酮有呼吸抑制的副作用。

3.γ-羟丁酸钠　可抑制交感神经,副交感神经兴奋性相对增强,使气道反应性增加,气管插管或支气管镜检的刺激后可诱发支气管痉挛。

4.苯二氮卓类药物及乙托咪酯　用于麻醉诱导,其抑制气道反射的作用较弱,不能保证避免气管插管刺激引起的支气管痉挛。

5.丙泊酚　可直接松弛离体气道平滑肌。丙泊酚诱导时哮喘发生率明显低于巴比妥类及乙托咪酯。

（二）气管内插管

麻醉诱导气管插管的刺激强度较大,易诱发支气管痉挛及哮喘发作,通常与麻醉深度过浅有关,未能完全抑制气道反射。因此,临床上可采用措施预防气管插管导致的支气管痉挛。

1.静吸复合诱导后插管,在静脉麻醉药的基础上通过吸入麻醉剂以适当加深麻醉,气道反应被充分抑制后再插管,能有效预防支气管痉挛的发生。

2.利多卡因具有抑制应激反应的作用,插管前静脉应用利多卡因 $1\sim2mg/kg$,能减轻插管刺激引起的反射性支气管痉挛。但注意气管内局部应用利多卡因可促使气道高反应性患者发生支气管痉挛。

3.心功能明显低下的患者静脉滴注利多卡因 $1\sim3mg/kg$,以代替吸入麻醉气体加深麻醉后行气管插管,可适当减轻大剂量应用麻醉剂对循环系统的抑制作用。

（三）肌松药的应用

1.筒箭毒、阿曲库铵和米库氯铵具有组胺释放作用,使支气管平滑肌收缩,引起支气管哮喘急性发作,故禁用。

2.琥珀胆碱可引起组胺释放,同时可增强气道平滑肌张力,主要通过兴奋副交感神经所致。但琥珀胆碱引起支气管痉挛仅有少数个案报告。

3.非去极化肌松药中,维库溴铵和泮库溴铵组胺的组胺释放最小;顺阿曲库铵的组胺释放程度较轻微。

4.新斯的明和其他胆碱酯酶抑制剂拮抗非去极化肌药残余作用时,理论上可诱发支气管痉挛,而当其和阿托品联合应用时,并不改变气道阻力。

六、麻醉维持

1.为防止支气管痉挛急性发作,在气管插管前先吸入麻醉药5～10分钟。吸入麻醉药可以直接弥散进入气管壁内,故可快速作用于气道平滑肌,引起支气管扩张。插管前静脉注射利多卡因及麻醉性镇痛药,可能减轻气道反应性。吸痰及拔除气管导管时,尽量保持一定的麻醉深度,以免剧烈呛咳等诱发哮喘。

2.七氟醚、安氟醚或异氟烷可扩张支气管,具有保护气道的作用,可适用于哮喘和哮喘持续状态的患者麻醉维持。

3.鉴别术中气道阻力增高的原因,除可能为支气管哮喘发作外,还有应注意有无分泌物或胃液误吸,气管导管机械性梗阻,麻醉过浅时手术刺激引起气管支气管反射,气管导管过深,肺栓塞或肺水肿,张力性气胸,药物过敏,输血过敏等非哮喘性诱因。

4.麻醉期间支气管痉挛的处理

(1)首先要快速明确诊断,去除诱因,提高吸入麻醉药的浓度,加深麻醉。

(2)若仍不能缓解,可吸入 β_2-受体激动剂,同时保证有效氧供以避免缺氧。

(3)对严重支气管痉挛者可静脉快速注射糖皮质激素(氢化可的松),伴低血压时可给予麻黄碱,紧急时应用注射肾上腺素,少量分次静脉注射,每次0.1mg,每隔1～3分钟重复1次。

(4)麻醉中一般不使用氨茶碱,因其可引起心律失常,尤其是吸入麻醉、缺氧和高碳酸血症时更为明显。应用上述治疗缺氧改善后,仍有较明显的支气管痉挛,可以少量分次缓慢静脉注射(每次<50mg)并严密观察心电图。

（张丙建）

第六节　慢性肺源性心脏病患者的麻醉

一、麻醉前准备

深入了解慢性肺源性心脏病(肺心病)患者病理生理特点,麻醉前应详细了解患者病史、体格检查、化验室检查、治疗史及对药物的反应,特别注意近期肺部感染情况,每日痰量和痰的性质,正确评估患者心肺代偿功能和麻醉手术的耐受力,根据患者病情和手术方式制订合理的麻醉方案。

1.纠正缺氧和二氧化碳潴留

(1)氧疗:目的在于提高动脉氧分压,扩张肺动脉及肺小动脉,减小肺血管阻力,有助于改善右心功能。①缺氧不伴二氧化碳潴留(Ⅰ型呼衰)的氧疗应给予高流量吸氧(>35%),使 PaO_2 提高到 8kPa(60mmHg)或 SaO_2 达 90%以上,吸高浓度氧时间不宜过长,以免发生氧中毒;②缺氧伴二氧化碳潴留(Ⅱ型呼衰)的氧疗应予以低流量持续吸氧,氧疗可采用双腔鼻管、鼻导管或面罩进行吸氧,以 1~2L/min 的氧流量吸入。

(2)呼吸兴奋剂:呼吸兴奋剂包括尼可刹米、洛贝林及多沙普仑等。嗜睡患者可静脉缓慢推注,密切观察患者的睫毛反应、意识状态、呼吸频率和动脉血气的变化,以便调节剂量。

2.积极控制肺部感染　肺部感染是肺心病急性加重常见的原因,减少痰量,可显著减轻肺血管阻力和改善通气功能。在应用抗生素之前做痰培养及药物敏感实验,找到感染病原菌作为选用抗生素的依据。

3.扩张支气管

(1)为改善通气功能,应清除口咽部分泌物,防止胃内容物反流至气管,经常变换体位,鼓励用力咳嗽以利排痰解痉平喘,保持呼吸道通畅。

(2)对心衰患者可应用氨茶碱,但氨茶碱需经肝脏清除,当肝淤血时清除能力减退,故应减少剂量。

(3)久病体弱、无力咳痰者,咳嗽时用手轻拍患者背部协助排痰。同时应用扩张支气管药物改善通气,常用 β-肾上腺素能受体激动药,如特布他林、舒二羟丙茶碱、硫酸沙丁胺醇或异丙东莨菪碱气雾吸入等。

4.心力衰竭　肺心病心力衰竭的治疗与其他类型心力衰竭不同,因为肺心病患者通常在积极控制感染、改善呼吸功能后心力衰竭便能得到改善。但只有在顽固性充血性心力衰竭,经上述综合治疗无显效的情况下,方可酌情使用利尿、正性肌力药。

(1)利尿药:消除水肿,减少血容量和减轻右心负荷,对肺心病具有较好治疗效果,但必须小量、间歇用药。

(2)正性肌力药:用药前纠正缺氧,防治低钾血症,以免发生洋地黄药物毒性反应。

5.脑水肿　肺心病因严重低氧血症和高碳酸血症常合并肺性脑病,临床上出现神经精神症状和颅内高压、脑水肿等表现。应尽快降低颅内压,减轻脑水肿,并控制其神经精神症状。

(1)脱水药:选用 20%甘露醇快速静脉滴注,1~2 次/天。

(2)皮质激素:必须与有效抗生素及保护胃黏膜药物配合使用,以免发生呼吸道感染恶化和诱发上消化道出血。待肺性脑病症状缓解,脑水肿减轻后,可减量而至停用。

6.麻醉前用药　麻醉性镇痛药抑制呼吸,尽量避免使用。抗胆碱药可抑制呼吸道腺体分泌,不利于分泌物的咳出或清除,故不宜在治疗中使用;作为麻醉前用药可在麻醉诱导前采取静脉注射的方式给药。抗组胺药、支气管扩张药可一直用至麻醉诱导前。长期应用激素治疗,应继续应用至术晨。

二、麻醉选择

(一)局部麻醉

对心肺功能影响小,可适用于手术时间较短的肢体表浅性手术,术中确保阻滞效果完善及血流动力平稳。

(二)硬膜外麻醉

仅限于下腹部或下肢手术,麻醉中呼吸和循环的监护和管理,避用呼吸抑制性辅助药。中上腹部或胸壁手术阻滞平面较高,有导致呼吸和循环抑制风险,对于心肺功能不全的肺心病患者应慎用。

（三）蛛网膜下腔麻醉

由于对血流动力学影响较大，麻醉平面较难控制，平面过高可抑制呼吸，较少选用。

（四）全身麻醉

插管全麻便于术中管理，保证氧供，用于心肺功能不全的肺心病患者，但应重视麻醉药物的选择和麻醉过程中循环和呼吸功能的维持。

三、麻醉处理

（一）麻醉诱导

1.硫喷妥钠明显抑制交感神经，对心肌有直接抑制作用应避免使用。

2.氯胺酮增加交感神经兴奋性，有扩张支气管作用，但可致分泌物增加。且氯胺酮可升高肺动脉压，肺心病患者禁用。

3.舒芬太尼无组胺释放作用可应用于肺心病患者的麻醉诱导。

4.乙托咪酯具有起效快，催眠作用强的作用，可使患者安静舒适入睡，对心血管系统无明显抑制并可轻度扩张冠状血管，也适用于肺心病患者的麻醉诱导，剂量为 $0.1\sim0.4\mathrm{mg/kg}$。

5.七氟醚、安氟醚和异氟烷不增加气道分泌物，有扩张支气管的作用，降低肺顺应性。

6.肌松剂避免使用氯琥珀胆碱、筒箭毒、阿曲库铵和美维松组等胺释放较强的药物肌松药。维库溴铵、罗库溴铵及顺阿曲库铵几乎无组胺释放作用，均可应用。

（二）麻醉维持和管理

1.七氟醚、安氟醚和异氟烷不增加气道分泌物，有扩张支气管的作用，提高肺顺应性，可复合无组胺释放的非去极化肌松药麻醉维持。

2.对于严重心功能不全的患者应限制液体输入量，控制麻醉深度，有效地抑制应激反应，同时避免血流动力学波动过大。

3.术中调节呼吸参数，避免气道压过高造成气压伤，必要时加用 PEEP，吸呼比宜为 $1:2.5\sim3$，术中要彻底清除呼吸道分泌物。

4.麻醉过程中严密监护血压、脉搏、血氧饱和度、心电图和尿量。

（1）有创动脉压：可持续监测血流动力情况，便于随时采集动脉血气分析，了解肺心病患者术中呼吸功能和电解质酸碱平衡情况。

（2）中心静脉压：有助于判断右心功能，结合尿量监测指导术中补液。若中心静脉压过低，提示右心充盈压不足，应适当输入适量补液恢复血容量。中心静脉压若突然增高，提示右房压增加，可能是右心功能不全所致，尚需排除低氧血症和低通气使肺血管阻力增高的情况。

（张丙建）

第十二章　内分泌疾病患者的麻醉

第一节　甲亢患者的麻醉

一、手术时机选择

基础代谢率已下降并稳定在±20％范围内；临床症状缓解或消失，情绪稳定；体重已稳定，或由减转增；心脏收缩期杂音减轻，心率减慢，静止时，心率100次/分钟以下，最好能控制在80次/分钟以下为宜；脉压相对缩小，房颤患者心率大于100次/分钟，经过治疗有明显好转；心力衰竭后心脏代偿功能好转；不合并呼吸道感染；甲状腺功能试验：如T_3、T_4、TSH在正常范围。

如果甲状腺功能亢进未得到控制，除非急症手术，手术应绝对后延。

二、麻醉前准备

1.甲亢患者非甲状腺手术前，应使临床症状得到有效控制，甲状腺功能恢复正常或基本正常，强调全面的准备，包括抗甲状腺药物治疗、β-受体阻滞剂、放射性核素碘治疗、消除紧张、适当休息、补充营养和热量、精神治疗等。抗甲状腺药物和β受体阻滞剂应持续应用到术日晨，充分的准备，尽可能使甲状腺功能恢复正常，可减少麻醉危险性和并发症，降低死亡率。

2.甲状腺功能虽可控制接近正常，但一般仍存在精神紧张和情绪不稳，因此麻醉前仍应重视充分的精神准备，术前数天开始给合适量的镇静药，包括巴比妥类、溴剂、苯二氮卓类或吩噻嗪类药，但应控制剂量，避免呼吸抑制。对气管移位、气管受压或有入睡后因呼吸困难导致"憋醒"史者，应引起重视，需避免用任何术前睡眠药；镇静药的剂量也以不导致入睡为原则，需适当减少。

3.术前药中不宜使用阿托品，因可引起心动过速，并阻碍体表散热而引起体温上升，可选用东莨菪碱或长托宁。

三、麻醉选择

1.对于轻症甲亢患者，术前准备较好、甲状腺较小且无气管压迫症状和能合作者，可以在颈丛阻滞麻醉下进行手术，但应注意严密监护，特别是术中伍用阿片类药物者，必须严密监测呼吸功能，备好抢救药物和插管器械。

2.症状严重和甲状腺较大的患者,特别是术前精神紧张、情绪不稳定、甲亢未完全控制、胸骨后甲状腺肿和有气管压迫或移位的患者,以采用全麻为安全。

3.全麻维持原则:避免应用兴奋交感神经系统的药物,维持足够的麻醉深度,抑制手术刺激引起的过强应激反应。

N_2O-静脉麻醉药-肌松药方法显然不能产生所需的麻醉效应;为消除手术刺激引起的交感神经系统兴奋反应,使心肌对儿茶酚胺的敏感性降低,宜间断加用低浓度异氟烷或七氟烷吸入辅助。瑞芬太尼-异丙酚-肌松药静脉麻醉能较好抑制术中应激反应,是较适宜的选择。

4.选用适宜的肌松药具有重要性。泮库溴铵具有潜在的心率增快及肾上腺素活性增高的作用,故不适用,目前常选用对心血管副作用小的阿曲库铵(或顺阿曲库铵)和维库溴铵。对预计插管困难者,诱导也可选用去极化肌松药琥珀胆碱。因甲亢患者常并存肌肉软弱无力,且有重症肌无力的倾向,因此肌松药的剂量宜适当减少,最好在肌松监测下使用。此外,在术终拮抗非去极化肌松药残余作用时,应注意抗胆碱酯酶药可能诱发心动过缓。

四、麻醉管理

1.术中应密切监测心血管系统和体温,甲亢患者由于心排出量增加,代谢率增高,故对挥发性麻醉药的摄取量也相应加大;如果术中出现体温升高,MAC 也需增高。因此,为维持肺泡内和脑内麻醉药正常效应和分压,其吸入麻醉药浓度需较正常甲状腺功能患者增高。

2.甲亢患者可能存在慢性的低血容量和血管扩张,在麻醉诱导时容易发生明显的低血压,故诱导前需行适当的扩容处理。麻醉维持需要足够的深度,避免刺激产生心动过速、高血压和室性心律失常。术前使用 β-受体阻滞剂者,术中检查气管时应警惕发生支气管痉挛或心动过缓,一旦发生需及时处理。

3.对甲亢患者的麻醉维持期,以始终保持交感肾上腺活性降低为原则,但一般不易满意做到。如果出现低血压,应考虑甲亢患者对儿茶酚胺可能会产生过度的循环反应,故以选用小剂量直接作用于血管的纯 α 受体兴奋药比麻黄碱为好,因麻黄碱有释放儿茶酚胺的作用。

4.甲亢患者围手术期的潜在最大危险是甲状腺危象,多发生于手术后 6～18h,也可能发生于手术进行中,需与恶性高热、嗜铬细胞瘤及麻醉过浅进行鉴别。甲状腺危象系甲状腺激素突然大量释放入血液循环所致,多与术前准备不充分有关,发生率占的甲亢患者的 1%～8%。甲亢患者手术中因误用拟交感神经药而表现过度循环反应,可能是引起甲状腺危象的一个诱因。

(1)临床表现:突发高热、短期内体温超过 40℃、伴不安、出汗、心动过速、心律失常、恶心、呕吐、血压波动等,可发展为充血性心衰、脱水、休克、谵妄、昏迷,其中 30% 可致死亡。

(2)处理:针对促发因素、甲状腺功能的活跃程度和全身并发症,进行及时的支持和对症处理,包括:氧治疗;静脉输注冷液体;补充电解质和营养物质;应用快速洋地黄控制严重的房颤并心室率增快或者心力衰竭;应用物理方法降低体温;针对甲状腺功能活跃程度,采用碘化钠、氢化可的松、艾司洛尔和丙硫氧嘧啶治疗。

5.甲状腺手术麻醉期间可因甲状腺肿大直接压迫气管、气管软化症、喉返神经损伤和喉水肿等造成严重呼吸道梗阻而发生急性窒息,严重者可导致死亡,所以,防治呼吸道梗阻是至关重要的问题。

(张丙建)

第二节 甲状腺功能减退症手术麻醉

由于血浆甲状腺素(主要 T_4)浓度过低,及 TSH 过多,造成甲状腺功能低下(甲减)。主要病理生理改变是细胞代谢降低,及内脏对应激反应能力降低,对麻醉的耐受性差,易出现体位性低血压,且对升压药反应差。麻醉手术具有危险性。

【麻醉前准备】

1.甲减的程度 依据甲减的程度分为 2 种。

(1)严重病例:可能波及所有重要脏器。如心脏增大、心排血量低下,还有充血性心力衰竭,心包腔及胸腔有渗出,心传导障碍等;气道梗阻,由舌肿大、慢性喉头黏液水肿及甲状腺肿所致;胃肠出血及胃排空缓慢。肝肾对药物的代谢或排出延缓;肾上腺功能低下;轻度贫血。后期病人出现昏迷、休克、低体温、通气低下、呼吸性酸中毒、低血糖及低钠血症等。

(2)轻症患者:症状多不明显。仅有疲乏无力、脱发、便秘等非特异症状。化验检查有 TSH 增高、T_4 正常或低下。

2.麻醉前处理 任何急症手术的重症患者,可用 T_3 或 T_4 静注治疗,以提高其基础代谢率。但必须过 6h 后,始有充分效果。对冠心病患者,需慎用或不用 T_3。对于重症患者,先行治疗,使甲状腺功能提高至正常水平,方可手术。而轻症患者,须在术前口服甲状腺素或 T_3 作治疗。或 T_4 $100\sim200\mu g/d$ 静注。见效后改为 T_4 口服,$100\mu g/d$。

【方法】

1.局麻 尽量应用局麻加神经阻滞。局麻药选低浓度,用量减少。一般不需镇痛药,因为即使用小量的芬太尼,也可造成呼吸抑制,且恢复困难。镇静药也只能小量应用。

2.硬膜外麻醉 用药量要小,严格控制平面,否则要发生严重低血压,要慎用。

3.全麻 以小量氯胺酮、琥珀胆碱或泮库溴铵静注诱导。气管内插管后,吸入低浓度的氧化亚氮。禁用强效全麻药。若要施行控制呼吸时,不宜过度通气。

4.麻醉前用药 一般不需麻醉前用药。

【麻醉管理】

1.术中加强监测

(1)体温:当体温<35℃时,并有呼吸及血压的抑制、心率减慢、神志不清,为甲减性昏迷,是一种少见而严重的甲减并发症,必须积极抢救。静注甲状腺素 $300\sim400\mu g$,维持量 $50\sim200\mu g/d$。并用物理升温,或用三碘甲状腺原氨酸治疗。$20\mu g/d$ 口服,每 $1\sim2$ 周增加 $20\mu g$,直到取得疗效,维持量 $20\sim40\mu g/d$。

(2)血压及心电图:为重点监测项目,患者可能在麻醉后出现血压剧降、心搏骤停。

(3)CVP 或 PCWP:重大手术或重症患者的必须监测内容 a

(4)血气和生化监测:有条件,或必要时行血气分析、电解质及血糖的测定,以便及时处理。

2.维护循环呼吸功能稳定 麻醉中不使用对呼吸、循环有抑制的任何药物及方法。因为患者应激能力低下,稍有呼吸抑制,恢复困难。

3.激素疗法 甲减引起肾上腺皮质功能不全,为提高患者的应激能力,术前及术中适量应用激素,很有必要。氢化可的松 $100\sim300mg/d$。

4.机械呼吸 全麻患者术中、术后应以呼吸器支持呼吸。

(张丙建)

第三节　糖尿病患者的麻醉及围术期处理

近年来糖尿病已成为围术期常见的伴发症。有研究认为,糖尿病慢性并发症及对器官功能的影响较糖尿病本身的病程和血糖控制的程度,对患者围术期发病率和病死率的影响更大,因此麻醉医师应重点评估和治疗糖尿病相关靶器官疾病(心血管功能障碍、自主神经病变、肾功能障碍、关节胶原组织异常、感染等),以期改善患者的预后。

一、糖尿病诊断标准和分型

(一)糖尿病诊断标准

2010 年美国糖尿病学会(ADA)糖尿病诊断标准:

1.糖化血红蛋白 AIC≥6.5%。

2.空腹血糖 FPG≥7.0mmol/L。空腹定义为至少 8h 内无热量摄入。

3.口服糖耐量试验,2h 血糖≥11.1mmol/L。

4.在有典型的高血糖或高血糖危象症状的患者,随机血糖≥11.1mmol/L,无明确高血糖症状的患者,检验结果应重复确认。

糖尿病可分为原发性和继发性糖尿病。

(二)糖尿病分类

1.原发性糖尿病　原发性糖尿病通常由于遗传基因等异常,引起胰岛素分泌相对或绝对减少,或胰岛素受体敏感性下降,组织利用葡萄糖障碍。临床分型包括:

Ⅰ型:胰岛素依赖性糖尿病(IDDM),发病机制有自身免疫机制参与,常有抗胰岛细胞抗体存在,胰岛 β 细胞不能正常分泌胰岛素,导致机体胰岛素绝对缺乏。IDDM 通常在儿童期发病,患者消瘦,有酮症酸中毒倾向,需要补充外源性胰岛素进行治疗。

Ⅱ型:非胰岛素依赖性糖尿病(NIDDM),一般认为发病非免疫机制介导,NIDDM 患者胰岛 β 细胞能够分泌胰岛素,多数患者由于高血糖的刺激作用,血浆胰岛素水平高于正常人,但此类患者细胞的胰岛素受体敏感性降低,组织不能有效利用葡萄糖。NIDDM 通常成人起病,患者多数肥胖,不易发生酮症酸中毒,容易发生高血糖性高渗性非酮症昏迷。体育锻炼、饮食控制及口服降糖药治疗有效。

2.继发性糖尿病　糖尿病是其他系统性疾病或综合征的表现之一,包括胰腺疾病、内分泌激素异常、药物或化学试剂诱发、遗传综合征、胰岛素受体异常、妊娠合并糖尿病等。

二、糖尿病主要病理生理

(一)代谢紊乱

糖尿病由胰岛素绝对或相对不足引起,胰岛素缺乏导致机体失去促合成和抗分解作用。糖尿病代谢紊乱主要包括糖、脂肪、蛋白质代谢紊乱。

1.糖代谢紊乱　高血糖是糖尿病患者最常见的表现。糖尿病患者糖利用障碍导致高血糖、糖尿、组织脱水、血浆渗透压增高。由于应激反应时儿茶酚胺、皮质醇、胰高血糖素均可明显升高,进一步对抗和抑制胰岛素的释放和作用,所以围术期血糖控制更加困难。血糖严重升高以及机体脱水可导致高渗性非酮症昏迷,多见于 NIDDM 患者,尤其是老年患者,其口渴反应差,容易发生脱水。高渗性非酮症昏迷患者有严重高血糖、血浆高渗透压,可表现为癫痫、昏迷,由于血液浓缩静脉血栓发生率增高,常无酮症酸中毒的表现。

低血糖也是糖尿病患者常见的并发症。糖尿病患者体内糖原储备差,术前禁食、术中应用胰岛素而补糖不足是低血糖的常见原因。糖尿病手术患者若肾功能减退,胰岛素和口服降糖药的代谢和排泄受到影响,作用时间延长,也容易诱发术中低血糖。患者术中低血糖引起的交感神经兴奋表现常被误认为麻醉过浅,低血糖引起的神经症状容易被麻醉药物的作用掩盖,贻误治疗。

2.脂肪代谢紊乱　没有足够的胰岛素阻止脂肪酸代谢,脂肪大量分解而氧化不全,会引起丙酮酸、乙酰醋酸、β羟丁酸聚积,严重者发生酮症酸中毒。表现为代谢性酸中毒、高血糖、脱水、低钾、骨骼肌无力等。脱水多由于渗透性利尿和呕吐所致,低钾常发生于酸中毒纠正后,骨骼肌无力系纠正酸中毒后的低磷血症所致。

3.蛋白质代谢障碍　分解代谢增强,表现为负氮平衡,尿氮排出增加,同时加重脱水。

(二)继发性改变

长期高血糖可造成组织细胞损害,产生一系列并发症,但并发症的原因尚不完全清楚,可能与高血糖引起的山梨醇产生过多和蛋白、胶原糖化有关。常见的并发症包括:

1.血管病变　动脉硬化和微血管病变,引起高血压、冠心病、脑血管病、下肢坏疽等。糖尿病患者血糖增高使肝脏合成巨球蛋白增多,增加血液的黏稠度,并生成一些有害的大分子如山梨醇,导致细胞肿胀而阻碍微循环血流。血管病变和血液黏稠度增高均可损害重要器官的血流自身调节功能。

2.肾小球病变　可出现肾功能不全,最终导致肾衰竭。

3.自主神经病变　糖尿病并发高血压的患者 50% 有糖尿病自主神经病变:限制心脏对血管内容量变化的代偿功能,可导致静息心动过速、心率变异性减小,还可发生无痛性心肌缺血,并使患者处于心血管系统不稳定状态(例如诱导后低血压),甚至心源性猝死。胃肠道自主神经病变可引起胃轻瘫,胃排空减慢和胃内容物潴留,麻醉期间反流误吸危险增加。

4.感染　糖尿病患者白细胞趋化作用减弱、粒细胞吞噬活性受损,容易发生继发感染。糖尿病患者中有 2/3 会出现围术期感染,感染是术后死亡的常见原因之一。

三、糖尿病患者麻醉前准备

(一)术前血糖控制

1.围术期控制血糖的必要性

(1)血糖控制不佳,IDDM 患者易导致酮症酸中毒。

(2)血糖控制不佳,NIDDM 患者高血糖使血浆渗透压升高,可造成脱水、血容量减少、细胞内脱水、出现神经精神症状、甚至高渗性昏迷。

(3)围术期有发生低血糖的可能,而且全麻状态下,低血糖症状会被麻醉作用掩盖,围术期严重低血糖可造成生命危险。

(4)血糖大于 11.1mmol/L 会促进糖基化反应,产生异常蛋白,从而降低组织的弹性和延缓伤口的愈合。组织弹性降低可导致关节强直,寰枕关节固定造成插管困难。

(5)高血糖破坏了白细胞的吞噬性、调理性、趋化性,另外高血糖环境利于细菌生长,因此糖尿病患者围术期感染发生率增高。

(6)血糖水平对广泛性颅内缺血后神经系统的恢复有重要影响,发生卒中时高血糖患者神经系统的短期和长期预后较差,但局灶性脑缺血时的情况可能不完全相似。

(7)有研究发现,体外循环心脏手术患者心肺转流期间低体温和应激反应会使胰岛素作用降低,血糖明显升高,复温以前给予胰岛素降血糖的作用有限,此时正性肌力药物无法维持有效的心室搏动,造成脱机困难和心肌缺血的危险性增加。体外循环心脏手术患者如心脏复跳后,大剂量正性肌力药物无法维持循环,但心脏的充盈压、节律、血气和电解质正常时,需考虑高血糖可能,静脉给予胰岛素后,心肌收缩力可明显恢复,有助于迅速脱离体外循环。

2.糖尿病患者术前血糖控制目标和药物准备 择期手术前应尽量使血糖达到良好控制,如术前检查发现糖化血红蛋白 AIC>9%,或空腹血糖>10.0mmol/L,糖耐量试验 2 小时血糖>13.0mmol/L,择期手术应推迟。

由于担心围术期低血糖的风险和危害,麻醉医生通常希望将患者的血糖控制在轻度升高状态。但有研究认为严格的血糖控制可明显延缓微血管病变,对合并妊娠糖尿病的妊娠妇女更有好处,也能改善体外循环心脏手术患者和中枢神经系统缺血患者的预后。

单纯饮食控制或口服降糖药控制血糖的糖尿病患者,行小手术可维持原来的治疗,不需要特殊处理,但行中、大手术或有感染等明显应激时,应考虑改用胰岛素治疗。二甲双胍应在术前停用。服用磺脲类降糖药者,术前 3 天应停用长效磺脲类药物(格列本脲、氯磺丙脲),改用短效磺脲类药物。值得注意的是,短效磺脲类药物在老年患者中也会引起低血糖反应。何时停用口服降糖药尚有争议,一般主张在术晨停用药物。

术前已经常规使用胰岛素的糖尿病患者,行小手术可维持原治疗。但行中、大型手术或有感染等明显应激时,因长效胰岛素可能导致延迟性低血糖,故应在术前几天停用,改用胰岛素或中效胰岛素代替。有研究认为术前晚中效胰岛素应停用,以防止空腹低血糖,但应激可引起胰岛素不敏感,手术前一天晚上停用胰岛素可能导致术晨高血糖,酮体增加。

(二)术前评估

无论急诊手术或择期手术,术前应详细了解患者的糖尿病类型,有否低血糖、酮症酸中毒和高渗性非酮症昏迷的病史,糖尿病慢性并发症状况,术前使用胰岛素的剂型、剂量或口服降糖药的种类、剂量及最后一次用药时间,过去麻醉和手术史。

评估糖尿病慢性并发症情况和器官代偿功能,包括肾功能不全、感觉神经和自主神经病变、冠状动脉和外周动脉粥样硬化、缺血性心脏病等。糖尿病慢性并发症对麻醉处理影响很大,明显增加麻醉风险。统计表明有严重肾功能不全、心衰或自主神经病变的患者行冠脉搭桥手术,糖尿病患者的危险性比非糖尿病患者增加 5~10 倍,而无心、肾、神经病变时仅为非糖尿病患者的 1~1.5 倍。

糖尿病患者发生自主神经功能紊乱可达 50%。自主神经病变导致的胃麻痹可引起误吸,在术前应用甲氧氯普胺可使胃加速排空。自主神经病变使心率变异性发生改变,心脏对调节自主神经功能的药物,例如麻黄碱、阿托品的作用不敏感。由于自主神经病变,糖尿病患者可能发生隐匿性冠心病,冠状动脉狭窄明显但无心绞痛等症状,围术期心律失常、心搏骤停可能也与此有关。

寰枕关节强直或脱位也是糖尿病患者慢性组织损害的表现,可能影响到颈部活动,导致气管插管困难。患者表现为颈部疼痛,X 线检查可明确诊断。糖尿病患者术前必须常规检查颞下颌关节和颈椎活动度来判断插管的困难程度。

糖尿病患者因创伤或感染而需要急诊手术时,常有明显的代谢紊乱,如酮症酸中毒,通常不允许有足够的时间去纠正代谢紊乱。即使用很短时间纠正水和电解质紊乱,但试图完全消除酮症酸中毒,然后再开始手术是不可能的,也没有必要为了完全纠正酮症酸中毒而延期急诊手术。代谢紊乱可使术中发生心律失常、低血压等,应迅速补充容量和胰岛素治疗,治疗电解质紊乱,纠正酸中毒,围术期风险会相应减少。

(三)术前用药

患者在手术和麻醉前精神过度紧张,可导致血浆儿茶酚胺升高,引起反应性血糖升高,术前给予镇静药可减轻应激反应。老年人或心功能差的患者应减量使用地西泮、苯巴比妥钠,吗啡易致血糖升高并有致吐作用应避免使用,使用阿托品或东莨菪碱可降低迷走神经张力,但不宜用于并发青光眼的患者。

四、糖尿病患者的麻醉处理

糖尿病患者的麻醉选择和实施非常重要,血糖浓度的监测和糖尿病慢性并发症的诊断治疗也同样重要。术中必须要有快速血糖浓度监测,尿糖监测不够精确,但导尿标本可作酮体测定。

(一)麻醉选择

根据糖尿病病情和并发症严重程度,结合手术部位、类型、手术操作和创伤对机体的影响,尽可能选用对代谢影响较小的麻醉方法。

椎管内麻醉的优点是能阻断手术时交感兴奋,保持胰岛素释放,有利于血糖调控,但必须注意操作时应有严格无菌要求,防止感染。对有周围神经病变,末梢感觉异常的糖尿病患者,操作尤应细致,麻醉药浓度不宜过高,以免损伤神经组织。对伴有动脉硬化、高血压的糖尿病患者,麻醉药应分次逐渐追加,与非糖尿病患者相比,糖尿病患者椎管内麻醉麻醉药的起效时间可能延迟,阻滞平面可能较广,血压下降的程度也较大。

合并周围神经病变患者选择神经阻滞麻醉时,注意避免操作引发的神经损伤,局麻药应适当降低浓度,不应加用肾上腺素以免神经滋养血管过度收缩,局部缺血造成神经缺血水肿损伤。

目前常用的全身麻醉药对葡萄糖的利用无明显干扰,异氟烷和恩氟烷对血糖无影响,氧化亚氮在充分供氧时对血糖也无影响,静脉麻醉药硫喷妥钠、丙泊酚,镇痛药芬太尼及肌肉松弛药阿曲库铵、维库溴铵等没有增高血糖的报道,均可安全使用。

(二)术中胰岛素的应用

胰岛素的主要作用是预防高血糖和抑制脂肪分解代谢,避免酮体大量生成。

胰岛素依赖性糖尿病(IDDM)和非胰岛素依赖性糖尿病(NIDDM)在病因和病理生理学有很大不同。IDDM患者因胰岛素的绝对缺乏,术中必需应用胰岛素。NIDDM患者血糖控制较好的,施行小手术术中可不用胰岛素治疗,但要严密监测血糖变化,如果行中、大型手术术中仍需使用胰岛素。NIDDM患者常伴胰岛素抵抗,手术应激会增加胰岛素抵抗,多数患者虽然本身有高胰岛素血症,术中仍需大剂量胰岛素来防止高血糖,应用胰岛素的效果不如IDDM患者。

1.胰岛素皮下注射 胰岛素的吸收受许多因素的影响,研究发现手术对皮下注射胰岛素的吸收没有影响。

2.胰岛素间断静注 方法简单且不需要特殊装置,有报道认为用这一方法控制血糖的效果比皮下注射胰岛素好,但胰岛素间歇静注不符合生理要求,会使血糖不稳定,高血糖或低血糖的发生率增加,酮症的发生率也会升高。

3.GIK液 GIK液是葡萄糖、胰岛素和氯化钾按一定的比例配制而成,无论输液速度的快慢,液体中胰岛素和葡萄糖的比例是不变的,可避免单一胰岛素或葡萄糖过多输入而造成的严重低血糖或高血糖,使用较方便,适用于大多数患者。缺点是手术应激强度、持续时间、麻醉类型、药物种类和体温等会影响每单位胰岛素代谢葡萄糖的量,术中血糖有波动,因此 GIK 液中胰岛素和葡萄糖配制比例应在术中不断按血糖监测结果而调整。配制 GIK 液一般每克葡萄糖需胰岛素 0.32u,手术开始时常用的 GIK 液配制方法是在 10％葡萄糖 500ml 中加胰岛素 16u 和氯化钾 10mmol/L。术中监测患者血糖维持在 5～10mmol/L 时,不需要增减胰岛素用量,监测血糖大于 10mmol/L,应增加胰岛素 4u,监测血糖小于 5mmol/L,则应减少胰岛素 4u。

4.可变速的胰岛素滴注　为了避免 GIK 液的缺点,胰岛素和葡萄糖分两路静脉输入。可根据患者血糖监测结果,随时调整胰岛素的剂量,这一方法设备要求较高,需开放两路静脉,有两个输液泵,而且要求持续血糖监测,一旦一路静脉输液被阻断,就会发生可危及生命的严重高血糖或低血糖风险。

糖尿病患者术中胰岛素的需要量:1 克葡萄糖,在正常体重的患者需胰岛素 0.25～0.40u;肥胖、肝病、激素治疗或脓毒症的患者需胰岛素 0.4～0.8u;体外循环心脏手术的患者需 0.8～1.2u。另外,胰岛素的需要量随手术创伤增大而增加,胰岛素的效能随年龄增加而减小,老年人的胰岛素需要量较大,因此胰岛素的剂量应个体化。

围术期胰岛素的连续静脉输注方案:①将 10u 胰岛素加入 100ml 生理盐水中(0.1u/ml);②最初静脉内注入 0.5～1u,然后维持输注率 0.5～1u/h;③测定血糖浓度(每 30 分钟)和调节胰岛素输注速率;④血糖低于 4.5mmol/L(80mg/dl)停止 30 分钟,使用 50％葡萄糖 20ml,30 分钟内重复测定血糖浓度;⑤血糖 4.5～6.7mmol/L(80～120mg/dl)减少胰岛素 0.3u/h;⑥血糖 6.7～10.0mmol/L(120～180mg/dl)胰岛素输注速率不变;⑦血糖 10.0～12.2mmol/L(180～220mg/dl)增加胰岛素 0.3u/h;⑧血糖大于 12.2mmol/L(220mg/dl)增加胰岛素 0.5u/h。

(三)术中补充葡萄糖

以往认为,糖尿病患者术中应补充足够的葡萄糖以提供基础能量,防止低血糖,术中如不补充葡萄糖,机体就会分解脂肪、蛋白质。脂肪分解,易发生酮症,手术患者游离脂肪酸水平升高会增加心肌氧耗。但最近的研究表明,非糖尿病患者即使行中、小手术,围术期血糖也会有所增高,糖尿病患者血糖增高更加明显,术中给予含糖液体,血糖会进一步增高。糖尿病患者存在胰岛素绝对缺乏或者胰岛素抵抗,所以要让机体能够利用血糖,并且防治蛋白质和脂肪的分解,应给予胰岛素治疗,根据血糖监测的结果,判断是否给予葡萄糖,避免发生低血糖,而不是常规给予含糖液体。

(四)术中补钾

体内仅 2％的钾离子在细胞外,血钾正常并不表明体内钾平衡。一些代谢因素会影响血钾,如酸中毒会导致钾离子从细胞内转移至胞外,一个发生酸中毒的糖尿病患者可能血钾正常甚至偏高,但补充液体和胰岛素后会发生严重的低钾血症,故治疗时应同时补钾。肾功能正常的糖尿病患者血钾正常时,补液中氯化钾浓度可为 10mmol/L,治疗过程中应复查血糖和电解质。

(五)术中补液

乳酸林格液用于糖尿病患者有争议。有研究发现,NIDDM 患者术中不补液,平均血糖升高 2.2mmol/L,而输入乳酸林格液平均血糖升高 3.5mmol/L。围术期用乳酸林格液的糖尿病患者脂肪分解和酮体形成增加,术中需更多的胰岛素治疗。故糖尿病患者手术中是否使用乳酸林格液还有待进一步研究。

(六)术中和围术期监测

术中严密监测血糖,目前手术室中常用微量法葡萄糖测定,可以很方便及时迅速得到监测结果,毛细血管血糖值略高于静脉血糖值。应注意监测方法准确性,床边血糖监测和实验室血糖监测要进行比较,FDA 规定二者差值应＜±20％。贫血、低温或组织灌注不足可能会影响指端毛细血管测定血糖的准确性。

糖尿病患者术中可突然发生心动过缓和低血压,严重时可致心搏骤停,可能与心脏自主神经病变有关,因此术前有体位性低血压、静息心动过速的患者更应加强循环功能监测。

五、糖尿病围术期急性并发症防治

(一)低血糖症

糖尿病患者手术时容易发生低血糖症。正常人禁食后,血糖可能低于 2.8mmol/L(50mg/dl)而无任何症状,但糖尿病患者即使血糖高于这个水平,也可能发生症状。在清醒患者,低血糖症常表现为交感兴奋症状和中枢神经系统症状,交感兴奋症状包括心慌、出汗、饥饿、无力、手抖、视物模糊、面色苍白等,中枢神经系统症状包括轻度头痛、头晕、定向力下降、吐词不清、精神失常、意识障碍,严重者可发生昏迷,持续时间长且严重的低血糖可导致中枢神经系统不可逆损害。在全麻患者交感兴奋症状常被误认为麻醉过浅,中枢神经系统症状也被麻醉药的作用掩盖,麻醉手术过程中如发生不能解释的交感兴奋症状,尤其是有糖尿病病史的患者,应警惕低血糖症的可能。

伴有肾功能不全的糖尿病患者手术时,低血糖时有发生,这是由于肾脏功能差使胰岛素或口服降糖药的代谢排泄减慢,作用时间延长,因此必须注意术前 1~2d 口服降糖药的使用情况,以及使用胰岛素的次数和总量,避免过量。

治疗:一旦诊断低血糖症,可给予 50% 葡萄糖 15~20ml 静注,血糖即可上升,症状好转。也可使用胰高血糖素皮下、肌肉或静脉注射,由于其作用时间较短,可能会再次出现低血糖,注射后仍要给患者补充葡萄糖。

(二)糖尿病酮症酸中毒

1.病因　糖尿病患者由于胰岛素缺乏和胰高血糖素等对抗胰岛素的激素分泌增加,脂肪分解产生大量游离脂肪酸,游离脂肪酸代谢和运转受到影响,转而生成酮体。糖尿病酮症酸中毒多发生在 1 型糖尿病患者停用胰岛素后,也可因手术、感染、创伤等应激反应诱发。虽然 1 型糖尿病更易于发生酮症,但 75% 的酮症酸中毒患者系老年 2 型糖尿病患者。

2.临床表现　糖尿病酮症酸中毒的表现主要包括高血糖以及酮症症状,高血糖引起血浆渗透压增高、渗透性利尿、脱水、电解质紊乱等;酮症也可引起渗透性利尿和酸中毒。酮症酸中毒的发生通常需要数天的时间,患者病情逐渐加重,厌食、恶心呕吐、尿量增多,呼吸深大有酮味(烂苹果味),严重者出现血容量不足、循环衰竭、昏迷。pH 小于 7.0 可导致中枢麻痹,肌无力,高渗利尿使总钾减少,酸中毒时钾离子由细胞内转移至细胞膜外,使血清钾浓度可能正常或稍高,当给予补液及小剂量胰岛素治疗后,代谢性酸中毒得以纠正,细胞外钾离子迅速转入细胞内,血清钾浓度急剧下降。低磷血症时有发生,由于组织分解代谢增加,损伤细胞的摄取能力,尿磷排出增多,严重时影响骨骼肌收缩能力,损害通气功能。实验室检查见血糖增高、血酮增高、尿酮阳性、血气呈代谢性酸中毒表现。

3.治疗　包括补充血容量、胰岛素治疗、纠正电解质紊乱和酸中毒。

(1)补充血容量:呕吐和利尿造成的全身性脱水严重者可达 100ml/kg,应快速静脉补液,可用生理盐水快速静脉滴注 1000ml 或更多。扩容可增加组织灌注,纠正和防止组织缺氧,降低血糖和胰高血糖素水平,但不能逆转酸中毒。生理盐水、乳酸林格液和 0.45% 盐水均可应用,直到血糖低于 13.9mmol/L(250mg/dl),再改用 5% 葡萄糖加胰岛素液体。

(2)胰岛素应用:不使用胰岛素,糖尿病酮症酸中毒不可能纠正。重度酸中毒胰岛素 40U 静脉注射,继之 40~50U 皮下注射或静脉维持,轻度酸中毒胰岛素 20~40U 皮下注射。虽然长期以来一直主张应用胰岛素50U/h以上直到血酮体恢复正常,但小剂量胰岛素治疗方案同样有效,并减少了低钾血症发生的程度,也无继发性低血糖的危险。0.1U/kg胰岛素静脉注射后,继以每小时0.1U/kg胰岛素静脉持续滴注。部分患者可能对胰岛素存在抵抗,应加大剂量,若在2h内血糖下降不足2.8～5.6mmol/L,胰岛素用量加倍,再2小时血糖下降仍不足2.8～5.6mmol/L,胰岛素用量再加倍。胰岛素用量足够时大多数患者血糖下降速度可达3.3～4.2mmol/L/h,人体中胰岛素结合位点数目是有限的,最大血糖下降速率也是相对固定的(每小时4.2～5.6mmol/L)。血糖的过分快速下降也应该避免,以免脑水肿的发生。胰岛素治疗应持续到高血糖、酮症、酸中毒纠正之后。

(3)碱性药物:酮症酸中毒的改善较慢,与酮体代谢较慢有关。糖尿病酮症酸中毒的患者对酸血症的耐受程度较好,一般不用碱性药物,使用胰岛素后酮体代谢可产生碳酸氢钠,使pH得到部分纠正。严重酸中毒如pH小于7.1,HCO_3^-小于10mmol/L,可用碳酸氢钠纠治,纠正酸中毒后应复查血气。

(4)纠正电解质紊乱:酮症酸中毒患者体内钾、磷、镁等离子总量均减少,即使治疗前血钾正常甚至增高,钾缺乏仍可达3～10mmol/kg,用胰岛素后可出现血钾快速下降。应在有足够尿量时开始补钾,开始速度按20～40mmol/h进行,1～2小时监测血钾一次.根据测定血钾水平调整补钾剂量和速度。胰岛素治疗后,磷和镁的缺乏将更加明显,但常无明显的临床症状。胰岛素发挥作用之前对高钾和正常血钾患者补钾是危险的,常规补钾和镁并未证实能改善患者预后。

(三)高血糖性高渗性非酮症昏迷

1.病因　血糖极度增高时,高血糖渗透性利尿导致机体严重失水,甚至昏迷。高渗性非酮症昏迷血糖可超过40～50mmol/L,为酮症酸中毒时的2倍。血浆渗透压可达370～380mmol/L,尿糖强阳性,尿酮体阴性。

2.临床表现　高血糖性高渗性非酮症昏迷多发生于老年2型糖尿病患者,在围术期出现明显的高血糖和严重脱水,这些患者通常会有足够的内源性胰岛素来防止酮症,即使血糖水平高达44.4～55.6mmol/L(800～1000mg/dl)也不致发生酮症酸中毒。老年患者口渴感觉迟钝,补液不足,容易发展到脱水,明显的高渗状态引起的脑细胞脱水导致昏迷发作,这个综合征的特征是严重脱水和神经系统两组症状和体征,神经系统方面表现为进行性意识障碍、神志模糊、癫痫发作、抽搐和昏迷,可伴低血容量性休克。

3.治疗

(1)大量静脉补液:明确系高渗性昏迷时先补充生理盐水,1～2h内可给2000～3000ml,随后给予低渗溶液,如0.45%氯化钠溶液,可在中心静脉压指导下确定补液量。迅速补充0.45%低渗生理盐水或先等渗液后低渗液,即可纠正高渗状态,但脑细胞从细胞内脱水转变为水肿也有危险,所以低渗液体的应用速度不可过快。治疗过程中,应密切观察患者意识的变化。

(2)胰岛素控制血糖,胰岛素的剂量和用法与糖尿病酮症酸中毒相似,但血糖不宜降得过低,低血压患者胰岛素静注首量不超过20U。

(张丙建)

第四节　嗜铬细胞瘤患者的麻醉

嗜铬细胞瘤,是从肾上腺髓质(85%～90%)或异位的类似嗜铬性组织内长出的一种分泌大量儿茶酚胺的肿瘤。嗜铬细胞瘤分泌大量的肾上腺素和去甲肾上腺素。使周围血管强烈收缩,心脏收缩力增强,引起严重高血压、心律失常、心力衰竭、肺水肿、视物障碍、低血容量及代谢异常等。麻醉处理困难。手术麻醉的危险性大,死亡率高。近年来对该瘤手术麻醉方面积累了不少经验。监测技术的发展及麻醉科医师的责任心,使麻醉手术的安全性大大提高。

【麻醉前准备】

1.使用α受体阻滞药和α肾上腺能阻滞药控制血压

(1)酚苄明:可缓解持续性的、难以控制的高血压。若血细胞比容＞75％时,于3～15d开始口服酚苄明,10～20mg/次,2～3/d,逐渐加量,直至维持接近正常的血压水平,然后用维持量。此药作用慢,持续时间长,3～4d给药1次。术前使用2周左右。高血压危象时,可静注20mg。

(2)酚妥拉明:作用时间短暂,仅5～10min,临床上控制血压作用迅速,但长期治疗不够满意。术前持续用药数日或数周,5～10mg,加在5％葡萄糖250～500ml内输注。用于治疗高血压危象。用药期间应严密观察血压变化,根据血压的高低,决定是否减量或停用。

(3)哌唑嗪:是α_1受体阻滞药,可替代酚苄明,半衰期短,作用缓,因直立性低血压明显,初剂量为1mg/d,卧床时用,2～3mg/d。

(4)拉贝洛尔:为α和β受体阻滞药,主要是β阻滞作用,静注后β阻滞作用7倍于。阻滞作用,使血浆内血管紧张素Ⅱ及醛固酮的浓度降低、外周血管扩张及心率减慢作用。术前300～400mg/d,分3次口服,连续1～2周。

2.β-肾上腺能阻滞药控制心率　控制心动过速,当心率明显增快(＞130/min),普萘洛尔10～20mg,3/d,术前1～4d服用,预防心律失常。

3.补充血容量　术前补充足够的全血、血浆、血浆代用品和液体,改善血液浓缩导致嗜铬细胞瘤的低血容量状态。注意防止心荷过重而发生心力衰竭。

4.麻醉前给激素　术前适量给予皮质激素,以预防引起的肾上腺皮质功能减退现象。因长期血中儿茶酚胺含量增高,可抑制垂体-肾上腺系统的活动性。双侧嗜铬细胞瘤切除后,其肾上腺皮质功能可严重低下,因而影响循环的稳定。术前用皮质激素准备,可以预防。一般术前12h和2h,各肌注醋酸可的松50mg。改善患者营养状况,备足血液。

5.麻醉前用药

(1)镇静药:术前晚,口服巴比妥或地西泮等镇静催眠药。

(2)冬眠药物:应采用小量冬眠药物以达到镇静目的,防止血压过度升高。

(3)颠茄药物:东莨菪碱或长托宁较好。阿托品不用,因和肾上腺素、去甲肾上腺素协同有升压作用。

6.术前准备良好的标准

(1)出汗少。

(2)体重增加。

(3)血压得到控制,48h血压不超过165/90mmHg,阵发性高血压发作频率减少,直立性低血压＞80/45mmHg。

(4)血容量增加,HCT下降。

【麻醉选择】

1.持续硬膜外麻醉　用于肿瘤定位明确的手术。对机体干扰小,也是安全有效的方法之一。要求有足够的麻醉平面,适当加用辅助药,能消除反射性的儿茶酚胺增加。但有可能在摘除肿瘤后血压下降,不利于维护循环稳定,注意呼吸管理及体位的影响。

2.全麻　大多数选用。病人舒适,可充分供氧,循环呼吸管理方便;可避免病人的精神紧张而发生血压骤增;对摘除肿瘤后的低血压控制很有利。为手术创造良好的条件。

（1）全麻诱导：采用静注利多卡因 1～2mg/kg、硫喷妥钠、琥珀胆碱诱导、气管内插管。或羟丁酸钠、冬眠 4 号加东莨菪碱 0.002～0.08mg/kg 输注后，在表麻下气管内插管。

（2）麻醉维持：多用恩氟烷或异氟烷吸入，或输注 0.1％琥珀胆碱普鲁卡因复合麻醉，控制呼吸。或用安定镇痛药物维持。或维库溴铵、镇痛药分次静注或恩氟烷吸入，静吸复合麻醉维持。不用氟哌利多，因其抑制突触前多巴胺受体，增加儿茶酚胺释放；泮库溴铵增加心率和血压不宜用。琥珀胆碱产生肌颤，使儿茶酚胺释放增加，应慎用。氟烷可引起心律失常，勿用。

【麻醉管理】

1.开通静脉通路　术中开放 3 条静脉，一条切开或深静脉穿刺置管，连接分别准备好的有降压药酚妥拉明 1mg/ml 的液体，和升压药去甲肾上腺素 0.1mg/ml 的液体，为双联瓶装置。同时可连接三通监测 CVP。一条静脉供输血输液；一条静脉给麻药和其他药物治疗用。

2.监测　嗜铬细胞瘤切除术麻醉风险很大，麻醉管理的重点是保持循环稳定，避免缺氧和二氧化碳蓄积。严密加强监测血压、CVP、心电图及尿量等。

3.处理高血压危象　术中，给降压药或升压药要及时、果断。当在全麻诱导、气管内插管、手术切皮开始、操作探查及剥离肿瘤时，或缺氧和二氧化碳蓄积等激惹儿茶酚胺释放的因素时，血压骤增，出现高血压危象（Desmonts 认为 SP＞250mmHg，持续 1min 以上即可称之），或 SP＞200mmHg 时，立即将酚妥拉明 5～10mg 加入 5％葡萄糖 100ml 内快速输注；或用 0.01％硝普钠或硝酸甘油输注，维持血压在麻醉前水平。当结扎肿瘤血管和肿瘤摘除后，体内儿茶酚胺急骤下降，周围血管张力减弱，再加上血容量不足、α 和 β 受体阻滞药的残余作用及麻醉等因素、发生低血压时，立即夹住降压药输液胶管，同时开放装有升压药的胶管。即去甲肾上腺素 10mg，肾上腺素 2mg 加入 100ml 葡萄糖液，快速输注。顽固性低血压，用去甲肾上腺素 0.1～0.2mg 静注，或 1mg 静注，再输注。维持血压至麻醉前或接近麻醉前水平。麻醉管理的难点是围术期循环的急剧波动。

4.扩容　术中以平衡盐液扩张血容量，当阻断肿瘤血管前，即提前开始超量补充失血。在使用升压药的同时，加快输血、输液，可以避免肿瘤切除后的严重低血压。减少应用升压药的药量，缩短用药时间。但应参照监测血压和 CVP，预防心脏负荷过重和肺水肿。CVP 必须定期监测。

5.给予葡萄糖和激素　当肿瘤切除后，胰岛素升高，低血糖长期不得回升时处理：静注 50％葡萄糖 100～200ml，或并用肾上腺皮质激素。常用氢化可的松 100～300mg，加入 5％葡萄糖 250～500ml，静脉输注。输液、输血的数量应根据患者的血压、脉搏、CVP 等综合判断。

6.治疗心律失常　当心电图出现心律失常时，如心动过速、室性期前收缩等，用普萘洛尔 10mg 静注或艾司洛尔 50～150μg/(kg·min)输注，或利多卡因 1～2mg/kg 静注。否则有导致心室纤颤的危险。当有心力衰竭或心肌缺血表现时，输注毛花苷 C 0.2～0.4mg，以改善心脏功能。

7.麻醉后处理　术终要在手术室内观察一段时间（30～180min），病情不稳定时，仍需观察治疗。待病情稳定后，送回 PACU，或病房，或 ICU，继续观察治疗。术后补充血容量的同时，一直用升压药输注，直到血压稳定在正常水平后，逐渐撤除。

8.无症状嗜铬细胞瘤　要警惕术前未诊断出的嗜铬细胞瘤。这是在麻醉或手术时危险性最大的、死亡率最高的险情。凡是在进行其他部位麻醉和手术中，由于手术麻醉的刺激，特别是施行腹腔探查时，出现难以解释的血压剧烈波动，即血压突然上升到＞200mmHg，出现高血压危象，甚至心力衰竭，伴有心律失常时，应首先考虑到嗜铬细胞瘤的可能性。按以上方法立即抢救。立即静脉推注酚妥拉明 3～5mg，后将 10mg 加入 5％葡萄糖液 100ml 内输注，控制高血压。同时输血补充血容量等措施。有条件时，进一步测定儿茶酚胺的含量，以明确嗜铬细胞瘤是以何者为主。肿瘤切除后的处理同以上的处理。

（张丙建）

第五节 皮质醇增多症患者的手术

肾上腺由皮质和髓质组成,分泌多种激素,在调节新陈代谢、水电解质平衡,以及维持神经和心血管功能方面起着重要作用。肾上腺肿瘤可发生在皮质或髓质,并产生相应的激素,从而引起不同的病理生理改变,肾上腺皮质肿瘤和髓质肿瘤手术对麻醉有着不同的特殊要求。

一、肾上腺的主要生理功能

肾上腺髓质分泌肾上腺素、去甲肾上腺素和多巴胺,肾上腺皮质产生和分泌皮质激素(化学名称甾体激素或类固醇)已有40余种,皮质激素可大致分为三类:

(一)糖皮质激素

调节糖和蛋白质代谢的激素-糖皮质激素。以皮质醇为代表,临床常用的为可的松。促进氨基酸脱氨变为糖,即促进糖原异生作用,维持血糖的浓度。缺少时,可引起低血糖。过多时,糖原异生作用增强,可破坏蛋白质或阻止其合成,使人体皮下脂肪过度增加,血糖升高,皮肤变薄出现紫纹,肌无力,骨质疏松。此外,糖皮质激素对各种物质代谢都有影响,它与胰岛素、生长素、肾上腺髓质激素等一起来调节机体的物质代谢和能量供应,使体内的生理活动彼此协调和平衡。

(二)盐皮质激素

调节盐和水代谢的激素-盐皮质激素以醛固酮为代表,临床应用者为醋酸去氧皮质酮。使肾曲管吸收钠和氯而排出钾和磷,缺乏这种激素,则血浆中钠的浓度降低,因而水分丢失,血液浓缩,同时血钾增高。这种激素过多可导致血钠增高而钾降低。盐皮质激素对糖、蛋白质的代谢作用较轻。盐皮质激素的产生和分泌在生理状态下主要受肾素-血管紧张素系统的调节,其次是血钾、促肾上腺皮质激素等的影响。

(三)性激素

肾上腺皮质还分泌较弱的雄性激素如胶氢表雄酮、雄烯二酮和微量的睾酮,对男女少年可促成其最早的第二性征如腋毛、阴毛的出现,以及下丘脑-垂体-性腺轴的成熟,从而使其青春期健康发育。肾上腺皮质还分泌微量的雌激素,但在肾上腺肿瘤患者,因其含量增加,可使男性患者出现阳痿、不育,女性患者出现月经失调。

皮质类固醇在人体内通过下丘脑-垂体-肾上腺轴的调控能及神经体液反馈系统的作用,在平时其分泌随着昼夜时辰的不同而呈现节律的变化。以此能维持人体新陈代谢、生长发育、生理活动正常有序地顺利进行;而当遇到意外的紧急情况时,即当人的躯体和精神突然受到某种强烈刺激,以及难产、大手术、大出血等,皮质醇水平可上升数倍乃至十余倍,同时通过负反馈的调节机制,促进脑垂体促肾上腺皮质激素的释放,增强人体的应激能力。

肾上腺皮质疾病有皮质醇增多症、皮质醇减少症、醛固酮增多症和肾上腺性征异常症。肾上腺髓质疾病为嗜铬细胞瘤,其他还有肾上腺腺瘤。

二、皮质醇增多症的病情特点

皮质醇增多症又称库欣综合征。肾上腺皮质增生、功能亢进、以及肾上腺肿瘤等引起内源性皮质激素,主要是皮质醇分泌过多。临床表现主要是由于长期血皮质醇浓度升高所引起的蛋白质、脂肪、糖、电解质代谢严重紊乱,同时干扰了多种其他内分泌激素分泌,而且机体对感染抵抗力降低所引起。此外,促肾上腺皮质激素(ACTH)分泌过多,以及其他肾上腺皮质激素的过量分泌也会引起相应的临床表现。

(一)糖代谢紊乱

约半数 Cushing 综合征患者有糖耐量减低,约 20% 伴糖尿病。高皮质醇血症使糖异生作用增强,并可对抗胰岛素降血糖的作用,易发展成临床糖尿病(类固醇性糖尿病)。

(二)蛋白质代谢异常

Cushing 综合征患者蛋白质分解加速,合成减少,因此机体长期处于负氮平衡状态,导致肌肉萎缩无力,以近端肌受累更为明显。皮肤变薄,皮下毛细血管清晰可见,皮肤弹力纤维断裂,形成宽大紫纹,加之皮肤毛细血管脆性增加,容易出现皮下青紫瘀斑,伤口不易愈合。患者多合并有骨质疏松,可致腰背疼痛,脊椎畸形、身材变矮。

(三)脂肪代谢异常

典型的向心性肥胖是指面部和躯干部脂肪沉积增多,由于面部和颈部脂肪堆积显得颈部变粗缩短,但四肢(包括臀部)正常或消瘦。满月脸、水牛背、悬垂腹和锁骨上窝脂肪垫是 Cushing 综合征的较特征性临床表现。

(四)高血压、低钾血症与碱中毒

皮质醇有潴钠排钾作用。Cushing 综合征患者高水平的血皮质醇是高血压、低钾血症的主要原因,加上有时去氧皮质酮及皮质酮等弱盐皮质激素的分泌增多,使机体总钠量明显增加,血容量扩张,血压上升并有轻度水肿。尿钾排泄量增加,导致低钾血症和高尿钾,同时伴有氢离子的排泄增多而致代谢性碱中毒。Cushing 综合征的高血压一般为轻到中度,低钾血症性碱中毒程度也较轻。但异源性促肾上腺皮质激素(ACTH)综合征及肾上腺皮质癌患者由于皮质醇分泌显著增多,同时弱盐皮质激素分泌也增加,因而低钾血症性碱中毒的程度常较严重。如高血压长期得不到良好控制,常有动脉硬化和肾小动脉硬化,则 Cushing 综合征治愈后血压也很难降至正常。长期高血压可以并发左心室肥厚、心力衰竭和脑血管意外等。

(五)生长发育障碍

过量皮质醇抑制儿童生长激素(GH)的分泌及作用,抑制性腺发育,因而对生长发育有严重影响。少儿时期发病的 Cushing 综合征患者,生长停滞,青春期延迟,与同龄儿童比身材肥胖矮小。Cushing 综合征生长发育障碍的原因可能与下列因素有关:①过量皮质醇抑制腺垂体分泌 GH;②直接影响性腺以及抑制促性腺激素分泌而抑制性腺发育。

(六)骨质疏松

长期慢性过量的糖皮质激素(GC)具有降低骨胶原转换作用。因此,继发性骨质疏松是 Cushing 综合征常见的并发症。主要表现为腰背痛,易发生病理性骨折,骨折的好发部位是肋骨和胸腰椎,可以引起脊柱后凸畸形和身材变矮。

(七)性腺功能紊乱

Cushing 综合征患者性腺功能均明显减退。由于高皮质醇血症不仅直接影响性腺,还对下丘脑-垂体的促性腺激素分泌有抑制作用。女性表现为月经紊乱,继发闭经,极少有正常排卵,难以受孕。在男性患者,睾酮生成减少,故主要表现为性功能减退、阳痿、阴茎萎缩、睾丸变软缩小。

(八)造血与血液功能改变

皮质醇刺激骨髓造血,红细胞计数和血红蛋白含量升高,加之患者皮肤变薄,故呈多血质外貌。大量皮质醇使白细胞总数及中性粒细胞增多,但促进淋巴细胞凋亡,淋巴细胞和嗜酸性粒细胞的再分布,这两种细胞在外周血中绝对值和白细胞分类中的百分率均减少。血液高凝状态可能与下列因素有关:①红细胞增多;②血管内皮细胞代谢增强;③血液中Ⅷ因子及 VWF 浓度升高,易形成血栓。

(九)感染

大量的皮质醇抑制机体的免疫功能,机体的中性粒细胞向血管外炎症区域的移行能力减弱,自然杀伤细胞数目减少,功能受抑制,患者容易合并各种感染如皮肤毛囊炎、牙周炎、结核活动播散、泌尿系感染、甲癣、体癣等。感染不易局限,可发展为丹毒、丘疹样皮肤改变和败血症等,机会性感染增加。

(十)精神障碍

约有半数 Cushing 综合征患者伴有精神状态改变。轻者可表现为欣快感、失眠、注意力不集中、情绪不稳定,少数可以表现为抑郁与躁狂交替发生。另还有少数出现类似躁狂抑郁或精神分裂症样表现或认知障碍。Cushing 综合征精神症状发生原因可能与下列因素有关:①由于 GC 调节情感、认知和成瘾行为;②患者海马有可逆性损害;③过早出现大脑皮层萎缩。

三、麻醉要求和术前准备

(一)麻醉要求

1.维持患者血流动力学稳定,根据需要及时应用糖皮质激素,避免和预防肾上腺功能不全和肾上腺皮质危象。

2.硬膜外阻滞患者,应充分给氧,保障呼吸道通畅。

3.注意控制血糖和维持水、电解质平衡。

(二)术前准备

1.控制血糖和高血压:继发性糖尿病,术前应根据血糖水平,采取控制饮食,必要时用胰岛素控制血糖。如有高血压,应予以药物控制。

2.纠正水和电解质紊乱:对伴有盐皮质激素过多的患者常有水钠潴留和低钾血症,应用保钾利尿药,促进水钠排出和保钾,同时有利于血压的控制,必要时根据血钾水平补钾。

3.应用皮质激素:一般术前不需补充皮质激素。一侧肾上腺腺瘤或癌肿切除患者,因常有对侧肾上腺萎缩,或双侧肾上腺切除患者,术中及术后肾上腺皮质激素分泌不能满足需要,为预防术后发生肾上腺皮质功能危象,应在术前、术中及术后补充糖皮质激素。有主张术前 3～4d 开始补充,每天肌注甲泼尼龙 40mg 或氢化可的松 100mg 静滴。

4.术前用药镇静、催眠及镇痛药应减量,一般用正常量的 1/3～1/2。肥胖患者不宜用吗啡类镇痛药,以免引起呼吸抑制或呼吸暂停。

四、麻醉选择

(一)全身麻醉

便于维持和调控循环功能。除依托咪酯有抑制肾上腺皮质功能外,其他常用静脉及吸入麻醉药对肾上腺皮质功能均无明显影响,但患者对各种全麻药及肌松药的需要量均减少。腹腔镜手术应选用全麻。

(二)硬膜外阻滞

对肾上腺皮质功能影响小,基本可满足手术需要。由于手术部位较深,常有牵拉反应及不适,需静脉辅助用药。患者肥胖引起硬膜外穿刺困难,合并有心血管疾病的患者循环功能不易维持稳定,肥胖患者呼吸道不易保持通畅等,主张用全麻或全麻复合硬膜外阻滞更为安全有效。

五、术中管理和注意事项

(一)术中管理

1.血压调控   升压药效果不明显时,应疑为急性肾上腺皮质功能不全危象。除一般抗休克治疗外,特异性应用糖皮质激素,如氢化可的松 100～300mg 或甲泼尼龙 40～80mg 静滴。如出现严重低血压休克,需增加激素用量,并给予升压药支持循环功能。此外,部分皮质醇增多症患者术前易并发高血压,术中探查、挤压肾上腺时,会使血压进一步升高,应维持一定的麻醉深度,必要时用降压药物控制血压。

2.充分估计麻醉难度   气管插管或硬膜外穿刺的困难,全麻需做好困难气管插管相应的准备,如纤支镜等,避免硬膜外反复穿刺,以免损伤。

3.加强呼吸管理   向心性肥胖和肌萎缩无力患者常合并呼吸功能不全。硬膜外阻滞患者术中应充分给氧,全麻患者应注意术后呼吸抑制及苏醒延迟。肾上腺术中易损伤胸膜而出现气胸,硬膜外阻滞患者应面罩加压吸氧,肺膨胀后缝合胸膜,并注意是否仍有气胸及肺压缩情况对呼吸造成的影响。

4.控制血糖   皮质醇增多症患者常引起继发性糖尿病,术中血糖如低于 16.7mmol/L(300mg/dl),可不予特殊处理,肾上腺切除后血糖会下降。部分患者肾上腺切除后如未及时补充皮质激素和葡萄糖时,可发生低血糖,甚至引起患者苏醒延迟。术中应根据需要监测血糖浓度。

5.纠正电解质紊乱   患者常有低钾血症,术前未纠正,术中应继续补钾。

(二)注意事项

1.术前注意纠正电解质紊乱和调控血糖。

2.严密监测循环功能,刺激、挤压肾上腺会出现血压的升高。肾上腺切除后,尤其是双侧肾上腺切除,肾上腺皮质激素水平剧烈下降,引起血压剧降。用肾上腺皮质激素和去甲肾上腺素纠正血压,并适当补充血容量。肾上腺皮质激素需应用至术后 1～2 周或更长时间。

3.患者肥胖,颈部短粗,麻醉诱导及气管拔管后易出现呼吸道梗阻。

4.患者有骨质疏松,可发生病理性骨折,皮肤菲薄有出血倾向,应注意皮肤保护和肢体固定。

5.患者抗感染能力差,应注意无菌操作,并应用抗生素。

(张丙建)

第六节   原发性醛固酮增多症患者的麻醉

原发性醛固酮增多症是由于肾上腺皮质分泌的醛固酮(ALD)过多所引起的综合征,主要表现为高血压、低钾血症性碱中毒、血浆 ALD 升高、肾素.血管紧张素系统受抑制等。多为肾上腺腺瘤(80%～90%),少数为肾上腺皮质增生或癌肿。

一、病情特点

(一)高血压

是最早且最常见的表现,原醛症高血压的发病机制主要与大量 ALD 的潴钠作用有关:①钠潴留使细胞外液增加,血容量增多;②血液和血管壁细胞内钠离子浓度增加,使管壁对 NE 等加压物质反应增强。由于高血容量和高钠血症的存在,对肾素-血管紧张素系统产生显著抑制作用,然而血钠浓度增高和血容量扩张到一定程度时心房内压力感受器受刺激,心房肌分泌心钠素,后者为一种排钠、利尿、降血压的循环激素,它抑制肾近曲小管钠重吸收,使远曲小管的钠离子浓度增加,超过 ALD 作用下的重吸收钠能力,尿钠排泄增加("脱逸现象"),这是本症较少出现水肿及恶性高血压的重要原因。

(二)低钾血症和碱中毒

醛固酮的保钠排钾作用,Na^+-K^+ 和 Na^+-H^+ 交换增加,同时尿氨排出和 Cl^- 和 HCO_3^- 吸收增多,引起低钾,以及高钠、高氯、低钾性碱中毒。导致肌无力,甚至周期性瘫痪;肢端麻木、手足搐搦;同时产生心律失常、心肌缺血及低钾性心电图变化,如 Q-T 延长、ST 降低、T 波低平及 U 波等。

(三)肾功能损害

长期大量失钾,肾小管上皮发生空泡变性,肾浓缩功能减退,可引起多尿、夜尿增多,继而出现烦渴、多饮、尿比重低且对抗利尿激素(AVP)不敏感。过多的 ALD 使尿钙及尿酸排泄增多,易并发肾石病及尿路感染。长期继发性高血压则可致肾动脉硬化引起蛋白尿和肾功能不全。

(四)内分泌系统表现

缺钾可引起胰岛 B 细胞释放胰岛素减少,因此原醛症患者可出现糖耐量减低;原醛症患者尿钙排泄增多,为了维持正常血钙水平,PTH 分泌增多。

二、术前准备和麻醉要求

(一)术前准备

1.维持麻醉平稳,减少对循环功能影响。

2.椎管内阻滞的患者应适量应用辅助药,减少牵拉反应,同时需充分供氧,保持呼吸道通畅,避免呼吸抑制。

3.常规心电图监测和血钾测定,维持电解质和酸碱平衡。

(二)麻醉要求

1.维持水电解质平衡　治疗低钾和促进钠水的排出。同时应用排钠保钾利尿药(如螺内酯)。

2.控制高血压　控制血压的主要措施是低钠饮食、利尿,纠正细胞外液及血容量过多。如血压仍过高,选用直接扩张血管的降压药。

3.糖皮质激素应用　拟行双侧肾上腺切除患者,术前应用糖皮质激素,并于术中继续应用。而行单侧肾上腺切除术的患者,不需常规应用,术中可根据具体情况而定。

4.麻醉前用药　镇静药宜减量,不用抑制呼吸的镇痛药。

(三)麻醉选择

1.全身麻醉　除氯胺酮可促进醛固酮的分泌,不宜用于醛固酮增多患者麻醉外,其他各种麻醉药均可应用。低钾血症和肌无力麻痹等可延长非去极化肌松药的作用,应减量。

2.硬膜外阻滞　适用于一般情况良好的患者。对预计术中呼吸管理较困难,或高血压合并动脉硬化、心血管代偿功能差的患者以全麻更为安全。

三、术中管理

（一）保持循环功能稳定

手术探查、挤压肾上腺及肿瘤时可引起血压升高，一般为一过性，不需特殊处理，必要时适量用短效降压药。肾上腺肿瘤切除后如出现低血压，先补充血容量，必要时用升压药。如效果不佳，应考虑是否有肾上腺皮质功能不足，静滴氢化可的松。

（二）纠正电解质紊乱

部分患者术前低钾血症难以纠正，术中易出现心律失常，因此术中应加强监测，继续补钾。

（三）注意事项

1.控制高血压，注意是否有高血压引起的继发性改变。

2.纠正电解质紊乱、尤其是低钾血症。

3.患者常有高血容量和高血压，全麻诱导应有足够的麻醉深度，避免血压进一步升高、甚或引起肺水肿。

4.术中注意观察是否出现肾上腺功能不全。

（张丙建）

第七节　肥胖患者手术麻醉

近年来，随着经济发展，饮食结构改变，我国的肥胖人数日益增多。肥胖对人类的健康危害很大，其引起的相关疾病患病率逐年增加，如心血管疾病、糖尿病、关节炎、胆石症和肿瘤等。肥胖可引起呼吸、循环等系统一系列病理生理改变，使心肺储备、机体代偿及应激能力下降，从而使麻醉处理难度及危险性增加，容易发生麻醉意外，且手术及术后并发症、病死率增加。

一、肥胖患者的麻醉特点

1.肥胖患者呼吸储备功能相对低下，功能余气量（FRC）减少，患者手术和麻醉需取仰卧位，麻醉后功能余气量进一步减少，故加大通气量、有效的控制呼吸对肥胖患者围手术期低氧血症的预防是很有必要的。

2.肥胖患者患高血压的风险高，循环血量、心排出量随着体重和氧耗量的增加而增加，心排出量的增加主要靠增加每搏量来实现，而心率正常或稍低。肥胖人每搏量增加显著降低了心血管储备功能，增加围手术期的风险。

3.肥胖患者常并发非胰岛素依赖性糖尿病，另外很多患者血脂增高，极易导致重要器官的小血管硬化，尤其是冠心病的发生，增加围手术期血压波动的风险。

4.肥胖患者腹内压增高，禁食状态下的肥胖患者仍有高容量和高酸性的胃液，麻醉诱导期误吸及吸入性肺炎的发生率均高于非肥胖患者。

二、麻醉前准备与处理

（一）麻醉前访视

肥胖患者麻醉前评估除详细了解病史及体检外，应着重了解呼吸和循环系统的问题以及注重插管困难度的评估与准备。

1.肥胖患者麻醉无论选择何种麻醉方法,都要进行插管困难度的评估与准备,因为即使行非全身麻醉时,也有可能出现呼吸道并发症需要紧急插管,充分的插管困难度评估与准备对于肥胖患者的围手术期安全具有举足轻重的作用。评估内容包括头后仰度、枕寰关节活动度、颞下颌关节活动度、舌体大小、张口度等,有无颈部、口腔、咽喉部手术史。

2.了解患者呼吸道通畅程度,询问与麻醉和手术有关的上呼吸道梗阻、气道暴露困难史及睡眠时有无气道阻塞的症状(有无夜间打鼾、呼吸暂停、睡眠中觉醒以及日间嗜睡等),以明确患者是否伴有 OSAS 及其严重程度。术前力求要明确诊断和全面评估,必要时可暂缓手术,做必要的检查或请相关科室会诊,以保障患者围手术期的安全。

3.肺功能检查、动脉血气检查以及屏气试验等,以判断患者的肺功能及其储备能力。术前动脉血气基础值的测定有助于判断患者的 CO_2 清除能力,有利于指导术中和术后的通气治疗以及术后对拔管困难度的预测。

4.详细询问患者有无高血压、肺动脉高压、心肌缺血等的病史或症状。常规心电图检查有助于发现心室肥厚、心肌缺血等,但漏诊率高达 60% 以上。必要时可建议患者行动态心电图、心脏彩超等检查。肺动脉高压最常见的表现为:呼吸困难、乏力和晕厥。这些都反映患者运动时 CO_2 不能相应增加。心脏彩超发现三尖瓣反流是诊断肺动脉高压最有价值的指标。胸片检查也有利于发现可能存在的肺疾患和肺动脉膨出征象。严重肺动脉高压的患者需进行肺动脉压监测。

5.询问患者入院前 6 个月内及住院期间的用药史,尤其应关注是否服用减肥药物以及采用其他减肥治疗措施等。部分新型减肥药具有一定的拟交感作用和(或)内源性儿茶酚胺耗竭作用,使患者在麻醉诱导和维持中循环功能的变化难以预料,出现严重低血压或高血压的可能性增加,对麻黄碱等常用血管活性药物的反应性明显降低。麻醉医生对这类药物的药理学特性应十分了解,术中使用血管活性药物可考虑使用去氧肾上腺素等受体作用更单纯而明确的药物。必要时可暂时推迟手术时间,以进行进一步的检查和内科治疗。

6.必须了解空腹血糖、糖耐量;如果发现有糖尿病或酮血症时,应该在手术前给予治疗。此外还应询问患者是否有食管反流症状。

7.告知患者围手术期呼吸系统相关并发症的发生风险。包括清醒插管,术后拔管延迟,呼吸机辅助呼吸,甚至气管切开的可能性。

(二)麻醉前用药

1.肥胖尤其是重度肥胖对各类中枢抑制药物敏感,术前应用镇静药物、麻醉性镇痛药物发生上呼吸道梗阻的可能性增加,术前应慎用。已有研究表明盐酸右美托咪定可安全用于肥胖患者清醒气管插管达到镇静镇痛的要求,但其负荷剂量要根据患者去脂体重来计算,否则,易出现低血压、心动过缓等不良事件。

2.术前应给予足量的抗胆碱药物,比如阿托品、东莨菪碱或者是长托宁,尤其是需要清醒插管的患者。

3.肥胖患者易发生胃内容物反流,因此麻醉前应给抑酸药(H_2-受体阻滞药),以减少胃液,提高胃液的 pH。但常规应用可能会增加术后感染的风险。术后伤口感染发生率高,需预防性使用抗生素。

4.病态肥胖是术后急性肺栓塞的一个独立的危险因素,建议围手术期应用低剂量的肝素到术后完全活动,以减少深静脉血栓及肺栓塞的发生。

(三)麻醉前准备

除进行常规麻醉设施准备外,任何用于肥胖患者的术中、术后管理设备都必须适合于肥胖患者的特点。呼吸机、麻醉机、气管导管等设备的型号必须适当。

此外,应特别准备气管插管困难所需的用具,如氧气面罩、口咽通气道、鼻咽通气道、导管芯、枪式喷雾器、多种型号的喉罩、各种型号的咽喉镜片及纤维支气管镜等。

三、麻醉方式选择

对于麻醉医师来说,肥胖患者麻醉最困难的问题是气道管理。肥胖患者全麻和手术后易发生呼吸功能紊乱已很明确,而且肺膨胀不全的发生率明显高于非肥胖者,术后 24 小时内常无显著改善。因此对于肥胖患者的麻醉选择主要从以下几方面进行考虑:

1.如果能满足手术需要,椎管内麻醉、神经阻滞麻醉应作为首选。椎管内麻醉时穿刺难度较大,腰麻时麻醉平面也难以预测和控制,大剂量的椎管内阻滞药物会引起患者较广的交感神经阻滞,并且带来呼吸管理的一些问题,故腰麻药量应减少;近年来由于采用周围神经刺激仪辅助定位,提高了神经阻滞的成功率和麻醉效果。

2.硬膜外阻滞复合气管插管采用浅的全身麻醉行上腹部手术,对重度肥胖者甚为适应,不仅可减少术中辅助药的用量,而且硬膜外阻滞还可用于术后镇痛,对预防和减少术后肺部并发症有益。

3.某些手术,比如脑科手术、口腔、耳鼻喉手术等不适合神经阻滞及椎管内麻醉的手术必须选用全身麻醉时,麻醉实施前应充分评估面罩通气、气管插管困难度,抬高上半身和头部,即斜坡位可改善直接喉镜的窥喉视野,提高插管的成功率,可采用充分表麻下纤维气管镜或清醒气管插管。

四、围手术期的麻醉管理

(一)围手术期监测

1.肥胖患者无论行全身麻醉或者是椎管内麻醉或神经阻滞麻醉时,均应常规监测心电图、SpO_2、无创血压,当过度肥胖患者上臂周径过大使无创血压无法测量时,应选择有创动脉血压监测。

2.全身麻醉患者,除了上述常规监测外,应监测呼气末 CO_2,较长时间手术、或者手术较大时,应监测血气分析、有条件者可行 Bis、肌松监测,调节麻醉深度,避免药物过度蓄积。

3.对于某些较大手术或合并心脏疾病的患者,可行中心静脉置管监测中心静脉压,另外 PCWP 监测便于术中和术后液体管理。

4.术后仍应密切监护,根据手术大小、患者恢复情况确定术后监护时间,询问患者有无呼吸困难,及早发现呼吸道并发症并及时处理。

(二)围手术期麻醉处理

1.区域阻滞麻醉

(1)肥胖患者区域阻滞麻醉时,药量应酌减。需行蛛网膜下腔阻滞时,用药量大概是正常人用量的 2/3,注药后密切关注麻醉阻滞平面,及时调节,避免麻醉平面过高。阻滞平面超过 T_5 水平,则可产生呼吸抑制,对伴有呼吸系统疾病的肥胖患者,影响更大。高平面阻滞时,可能导致心血管功能抑制,这种抑制可能在牵拉腹膜时突然加重,患者同时也会出现打哈欠等其他症状。

(2)肥胖者的膜内压较高,下腔静脉血易被驱向硬膜外腔静脉系统致硬膜外腔静脉丛怒张,硬膜外穿刺时易致硬膜外腔出血。术后应及时观察和随访患者下肢活动情况,避免出现硬膜外血肿引起的严重后果。

(3)肥胖患者因 V/Q 的失调、体位对肺容量的影响,易发生低氧血症。因此无论采用何种麻醉方法,麻醉期间均应吸氧。

2.全身麻醉

(1)麻醉诱导和气管插管:清醒插管还是诱导后插管应详细评估、慎重考虑后作出选择,主要取决于事先估计的困难程度及麻醉医生的技术水平。对面罩通气困难、预计插管困难的患者应选择清醒气管插管。插管前应充分吸氧、应用适量抗胆碱类药,镇静镇痛药物应慎用,在完善表面麻醉下进行气管插管。纤维支气管镜引导下完成插管更容易被患者接受。

如果选择全麻诱导下插管,应预先吸氧去氮充分氧合,将患者的头、颈部适当垫高,呈头高斜坡状,使下颌明显高于患者的胸骨水平,诱导后置入口咽或者鼻咽通气道,保持呼吸道通畅。肥胖患者氧的储备量较少,因此对肥胖患者施行快速气管插管操作应尽量在 2 分钟内完成。气管插管操作时,应采用呼气末 CO_2 分压监测,可早期发现导管误入食管。

(2)麻醉维持:吸入麻醉药七氟醚和地氟醚的血中溶解度较低,这可加速麻醉药的摄取和分布以及在停药后更快地恢复。由于挥发性麻醉药很少在脂肪组织中分布,并在停药后能很快排出体内,故病态肥胖患者非常适合使用挥发性麻醉药。

阿片类及巴比妥类静脉麻醉药可积存于脂肪而延长药效,如肥胖患者的硫苯妥钠消除半衰期较非肥胖者延长 5 倍。但芬太尼消除半衰期在肥胖患者与非肥胖患者之间并无差异。肌松剂以阿曲库铵较为理想,如阿曲库铵 1mg/kg 的作用时间在肥胖患者与非肥胖患者相似。应用肌松药最好持续监测神经-肌阻滞程度,尽量使用最低有效剂量,以避免术后神经-肌阻滞残余效应。

(3)麻醉恢复与转归:肥胖患者全麻术后拔管或者是带管送 ICU 需要根据术前评估状态、手术因素、术毕恢复情况等综合评估,权衡利弊,保证患者安全。

1)术后拔管:对于决定术后拔管的患者,应注意肥胖特别是阻塞性睡眠呼吸暂停(OSA)的患者拔管后发生气道阻塞的危险性显著增高。患者自主呼吸时产生明显的气道内负压,因而负压性肺水肿的发生率也显著增加,这种负压性肺水肿的患者通常需要重新插管。因此,拔管时患者应处于完全清醒的状态并且排除肌松残余的可能,拔管时应常规准备口咽通气道或鼻咽通气道,并做好重新插管以及紧急气道处理的准备。

2)术毕带管送 ICU:肥胖患者行口腔、咽喉部、颈部手术后,口腔、咽喉部及颈部的组织、气道水肿会使患者出现呼吸困难,再次插管困难度增加,该类患者术后应带管送重症监护室,甚至较大手术行气管切开度过危险期。另外肥胖患者行其他部位手术后,呼吸、循环功能影响较大者,也应送 ICU 改善呼吸循环状态稳定后再拔管。

3)术后镇痛:利于患者咳嗽及深呼吸,并可有效地改善低氧血症,预防肺部并发症。采用 PCA 经静脉给予阿片类药物,通常情况下是安全、有效的,但对伴有低通气综合征(OHS)的患者有较大的危险。如果手术前已放置硬膜外导管,可经硬膜外导管给局部麻醉药或含阿片类药物的局部麻醉药镇痛。肥胖患者硬膜外镇痛所需的局部麻醉药或阿片类药物的剂量与正常体重患者所需用量相似。由于肥胖患者呼吸道管理困难,而硬膜外阿片类药物镇痛可能出现延迟性呼吸抑制,故更需要在严密监护下进行。

(4)术后并发症及其预防:肥胖患者应着重预防可能出现的并发症,并做到严密监护,及时处理。

1)低氧血症:肥胖患者术后易发生低氧血症,腹部手术后低氧血症可持续 3~4 天,故术后 4~5 天内应持续氧疗,并进行 SpO_2 监测。如循环稳定,协助患者取半卧位或坐位可改善肺功能,减轻低氧血症。

2)肺部并发症:施行上腹部或胸部手术的肥胖患者,伴有呼吸系统疾病的肥胖患者,伴有 OHS 或匹克威克综合征的患者,术后容易发生呼吸系统并发症。对这些患者术后最好是有选择地送入 ICU,以便早期发现病情变化,积极进行预防及治疗,如吸入湿化气体、尽早进行胸部理疗、合理供氧以及在护理人员帮助下早期活动等。

　　3)深静脉血栓:肥胖患者下腔静脉受腹部脂肪压迫及活动量减少致使术后深静脉血栓发生率增加。应积极采取预防深静脉血栓形成的措施,比如:手术中即开始用弹力绷带包扎双下肢 1 周,术后应早期离床活动或早期腿部理疗,合理补液以及围手术期低分子肝素的应用等。

（张丙建）

第十三章　高血压患者麻醉和控制性降压

高血压的发病率很高,其中 90%～95% 为原发性高血压,其他为继发性高血压(肾病及嗜铬细胞瘤等)。围术期血压大幅度波动,可能引起心、脑、肾等重要脏器并发症,因此应该注意血压调控,确保麻醉和手术安全。

对于某些特殊手术,为了减少手术野失血,给手术操作创造良好条件,减少输血量,术中运用各种药物和方法有意识地降低患者的血压,并视具体情况控制降压程度和持续时间,这一技术称为控制性降压。

第一节　高血压患者的麻醉

一、高血压的诊断标准及分类

高血压的标准是根据临床和流行病资料定的,其定义为在未服用抗高血压药的情况下,非同日 3 次测量血压。收缩压≥140mmHg 和(或)舒张压≥90mmHg,按血压水平分将高血压分为 1,2,3 级和单纯收缩期高血压。既往有高血压史,正在服用抗高血压药物,血压虽低于 140/90mmHg,仍应诊断为高血压。

二、高血压的危险性和老年高血压特点

(一)高血压危险因素

不仅取决于血压高低,还与下列诸多方面有关:①心血管病的其他危险因素;②靶器官损害;③并存临床情况如心、脑血管病、肾病及糖尿病。

(二)高血压的危险分层

1.低危组　男性年龄<55 岁、女性年龄<65 岁,高血压 1 级、无其他危险因素者。典型情况下,10 年随访中患者发生主要心血管事件的危险<15%。

2.中危组　高血压 2 级或 1～2 级同时有 1～2 个危险因素。典型情况下,该组患者随后 10 年内发生主要心血管事件的危险约 15%～20%,若患者属高血压 1 级,兼有一种危险因素,10 年内发生心血管事件危险约 15%。

3.高危组　高血压水平属 1 级或 2 级,兼有 3 种或更多危险因素、兼患糖尿病或靶器官损害或高血压水平属 3 级但无其他危险因素患者属高危组。典型情况下,随后 10 年间发生主要心血管事件的危险约 20%～30%。

4.极高危组　高血压 3 级同时有 1 种以上危险因素或兼患糖尿病或靶器官损害,或高血压 1～3 级并

有临床相关疾病。典型情况下,随后 10 年间发生主要心血管事件的危险最高,达≥30%,应迅速开始积极治疗。

（三）围术期高血压的原因和老年高血压的特点

1.围术期高血压的原因

(1)术前原有高血压。

(2)焦虑与紧张。

(3)麻醉过浅或镇痛不全。

(4)麻醉操作:浅麻醉下喉镜窥视以及气管插管。

(5)缺氧和 CO_2 蓄积。

(6)其他:①颅内手术牵拉或刺激脑神经。②颅内压升高。③体外循环流量过大或周围阻力增加。④使用升压药不当。⑤尿潴留。⑥寒冷及体温过低。⑦术后伤口疼痛、咳嗽、恶心呕吐等。术后呕吐时交感神经系统活性增加,心率明显增快和血压升高。⑧术后因麻醉作用消失,血容量过多,致血压升高。

2.老年高血压的特点

(1)收缩压高,而舒张压低,脉压增大。

(2)舒张压过低(DBP 为 60～70mmHg)应视为一项独立的危险因素。

(3)血压波动大。

(4)易发生低血压。

(5)并存症多。

三、麻醉前准备及用药

（一）病情估计

1.高血压的原因:除原发性(原因尚不明)和老年性动脉硬化(主要收缩压升高)之外,其他继发性高血压原因应加以区别:①肾性:肾病综合征等。②内分泌病:库欣综合征、原发性醛固酮增多症、嗜铬细胞瘤及甲状腺功能亢进等。③神经系统疾病:精神病、颅内压升高、脊髓横断等。④其他:主动脉缩窄、妊娠高血压等。

2.目前高血压程度,有无脏器(靶器官)受累及严重程度。

3.并存症糖尿病、冠心病、心肌缺血、心律失常和心肌梗死等。

（二）麻醉前准备

1.常规检查　①ECG:必要时运动试验、24 小时动态 EEG、24 小时动态血压及超声心动图检查。②肾功能检查:血尿素氮和肌酐。③血气和电解质测定:应特别注意血钾变化。④脑血管意外风险估计:有否脑梗死或卒中病史,必要 CT 或 MRI 检查。

2.控制血压　术前应将血压控制在 160/100mmHg 以下,最好在 140/90mmHg 左右。如血压＞180/110mmHg,如病情允许,权衡利弊后应延迟手术。急症应根据手术和麻醉具体情况积极处理。

3.纠正水和电解质紊乱　心脏病患者,轻度低钾血症 3.0～3.5mmol/L,可使心律失常发生率增加,并增强洋地黄敏感性和抑制神经肌肉功能。严重低钾(血钾≤2.9mmol/L)应积极治疗,并暂停手术。根据血钾测定值积极补钾,并随时调整或停用。

4.治疗其他并存症　如 COPD、糖尿病肾功能不全及心脑血管疾病等。

（三）术前降压药应用

1.选择降压药物的原则　降压药物需应用到手术前,血压不易调控的患者主张在术晨也服用一次,心率快者β受体阻滞剂可不停药。

2.术前治疗高血压药　①β-受体阻滞剂:常用美托洛尔(倍他洛克)12.5～25mg,每天1～2次,根据心率快慢决定剂量和口服次数或停药。服用时应注意心率和血压,如心率减慢(<65次/分)及患者不适,应减量或停药。②ACE抑制剂:不仅可降压,而且可扩张冠状动脉,不增快心率,降低心肌耗氧。代表药物为卡托普利,口服12.5～25mg,每天2～3次,根据血压决定剂量和用法。③钙拮抗剂:氨氯地平10mg,每日一次。非洛地平5～10mg,每日一次。④血管紧张素Ⅱ受体拮抗剂:有ACEI相同的优点,不良反应很少。常用氯沙坦,25～50mg每天口服一次,具有改善心、肾功能作用。⑤利尿药:通常使用小剂量如双氢氯噻嗪12.5mg,每日一次或更少。

(四)麻醉前用药

患者进入手术室时多数精神较紧张,儿茶酚胺增多,血压升高。因此,应有良好镇静,适当加大麻醉前用药的剂量。一般手术前晚口服咪达唑仑5～7.5mg,手术晨肌注咪达唑仑5mg,哌替啶50mg,如心率较快,可不用阿托品,改用格隆溴铵或东莨菪碱。

四、麻醉和围术期处理

(一)围术期监测

1.常规监测　ECG监测,包括Ⅱ、V5导联及ST分析;NIBP和SpO_2,全麻加用$PETCO_2$。

2.特殊监测　病情重和手术大时选用。

(1)IBP:连续监测IBP,可及时调控高血压患者血压变化。注意在血压较高时,有创血压与无创血压之差距增大,如收缩压在180～200mmHg时,差值达30～40mmHg,必要时应调零点或与无创血压对照。

(2)CVP:病情重和大手术时常规选用,CVP可指导输血、补液,监测右心功能,对稳定血压起重要作用。

(3)肺动脉压:较少使用,必要时如心力衰竭、ARDS,高危患者和出血较多手术等可考虑插入Swan-Ganz导管,监测肺动脉压和心输出量,指导心血管治疗。

(4)血气分析:监测氧合、通气功能、电解质和酸碱平衡。

(二)全身麻醉

1.全麻诱导

(1)静脉诱导:用催眠剂量,常用咪达唑仑2～3mg,联合用丙泊酚30mg或依托咪酯0.2～0.3mg/kg静注,密切监测血压。

(2)镇痛药:芬太尼6～8μg/kg或舒芬太尼0.5～1μg/kg,注意心动过缓,必要时用较大剂量。

(3)肌松药:中短时效非去极化肌松药,如2～3倍ED95维库溴铵或罗库溴铵。

全麻诱导是麻醉过程较危险阶段,应注意:①一般采用慢诱导,使药物充分发挥作用,同时密切监测血压和心率变化。②静脉全麻药剂量适宜,因为较大剂量可抑制心肌,扩张血管而导致诱导后低血压。③不用氯胺酮,因其能升高血压和增快心率。④必要时吸入异氟烷或七氟烷,或加大阿片类药物剂量,调控血压。⑤保证充分氧合和满意通气。

2.气管插管时心血管反应的防治

(1)表面麻醉:喉部及气管内用4%利多卡因喷雾,5分钟后生效,喉镜置入暴露声门及气管插管动作应轻柔。

(2)利多卡因1～1.5mg/kg,插管前2分钟静注。

(3)合理应用全麻诱导药:芬太尼 $6\sim8\mu g/kg$,或苏芬太尼 $0.5\sim1\mu g/kg$ 对防止气管插管时血压原有水平的 $20\%\sim30\%$,可避免血压反跳过高。

(4)应用降压药物:插管前可选用:①硝酸甘油 $1\sim2\mu g/kg$。②尼卡地平 $10\sim20\mu g/kg$ 静注。③乌拉地尔 $0.25\sim0.5mg/kg$ 静注。④艾司洛尔 $0.2\sim1.0mg/kg$ 静注。⑤拉贝洛尔 $0.05\sim0.1mg/kg$ 静注。

3.全麻维持

(1)全麻诱导后吸入异氟烷或七氟烷 $0.8\sim1.0MAC$,血压不易控制时可增加吸入浓度。

(2)连续输注丙泊酚 $2\sim4\mu g/(kg\cdot min)$。

(3)间断静注芬太尼、肌松药及咪达唑仑。

(4)上述药物按麻醉深浅和血压高低,调节剂量和浓度,手术结束前停用吸入麻醉药,丙泊酚可用至拔管前后。

(5)麻醉期间发生高血压可选用上述降压药。

4.全麻恢复期处理　手术结束后麻醉变浅,由于气管导管刺激、疼痛不适、尿潴留、恶心呕吐或伴低氧血症和高碳酸血症等均可致血压升高,高血压患者血压反应更为明显,因此,应积极和正确处理,维持血压稳定。

(1)去除导致高血压的原因。

(2)手术结束时即刻使用镇痛泵镇痛。

(3)拔管前应用降压药(与气管插管时相同)。

(4)拔管后根据血压高低选用抗高血压药,采用静脉持续输注法调控血压。

(5)结合拔管指征可早期拔管,在镇静下拔管,以减轻血压波动。

(三)连续硬膜外阻滞

连续硬膜外阻滞用于高血压患者有许多优点:①用局麻药后使血管扩张,血压容易控制。②硬膜外阻滞具有全身作用。③术后恢复较快。④可进行术后镇痛。但高血压患者施行连续硬膜外阻滞应注意以下事项。

1.充分术前准备(与全麻相同):特别是正确使用抗高血压药物调控术前血压,同时纠正水和电解质紊乱,尤其是低钾血症。

2.确保硬膜外阻滞操作安全和效果良好。

3.试验量从小剂量开始($3\sim4ml$),并分次用药,避免阻滞范围过广而导致低血压。

4.防治低血压:高血压患者的血管调控功能较差,硬膜外阻滞后血管扩张,如术中出血,则常发生低血压,应加以防治。血压有下降趋势时,小剂量应用升压药,如去氧肾上腺素 $50\sim200\mu g$ 静注,并适当补充容量,以维持血压正常。高血压患者对升压药的反应个体差异大,有时常规剂量升压药,血压可异常升高,有时因酸碱失衡或血容量不足,反应较差,所以必须调整剂量和用药品种。总之应全面考虑,才能维持血压稳定。

（罗　军）

第二节　控制性降压

维持血压的主要因素是心排出量、周围血管阻力、循环血容量和血液黏度。控制性降压主要通过改变周围血管阻力以及回心血量而降低血压,其中小动脉收缩或舒张的变化,可影响外周血管阻力,扩张静脉血管,进而影响回心血量。控制性降压造成的低血压应维持在正常范围内,以保证重要器官以及组织的血液灌流量。

正常人平均动脉压(MAP)为 80～100mmHg 时,毛细血管前小动脉内压仅 32mmHg,说明动脉压的大部分已消耗于克服动脉阻力。控制性降压通过人为扩张血管,使动脉阻力下降,动脉压力的消耗即可减少。此时,尽管动脉压降低,但毛细血管前小动脉内压可基本不变,控制性降压的安全性即在于此。理论上讲,只要血容量正常,平均动脉压超过 32mmHg 时,微循环灌注即可维持正常,不会发生缺氧,临床上把平均动脉压降至 50～65mmHg 定为控制性降压的最低界限。

心、脑、肾等重要脏器的血流有一定的自身调节功能,当动脉收缩压降至 60～80mmHg 时,血管会自动扩张,借此可保证基本的组织灌注量。

一、控制性降压对机体的影响

血压下降后全身血流重新分布,血流重新分布的特征是选择性满足重要组织器官的需要。控制性低血压对各种重要生命器官的影响各不相同,以对脑、心的生理影响最为引人注目。但应强调器官灌注的变化并非完全取决于血压,控制性低血压对机体的影响往往与降压药的本身特点有关。

(一)控制性低血压对脑的影响

脑血管自动调节是一个复杂的过程,脑的自动调节应以脑灌注压来做标准,而不应以平均动脉压为标准。大量临床资料表明,平均动脉压 50～60mmHg 水平的低血压患者可以安全耐受。不论用何种降压药,短时间 40mmHg 的低血压水平仍是安全的,对神经系统的功能并无明显损害,对神经外科手术患者的恢复也没有影响。平均动脉压维持 55mmHg 水平达 6.5 小时患者能安全耐受。麻醉药降低脑代谢率,能给大脑缺血期提供一些保护。收缩压在 60mmHg 以上缓慢降低血压不会造成对大脑活动的影响,但血压的快速下降将导致大脑活动的可逆抑制。每个患者都有自身的临界血压,低于这个血压值,脑血流就明显减少。但这个临界血压不可预测。如高血压患者脑血管的自身调节曲线右移,临界血压值较高。

对颅内压的影响:直接扩张血管的药物均使犬脑的血容量继发性增加,使颅内压升高。当然,直接扩张血管的药物升高颅内压的效应还与给药方法有关。血管活性药物降压升高颅内压的效应对无颅内病变的患者关系不大,但对颅内压高者或颅内顺应性差者则可能带来危害。不同降压药物、不同的血压水平、不同的麻醉方式直接影响脑血流的变化。控制性降压对脑氧耗、能量代谢的影响以及脑氧代谢率的影响与降压方法、降压程度有关。从脑氧代谢率与脑能量代谢的角度看,异氟烷等吸入麻醉药可能是控制性低血压的较理想药物。

(二)控制性低血压对心脏的影响

Vollmar 等在大的心肌上采用荧光显微镜法测定心肌微血管的直径、放射性微球法测定心肌血流量发现,氧化亚氮无论在正常还是平均动脉压 60mmHg 的低血压状态均不影响冠状微动脉的张力,也不会减少重分布心肌血流。控制性低血压时心室做功随着平均动脉压的下降而减少,如果心率不发生明显增加,心肌需氧量也相应减少,另外控制性低血压会通过内分泌和神经反射引起心率增快、心室舒张时间缩短,而使冠状动脉血流灌注进一步降低,但冠状动脉具有自动调节的能力,在灌注压下降的情况下,心肌可根据代谢需要改变血管阻力,使组织灌注量代偿性增加。同时,控制性低血压可使周围血管阻力下降,从而减轻心脏前后负荷,减少心肌氧耗。动物实验证实采用降压药使平均动脉压降至 60mmHg 可保证脑、肾、肝和脊髓前动脉的血流,并且对心脏的代谢没有明显影响,只是心肌氧耗明显减少,这与血压和外周血管阻力下降有关。对伴随左心功能不全的患者应用平均动脉压 50～60mmHg 的低血压,围术期未见不良反应。在心功能不全的患者行全髋关节置换时选择硬膜外阻滞降压可改善患者的心功能,表现为心指数与搏出指数的增加。说明心功能不全的患者同样可以应用控制性低血压技术。总体而言,控制性低血压对心脏的影响不及对脑的影响显著。

(三)控制性低血压对脊髓功能的影响

脊髓血流也有自身调节的特性。控制性低血压开始时脊髓血流一过性降低,随后逐渐恢复正常水平。控制性低血压对脊髓血流的影响与降压药的种类有关。咪噻芬降压时脊髓血流的降低直接与咪噻芬的用药相关,并且在咪噻芬停药血压回升后一段时间,脊髓血流仍不能恢复,所以脊柱手术降压选择咪噻芬不理想。而硝普钠降压至平均动脉压 50mmHg,此血压仍在自身调节范围内,故脊髓血流可维持稳定。

(四)控制性低血压对肺的影响

全麻时,不同的降压药物可不同程度的降低 PaO_2。但只要功能残气量很好的维持,自主呼吸时 PaO_2 比机械通气时可以更好的维持。低血压后生理无效腔增加,会引起动脉 CO_2 分压升高,但临床意义不大。因为低血压下动脉血 CO_2 分压降低会危及脑的灌注,所以生理无效腔增加是一种保护机制。PaO_2 降低的原因不是肺泡通气不足,而是由于药物本身对缺氧性肺血管收缩而非肺泡的低通气所致,肺灌注压下降并不影响肺本身,但影响气体交换功能。血管扩张药能增加肺内分流,对氧合不利。但对患者的影响程度取决手术前患者的肺功能状态、血容量的多少及曾使用过的药物。在肺功能正常的患者,硝普钠与硝酸甘油降压均会影响肺的气体交换。而在慢性阻塞性肺疾病(COPD)患者,降压不再影响肺的气体交换。慢性阻塞性肺病的患者可能由于血管阻力固定不变,血管扩张药不再增加其肺内分流。

(五)控制性低血压对肾脏的影响

肾脏循环也有自身调节能力。使用血管扩张药后大部分调节能力丧失,使肾血流减少与血压下降成比例。肾脏的正常灌注是过剩的,当平均动脉压下降时,肾脏灌注压虽不足以维持肾小球的过滤,但足以维持肾脏的代谢需要。因此,虽然低血压带来短暂的无尿,但并不引起肾脏损伤。即使带来轻微肾脏损伤,术后肾功能也能很快自行恢复正常。

(六)控制性低血压对肝脏的影响

肝脏血管无自身调节能力,所以随血压的降低,肝脏血流就减少。控制性低血压损害肝脏功能的报道不多。从肝脏血流、肝脏代谢的角度进行的研究反映出与尼卡地平相比,前列腺素 E 降压时肝脏的保护作用更突出。七氟烷和异氟烷维持肝动脉血流不变。而硝普钠控制性低血压时,肝脏和肌肉组织发生组织缺氧,提示营养性毛细血管的血流发生了再分布。

二、控制性降压药

通过临床实践,控制性降压方法现已趋向于以快速,短效的血管活性药物(如硝普钠、硝酸甘油等)作为首选,同时辅以挥发性麻醉剂(如异氟烷)和 β-受体阻滞剂(如艾司洛尔等)的联合用药方法。

(一)吸入麻醉药

常用吸入麻醉用于加深麻醉时均可引起不同程度的血压下降。异氟烷和七氟烷可通过扩张周围血管降压,对心排出量无明显影响,但用于老年及高血压患者仍可使心排出量降低。

(二)血管扩张药

1.首选硝普钠,其次为硝酸甘油 ①硝普钠直接作用于血管平滑肌,引起血管扩张,不影响心肌收缩,心排出量不变或轻度增加,组织灌注良好,滴注用 0.01%,5% GS 稀释,0.5～0.8ug/(kg·min),停药后 1～10 分钟血压自行恢复。②硝酸甘油,直接作用于血管平滑肌,扩张容量血管为主,使回心血量减少,动脉压下降。增加冠状动脉血流量,保护心肌作用。降压较温和、常用 0.01% 浓度,0.5μg/(kg·min)开始逐渐增至 1～2μg/(kg·min),起效时间 2～5 分钟,停药后 9 分钟血压回升,硝酸甘油还具有扩张脑血管,减少肾血流量,因此对颅内高压及肾衰竭者慎用。

2.酚妥拉明　为 α 受体阻断药,用于嗜铬细胞瘤术前及术中的高血压,每次 1～2.5mg 分次推注,或 5～10mg 加入 5% 葡萄糖溶液 100ml 滴注。

三、适应证和禁忌证

（一）适应证

1.血供丰富组织和器官的手术　如头颈部、盆腔手术、肝、脾等脏器手术。

2.心血管手术　如主动脉瘤、动脉导管未闭等。

3.神经外科手术　如颅内血管瘤、脑血管畸形、脑膜血管瘤以及颅后窝、垂体、下丘脑等深部颅内手术。

4.区域狭小的精细手术　如中耳手术、腭咽成形术、显微外科手术等。

5.创面较大和出血可能难以控制的手术　如淋巴结清扫术、髋关节离断成形术、脊柱侧弯矫正术等。

6.因宗教信仰不愿输血的患者或须限制输血量(如体内存在 P 抗体)

7.嗜铬细胞瘤手术　有利于扩充血容量及防止高血压危象。

8.麻醉维持期间的血压过度升高,以及由此引起的急性左心功能不全和肺水肿

（二）禁忌证

1.绝对禁忌证

(1)伴有重要器官严重病变的患者,如严重心脏病、严重高血压、动脉硬化、脑梗死病史、颈动脉内膜炎、严重肝肾功能损害以及中枢神经系统退行性病变等。

(2)全身情况差,如严重糖尿病、显著贫血、低血容量、休克以及严重呼吸功能不全的患者。

(3)患者没有绝对禁忌证,但麻醉医师对控制性降压技术不熟悉,可视为绝对禁忌。

2.相对禁忌证

(1)70 岁以上的老年患者或婴幼儿。

(2)慢性缺氧患者。

(3)缺血性周围血管病。

(4)患有静脉炎或血栓史。

(5)闭角型青光眼(禁用神经节阻滞剂)。

(6)患有哮喘史的患者控制性降压时避免使用 β 受体阻滞药。

(7)出凝血功能异常的患者禁用椎管内阻滞。

四、控制性降压的实施

术前用药有效控制患者的焦虑,对施行控制性低血压有极大的帮助。了解术前患者的病情及术前血压的状况对决定控制性低血压的低限是很有帮助的。如术前脑血流的自主调节机制在疾病、麻醉、脑创伤等状态下会受到损害,术中应使用脑血流影响小的降压药物。在某些重要脏器已有功能性损害的情况下,应严密监测控制性低血压的低限不能过低,且时间也不宜过长,以免加重器官的功能损害,造成不良后果。维持稳定的麻醉状态对顺利实施控制性低血压至关重要。麻醉达到适当深度,才能抑制交感及肾素-血管

紧张素系统,才可能在此基础上实施控制性降压。加深吸入麻醉浓度可以进一步降低血压,但应注意,吸入麻醉对心肌的抑制作用。

控制性降压的监测是控制性降压管理中非常重要的手段,为了保障患者的安全,降压期间应进行全面的监测。目前常用的监测有:动脉血压、心电图、呼气末二氧化碳分压、体温、动脉血气分析、脉搏氧饱和度、尿量、失血量,对出血量较多的患者还须监测中心静脉压、血电解质、血红蛋白及血细胞比容等。

(一)降压方法选择

心排出量(CO)、总外周血管阻力(TSVR)、血容量及血管壁弹性和血液的黏稠度是维持血压的主要因素,机体在相对稳定的情况下平均动脉压可用 CO×TSVR 表示。目前多采用气管内全麻或硬膜外阻滞下并用血管扩张药或神经阻滞剂的方法。为了便于灵活控制血压的下降程度,以及能及时做到随时逆转,目前趋向多种方法和药物的配合。

硬膜外神经阻滞降压适用于腹部、盆腔手术。这种降压方法的优点是将麻醉与降压合一。但是降压幅度难于恰当控制;而且麻醉平面扩展过高,降压目的虽可达到,但使胸部运动肌麻痹,抑制呼吸,增加麻醉管理上的困难。控制性低血压的进行在需要降压的关键步骤之前注入少量局麻药(可用原来做麻醉的药物),每次 3~7ml,如 10 分钟以后未见血压下降,再注入少量,多数患者的血压能降至需要水平或渗血减少的水平,注药不宜一次大量,以免发生血压过residue,回升困难。若经上述追加药物处理,血压仍下降有限,可头高脚低位,或加用扩张血管药物。硬膜外降压的时间不宜过长,总的时间不应超过 1 小时,仍需降压时,可使血压回升至原水平,10~15 分钟后再予降低。患者会因低血压不易忍受这种降压方式,常辅助少量的镇静药物。在血压降低的情况下,患者保持自主呼吸状态,即使面罩给氧也易发生机体血含量下降,导致重要脏器功能下降。临床和实验已证明,控制性降压可使心排出量降低,混合静脉血氧饱和度下降,所有病例均出现不同程度的肺分流增加,但在机械控制通气,吸入纯氧的情况下,肺分流的增加对肺氧合作用的影响仍在生理允许范围之内,对二氧化碳排出无影响。因此,吸入或静吸复合全麻较硬膜外阻滞供氧充分,更易调控。

全麻加深控制性降压主要通过三条途径:①直接降低各级血管运动中枢,包括视丘下中枢及节段上交感神经活性;②小动脉及小静脉血管内平滑肌纤维麻痹,引起血管扩张,外周阻力下降;③心肌抑制,心肌收缩力减弱。各种吸入麻醉药对上述三方面的作用强弱各不相同。对血管阻力的降低作用异氟烷最强,恩氟烷较弱,氟烷最弱;而对心肌收缩力抑制,氟烷最明显,恩氟烷次之,异氟烷最小。

控制性降压可通过降低心排出量达到,也可以通过全身血管扩张来进行,维持足够的心排出量保证满意的组织血流灌注才是关键,所以施行控制性低血压,应采用血管扩张的方法,避免抑制心肌功能和心排出量降低。

(二)控制性降压的限度

控制性低血压并非生理状态,因而降低血压也是有限度的。由于个体差异,控制性低血压的限度不是一个"预先确定"的值。理想的低压水平取决于患者年龄、身体状况、体位及手术需要。对每个患者来说,控制性降压的安全阈是一个表示各器官血流灌注均满意的压力值,为降压的安全指标。

手术操作主要在皮肤、结缔组织间进行,这些部位的血管自主调节能力有限,当平均动脉压低于90mmHg 时,血管的自主调节能力丧失,组织血流灌注就会随血压的降低而减少。当控制性降压平均动脉压在 50~70mmHg 时,重要器官仍具有较强的自主调节能力以维持足够的组织血流,手术创面的血流灌注明显下降,手术出血量减少。器官血压的自身调节低限并不是该器官缺血阈。器官组织丧失自身调节血流能力的最低压高于该组织缺血的临界血压。

目前公认的控制性降压"安全限"为平均动脉压不低于 50mmHg,或基础血压的 1/2 以上;如必须低至

50mmHg 以下时,持续时间不超过 15～30 分钟。应该认识到,上述血压数值对控制性降压安全性、有效性都是非特异的,同样的控制低血压水平,有的患者可能创面出血量不减少,有的患者则可能已出现重要器官缺血。从临床角度来看,根据皮肤、结缔组织的血供减少早于重要器官血供变化这一生理特性,施行控制性降压时,应密切监测手术创面出血量和中心静脉的血氧分压。控制性降压时观察到出血、渗血量明显减少,术野无活跃渗血即可,这就是该患者最低的低血压水平;如果手术区毫无渗血或渗血呈暗红色,则表明血压过低;如中心静脉的血氧分压低于 30mmHg,说明组织缺氧,这时应略升高血压。在降压过程中,只要心电图出现缺血性改变,就应放弃控制性低血压以保安全;在硝普钠降压时中心静脉血氧分压异常升高,则可能是氰化物中毒的早期症状。

冠心病和有高血压病史患者的大脑、心脏的安全降压范围缩小,如高血压患者的脑动脉压低于 89mmHg 即出现脑缺血表现,而正常健康人最低限为 35mmHg,这时,脑、心肌缺血的危险性较正常人大。因此,此类患者实施控制性降压,应权衡应用控制性降压的利弊,选择合适的降压药物及方法,明确控制性降压的安全界限,以保证控制性降压的安全性。

(三)降压的诱导及复压

降压开始过程必须慢慢诱导,使脑、冠状动脉及肾血管有一定的时间逐渐适应低压,达到一定舒张,以维持足够灌注。控制性低血压的很多并发症都与降压太快有关,有研究表明,在 5 分钟之内,把血压降低 50mmHg,机体组织出现明显缺氧;而在 15min 内逐渐降压使血压呈同样水平,则机体组织不表现缺氧,一般认为动脉压降低的速率应低于 10mmHg/min。一旦主要手术步骤结束,即应停止降压。停止降压时,应缓慢恢复血压,尤其在应用脑血管扩张药、降压时间较长、降压程度较深时,或怀疑存在缺血性脑损伤和血、脑屏障破坏及复压困难需同时应用血管活性药物的情况下,应防止血压突然升高使脑血管扩张、充血引起血-脑屏障功能损伤和血管源性脑水肿。一般应在 10～20 分钟内逐渐恢复至原来水平;并经彻底止血后再缝合切口,以避免术后继发出血。用长效的神经节阻滞药者,血压回升较慢,目前临床多采用时效短的降压药,停药后经调节麻醉深度、扩容等处理,一般不需要血管收缩药回升血压。

(四)调节体位

处于低位的血管,尤其是静脉内血量增大,降压时改变患者体位,可促使血液潴留于下垂部位,使回心血量减少;对控制性降压的患者,小动脉、静脉容量血管扩张,这一作用更加明显,因此,充分利用体位调节辅助控制降压具有实际意义。体位改变或抬高肢体时,较心脏水平每垂直升高 1.3cm,则升高部位的血压将降低 0.33kPa(1mmHg)。在控制性降压时,应尽量设法使手术部位高于身体其他部位,如盆腔手术,须将骨盆垫高。需血压下降,可逐渐将患者调成头高足低位,相反,需血压上升,调为头低足高位。经常辅助用于降压困难或复压困难的患者,头高足低的体位虽有助于降压,但易引起脑部缺血,临床经验表明,健康人体即使头高斜坡 25。时,心脏水平的血压虽降至 8kPa(60mmHg),脑凭自身调节能力不会发生脑缺血,但对脑血管疾病或脑功能已受损的患者,就不能以此作为安全的临界线。体位调节时须重视脑灌压与平均动脉压的对立关系,并随时注意脑缺血症状的出现:如心律失常,自主呼吸患者有不规则的喘息呼吸,脑部手术时,术野完全无血等。一旦出现脑缺血症状,应及时放平体位同时作升压处理。

五、控制性降压的并发症

控制性降压期间,如果降压控制不当,超越生理代偿限度时,就会发生心、脑、肾等各种并发症,降压药如果过量则会引起组织中毒以致死亡。

(一)控制性降压的常见并发症

控制性降压的并发症的发生及其程度与低血压的水平、持续时间及降压的快慢等对重要脏器血流的影响有关。常见并发症有：①脑血栓和脑缺氧；②冠状动脉供血不足、栓塞；③心力衰竭、心搏骤停；④肾功能不全、少尿、无尿；⑤血管栓塞；⑥呼吸功能障碍；⑦持续性低血压；⑧术后继发性失血；⑨苏醒延迟；⑩苏醒后精神障碍、视物模糊等，严重者足以导致死亡。

（二）控制性降压并发症的预防和处理

目前控制性降压的应用虽然已很安全，但仍存在发生潜在严重并发症的可能，应该积极预防和迅速处理。

1.术前仔细检查患者，严格掌握适应证。

2.控制性降压期间组织灌注压降低，血流减缓，血栓形成的机会增加，容易引起不同器官组织的并发症，控制前应用小剂量肝素（0.5mg/kg），术中注意补液输血比例，可降低血栓形成的可能。

3.必须使用全面的监测，保持静脉输液通畅，精确估计失血量，防止发生低血容量；降压程度应参考监测的指标及手术进展的情况、患者的情况，综合判断；降压及升压的过程应缓慢，使机体有一个适应的过程。

4.调整降压患者的体位，使血液潴留在下垂部位，有效血容量相对减少，心输出量降低而降压。从而减少降压药的用量，有利于血压的控制。

5.加强呼吸管理，保证患者潮气量和每分通气量略大于正常，保持 $PaCO_2$ 在正常范围，保持呼吸道通畅。

6.控压后的护理很重要。搬动患者要轻缓，忌剧烈改变患者体位；各项监测至少须持续至患者的心血管状态稳定，定期记录各项生命体征指标；注意患者呼吸道通畅等。

控制性降压并发症的发生与死亡除了与血压过低及低血压持续时间过长有关外，也可能存在适应证选择不严、控制性降压技术失误、新药的选用、降压期间输血输液不足致患者血容量减少及呼吸管理不妥、术后监护不严等原因。

（张秀华）

第十四章　心脏患者非心脏手术麻醉

第一节　概述

目前全球疾病谱已从贫困相关转为生活方式相关,我国心血管疾病患者人数已超过 2.7 亿,高血压的患病率已高达 18.8％。心脑血管疾病已成为我国首要死亡原因,占我国死亡总数的 43.8％,其中冠心病占 17％。成为中国人群的重要死亡原因,而且发病年龄提前,青壮年人群的患病水平不断升高。随着医学的进步,平均寿命的延长,预计未来心脏患者进行非心脏手术的机会将会倍增,且以冠状动脉粥样硬化性心脏病为主。

心脏患者施行非心脏手术,麻醉和手术的并发症及死亡率显著高于无心脏病者。麻醉和手术的危险性及结局,不仅取决于心脏病变本身的性质、程度和心功能状态,而且还取决于非心脏病变对呼吸、循环和肝肾功能的影响,手术创伤的大小,麻醉和手术者的技术水平,术中、术后监测条件,以及对出现各种异常情况及时判断和处理能力。心功能欠佳患者进行非心脏手术其危险性在相当程度上大于心脏患者进行心脏手术。由于麻醉和手术可进一步改变心脏功能和血流动力学,从而加重了心血管功能负担。所有麻醉药与麻醉辅助用药在一定程度上均会改变心血管功能,且往往在术后不能立即恢复。因此,麻醉医师必须掌握心脏病变的基本病理生理,有关心脏和循环的代偿情况,术前评估、准备,具有能充分评估并及时处理各项早兆、危象及术中监测、术后管理的能力。

（周春丽）

第二节　麻醉前评估与准备

心脏患者施行非心脏手术的术前评估是降低围手术期心血管事件并发症和死亡率的重要步骤,理想的术前评估与治疗,不仅可提高围手术期的治疗效果,而且对患者的长期治疗也有一定的帮助。

一、心血管风险评估

(一)临床多因素分析

1.年龄因素　新生儿麻醉危险性比成人高 7 倍,儿童比成人高 3 倍,70 岁以上比成人高 10 倍,大于 80 岁均为高危麻醉。

2.非心脏手术的危险因素

(1)高度危险因素:对高危因素患者,除急症外均需先行内科治疗,待心功能改善后再行择期手术。

1)近期心肌梗死病史(心肌梗死后 7～30 天),围手术期再梗率 20%～30%。不稳定心绞痛,围手术期心肌梗死率 28%。

2)充血性心力衰竭失代偿,EF<35%。

3)严重心律失常(高度房室传导阻滞、室上性心动过速心室率未得到控制、有症状的室性心律失常、房颤房扑伴过快的心率)。

4)严重瓣膜病变。

(2)中度危险因素。

1)稳定型心绞痛。

2)有陈旧性心肌梗死病史或只有病理性 Q 波。

3)曾有充血性心衰史或目前存在代偿性心衰。

4)需胰岛素治疗的糖尿病。

(3)低度危险因素

1)75 岁以下老年。

2)心电图异常(左心室肥厚、束支传导阻滞、ST-T 异常),但心功能良好 EF>50%。

3)非窦性节律(房颤)。

4)有脑血管意外史。

5)高血压未得到控制。

(二)体能状态的评估:代谢当量 MET 评估

表 14-1 不同体力活动时的能量需要(METs)

体力活动	METs
休息	1.00
户内行走	1.75
吃、穿洗漱	2.75
平地行走 100～200m	2.75
轻体力活动(如用吸尘器清洁房间等)	3.50
整理园林(如拔草、锄草等)	4.50
性生活	5.25
上楼或登山	5.50
参加娱乐活动(如跳舞、高尔夫、保龄球、双打网球、投掷垒球、足球)	6.0
参加剧烈体育活动(如游泳、单打网球、足球、篮球)	7.5
重体力活动(如搬运重家具、擦洗地板)	8.0
短跑	8.0

1MET 是休息时的氧消耗,如 40 岁男性、体重 60kg,分钟氧耗约相当于 3.5ml/kg,依此为基础单位,对不同的体力活动就可计算出不同的 MET。良好的体能状态,体能活动一般可大于 7METS;中等体能状态为 4～7METS。若 METS 小于 4 则提示患者体能状态差。

通过患者活动情况,对低氧的耐受能力,可以用来衡量患者的心功能。1～4METS 属于高危患者,4～

7METS 可耐受中等手术,7METS 可耐受大手术。

(三)呼吸功能与麻醉危险性评估

1.可耐受胸腹大手术的呼吸参数

(1)最大通气量 MVV>预计值的 50%。

(2)一秒率时间肺活量 FEV_1>预计值的 50%。

(3)肺活量 VC>预计值的 50%。

(4)残气量/肺总量<50%。

(5)血气 PaO_2>70mmHg,$PaCO_2$<50mmHg。

2.不宜行择期手术的呼吸参数需先行内科治疗,改善呼吸功能

(1)最大通气量 MVV<预计值的 50%。

(2)肺活量 VC<2L。

(3)残气量/肺总量>60%。

(4)一秒率时间肺活量 FEV_1<预计值的 50%。

(5)血气 PaO_2<60mmHg,$PaCO_2$>60mmHg。

(四)Goldman 心脏危险指数评分

Goldman 等在临床实际工作中把患者术前各项相关危险因素与手术期间发生心脏并发症及结局相互联系起来,依据各项因素对结局影响程度的大小分别用数量值表示,从而对心脏患者尤其是冠心病患者行非心脏手术提供了术前评估指标,并可用于预示围手术期患者的危险性、心脏并发症和死亡率。

二、对手术种类造成心脏危险性的评价

心脏事件是指充血性心力衰竭或心源性死亡或心肌梗死。据手术种类分为高度危险(心脏事件发生率>5%)、中度危险(心脏事件发生率>1%,<5%)、低度危险(心脏事件发生率<1%)。

三、无创性与有创性检查评价

1.常规心电图　心脏患者术前常规心电图检查可以正常,但多数患者存在不同程度的异常,如节律改变、传导异常和心肌缺血表现等,不仅可作为术前准备与治疗的依据,而且有助于术中、术后处理,有助于鉴别因代谢电解质紊乱以及其他系统病变引起心电图改变。

2.运动试验心电图　心电图运动试验可判断冠状动脉病变,部分冠心病患者常规心电图虽可以正常,但通过运动试验心电图就会显示异常。

(1)运动试验心电图阳性定义为:ST 段压低大于 1mm 伴典型心前区疼痛或 ST 段压低大于 2mm,常可帮助临床冠心病的诊断。

(2)运动增加心率、每搏容量、心肌收缩力和血压,共同引起心肌耗氧量增加。因此,可作为围手术期患者对应激反应承受能力的估计。最大心率与收缩压乘积(RPP)可粗略反映患者围手术期的耐受程度。

(3)术前运动试验心电图阳性者,术后心肌梗死发生率高。在心电图平板运动试验,若患者不能达到最大预计心率的 85% 即出现明显 ST 段压低,围手术期心脏并发症发生率高达 24.3%。而患者运动可达预计心率,且无 ST 段改变者,心脏并发症发生机会仅 6.6%。

(4)心电图运动试验时出现 ST 段压低,反映心内膜下心肌缺血,而 ST 段升高则提示跨壁心肌缺血或

原心肌梗死区室壁运动异常。血压下降常表示存在严重心脏病应即终止试验。

（5）运动试验阴性并不能完全排除冠心病的可能，尤其是存在典型冠心病病史者。若患者存在左心室肥厚、二尖瓣脱垂、预激综合征以及服用洋地黄类药等常会出现假阳性。若患者无法达到预计心率，运动耐受差，血压下降，以及服用β受体阻滞剂会引起判断困难和假阴性。

（6）运动试验虽然有价值，但在危重患者、血管外科患者由于无法达到必要的运动量而使应用受限。

3.动态心电图　连续心电图监测不仅用于术前24小时动态心电图检查判断是否存在潜在的心肌缺血、心率变化和有否心律失常。且可应用于术中和术后连续监测。24小时动态心电图检查无心肌缺血和心律异常发现，围手术期发生心脏并发症机会不多。对于运动受限患者，休息时心电图正常，采用动态心电图检查有其价值。因为此项检查可了解患者心肌有否静止缺血，一旦存在可及早进行药物处理。一般认为此项检查心肌缺血敏感性可达92％，特殊性88％，阴性预示值99％，由于是非创伤性检查应用范围广。

4.超声心动图　可了解室壁运动情况、心肌收缩和室壁厚度、有无室壁瘤和收缩时共济失调、瓣膜功能是否良好、跨瓣压差程度以及左心室射血分数等。若左心室射血分数小于35％常提示心功能差，围手术期心肌梗死发生率增高，充血性心衰机会也增多。围手术期采用经食管超声多普勒，可动态连续监测上述指标，及早发现心肌缺血、心功能不全，且可评估外科手术效果。

5.冠状动脉造影　冠状动脉造影是判断冠状动脉病变的金标准，可观察到冠状动脉精确的解剖结构，冠状动脉粥样硬化的部位与程度。同样可进行左心室造影，了解左心室收缩功能，射血分数和左心室舒张末充盈压。

进行冠状动脉造影指征有：

（1）药物难以控制的心绞痛或休息时也有严重的心绞痛发作。

（2）近期心绞痛症状加重。

（3）运动试验心电图阳性。

（4）超声心动图应激试验有异常，提示缺血。

通过冠状动脉造影可判断患者是否需作冠状动脉旁路手术。

四、围手术期治疗

1.非心脏手术前冠脉血运重建　如果有血运重建的适应证，非心脏手术前可行血运重建。如果仅为减少围手术期心脏事件，不推荐非心脏手术前常规冠脉血运重建。

2.既往支架植入患者择期非心脏手术的时机

（1）对于球囊扩张及植入裸金属支架（BMS）的患者，择期非心脏手术应分别延迟14天和30天。

（2）对植入药物洗脱支架（DES）的患者，择期非心脏手术最好延迟365天。如果药物涂层支架植入后手术延迟的风险大于预期缺血或支架内血栓形成的风险，择期非心脏手术可考虑延迟180天。

（3）对于围手术期需要停止双联抗血小板药物的患者，裸金属支架植入30天内、药物洗脱支架植入12个月之内不推荐择期非心脏手术。

（4）对于围手术期需要停用阿司匹林的患者，不推荐球囊扩张后14天内择期非心脏手术。

3.围手术期β受体阻滞剂使用

（1）长期服用β受体阻滞剂的手术患者可继续服用。

（2）术后可根据临床情况使用β受体阻滞剂。

(3)对于心肌缺血中高危的患者,围手术期开始服用β受体阻滞剂是合理的。

(4)对于有3项或3项以上RCRI危险因素(糖尿病、心力衰竭、冠心病、肾功能不全及脑血管意外)的患者,术前开始使用β受体阻滞剂有可能是合理的。

(5)对于有长期使用β受体阻滞剂适应证但无其他RCRI危险因素的患者,围手术期开始使用β受体阻滞剂降低围手术期风险的获益尚不明确。

(6)对于术前开始使用β受体阻滞剂的患者,应提前评估安全性和耐受性,不推荐手术当天开始使用β受体阻滞剂。

4.围手术期他汀的使用 近期服用他汀的择期手术患者应继续服用。血管手术患者围手术期开始服用他汀是合理的。对于手术风险升高、根据GDMT有使用他汀的适应证的患者,可以考虑在围手术期开始使用他汀。

5.α₂ 受体激动剂 不推荐非心脏手术患者使用α_2受体激动剂预防心脏事件。

6.血管紧张素转换酶抑制剂 围手术期继续使用血管紧张素转换酶抑制剂和血管紧张素受体阻滞剂是合理的。如果术前已停止使用血管紧张素转换酶抑制剂和血管紧张素受体阻滞剂,临床条件允许的话术后应尽快重新开始服用。

7.抗血小板药物

(1)对于植入药物洗脱支架或裸金属支架后初始4~6周但需要行紧急非心脏手术的患者,应继续双联抗血小板治疗,除非出血的相对风险超过预防支架内血栓形成的获益。

(2)对于植入冠脉支架但必须停止P2Y12血小板受体阻滞剂才可以手术的患者,在可能的情况下推荐继续使用阿司匹林,术后应尽快开始P2Y12血小板受体阻滞剂治疗。

(3)对于未植入冠脉支架且非心脏手术不紧急的患者,当可能增加心脏事件的风险超过出血增加风险时,推荐继续服用阿司匹林。

(4)对于未植入冠脉支架的患者,择期非心脏手术前开始或继续服用阿司匹林没有获益,除非缺血事件的风险超过外科出血的风险。

8.植入心脏电子设备患者的管理 对于围手术期计划暂停心律治疗的植入型心律转复除颤器患者,暂停期间应持续心电监测,体外除颤仪随时可用,在停止心电监测和出院前,应保证植入型心律转复除颤器重新开始激活工作。

(周春丽)

第三节 麻醉原则与选择

心血管疾病患者非心脏手术的麻醉选择主要依据手术类型、手术区域、患者的合并疾病、心脏病类型、心功能状态以及抗凝治疗的方案等因素综合考虑。无论何种心脏疾病,麻醉时首先保持心肌氧供/需之间的平衡。

在明确上述关系的基础上,麻醉实施时应特别注意以下问题:①心动过速不仅增加心肌氧需要,且会使心肌氧供减少,对有病变心脏尤其不利,应力求预防和积极针对病因处理;②避免心律失常,心律失常可使心排出量降低,并使心肌氧需增加;③保持适当的前负荷是维持血流动力学和血压稳定的基础。血压显著的升高或下降均应避免。因此,升压药与降压药的应用要及时,并注意适应证和用法用量;④避免缺氧和二氧化碳蓄积,或$PaCO_2$长时间低于30mmHg;⑤及时纠正电解质和酸碱紊乱;⑥避免输血、输液过多引起心脏前负荷增加造成氧供/需失平衡和肺间质体液潴留过多影响气体交换,同时也要防止输血、输液不足造成低循环动力;⑦加强监测,及早处理循环功能不全的先兆和各种并发症;⑧尽可能缩短手术时间并减少手术创伤;⑨良好的术后镇痛。

心血管疾病患者手术麻醉选择应依据手术部位、类型、手术大小以及对血流动力学影响等全面考虑,选择适合的麻醉方式,力求达到:①止痛完善;②不明显影响心血管系统的代偿能力;③对心肌收缩力无明显的抑制;④保持循环稳定,各重要脏器如心、肺、脑、肝、肾的血流量不低于正常生理限度;⑤不增加心肌氧耗量和心律失常发生率。

一、麻醉监控镇静

麻醉监控镇静(MAC)是指在局部麻醉的基础上由麻醉医生在监护的条件下适当辅助镇静、镇痛药物。对局部麻醉的心血管疾病患者,实施监护麻醉管理可提高患者的安全性。前提是局部麻醉必须可以提供良好的镇痛,由于局部麻醉效果不满意而盲目追加静脉镇痛、镇静药物会陡增心脏负担和风险性。局部麻醉仅能完成体表、肢体小手术。注意局麻药的用量和用法,局麻药中加入肾上腺素可使局麻药安全剂量增加,但应避免逾量而引起心动过速。为增强局麻效果,可于术前半小时肌注哌替啶 1mg/kg 和氟哌利多 2.5～5mg,并按需静注芬太尼 0.05～0.1mg 或吗啡 2～5mg 辅助局部麻醉。

二、区域阻滞

椎管内阻滞可以降低心脏前、后负荷,减少术后血栓栓塞的发生率,胸段硬膜外麻醉还可以扩张冠状动脉,理论上可减少围术期心肌缺血的发生率。然而大样本的临床研究发现与全身麻醉比较,区域阻滞(包括椎管内麻醉、周围神经阻滞)不能降低心血管疾病患者非心脏手术围术期心肌梗死、心律失常和充血性心力衰竭的发生率。但是良好的硬膜外镇痛对减少术后疼痛导致的心动过速效果确切。有研究证实曾发生过心肌梗死的患者,在蛛网膜下腔阻滞下行经尿道前列腺根治术,再次心肌梗死发生率小于 1%,而全麻下手术为 2%～8%,并在全髋置换患者得到同样证明。究其原因可能此项麻醉使术中出血减少,降低了血栓形成和栓塞机会,对肺功能影响较小以及术后良好镇痛,提示区域阻滞可能对陈旧性心肌梗死的患者有益。骶麻对血流动力学无显著影响,阻滞完全,可用于肛门、会阴区手术和膀胱镜检查等。蛛网膜下腔阻滞,若阻滞平面控制欠妥,对血流动力学影响大,会引起血压急剧下降,用于心血管疾病患者有一定危险,因此仅适用于会阴、肛门和下肢手术,且应避免高平面阻滞。但蛛网膜下腔阻滞用药量小,阻滞完全是其优点。连续硬膜外阻滞可分次小量经导管注入局麻药液,阻滞范围可以适当控制,对血压影响也较缓和。术中加强管理,适当补充液体联合应用血管加压药,维持血流动力学相对稳定并不困难。术后可保留导管进行镇痛,效果确切,尤其对危重患者有利,可减少心、肺并发症。

三、全身麻醉

心脏病患者进行非心脏手术,全麻是经常采用的麻醉方法。对病情严重、心功能储备差、手术复杂、术中会引起显著的血流动力学不稳定以及预计手术时间冗长的患者均主张采用气管内全麻,可维持呼吸道畅通,有效地给氧和通气,术中遇有意外事件发生,抢救复苏均较方便。全麻诱导应充分给氧,理想的全麻诱导应该是迅速、平稳而无兴奋,使患者从清醒状态进入适当的麻醉深度,对交感和副交感神经系统不发生过分的兴奋或抑制,尽量减小对血流动力学影响,要注意由于气管插管所造成强烈应激反应的不良后果,常用的静脉诱导药如咪达唑仑、硫喷妥钠、依托咪酯,异丙酚和氯胺酮均各有利弊,优劣也是相对而言,重要在于药物的使用方法,麻醉者应该根据患者不同情况灵活掌握达到扬长避短,全麻诱导常用依托咪酯 $0.2\sim0.3mg/kg$ 对循环功能影响较小。为了缓和气管插管时的应激反应,应该加用适量的阿片类药。瑞芬太尼起效时间短,适合于麻醉诱导期,常用剂量 $0.5\sim1\mu g/kg$。也可使用芬太尼 $2.5\sim5\mu g/kg$ 或舒芬太尼 $0.25\sim0.5\mu g/kg$,并按需加小量 β 受体阻滞药艾司洛尔 $0.25\sim0.5mg/kg$ 或拉贝洛尔 $2.5\sim5mg$ 以及利多卡因 $1mg/kg$。肌松药可用琥珀胆碱或快速起效的非去极化肌松药如罗库溴铵。麻醉维持用强效吸入全麻药如异氟烷、地氟烷和七氟烷等,通过调节吸入麻醉药浓度可迅速、方便地调整麻醉深浅。所有强效吸入全麻药当吸入浓度超过 1.0MAC 均会抑制心肌,扩张动静脉血管和抑制交感活动,使心肌氧耗减少,对患者有益。问题是这些药同样会抑制心血管功能,特别是心血管功能储备有限的患者,往往在未达到适当的麻醉深度之前就可引起心血管系统的抑制。联合使用阿片类镇痛药可降低吸入麻醉药的 MAC,术中可按麻醉深浅,血流动力学变化情况随时加用吸入全麻药调整,显然较单纯采用大剂量芬太尼全麻更为理想。吗啡起效缓慢,作用时间长,比较适合于麻醉维持,可提供良好的术后镇痛。缺点是组胺释放,对肾功能不全的患者,吗啡的代谢产物 6-葡萄糖酸吗啡可在体内蓄积,引起呼吸抑制等并发症。阿芬太尼和舒芬太尼都可安全用于心脏病患者。以往曾对异氟烷会引起冠状动脉窃血问题的争论,但至今临床尚无可信赖的证据。事实上异氟烷用于血管外科或心脏外科患者麻醉,围术期心脏并发症或心肌缺血意外发生率并无增加。曾认为氧化亚氮用于心血管疾病患者特别在心衰患者可增加肺血管阻力和局部心肌缺血,目前看来并不重要。

四、联合麻醉

在硬膜外阻滞基础上加用全麻而形成的联合麻醉于 20 世纪 80 年代中期在复旦大学附属中山医院就已开展,近年来已广泛应用于临床。硬膜外阻滞加全麻,气管插管和机械通气用于上腹部手术、大血管手术和胸科手术在欧洲同样获得了普遍采用。由于此种联合麻醉技术会增加手术期间处理的复杂性,因此要求麻醉工作者有一定的技术与经验。心脏病患者进行胸腹部手术,包括胸腹主动脉瘤手术,采用联合麻醉只要配合恰当,用药合理,并注意容量调整,确有优点可取。对缓和术中应激反应,稳定心率和血流动力学有益,麻醉操作并不困难,术后可保留硬膜外导管供术后镇痛,可降低危重患者术后呼吸和循环系统并发症。已知,支配心脏的交感神经激活引起冠状血管收缩是引起心肌缺血的主要因素。硬膜外阻滞,尤其是高位硬膜外阻滞不仅可消除外科手术带来的伤害性刺激引起的交感肾上腺素能受体反应,且可不同程度的阻滞支配心脏的交感活动,消除冠状动脉反射性的血管收缩。在高血压和冠心病患者采用联合麻醉,虽然麻醉和手术期间低血压机会增多,但血压波动尤其是高血压机会少见,只要及时补充、调整容量,采用血管活性药预防和处理,麻醉管理一般并不困难。文献报道,在清醒有严重冠状动脉病变患者,行冠状动脉造影,硬膜外阻滞可增加狭窄段冠状动脉内径,而对非狭窄区冠状动脉则无影响,同时不改变冠状动脉灌注压,心肌血流,氧消耗和乳酸摄取。同样在血管外科手术患者,硬膜外阻滞联合全麻与单纯全麻(芬太尼/咪达唑仑/N_2O)相比,前者的室壁活动异常并无增加。Yeager 等在高危患者术中、术后采用硬膜外阻滞比单纯全麻术后用阿片类药静脉镇痛围术期并发症显著降低。联合麻醉,术后采用硬膜外镇痛,患者苏醒质量好,可早期拔管,心肌缺血,心律失常和高血压机会也少。Liem 等在冠状动脉旁路手术患者进行了随机研究,胸部硬膜外阻滞用布比卡因($0.375\%8ml$)加硬膜外舒芬太尼联合麻醉与舒芬太尼/咪达唑仑/N_2O 全麻比较,联合麻醉术中,术后血流动力学不稳定和心肌缺血机会明显减少。但是,临床研究的结果表明联合麻醉和单纯全身麻醉对患者的术后死亡率和严重并发症发生率无明显差别。无论采用何种麻醉方式,合理的麻醉方案,细致的麻醉管理是提高围术期安全性的关键。

(周春丽)

第四节　各类心脏病麻醉的特点

心脏病患者由于病变种类和性质不同,引起病理生理和血流动力学改变也各异,因此麻醉医师应依据病史、体检和有关各项检查结果有充分认识,对心肺功能作出正确的判断和评估。

一、先天性心脏病

(一)病理生理改变

先天性心脏病的临床表现取决于心内分流和阻塞性病变引起的解剖和生理变化。根据肺血流特点将先天性心脏病简单地分为:

1.肺血流增多型心脏病　房间隔缺损、室间隔缺损和动脉导管未闭等。肺血流增多通常由于存在左向右分流引起,为了维持正常的体循环血流,需增加心排出量,导致心室容量负荷增加和心脏储备下降。肺血流增加引起肺血管增粗以及扩大的左心房可压迫大小气道和左总支气管。肺血流增加后期可因肺血管的渐进性病变导致肺动脉高压。

2.肺血流减少型心脏病　导致氧合不足,如法洛四联症、肺动脉瓣闭锁、三尖瓣闭锁、艾伯斯坦畸形等。这些患者由于心内右向左分流或完全性动静脉血混合(大动脉转位)都存在发绀。

3.流出道阻塞性心脏病　如主动脉瓣狭窄、肺动脉瓣狭窄、主动脉缩窄、向心性间隔肥厚等。心脏作功增加、心室肥厚和缺血、心肌氧供需失衡,麻醉和手术期间容易发生心律失常。

(二)麻醉前评估

术前评估应了解先天性心脏病的类型,心内分流和阻塞性病变的程度,心肺功能受损的程度,还应注意是否同时存在其他重要器官先天畸形。提示心肺受损有较大危险性的指标包括:

1.慢性缺氧($SaO_2 < 75\%$);

2.肺循环/体循环血流比>2.0;

3.左或右室流出道压力差>50mmHg;

4.重度肺动脉高压;

5.红细胞增多,Hct>60%。

通常先天性心脏病临床症状较轻和心功能良好的患者,对麻醉和手术有良好耐受性。行非心脏手术高风险的患者包括:①肺动脉高压;②严重的主动脉瓣或瓣下狭窄及未根治的法洛四联症;③充血性心力衰竭、心律失常、晕厥和运动量减少等。先天性心脏病患者若已经进行过手术纠治,术后心功能良好,则与常人无异,若未作纠治而需行非心脏手术,一般而言,发绀型比非发绀型麻醉和手术危险性大。

(三)麻醉处理要点

1.肺血流增多型心脏病　麻醉期间外周血管阻力适当降低(如硬膜外阻滞或较深全麻),血压适度下降反可缓和左向右分流,改善肺淤血。

2.肺血流减少型心脏病　增加肺血管阻力会增加右向左分流,加重发绀,因此气管内全麻时,气道压力不宜持续过高,亦应避免缺氧和二氧化碳蓄积。外周阻力降低,血压下降同样增加右向左分流,因此在选用椎管内麻醉时要特别注意预防血压下降。全麻诱导可选用氯胺酮。遇有血压过度下降可选用去氧肾上腺素 0.1～0.2mg 或甲氧明 2～3mg 静注。增加吸入氧浓度一般并不能明显改善发绀。由于右向左分流,肺血流量减少,理论上吸入麻醉药作用缓慢,而静脉麻醉药效应可变得强而迅速。

3.阻塞性先天性心脏病　应注意左室流出道梗阻患者,麻醉期间应保持冠脉灌注压和心脏的正性肌力状态,在主、肺动脉狭窄,心脏射血能力(每搏量)主要依靠心室充盈和变力状态,过分的心脏抑制、低血容量和缺乏合适的心房收缩时间都应避免。应维持窦性心律、正常血容量,适当的外周血管阻力以保持足够的冠脉灌注压。慎用正性肌力药以及硝酸酯类药和外周血管扩张药,避免加重流出道梗阻。

二、瓣膜性心脏病

(一)瓣膜性心脏病概要

主要是由于炎症、先天性病变、退行性病变、缺血性坏死以及创伤等原因导致瓣膜结构或功能的异常,导致瓣口的狭窄和(或)关闭不全。目前我国的心脏瓣膜疾病主要由风湿性心脏病所致,以累积左侧心脏瓣膜为多见,单独二尖瓣病变约占 70%,二尖瓣合并主动脉瓣病变约占 25%,单独主动脉瓣疾病约占 2%。心脏瓣膜病变的共同起点都是通过瓣膜的血流发生异常,导致心腔内容量或压力负荷增加,心脏通过结构和功能的代偿机制来维持有效的心输出量。代偿机制受限时出现失代偿的临床表现,包括心律失常、心肌缺血和心力衰竭。

1.术前评估

(1)病史、症状和体征是瓣膜病变术前评估的基础。疲乏、劳累后胸闷、心悸、气急、夜间阵发性呼吸困难、端坐呼吸等是瓣膜病变患者心功能减退后常见的临床症状,咯血和粉红色泡沫样痰是急性左心衰的临床表现。气急、喘鸣、肺部啰音、下肢水肿、肝大、颈静脉怒张和肝颈静脉回流征阳性是临床常见的体征。

(2)X 线胸部摄片以及心脏特异性检查有助于判断瓣膜病变的严重程度。常用的心脏特异性检查有ECG、超声心动图和心导管检查。

(3)术前评估应包括瓣膜病变的病因、类型和心功能状况。

2.麻醉处理基本原则　是根据各种心脏瓣膜病变的病理生理特点,围术期避免加重已有的容量和(或)压力负荷;保护和利用机体的各种代偿机制,尽量维持有效的心排出量;尽可能减少并发症的发生。麻醉处理应紧密围绕患者的容量(前负荷)、压力(后负荷)、心率、心肌收缩力的变化仔细分析和处理。这是常见的后天性心脏病,麻醉和手术危险性取决于充血性心力衰竭、肺动脉高压、瓣膜病变性质和程度以及有无心律失常和风湿活动存在。术前应使用抗生素预防感染性心内膜炎。

(二)二尖瓣狭窄

临床上根据瓣口面积缩小的程度,将二尖瓣狭窄分为轻度($2.5～1.5cm^2$)、中度($1.5～1.0cm^2$)和重度($1.0～0.6cm^2$)。二尖瓣狭窄主要的病理生理改变主要为狭窄的二尖瓣使左房压力和容量超负荷而左室充盈不足,并常导致房颤。左房压升高使肺静脉及肺毛细血管淤血,肺静脉压升高,肺血管阻力增加,右心室的后负荷增加,产生右心室肥厚。心动过速可减少舒张期充盈时间,降低心排出量,增加左房压力,这类患者难以耐受。此类患者左心室功能大部分保持正常,但在瓣膜严重狭窄患者,由于前负荷长期减少使左室心肌发生萎缩和收缩力降低。严重二尖瓣狭窄患者心功能差大多伴房颤,在情绪紧张、手术刺激强烈及麻醉深度不恰当时可引起心动过速、外周血管收缩和静脉回流增加,极易发生肺水肿。

1.二尖瓣狭窄的术前评估

(1)心血管系统:劳累后胸闷、心悸和胸痛。了解患者是否有房颤。

(2)呼吸系统:是否有肺水肿,是否有气急、咯血、肺部啰音和喘鸣音。

(3)消化系统:心源性肝大,严重患者可出现吞咽困难。

(4)泌尿系统:液体潴留,可出现骶尾部水肿。如果接受过利尿剂治疗,应检查电解质。

2.二尖瓣狭窄的术前准备 ①伴有心功能不全的患者术前优化心功能状态;②房颤的患者应控制心室率<100 次/分;③使用洋地黄类药的患者监测血钾,如有低钾应该补充;④术前抗生素预防心内膜炎;⑤充分的术前镇静。麻醉前若患者出现肺水肿先兆,常与患者过度焦虑紧张有关,伴心室率增快,外周血管收缩,除加用适量的洋地黄类药外,立即静注吗啡 5～10mg、面罩加压供氧、必要时使用硝酸甘油降低肺血管阻力。待情况稳定后开始麻醉诱导。

3.二尖瓣狭窄的麻醉管理要点

(1)维持窦性心律:房颤患者则应保持 HR<100 次/分;房颤患者,术前洋地黄用量不足,麻醉前心室率过快可加用地高辛 0.125～0.25mg 或去乙酰毛花苷 0.2mg 静注。血压正常可试用美托洛尔 6.25～12.5mg 或维拉帕米 2.5mg 稀释后缓慢静注,控制心室率在 70～80 次/分。若用维拉帕米后心室率获得控制并转为窦性节律,可按需输注维拉帕米 0.6～0.8μg/(kg·min),维持疗效。

(2)保持合适的前负荷,避免容量不足和液体过量;

(3)适当降低心脏后负荷。使用缩血管药会增加肺动脉压力;

(4)避免使用严重抑制心肌收缩力的药物;

(5)避免二氧化碳潴留和低氧血症。

(三)二尖瓣关闭不全

二尖瓣关闭不全的常见病因包括二尖瓣脱垂、缺血性心脏病、心内膜炎、和心肌梗死后乳头肌断裂。

1.二尖瓣关闭不全的术前评估

(1)心血管系统:伴有右心室功能减退的患者可出现外周水肿和右上腹部疼痛,体检可发现踝部水肿、肝大、颈静脉怒张和肝颈静脉回流征阳性。患者可发生房颤。

(2)呼吸系统:是否有气急、端坐呼吸,是否有肺部啰音。

(3)消化系统:患者表现为充血性肝大和恶病质,注意检查 PT 和 APTT。

(4)泌尿系统:肾灌注减少和利尿剂的使用而出现的电解质紊乱,尤其是低钾和低镁比较常见。

2.二尖瓣关闭不全的术前准备 ①继续纠正慢性心功能不全的治疗,控制房颤患者的心室率,降低患者的后负荷;②控制肺动脉压,避免低氧血症和高碳酸血症;③预防性抗生素治疗。

3.二尖瓣关闭不全的麻醉管理要点

(1)避免窦性心动过缓(保持 80～100 次/分);房颤的患者则应避免心室率>100 次/分。

(2)保持前负荷,避免血容量不足。

(3)降低后负荷。

(4)避免心肌抑制。

(5)避免缺氧和二氧化碳潴留,避免使用 PEEP。

(四)主动脉瓣狭窄

单纯的主动脉瓣狭窄往往由主动脉瓣发育不全造成,而由风湿病造成的主动脉瓣狭窄多合并主动脉关闭不全和二尖瓣病变。正常成人的主动脉瓣口面积为 2.6～3.5cm²。当主动脉瓣口面积<0.8cm²,左心室-主动脉压力差往往>50mmHg,则可出现临床症状,应尽早做瓣膜替换术。在行非心脏手术的瓣膜病患者中,严重的主动脉瓣狭窄的麻醉风险最大。

1.主动脉瓣狭窄的术前评估

(1)心血管系统:必须了解瓣口面积、是否有心肌缺血、左心室功能减退、心律失常和晕厥。

(2)中枢神经系统:了解是否有脑卒中和晕厥病史,进行详细的神经系统功能检查。

2.主动脉瓣狭窄的术前准备

(1)继续服用抗心律失常药物。

(2)术前充分镇静。

3.主动脉瓣狭窄的麻醉管理要点

(1)维持窦性心律,避免窦性心动过速;也应该避免窦性心动过缓。心室率保持在 65～80 次/分为佳。发生室上性心动过速考虑直流电复律。

(2)保持后负荷,避免低血压,慎重使用硝酸酯类和外周血管扩张药。

(3)保持充沛的前负荷,避免低血容量。

(4)避免血流动力学波动,临床处理要及时和恰当。

(5)维持心肌收缩力,避免过度抑制。

(五)主动脉瓣关闭不全

风湿性心脏病和梅毒性主动脉炎曾是主动脉瓣关闭不全的主要原因,随着这些疾病的早期诊断和治疗,引起主动脉瓣关闭不全的已不多见。目前主要病因是细菌性心内膜炎、创伤、主动脉夹层动脉瘤以及可引起异常胶原蛋白沉积的各种先天性疾病。急性主动脉瓣反流可引起左室容积突然增加,伴左室舒张末压和肺小动脉压力增高,临床表现为心排出量下降、充血性心力衰竭、心动过速和血管收缩。慢性主动脉瓣反流由于舒张期左心室同时接受左心房和主动脉反流的血液,使左室舒张末期容积增加,容量超负荷,引起左心室代偿性扩张,进而引起左心室肥厚;舒张期反流使主动脉舒张压减低,可导致冠状动脉灌注不足,多表现为充血性心力衰竭和胸痛。

1.主动脉瓣关闭不全的术前评估

(1)心血管系统:评估主动脉瓣功能和左心室功能。

(2)呼吸系统:可出现呼吸困难。体检应注意是否有肺部啰音和奔马律。

(3)消化系统:评估是否有内脏缺血,了解患者是否有腹痛。

2.主动脉瓣关闭不全的术前准备

(1)优化左心室功能,考虑强心、利尿和扩血管。

(2)避免主动脉舒张压降低。

3.主动脉瓣关闭不全的麻醉管理要点

(1)避免窦性心动过缓,心室率保持在 90 次/min 最佳。

(2)避免低血压和高血压。

(3)保持充沛的前负荷,避免低血容量。

(4)保持心肌收缩力。

(六)人工瓣膜置换术后麻醉要点

1.了解原发病变和人工瓣膜的类型。

2.了解心功能状况和是否有心律失常。

3.了解抗凝治疗的情况,确定是否需要停止使用华法林,停用的时间及临床替代治疗措施。对于二尖瓣机械瓣、Bjork-Shiley 瓣膜、1 年内发生血栓事件、3 项或以上高危因素(房颤、既往血栓事件、高凝状态、机械瓣和 LVEF＜30％)的患者围术期使用肝素替代抗凝治疗。

三、慢性缩窄性心包炎

心脏活动受限,舒张期充盈不全,心肌收缩力减弱,心排出量常降低,血压偏低,脉压窄,心率代偿性增快。常有呼吸困难,静脉压升高、肝大、胸腹水等。病情严重者应先解决缩窄之心包才能进行常规择期手术。

麻醉要点

1.由于循环时间延长,静脉麻醉药起效缓慢,麻醉诱导需在严密监测下缓慢滴定。谨记心率增快是缩窄性心包炎患者唯一的代偿性增加心排出量的方式。可考虑使用氯胺酮,以适当增加心率。

2.避免气道压力过高导致回心血量减少,避免使用 PEEP。

四、冠状动脉粥样硬化性心脏病

因冠状动脉粥样硬化导致冠状动脉管腔狭窄,甚至完全堵塞,使冠状动脉血流不同程度减少,引起心肌氧供和氧需的失衡而导致的心脏病,称冠状动脉性心脏病,简称冠心病。冠心病是目前心脏病患者进行非心脏手术最多见的病例。围术期心脏事件是冠心病患者围术期死亡的主要原因,包括心肌梗死、不稳定型心绞痛、充血性心力衰竭和严重的心律失常。

(一)术前评估

对于已经明确诊断的冠心病患者,术前评估应围绕下列问题:①有多少数量的心肌处于危险状态下,处于缺血状态下的有活力的心肌为危险状态下的心肌,围术期容易发生梗死;②患者所能耐受的应激程度;③心室功能;④术前的药物治疗是否合理、充分。应围绕冠心病的严重程度、患者的体能储备以及手术的危险性三方面进行评估。通过术前评估,确立高危患者,对这类患者,外科手术应延迟甚至取消。判断是否术前适当的内科治疗可以改善患者的心脏情况,部分心脏病理情况可以治愈(如心律失常的患者安装起搏器等)。对高危冠心病患者,应判断术前冠状血管再通手术是否对患者有益。对不能明确诊断冠心病的患者,需了解是否存在冠心病的高危因素,包括:①男性;②老年患者;③吸烟史;④高血压病;⑤糖尿病和高脂血症;⑥血管病变;⑦肥胖。

(二)术前冠状血管再通手术

1.是否选择先行血管再通术　冠心病患者在非心脏手术之前行冠状血管再通术(CABG 或 PCI)应满足 3 个条件:①冠脉造影和冠脉血管再通术相加的风险不超过直接进行非心脏手术的风险;②冠脉重建能够显著降低此后非心脏手术的风险;③冠脉重建后恢复时间不致延误此后的手术。目前认为,对多数冠心病患者术前冠状血管再通术的意义有限。能从术前冠脉血管再通术中受益的冠心病患者包括:①严重左主干病变的稳定心绞痛患者;②三支病变的稳定心绞痛患者,尤其是 LVEF＜50％的患者;③左前降支近端严重狭窄或 LVEF＜50％的 2 支病变患者。对其他类型的稳定心绞痛患者不建议术前进行血管再通术。

2.介入治疗后择期非心脏手术的时机选择

(1)非心脏手术如必须在 12 个月内进行,患者又有 PCI 的明确指征,可考虑行球囊扩张术或裸金属支架置入术。球囊扩张术后 30 天,裸金属支架置入后 4～6 周再行非心脏手术;

(2)如置入药物洗脱支架,原则上 12 个月内不行择期非心脏手术;

(3)如果非心脏手术不能推迟到 30 天以后,则冠脉血管再通术不能改善短期生存率,可以考虑围术期使用β受体阻滞药,术后再考虑冠状血管再通术。

(三)冠心病患者的麻醉处理要点

1.预防交感神经系统活动增加:手术前解除焦虑,适当用阿片类药物。术中吸入麻醉药和β阻滞药能够预防应激反应和儿茶酚胺释放。若患者手术前应用β阻滞药,则围术期应持续服用。

2.避免心动过速;

3.避免贫血,保持 $Hb>10g/dl$;

4.维持冠脉灌注压:维持适当的动脉压,理想的血压水平应维持在 $120/80mmHg$ 左右。可采用输液、去氧肾上腺素或适当降低麻醉深度等方法;

5.适当抑制心肌收缩力:可降低心肌需氧量,可用β阻滞药和(或)吸入麻醉药达到目的;

6.注意保温,避免低体温;

7.避免过度通气;

8.严密监测 ST 段变化,对术中发生的急性 ST 段改变首先评估并改善容量状态,纠正贫血,同时使用血管活性药物提升冠脉灌注压,β受体阻滞药降低心率。

五、肥厚性阻塞性心肌病

重症患者由于左心室明显肥厚、坚硬,一旦麻醉期间丧失窦性节律会发生灾难性的意外。心脏病理变化的部位及程度决定患者的临床症状,晚期患者可出现心绞痛、晕厥和心衰。左心室流出道阻塞常为动力性,若左心室舒张末容量降低、动脉血压下降,内源性(伤害性刺激)或外源性(洋地黄或儿茶酚胺)刺激作用引起左心室收缩性增加均可加重左心室流出道的阻塞。

(一)术前评估

1.心血管系统　关注患者是否有心肌缺血、心绞痛、心律失常和心功能衰竭。

2.呼吸系统　常见肺充血,可出现呼吸困难,啰音和喘鸣。

3.中枢神经系统　是否有晕厥病史。

(二)术前准备

1.纠正任何原因引起的低血容量;

2.术前给予β受体阻滞药或钙拮抗药;钙拮抗药中以维拉帕米为佳,因其可改善心肌舒张功能,对外周血管阻力影响小。应避免使用以外周血管阻力为主要作用的二氢吡啶类钙拮抗药。

3.术前给予足够的镇静,避免焦虑和交感兴奋。

(三)麻醉管理要点

1.保持窦性心律,避免心率增快和心律失常;

2.保持充沛的前负荷。失血应迅速补充;

3.保持后负荷,防止低血压。治疗低血压推荐使用去氧肾上腺素或去甲肾上腺素;

4.抑制心肌收缩力,解除左心室流出道梗阻。可使用β受体阻滞药或钙拮抗剂,避免使用正性肌力药。

六、心脏传导阻滞

有症状(晕厥、黑矇等)的严重窦性心动过缓(<47bpm 或经常出现窦性停搏);有症状的病态窦房结综合征;完全性房室传导阻滞伴有心动过缓症状;有症状的Ⅱ度Ⅱ型房室传导阻滞;伴有增宽的 QRS 波或者

同时存在双束支传导阻滞的Ⅱ度房室传导阻滞是安装永久心脏起搏器指征。一般认为单纯双束支传导阻滞,患者无任何症状,麻醉期间很少会发展到完全性传导阻滞。曾有学者综合了8篇报道共计339例慢性双束支传导阻滞患者,仅1例在围术期发展成完全性房室传导阻滞,出现于气管插管时,且亦为暂时性。因此,术前对这类患者一般不必装临时起搏器,麻醉选择与处理并无困难。

七、预激和预激综合征

预激是一种房室传导异常现象,冲动经附加通道下传,提早兴奋心室的一部分或全部,引起部分心室肌提前激动。有预激现象者称为预激综合征。根据房室间异常传导通路的不同分为不同类型。经典的预激综合征称为WPW综合征,异常传导通路称为kent束(心房-心室),心电图表现为PR间期缩短,QRS时限延长,存在预激波(δ波),易发生房室折返性阵发性心动过速;LGL综合征,异常传导通路为JAMES束(心房-His束),心电图表现为PR间期缩短,QRS时限正常,不存在预激波(δ波);Mahaim型预激综合征,心电图表现为PR间期正常,QRS时限延长,存在预激波(δ波)。预激综合征的诊断主要依赖心电图。

(一)麻醉处理要点

1.避免可以引起交感神经系统兴奋的因素,及使用增加房室异常通路传导的药物;

2.术前充分镇静;

3.目前常用的静脉麻醉药除氯胺酮外均可安全应用;

4.维持期避免快速增加地氟烷的浓度,肌松药中泮库溴铵具有交感兴奋作用,应避免使用;

5.急性房室折返性心动过速治疗根据心电图的表现采用相应的治疗。

(罗　军)

第五节　麻醉和手术期间常见并发症的处理

一、低血压

(一)低血压的常见原因

麻醉与手术期间多见低血压,低血压的发生可能与心肌收缩力下降、外周血管阻力降低、静脉回流减少和心律失常等有关。

1.心肌收缩力下降　麻醉和手术期间常用的会引起心肌抑制的药物包括:吸入麻醉药、巴比妥类药物、瑞芬太尼、β受体阻断药和钙拮抗药等。其他会导致心功能障碍的因素包括:心肌缺血和心肌梗死、严重的酸碱平衡紊乱、低体温、局麻药中毒等。

2.外周血管阻力下降　麻醉手术期间可引起外周血管阻力明显降低的药物包括:异丙酚、苯二氮卓类药物与阿片类药物联合应用、血管扩张药等。其他导致外周血管阻力下降的因素包括:椎管内麻醉、脓毒血症、血管活性代谢产物的释放(如肠道探查、主动脉开钳)、变态反应等因素。

3.静脉回流减少　主要原因为失血、失液等导致的血容量绝对或相对不足;其他还包括手术操作因素导致的腔静脉受压、胸内压增加、体位改变、使用扩张静脉为主的血管扩张药、椎管内麻醉等。少见的包括心脏压塞、大面积肺梗死、张力性气胸等。

4.心律失常　快速性心律失常可因心室充盈不足导致低血压;房颤、房扑以及交界性心律可因失去心房收缩对心室的充盈而导致低血压;严重的缓慢性心律失常每搏输出量不能代偿性增加时也会导致低血压。

(二)低血压的处理

低血压以预防为主,一旦发生,应寻找低血压的直接原因及时处理。一旦怀疑心肌收缩力严重抑制,应尽早解除抑制心肌收缩力的因素,适当使用正性肌力药进行支持治疗,心血管病患者非心脏手术围术期常选用的的正性肌力药包括多巴酚丁胺,起始速度为 $2\mu g/(kg\cdot min)$,根据血压情况进行调节;肾上腺素 $(0.5\sim5\mu g/min)$。多巴胺超过 $10\mu g/(kg\cdot min)$ 可兴奋 α 和 β 肾上腺素受体,引起血管收缩、心率增快等不良反应,对心血管病患者不利。对心脏病患者使用麻醉药应注意小剂量滴定使用,尽量避免严重的心肌抑制和外周血管阻力下降导致血流动力学剧烈波动。对血管扩张导致的低血压,可适当使用血管加压药,如去甲肾上腺素 $(1\sim30\mu g/min)$。对于难治性的低血压,可考虑使用血管加压素 $(0.01\sim0.1U/min)$。应尽早发现和解除机械性因素导致的静脉回流减少,对失血失液应结合监测指标(如 CVP、SVV、PCWP、尿量等)的动态变化及时补充。

一、高血压

(一)高血压常见原因

1.儿茶酚胺释放增加:原因包括患者焦虑、麻醉深度不足以抑制操作所引起的交感反应及镇痛不全等,高血压患者术前降压治疗不满意情况下更容易发生;

2.早期缺氧、二氧化碳蓄积;

3.主动脉阻断;

4.反跳性高血压可乐定或 β 受体阻断药突然停药导致的反跳性高血压;

5.药物的相互作用:三环类抗抑郁药或单胺氧化酶抑制剂与麻黄碱合用可导致高血压。

(二)高血压的处理

1.针对原因预防为主;

2.保证合适的麻醉深度及完善的术后镇痛。对心血管患者的非心脏手术,在无禁忌证的条件下,提倡使用硬膜外或周围神经阻滞复合全身麻醉以提供完善的术后镇痛;

3.保持良好的通气和氧合;

4.经上述处理血压仍高可根据情况选择适当的降压药:血压增高且伴心率增快时可静注拉贝洛尔 5mg,效果不明显时可追加 10mg;尼卡地平 0.4mg 静注,根据血压情况追加,如出现反跳性心率增快时可加用普萘洛尔 $0.25\sim0.5mg$,需要时可重复,总量一般不宜超过 2mg;或静注亦可用短效 β 受体阻滞药艾司洛尔 $0.25\sim0.5mg/kg$ 并可按需重复使用,尤适用于交感肾上腺能应激引起的血压增高。如果舒张压升高为主则可采用肼屈嗪或双氢肼屈嗪静注,初量 5mg,必要时可追加 10mg,此药起效较缓,持续时间较长,由于具有直接血管扩张作用可降低外周血管阻力。乌拉地尔具有外周和中枢双重的作用机制,在外周阻断突触后 α 受体,扩张血管;同时作用于中枢 5-HT$_{1A}$ 受体,降低延髓心血管中枢的反馈调节而起降压作用。此药降压作用缓和,降低血压的同时对心率影响甚小,自限性降压,极少将血压降至较低水平,无血压反跳,使用比较安全。静注初量 25mg,需要时 5 分钟后重复给药,或以 $9\sim30mg/h$ 静滴维持。

三、心功能不全

主要指左心衰竭和心排出量减少伴急性肺水肿,常见于严重高血压、冠心病患者。至于右心衰竭相对少见,以中心静脉压升高为主要表现,但临床症状与体征常不够明确而容易忽略。心脏病患者进行非心脏手术,麻醉处理得当心功能不全的发生机会不多。治疗原则为改善心肌收缩力、降低心室射血阻力、减轻肺充血,改善氧合和预防严重的心律失常。一般采用强心、利尿和改善心脏负荷等措施。

具体处理步骤:①建立良好的通气,充分供氧,使用气道持续正压或呼气末正压,一般为 3～8mmHg;②静注吗啡 10mg;③心率快呈室上性心动过速或快速房颤时可应用洋地黄类药,如近期未服用过此类药时可静注地高辛 0.5mg,2～4 小时后追加 0.25mg;或用去乙酰毛花苷 C 0.4～0.6mg,1～2h 后追加 0.2mg;④肺水肿伴可疑容量过荷时静注呋塞米 10～20mg;⑤应用增强心肌收缩力的药物。异丙肾上腺素适用于心动过缓、心排出量低下的患者,每 100ml 液体内加 0.1～0.2mg,开始以 1～2.5μg/min 滴注,依据效应及是否出现室性期前收缩而调节用量。肾上腺素同样可增加心肌收缩力和心率,小剂量时扩张外周血管(β作用),较大剂量时收缩血管(α作用),适用于心功能受损害、动脉压降低和心排出量不足患者,常用 1～5μg/min 试探,依据效应调节用量。多巴胺除增加心肌收缩力和心率外,小剂量 2～4μg/(kg·min)使肾血管阻力降低,肾小球滤过率增加,外周血管阻力降低或不变;用量超过 10μg/(kg·min)时兴奋 α 和 β 受体,引起外周和肺血管阻力均增高,心率增快,对冠心病患者不利;多巴酚丁胺可激动 β_1、β_2 和 α_1 肾上腺素能受体,可增加心排出量、降低外周血管和肺血管阻力,常用剂量 2～20μg/(kg·min);⑥应用血管扩张药减轻心脏前、后负荷和心肌耗氧量。硝普钠可使动静脉血管均扩张,作用迅速,效果确切。初始剂量为 20～50μg/min,依据效应逐渐调节直至达到理想的血流动力学状态,逾量会发生血压显著下降,尤其血容量不足的患者。硝酸甘油以扩张静脉、降低心脏前负荷为主,目前认为由于硝酸甘油舌下含服吸收量不可控制,如有需要宜静脉滴注,每分钟 0.2～1.0μg/kg,应注意其可引起反射性心率增快,对冠心病患者不利。酚妥拉明以扩张动脉为主,能兴奋心脏 β 受体,出现正性肌力作用和心率加速。常以每分钟 1.5～2.0μg/kg 静滴,超量会引起心动过速及低血压。临床上心功能不全常属多种因素的综合表现,应按具体情况选用或联合选用上述各种方法与药物。低血容量常常也是循环功能不全的重要原因,治疗时必须注意血管内容量是否足够,特别是外科手术患者,不得忽视。

四、心律失常

心律失常是麻醉期间常见并发症。手术前有心律失常者,麻醉和手术期间处理不当容易再发。反之,经过适当的麻醉处理也常可使之消失。

1.窦性心动过速　心率达 120～160 次/分,主要不是心脏本身异常,常反映其他病因。首先应纠治病因如低血容量、发热、焦虑、低氧血症、充血性心衰、全麻过浅、部位麻醉镇痛不完全或范围不够等。因此,药物治疗直接减慢心率常非恰当之举,应该纠正基本原因。当窦性心动过速诱发心肌缺血、损害心脏功能时,应在心电图和动脉压监测下缓慢静注普萘洛尔 0.25～0.5mg,可渐增至总量达 5mg;或拉贝洛尔 5mg;短效艾司洛尔 0.25～0.5mg/kg 静注,必要时行持续静注,效果确切。

2.窦性心动过缓　首先解除原因,循环良好、心率在 50 次/分以上可不必处理;若心率慢伴血压下降,可用阿托品 0.2～0.3mg 静注,并加用麻黄碱 5～6mg 静注。窦房结功能低下伴有晕厥、黑矇等症状的患者,术前应考虑安装起搏器。

3.室上性心动过速　可使用各种方法刺激迷走神经,常可终止室上性心动过速,或用去氧肾上腺素0.1~0.2mg 静注使血压升高,亦可酌用洋地黄类药,尤其是联合应用地高辛和 β 受体阻滞药可显著降低术中和术后室上性心律失常。钙通道阻滞药如维拉帕米、地尔硫革(硫氮革酮)亦有效,若同时用 β 受体阻滞药会增加心肌抑制作用。若患者血压低、升压药作用不显著,上述药物作用效果不良时可采用电复律或超速心脏起搏。

4.室性期前收缩　偶然发生可不必治疗,若每分钟期前收缩超过 4~5 次、多源性、连续 3 次以上、或期前收缩发生在前一个 QRS 综合波接近 T 波峰值时则应处理。室性期前收缩由洋地黄类药逾量引起,可用苯妥英钠 100mg 静注,必要时可每 5 分钟一次重复使用,直至期前收缩消失。通常室性期前收缩首选利多卡因 50~75mg 静注,隔 20 分钟可重复一次,维持量为 1~4mg/min。普鲁卡因胺作用类似于利多卡因,首次静注 100mg,每 4~5 分钟重复,直至控制室性期前收缩或总量 15mg/kg,维持量为 2~6mg/min。β 受体阻滞药艾司洛尔单独应用并不一定有效,但对围术期由于交感肾上腺能活动增加而引起的室性期前收缩则特别有效。溴苄胺静注负荷量 5mg/kg,然后用 1~10mg/min 静脉滴注维持,特别当室性期前收缩对利多卡因或普普卡因酰胺无效时可能有效,但伴低血压患者应慎用或禁用。室性期前收缩患者除注意血钾外,血镁也要注意,低镁使钠钾泵活动受限而增加钠钙交换,细胞内钙升高,降低细胞内钾。慢性缺镁常见于用利尿药、嗜酒、胃肠道吸收差等情况,此时血镁并不反映细胞内镁。因此,临床上对洋地黄中毒心律失常、顽固性室性心律失常,用利多卡因和普鲁卡因胺无效时,即使血镁正常,仍可试用镁治疗。可用硫酸镁每 2~3 分钟静注 2g,然后 10g/10h 静滴;控制良好则再 10g/5h 维持,以恢复细胞内镁。常见不良反应为低血压,用小量钙剂即可逆转。

(周　锟)

第六节　手术后处理

心脏病患者进行非心脏手术,虽手术完成但麻醉药的作用并未消失,机体的各项代偿功能并未恢复,因此麻醉医师应对具体情况作全面评估。重点应注意:①依据病情与手术情况,选择适当的拔管时间。若患者情况良好,手术创伤不大,术后可早期拔管,拮抗残余肌松药作用可用新斯的明 47μg/kg,静注后 15s 再注阿托品 15μg/kg 以减少拮抗药对心率的影响。对冠心病患者不宜拮抗,因新斯的明有可能导致冠状动脉痉挛。若病情较重,手术范围广,创伤大,术中血流动力学不稳定以及出血、体液丧失较多,患者应带气管导管入 PACU 或 SICU 进行机械通气,待患者完全清醒、血流动力学稳定、氧合良好才拔除气管导管。拔管前若需进行气道吸引,则应在血压、心率稳定的条件下进行,避免强烈的应激反应。静脉注射利多卡因 1.5mg/kg,约 2min 后进行气道吸引可明显降低应激反应。②对疑有术中阿片类药用量过多、术后通气功能恢复不全的患者,均不主张用纳洛酮拮抗阿片类药物的作用,以防引起患者剧痛、循环亢进、心率血压骤然上升甚至心衰等不良后果。③椎管内阻滞术后原则上应待阻滞平面开始消退,血流动力学稳定,才能搬动。否则体位性低血压的危险依然存在,应注意预防和治疗。④术后注意血容量及体液容量调整,保持血流动力学稳定,并按需及时应用血管活性药和正性肌力药,保持足够的尿量与电解质平衡。⑤提供良好的镇痛,尤其是硬膜外阿片类药与低浓度的局部麻醉药联合镇痛对重症患者有帮助。⑥维持体温于正常范围。手术后低体温常引起患者寒战,机体氧耗可增加 2~3 倍,造成氧供需失衡,尤其对冠心病患者不利,常由此而引起心肌缺血。若体温<35℃,ECG 显示心肌缺血的机会增加 3 倍。并有证明中度低温(34℃)会引起心脏收缩与舒张功能异常。⑦加强监测及早发现病情变化,以便及时处理。连续监测 ECG

不仅可了解心率与节律的变化,对发现心肌缺血仍是目前临床上最方便且有用的手段。冠心病患者术后心肌缺血常是心肌梗死的先兆,因此在术后 12 小时及 1~3 天每日作 12 导联心电图检查、记录.随访心肌肌钙蛋白的动态变化,对及早发现心肌梗死有帮助。⑧加强呼吸管理,注意肺水肿发生先兆。术后和拔除气管导管后 2~3 小时常是肺充血和肺水肿好发时期。可由于麻醉与手术期间输血、输液过量,尤其是伴有肾功能不全、患者气道不畅,术后镇痛不全,外周血管收缩,血压升高,心率增快,心肌缺血,引起左房压、肺动脉压和肺血管滤过压增加,以及术中出血而过多地输注晶体液造成胶体渗透压下降。早期临床表现为呼吸频率增加,呼吸困难和肺底部啰音,并常伴有动脉低氧血症。处理原则首先应及时发现,解除病因。对症处理使患者镇静,并静注呋塞米 10~20mg,但必须注意血清钾浓度。按需应用血管扩张药如硝酸甘油、硝普钠、转换酶抑制剂和(或)正性肌力药物如小剂量多巴胺、多巴酚丁胺,同时面罩吸氧、正压气道通气。经采用上述措施 1~2 小时后,病情未得到控制与改善,则应进一步作创伤性血流动力学监测,并考虑行正压机械通气。

(张秋玲)

第十五章　肝肾功能障碍患者麻醉

　　麻醉和手术可能加重肝肾功能损害。因此,充分进行术前肝肾储备功能的评估和术前准备是十分必要的,包括:①了解麻醉药物在肝肾功能障碍患者体内的代谢过程;②了解麻醉药及手术对肝肾功能的影响。在此基础上选择最佳麻醉方案,进行麻醉和围术期管理。

第一节　肝功能障碍患者麻醉

一、肝功能障碍的病理生理

(一)心血管功能的改变

　　总的特点为高动力状态,心排出量和循环容量增加、外周血管阻力降低(外周血管扩张),而灌注压、心率和动脉压则正常。动静脉分流增加,动静脉血氧含量差降低及静脉氧含量升高,门静脉血流减少。

(二)呼吸功能及肺循环的改变

　　肝硬化门脉高压患者红细胞 2,3.二磷酸甘油酸(2,3-DPG)含量升高,导致血红蛋白与氧的亲和力下降,氧离曲线右移,最终引起低氧血症。

(三)血液及凝血功能改变

　　包括:①血细胞的比容由于血容量增加或由于胃肠道出血而下降。②白细胞及血小板减少,通常与脾功能亢进及乙醇诱导的骨髓抑制有关。③大多数肝硬化患者有凝血功能的改变。

(四)蛋白质代谢的改变

　　包括:①低蛋白血症;②甲胎蛋白(AFP)重现;③血浆氨基酸含量升高;④尿素合成减少。低蛋白血症,影响麻醉药的体内代谢过程,血中与血浆蛋白结合的药物浓度相对减少,游离药物浓度增多,从而增强药物的作用,所以术中应适当减少药物的用量。血浆氨基酸含量特别是芳香族氨基酸升高,尿素合成减少致血氨增加,是肝性脑病的主要原因。

(五)糖类和脂肪代谢的改变

　　肝脏是维持血糖的重要器官,肝功能障碍患者易发生低血糖,糖耐量降低,血中乳酸和丙酮酸增多。肝功能障碍时,利用乳酸再合成糖原的能力降低,以致血中乳酸浓度增高。因此在肝病手术过程中,应注意监测调控血糖水平。

　　肝功能障碍时脂肪代谢的突出改变为脂肪肝形成和胆固醇代谢障碍。临床上可根据血清胆固醇的含量推测肝功能损害的程度。

(六)激素和电解质代谢的改变

　　肝细胞功能障碍时,由于激素灭火能力减弱,对机体产生一系列影响。常发生低钾血症、低钠血症以及低钙血症。

（七）肝脏解毒功能的改变

药物在体内的分布代谢或排泄发生改变，而易发生药物中毒。

二、麻醉对肝脏的影响

（一）麻醉对肝血流的影响（表 15-1）

表 15-1　麻醉药和麻醉方法对肝血流的影响

药物	心排出量	肝动脉血流	门静脉血流
异氟烷	→或↓	↑	↓
地氟烷	→或↓	↑	↓
七氟烷	→或↓	↑	↓
氟烷	↓	↓	↓
硫喷妥钠	↓	↑	↓
丙泊酚	→或↓	↑	↓
依托咪酯	→或↓	↑	↓
芬太尼	→	↑	↓
硬膜外阻滞	→或↓	→或↓	↓
蛛网膜下腔阻滞*	→或↓	→或↓	↓

注：＊与阻滞平面及患者情况有关　↑增加　↓减少　→基本不变

（二）麻醉药在肝内的代谢和对肝功能的影响（表 15-2）

表 15-2　常用麻醉药的代谢和对肝功能的影响

药物	体内代谢	肝功能影响
吸入麻醉药		
氧化亚氮	在体内几乎不分解	无毒性
氟烷	60%～80%以原形由呼吸道排出，约20%在肝内代谢	代谢产物可引起氟烷性肝炎
恩氟烷	80%以上仍以原形从呼吸道排出，约2.5%在肝内代谢	对肝有轻度毒性，肝病患者应慎用
异氟烷	99%以上以原形从呼吸道排出，其余代谢类似于恩氟烷	对肝功能未见严重影响，但应用于肝病患者应慎重
七氟烷	生物转化程度很低，1%～5%在体内代谢	不具有肝毒性或肝毒性甚小
地氟烷	极少在体内代谢，其代谢率为0.01%～0.02%	肝毒性很低，肝功能损害患者不需要调节剂量
静脉麻醉药		
硫喷妥钠	主要在肝代谢，只有极少部分在肾和其他部位代谢	诱导剂量对肝功能无明显影响，肝功能不全患者用药宜减量
丙泊酚	主要经肝脏代谢，可能存在肝外代谢	目前未见肝功能损害，肝硬化患者的时效延长有限
地西泮	主要经肝脏代谢	肝病患者半衰期加倍延长，用量要大大降低
咪达唑仑	主要经肝脏代谢	消除半衰期延长，故应减量

药物	体内代谢	肝功能影响
氯胺酮	主要在肝内代谢	代谢产物对肝无毒性,可用于肝病患者,但用量要酌减
依托咪酯	主要在肝脏和血浆被酯酶迅速水解	代谢产物对肝功能无不良影响,肝病患者可以使用
羟丁酸钠	主要在肝内代谢,最终降解成 CO_2 和水	对肝无毒性作用,即使黄疸患者也可选用
麻醉性镇痛药		
芬太尼	主要经肝脏代谢	肝病患者可使用该药,但宜减量
瑞芬太尼	主要通过血和组织中非特异的酯酶水解	用于肝病患者较安全
肌松药		
琥珀胆碱	被肝细胞合成的假性胆碱酯酶分解	肝病患者不宜长时间使用,以免发生难以逆转的呼吸抑制
筒箭毒碱	主要经肾排泄,其次为肝胆系统	肝病患者用量应减少
泮库溴铵	主要经肾排泄,约 10%～20% 经肝脏代谢	肝病患者其半衰期延长近一倍,应注意其后续作用
维库溴铵	主要经肝脏代谢,约 10%～20% 经肾排泄	肝病患者不宜使用
阿曲库铵	主要通过 Hoffmann 清除反应,不受肝、肾功能、假性胆碱酯酶等生物学过程影响	肝病患者使用阿曲库铵无甚影响且不延长时效

三、术前评估和准备

(一)肝功能评估

Child(1964 年)将血清胆红素、腹水、血清白蛋白浓度、凝血酶原时间及一般状况等 5 个指标的不同程度,分为三个层次(1,2,3)进行计分,5 个指标的最低分为 5 分,最高分为 15 分,根据计分的多少分为 A、B、C 三级。由于一般状况常不易计分,其后 Pugh 将肝性脑病的有无及其程度代替一般状况,即 Child-Pugh 改良分级法。Child-Pugh 改良分级法分三级,A 级为 5～6 分,手术危险度小;B 级为 7～9 分,手术危险度中等;C 级为 10～15 分,手术危险度大。

(二)麻醉前准备

1.了解术前情况　①精神状态、营养状况、有无严重贫血、低蛋白血症、腹水、胸腔积液、低血容量、电解质紊乱,特别是低钾血症;②有无阻塞性或限制性呼吸功能不全;③心脏功能;④血肌酐、尿肌酐以及尿液浓缩情况。

2.加强营养　高蛋白高碳水化合物、低脂饮食,口服多种维生素,因胃食欲缺乏而进食量少者,必要时可经静脉途径补充,以求改善肝功能。

3.改善凝血功能　如口服维生素 K_3 或静注维生素 K_1。

4.纠正水电解质紊乱　纠正代谢性酸中毒和低钾血症。

5.补充白蛋白　如总蛋白低于 45g/L,白蛋白低于 25g/L 或白、球蛋白比例倒置,必要时应输给足量的血浆或白蛋白,使血清总蛋白达 60g/L,白蛋白达 30g/L 以上。

6.纠正贫血　必要时可多次少量输血,争取血红蛋白高于 100～120g/L,红细胞在 $3×10^{12}$/L

（330万/mm³）以上。

7.治疗腹水　应待腹水消退后稳定两周再行手术治疗,必要时手术前24～48h放出适量腹水,以改善呼吸功能,但量不宜过多。

8.麻醉前用药量　宜小,情况差或肝性脑病前期的患者,术前仅给阿托品即可。

四、麻醉选择

不同的麻醉方法各有其优缺点,选用时应根据手术类型,结合患者肝功能不全等具体情况作全面考虑:①局部浸润麻醉和肋间神经阻滞:局麻和神经阻滞对肝脏无甚影响,但局麻药的代谢可能减慢,只要此种麻醉适用于该手术,宜优先选用。②椎管内麻醉:连续硬膜外阻滞适用于许多肝脏外科手术,但要注意凝血功能障碍和血压降低的影响。③全身麻醉:吸入麻醉药用于肝脏手术或肝病的非肝脏手术不应列为禁忌。目前临床使用的异氟烷、七氟烷、地氟烷代谢率极低,肝毒性作用很小。静脉全麻药丙泊酚和芬太尼也适用于该类手术。④硬膜外阻滞复合全身麻醉两者结合,扬长补短,使麻醉能充分满足手术要求,又避免麻醉药物和手术创伤应激的危害。

五、麻醉管理

（一）保证通气和充分供氧

严重肝病患者往往存在低氧血症,为防止和纠正低氧血症,必须吸入高浓度氧,不宜用氧化亚氮。保证足够的通气,防止二氧化碳潴留。高碳酸血症可刺激交感神经系统兴奋,增加血管阻力,降低肝脏血流。此外,过度通气、潮气量太大、或使用呼吸末正压通气也可使肝脏血流减少。而呼吸性碱中毒能增高血氨浓度,还可加重低钾血症。将通气控制在适当范围,防止肝脏缺血缺氧造成的肝细胞损害。PEEP可减少肝血流,尽可能采用。维持正常通气,保证$PaCO_2 = 30 \sim 40mmHg$。

（二）加强循环功能监测

围术期应使肝血流稳定在接近正常水平。大手术或术中出血多的患者,应用有创动脉压和中心静脉压监测。由于肝脏患者对低血压造成的缺血缺氧损害非常敏感,而且有时还伴有肾功能不全,术中出现低血压要及时纠正,但血管收缩药物要尽量少用,也不宜采用控制性降压。

（三）术中补液和输血

术中补液量应充足。严重肝脏疾病患者术中应控制输入含钠液体,晶体液的补充以醋酸林格液为最好,并保证术中尿量达到$1ml/(kg \cdot h)$。对于施行大手术的患者由于术中出血较多,术前要纠正凝血功能障碍,术中出血多应及时输血,而且尽量用新鲜血,因为大量输注晶体液和代血浆,血液过度稀释,会进一步加重肝组织缺氧和凝血功能障碍。大量输库存血也存在影响凝血功能,并能引起高钾血症。必要时可应用止血药或输入凝血因子和冰冻血浆。应维持正常的血容量和灌注压,血细胞比容≥25%。

（四）其他

长时间大手术可诱发肝性脑病,易被误诊为麻醉作用未消退,应注意鉴别。此外,因为肝脏疾病患者的胃排空延迟,还应警惕误吸的危险性。

六、术后处理

注意以下事项:①麻醉后应密切观察患者的心、肺、肝、肾及其他病情变化,注意血压、心率、呼吸、体温、ECG、血液生化和尿的变化,并注意有无出血或渗血需及时处理,维持呼吸、循环以及其他脏器功能稳定。②对切除半肝以上、合并肝硬化、或术前已有肝功能异常者,除术后积极加强保肝治疗外,还应给予适量的血浆或白蛋白。③某些患者可能出现苏醒延迟,应分析原因及时处理。在患者呼吸、循环稳定的情况下,尽早拔管,因为控制呼吸可引起肝血流量的减少。④术后适当给予镇痛药,避免使用对肝脏有损害的镇痛药。硬膜外腔注入吗啡比全身用药量小,加重肝性脑病的可能性也小,可以选用,但对凝血功能异常者禁用。⑤术后应鼓励和帮助患者咳嗽,防止肺部并发症。

七、不同类型的肝病特点及麻醉处理

(一)黄疸

1.黄疸患者常存在有凝血酶原时间延长,术前应用维生素 K 以提高凝血酶原活性,如同时输给新鲜冰冻血浆,可减少术中出血的危险。

2.黄疸患者于手术麻醉后,肾衰发生率增高,因而宜在术前、术中及术后保护肾脏功能。

3.胆盐可引起迷走神经兴奋,易发生胆心反射,可引起心动过缓和心搏骤停,同时胆囊抬高后腔静脉回流受阻及分离暴露胆囊时将横膈上抬,使其运动受限,影响呼吸功能,故主张气管内全麻更为安全,并且密切监测 ECG 和预防性应用阿托品。

4.如患者体温超过 38℃,但心率超过 120 次/分而血压偏低可能发生中毒性休克。如术中有低血容量、心功能损害或水、电解质紊乱等也应及时处理,防止发生意外。

(二)肝硬化

1.肝硬化的病理改变是肝细胞坏死、瘢痕形成压迫血窦和门脉小支,使中央静脉变形,减少肝血流供应,故肝脏经常处于低氧状态,因而对低血压、缺氧耐受极差,一旦外加手术出血等损害,就易导致术后实质性肝功能衰竭。

2.应及时补充血容量,禁用内脏血管收缩的药物,多巴胺的药量要控制。麻醉药的选择要考虑对肝血流的影响和是否加重肝功能的损害。

3.严重肝硬化,合并门静脉高压,病性更复杂,如脾功能亢进、黄疸、腹水、凝血功能障碍、食管静脉曲张破裂出血以及肝性脑病等。腹水的患者术中应注意限制盐水摄入,严重腹水影响膈肌运动,术前应放腹水提高肺功能,但应在48h内进行且需及时补充胶体提高血浆胶渗压。麻醉中应辅助和控制呼吸。肝硬化患者的各种凝血因子常不足,如有出血倾向,手术前后应静脉注射维生素 K,术中最好输入部分新鲜血。疑有纤维蛋白原减少症或纤溶活性增加的患者,可应用纤维蛋白原制剂或6-氨基己酸。长时间和应激性大手术常继发肝性脑病,易误为麻醉的残留作用,用镇静药时要小心。

(三)肝癌

可分为原发和继发肝癌,一般肝功能尚好,但要注意有无肝硬化的存在。根据肿瘤的大小及是否靠近肝门选择麻醉方式。麻醉中注意:

1.加强呼吸管理　防止缺氧和二氧化碳潴留,随时注意肺扩张情况。呼吸循环尚未稳定前,不宜过早拔除气管导管。

2.补充血容量　术前应充分做好输血准备,输血要及时且宜用新鲜血,同时补充钙剂。

3.防止气栓　第三肝门即肝静脉进入下腔静脉处一旦撕裂可发生气栓,同时做好各种准备,积极进行抢救。

4.注意保温　因体腔暴露面广,手术时间长,输入大量库存冷血可致体温过低,可于腹腔内灌注热盐水,同时采用加温输血等。

(四)肝脏外伤或肝癌破裂出血

一般都需急诊手术止血,情况较危急,大多处于休克状态,故首选气管内全麻,术中应及时输血维持血压。重度休克者以清醒插管或静注氯胺酮,肌松药快速插管,而后以少量芬太尼、肌松药、低浓度异氟烷维持麻醉。

(五)严重肝功能衰竭

手术都属于抢救性质,总死亡率可高达 78%,如已出现昏迷,则生存率仅为 17.6%,麻醉时要注意:

1.昏迷患者对中枢神经系统抑制药特别敏感,药物需减量。

2.患者对麻醉药的耐受性差,心血管系统易遭受抑制,应小量多次注药。

3.昏迷患者,特别是有胃肠道出血者有误吸的危险。

4.大量出血及凝血障碍均使病情复杂化,应有动脉压、中心静脉压及尿量等监测,保证静脉通路,及时补充血容量,输血应尽量采用新鲜血。

5.肝肾综合征患者非常危险,尤应加倍注意围术期保肾治疗的一贯性。

6.术后继续抢救,气管导管不应过早拔除,以利于继续给氧或机械通气。

(张秋玲)

第二节　急性肾损伤患者麻醉

一、急性肾损伤的病理生理

(一)急性肾损伤(AKI)

是一组临床综合征,指突发(1~7 天内)和持续(>24 小时)的肾功能突然下降。表现为氮质血症、水电解质和酸碱紊乱以及全身各系统症状,可伴有少尿(<400ml/24h 或 17ml/h)或无尿(<100ml/24h)。

(二)AKI 分类

分为三类。①肾前性:由低血容量、心功能不全、血管床容积扩大等导致肾血流量急剧减少。常发生于休克、大面积烧伤、急性腹膜炎等。②肾性:包括肾小管、肾小球、肾间质及肾血管疾患。如严重挤压伤、烧伤、持久低血容量性休克、严重感染、误输异型血等。③肾后性:是肾以下尿路梗阻,如肾结石、神经源性膀胱或前列腺疾病等。

(三)AKI 病程分期

1.少尿期　出现少尿(尿量<400ml/d)或无尿(尿量<100ml/d)。水电解质紊乱、代谢性酸中毒和氮质血症。肾脏排尿量急剧减少,体内水钠潴留,容易导致水肿,严重者可并发脑水肿、肺水肿和心功能不全。电解质紊乱为高钾血症、低钠血症、低钙血症、高血磷和高镁血症,其中高钾血症的危害最大。氮质血症容易引起中枢抑制和出血倾向。

2.多尿期　尿量大于每天 400ml 时标志患者进入多尿期,是肾功能恢复的信号。但是由于大量的水电解质随尿液排出,可出现脱水、低钾血症、低钠血症等电解质紊乱。

3.恢复期　恢复期大约 6～12 个月,患者肾功能逐渐恢复。

二、麻醉前评估

(一)肾功能评估

1.尿量和尿常规　了解每小时尿量及尿 pH 值异常、蛋白尿、管型尿、脓尿等,肾脏浓缩尿的能力最先丧失,如果尿比重低于 1.018 或固定在 1.010～1.012 之间,提示已有肾脏功能损害。

2.相关药物　包括利尿剂、抗高血压药、钾剂、洋地黄制剂、并且注意有无接触肾毒性物质,如:氨基糖苷类抗生素、重金属和放射性物质等。

3.是否接受过透析治疗　透析的时间安排、方式和效果等。另外行动静脉瘘透析的患者,注意观察瘘口的感染情况,并在对侧开放静脉通路和测量血压。

4.血肌酐(Scr)、内生肌酐清除率(Ccr)　血肌酐,正常值:男:80～132μmol/L。(0.9～1.5mg/dl),女:62～115μmol/L(0.7～1.3mg/dl),血肌酐增高多见于肾性中重度损害,内生肌酐清除率:80～120ml/(min·1.73m^2)。肾前性以及早期的肾损害一般不会使血肌酐增高。

5.其他　同时了解血浆电解质、血气分析、胸部 X 线摄影和心电图等。

(二)围术期 AKI 的危险因素

1.年龄:年龄越大围术期发生急性肾功能不全的危险越大。

2.原有肾脏疾病严重程度:内生肌酐清除率在 25～50ml/min 之间,引起重视,在围术期注意保持肾脏有充足的血供;内生肌酐清除率小于 20ml/min 表示肾功能严重的损害,通常需要透析。

3.心功能不全或进行心脏手术。

4.高血压、糖尿病、心功能和肝功能不全。

5.主动脉阻断、粥样斑块栓塞、低血压、血容量不足等造成的肾脏缺血再灌注损伤。

6.脓毒症和全身炎症反应综合征。

7.术中需要注射造影剂。

8.严重创伤增加围术期发生 AKI 的危险。

9.肾毒性药物肾素-血管紧张素系统阻滞药如血管紧张素转化酶抑制剂和选择性的血管紧张素 II 受体阻滞剂、抑肽酶、非甾体抗炎药;神经钙调蛋白抑制剂如他克莫司以及放射造影剂。

三、麻醉前准备

(一)血液透析

血液透析能够纠正术前患者的大部分代谢紊乱如:高钾血症、代谢性酸中毒、钠潴留等,心血管状态和高血压也能得到一定的改善。如果没有透析则会增加麻醉和手术的风险。一般要求术前应该达到血肌酐(Cr)<130.20mmol/L;尿素氮(BUN)<35mmol/L。ARF 进行肾脏替代治疗的具体标准:①少尿,尿量<200ml/12 小时;②无尿,尿量<50ml/12h;③高钾血症,钾>6.7mmol/L;④严重酸中毒,pH<7.1;⑤氮质血症,BUN>30mmol/L;⑥肺水肿;⑦尿毒症脑病;⑧尿毒症心包炎;⑨尿毒症神经病变或肌病;⑩严重的血钠异常,钠<115 或>160mmol/L;⑩高热;⑪存在可透析性药物过量。

(二)控制感染

选用对肾功能影响较小的药物有效地控制感染。

（三）稳定循环

补足血容量、纠正贫血、控制心律失常，可适量输入新鲜全血或红细胞悬液。

（四）限制钠、水的摄入量

存在高血压、水肿和稀释性低钠时要限水，但如尿钠 60mmol/L，血压和水肿得到控制，可适当补充含钠液体。

（五）维持血钾平衡

术前血钾使之下降到 5mmol/L 以下。可以采用输入高渗糖、胰岛素、钙剂、碳酸氢钠或者透析等方法。

四、麻醉用药

（一）麻醉用药原则

麻醉用药原则：①不宜选用全部部分经肾脏以原型排出的药。②药物经肝脏代谢，其代谢产物要经过肾脏排泄，并有严重不良反应时不宜选用。③禁用肾毒性药物，如氨基苷类抗生素。④注意药物间的相互作用。⑤注意低蛋白血症、体液和电解质紊乱、酸碱失衡等对药物作用强度和作用时间的影响。

（二）麻醉前用药

1.镇静药　可用减量咪达唑仑，戊巴比妥慎用，苯巴比妥由肾排泄，不宜应用。

2.吩噻嗪类　一部分由肾排除，轻症患者可用，重症患者慎用，切忌反复应用。

3.颠茄类　阿托品和东莨菪碱对肾功能的影响很小。但是如反复应用则作用时间延长。

4.镇痛药　吗啡、哌替啶等由肾排出量在 15% 以下，可以使用。

（三）麻醉药和辅助用药

1.吸入麻醉药　吸入麻醉药在体内生物转化后生成的代谢产物几乎全部通过肾脏排除，吸入 50%～60%N_2O，对肾脏无毒性。轻、中度肾功能不全的患者可选用异氟烷、七氟烷或地氟烷。异氟烷麻醉后的无机氟水平只有 3～5μmol/L，可以认为没有肾毒性。地氟烷的化学性质较为稳定，遇到碱石灰不分解，实验证明地氟烷麻醉后无机氟的水平小于 1μmol/L，并且各种肾功能检查并未发现肾损害。七氟烷遇到碱石灰容易分解，其生物转化类似恩氟烷，有实验表明长时间吸入七氟烷血浆中的无机氟可以达到肾毒阈水平 50μmol/L，但是目前还没有证据表明在临床条件下会影响肾功能。

2.静脉麻醉药　硫喷妥钠在血浆中 75%～85% 与白蛋白结合，肾功能不全患者其结合率大大下降，在肾功能不全患者应减量。苯二氮卓类药特别是地西泮的半衰期较长，在体内容易蓄积，应用时应该减量。

3.肌松药和拮抗药　①琥珀胆碱是由血浆假性胆碱酯酶分解，在肾功能不全患者血浆中的假性胆碱酯酶的量也会减少，因而可能有体内蓄积，此外，尿毒症患者肾功能不全患者常有高钾血症应禁用琥珀胆碱。②泮库溴铵 40%～50% 以原型经尿液排除，其半衰期在肾功能不全患者显著延长。阿曲库铵和顺阿曲库铵在体内是通过霍夫曼消除，其半衰期在肾功能不全患者没有任何改变。维库溴铵大约有 30% 经肾脏排泄，其半衰期在肾功能不全患者显著延长，罗库溴铵的半衰期在肾功能不全患者也有所延长。肌松药的拮抗药新斯的明的 50%，溴吡斯的明、依酚氯铵的 70% 由肾脏排除。三种胆碱酯酶抑制剂的消除均慢于肌松药的消除。

4.阿片类药　肾功能不全的患者，吗啡的蛋白结合率大约下降 10% 左右。吗啡完全在肝脏内代谢后和葡糖醛酸结合成为无毒的代谢产物由尿液排除，对于肾功能不全患者给予镇痛剂量一般不会引起长时间的抑制。哌替啶的分布、蛋白结合率和排除与吗啡相似，其代谢产物去甲哌啶能够兴奋中枢神经系统，在大剂量时甚至导致惊厥。芬太尼、舒芬太尼和阿芬太尼的药效动力学和药代动力学在肾功能不全患者和正常人相比没有显著性差异。瑞芬太尼由血浆和组织中的酯酶迅速消除,其药效动力学和药代动力学不会受到肾功能不全的影响。

5. 洋地黄　地高辛 72% 左右通过肾脏排除,用于肾功能不全的患者应慎重,最好进行地高辛的血药浓度监测,治疗量 >0.8ng/ml,中毒量 >1.8ng/ml。

6. 血管收缩药和抗高血压药　噻嗪类和呋塞米各有 90% 和 70% 由肾脏排除,在肾功能不全患者其半衰期显著延长。对于肾功能不全的患者往往临床医生习惯性的给予大量的袢利尿药,如呋塞米。然而,袢利尿药也可引起肾皮质血管扩张导致从已经缺血的肾髓质内"窃血"。临床证据认为大量应用呋塞米可能造成肾脏损伤。硝酸甘油能迅速代谢,且只有 1% 经肾脏排除。硝普钠由于其中间代谢产物是氰化物限制了在肾功能不全患者的应用,不应长时间的给药。肼屈嗪有 15% 经肾脏排除,所以在应用时要谨慎。α肾上腺受体激动剂能升高血压,同时收缩肾血管而严重影响肾循环。"小剂量"即小于 3ug/(kg·min) 的多巴胺由于其对肾脏的多巴胺能受体作用,引起肾血管扩张和阻碍肾小管对钠的重吸收(利钠作用),曾长期认为有肾脏保护作用,现在认为不能改善患者的长期预后。

7. 羟乙基淀粉　羟乙基淀粉是临床上常用的人工胶体,目前的研究结果存在一些争议,有研究认为对于脓毒症的患者大量应用羟乙基淀粉可以增加肾损伤的发生率,增加患者的死亡率,而另外的研究则证明羟乙基淀粉对于肾功能没有明显的影响。有关肾功能已经发生损伤的患者应用羟乙基淀粉是否会加重肾损伤目前还没有充分的临床证据,但是一般认为应避免应用羟乙基淀粉。

五、麻醉方法和麻醉处理

(一)麻醉方法

1. 全身麻醉　静脉或吸入全麻药对肾血流和肾功能的影响较小,全身麻醉可以安全地用于 AKI 患者的麻醉,全麻要点包括:①正确选择全麻诱导和维持药物,及主要不从肾排泄的肌松药;②避免缺氧和 CO_2 滞留;③避免高血压和低血压,维持血流动力学稳定。

2. 部位麻醉　连续硬膜外阻滞对肾血流的影响较小,肌肉松弛满意,麻醉效果确定,尤其对并发高血压、水钠潴留的患者,还可以减轻心脏前后负荷。但应严格控制阻滞平面,以防止低血压造成的肾灌流下降和肾小球滤过率减少。伴有明显的出血倾向和尿毒症神经根炎的患者不宜选用。

(二)麻醉处理

1. 严格控制输液量　输液量应限制到每日 400ml,再加上所测得的液体丧失量。对于心肺功能较差的患者应该减慢输注速度,术中应该在 CVP 监测下。血钠低于 130mmol/L 时才可以补充钠盐,禁用人工代血浆。

2. 输血　出血较多的手术应输血,但最好输新鲜血,防止血钾过高。因为肾功能不全患者血小板减少,毛细血管脆性增加,凝血酶原生成受到抑制,大量输入库血容易引起广泛的渗血。

3. 纠正电解质紊乱　低钙、低钠、高钾、高镁和酸中毒对心脏的危险很大,出现高钾可及时静注葡萄糖酸钙,同时静注少量碳酸氢钠,持续高钾血症、血容量负荷过高及高氮质血症则应积极进行透析治疗。

(三)注意事项

1. 预防缺氧　急性缺氧可使肾血流减少,出现少尿,肾实质也损害,产生蛋白尿。麻醉中要加强呼吸管理,保证氧合。同时注意 IPPV 和 PEEP 对于循环和肾血流的影响。

2. 满意的镇痛　镇痛必须确切,镇痛不全可使体内释放儿茶酚胺,减少肾血流,加重肾损害。

3.维持肾血流　①椎管内麻醉阻滞平面在 T_5 以上时,肾血流量都有一定程度的降低,局麻药中加肾上腺素可以使肾血流减少 25%,并能影响肾滤过率。因此椎管内麻醉时应该控制平面在 T_5 以下,局麻药中不加肾上腺素,同时适当增加血容量,防止肾血流过低。②维持血压稳定:当血压降至 70mmHg 时,尿的生成停止,如持续低血压,可加重或引起肾功能损害。③慎用缩血管药物:缩血管药在常用剂量时都可以降低肾血流。异丙基肾上腺素具有兴奋 β 肾上腺素受体的作用,小剂量使用可以使肾血管扩张,肾血流量和尿量增加。

4.应用肾功能保护作用的药物　如甘露醇,抗氧化剂(N-乙酰半胱氨酸)和钙通道阻滞剂。

(张秋玲)

第三节　慢性肾功能不全患者麻醉

一、慢性肾功能不全的病理生理

(一)病因

肾小球肾炎、肾小管间质性疾病、肾血管性疾病、慢性尿路梗阻、结缔组织病、感染性肾损害、代谢性疾病、先天性和遗传性肾脏疾患等。目前在我国仍以原发性肾小球疾病占首位(60%),其次以高血压肾小球硬化、糖尿病肾病、慢性肾炎、多囊肾、系统性红斑狼疮肾炎较多。

(二)临床表现

1.水电解质紊乱　CRF 患者尿液的浓缩和稀释能力下降,随着病情的推移依次出现夜尿、多尿和少尿症状。电解质紊乱主要包括高钠血症、低钠血症、高钾血症、低钾血症、高血磷、低钙血症、高钙血症、高镁血症和铝蓄积等,其中高钾血症最为常见。

2.代谢性酸中毒　原因:①肾小球滤过率减少,硫酸、磷酸等酸性物质在体内积聚。②多种原因引起的肾小管重吸收 HCO_3^- 的能力显著降低。③肾小管泌 H^+ 能力受损,体内 H^+ 潴留。

3.心血管系统　包括动脉粥样硬化、高血压、心包炎和心衰等。

4.呼吸系统　肺活量减低,肺功能轻度受损和 CO_2 弥散能力减低。在充血性心衰时容易发生肺水肿。

5.血液系统　贫血、出血和血小板功能障碍。贫血的原因:①肾脏分泌促的红细胞生成素严重不足;②血浆中含有抑制红细胞生长的因子;③红细胞的寿命缩短;④造血原料缺乏;⑤各种原因导致的急、慢性失血。

6.神经系统　改变在中枢称"尿毒症脑病",表现为淡漠、乏力、抑郁、幻觉、精神错乱等精神症状,严重者可出现抽搐和昏迷;在外周表现为下肢感觉异常。

7.肾性骨营养不良　即肾性骨病,维生素 D 代谢障碍、钙磷代谢障碍、继发性甲状旁腺功能亢进和铝积聚有关。

8.其他表现　包括胃肠道症状、皮肤瘙痒、感染和某些内分泌方面异常。

二、麻醉前用药和麻醉处理

(一)麻醉前用药

慢性肾功能不全患者对中枢神经系统抑制药比较敏感,麻醉前用药应该谨慎。一般要减量或不用。

患者胃内容增加及排空减慢,应并用抗胆碱药、抗酸药和组胺 H_2 受体拮抗药作为麻醉前用药,以防止术中的呕吐误吸。

(二)麻醉选择

尿毒症的患者如果没有进行透析治疗,纠正贫血,降低血尿素氮、肌酐,改善内环境和水电解质、酸碱失衡前,原则上禁止施行择期手术;如系急症手术,只宜施行局麻和部位麻醉。

1.局麻及神经阻滞 适用于短小手术,适当使用辅助用药。

2.硬膜外阻滞 如果没有明显的出凝血功能障碍、血压稳定、无尿毒症性脑病,可以选择硬膜外阻滞。局麻药的用量须减少,因在慢性肾功能不全时,局麻药药效会延长,控告阻滞平面,以免造成低血压和肾血流下降。

3.全身麻醉 选用静吸复合麻醉。麻醉诱导时应注意避免发生恶心呕吐和误吸。诱导药物的剂量要减少并缓注。异丙酚 $1\sim1.5mg/kg$ 加咪达唑仑 $2\sim3mg$ 是最常使用的诱导方法。依托咪酯 $0.2\sim0.3mg/kg$ 可用于血流动力学不稳定患者,静注芬太尼、艾司洛尔和利多卡因以减轻气管插管高血压反应的作用。肌松药首选罗库溴铵或顺阿曲库铵,高钾血症患者禁用琥珀胆碱。为保证组织供氧,严重贫血者（Hb<70g/L）应给予高浓度氧,不用氧化亚氮。

(三)术中监测和处理

1.维持循环稳定和足够尿量 尿量应维持在每小时 $1ml/kg$。小剂量多巴胺（$1\sim3\mu g/kg\cdot min$）能维持循环稳定,增加肾脏的血流,有效扩张肾血管。少尿时考虑应用甘露醇或小量呋塞米。

2.呼吸管理 用间歇正压通气时,气道内的压力不能过高,否则会影响回心血量,血压降低致尿量减少。同时要避免过度通气,慢性肾功能功能不全患者长期处于酸中毒状态,过度通气造成低碳酸血症,氧解离曲线左移,加重肾缺氧。

3.输血输液 在CVP监测下进行,维持灌注的前提下施行欠量补液,但是要防止欠量太多造成循环不稳。输血应尽量输新鲜血,大量库血容易引起高钾血症。

4.纠正水、电解质、酸碱平衡 术中应该监测 Na^+、K^+、Ca^{2+} 的浓度,以及行血气分析,了解酸碱平衡情况,并适当纠正。

5.避免使用肾毒性药物 氨基苷类抗生素、非激素抗炎药如吲哚美辛等、第一代头孢菌素(除头孢噻吩)、四环素、两性霉素B、多黏菌素等药物都有不同程度的肾脏毒性。

三、肾移植患者的麻醉

(一)麻醉前准备

1.肾移植的患者都属于慢性肾功能不全、尿毒症晚期的危重患者。均有不同程度的贫血、低蛋白血症、水肿、肾性高血压、水电解质及酸碱代谢失衡、凝血功能障碍等。一般要求在术前 $24\sim48$ 小时行透析疗法,以降低麻醉和手术风险。术前应使血钾降到 5mmol/L 以下,尿素氮降到 7mmol/L 以下,血肌酐降到 $140\mu mol/L$ 以下为宜。肾移植手术多为急诊手术,术前准备的时间有限。因此麻醉前的血气检查就非常必要,特别要注意血钾的水平。

2.尿毒症患者术前有严重贫血,Hb应纠正到 $80\sim100g/L$。

3.治疗高血压,包括限制水盐摄入、利尿、应用血管扩张药等。伴有心衰的患者,宜用洋地黄纠正,但是要慎用地高辛。

4.麻醉前用药:选用东莨菪碱,不用或慎用阿托品;镇静药可选用咪达唑仑,不宜选用巴比妥类药;阿片类可选用吗啡或哌替啶,但要注意防止呼吸抑制。

(二)麻醉选择

1.全身麻醉　下列情况者可以考虑全麻:①供体和受体都有明显的心理创伤。②受肾者血小板功能不全,尿毒症性凝血酶原缺乏,加之受肾者在肾血管吻合时要使用肝素,所有这些都导致患者凝血功能障碍,硬膜外穿刺可能形成血肿,甚至导致患者截瘫。③由于肾移植多为亚急性手术,术前禁食时间有限,为安全起见,按饱胃处理,全麻患者预防误吸,术前应给予 H_2 受体拮抗剂和制酸药。全身麻醉多采用静脉麻醉药诱导,静吸复合麻醉维持。

2.部位麻醉　肾移植可在连续脊麻或连续硬膜外阻滞下进行。连续硬膜外阻滞在无明显凝血障碍、无显著低血容量和无其他禁忌证的情况下均可采用。阻滞平面不宜超过 T8。局麻药中不加或少加肾上腺素。

(三)术中监测和管理

1.输液时要注意晶体液和胶体液的比例,在移植肾未恢复功能之前避免输液过多,术中连续监测 CVP。

2.尽可能避免低血压,应维持在较高的血压水平,特别是在血管吻合完毕开放前后的一段时间,应确保血压不低于术前血压的 85%,必要时静滴多巴胺,使移植肾有足够的血流灌注。

3.严密监测血清钾、钙等电解质及 ECG 的改变,如有高钾应立刻处理。

4.移植肾吻合的血管开放前,成人常规依次静注甲泼尼龙 $6\sim8mg/kg$(一般为 500mg)、环磷酰胺 200mg、甘露醇 250ml 或呋塞米 100mg。若血压偏低视情况静滴小剂量多巴胺或适当加快输血输液速度。

5.移植肾吻合血管开放建立循环后应重新记录尿量,少尿或无尿时可静注呋塞米并密切观察。

6.术毕麻醉恢复期应注意维持血流动力学稳定,全麻患者待肌松药作用清退,呼吸恢复正常后拔除气管导管,完全清醒后送回病房。

(张秋玲)

第十六章　小儿麻醉

第一节　小儿解剖生理及麻醉

一、呼吸系统

（一）解剖特点

相较于躯干而言，婴儿头部及舌较大，颈较短。鼻孔开口大小约与环状软骨处相等，这有助于麻醉医师选择婴幼儿气管导管的型号，若导管能进入鼻孔，在绝大多数情况下也能进入气管。婴儿主要经鼻腔呼吸，其鼻腔较狭窄，易被分泌物或黏膜水肿所阻塞，相较于成人，新生儿和小婴儿主要依赖鼻通气，如果鼻腔堵塞，则也许不能够有效地通过口来进行代偿性呼吸。约22%的成熟儿在鼻腔阻塞后不能有效地通过经口呼吸来代偿，因此可产生呼吸困难，这个比例在早产儿中更高。鼻咽部淋巴组织丰富，腺样体增大，但不影响经鼻腔气管插管。婴儿喉头位置较高，位于第3～4颈椎平面（成人第5～6颈椎平面），且较向头侧及向前，其长轴向下向前，而会厌软骨较大，与声门约成45°角，会厌常下垂，呈U形，用喉镜检查时常妨碍声门显露，造成气管插管困难，有时需用直型喉镜片暴露声门行气管插管。

传统观念认为，婴儿喉头呈"漏斗形"，最狭窄部位是环状软骨处，该处呈圆形，气管导管通过环状软骨后行控制呼吸或肺脏扩张时，可无明显漏气，根据这一概念，不推荐婴幼儿用带套囊的气管导管。大于6岁的儿童，喉头最狭窄部位在声门，而声门并不呈圆形。但近十年来的相关研究对此观点提出了挑战，Litman和Dalal对不同样本婴幼儿和儿童喉头尺寸的研究均发现，小儿喉头的形状与成人相近，呈"圆柱形"，而且其形状不随生长发育而明显改变，而小儿的环状软骨开口处为最狭窄处，小儿环状软骨开口处呈横径略短的"近似椭圆形"。因此，即使置入被认为是最"合适"或最"紧密"的无套囊气管导管，有时也会导致通气时漏气或压迫环状软骨黏膜（特别是其横径上的黏膜）。这些研究为近年来渐趋向选择带气囊气管导管行婴幼儿插管提供了理论支持。

咽部气道和喉部气道不同，没有坚硬的骨头或软骨支撑。咽壁是由软组织组成，被呼吸肌和吞咽肌围绕。在仰卧位睡眠舌后坠、头颈屈曲或外力压迫舌骨时，咽部气道很容易被松弛的软腭堵塞。由于吸气的负压使咽部气道容易塌陷，特别是在维持气道的肌肉被抑制或被麻痹时。新生儿上腭相对发育不全，杓状会厌皱襞水平的口咽和喉的入口处是最容易塌陷的区域。

咽和喉部的保护性反射包括打喷嚏、吞咽、咳嗽和咽喉腔的关闭。喉痉挛是由于刺激迷走神经的分支喉上神经引起内收肌收缩，造成声带持续紧张的关闭。婴儿特别容易发生喉痉挛，其原因可能在于从出生到神经系统成熟存在一个短暂的喉部高兴奋期，这可能与中枢潜伏期短暂下降和中枢对迷走神经传入支抑制下降有关。

婴儿和儿童从喉到细支气管的实际气道直径较青少年和成人小得多,婴儿气管短,仅长 4.0～4.3cm,新生儿气管直径为 3.5～4.0mm(成人 10～14mm),气道阻力绝对值非常高。环状软骨处的黏膜如水肿 1mm,气管直径即减少 50%,而呼吸阻力与呼吸道半径的 4 次方成反比,故直径减少 50%,阻力增加 16 倍。然而将肺容量和体重综合来看,相对成人而言,婴儿的气道内径较大,气道阻力较低。婴幼儿由于绝对(不是相对的)气道直径小,容易发生上、下气道阻塞。即使轻微的气道炎症、水肿或分泌物也可能导致严重的气道阻塞。婴儿气管支气管分叉高,在第 2 胸椎平面(成人在第 5 胸椎平面)。气管支气管分叉处所成角度在小婴儿两侧基本相同,如气管导管插入较深,导管进入左侧支气管的机会与右侧相等。婴儿支气管的平滑肌较儿童少,故小婴儿哮喘时,用支气管扩张药治疗常效差。

婴儿肋骨呈水平位,胸壁顺应性高,而肋骨对肺的支持少,难以维持胸内负压,因此,每次呼吸均有功能性呼吸道闭合。新生儿及婴儿肋间肌及膈肌中 I 型肌纤维少,I 型肌纤维可提供重复作功的能力,当 I 型肌纤维缺少时,任何因素所致的呼吸作功增加,均可引起呼吸肌早期疲劳,导致呼吸暂停、二氧化碳蓄积和呼吸衰竭。婴儿胸式呼吸不发达,胸廓的扩张主要靠膈肌,如腹腔内容物增加,可影响膈肌活动,也即影响呼吸。

新生儿出生时支气管树虽完整,但肺泡数目少,出生后肺泡树继续增长直至 8 岁,此后肺体积的增加主要是肺泡的扩大。新生儿肺泡面积约为成人的 1/3,但代谢率约为成人的两倍,单位肺容量的通气需求大大增加。婴儿用于气体交换的肺表面储备量很少。全身麻醉会显著减少呼气末肺容积(功能残气量),特别是婴幼儿,会严重减少氧储备。

(二)生理特点

新生儿潮气量(V_T)小,仅 20ml,约 6～7ml/kg,无效腔量(V_D)按体重计,新生儿与成人相同,均为 2.2ml/kg,无效腔量与潮气量之比(V_D/V_T)亦相同(0.3),但新生儿呼吸道容量小,故麻醉时器械无效腔要小。人工呼吸时潮气量也要小,以免肺泡过度扩张。新生儿肺泡通气量(V_A)按比例约为成人的两倍,新生儿主要通过增加呼吸频率(而不是容量)来满足高代谢的需要,故婴儿呼吸频率较快。6 个月以下婴儿多为腹式呼吸(膈肌为主),肋间肌(肋间外肌)对潮气量的影响较小(20%～40%),反映出胸廓的不稳定以及肋间肌的无力。出生 9 个月后,肋间肌对潮气量的作用增加到一定程度(50%),和年长儿和青少年相似,表明了胸廓结构的成熟。

肺总量(TLC)是指深吸气后肺内所含气体量。残气量(RV)是指在最大呼气后肺里残存的气体量,健康儿童大约是肺总量的 25%。功能残气量(FRC)取决于胸廓向外的牵张力与肺弹性回缩力之间的平衡,正常值在直立位时等于健康儿童和年轻人肺总量的 50%,仰卧位时为 40%。婴儿的胸廓向外牵拉力很小而肺的向内回缩力只比成人略小,因此,婴儿的功能残气量在受抑制条件下(例如呼吸暂停,全身麻醉或瘫痪)会减少到总肺活量的 10%～15%。气道关闭、肺不张和通气/灌注比例失调会导致正常气体交换障碍。清醒的婴幼儿,功能残气量是通过一些防止肺塌陷的机制来维持的,其中就包括吸气肌的持续紧张使胸廓僵硬。婴儿的功能残气量并非固定不变,而是动态变化的。

新生儿时期即存在功能性余气,足以保持对吸入气的缓冲,婴儿功能余(残)气量(FRC)及余气量(RV)与肺总容量(TLC)之比较成人为高,提示呼气后肺部存在较大量的余气。

新生儿总呼吸顺应性的绝对值很小,仅 5ml/cmH_2O(成人 170ml/cmH_2O),但比顺应性即总呼吸顺应性与肺总容量或功能性余气之比和成人相同。同样,虽然新生儿呼吸道小,对气流的阻力大,达 21mmHg/(L·s)[成人为 1.5mmHg/(L·s)],但如联系肺容量测定气流阻力,新生儿与成人相仿。故人工呼吸时新生儿所用的压力与成人差别不大。与成人不同的是,婴幼儿外周(远端)呼吸道阻力占总阻力的百分比较多,且阻力分布不均匀。呼吸道阻力增加时,呼吸做功也增加。

总之,婴儿呼吸系统的特征是呼吸节律不规则,胸廓不稳定,肋骨呈水平位,膈肌位置高,腹部较膨隆,呼吸肌力量薄弱,纵隔在胸腔所占位置大,容易引起呼吸抑制。而头大、颈短、舌大,鼻腔、喉及上呼吸道较狭窄,唾液及呼吸道分泌物较多,均有引起呼吸道阻塞的倾向。婴儿有效肺泡面积/kg是成人的1/3,耗氧量/kg是成人的2倍,说明婴儿换气效率不佳、氧储备较少、耐缺氧能力差,低体重小儿和早产儿更为明显,故小儿麻醉时应特别重视呼吸的管理。

二、心血管系统

(一)胎儿循环

胎儿循环是为了很好地适应宫内的富氧环境,来自胎盘的富氧血经脐静脉流入肝脏后,大部分通过静脉导管直接注入下腔静脉,小部分经肝血窦后再流入下腔静脉。下腔静脉还收集来自下肢、盆腔和腹腔器官的静脉血。下腔静脉的混合血回流入右心房,大部分经卵圆孔到左心房再进入左心室,然后由左心室射血进入主动脉;来自上肢和头部的上腔静脉血回流入右心房,与下腔静脉来的小部分血液混合后经右心室进入肺动脉,其中仅10%的血液进入尚无呼吸功能的肺,绝大部分则经动脉导管注入降主动脉。胎儿右心的压力高于左心。

(二)新生儿循环

新生儿出生后,循环系统发生了很大的变化,胎盘循环中断并转换到适应宫外环境的状态。随着新生儿的第一声啼哭,肺开始膨胀,肺血管阻力下降,肺动脉血液大量进入肺循环。动脉血氧分压持续升高而导致动脉导管平滑肌收缩,导管闭合,同时脐静脉也因失用而渐渐闭合。由于脐静脉闭锁,下腔静脉回流入右心房的血液减少,右心房压力降低;同时,大量血液从肺静脉流入左心房,使左心房压力高于右心房,最终卵圆孔关闭。这些变化在出生后几天内逐渐发生,患病新生儿必要时还可以通过放置脐静脉和脐动脉导管进行补液、采血或血压监测。

(三)氧输送和血容量

1.氧输送　心血管系统必须有效地输送氧和其他代谢物质到全身组织和器官,否则,胎儿将在相对低氧环境下生存和发育,此时足够量的氧输送必须依赖其他代偿机制。脐静脉血氧分压大约是35mmHg,胎儿有较高浓度的胎儿型血红蛋白,它比成人型血红蛋白更有效的携氧。氧和2,3-二磷酸甘油竞争血红蛋白分子,在胎儿,2,3-二磷酸甘油水平较成人低,另外,胎儿型血红蛋白较成人不易结合2,3-二磷酸甘油,所以胎儿血红蛋白携氧更好。由于胎儿血红蛋白及其独特的携氧特性,胎儿P50(50%的血红蛋白被氧饱和时的氧分压)也较低。因而能够较好的维持脐静脉血氧饱和度,常常大于90%。尽管胎儿血红蛋白对氧的亲和力高有助于从母体氧含量较低的静脉中获取氧,但在宫外却是不利的,妨碍了氧向组织的转运。新生儿血红蛋白170g/L,76%~80%的血红蛋白为胎儿血红蛋白。胎儿血红蛋白氧离曲线左移,P50为18mmHg,成人P50为26mmHg。6个月时胎儿血红蛋白由成人血红蛋白替代,血红蛋白也降至110g/L,故6个月以内婴儿,血红蛋白携氧能力显著下降。轻度缺氧可兴奋心肌收缩增加心输出量,而严重缺氧则导致心输出量减少。

2.血容量　新生儿静息状态下的心输出量高于儿童和成人,这可以满足其对氧的需求,但同时,新生儿应激状态下心输出量进一步增加的能力也受到限制。刚出生的新生儿平均血容量为90ml/kg,婴幼儿期的平均血容量为80ml/kg,一般至6~8岁时该数值降到成人的水平,为76ml/kg,小儿血容量按公斤体重计算比成人大,但因体重低,其血容量绝对值较小,手术时稍有出血,血容量明显降低,危及小儿安全,而围术期输血输液过多又很容易引起容量超负荷,在低体重儿或早产儿中更为明显。新生儿出生即时血容量变化显著,其取决于脐带钳夹前自胎盆回流血的多少。延迟钳夹或结扎脐带,可使血容量增加20%以上,因此有可能引起暂时性呼吸困难。相反,分娩时胎儿缺氧引起血管收缩,使血液转移至胎盘循环,因此,窒息新生儿多存在有血容量不足。换血治疗时显示放血引起收缩压和心输出量进行性下降,输入等容量血可使其恢复原水平,因此动脉压的改变与低血容量的程度成比例。新生儿对容量血管的控制较差,且压力感受器发育不良,故对低血容量反应较差。

(四)血流动力学

1.心肌功能   麻醉医师必须掌握各年龄段小儿的心肌功能特点以及心血管生理发育中存在的和年龄相关的差异。在小儿麻醉评估和处理时必须掌握病史、体检结果和更进一步的心功能评估,如心电图、超声心动图、心导管等检查资料。

新生儿心功能的前负荷、后负荷、收缩力和心率处于高水平状态,导致心脏储备很有限。当新生儿处于某不利状况下,如缺氧、酸中毒和麻醉影响等,心输出量的急剧下降并非少见。新生儿对前负荷、后负荷的增加或收缩力下降耐受性较差。新生儿由于卵圆孔和动脉导管闭合,心室做功明显增加,尤以左心室更为明显,处于超负荷状态。与成人相比,新生儿的心肌结构特别是与收缩性有关的心肌群发育差,心室顺应性较低,心肌收缩性也差,每搏量较小,心功能曲线左移,这些特点使新生儿和婴儿有心力衰竭倾向,心脏对容量负荷敏感,对后负荷增高的耐受性差,心输出量呈心率依赖性。

2.心率和心脏听诊   心率在心功能中起重要作用。新生儿增加每搏量的能力有限,因而要显著改变心输出量只有通过改变心率实现。新生儿心率范围为100~180次/分,出生3个月内婴儿的正常心率为100~150次/分。小儿心率是随着出生后年龄变化而变化的,而心率的变异性也和年龄相关。6个月左右婴儿的心率差异性和绝对心率值与足月儿、未成熟儿不同。婴儿心率在出生后前两个月加快,以后在整个儿童期都是逐渐减慢的,至12岁时与成人相近,心律是规则的。6个月以下婴儿,麻醉期间如心率慢于100次/分,常可能系发生缺氧、迷走神经反射或深麻醉等情况,应及时供氧、减浅麻醉,用阿托品治疗,必要时需暂停手术。

小儿心脏听诊时常可闻及生理性杂音,约80%的儿童在某一阶段会出现杂音。生理性杂音包括:震颤性杂音、收缩期射血杂音、心肺部的杂音和生理性的外周压迫性肺血管狭窄杂音。静脉性杂音是在整个心动周期都可闻及的连续性杂音,若仅见于舒张期则为病理性杂音。儿童期可能出现的生理性杂音还包括颈动脉弥散音和第三心音。

3.血压   小儿血压的精确测量取决于如何正确选择袖带尺寸。新生儿的血压与孕龄和出生体重有关。正常新生儿收缩血压是60~80mmHg。脉搏120~140次/分,随着年龄增长,血压逐渐升高,脉搏亦渐下降。小儿麻醉时应测量血压,但袖套应选用合适,袖套宽,血压读数低;袖套窄,读数高。正确的袖套宽度应是上臂长度的2/3。现有不同宽度的血压表袖套供不同年龄小儿使用。除应用普通血压计可测得小儿血压外,电子血压计可定时自动测压。

出生时伴随调节心率和肺血管反应的副交感活性的改变,循环发生巨大变化。交感肾上腺轴也被激活。在阴道分娩时,去甲肾上腺素和肾上腺素显著增加,直接影响心率、全身血管阻力、血压。剖宫产婴儿或未成熟儿表现出神经元介质反应减少,而婴儿在出生时对缺氧和(或)酸中毒的应激反应强烈。随着血管床的开放,心室顺应性的下降,导致循环容量和全身血管阻力下降。这些表现可以解释出生不久后血压的正常下降。

4.心电图   新生儿和儿童的心电图也与成人不同。由于心脏右侧占优势,与成人(−30~+105°)相比新生儿心心电图有明显的电轴右偏(+30~180°)。心电图的右导联还可见高R波,左导联可见深S波。整个儿童期,心电图会逐渐转化为正常的左轴位,这种变化在出生后头几个月最为明显。小儿心电图的 QRS 波时限较短,从新生儿期的平均 50ms 逐渐增加到成人期的 80ms;P-R 间期也较短,从婴儿期的 90～100ms(正常上限 120ms)逐渐增加到成人的 150～170ms(正常上限 210ms)。

三、神经系统

(一)小儿脑和脊髓发育特点

婴儿颅骨发育还不完善(如囟门未闭),因此颅内容积(血液、脑脊液、脑组织)或颅内压增加时,可通过囟门扩张及颅骨缝分离,在一定程度上给予代偿。所以可用小儿囟门的触诊来估计颅内压。

神经系统的发育在胎儿期最早开始,领先于其他各系统。在婴儿期,甚至整个小儿时期,神经系统发育一直十分活跃。新生儿平均脑重约 370g,占体重的 10%～12%,为成人脑重(约 1500g)的 25% 左右。出生后第 1 年脑的生长发育特别迅速,1 岁时脑重达 900g,为成人脑重的 60%;4～6 岁脑重达到成人脑重的 85%～90%。出生时大脑的外观已与成人的大脑外观十分相似,脑表面已有全部主要的沟回,但皮质较薄,沟裂较浅。新生儿神经细胞数目已与成人相同,但其树突和轴突少而短。出生后脑重的增加主要由于神经细胞体积增大和树突的增多、加长,以及神经髓鞘的形成和发育;3 岁时神经细胞分化已基本完成。近年来有研究发现麻醉药物可诱发未发育成熟动物的大脑神经细胞凋亡,但临床上的证据尚不足。已见报道的几项回顾性研究中,有认为经历麻醉手术后小儿的学习能力有所下降,尤以反复经历麻醉和 2 岁以内的小儿为甚,但也有研究认为没有影响。对这一问题,学界尚无定论,需进一步研究。

胎儿的脊髓发育较成熟,出生后即具有觅食、吸吮、吞咽、拥抱、握持等本能性反射和对强光、寒冷、疼痛等刺激的反应。小儿脊髓的发育与运动发展的功能相平行,随着年龄的增长,脊髓加长增重。脊髓的末端,新生儿出生时达第 3 腰椎水平,4 岁时上移达第 1 腰椎上缘,所以婴幼儿腰椎穿刺时应注意,穿刺应取第 3 腰椎和第 4 腰椎之间的间隙。脊髓的髓鞘由上而下逐渐形成,约在 3 岁时完成髓鞘化。神经纤维到 4 岁完成髓鞘化。婴儿期由于髓鞘形成不全,婴儿对外来刺激反应缓慢且易泛化,易疲劳而进入睡眠状态。

新生儿及婴幼儿脑血流丰富,但早产儿脑血管很脆弱,当缺氧、二氧化碳过高、高钠血症、动脉压或静脉压波动以及过度输注高张液体等可诱发颅内出血。

脑脊液位于脑及脊髓周围的脑室及蛛网膜下腔,由侧脑室和第三脑室后部及第四脑室顶部的脉络膜丛生成。脑脊液在脉络丛内搏动推动下流动,由侧脑室经 Monro 孔进入第三脑室,并经中脑导水管进入第四脑室。脑脊液的压力,儿童为 70～180mmH$_2$O,新生儿为 30～80mmH$_2$O,外观清亮,白细胞数(0～5)(新生儿或小婴儿 0～20)×10^6/L,蛋白 0.2～0.4(新生儿 0.2～1.2)g/L,糖 2.2～4.4mmol/L。

(二)小儿神经肌肉解剖及兴奋传导

新生儿生后一段时间内,其神经的磷脂酯髓壳较薄,故新生儿神经传导速度较慢。目前用观察胎儿神经磷脂酯的发育情况来估计胎儿的胎龄,其优点是不受某些病理情况的影响,如母体的毒血症、糖尿病、缺氧性脑损伤等。

Ⅰ型肌纤维为高氧化、颤动慢、不易疲劳的纤维,能维持长时间的活跃。Ⅱ型肌纤维为低氧化、快速颤动的纤维,只能保持短时间的活跃,但不能维持任何肌肉的拉长活动。婴儿出生时,Ⅰ型肌纤维在膈肌和脊间肌肉的比率较低,至 6～8 个月时,其在呼吸肌的比率与成人等值。故小于 6 个月的婴儿其呼吸肌易疲劳,麻醉中为了保证足够的通气,应适当进行辅助或控制呼吸。

小儿发育中神经肌肉突触出现了一些组织结构的变化。胚胎早期是多神经元支配.某些轴突支配很大数目的肌纤维。近足月时,随着过多神经末梢的消失,这些大的运动单位的体积很快减小。正常情况下,几乎所有的胆碱能受体分布于神经末梢周围,称为突触受体。而肌膜上还有少数突触外受体,其结构同突触受体相似,均为糖蛋白,作用方式也相似。突触外受体的密度低于突触受体,但数目较大,在肌膜上分布广泛。突触外受体对筒箭毒碱耐受,需常用剂量的 3 倍才能阻止乙酰胆碱打开突触后膜的通道。从动物实验数据推测,对肌松药耐受的婴儿具有大量的突触外受体。

(三)小儿中枢和自主神经生理功能特点

婴儿由于缺乏控制系统,故神经生理功能不稳定,如呼吸、肌肉活动及体温调节不稳定,这与神经系统解剖结构发育不成熟和神经肌肉功能不协调有关。特别是未成熟儿,其神经反应性低,对缺氧的耐受性强,痛阈高,因此麻醉药需要量相对少。新生儿大脑皮质发育不成熟,传导径路及神经纤维末梢未完全形成,故其运动多呈无规律、不协调。以后由于皮层的功能逐渐健全,条件反射日渐增多,小儿也就具备了各种新的运动和技巧。新生儿及婴幼儿皮层下中枢兴奋性较高,且对皮层下中枢的调控不足,因此它的兴奋或控制过程很容易扩散,受强烈刺激时易发生惊厥。婴儿对疼痛刺激有反应,但不能明确鉴别疼痛的来源。与中枢神经系统相比,出生后自主神经系统发育较好,生后 1d 的新生儿能像成人一样打哈欠、咳嗽和打喷嚏,刺激迷走神经可引起心动过缓。

新生儿的喉反射受面部、鼻子和上呼吸道的刺激而激发,并可能诱发反射性呼吸暂停、心动过缓和喉痉挛。不同的机械和化学刺激如水、异物和有毒气体可以触发此反应,甚至可以导致新生儿死亡。

四、小儿其他重要脏器

(一)胃

逐渐排空营养物质是胃的一个非常重要的功能。胃在适当松弛时,胃底部就像一个储藏室可存储大量的食物。这个固有的功能是由中枢神经系统调节的。胃对液体的排空速率随胃近端与十二指肠间的压力阶差而变化。胃窦和幽门负责混合和研磨固体食物。胃排空的速率同时还受到小肠反馈的控制。

小儿胃肠道运动功能的发育明显落后于其形态的发育。因此,早产儿肠道蠕动紊乱是限制喂养的常见因素。在孕 26 周可观察到胃的活动。早产儿常伴有胃动力低下,结果是胃排空速率低和食物耐受量低下。孕 27~28 周出生的早产儿在禁食状态下其食管括约肌静息压力低下,只有足月成熟儿的 25%,这与其胃食管反流高发生率有关,也是好发呼吸暂停和并发吸入性肺炎的主要原因之一。除了肌松药和新斯的明,其他药物均可降低胃内屏障压力,增加围术期胃食管反流的风险。母乳排空的半衰期约为 25 分钟,而配方奶是 51 分钟。因此,如需实施全身麻醉、局部麻醉或镇静时,母乳喂养的新生儿及婴幼儿可进食母乳至麻醉诱导前 4h,而非母乳喂养或配方奶喂养的成熟儿及早产儿需禁配方奶或固体食物 6h。对所有的患者,麻醉前 2h 禁饮清饮料。近年来,有学者研究认为,进一步缩短禁食时间不会增加麻醉期间反流误吸的发生率,但学界对此观点仍没有统一意见。

(二)肝脏

新生儿肝脏重量占体重 4%,成人占其体重的 2%。新生儿肝脏中酶的浓度相对活性较低,肝功能表现出相当大的不稳定性。新生儿肝功能发育未全,与药物代谢有关的酶系统虽已存在,但药物的酶诱导作用不足,随着年龄的增长,肝血流增加,酶系统发育完全,肝脏代谢药物的能力迅速增加。新生儿对药物的结合能力差,对药物的降解反应减少,以致药物清除半衰期延长。

早产儿肝脏糖原储备少,且处理大量蛋白负荷的能力差,故早产儿有低血糖和酸中毒倾向,当喂养的食物中蛋白含量过高时,小儿体重并不增加。新生儿血浆中白蛋白和其他与药物结合的蛋白含量比婴儿低,白蛋白浓度低时蛋白结合力低,血浆中游离药物的浓度增高。新生儿的能量储备很少,出生后最初几天的主要能量来源于碳水化合物和脂肪,对禁食及液体限制的耐受性差。新生儿肝的酶系统发育不全,不能通过糖原异生作用产生葡萄糖,因此,麻醉前婴幼儿应避免长时间禁食和禁水。

1.药物在肝内代谢　药物在肝脏中的生物转化主要通过两条途径。第一相反应或称降解反应,包括氧化、还原和水解反应,主要在肝脏的微粒体中,总称为细胞色素酶系统。第二相反应或称合成反应,主要为结合反应,其酶系统比第一相反应的酶系统更不成熟。因此新生儿、特别是早产儿在结合胆红素、氯霉素、磺胺、地西泮等的能力较差。葡糖醛酸结合反应直到 3 岁时才达到成人水平,此时酶已成熟,且肝较大,因而表现出肝代谢活力具有较高水平。此活力于出生后 3 个月时开始增加,2～3 岁时达高峰,随后又趋下降。

2.维生素 K 依赖凝血因子的合成　肝脏合成凝血因子的过程必须有足够的维生素 K 的参与,新生儿出生后由于体内储存维生素 K 不足、摄入少、吸收不良、合成不足等原因使维生素 K 下降,且其肝功能不够成熟,致出生时凝血因子较成人低,以后继续下降,至出生后 48～72h 浓度达最低。若降至成人正常值 20% 以下就有出血倾向。到出生后第 6 天左右逐渐回升至较高水平,出生后 14 天约为成人的 80%,数月后至 1 岁左右达成人水平。因此,建议出生最初几天的新生儿术前应用维生素 K。但早产儿,特别是低体重儿因其肝脏不成熟,不能充分合成各种前体蛋白质,故对维生素 K 的反应可能较差。

(三)甲状腺

在甲状腺发育的初期会出现促甲状腺释放激素(TRH)及促甲状腺激素(TSH)的分泌不足。在围生期,小儿甲状腺功能已经完全成熟。甲状腺素在生长、产热及发育等过程中有着重要的作用。对新生儿原发性甲状腺功能低下进行早期治疗可以防止智力低下,表明人类大脑对甲状腺素的依赖从产后期就已经开始了。静脉给予 TRH 能够快速产生剂量依赖性垂体 TSH 释放。生长抑素和大剂量的糖皮质激素能够降低 TSH 对 TRH 的反应。下丘脑对 TSH 主要起促发作用,甲状腺素起到一个负反馈调节作用。

1.甲状腺功能亢进　对手术刺激呈高反应性,并加强兴奋交感药物的作用。T_3 和 T_4 浓度升高,抑制 TSH 的释放及 TSH 对 TRH 的应答,由 TSH 诱导的甲状腺功能亢进极少,但新生儿出生 24 小时内 TSH 显著增高,由寒冷刺激释放,随后血 TSH 浓度逐渐维持恒定。手术创伤使常规 TSH 产生的 T_3 和 T_4 水平下降,这一现象被解释为手术创伤使其分解加速。硫喷妥钠因能减少激素合成故有抗甲状腺作用,这一效应即刻产生并能持续数日。氟烷能促进 TSH 的分泌及 T_4 的释放。

2.甲状腺功能减退　可致心血管低动力状态,表现为心动过缓、心输出量以及每搏量降低,同时对抑制性药物的敏感性增加,全身血管阻力增大致血容量减少,压力感受器反应迟钝。甲状腺功能减退时麻醉药物代谢减慢,尤其是阿片类药物。

(姜益辉)

第二节　小儿麻醉的特点及选择

全身麻醉是小儿最常用的麻醉方法,除小手术可在开放法、面罩紧闭法或静脉麻醉下完成外,较大手术均应在气管内麻醉进行。此外,区域麻醉在国内应用也较多,但也应做好全麻准备。

一、全身麻醉

(一)常用药物

氟烷、安氟醚或异氟烷配合氧化亚氮、七氟醚、肌松药为常用。

1.氟烷　氟烷具有无刺激性,不燃烧爆炸,全麻药效强,早期抑制咽喉反射,使呼吸道分泌物减少,便于呼吸管理等优点,很适于小儿麻醉的诱导和维持。对小儿短小手术和诊断性检查、吸入麻醉诱导、气道管理困难和哮喘病儿,氟烷是很好的麻醉药。肥胖小儿、使用酶诱导药、近期接受过氟烷麻醉以及前次麻醉后出现黄疸、发热的小儿,应相对禁忌使用氟烷。

2.安氟醚和异氟烷　两药血/气分配系数低,因此麻醉诱导及苏醒快,且麻醉深度易调节。安氟醚及异氟烷具有强化非去极化肌松药的神经肌肉阻滞作用,因此,麻醉时肌松药用量可以减少。安氟醚是强支气管扩张剂,很适宜于哮喘患者的麻醉。安氟醚有时可出现癫痫样发作,故癫痫病儿禁用安氟醚,但可用异氟烷。安氟醚、异氟烷均产生与剂量有关的呼吸抑制,麻醉时必须进行辅助呼吸。安氟醚、异氟烷浅麻醉时血压维持良好,但异氟烷深麻醉时血压明显下降,此时应减浅麻醉,降低吸入浓度,如仍有低血压,提示血容量不足,应加快输液治疗。停用安氟醚、异氟烷后,病儿很快苏醒,术后恶心呕吐少见。

3.七氟醚　血/气分配系数仅 0.63,是现有吸入全麻药中最低者,因此诱导及苏醒迅速。七氟醚气味比异氟烷好,对呼吸道无刺激性,易为小儿所接受。七氟醚很适合小儿麻醉诱导及维持,其麻醉深度易于控制,合用肾上腺素不诱发心律失常。七氟醚对呼吸有抑制作用,能增强非去极化肌松药的作用。目前认为对肝肾功能不全、颅内高压、恶性高热易感病儿、肥胖小儿均应慎用或不用。

4.氯胺酮　氯胺酮镇痛作用好,不仅静脉注射效果良好,肌内注射也有效,氯胺酮对各器官毒性作用小,广泛应用于小儿麻醉,静脉注射 2mg/kg,注射后 60～90 秒入睡,维持 10～15 分钟。肌内注射 5～7mg/kg,2～8 分钟入睡,维持 20～30 分钟。氯胺酮适应于浅表小手术、烧伤换药、诊断性操作麻醉以及全麻诱导。氯胺酮诱导后暂时性心血管兴奋作用,使血压药增高、脉搏加快、中心静脉压外周血管阻力也增加。氯胺酮麻醉时喉反射抑制,饱胃病儿不能用氯胺酮。休克及低心排量小儿用氯胺酮后,由于其负性心肌肌力作用,可引起血压更下降,甚至心跳停止,故休克病儿不宜用氯胺酮麻醉。氯胺酮麻醉后恶心呕吐发生率高,术后苏醒较晚。

5.肌松药　与成人相同,小儿全麻时也应用肌松药。常用肌松药有琥珀胆碱、泮库溴铵、维库溴铵及哌库溴铵。

(二)气管内麻醉及喉罩通气道的应用

气管插管可维持呼吸道通畅,减少呼吸道无效腔,便于呼吸管理,是小儿全麻中最常用的方法。一般均用静脉快速诱导插管,也可用吸入麻醉慢诱导或清醒插管。6 岁以下小儿,气管导管不带气囊,6 岁以上小儿为避免控制呼吸时漏气,可以应用带气囊导管。

气管内插管需较深的麻醉,导管套囊长期充气可压迫气管黏膜,插管时可引起血压及眼压升高,插管后有喉痛、喉水肿等问题。为了既保持呼吸道通畅,又不产生上述问题,可应用喉罩通气道,经明视法或盲探法将喉罩插至咽喉部,覆盖声门部位,充气后在喉的周围形成一个密封圈,既可让病儿自主呼吸,又可施行正压通气。与气管插管比较,喉罩刺激小,不引起呛咳。插入和拔出时心血管系统反应小,术后很少引起喉痛,不会发生喉水肿。喉罩适用于施行眼耳鼻喉及颈部短小手术,可免除气管插管后遗症的顾虑。对需要反复施行麻醉的病儿用喉罩可保持呼吸道通畅而避免反复气管内插管。但肠梗阻、饱食、俯卧位小儿禁用。

(三)全麻装置

小儿施行全麻,需有适合不同小儿年龄的麻醉器械及装置,包括麻醉面罩、血压表袖带、气管导管、咽喉镜、呼吸囊等均应有不同规格,以适应从新生儿到儿童的不同需要。应用小儿全麻装置时要考虑气道无效腔、阻力、管道的顺应性、吸入气湿化以及病儿潮气量与储气囊容积的比例等因素。婴幼儿潮气量低,装置中不宜用呼吸活瓣。体重>15kg 的小儿可以应用成人紧闭式麻醉机施行麻醉,但必须行控制呼吸,同时用小儿螺纹管及 750ml 呼吸囊。对体重<15kg 的小儿均应用无重复吸入 T 形管装置。

二、区域麻醉

正常清醒状态下的儿童不能充分配合局部麻醉的实施,因此,小儿区域麻醉绝大多数是在全麻状态下进行。随着神经刺激仪和超声技术的广泛应用,区域麻醉的神经并发症也很少发生。一般中等和短小手术选择基础麻醉加局麻。较大儿童的下腹部、会阴部及下肢手术,可选用硬膜外阻滞,蛛网膜下腔阻滞或骶管阻滞。

1.硬膜外阻滞　适应证要比成人严,除学龄前儿童能合作者外,均先应用基础麻醉以保证穿刺的安全。利多卡因用药,按 8~10mg/kg 计算,浓度为 0.7%~1.5%。

2.骶管阻滞　小儿骶管腔容积很小,从骶管腔给药,麻醉药可向胸腰部硬膜外腔扩散,婴幼儿按 1ml/kg 剂量用药,麻醉平面可达 T4~6 脊神经。新生儿及婴儿经骶管阻滞可行上腹部手术,基础麻醉后,用侧位法,用药同硬膜外麻醉。

3.蛛网膜下腔阻滞　适用于手术时间较短的下腹部和下肢手术。宜用于 5 岁以上的合作病儿,或先用基础麻醉,然后穿刺。一般在 L$_{3~4}$ 或 L$_{4~5}$ 间隙穿刺,常用局麻药有丁卡因、布比卡因、左旋布比卡因及罗哌卡因。小儿脊麻后头痛、尿潴留很少见,是其特点。

4.外周神经阻滞　年龄较大病儿的上肢手术,多选用臂丛神经阻滞,安全可靠,优点较全麻为多。在基础麻醉配合下,施行穿刺,穿刺入路以腋路法为最多用。剂量为利多卡因 8~10mg/kg,稀释成 1% 溶液注入。除臂丛神经阻滞外,下肢手术可用坐骨神经阻滞,对腹股沟手术可应用髂腹股沟下神经阻滞。

(姜益辉)

第三节　小儿麻醉的实施

一、小儿全身麻醉

(一)麻醉前访视和沟通

目前,在许多麻醉科,患儿进手术室常常哭闹,这与麻醉科医师不重视术前访视,与患儿及家长的沟通交流少且缺少沟通的技巧不无关系。以缩短术前访视时间,伤害患儿的心理健康及父母对医务人员的信赖,来换取所谓的手术的高效率,对医患关系也是一种极大的伤害。而且往往由于术前访视不到位,患儿哭闹进不了手术室而适得其反。因此,麻醉医师在小儿麻醉前与患儿和家长进行访视和交流尤其重要。交流时的方式要适应其年龄特征。内容包括正确评价情感压力对于儿童及其家长的影响,了解所患疾病及准备施行的手术情况,同时制定为手术创造最佳医疗条件的相应麻醉计划。下列为一些交流沟通的方式和技巧。

1.小儿麻醉医师应懂得小儿心理学,了解不同年龄段小儿的心理和行为特点。

2.术前一定和患儿及家长见面和交谈,让他们了解大致的麻醉过程,并产生信任感。

3.应该始终把多数注意力放在患儿身上,而不是只和家长交谈而忽略了患儿本身。

4.小儿麻醉医师要成为患儿的朋友。必要时和患儿玩耍,用浅而易懂的语言和儿童交谈,鼓励忠儿提出问题,耐心解答。对于1~3岁的幼儿,要抱抱他(她)们、逗逗他(她)们,要尽可能被他(她)们所接受,等到进手术室时就可能顺利抱入。

5.对于懂事的大小孩要真实详细地讲解将要进行的麻醉过程,但应避免不必要的、可能引起恐慌的内容。怕打针的孩子,可保证只要他(她)合作一定不会打针。消除他们关于手术过程中疼痛和不安全的顾虑,强调他们不会在手术中苏醒而只在手术结束后才醒过来,这点非常重要。

6.如有条件,让家长和孩子观看一些麻醉过程的录像,做一些科普知识的宣教,尽可能多地了解一些麻醉的情况,并告诉患儿和家长需要做一些什么配合和注意事项。重要的是在每个步骤发生之前告诉孩子,并且在自己、家长或玩具动物上示范。这样麻醉时患儿会更加顺从、配合,顺利进行麻醉诱导。

(二)麻醉前评估

1.病史　尽管小儿的病史一般不复杂,但小儿生理储备功能低下,病情变化快,在麻醉前除了了解外科手术相关疾病外,必需全面了解各器官系统功能状况,并存疾病(有无多发畸形)、既往疾病和麻醉手术史、出生状况、过敏史和家族麻醉手术史。尤其关注患儿是否存在哮喘、肺炎病史及近期有无上呼吸道感染等。极个别患儿可能有先天性吼喘鸣或先天性喉发育不良或先天性气管软化症病史,此类患儿在麻醉诱导期间可能发生严重吸气性呼吸困难。大量胸腔积液,胸腔占位,膈疝等胸内压增加的患者在自主呼吸抑制后可能发生严重通气困难,麻醉诱导时需考虑保留自主呼吸。

2.体格检查　体格检查应针对与麻醉实施有密切相关的系统进行,着重于检查重要脏器,尤其需观察有无颜面部畸形、呼吸系统是否有解剖畸形、扁桃体大小,应仔细听诊心肺,两肺是否有啰音,心脏是否存在杂音等。小儿麻醉医师听诊器应不离手。

3.实验室及影像学检查　一般健康小儿,如进行一个短小的手术,有一个常规的血液学检查和胸部X线检查即可;如是一个有病史及较大手术,尤其疾病累及呼吸、循环、中枢神经系统、肝肾内分泌等系统功能的患儿,应做相应的检查。

4.胃肠道的准备　为了避免术中出现反流误吸,择期手术患儿进行适当的禁食禁饮是必需的。但目前小儿术前禁食禁饮时间普遍过长,造成的不适常常是患儿哭闹的原因之一,甚至出现脱水、低血糖等。目前较公认的术前禁饮禁食时间为,6个月以下的儿童,禁母乳4小时,禁配方乳及固体食物6小时,禁清亮液体2小时;6个月~3岁儿童,禁奶及固体食物6小时,禁清亮液体2~3小时;3岁以上儿童,禁奶及固体食物6~8小时,禁清亮液体2~3小时。

(三)设备、药品和人员的准备

1.麻醉机准备　实施小儿麻醉的麻醉机应准备具有小儿常用通气模式(如定压通气模式)、双管(氧气和空气)或三管(氧气、空气、必要时氧化亚氮)流量表,同时应有氧浓度的监测。应该有开启相当灵活低阻力的呼吸活瓣,以免由于活瓣阻力过高,新生儿和婴幼儿没有足够的力量推开活瓣而出现问题。使用小儿螺纹管和接头等以减少呼吸无效腔。其他有关麻醉机的准备和检查同成人。

2.监护仪及保暖设备的准备　常规监测心率、无创血压(合适的袖带)或有创血压、心电图、指脉氧饱和度(SpO_2)和呼气末CO_2,尽量监测体温,条件允许下监测呼吸末麻醉气体浓度。其中,尤以小儿SpO_2探头的准备和功能状态的检查尤为重要。必要时准备其他监测如有创血压,中心静脉压等。麻醉机和监测仪器应处于工作状态并保持整洁和有序以避免在紧急时出现紊乱情况,其中最必须准备的就是听诊器。

小儿入手术室前应进行适当的保暖设施的准备,尤其是婴幼儿,包括室温适当、保证各种保温装置(如加热灯、电热毯、暖风机等)处于良好功能状态。

3.气道处理相关器具准备　无论计划采取何种麻醉方式,必需按气管插管全身麻醉准备合适的面罩和呼吸囊、喉镜片、气管导管(除预选导管外还应准备大和小一号的导管)、插管管芯、喉罩、口咽通气道或鼻咽通气道等。合适的小儿吸痰管并检查吸引力。

4.抢救药品和麻醉药品准备　常规准备肾上腺素、阿托品和氯琥珀胆碱,并稀释到合适的浓度。麻醉药品包括全身麻醉镇静镇痛药物和肌肉松弛药物。

5.麻醉人员准备　鉴于小儿麻醉较强的专科性以及小儿生理储备功能差、病情变化快等特点,建议:①小儿麻醉的责任医师应该是掌握了小儿麻醉技术并且从事麻醉工作至少3年的执业医师;②麻醉科护士或手术室护士也应是比较专业的,最好固定工作在小儿麻醉和小儿手术。

(四)麻醉诱导

麻醉诱导可按全身麻醉药进入人体内途径不同,可分为吸入麻醉、静脉麻醉两大类,必要时可利用肌内注射、口服、直肠灌注或滴鼻等途径给全身麻醉药或镇静药,对诱导起辅助作用。麻醉维持常采用单纯吸入麻醉、静脉麻醉或两者联合应用,还可根据手术部位和麻醉医生的技能复合神经阻滞术。

1.术前用药　在小儿,那种在病房或麻醉1～2h前的传统的术前用药的方法已不在提倡,起码不是常规使用,如有必要,需视病情需要决定用药的种类和剂量,目前较多以无创途径来实施术前用药。事实上,小儿的术前给药和麻醉诱导常常不能完全分得清楚,术前用药也常常就是麻醉诱导的开始。

2.经胃肠道、口、鼻或直肠黏膜途径给药诱导

(1)口腔给药途经口服是最好的首选的途径,常常最易被患儿所接受。口服给药的优点是无痛、较易实施、抗焦虑作用快、副作用少。目前,咪达唑仑是最常用的麻醉药,其次是芬太尼、氯胺酮和右美托咪定等。可制成适合于小儿的各种剂型,如各种口味的棒棒糖或糖浆,常常在进手术室前半小时口服,给药后应密切观察患儿变化,尤其呼吸状况和有无缺氧。如采用氯胺酮,应同时使用阿托品等抗胆碱类药。

(2)直肠给药途径直肠给药比较适合于惧怕注射又不会或不愿口服药液的小孩,该法对患儿刺激较小。此途径给药的特点是,药物吸收较慢致起效慢,或由于粪便等影响药物吸收而使起效时间难以预料,作用消除也迟,发生呼吸抑制机会少。给药后常常出现药液外漏,可能影响药效。

可用于直肠诱导给药的药物较多,常用:①咪达唑仑0.2～0.3mg/kg、氯胺酮3～5mg/kg,目前常将两药混合使用,根据麻醉要求不同采取相应的各自剂量。②水合氯醛直肠给药是儿科较为传统和常用的镇静方法,但无镇痛作用,常以10%水合氯醛按0.5ml/kg的剂量注入肛门,患儿约5分钟后入睡,维持1h左右。应用此法诱导,患儿可行无创操做检查,如CT检查、静脉穿刺等。

(3)经口、鼻黏膜给药不失为一条好途径,但一些药(如咪达唑仑)对鼻黏膜有刺激性,而不易被小儿接受。本科室曾采用右美托咪定滴鼻诱导,取得较好的效果。经口、鼻黏膜吸收的方法起效较慢,并需在麻醉者观察下进行,达到有一定镇静作用能进入手术室即可,主要是作为其他诱导方法的补充或辅助。

3.七氟烷吸入诱导　传统的面罩吸入麻醉诱导是将面罩轻扣在小儿口鼻处,吸入氧化亚氮和氧气(2:1)1至2分钟直至氧化亚氮完全起作用。七氟烷可从高浓度开始吸入,对年龄大于6个月健康小儿一般很少引起明显心动过缓或低血压征象。完成七氟烷麻醉诱导后其浓度应维持在最大可承受范围(原因是最大限度减少诱导过程中的苏醒)直到完成静脉穿刺,但如采取控制呼吸方式时应降低七氟烷的吸入浓度以防吸入过量。有临床资料显示七氟烷用于3岁以上小儿(不用术前用药)诱导心率增快很少,但能一定程度降低心率(至80～100bpm),也并不增强心肌对肾上腺素的敏感性。

七氟烷吸入诱导可复合或不复合吸入N_2O。有临床研究表明,单纯吸入七氟烷浓度逐渐增高(2%、4%、6%、8%),或开始即高浓度七氟烷(7%),或高浓度七氟烷(7%)+N_2O(50%)三种不同方法,其麻醉效果和术中术后的不良反应区别不大,当然第三种方法的睫毛反射消失时间短、诱导期兴奋发生率要低一些,诱导早期可发生兴奋、轻度肌僵直和不自主四肢活动等,采取高浓度法可消除或减少此类现象。当然,相当合作的大孩子,也可采用麻醉药浓度逐步递增的方法,这样患儿感觉比较舒适,呼吸、循环更加稳定,

但费时一些。七氟烷吸入诱导操作方法如下。

(1)呼吸回路预充方法：七氟烷的吸入常采用高浓度高流量的方法，在诱导前，预先在麻醉机的呼吸环路中预充高浓度的麻醉药。具体操作步骤如下：①麻醉机设置于手控模式，关闭新鲜气流，排空手控呼吸囊，关闭逸气阀，封闭呼吸回路输出口；②将装有七氟烷的蒸发器调至6%～8%(建议新生儿用2%～3%)，新鲜气流量3～6L/min；③持续充气直到呼吸囊充盈，再次挤瘪呼吸囊，待呼吸囊再度充盈时，回路浓度将得到明显的提升；④放开呼吸回路开口，轻轻挤压呼吸囊，螺纹管吸入肢也充满高浓度七氟烷，然后接面罩开始诱导。

(2)潮气量法诱导：即小儿自然呼吸状态下吸入麻醉药。本方法适合于所有年龄的小儿，尤其适用于不知道合作或者不合作的婴幼儿。具体方法如下：①麻醉药预充回路后，连接合适的面罩(下至骸部上达鼻梁)，盖于患儿口鼻处，让患儿平静呼吸，不合作患儿注意固定其头部；②患儿意识消失后，将七氟烷的蒸发器调至2%～4%(视麻醉深度而定，新生儿可调至1%～2%)，以便维持自主呼吸，必要时辅助呼吸，降低新鲜气流至1～2L/min，以维持合适的麻醉深度和减少麻醉药浪费和手术室环境的污染。

(3)改良单次最大深呼吸吸入诱导法(肺活量法)：此法比较适用于特别希望在面罩吸入麻醉状态下尽快入睡的能合作的孩子(5～10岁的较大孩子)，当然如能合作5岁以下孩子也能施行。麻醉实施前应指导孩子学会最大深吸气、屏气和最大呼气，然后再锻炼孩子在面罩(不连接螺纹管)下学会最大深吸气和最大呼气。麻醉诱导前预充呼吸回路，然后指导孩子最大深吸气后最大深呼气并屏住，此时麻醉医师将连接已经预充七氟烷的面罩盖于患儿口鼻处并密闭之，嘱咐其用力吸气并屏气，当患儿控制不住时再呼气，可能此时患儿意识已经消失，否则令患儿再深吸气、屏气和呼气，绝大多数患儿在两次循环呼吸后意识消失。此诱导法一般孩子在30～45s入睡，类同于静脉麻醉药物的作用时间。

(4)浓度递增法：适用于合作的小儿或不能一下子耐受高浓度的危重患儿。具体做法：①麻醉机为手动模式，置逸气阀于开放位，新鲜气流3～5L/min；②开启七氟烷蒸发器，起始刻度为0.5%，患者每呼吸3次后增加吸入浓度0.5%(如果希望加快速度每次可增加1%～1.5%)，直至达到6%。如果在递增法诱导期间，患儿躁动明显，可立即将吸入浓度提高到6%～8%，新鲜气流量增至5～6L/min，即改为潮气量法。

4.静脉麻醉诱导

(1)丙泊酚：丙泊酚是最常用的小儿静脉麻醉药，诱导剂量随年龄不同而不一样，1～6个月的健康婴儿其满意的ED_{50}是3.0+0.2mg/kg，10～16岁的ED_{50}是2.4±0.1mg/kg，3～12岁的健康小儿如未用术前用药其ED_{95}是2.5～3.0mg/kg。最初的分布半衰期约2分钟，消除半衰期约30分钟，清除率非常高(2.3±0.6L/min)超过肝血流量。丙泊酚用于诱导的优点是发生气道并发症低(如喉痉挛)、起效快、恶心呕吐发生率低。最大缺点就是注射痛，尤其在周围小静脉，解决的方法有：在丙泊酚注射前先静注利多卡因(0.5～1mg/kg)并保持30至60秒可消除疼痛，其他方法还有利多卡因(0.5～1mg/kg)与丙泊酚混合使用、硫喷妥钠丙泊酚混合使用、冷冻丙泊酚、先预注阿片类药物或氯胺酮、稀释丙泊酚至0.5%等均可减轻注射痛。用中长链脂肪乳替代长链的脂肪乳作为丙泊酚的溶剂，可起到预注利多卡因消除注射痛同样的效果。另外，丙泊酚还经常用于小儿影像学检查、胃肠镜检查、腰穿、骨髓穿刺时等手术室外的麻醉。

(2)依托咪酯：依托咪酯是一种能提供循环功能稳定的麻醉药，尤其适用于有心肌疾病或创伤性低血容量的小儿麻醉。依据心血管功能状态诱导剂量推荐0.2～0.3mg/kg。该药有诱发肌阵挛、抑制肾上腺皮质功能(因此用于小儿不多)以及有注射痛的不良反应。

(3)氯胺酮：氯胺酮对循环功能不稳定的小儿是非常有用的麻醉药物，尤其处于低血容量、不能承受外周循环阻力下降的小儿，如患有某些先天性心脏病(右向左分流型)可利用氯胺酮来维持体循环血流阻力，减少右向左分流。对体内儿茶酚胺处于极度代偿状态的小儿，如用氯胺酮可抑制心肌、降低循环阻力。氯胺酮常用剂量是 2mg/kg,严重低血容量者减低剂量,小剂量(0.25~0.5mg/kg)可用于医疗操作时的镇静镇痛,此时需复合其他药物。氯胺酮有口腔、气道等分泌物增多、精神状态紊乱(年龄越大发生率越高)、术后恶心呕吐的不良反应,必要时可用抗胆碱类药物、咪达唑仑等减轻其副作用。值得注意的是,使用常规剂量的氯胺酮后,其患儿完全清醒的时间比较长,肌注给药者更甚,常常需要 2~3h,在小儿完全清醒前,仍然有出现呼吸抑制、呼吸道梗阻缺氧的危险,因此,在术后应密切监护患儿,直至完全清醒。

5.肌内注射麻醉诱导　一般情况下尽可能避免使用该法,但如遇到非常不合作的小儿,对上述方法(吸入、静脉、滴鼻、口服)均拒绝和外周静脉穿刺困难时可采用肌内注射诱导,常常是最后的选择,作为补救措施。

(1)氯胺酮常作为小儿肌注的首选药物,具有意识消失快,镇痛作用强,对呼吸系统影响小,不抑制咽喉反射的特点。但其相应的不良反应如拟交感作用、心率快血压高的心血管系统兴奋作用、苏醒期精神症状、气道分泌物增多等仍是临床应用中的顾虑。氯胺酮与阿托品或咪达唑仑联合应用,可以减少气道分泌物,减少术后呕吐、烦躁、噩梦等副作用。

氯胺酮肌内注射剂量为 4~6mg/kg,约 3~5 分钟后起效,持续时间 30~50 分钟,但患儿完全清醒时间可长达 2~3h。因此,如是一个短小手术,建议减少氯胺酮剂量至 1~2mg/kg,这个剂量患儿可能需要 5~10 分钟入睡,且睡得不深,但这已足够,只要患儿能比较安静的进到手术室即可,术中可合用吸入或静脉短效麻醉药等,氯胺酮不必用到 4~6mg/kg,不然患儿术后醒得慢,而小儿常常以短小手术居多,术后清醒不彻底不完全常常是术后出现呼吸抑制、缺氧甚至生命危险的始作俑者。当然,打算术后带气管导管进ICU 的患儿,可以不必计较这个剂量。

(2)硫喷妥钠是一种传统的方法。采用 2.5% 硫喷妥钠 0.8ml/kg(20mg/kg)臀部深部肌内注射,约 5 分钟后入睡,可维持深睡 1h、嗜睡 2h。硫喷妥钠系碱性,而且注射容量大,对局部组织有强烈刺激,易出现呼吸抑制、喉痉挛,目前已很少使用。

(五)麻醉维持

1.麻醉维持的要求　全身麻醉的维持有如下基本要求:①良好的麻醉、镇痛、肌松(必要时);②循环稳定,通气良好,氧合正常,无 CO_2 蓄积;③管理好输液、输血;④除非术后需要,尽量不用长效的麻醉药、肌松药,苏醒快速。

2.静脉麻醉药和(或)挥发性麻醉药复合 N_2O　静脉麻醉药常选用丙泊酚,挥发性麻醉药常选用七氟烷等,与氧化亚氮复合均能产生良好的麻醉状态,对于短时间手术麻醉,丙泊酚和挥发性麻醉药无明显的临床区别。

3.平衡麻醉　目前平衡麻醉指的是复合麻醉性镇痛药、镇静遗忘药(静脉或吸入麻醉药),必要时复合肌松药。目的是复合多种麻醉药物达到抑制意识、遗忘、镇痛、肌松、生理稳定、降低应激反应等良好临床麻醉状态,同时可充分发挥各种药物的特点和克服它们的缺点,降低不良反应。

小儿平衡麻醉中麻醉性镇痛药常采用单次静注或泵注,由于外科刺激不同对麻醉性镇痛药和镇静遗忘药的需求剂量变化较大,通常可参考心血管反应指标(±20% 的基础值)来调整,一般对短小手术可采用单次静注,长时间的可用泵注。

4.全身麻醉复合神经阻滞　神经阻滞经常应用于小儿麻醉,对术中、术后镇痛以及减少全麻药的用量有非常大的临床应用价值。神经阻滞的实施常需在镇静或全身麻醉实施后进行,术中全麻维持可采用吸入氧化亚氮复合低浓度挥发性麻醉药或静脉泵注丙泊酚[50~200μg/(kg·min)]。神经阻滞方法和应用,总的来说决定于外科手术的平面要求、术后镇痛范围、麻醉医师的技术水平等因素。

5.全凭静脉麻醉(TIVA)　近二十年以丙泊酚为主的 TIVA 应用渐广泛,在小儿麻醉中随着对丙泊酚的小儿药代动力学的研究深入，其应用前景良好。

（1）丙泊酚：根据 Roberts 的简便计算法，丙泊酚在健康成人为达到血浆浓度 $3\mu g/ml$，可采用负荷量 $1mg/kg$ 然后以恒速输注 $10mg/(kg \cdot h)$10 分钟然后 $8mg/(kg \cdot h)$10 分钟最后以 $6mg/(kg \cdot h)$ 速度维持。根据 "Paedfusor" 的药代动力学研究资料小儿丙泊酚的输注剂量约为成人的两倍，因在 1 岁至 11 岁小儿由于分布容积（是成人两倍 9700 vs 4700）和清除率（53 vs 28）比成人高的多，所以负荷量应增加 50% （$1.5mg/kg$），维持速率提高到 "$19mg/(kg \cdot h)$、$15mg/(kg \cdot h)$，$12mg/(kg \cdot h)$" 各 10 分钟后以 $12mg/(kg \cdot h)$ 速度维持，约输注 15 分钟后效应室浓度大概达到 $3\mu g/ml$。当然在临床应用时应根据呼吸循环等全身状态、操作要求可在 $1\sim5mg/kg$（负荷量）范围内确定，维持剂量应按临床麻醉标准（无体动、心血管状态稳定等）可在 $3\sim30mg/(kg \cdot h)$ 范围内调节。如复合氧化亚氮、麻醉性镇痛药、或肌松药等，丙泊酚剂量应作相应调整。

（2）氯胺酮：常用于导管检查术、烧伤、放射性诊疗等过程中的麻醉。诱导剂量为 $1\sim2mg/kg$，维持剂量可根据镇痛、镇静、麻醉不同的要求在 $0.1\sim2.5mg/(kg \cdot h)$ 内调节。氯胺酮能较好地保持自主呼吸，但有苏醒迟和伴发精神症状缺点，为此临床上常和咪达唑仑[$20\mu g/(kg \cdot h)$]或丙泊酚[$10\pm4mg/(kg \cdot h)$]复合，两组血流动力学变化类似，苏醒时间丙泊酚组较咪达唑仑组快。

（3）麻醉性镇痛药：麻醉性镇痛药如芬太尼、阿芬太尼、瑞芬太尼和苏芬太尼等可采用简单恒速输注。对于某些操作麻醉性镇痛药可单独作为麻醉药应用，如心导管检查术。输注停止前必须注意术后的疼痛释放，可在停用前进行局部麻醉或应用长效镇痛药，尤其停用阿芬太尼和瑞芬太尼时可先应用舒芬太尼（作用时间长）。

（4）咪达唑仑：输注咪达唑仑可提供镇静作用，负荷量 $0.1mg/kg$ 慢注然后以 $0.1mg/(kg \cdot h)$ 维持可产生基本的镇静状态。应严格观察尤其应用于衰弱的病儿或新生儿时应注意低血压的发生和镇静过度可能。

6.低流量循环式吸入麻醉

（1）预测挥发性麻醉药的浓度：实施低流量麻醉时应认识到患者吸入的麻醉药浓度和蒸发罐输送出的浓度有明显区别，否则会发生吸入浓度过低的危险。新鲜气流中麻醉药浓度与吸-呼浓度之间大小同该麻醉药的血溶解度成反比，所以在低流量麻醉中使用低溶解度的麻醉药如七氟烷、地氟烷时较容易预测麻醉深度，如使用气体监测仪则能精确控制吸入浓度。对中溶解度的麻醉药如安氟烷、异氟烷和氟烷等在机体的摄取过程中，需注意其被血摄取之前有一段较长时间的功能残气量（FRC）洗出过程（约 $5\sim10$ 分钟），吸入初期的呼出/吸入浓度比（FE/FI）增高仅反映了 FRC 的洗出，机体在完成了 FRC 洗出之后才大量摄取麻醉药，据此，在实施低流量之前，需有一段长时间的高流量阶段（大约 $15\sim20$ 分钟），转为低流量时应增高蒸气罐的刻度（60%～130%）。

（2）低流量麻醉期间的氧浓度：低流量麻醉期间，由于使用混合气体，为了预防吸入氧浓度过低，在设定新鲜气流量时必须计算出患者的耗 O_2 量，具体公式如下：

①$VO_2 = 10 \times Wt(kg)^{0.75}$

②$VFO_2 = VO_2 + (VF - VO_2) \times FiO_2$

③$VFNO_2 = VF - VFO_2$

（VO_2 耗 O_2 量，VFO_2 氧流量，VF 总新鲜气流量，FiO_2 设定吸入 O_2 浓度，VFN_2O 为 N_2O 流量）。

在有些情况下需选择空气作为 O_2 载体，如在婴幼儿不能耐受 N_2O 的负心肌效应，以及 N_2O 肠扩张，其计算公式为，空气流量（VFair）=（VF-VO_2）×(1-FiO_2)/0.79%。总之，为了更安全，当流量<1L/min，要求持续监测 FiO_2 和 SpO_2。

（3）监测低流量麻醉中须建立起有效的监测,包括对吸呼麻醉气体、吸入氧浓度、氧饱和度、呼末二氧化碳等监测。

（六）全身麻醉期间的管理

1.气道管理 常用气道管理包括面罩通气、喉罩通气、气管插管等方式。

（1）面罩通气:选择适合病儿脸型、无效腔最小的透明气垫型面罩。最有效的面罩通气手法为,用拇指和示指将面罩扣住患儿口鼻,用中指托起患儿的下颌骨,使下门齿高于上门齿,嘴处于张开状态。头处于侧位可利于口内分泌液外流。婴幼儿的喉和气管环状软骨较软,在面罩吸入时麻醉医师的指头易压迫气道,故需不断监测呼吸音、呼末二氧化碳和呼吸囊的运动。面罩下行控制呼吸应采取低潮气量高频率的通气方式,以减少发生胃胀气。

（2）气管内插管

1）插管方法:保持头的正确位置,6 岁以下小儿头置于台面上并在枕下垫一个薄薄的头圈,必要时在环状软骨上加压,以更好地暴露声门;6 岁以上小儿,头置于薄枕上轻度屈颈可改善插管角度和更好地显示声门。

2）置喉镜:婴幼儿会厌可能阻碍声门的暴露,需用喉镜片挑起会厌,如使用直喉镜片则比较容易,但在小婴儿有时会出现会厌从喉镜片上滑开,此时可把喉镜插深些越过声门,再慢慢往外退直到暴露声门,这样会厌可很好地固定。

3）导管的粗细:一岁以上小儿气管导管型号的选择可应用下列公式大致计算:气管导管口径(ID)(>1周岁)$=$年龄$/4+4.0$,插管前需准备各大一号、小一号三条气管导管。但在实际插管时应根据实际情况选择。

理论上理想的导管是无阻力地通过声门和声门下区域不带气囊的最大口径的气管导管,在气道压达到 $20cmH_2O$ 时有漏气。但常常不容易选择到这么粗细合适的导管,如为了插上这么一条所谓理想的导管而反复插管,那可能反而导致更大的损伤而得不偿失,因此,现在的观点是,在麻醉中(几个小时内),小儿应用带气囊的气管导管有利于行控制呼吸并对预防误吸有好处,但需每一小时放气囊一次,减轻对气管黏膜的压迫。在 ICU 中,由于插管时间较长,应该使用不带气囊的导管更为合适。婴儿的环状软骨窄细,且是整个上气道中最狭窄的部位。因此,有时可遇到导管前端虽已通过声门裂,但继续推进时可遇到阻力或不能通过。

4）插管深度:插管深度的计算可根据以下公式大致估计:气管插管深度(cm)$=$年龄$/2+12$。临床上可根据气管导管套囊进入声门或使导管头端的两条黑线处于声门处即可,尤其对 1 周岁以内不能用以上公式计算,因个体差异较大。可仔细注意通过声门的导管长度和导管在门齿的长度标示来判断导管的深度。应把导管固定于嘴巴的中间位置,此处不易发生导管扭折。

通过听诊双肺呼吸音、观察 CO_2 波形确定气管导管在气管内,然后听两肺的所有区域,检查通气情况。

记住头颈的曲伸可使气管导管顶端在气管内发生移位,在婴儿头颈完全的曲伸可使导管移动 $1\sim3cm$。仔细确定导管的位置和充分考虑到头位置发生变化时的影响,每次体位发生变化时均应检查通气情况。

（3）喉罩通气(LMA):喉罩在小儿麻醉中的应用近几年已渐普及,可用于影像学检查、放射性治疗和短小操作需面罩吸入麻醉而保留自主呼吸的患者,也常用于一些特殊病例,如困难气道时可作为插入纤支镜和气管插管的引导导管。

1）喉罩存在以下缺点:①缺乏良好的气道密封性,对气道不能起保护作用;②正压通气时增加气体泄漏可能性;③不能绝对保证气道通畅;④小儿喉罩易发生位置不正(尤其是 Size1)。

2)置喉罩方法:在合适的吸入麻醉诱导或静注丙泊酚麻醉后插入喉罩,插入前检查气囊,完全抽瘪气囊进行润滑,插入时可将喉罩面向上沿着上腭盲探插入至咽喉部,直至感到阻力,气囊充气,检查通气情况。在儿童也可试用另一种方法:喉罩面朝下,气囊部分充气,当插到咽部时旋转180°,对喉罩进行正确调整时,喉罩管子上的黑色指示线应位于上门齿的中点。

3)拔除喉罩:手术结束时,喉罩可以在保护性反射恢复以后或在深麻醉下拔除,麻醉状态下拔喉罩很少发生气道并发症和氧饱和度下降,但之后必须面罩给氧直到患者能维持较好的通气。

2.麻醉期的通气模式 小儿全麻过程中发生呼吸抑制是非常常见的,麻醉医师可根据具体情况采取各种通气方式。

(1)自主呼吸:对于短小(30分钟)、且对呼吸循环等不产生明显影响的外科操作(如体表的小手术)的麻醉过程可保留自主呼吸。婴儿和大小孩在面罩吸入麻醉中呼吸变化表现为前者潮气量明显下降,分钟通气量无明显变化,后者均无明显影响。麻醉可采用面罩自主呼吸,因其产生气道并发症最低。但对小婴幼儿尤其是新生儿并不主张,可采取控制或辅助呼吸。近年在喉罩下自主呼吸或进行辅助呼吸日见增多,但进行控制呼吸正压通气则需谨慎。

(2)控制呼吸:术中使用肌松药、外科操作复杂、时间长(>30分钟)、对呼吸循环等内环境产生明显影响等情况均应采取控制呼吸,通气方式可根据具体情况采用 IPPV、PEEP、SIMV、PCV 等。

3.静脉置管 择期手术的患儿可在吸入麻醉诱导后建立静脉通路。留置导管的内径必须能满足输液的需要,可参考患儿的疾病状况和手术操作进行选择。除非麻醉前已存在严重的失血失液,否则儿童选用20G、婴幼儿选用22~24G套管针可以满足常规择期手术的需要。因为婴儿较小就选择小号的套管针,这种观点是错误的。如果没有可穿刺的部位或遇穿刺困难,可考虑选择中心静脉或静脉切开置管。

根据手术要求决定穿刺部位,如腹部巨大肿瘤手术,静脉穿刺最好选择上肢外周静脉、颈外静脉、颈内静脉或锁骨下静脉,以备术中阻断下腔静脉时,液体、血制品及药物能及时进入体内。同样,纵隔肿瘤患儿的静脉穿刺部位建议选择下肢,这样即使因手术需要阻断上腔静脉,也不会影响液体输入。

4.手术体位

(1)肢体的摆放:婴儿和儿童由于皮下脂肪的相对缺乏、肌肉组织的欠发育及神经血管构建在很表浅的位置,体位摆放不正确时极易受伤。用海绵、橡胶、棉花和毛巾做的垫子可以使手术床坚硬的表面变软,阻止发生压伤,特别是长时间手术时。患儿不要躺在硬性物体上,身下不要留有任何管线,尤其要注意肱骨和股骨等神经表浅部位的保护,避免增加意外受伤的风险。婴儿肌肉组织欠发育,而肌腱和韧带允许较大的弯曲,可使肢体处于不正常的位置。

(2)特殊体位的摆放:婴儿及儿童摆放特殊体位如俯卧位、侧卧位和截石位时应特别小心,不合适的垫卷会挤压或牵拉患儿纤细的机体结构,增加损伤的风险。婴儿通常腹部较大,在俯卧位时要把肩部和骨盆充分垫高,不要影响患儿呼吸。

(3)头部的保护:头圈或半圆形的头垫要与患者的头型相匹配,以防止眼部或耳部受压。长时间手术过程中要间断性转动患儿的头位以确保其头部的软组织不受伤。

(七)苏醒及拔除气管导管

1.小儿拔除气管导管的标准 小儿拔除气管导管的标准有:①肌力恢复足够,以保证拔管后呼吸道开放;②出现规则的呼吸节律;③意识恢复完全,呼吸道保护机制出现。前两条可在停用麻醉药物或使用拮抗剂后迅速恢复,而第三条出现最晚。

(1)规则的呼吸节律:停用全身麻醉药物并使用拮抗剂后,小儿很快出现自主呼吸。刚开始可能呼吸是规则的,但随着意识的恢复,会出现不规则的呼吸抑制和对气管导管刺激的咳嗽。此时应快频率手控呼吸（＞30次/分）并使用高吸气压力以保证胸廓起伏运动。只有当小儿呼吸规则，维持正常血氧饱和度，麻醉医师才应考虑拔管的下面两条标准。

（2）足够的肌力：手术结束时肌力的恢复取决于停用麻醉药物的时间、最后一次给肌松药的时间以及拮抗剂的使用。所有中长效的非去极化肌松药都应使用抗胆碱酯酶药来拮抗其残余肌松作用，给药时间至少距离最后一次肌松药15～20分钟。大多数小儿在使用拮抗剂后迅速恢复肌力，有条件时，可监测四个成串刺激（TOF）反应作为评估肌力恢复的客观指标，临床上常也采用"抬腿征"来反映小儿能够在拔管后达到充分的肌力以保持呼吸道通畅和维持足够通气。最大吸气负压低于$-25cmH_2O$和潮气量＞15ml/kg也同样反映小儿肌力恢复足够。如健康的小儿一般不需要TOF监测肌力恢复情况。

（3）意识恢复：意识恢复通常在全身麻醉苏醒阶段出现最晚。只有小儿意识恢复才能保证有规则的呼吸节律和正常的气道保护性反射。在小儿，通过观测自发睁眼、揉眼或哭闹等来判断是否清醒，而不应将无意识的反射（如试图拔管）当做苏醒的指标。总的来说，留置气管导管太久不会造成伤害，而拔管过早会造成伤害。在留置气管导管期间尽可能减少伤害性刺激，任其自然清醒后吸净气道内分泌物即予以拔气管导管。

拔管后出现呼吸抑制，不推荐使用正压通气，而应抬下颌和托下颌以保持气道通畅。大多数情况下，小儿能够在1分钟内恢复自主呼吸而不发生缺氧，少数小儿需正压通气，喉痉挛时应迅速使用小剂量异丙酚（1mg/kg）或琥珀胆碱（0.2～0.3mg/kg），必要时再行气管插管。

2.拔管时机

（1）拔管条件：在拔除气管插管前患儿须具备：①维持足够的通气量，不出现反常呼吸；②产生足够的吸气负压以防气道闭合；③能持续产生强直收缩；④大腿抬高能保持10秒钟并能维持髋关节的屈曲；⑤抬头和（或）有力咳嗽。患儿清醒后可进行下列动作：①会挤眉弄眼和（或）扮鬼脸；②自主睁眼；⑧完成有目的的动作如试图拔除气管插管。

在恢复足够的神经肌肉功能及具备拔管的条件时，麻醉医师必须作出最后的判断。拔管时机应该是以仔细的临床观察为基础，而不是单纯依靠神经刺激器或其他监测。

（2）"深麻醉"拔管：较大的婴儿及儿童在一定麻醉深度下拔除气管插管时，要求使用足够的吸入或静脉麻醉药，以免发生呛咳及喉痉挛。这种方法常用于高气道反应性、上呼吸道炎症、预计可能会出现呛咳或喉痉挛、或在拔管时已经反复出现喉痉挛的患儿。患儿一般情况较好，拔管后没有通气困难，手术部位不在口腔及咽喉部的患儿。但在考虑使用这种方法之前，麻醉医师应明确患儿的呼吸道能否通过面罩或喉罩较好地维持通气。当使用七氟烷或地氟烷时，可以安全地进行深麻醉下拔管，拔管后患儿会很快清醒。

3.转送至麻醉后监护室　当通气满意后，患儿（带管或不带管）就可以转送至麻醉后监护室（PACU）。麻醉恢复期是小儿麻醉的高危期，小儿比成人更容易发生呼吸道问题，国外文献报道，因呼吸问题导致围术期心搏骤停将近有50%发生在麻醉恢复期。

（1）运送途中：当转送患儿时，要拉起护栏，确保系紧约束带以防发生意外。如果在转送过程中患儿出现躁动，要加以简单的限制以防发生严重的损伤。转送过程中，清醒及活动的患者要观察其腹部和胸廓的运动、气体交换、口唇甲床和皮肤的颜色，而对于嗜睡状态的患者要用听诊器监测心率和呼吸音。

（2）在PACU：患儿到达PACU后，麻醉医师需要确认患儿呼吸道通畅，通气量足够，并测量血压、心率、呼吸频率等生命体征，向PACU护士交班。如有特殊护理，麻醉医师应下医嘱。如已拔管，应置患儿侧卧位，给予面罩吸氧、清理舌体和分泌物保持气道通畅及防止误吸。患儿需用暖毯覆盖以减少热量的丢失。当患儿各方面情况稳定，麻醉医师才可离开PACU。

二、小儿部位麻醉

(一)蛛网膜下腔阻滞

1.蛛网膜下腔阻滞的适应证与禁忌证　蛛网膜下腔阻滞适用于大部分手术时间较短的婴幼儿下腹部和下肢手术,与在成人中的应用效果相比,它起效迅速、镇痛效果确切、肌松良好。国外文献报道该方法尤其适用于容易引起术后呼吸系统并发症的高危婴幼儿,包括早产儿、低体重儿、患有慢性呼吸道疾病等的患儿。这些患儿全麻术后发生呼吸系统并发症的几率明显增加,而应用蛛网膜下腔阻滞对呼吸功能几乎无影响,又能大大减轻全身麻醉的不良反应,术后镇痛效果良好,对生理功能影响少,患儿术后恢复迅速。然而,据某医院疝外科治疗中心统计,小儿蛛网膜下腔阻滞的应用率仅为 15%。

饱胃也是蛛网膜下腔阻滞的适应证。蛛网膜下腔阻滞不影响保护性气道反射,发生误吸的风险很低,因此,对那些有较高术后恶心、呕吐风险的患儿,蛛网膜下腔阻滞是一个不错的选择。此外,蛛网膜下腔阻滞还可用于那些有明显肺部疾患和神经肌肉疾病的患儿,以避免全身麻醉而使原有的呼吸功能不全恶化。

蛛网膜下腔阻滞亦有它的局限性,对那些罹患穿刺部位感染、退行性轴突病变疾病、颅内压增高、严重的凝血功能紊乱和低血容量患儿,应该避免使用蛛网膜下腔阻滞技术。蛛网膜下腔阻滞相对禁忌证包括脊柱变形和凝血异常。

2.蛛网膜下腔穿刺针的选择　穿刺针应该带管芯,这样可以避免穿刺时将皮肤或皮下组织带入蛛网膜下腔,能够保证穿刺针通畅。研究表明,同 25～27G 穿刺针相比,22G 穿刺针腰穿后头痛的发生率高 2～3 倍。50mm 的 25G 脊髓穿刺针较适用于幼儿,而 90mm 的 27G 穿刺针适用于学龄儿童和青少年。穿刺针尖的设计,不论是刀刃式还是笔尖式,并不影响阻滞的成功率或穿刺后并发症的发生率,也不影响蛛网膜下腔阻滞的质量,扩散或麻醉持续时间。

3.穿刺间隙、体位及方法　儿童的脊柱比较灵活,椎体间隙容易辨认,蛛网膜下腔穿刺相对容易。蛛网膜下腔阻滞穿刺点在脊柱腰段,同腰部硬膜外麻醉。患儿取坐位时较易穿刺,但侧卧位操作对患儿尤其是高危婴儿更安全。新生儿脊髓下端在 L_3 水平,硬膜囊下端在 S_3 水平,生后第一年即可达成人水平,分别止于 L_1 和 S_1 水平,所以穿刺间隙应选择 $L_{4\sim5}$ 或 $L_{3\sim4}$。小儿棘突间隙容易扪及,确定穿刺点后,采用 1% 利多卡因与适当麻黄碱混合液作局部皮内及皮下浸润,25G 针穿刺对黄韧带及硬脊膜可有明显的穿破感,皮肤至蛛网膜下腔的距离较短,婴儿为 1.0～1.5cm,5～8 岁为 3.5±0.5cm,9～12 岁为 4.2±0.5cm。一般穿刺针斜面指向头侧,药液不用 CSF 稀释,以 0.2ml/s 的速度一次注完全量。

小儿蛛网膜下腔阻滞平面的测定通常比较困难,常用的检测麻醉平面的方法包括切皮反应、冷刺激法和针刺法。Dalens 等推荐应用经皮电刺激法进行麻醉平面的测定,其精确性、可重复性更高,且经济易行。

4.局麻药用量　小儿蛛网膜下腔阻滞局麻药的药效维持时间较成人为短,这可能与小儿脑脊液循环较快,代谢率较高有关,因此在临床应用时应适当考虑。Dohi 等指出,采用丁卡因重比重液(含肾上腺素)的 2 岁以下的患儿运动功能恢复时间随年龄增长而增加,运动功能恢复时间大约是成人的 20%,加入肾上腺素后平均可延长阻断时间 32%。临床工作中,通常根据体重计算局麻药的剂量。其他的参数,比如身高,可能会导致药物过量。然而,在那些过度肥胖的儿童,根据体重得出的药物剂量仍可能导致药物过量,因此,对于这些儿童,剂量应该稍微减量。

(二)硬膜外腔阻滞

腰部硬膜外腔阻滞较多地用于小儿。Seivers 在 1936 年首先报告腰部硬膜外阻滞用于小儿。小儿穿刺层次感分明,局麻药液在硬膜外腔中扩散较大,以及小儿循环代偿功能良好,所以腰部硬膜外腔阻滞常能收到满意的效果。然而,胸段和高位腰段穿刺时硬膜穿刺针直接引起或过量麻醉药引起的脊髓意外损伤的风险,令人担忧。为了减少这种风险,研究人员一直关注低位腰段或骶尾段阻滞(即避开脊髓)和由尾部向头部方向置管。穿刺点应选 $L_{3\sim4}$ 或 $L_{4\sim5}$,以避免损伤脊髓,在婴儿尤应注意。尽管有国内外学者报告硬膜外腔阻滞用于新生儿和婴儿病例,然而,从权衡麻醉方法的优缺点、对病儿潜在的危险性的认识,我们认为对不同年龄的病儿应有其比较适宜的麻醉方法,如果以某一二种麻醉方法用于各年龄组,显然是不恰当的。

从皮肤至硬膜外腔的距离随生长发育而逐渐增大,Kosaka 等测量 1~10 岁小儿腰部皮肤至硬膜外间隙距离平均为 1.5~2.8cm。Jacolot 等指出 4kg 小儿该距离为 8mm,15kg 小儿为 20mm。Yaster 指出婴儿及幼儿该距离仅 10~18mm,而 Bosomi 则介绍一简易算式:上述距离=年龄×2+10mm。确定针尖进入硬膜外腔可采用注气阻力消失感,但作者的经验是"气泡搏动"更能确定位置。硬膜外导管多向头侧置管,穿刺部位根据手术部位而定。

腰部硬膜外腔阻滞可选用多种不同浓度的局麻药,Ecoffey 在新生儿采用 0.5% 布比卡因 0.75ml/kg 经硬膜外导管注入,可阻滞至上腹部。血药浓度为 $1.35\mu g/ml$,同样容量的 0.25% 布比卡因也能适应众多手术且血药浓度较低。Murat 发现,0.25% 布比卡因中加入肾上腺素(5mg/ml)可明显延长药效。利多卡因也作为硬膜外腔阻滞的常用药物,按 8mg/kg 选用 0.75%~1.5% 浓度,均采用导管连续注药法,"试验剂量"为总量的 1/4。硬膜外输注 0.2~0.4mg/(kg·h)罗哌卡因在新生儿和一岁以内的婴儿能达到满意的镇痛效果。

与腰部相比,小儿胸部硬膜外腔阻滞较少采用,一则由于要求穿刺的技术颇高,稍有不慎,极易引起严重损伤。其次该法容易发生呼吸循环功能抑制,更重要的是"稍低部位"可由腰部途径解决,"稍高"部位则以选用气管内麻醉更为适宜。较为可选的是胸部硬膜外腔阻滞与气管内麻醉复合使用,既可使手术野肌松完善,又可保持呼吸循环处于良好的状态。

(三)骶管阻滞

骶管阻滞是小儿尤其是婴幼儿常用的硬膜外麻醉方式。自从 Campbell(1933)首先报告小儿采用骶管阻滞以来,已有许多关于骶管阻滞单独或复合浅全麻用于低年龄儿童或婴儿腹部手术的报告。这主要是由于骶管解剖标记明显,且骶骨背面平、骶角突出易扪及,穿刺成功率较高以及对局麻药用于小儿的药代学的了解。骶管阻滞的优点在于镇痛完善,术中术后血流动力学稳定,通常不需气管插管,对吸入全麻药所需甚少,因此术后苏醒迅速,镇痛完善,减少患儿躁动的可能性。

骶管穿刺方法多数采用单次注射法。为控制平面及治疗需要,有采取置管方法,即用静脉套管针穿刺,当刺破骶尾韧带后,将金属针抽出少许后,连同套管谨慎地推进 5~10mm,固定后即可注药。经骶管可放置导管直达腰部和胸部硬膜外间隙,而不需要选用经腰椎或胸椎棘突间隙硬膜外阻滞。有许多关于骶管阻滞局麻药用量的计算式,基于体重、年龄以及椎管长度(C_7~骶裂孔长度),其中最可靠的是 Busoni 和 Andreucetli 的计算公式,Armitage 的计算公式更实用。在实际应用中多按体重计。有人指出,阻滞平面如欲达 T_7~T_8,应用 1ml/kg;平面达 T_{12}~L_1,应用 0.75ml/kg;L_5~S_1,应用 0.5ml/kg。大剂量局麻药偶尔可导致过高平面(超过 T_4 椎体)。局麻药以 1% 利多卡因或 0.25% 布比卡因为常用。利多卡因最大剂量为 10mg/kg;布比卡因为 2.5mg/kg。Yaster 提出的用药方案为 0.125%~0.25% 布比卡因 1ml/kg(小于30ml),适用于所有横膈以下手术,药液中加肾上腺素(5mg/ml)以延长感觉神经阻滞时间,术毕追加 0.125% 布比卡因 1ml/kg 可维持 4~6 小时镇痛。与 0.25% 药液相比,运动神经被阻滞的机会明显减少。必须指出,小儿骶管阻滞平面随年龄增长而逐步下降。新生儿可高达 T_4,学龄前儿童约 T_{10},至年长儿已很少超过腰脊神经支配区。与上述现象相对应,不同年龄小儿所需局麻药的浓度亦各异。0.25% 布比卡因对术后镇痛效果较好。有人提出药液中加入肾上腺素（5μg/ml）对 5 岁以下小儿可明显延长药效，平均镇痛时间长达 22.1h。

（四）周围神经阻滞

1.臂丛神经阻滞　臂丛神经阻滞是常用于儿童的神经阻滞技术之一，由于可在清醒状态下或用轻度镇静药物，因此可以减少全身麻醉的并发症，避免呕吐误吸，尤其适用于术后需早期出院的患儿，与成人相同，通常使用的阻滞径路（腋路法、锁骨上法及肌间沟法）均可用于小儿。由于后两种径路需以患儿确切的主诉来确定穿刺针的正确位置，因此不能正确表达的患儿不宜选用。腋路法通过穿刺针出现与腋动脉搏动相一致的摆动以达到正确部位为依据，因此常用于各年龄阶段患儿。但由于肌皮神经自喙突水平较早离开神经鞘，腋路往往阻滞不全。在诸多穿刺方法中，"二针三分"法能取得极佳的效果，分别于紧贴腋动脉内外侧各注入全量 1/3 药液，然后两针各压低进针角度刺入较深部位，将余下药液等量分注于两针。在超声引导下，有经验的麻醉医师可以在腋窝分辨臂丛各神经分支并在直视下注入局麻药，桡神经最先被阻滞，然后是尺神经、正中神经，最后是肌皮神经，超声技术可使腋路阻滞有效而完全。合适的局麻药容量是臂丛神经阻滞成功的重要因素。有人提出该容量应是 0.6～0.7ml/kg。

局麻药常用利多卡因 10mg/kg，浓度为 0.75％～1.5％，于药液中加入肾上腺素 5mg/ml。只要穿刺部位正确，阻滞完善，利多卡因的镇痛药效时间可超过 2h。布比卡因 3mg/kg，浓度 0.25％～0.5％，起效时间较长。在实施臂丛神经阻滞过程中，如果不慎损伤血管，就有可能由于短期内较大剂量药液进入血液而发生局麻药毒性反应。损伤动脉可引起血肿，神经直接受损可引起神经痛。

2.股神经阻滞　股神经阻滞穿刺点在腹股沟韧带中点以下 1.0～1.5cm 股动脉搏动处用 22G 短斜面针在此搏动旁垂直刺入，刺破股神经周围筋膜时有"突破感"，于此作扇形浸润。尚无关于股神经阻滞所需药物容量的确切资料，有人报告以 0.5％布比卡因 0.2ml/kg（最大容量 10ml）有效地用于股骨干骨折止痛，药效维持 4h。也可采用 1％利多卡因 0.3ml/kg 不加肾上腺素用于短小手术，注药后 10min 内起效，持续 40～50min。

3.髂腹下和髂腹股沟神经阻滞　该法可用于腹股沟疝及睾丸固定术的术中和术后镇痛。传统操作技术是于髂前上棘内上方 1cm 处用 22G 或 25G 注射针进针，向下、向两侧直至触及髂骨内侧。然后针头回至原进针点，并指向腹股沟韧带内下方，至腹外斜肌筋膜作扇形浸润，成功率非常低，但是辅以超声引导，结果完全不同。成功操作后少量的局麻药即可取得良好的术中镇痛效果，且不良反应较少。采用0.25％～0.5％布比卡因（含肾上腺素 5μg/ml），总量不超过 2mg/kg。髂腹下及髂腹股沟神经阻滞方法简便和安全，也可配合全麻应用，减少全麻药用量。

（五）并发症及注意事项

1.蛛网膜下腔阻滞

（1）阻滞平面过高：新生儿脊柱生理弯曲尚未形成，局麻药容易随脑脊液扩散，从而导致阻滞平面过高，即使在脊柱生理弯曲形成后，对小儿实施蛛网膜下腔阻滞仍易发生此类并发症，究其原因系与药物用量较大以及脑脊液循环较快有关。由于此并发症可能导致呼吸抑制，必须予以充分认识，更何况在某些情况下，小儿可因下肢麻木难受或其他原因而哭吵影响手术进行，不得不辅以镇静药物，因此可增加呼吸抑制的发生率，所以应尽量避免发生，一旦发生也应减轻对机体的影响。注意事项如下：①严格按计算结果用药。②穿刺间隙勿超过 $L_{3\sim4}$，向头侧注药时更应控制注药速度小于 0.2ml/s。③及时调整体位，控制阻滞平面上升。④实用年龄应大于 5 岁。⑤虚弱、脱水病儿应在适当纠治后才实施蛛网膜下腔阻滞或选用全身麻醉。⑥及时有效吸氧能明显减轻该并发症的影响。

（2）恶心呕吐：小儿蛛网膜下腔阻滞期间恶心及呕吐的发生率一般介于 13％～42％，低血压所致脑供血不足是其原因之一,但小儿蛛网膜下腔阻滞期间极少发生低血压的事实说明低血压可能不是该并发症发生的主要原因。较高阻滞平面对交感神经的抑制引起副交感神经张力增高,胃肠道蠕动增强可能是该并发症发生的重要原因。某些局麻药的影响以及为控制阻滞平面升高而长时间取头高足低位等都可能促发恶心呕吐。注意事项:①及时调整体位,控制平面上升。②避免低血压。③阿托品、咪达唑仑、氟哌利多等可预防发生或减轻症状。

(3)蛛网膜下腔阻滞后头痛:该并发症与患者年龄、性别有关,女性青年发生率较高,小儿极少发生。引起该并发症的主要原因是与脑脊液经刺破的硬膜孔流失有关,因此也与穿刺针粗细有直接关系。

研究指出,穿刺针斜面与韧带纤维之间的关系也对头痛的发生起重要作用。如果穿刺针斜面与韧带纤维垂直(斜面指向头侧或尾侧)则由于较多纤维被切割扩大硬膜穿刺孔,增加脑脊液外流量。如果穿刺针斜面与韧带纤维平行(斜面指向上侧或下侧)则穿刺针经纤维间刺入,较少损伤纤维,硬膜穿刺孔较小,脑脊液外流量减少,头痛发生率降低。

蛛网膜下腔阻滞后头痛亦可由某些物质(例如滑石粉等)被带入蛛网膜下腔,促使脑脊液生成增快,颅内压升高而引起。尽管小儿极少发生该类并发症(某医院20000例小儿脊麻发生头痛12例),但一旦发生往往症状较重。穿刺针头端形状的不同对影响头痛的发生率在成人报告有明显区别,而KokkiH的研究指出小儿使用普通斜面穿刺针与笔尖穿刺针二者在发生脊麻后头痛方面无显著差异。治疗措施:①止痛药,卧床,补液。②静脉注射稀释的安钠咖125mg。③生理盐水10~20ml注于硬膜外腔。④对症状严重者,有人指出自体血硬膜外充垫能有效地治疗头痛。

(4)阻滞平面过广:由于脊柱生理弯曲尚未形成、相对药量较大以及脑脊液循环较快,因此小儿容易发生阻滞平面过广,但由此导致的血压下降和呼吸抑制少见,严格控制局麻药量和及时调节平面有助于控制该并发症。小儿循环代偿功能良好,麻醉期间很少发生血压下降。有人指出血压下降仅见于大于10岁儿童,10岁以下不论交感神经阻滞的平面多高,即使不预先扩充血容量,血流动力学仍稳定。

(5)背痛:小儿腰椎穿刺后背痛并不少见,有人提出发生率为32%~55%,其中严重疼痛者仅3%。疼痛发生与下列因素有关:①穿刺针斜面对韧带纤维的切割数。②骨膜损伤。③肌肉血肿。④韧带损伤或反射性肌肉痉挛。熟练穿刺技术,减少对组织的损伤可减少本并发症的发生。

(6)神经损伤:蛛网膜下腔阻滞引起重要神经损伤诸如脊髓损伤,脊神经根损伤等较为少见。其发生往往跟穿刺损伤、药物污染、局麻药毒性反应、蛛网膜下腔出血以及脊髓缺血等因素有关。随着操作进一步规范化,此类并发症已少见。

2.硬膜外腔阻滞

(1)局麻药全身毒性反应:由于硬膜外腔阻滞所需的药量是蛛网膜下腔阻滞的5~8倍,因此较易发生此类并发症,尤其当药液注入静脉(意外穿刺损伤)更增加发生机会。判断这种并发症的首要技术就是应用试验剂量,新的儿科标准包括心率增加10次/分或收缩压升高15mmHg,心电图T波波幅升高超过25%,作为鉴别特征。由于药液的血浆峰值浓度在注射后20~30分钟出现,只要避免单次快速注射,此类并发症并不多见。小儿所需药量相对大于成人,且硬膜外腔具有较丰富的静脉丛,在实施过程中应予以考虑。注意事项:①严格掌握用药剂量,使用最低有效浓度和容量。②穿刺及置管轻柔,避免损伤。应用肾上腺素试验剂量(0.5μg/kg)。如有多量血性液抽出,在经上述方法治疗后应予以放弃而改用其他麻醉方法。③麻醉前使用苯二氮卓类或巴比妥类药能减轻毒性反应。④应用新型的低心脏毒性的新局麻药物。

(2)意外蛛网膜下腔注射:硬膜外腔穿刺时,如果未及时发现穿刺针刺破硬膜,尤其当插入的塑料导管进入硬膜外腔而未被及时发现,就有可能发生局麻药意外蛛网膜下腔注射。由于硬膜外阻滞所需药量较大,因此当发生意外蛛网膜下腔注射,常可导致高阻滞平面或全脊麻。小儿椎管各解剖层次穿刺手感较明显,只要操作轻柔仔细,常可避免发生该并发症。一旦发生意外注射,常可引起患者不同程度的呼吸抑制,当 $C_{3\sim5}$ 神经受累,即可发生膈肌麻痹,因此处理要点在于维持呼吸功能,待药液代谢后其影响会逐渐减轻。

（3）意外硬膜下腔注射:硬膜下腔是一个潜在性的解剖学名称,通常不会发生硬膜下腔注射。一旦发生,则小量局麻药就可产生广泛围阻滞,但阻滞发生的速度慢于蛛网膜下腔阻滞。由于硬膜下腔不与颅内蛛网膜下腔相通,所以不会导致意识丧失。于导管内注入"试验剂量"仔细观察神经阻滞范围,一旦出现广泛围阻滞,就应慎重决定是否继续用药。

（4）神经损伤:硬膜外腔阻滞可引起一些神经并发症,究其原因多与操作不够轻柔、导管置入方法欠妥或反复穿刺有关。神经根损伤、脊髓损伤、蛛网膜炎、脊髓前动脉栓塞、硬膜外腔血肿等均可产生不同程度的临床症状。及时诊断,及时治疗是处理该并发症的重要原则。

（姜益辉）

第四节　围麻醉期监测

一、监测标准

为了降低麻醉相关并发症,1986 年 Harvard 教学医院提出了术中监测的最低标准,后来被美国麻醉医师学会（ASA）接受并修改。

ASA 最初规定了一系列监测项目,包括观察胸廓的运动、呼吸囊活动或用心前听诊器监听呼吸音和使用二氧化碳监测。这些标准虽不是最理想的,但却是客观的,并可以被一般的麻醉医师掌握。最近指南的观点是"应连续监测呼气末二氧化碳分压（$P_{ET}CO_2$）,除非由于患者病情、手术或仪器本身使监测无效。"

ASA 标准特别规定氧合、通气、循环和体温要进行"连续性的"评估,特别强调了临床评估要与监测技术相结合。虽然还没有规定使用任何一项特殊的手段或仪器,但 ASA 标准极力推荐使用定量方法,如脉搏氧饱和度（SpO_2）、$P_{ET}CO_2$,不推荐光靠望诊和听诊来评价心肺功能。自 20 世纪 80 年代起,在美国,所有的患者使用 SpO_2、$P_{ET}CO_2$ 监测已经成为麻醉监测工作的一部分。规定 SpO_2、$P_{ET}CO_2$ 监测必须列入常规。麻醉医师应遵守这些标准,以期将麻醉相关的不幸事件降到最低。

二、临床观察

（一）SpO_2

从麻醉诱导一直到离开恢复室均应持续监测 SpO_2。SpO_2 探头须位于透光度良好的位置,如耳垂、手指、手掌、脚趾、足跟等,一般耳垂的反应性较手指快,外来光和压迫探头均会影响其读数的准确性。SpO_2 对绝大多数低氧血症均能早期作出反应,其波形还可反映患者的循环状态。如果 SpO_2 降低,首先应检查患者情况,然后（如有必要）再看设备有无问题。应该注意 SpO_2 的滞后现象,即血中氧饱和度发生快速变化时,而 SpO_2 常常不是立即随之变化,有滞后几秒,因此,小儿氧合情况的观察,除 SpO_2 外,还应密切观察口唇、肤色等变化。

（二）听诊（胸前或食管听诊器）

心前区（或经食管）听诊在儿科麻醉中是非常有用的。心前区听诊器放置在胸骨左侧第 3、4 肋间,食管听诊器的正确放置法是边放置听诊器边听诊,将其放置在心音及呼吸音最清晰的位置。

(三)无创血压或有创血压监测

测血压应选择宽度适合的袖带(相当于上臂长度的 2/3),太窄或太宽会造成血压过高或过低,新生儿袖带约 4cm 宽。必要时建立有创血压监测。麻醉中,小儿的血压不可缺少,应列为必备的监测项目。

(四)心电图

麻醉小儿严重的心律失常并不多见,但应注意,小儿缺氧时出现心率减慢,则意味着严重缺氧引起的心肌氧供不足,离心跳停止常常不远了,需立即查明并处理。

(五)体温

所有全麻病儿均应监测体温。

1.体温监测的方法 儿童可监测腋下温度,所得温度低于中心温度 0.5℃。婴幼儿以及大手术的小儿,可监测食管或直肠温度,探头须置于食管下 1/3 处,带温度探头的食管听诊器则置于心音最响处,食管温度能迅速反映心脏及大血管内血液温度变化。直肠测温对体内温度变化反应慢,温度准确性易受探头位置和直肠内粪便的影响。鼓膜温度最能反映脑内温度,应注意避免鼓膜及外耳道的损伤。

2.保暖的方法 ①手术前准备:手术室温度大于 24℃,手术台变温毯调节到 40℃并在其表面铺二层棉布,准备暖身毯或类似的保温设施;②手术中:可用红外线取暖灯,应注意距离,头部可戴上棉帽,静脉液体和吸入气体应加温(36℃),皮肤消毒液也应加温(40℃),放置吹热风的暖身毯;③手术后:麻醉苏醒期使用红外线取暖器,术后转运婴儿至麻醉恢复室、ICU、返回病房途中,应将婴儿放置在保暖箱。

3.术中体温过高的处理 手术中如保暖措施应用过度可发生体温过高,应积极加以调整,当然术中的致热性反应(如感染性器官的手术操作、输血反应等)也可发生体温增高,但很少发生恶性高热。

4.$P_{ET}CO_2$ PETCO2 对判断通气是否合适、气管插管是否成功、辨别显著的代谢及心血管变化情况以及诊断麻醉通气系统的错误是非常有意义的。婴幼儿由于通气量较少,其采样管的位置比较讲究,对所有使用部分重吸入环路(如 T 型管)的婴幼儿(体重常<12kg),应在气管内采样,这样才会比较准确。使用循环式(非重吸入)环路,则在气管导管接头处采样,可获得满意的结果。

5.尿量 大手术、低血容量性休克或肾功能有损害均应记录尿量。

6.中心静脉压(CVP) 可通过颈内或颈外静脉置管测压,但颈外静脉测压可靠性差,常用于输液和给药。估计术中有大出血和/或心功能受损的均应监测 CVP。

(姜益辉)

第五节 特殊病情的麻醉

一、先天性膈疝

膈疝多在胚胎第 10 周左右发生,影响肺发育,使肺内动脉明显减少。新生儿开始呼吸时吞咽的空气可进入胸腔内的胃肠道,加重对肺叶的压迫,使动脉氧分压降低及二氧化碳分压升高,发生酸中毒。如果将疝内容物复位使被压缩的肺叶扩张,病情可能好转。倘因肺发育不全,不能满足最低限度的气体交换,加重全身缺氧和酸中毒,最后可因缺氧致死。

麻醉前应经鼻置入胃管排除胃内积气,降低胸腔内压力以减少腹腔脏器对肺的压迫。尽早清醒插管辅助呼吸,中度肺发育不全患儿经吸入高浓度氧及辅助呼吸后,缺氧及高二氧化碳血症可得到改善,面罩加压通气可使胃肠道充气,加重对肺的压迫。

患儿进入手术室后,应立即气管插管后行正压通气,以改善气体交换。维持麻醉首选七氟醚或其他吸入麻醉药,可辅以芬太尼或瑞芬太尼静滴。腹腔内脏还纳后致腹内压明显增加,压迫膈肌影响呼吸,应于患儿完全清醒及呼吸功能恢复正常后方可拔管。腹腔脏器还纳后压迫下腔静脉,故不宜用下肢输液。

二、气管食管瘘与先天性食管闭锁

气管食管瘘有 5 种以上的类型,多数类型表现为因食管闭锁而不能吞咽。吸引管不能插入胃内是这类疾病的特征性诊断试验。新生儿可因胃与气管通过食管在远端瘘管相连或食管近端与气管相连而出现吸入性肺炎。麻醉前应进行超声心动图检查以查明是否存在右位主动脉弓和先天性心脏病。

麻醉安全的主要问题包括吸入性肺炎的评估、因空气经瘘管进入胃而导致胃过度膨胀、因瘘管太大而不能进行机械通气、与其他异常相关的问题,特别是动脉导管未闭和其他先天性心脏病以及手术后加强医疗。

患儿应禁食,食管放置吸引管以引流唾液。患儿应头高仰卧位。如有肺炎,应进行治疗,延期手术。通常选择清醒插管,保证气管导管尖端越过瘘管的开口,气管导管先插入右主支气管,然后缓慢退出导管直到听到左肺呼吸音为止。术中应避免高浓度的 FiO_2,首选空气/氧气/阿片和低剂量挥发性的药物维持麻醉。手术结束后,如患儿自主呼吸恢复满意,清醒后可以拔管,但气管软化或瘘口部管壁缺损者可发生气管塌陷,应留置导管至 24～48 小时后试验拔管,如果塌陷仍未恢复,继续留置 3～7 天。

三、上呼吸道感染

上呼吸道感染引起呼吸道敏感性和分泌物增加,可能增加喉痉挛、支气管痉挛和手术期间低氧的发生率。对于上呼吸道感染的儿童是否可实施手术及麻醉取决于很多因素,需要进行仔细的术前评估,包括详细的病史和体格检查。需行肺部听诊以排除下呼吸道受累的可能,如果诊断有疑问可考虑行胸片检查。此外,还要评估是否有发热、呼吸困难、咳嗽、咳痰、鼻塞、嗜睡和喘鸣等。

不加区分地推迟上呼吸道感染小儿的手术虽可避免并发症的发生,但会增加患儿父母的负担。反之,也不应当出于经济或社会方面的原因而将患儿置于危险之中。如果患儿出现上呼吸道感染而且逐渐加重,就取消手术;有啰音和咳痰的患儿也应当取消手术;如果患儿病情平稳、不发热而且上呼吸道感染已有数天,通常可以考虑实施麻醉。

(姜益辉)

第十七章　老年患者的麻醉

　　老年人的年龄界限在世界各国并没有统一的标准。有 60 岁或 65 岁,甚至 75 岁不同,国际上多以 65 岁开始称为老年。世界卫生组织(WHO)将老年人的年龄标准划定为欧美发达国家≥65 岁,亚太地区>60 岁。80～90 岁为高龄老人,≥90 岁为长寿老人,≥100 岁为百岁老人。1950 年亚太地区老年学会议以及我国国务院规定 60 岁及 60 岁以上为老年人口。随着经济发展及社会和科技的进步,生活水平的提高,人类的平均寿命也不断延长。2013 年联合国世界卫生组织经过对全球人体素质和平均寿命进行测定,对年龄的划分标准做出新的规定。这次规定将人的一生分成五个年龄段,即:44 岁以下为青年人;45 岁到 59 岁为中年人;60 至 74 岁为年轻的老年人;75 岁到 89 岁为老年人;90 岁以上为长寿老年人。这五个年龄段的新划分,将人类的衰老期整整推迟了 10 年。预计到 2050 年,60 岁人口将占全部美国人口的 20%。目前中国已进入老龄化社会。最新统计数据显示,截至 2011 年底全国 60 岁及以上老年人口 1.85 亿人,占总人口 13.7%。上海是我国率先进入老龄化的城市,目前户籍人口中老年人口占 24.5%,平均期望寿命达到 82.13 岁,有研究表明:60 岁以上老年人患有慢性疾病占 77.9%,65 岁以上的老年人约 35% 的人会经历一次或多次手术,随着年龄的增长,老年人各器官系统发生退行性变,功能随之减退,但高龄并存多系统并发症的手术患者越来越多,如高血压、冠心病、脑血管疾病、呼吸系统疾病、低氧血症、肝肾功能障碍、代谢和内分泌疾病等,显著增加围术期麻醉风险。

　　老年人,即使年龄相仿,但由于种族、地区、衰老或老化速度的不同,其差异很大;同一个体老年人机体的不同器官,其生理功能的变化情况也存在很大差异,皮肤、肌肉、软骨及骨骼等衰老较早,心、肺、肝、肾和脑的衰老较晚。但机体自身可对各个系统和器官功能进行协调,使生理功能维持在一个平衡状态,从而提高麻醉手术的耐受力,但合并其他疾病的老年人,各系统及器官间无法达到平衡状态,可减弱对麻醉手术的耐受力。因此在麻醉手术前除参考实际年龄之外,必须根据其病史、实验室检查、体格检查等对全身各个脏器功能做出评估和处理。

第一节　老年人各系统的解剖生理改变

一、机体组成

　　随年龄增长老年人体内水分逐渐减少,到 80 岁时体内总水分减少 10%～15%,尤其是细胞外液。由于老年人运动量减少,肌肉组织萎缩,体内脂肪组织相应比例增加,男性肌肉组织与脂肪组织的比率由 25 岁时的 4:1 降至 70 岁的 2:1,女性则由 2:1 降至 1:1。由于机体脂肪的增加,多出现老年肥胖,老年肥胖常导致其他疾病的发生。从生理学的角度来说,肥胖使老年人的各器官负担加重,耗氧增加。由于腹部

脂肪的堆积,使膈肌抬高,肺活量明显减少,机体耐受能力进一步减弱。同时老年人的代谢能力降低,骨质相对疏松,肥胖使得脊柱及四肢关节负荷加重,容易引起腰背疼痛,关节变形。对于老年患者麻醉来说体内脂肪比例增加,使脂溶性麻醉药的分布容积增大,排泄延缓,使苏醒延迟。

老年人骨骼肌约减少10%,流行病学调查结果显示,60岁以上的老年人约30%罹患肌肉衰减综合征。随着我国步入老龄化社会,老年肌肉衰减征已成为威胁老年人健康的重要公共卫生问题。另外,肥胖、脊柱畸形、棘间韧带和黄韧带钙化,使硬膜外穿刺和气管插管困难,影响麻醉的实施。

二、神经系统

中枢神经系统的老化首先是神经元的消耗。整个生命过程中约有100亿个神经元,每天约消耗5万。进化程度最高的皮质和合成神经递质的皮质下区,神经元消耗最严重。人脑重量20岁时平均1400g,80岁时减至1100～1200g,20岁时人脑灰质重量占全脑的45%,80岁时减至35%,同时枕部皮质神经元密度降低48%。随着神经元的减少,神经元之间的突触连接也进行性地断裂而松散。

(一)脑

衰老和退化主要表现为记忆力的下降,传统的观点认为脑功能减退主要的结构改变是以脑神经元减少为主的脑萎缩,而今的研究发现,脑神经元数量的减少并未如以往观察的那么严重,而神经元退行性改变,如脂质神经鞘膜的退变可造成冲动传导中电压的变化从而影响神经功能,在白质中也观察到神经纤维的减少,推测可能与老年人认知障碍有一定关系。

老年人脑血流和脑氧耗降低,且与神经元减少相平行。健康的老年人维持脑电活动及调节大脑代谢和脑血流的机制尚完好,脑血流对灌流压或呼吸改变的反应仍保持正常。80岁老人比20岁青年的脑血流量约降低20%,但脑血流的减少与年龄所致的神经元密度改变成比例下降,即单位脑组织的血流供应无明显改变。但对于伴随脑血管病变的老年人如有脑卒中或动脉粥样硬化的患者,脑血管的调节功能减弱,尤其对低氧的反应性降低。

在神经组织中,与合成神经递质有关的酶如酪氨酸羟化酶、多巴脱羧酶、胆碱乙酰化酶等,随年龄增大而逐年减少,同时合成递质的神经元也进行性减少,因此脑内多巴胺、去甲肾上腺素、酪氨酸、5-羟色胺等普遍减少。老年人脑内激素和药物的受体数量减少,亲和力减弱,特别是多巴胺受体对神经递质分子的亲和力降低。例如自主神经系统的药理特性改变,产生同样作用所需的去甲肾上腺素血浆浓度,老年人比青年人高。大脑和小脑中β受体的数量和亲和力也减低。

单纯的年龄增长所引起的神经系统退行性改变并不妨碍神经系统的正常功能。但老年人常并发其他中枢神经系统疾病如脑动脉硬化,脑梗死等,这些疾病常导致脑功能减退,甚至老年性痴呆。据统计全球老年性痴呆症患者为1700万～2500万,65～85岁老年好发,85岁以上的老年人患病率达25%～30%。

衰老的大脑在生化和解剖上存在较大改变,对麻醉药物的敏感性增加,全麻药、镇痛药和镇静催眠药的需要量减少,各种吸入全麻药的MAC随增龄而降低。围术期谵妄和术后认知功能障碍的风险增加。

(二)脊髓和周围神经

30岁以后脊髓的重量逐年减轻,至70岁脊髓的神经细胞大部分出现退行性变,后索及后根变性明显。与此相关,周围神经系统传导速度随年龄增加逐渐减慢,深部腱反射减弱,甚至消失,如老年人的跟腱反射及腹壁反射消失者较多。而病理反射增多。根据定量检测,触觉及温觉的两点辨别觉及振动觉的阈值随年龄增加逐渐升高,尤以深部感觉更为明显。

老年人周围神经纤维也有退化和萎缩。神经束中的纤维数量减少,轴索中髓质减损。因而感觉和运动神经传导速度随增龄而延缓,局麻药需要量相应减少,压力反射及控制激素和酶释放的反馈功能减弱。

(三)感觉器官

老年人感觉器官呈现退行性改变,包括视觉、听觉、触觉、关节位置觉、嗅觉、外周痛觉、温度觉等阈值均增高,这与周围神经系统和脊髓的退行性改变有关,周围感觉及运动神经的神经纤维数量减少,神经轴突减少,神经胶质增生,传导速度减慢。传入传导通路的传导速度约每年减慢 0.16m/s,周围运动神经的传导速度约每年降低 0.15m/s。

(四)自主神经系统

老年人自主神经系统同样也经历着退行性改变的过程,出现神经元和神经纤维数量减少,传导减慢,受体和神经递质在数量和功能方面发生改变。自主神经反射的反应速度减慢,反应强度减弱,不易维持血流动力学的稳定。因此硬膜外阻滞过程中,老年人血压和心率波动较大,而相比之下,低位硬膜外的阻滞对交感神经活性的影响较小,但在上腹部手术,由于对交感神经的阻滞,可能发生心动过缓和血压的波动,因此在进行硬膜外阻滞时必须注意提高交感神经的张力。

三、循环系统

老年人心血管系统结构和功能的改变主要表现在其储备能力的下降,某些老年人虽然无明显心血管疾病,在静息状态或轻微活动时可表现为"正常",但当经历麻醉及手术,或遭遇外伤等情况,人体应激反应加大、心脏负荷增加时可表现出心功能不全。

(一)心脏结构

随着年龄的增长,心脏重量每年增加 1～2g,人体心肌细胞开始肥大,而心肌细胞数目并未增多,心肌间质容易发生结缔组织增生、脂肪浸润及淀粉样变等改变。正常心脏结缔组织占 20%～30%,随着年龄增长,心肌之间的胶原纤维和弹性纤维增生。脂肪浸润可发生于老年心脏任何部位。心脏传导系统随增龄亦表现为细胞成分减少、纤维组织增多、脂肪浸润。40 岁前窦房结起搏细胞占 70%,以后逐渐减少,到 70 岁后起搏细胞仅占 10%,使心脏自主节律性降低。心内膜和心瓣膜因长期受血流的冲击,胶原纤维和弹力纤维随增年龄增生,使心内膜呈弥漫而不均匀的增厚,可出现灰白色斑块,左心腔较右心腔明显。心瓣膜增厚以游离缘最明显,有时呈锯齿状,整个瓣叶硬化,严重影响瓣膜功能。

老年人心肌除收缩功能下降外,随着心室结缔组织的增加,心室壁肥厚,心室舒张功能减退,严重时可发生舒张性功能衰竭,而在临床上常易被轻视,有调查,舒张性心力衰竭占所有心力衰竭患者总数的近一半。导致心室舒张功能减退及舒张性心力衰竭的原因包括左心室肥厚的高血压、缺血性心脏病、肥厚性心肌病和心瓣膜病。由于舒张性心力衰竭和收缩性衰竭在临床上不易区分,所以常忽视其存在,但临床上两种状态的治疗方法有所不同,采用治疗收缩性心功能衰竭的方法常不利于治疗舒张性心力衰竭。鉴别方法之一是心脏超声的检查。

(二)心率、心律和传导系统

经过筛选的无心血管病老年人,24h 动态心电图也常可见室上性或室性期前收缩,1/3 可见多源性室性期前收缩,4% 有短阵室速。老年人还容易发生心房颤动等快速性心律失常。其他常见心电图异常有 T 波低平或倒置,Ⅰ度房室传导阻滞,右束支或左前半束支传导阻滞等。

心肌的兴奋性、自律性、传导性和收缩性均减低。由于心脏的顺应性减低,致左室舒张末压较高,对负荷的代偿能力减低,最快心率与最慢心率差变小,静息状态下,老年人心率和青壮年相似,但运动时所能达到的最快心率比青壮年低。最快心率=220-年龄,青壮年应激时主要依靠加快心率和提高射血分数来增加心输出量。老年人肾上腺素能受体数量减少或敏感性降低,应激时虽然儿茶酚胺浓度比青壮年高,心率加快却不如年轻人。老年人对外源性药物的变力和变速反应也明显减低。如用等量阿托品后的心率改变,青壮年快较多,而老年人每分钟只加快 4～5 次,用 β 受体阻滞剂后,心率减慢也比青壮年少。

老年人易发生心律失常,多为室上性期前收缩,可达 93.9%,室性期前收缩较少约为 44.9%。随年龄增加心电图(ECG)异常发生率约为 50%～60%,以 ST-T 出现异常及心律不齐者较多见。

(三)心输出量

以往的观点,衰老不可避免地产生心输出量进行性减少,但近年在大多数健康老人的研究中发现静息心脏指数下降不能表明心血管衰退,而是机体对于灌注和代谢需要降低的整体适应性反应。老年人心脏储备功能主要表现在其运动时的最大心输出量。在维持正常心输出量方面,青年人主要通过增加心率和心肌收缩力来调节,而老年人则主要依靠 Frank-Starling 机制来维持。20 岁的青年最快心率可达 200 次/分,而 60 岁者约为 160 次/分,老年人运动时血中儿茶酚胺浓度比年轻人高,其心率减慢的最大原因可能与老年人心脏自主神经系统 β 受体应答性降低有关(包括受体亲和力下降和信号转导的改变)。老年人最大心输出量减低 25%,对应激的反应时间延长,使应激下氧供应减少,80 岁老人较 20 岁年轻人有氧代谢能力减低 50%。主要依心脏舒张末期容量来提高每搏量,充盈压上升,左室功能降低,因而对液体负荷的耐受力差,易发生心力衰竭。心输出量减低易导致肾和脑血流减低,加上自身调节机制减弱,围术期易发生重要脏器缺血。

(四)血管结构与功能

随着年龄增加,主动脉和周围动脉管壁增厚,主动脉壁增厚以内膜增厚明显,40 岁为 0.25mm,70 岁后可超过 0.55mm,中膜也有轻度增厚,动脉硬化程度增加,顺应性下降,从而使血流的阻抗增加,收缩压增高、脉压加大,主动脉扩张性能减退和主动脉脉搏波传递速度增快(5 岁时的 4.1m/s 增至 65 岁时的 10.5m/s);另一方面表现在主动脉容积增大,管壁增厚、长度延长、屈曲和下垂及主动脉根部右移。80 岁老年人主动脉容积较年轻人增加 4 倍。主动脉压力感受器敏感性下降,对低血容量等应激刺激的反应降低。

静脉增龄性变化有管壁胶原纤维增生、弹性降低、管腔扩大、内膜增厚、静脉瓣萎缩或增厚,因而老年人容易发生静脉曲张。随着年龄增加,毛细血管内皮细胞减少、基底膜增厚、弹性降低、脆性增加,单位面积内有功能的毛细血管数目减少。血管壁变脆,容易损伤出血,动静脉穿刺操作时应轻柔准确,不然易出血或血管破裂。毛细血管也发生改变,单位面积功能性毛细血管数减少,毛细血管基底膜增厚,外膜原纤维胶原化,毛细血管管腔变小,致毛细血管代谢率下降。

肺动脉压和肺血管阻力也随增龄而升高,无左心室功能异常的老年人,肺动脉压也可能升高到 26/11mmHg,而青壮年则不超过 20/9mmHg。故对老年人监测到肺动脉压稍高时,不宜过高估计其临床严重性。

老年人整个心血管系统的顺应性降低,循环血容量改变常难以适应。输血补液时需要严格控制补液速度和数量,否则易引起充血性心衰。但是容量不足而补充不及时,也容易发生休克等不良后果。由于老年患者心血管代偿功能减退,麻醉药对循环功能的抑制明显,麻醉和手术期间易发生血流动力学波动,常有低血压或高血压。

四、呼吸系统

维持人体正常呼吸需要有完整的胸廓、胸廓活动所涉及的各关节功能正常以及膈肌功能的正常。脊椎和肋骨的发育到 20 岁左右停止,30 岁后开始老化,椎间盘变性、脱水、萎缩、变薄,随年龄加大,在体重压力下,胸腰椎逐渐压缩,弯曲变性,肋骨从前倾位变为水平位,使胸廓前后径增加,变为桶状胸,这些改变使60 岁的老年男性平静呼吸时的呼吸功耗比 20 岁的年轻人要增加 20%。

呼吸肌与其他横纹肌一样,20 岁发育成熟,随年龄增长逐渐发生退行性改变,肌纤维成分减少、肌肉萎缩、结缔组织和脂肪组织增生,导致肌肉收缩力下降,降低了收缩效率,膈肌张力、跨膈压、吸气阻力、最大吸气压及呼气压随年龄增加而明显下降,呼吸道的保护性反射减弱,影响老年人的有效咳嗽,排痰能力低下,任何增加呼吸肌负担或降低其能量供应的因素均可使老年人受到呼吸衰竭的威胁。

老年人上呼吸道的鼻喉黏膜因萎缩而变薄,分泌减少,加温和湿化气体的功能减弱,喉黏膜感觉减退,反应迟钝,喉咽反射和咳嗽反射减弱。老年人气管、支气管依靠软骨支撑,而软骨数量不随年龄而发生改变,故气管支气管形态能保持基本正常,但黏膜上皮萎缩、增生、鳞状上皮化生、纤毛倒伏、杯状细胞增多等改变可使支气管反应性增高,形成好发喘息的病理基础。

老年人肺组织不断发生退行性变化,肺组织弹性纤维中弹性硬蛋白数量减少和性质改变,使弹性回缩力减弱,形态学研究显示,50 岁以上时,呼吸性细支气管、肺泡管和肺泡周围的弹性纤维会发生扭曲和断裂,从而导致老年人肺泡管、肺泡囊、肺泡发生扩张。由于肺泡壁周围弹性组织退变和长期过度通气,肺泡壁变薄甚至断裂,肺泡互相融合,使肺泡数量降低,气体交换面积减少,30 岁时肺泡的总面积为 $70m^2$,而 70 岁时为 $60m^2$,下降速度为每年 $0.27m^2$。同时小气道由于支撑结构的减少而易于塌陷。

老年人的潮气量(TV)与肺总量(TLV)增龄变化不大或者略有减少。肺活量(VC)和补呼气量(ERV)、补吸气量(IRV)随增龄显著下降,70~80 岁老年人的 VC 只有年轻人的 40%~50%,残气量(RV)与功能残气量(FRV)随增龄明显增加,最大通气量(MVV)、用力肺活量(FEC)、第一秒用力呼气量(FEV_1)、峰流量(PEF)、最大呼气流量(FEF 75%、FEF 50%、FEF 25%)、用力呼气中段流量(FEF 25%~75%)、FEV_1/FVC 等流量指标都随增龄而明显下降,闭合气量(CV)则随年龄增加。老年人由于肺泡总表面积减少气体分布不均、肺血流减少、通气/血流比率失调、生理分流量增加等原因,换气功能也随着年龄增加而减退,表现为动脉血氧分压减低,$PaO_2 = [100-(0.4×年龄)]mmHg$。平卧时比坐位时可降低 10mmHg,胸腹部手术后动脉血氧分压减低的幅度随年龄而增大。故老年人手术后宜吸入较高浓度的氧,维持 24~72 小时。

人体具有极其复杂的呼吸调节能力,但老年人对缺氧和高碳酸血症的通气反应随年龄而下降,有资料表明,健康老人(64~73 岁)与健康年轻人相比,对低氧的通气反应减少 51%,对 CO 的通气反应减少 41%。在麻醉状态下,这种问题可得到进一步放大,故需充分重视。由于多种因素影响,术后易发呼吸道感染及呼吸功能不全。

五、消化系统和肝脏

老年人群身体衰弱,口腔门齿松动或脱落,影响消化功能。老年人咽喉反射和吞咽功能减退,同时胃排空时间延长,肠蠕动减弱,因此,麻醉诱导期及恢复期易发生呕吐、误吸。胃肠功能紊乱,胃肠道血流量降低,胃黏膜某种程度的萎缩,唾液及胃液分泌减少,胃酸偏低。同时自身活动减少,膳食纤维摄入不足,长期卧床等原因,常发生便秘,其发生率在老年人慢性消化系统疾病中排位第一,便秘时粪便在结肠内滞留时间过长,发酵腐败产生大量对人体有害的毒素,机体吸收后导致头晕、恶心、乏力、食欲缺乏等症状;长期便秘也是结肠癌的一个诱因,且便秘时屏气用力,易使高血压、心脏病患者突发意外。

肝脏是人体内最大的实质性腺体,是体内新陈代谢的中心。它在人的代谢、胆汁生成、解毒、凝血、免疫、热量产生及水与电解质的调节中发挥着非常重要的作用。肝脏具有肝动脉和肝静脉双重的血液供应,血流量极为丰富,约占心输出量的 1/4。老年人肝细胞数量减少,肝体积缩小,80 岁时可减小 40%～50%,血流也相应减少。老年人肝合成蛋白质的能力降低,血浆蛋白减少,清蛋白与球蛋白的比值降低。由此老年人肝功能的退行性改变对麻醉药物的代谢以及血浆药物游离含量均有一定的影响。

六、肾脏和水、电解质和酸碱平衡

老年人生理改变及慢性疾病的影响,使水电解质、酸碱平衡的调节受到限制,围术期易发生水电解质、酸碱平衡紊乱。老年男性平均体液总量约占体重的 52%,女性约占 42%,较青年人(约 60%)为少。细胞外液电解质浓度及 pH 值与青年人相似,但老年人酸碱平衡调节能力不如青年人。

老年人肾结构及功能均有明显改变:肾体积缩小,肾单位减少,肾小球基底膜增厚,小血管中层肥厚,内膜增厚,因此肾血流量及肾小球滤过率均下降。到 80 岁时较青年人肾脏总体积约减少 30%,肾血流量可降低 50%,肾小球滤过率(GFR)降低 50%。老年人肾小管功能也出现下降,其浓缩稀释、酸化尿液功能下降,使肾脏对氢离子的排出、氨的形成及对氢离子的调节方面都受到限制,对药物及其代谢产物的清除延缓。

老年人肾功能一般足以防止尿毒症,但其储备功能较难抵挡严重的水电解质失衡。遇有腹水,充血性心衰,水钠过负荷等引起肾血流改变时,很容易出现肾衰竭。低渗性脱水及低钠血症在老人中很常见,老年人肾排水功能较差,肾素-血管紧张素-醛固酮系统反应迟钝、肾单位减少、每肾单位溶质负荷加重可能均是造成其老人储钠功能下降的原因。但由于其 GFR 降低,对急性的钠负荷过重也不能适应,可造成高钠血症。老年人体钾总量虽减少,但血钾正常。低钾血症多见于体力衰弱及食欲减退者,与钾摄入减少有关,特别在手术后,常常要限制患者的饮食,而补钾又不足。应用排钾利尿剂是另一原因,目前使用利尿剂多同时补钾或用保钾利尿剂,因而引起低钾血症已不如过去常见。肾保钾能力亦较青年差,在呕吐、腹泻、利尿、服用肾上腺皮质激素或应激情况下较易出现低钾血症。与此相反,应用保钾利尿剂和补钾可引起高钾血症。当老年患者出现发热、手术后出现高分解代谢等容易导致高钾血症。

老年人肺、肾功能减退,缓冲系统反应削弱,容易出现酸碱失衡,肾血流量减少,肾小球滤过率下降,肾小管浓缩功能下降,其代谢废物的排泄需要更多的水分参与,体内的酸性代谢产物易堆积,因此老年人在缺氧时容易出现乳酸酸中毒。老年人对抗利尿激素(ADH)的反应较低,通过高渗盐水试验,青年人血中 ADH 增加 2.5 倍即可使血浆毫渗量从 290mOsm/kg 提高到 306mOsm/kg,而在老年人则需增加 40.5 倍的 ADH 始能获同样的效果。老人的视上神经核及室旁核(ADH 产生处)常肥大,正常情况下血中 ADH 的浓度高于青年人,ADH 水平约每年增高 0.03ng/L。在手术、创伤以及应激状态下易出现 ADH 异常分泌综合征,可影响水的排出,使老年人有发生水中毒的危险。

多数药物主要通过肾脏排泄,老年人肾血流量减少,肾小球滤过率下降,肾小管的分泌与吸收功能也同时减弱。因此,凡老年患者使用主要经肾排泄的常量药物时容易蓄积中毒。由于老年患者肾功能减退,围术期应注意肾保护,预防急性肾损伤。

七、血液系统

血液系统老化主要表现在各种血细胞及骨髓的变化。在衰老过程中血红蛋白仅轻度减少,红细胞平均容量、红细胞脆性及铁蛋白均增加;骨髓红细胞摄取铁减少;白细胞和血小板数量正常或稍低于青壮年;中年以后胸腺、脾脏、扁桃体重量下降,主要是由于淋巴细胞减少所致。此外,胸腺的萎缩和 T 淋巴细胞功能的改变,全身淋巴结中的淋巴细胞和淋巴滤泡也减少;T、B淋巴细胞发生功能变化,抗原刺激下免疫球蛋白产生明显减少,可能导致中老年免疫功能减退,易发生恶性肿瘤和各种感染。中年以后,血液中的血小板黏附性和积聚性增加,可能是中老年人易发生血栓和栓塞的原因之一。造血的红骨髓容量随着年龄的增长而减少,青壮年在应激情况下黄骨髓可转变成能造血的红骨髓,使机体迅速提高造血功能,而中年以后这种应激能力下降。血浆胆碱酯酶活性减弱,某些此酶代谢的药物作用时间延长。

八、内分泌与代谢

老年人由于胰岛素拮抗或胰岛素功能不全,均会出现糖耐量降低,45岁以后,静注25g葡萄糖需90～95分钟,代谢至基础水平,而年轻人仅需65分钟。空腹血糖正常者口服或静脉注射葡萄糖后2h的血糖值随年龄增加而升高,且老年人血糖上升时反应性胰岛素释放较慢。因此在围术期对老年人不应静脉输用大量含糖液体。

老年人肾上腺重量无改变,但纤维组织增多,皮质醇的分泌量与排泄量均下降约30%,肾素浓度及活性明显下降(30%～50%),导致血浆醛固酮浓度降低。低醛固酮状态减少钾的排除,同时由于肾小球滤过率下降,钾滤出量减少,使老年人容易出现高钾血症。

老年人尤其女性易发生甲状腺功能减退。老年人甲状腺的生理特点:甲状腺重15～20g,易发生纤维化、腺体萎缩;甲状腺激素(TH)水平较中青年低;多数研究表明血清三碘甲状腺原氨酸(T_3)水平随年龄增加而下降,但大多数在正常范围内血清甲状腺素(T_4)浓度无增龄变化;血清促甲状腺激素(TSH)改变尚存争议;老年人的血脂随着TH水平的升高呈下降趋势,但仍高于相同甲状腺功能水平的年轻人。

老年人血钙水平减低,常促使甲状旁腺激素分泌增多,骨吸收大于骨形成,其甲状旁腺激素升高20%～40%,骨质疏松发生率高。

基础代谢和体温调节:30岁以后基础代谢率约每年降低1%。体热的产生也与之平行下降,老年人体温调节能力降低,血管收缩反应减弱,体热容易丧失过多。麻醉期间要采取保温措施,适当提高室温。输血补液时以及冲洗体腔的生理盐水应加温使用,加强手术期间体温监测。

九、肌肉及骨关节

(一)骨骼肌变化特点

人到中年以后,随着年龄的增长,骨质增生的发生率及程度也逐渐升高。中年后期,四肢的长骨骨端及椎体等处常见骨质疏松,特别是更年期妇女。进入老年期,骨质疏松与增生,以及关节软骨的退行性变,关节囊及韧带的硬化,使得关节活动幅度下降,甚至关节畸形。进入老年期后骨骼成分与青年时期比,也有很大的不同。骨有机成分减少而无机成分增大,韧性降低,脆性增加,与骨质疏松一起,易导致老年人骨折。骨骼变化的同时,肌肉也出现退行性变。肌细胞萎缩,肌力下降,肌肉重量下降;随着年龄增加,肌细胞内水分减少,细胞间水分增加,细胞萎缩,肌肉失去弹性,功能减弱。由于肌组织间纤维组织增生,肌肉呈假性肥大,但功能低落。同时肌腱韧带也出现萎缩且僵硬,使肌肉功能进一步减退。

(二)骨关节

骨的生成与吸收中年后出现负平衡,呈骨质疏松改变,表现为骨皮质变薄,骨小梁减少变细,Ca^{2+}沉着减少。股骨的骨质疏松主要在股骨颈部,大粗隆及粗隆间部。脊椎部分骨质疏松也较明显。随着年龄增加,关节的胶原结构改变,软骨素含量减少,致弹性降低。组织变性,软骨变薄、缺损。关节囊结缔组织增生、韧带退行变及纤维化。导致关节运动及活动范围缩小。

十、免疫功能

老年期免疫系统的功能逐渐降低。与 T 淋巴细胞产生有关的胸腺萎缩,引起免疫功能减退,表现为老年人体质变弱,易发生感染性疾病特别是呼吸道感染如感冒、支气管炎等。这说明机体针对外来抗原产生抗体的能力减弱。而另一方面,机体对自身抗原产生抗体的能力亢进,血清中自身抗体增加,故中老年人易发生自身免疫性疾病如类风湿、红斑狼疮等。免疫监视机构的识别与清除能力下降,从而使老年人疾病发病率增高。

(一)细胞免疫

T 细胞功能一般首先老化,T 细胞绝对数及相对数均轻度减少或不变。T 细胞功能降低。根据动物实验,老年动物的造血干细胞受电离辐射后恢复较差,说明 DNA 修复酶活性减低。根据以上的变化,提示老年期细胞免疫功能降低。

(二)体液免疫

老年期血清中免疫球蛋白总量无变化,但其各型分布异常,即 IgA、IgG 含量增加,IgM 减少。血清中天然抗体减少。而老年人的自身抗体和单株细胞系免疫球蛋白增加。自身抗核酸、平滑肌、线粒体、淋巴细胞、胃壁细胞和抗甲状腺球蛋白抗体,在老年人的组织中检出率均增加,提示白细胞内免疫功能调节发生紊乱。突出的表现为特异性抗体反应发生障碍,产生抗体的细胞总数及所产生抗体的总量并未见显著改变。此外,老年人对一般皮肤试验的抗原及迟缓皮肤过敏试验的反应均差。

十一、皮肤与毛发

老年人皮肤干燥且皱纹多,这是由于皮脂腺分泌减少、皮肤失水、皮下脂肪及弹力组织减少所致。40岁后,皮肤出现老年斑、白斑等。且随年龄增加而加重。皮肤血管对外界温度改变的舒张及收缩的适应能力减弱。毛发变细且脆,逐渐由于色素脱失变灰或白。一般粗发易变白,而细发易脱失。

十二、药代学和药效学改变

老年人常并存多种慢性疾病,用药时间较长,用药种类较多,由于老年人肝、肾功能衰退,对药物代谢、清除能力差,易发生药物不良反应。

老年人肠黏膜随增龄逐渐萎缩,上皮细胞减少,肠道吸收面积减小,但由于肠黏膜面积巨大,所以老年人服药后吸收速度可能减慢但吸收的量基本不变。老年人肠蠕动减慢,药物在肠道内的停留时间延长,使某些药物的吸收延迟。抗组胺类药、三环抗抑郁药、抗毒蕈碱类、类鸦片活性肽等药物抑制胃肠蠕动,故本类药物的吸收较缓慢,同时也会延迟其他与之同服药物的吸收。由于老年人组织血流灌注减少,经皮肤、黏膜给药或经皮下及肌内注射给药,药物吸收将减少。因此,在救治老年危重症患者时,亦应首选静脉给药。

健康老年人其血浆白蛋白水平随增龄而降低。处于患病(尤其是各种感染性疾病、恶性肿瘤等)状态的老年人更易发生低蛋白血症,而且老年人常因并存多种疾病,用药种类多,多种药物之间竞争与白蛋白结合,这些因素都会导致老年人药物的蛋白结合率降低,而使游离药物浓度增高,进而产生毒副作用,这些因素对血浆蛋白结合率高的药物的影响会更大。性别、营养状态可能也是影响药物血浆蛋白结合率的生理因素。

药物的分布和排泄随增龄而显著改变,老年人药物的排泄半衰期明显延长。老年人蛋白结合减少,脂肪的百分比增大,分布容积增大,使药物半衰期延长和苏醒时间延长。老年人肝肾功能往往减退,从而削弱对药物的代谢和排泄能力,使半衰期延长。因此老年人用药时要充分评估其机体状况,尤其是肝、肾功能,合理选择药物,避免不利的相互作用,酌情减少剂量调整用药间隔,密切随访观察,必要时进行药物浓度监测从而避免或减少不良反应的发生。老年人脑内激素和药物的受体数量减少,亲和力减弱;递质合成速率减慢,神经组织中合成递质所需的酶随增龄而减少,脑内递质浓度降低。一般认为老年人对麻醉药、镇痛药和镇静催眠药的需要量减少,各种吸入麻醉药的MAC随增龄而降低。

临床上,老年人对各种麻醉药物的耐受性和需要量均降低,随年龄增长,相对的ED50进行性下降。麻醉药需要量改变的速率是与大脑皮层神经元的丢失速率和皮质神经元密度降低速率相平行的,也与脑代谢率绝对值下降、脑血流绝对值下降和与年龄有关的神经递质活性降低、有关受体的减少相平行。根据以上特点,老年人药物清除减慢,药物作用时间延长,对药物的敏感性增加,容易出现不良反应,因此对老年人用药应酌减剂量,加强监护,制订个体化用药方案,必要时采用滴定的方法。

（王　峰）

第二节　老年药理学

一、老年人药理学特点

1.老年人的中枢神经系统对麻醉药表现敏感,有可能发生严重的药物不良反应。其原因很复杂,包括与老龄相关的生理和病理变化,以及环境和遗传等因素。老年人的生理变化未必随年龄增长而平行衰退,即各系统的生理变化并不一定按同样的速度发展。因此,老年人在用药剂量方面存在高度个体差异性,对老年人必须强调减少用药剂量和分次给药。

2.老年人对麻醉药物的摄取和起效时间与青年人有差异,但无实际临床意义。而药物效应增加及半衰期延长则与麻醉密切相关。

(1)药物效应增加

1)老年人中枢神经和外周受体减少,各靶器官受体部位药物浓度相应增高,使药效增强。

2)由于老年人血浆白蛋白质和量的变化,使血浆内游离型药物增多,迅速分布到靶器官而使药效增强,麻醉药的呼吸循环抑制作用亦比青年人强,吸入麻醉药的MAC也随增龄而逐渐降低。

(2)消除半衰期($t_{1/2}\beta$)延长消除半衰期由该药在体内的稳态分布容积(Vd)和血浆清除率(Cl)来计算。Vd增加和减少,均使$t_{1/2}\beta$延长。Vd与脂肪组织有关,Cl与肝肾功能相关。65岁以后脂肪组织在体内的比重由年轻时20%增至40%。脂溶性麻醉药蓄积增多。老年人血浆清除率减慢导致药物的消除半衰期延长。因此建议老年人药物用量比年轻人减少1/3～1/2。对肝肾功能很差的老年人应尽量选择不经过肝肾代谢的药物。如阿曲库铵及顺阿曲库铵,其经Hoffman消除。

二、麻醉药物用于老年人的特点

(一)苯二氮卓类药物

1.小剂量苯二氮卓类药物即有抗焦虑、镇静和遗忘作用。用于麻醉诱导及维持时常用其较大剂量静脉注射和泵入,该类药物更易抑制老年人的中枢神经系统,与年龄增长影响药物分布、清除率和消除有关。其中,清除率是药代动力学指数中最容易受老龄化影响的因素。

2.临床麻醉最常用于镇静和诱导的苯二氮卓类药物为地西泮和咪达唑仑。两种药物都在肝脏代谢,用于老年人的清除率都下降。其中咪达唑仑用于健康老年人的清除率下降程度较小,且其代谢与性别有关,在老年男性才有代谢下降。在同类药物中咪达唑仑的血浆水平下降最迅速,消除半衰期最短,高龄者为5～6小时,比青年人(2.1小时)延长,总清除率也低,当肝灌注下降时清除率更下降。咪达唑仑用于肝病患者,在精神运动方面的恢复要慢于地西泮。高龄患者的血浆白蛋白低,而咪达唑仑蛋白结合率高达96%～98%,作用相对增强,因此用于高龄患者其剂量应减少。

3.对老年人实际上只需使用小剂量地西泮或咪达唑仑,即可获得抗焦虑或催眠作用。老年人的敏感度改变也许可用受体占位和细胞功能改变来解释。亲和力高的药物从中枢神经系统中消除缓慢,因此,临床作用增强且延长,所需治疗剂量减少。

(二)氯胺酮

1.临床上对老年危重患者仍常用氯胺酮静脉麻醉,其对心血管系统的抑制作用轻,但对老年冠心患者氯胺酮可诱发心肌缺血改变。老年患者应用氯胺酮后,心率增快和血压升高都将增加心肌氧耗。慢性高血压患者对氯胺酮的心脏兴奋反应增强。低血容量老年患者应用氯胺酮后,对缺血性心脏可产生直接的负性肌力作用,因而容易出现低血压危象。因此,对老年危重患者应用氯胺酮的诱导剂量需要格外谨慎,宜减量分次用药,并加强监测。

2.老年人氯胺酮药代动力学资料显示,静脉用药起效快,不良反应的发生都在用药15分钟以内。氯胺酮代谢与肝微粒体酶有关,肝摄取率高,而老年人肝血流减少,清除率减慢。老年患者氯胺酮静脉麻醉术后可能发生谵妄,尤其与抗胆碱能药并用时容易发生。

(三)依托咪酯

1.依托咪酯用于老年患者的麻醉诱导,其主要优点在于血流动力学稳定,但对合并心功能受损的老年患者,也可引起明显的负性肌力作用,有创监测发现收缩压降低,舒张压、平均动脉压、心率和心指数均有下降,心肌血供和氧耗也有减少。依托咪酯诱导剂量使冠脉灌注压和心输出量降低,可因心肌氧需减少而仍能保证足够的灌注。由于依托咪酯对老年人心脏可能产生负性肌力作用,因此用于严重冠心病和脑血管硬化老年患者应极谨慎,诱导剂量应减少。

2.依托咪酯可保存交感神经自主反射,可解释其稳定血流动力学的特点。但对危重患者应用依托咪酯存在相当的顾虑,主要在于其直接抑制肾上腺皮质功能,减少皮质激素产生,如果对危重患者为求其镇静作用而持续用药时,死亡率将明显增高。

(四)丙泊酚

1.丙泊酚麻醉诱导和维持的患者,年龄>65岁者可能出现苏醒延迟。老年患者因肝功能和肝血流下降,对丙泊酚的药代动力学也随年龄而改变。老年人分布容积较小,静脉注射丙泊酚后血浆浓度很快升高,而总清除率较低。

2.丙泊酚的药效学也随年龄而改变,老年患者所需的诱导剂量小,大于 1.75mg/kg 即可诱发明显的低血压和呼吸暂停。老年患者单次用药诱导后的收缩压下降,其原因包括血管平滑肌舒张和心肌负性肌力作用;另一个重要原因为交感神经抑制,压力感受器调节机制也受损。

3.丙泊酚用于合并呼吸系统疾患的老年患者,可产生扩张支气管、提高肺顺应性和降低吸气峰压的作用。但因丙泊酚具有明显抑制缺氧通气反射的作用,因此,对老年患者在局麻和区域麻醉中辅用丙泊酚作为镇静剂时,极有可能出现呼吸中枢抑制。

(五)阿片类药

阿片类药可减少气管插管及手术刺激引起咳呛和血流动力学骤变反应、减少全麻药用量和降低吸入麻醉药MAC。同时也为术后镇痛提供一定的基础。阿片类药对心肌收缩性仅产生轻微抑制。

1.吗啡　老年人的吗啡血浆清除率下降50%。因在外周室镇痛性受体周围的吗啡浓度高,药效增强,易引起老年人通气量减少而导致缺氧的危险。

2.哌替啶　老年人蛋白结合率下降,使其分布容积增大,同时肝脏代谢率降低,因此,老年人静脉注射哌替啶后清除率下降45%,$t_{1/2}\beta$由年轻人的4小时延长至7.5小时。老年患者术中用哌替啶镇痛,术后可能出现谵妄,这与其初级代谢产物去甲哌替啶在肾功能不全时产生蓄积有关。

3.芬太尼　随年龄增长,诱导EEG慢波所需的剂量明显减少。老年人对芬太尼的血浆清除率下降75%,$t_{1/2}\beta$由年轻人的4.5小时延长至15小时。芬太尼引起呼吸抑制与血浆浓度直接相关,如果施行过度通气,芬太尼所致的呼吸抑制可持续5小时。芬太尼的另一副作用是记忆力受损,行为能力减弱。因此,老年患者在芬太尼平衡麻醉后,其精神状态改变的发生率很高。

4.舒芬太尼　其血浆蛋白结合率很高为92.5%,因蛋白结合率的改变可影响其起效时间。舒芬太尼主要通过肝脏代谢,肝脏摄取率为71%。1994年Helmers等比较外科手术中应用舒芬太尼,老年人组(65~87岁)和成年人组(17~43岁)其消除半衰期、清除率或分布容积无显著性差异。

5.阿芬太尼　为高糖蛋白结合药物,因pKa值6.5,可弥散的部分较多,因此其剂量的个体差异较大。用于老年患者最肯定的药代动力学区别是其清除率随年龄增长而下降,终末消除半衰期延长。在药效学方面欲达到EEG慢波所需的剂量从20岁至89岁时将减少50%。老年人应用阿芬太尼容易出现肌肉僵直、心动过缓、低血压和术后通气功能抑制等副作用。

6.瑞芬太尼　有独特的酯结构,消除半衰期短(9.5分钟),中央室和外周室平衡迅速,故起效快,作用维持短。与其他阿片类药的药代动力学比较,更稳定更适宜于静脉输注给药,无蓄积作用,用于老年患者门诊手术有其独特的优点。由于其被非特异组织酯酶迅速代谢,故作用时间及消除率与年龄、性别和肝肾功能无关。药代动力学资料显示其清除率不随年龄而改变。有研究报道用于70岁以上患者,有可能导致严重低血压。

总之,对老年患者应用麻醉药,首先要充分了解老年生理变化以及药代动力学特点,对安全用药有指导性意义。临床上必须谨慎选择相适应的麻醉药及其合理的用药剂量,讲究用药方法(包括单次、分次、持续输注以及注药速度等),加强全面监测。这些都将有助于提高老年患者应用麻醉药的安全性。

(张丙建)

第三节　老年患者麻醉前准备和并存症处理

老年患者由于生理功能减退,可能合并多种疾病,这些并存症多发生于心、脑、肺、肾等重要脏器,尤其是并存的心血管疾病,可使患者对麻醉和手术的耐受能力大为降低,导致围术期并发症率和病死率增加。

引起老年患者死亡的常见原因有:心力衰竭、心搏骤停、脑血管意外等,麻醉选择或处理不当会增加风险。因此,老年患者麻醉前的准备与评估显得非常重要。但大多数的证据显示常规检查是不一定需要,检查应根据患者的病史、手术的性质、和现有的症状等个体化临床状况重点进行。

一、麻醉前评估

(一)麻醉前访视

老年患者通常有听觉和视觉障碍。术前访视时需减慢语速,尽可能不使用专业术语与老年患者沟通。麻醉前访视包括患者的全身状况及心、肺、肝、肾等重要器官的功能,以及中枢神经系统和内分泌系统的改变。同时实验室检查,病史和体格检查也非常重要。对患者全身状况评估,及早对异常状态进行治疗。老年患者的常见疾病可对麻醉有显著影响,与年龄相比,麻醉相关的风险与并存病症更为重要,因此术前需要评估患者全身情况。糖尿病和心血管疾病在老年患者中很常见,肺部并发症是患者术后死亡的主要原因,术前必须了解和改善患者的肺功能。注意老年患者通常合并的抑郁、营养不良、长期卧床以及脱水等。确定老年患者的认知障碍状态,因为认知障碍可能导致预后不良和围术期死亡率增加。

(二)手术类型

应该根据外科手术损伤程度的大小,对老年患者进行适当的术前评估。不同手术的部位、手术时间和失血量的麻醉手术风险不同,颅脑、心胸和腹部大手术以及失血量较多的手术麻醉和手术风险较大。

(三)用药情况

与其他年龄段患者相比,老年患者通常服用多种药物。年龄超过 65 岁的患者,90% 至少服用一种药物,40% 服用五种或五种以上药物,12%～19% 使用十种或更多的药物。因此必须考虑各种药物的不良反应。了解患者的处方药用药史,以及目前的用药情况,包括中草药、保健品和滋补药。了解药物的相关作用以及药物的相互影响。尤其是长期使用药物的围术期调整至关重要,如 β-受体阻滞剂等。如术前长期服用他汀类药物的老年患者,术后间断他汀类药物治疗是严重的隐患(尚无静脉注射剂型),特别是血管手术患者。血管外科手术的患者围术期应用抑制素能够改善患者术后心血管不良事件的发生率,减少血清脂质和炎症因子的水平。此外,心脏手术患者术前应用抑制素还能减少急性肾衰的发生率。然而也有研究认为术前应用抑制素会增加老年患者谵妄的发生。美国心脏病学会(ACC)建议围术期不停用 β-受体阻滞剂。认为非心脏手术术前使用 β-受体阻滞剂能降低术后心肌梗死发病率。

二、风险评估

手术危险性与年龄(>65 岁)、患者全身情况(ASA 分级)、手术类型(急症与大手术)及是否有并存症有关。

(一)年龄

高龄对手术预后、风险评估、并发症均有影响。早期研究认为,高龄增加了更多的危险,麻醉并发症和围术期死亡率均随年龄增长而增高,老年患者围术期并发症发生率和病死率高于青壮年。不同类型的手术,90 岁以上患者的围术期死亡率为 0%～20%。例如,髋部手术后,90 岁以上患者的围术期死亡率较高。但年龄并非影响患者围术期死亡率的唯一因素。对 75 岁以上患者进行的研究表明,尽管最初死亡率较高,但该人群的整体存活率接近年龄相当的普通人群。将 90 岁以上患者的病死率和病残率与年龄、性别、生理年龄等同的普通人群相比,观察 5 年生存率并与预期生存率相比发现,患者的 1 年生存率会降低,2 年后升高。百岁以上年龄的老年患者中,48h,30d和1年死亡率分别为0%,16.0%和35.5%。接受手术和麻醉的百岁老人同年龄、性别、生理年龄相当的普通人群相比,其生存率和未经历手术的百岁老人的预期生存期相当。当然,这需要考虑生理年龄,而非单纯时间年龄。老年患者风险增大的原因,主要是年龄相关性疾病,其次才是增龄引起的多器官功能减退。

(二)ASA分级

是对并发症和身体条件的总的术前评估,ASA评估的最初目的是围绕患者的身体状况,不主张使用手术风险。Ⅰ级:正常健康患者;Ⅱ级:轻微系统疾病;Ⅲ级:严重系统疾病,功能在代偿范围内;Ⅳ级:严重系统疾病,功能失代偿,面临生命危险;Ⅴ濒临死亡,无论手术与否难以维持24小时。实际上是准确可靠预测围术期死亡率的方法之一。有研究证实术后并发症的最高比值比(OR)与ASA分级增加有关。ASA Ⅳ级预示的发生围术期并发症的OR是4.26,ASA Ⅲ级的OR是2.24,ASA Ⅱ级的OR是1.5。一项把10项患者特点作为死亡率预测因素的研究得出ASA分级是最强的预测因子。

(三)急诊或择期手术

对于非心脏手术的患者,急诊手术是术后并发症的独立预测因素。术前生理状态较差或术前准备不充分对预后都有很大影响。急诊手术带来许多特殊问题,如随衰老出现机体组成和代谢需求的变化、疾病的非典型症状、呼吸循环系统改变和水电解质紊乱等。急诊手术的风险比择期手术大,因为急诊患者往往病情较重,而且缺乏足够的时间对病情进行充分的评估和治疗准备。

(四)外科手术类型

一般而言,手术死亡率随年龄增加而增加,但不同手术类型的结果变化较大。因此,Goldman/Detsky/Lee心脏危险指数,死亡率和并发症发生率的生理学和手术严重性评分(POSSUM)和ACC/AHA指南等一些风险评价把手术因素作为一个重要的决定因素。高危手术包括主动脉及大血管手术、外周血管手术及大量液体转移和血液丢失造成的手术过程延长;中危手术包括胸腹部手术、整形手术、前列腺手术、头颈部手术及颈动脉手术;低危手术包括内镜、白内障及乳腺手术。有研究表明,腹部动脉瘤修补术、胸部手术及上腹部手术,这些高风险大手术与老年患者肺部并发症的发生率密切相关。很多老年患者疾病需要接受手术治疗,随着技术进步和设备的发展,许多手术的死亡率和并发症发病率已明显下降。

三、麻醉前用药

老年患者对麻醉药物的耐受性降低,药物作用时间延长,麻醉前用药剂量约比青年人减少1/3～1/2。对于紧张的患者,术前晚可给予镇静催眠药。麻醉性镇痛药容易产生呼吸、循环抑制,导致呼吸频率减慢、潮气量不足和低血压,只有当患者术前存在明显疼痛时才考虑使用阿片类药物。老年人对镇静催眠药的反应性也明显增高,易致意识丧失而出现呼吸抑制,应减量和慎重使用。一般宜用咪达唑仑3～5mg肌注,少用巴比妥类药。也有主张麻醉前只进行心理安慰,不应用镇静催眠药。阿托品有利于麻醉的实施和调整心率。如患者心率增快、有明显心肌缺血时应避免使用,可用东莨菪碱代之。然而东莨菪碱常出现的兴奋、谵妄,对老年人一般属于禁忌,应酌情慎用。老年患者通常唾液腺萎缩多不需要使用抗胆碱能药物。麻醉前使用东莨菪碱、阿托品等抗胆碱能药物,易使老年患者感到口干不适,以及眼压升高等。因此,除非有明确指征,应尽量避免使用。H_2受体拮抗剂可以减少误吸的风险,常用的H_2受体拮抗剂有西咪替丁、雷尼替丁、法莫替丁和尼扎替丁等,但应注意在具体使用中要掌握适应证,严格用药剂量及防范不良反应,还应重视避免种种不恰当的联用,以使用药更加安全、有效。

四、老年患者并存症的处理

麻醉前需要全面评估患者的身体状况,包括将施行手术治疗的疾病和其他并存疾病,了解各系统的功能状态,使患者的身体状况在麻醉前能调整达到最佳状态,以预防围术期并发症和减少手术麻醉的风险。对老年患者而言,可用普通日常活动的代谢当量(MET)衡量评估日常功能。1MET 相当于体重 70kg 的40 岁男性静息状态的氧耗量。静息时无不适是 1MET;自行穿衣,进食和上厕所为 2MET;在室外或室内散步为 3MET;以每小时 4000m 左右的速度走 200～500m 平路,或能做轻便家务如擦灰尘和洗碗碟为4MET;能上一二层楼梯或蹬小山坡约为 5MET;以每小时 6.4 千米的速度走路约为 6MET;能短程小跑为7MET;从事较重如拖地板或搬家具为 8MET;参加保龄球、跳舞等中度体育活动已达 9～10MET;参加剧烈体育活动如游泳、打网球、踢足球、打棒球则超过 10MET。临床上可以通过询问患者的日常活动能力来估计其心脏功能状态。通常分为优良(7MET 以上)、中等(4～7MET)、差(4MET 以下)。

(一)冠心病

冠心病是老年患者中常见的并存症。应确认患者既往的心肌缺血、心绞痛或心肌梗死发作史;以及冠脉介入手术如溶栓、血管成形、支架或冠状动脉旁路移植术史;过敏史和目前的服药。还应当包括运动试验结果、24h 动态心电图检查和冠状动脉造影等。麻醉医师应该关注围术期心肌缺血的防治和对预后的影响。术中心肌缺血与心率过快关系最大,其次与血压波动,冠状血管痉挛有关。术后院内心肌梗死常与术后血流动力学紊乱、疼痛等其他应激反应,及其激活的凝血机制改变有关。围术期心肌缺血者其术后的心肌梗死、肺水肿,以及死亡率均增加。冠心病患者,确保充足心肌氧供的关键就是保持适当的心率、收缩压、血红蛋白含量和氧饱和度。

冠心患者还应全面了解患者术前用药情况并考虑其对麻醉手术的影响。如:麻醉前用 β 受体阻滞剂、硝酸盐、钙通道阻滞剂、阿司匹林、他汀类药物治疗以及运动和饮食疗法等情况。β 受体阻滞剂通过减慢心率、控制动脉收缩压及心肌收缩力来降低心肌耗氧量,并通过延长心室舒张期时间,增加心内膜下及梗死心肌组织的灌注来增加氧供而起作用。钙剂常能有效地加强心肌收缩力。硝酸盐主要使全身静脉扩张,减小左心室舒张末期容量和心肌需氧量,静脉滴注使冠状血管扩张,抑制冠状血管痉挛,改善依靠侧支循环灌注的心肌血液供给。钙通道阻滞剂减慢心率、降低心肌收缩力和传导速率,以及周围血管和冠状血管的张力。钙通道阻滞剂与 β 受体阻滞剂同时使用时,若再使用吸入麻醉药,可出现叠加的心肌抑制作用。术前服用洋地黄者应详细了解用药情况和血清钾情况,尤其是长时期应用利尿药患者。洋地黄用药期间低钾血症易发多源室性期前收缩和室上速等异常心律,影响心脏功能。最近美国心脏病学院杂志(ACC)刊登文章,研究者纳入 122000 例患者,多数为男性,平均年龄 72 岁。接受地高辛治疗 3 年较相同年龄组死亡风险增加超过 20%。结论为地高辛增加房颤患者死亡风险。

对于有冠脉支架的患者,必须了解支架的放置时间、类型以及位置。近期放置支架的患者,会增加围术期出血和再狭窄的风险。抗凝和抗血小板治疗增加出血危险。4 周内行支架植入的患者禁行择期手术。不建议手术前预防性的放置支架,因为这并不能改善心脏患者非心脏手术的预后。对于放置药物支架不足一年的患者,不推荐进行择期手术,因为围术期停用抗血小板药物会增加血栓的风险。氯吡格雷、噻氯匹定等抗血小板药物常规术前 7 天停用,考虑到不同人群对氯吡格雷反应性不同,如有可能应监测血小板功能以决定何时停药。ACC/AHA 指南中强调了围术期不需要停用阿司匹林。

术前过度紧张可通过交感系统兴奋而增加心肌耗氧量。因此,冠心病患者术前用药很有必要。对心功能正常者可应用吗啡 5～10mg、东莨菪碱 0.3mg 以提供良好的镇静遗忘作用,紧张者可加用苯二茚氮类药。心功能欠佳患者术前药宜减量慎用。通过与患者融洽的术前交流,亦可减轻其焦虑。理想的麻醉前用药应使入手术室呈嗜睡状态,无焦虑、紧张、表情淡漠、对周围漠不关心;心率<70次/分,血压较在病房时低5%～10%,无胸痛、胸闷等心血管症状。必要时给予吸氧,投以适量的β受体阻滞剂、钙通道阻断药或硝酸甘油口服。长期服用的药物应当坚持服用至术晨,避免因撤药引起心动过速、异常高血压及冠状动脉痉挛,但应注意这些药物与全麻药协同作用所引起的严重低血压。全麻诱导要尽量避免冠脉灌注压降低和心肌耗氧量增大。气管插管时维持适度的麻醉深度,同时保持血压平稳。也可以根据诱导中的具体情况,辅以局麻药或血管活性药物。麻醉期间进行连续心功能监测。

(二)心律失常

缓慢性心律失常特别是合并有眩晕、晕厥史的患者,需要安装起搏器。一般心动过缓患者,如心率<50次/分,术前可先考虑作阿托品试验,采用阿托品0.02～0.04mg/kg,在1分钟内静注完毕,记录Ⅱ导联心电图5分钟内最快、2、3、4、5、10、15、20分钟的窦性心率。阳性标准为用药后窦性心率小于或等于90次/分,可辅助诊断窦房结功能低下或病态窦房结综合征。伴有前列腺肥大和青光眼的老年患者禁忌阿托品试验。

术前体检若室性期前收缩多于5次/分,则应考虑与围术期心脏并发症相关,需要关注其潜在的心脏器质性疾病可能,并进行抗心律失常治疗。预激综合征患者应当尽量避免使用交感物质和其他血管活性物质释放,避免心动过速的发生。对于频繁发作的预激综合征,如果不能以药物有效控制时,应先行预激综合征射频消融治疗。

房颤作为老年患者中常见的持续性心律失常,发病率随年龄的增长而升高。对有阵发性房颤伴快速心室率的患者,控制心室率异常重要,同时还需防止左房血栓脱落,改善预后提高生存率。

(三)高血压

术前询问病史时,应该了解患者高血压的严重程度和持续时间、目前用药及是否有并发症。高血压患者总血容量减少,脱水或失血时容易发生低血压。而且肾功能不全、充血性心衰、脑血管意外的发生率增高。高血压伴冠心病的患者在血压波动时容易发生心内膜下心肌缺血。手术麻醉前需要评估平时的血压波动和药物控制程度。虽然血压恢复正常时再行择期手术较好,但是由于患者的脑血流自主调节功能已经发生改变,保持心、脑灌注相对稳定所需的平均动脉压要比正常生理值高出20～30mmHg,血压过度降低会影响这些重要器官的灌注。所以应针对不同个体做出是否延迟手术的决定,如术前血压升高的严重程度、合并心肌缺血、心室功能不全和脑血管或肾脏并发症的可能性,以及外科手术性质等。抗高血压药物应持续应用至术晨,但必须注意常用降压药物对麻醉期血流动力学的影响,利尿药不仅可进一步减少高血压患者的血容量,还可引起低钾血症、中枢作用降压药可减少麻醉药的用量、解交感药可减弱循环系统对失血和麻醉抑制的代偿能力,以及应用β受体阻滞剂可消除低血容量、麻醉过浅和高碳酸血症时的心率加速反应。平时血压越高,麻醉中血管扩张或心肌抑制时越容易引起低血压,且其程度越严重;在浅麻醉下气管插管或受其他刺激时也容易血压升高。总之,高血压患者围术期的血压容易波动。当术前舒张压高达100～110mmHg时应暂停手术,并及时控制血压。

(四)心脏起搏器

有许多老年患者体内携带起搏器或植入型心律转复除颤器(ICD)。与一般心脏起搏器不同,ICD主要是针对室性快速心律失常,而不是严重的心动过缓或心脏停搏。其释放出的能量比心脏起搏脉冲高出百万倍。目前的ICD系统不仅识别和治疗快速的心律失常,也具有支持性抗心动过缓起搏功能。对于这些患者,术前需仔细评估其心率调控装置,是起搏器还是ICD,具体型号、安装原因、该装置目前状态及其他相关信息。

术前充分准备,提高患者的安全性。在和心内科医师仔细沟通后,还需判断手术过程中是否存在电磁干扰,以及是否需要重新设置心率调控装置,停止某些特殊程序,或将装置转换至非同步模式等,术中最好是保持麻醉平稳,使得心脏调控装置不需要启动。

(五)慢性阻塞性肺病

慢性阻塞性肺病(COPD)患者最易发生围术期肺部并发症。通常以肺功能测定中的呼气流速来判断COPD的严重程度。例如成人第 1 秒用力呼气容量(FEV$_1$)<2L,或第 1 秒用力呼气容量占肺活量之比(FEV$_1$/FVC)小于 65% 为中度危险;若 FEVl 小于 1L,FEV$_1$/FVC<45%,最大通气量(MVV)小于预计值的 50%,动脉血 CO_2 分压>45mmHg,则表示存在严重 COPD,手术麻醉风险极大。

COPD的治疗包括应用 β-肾上腺素能药物、副交感神经阻断药、全身应用或吸入糖皮质激素和白三烯拮抗剂等。上述药物可能与麻醉药物发生相互作用,如果使用不当既不能发挥最大疗效,还会出现不良反应。所以,术前评估应了解患者的用药方案及疗效。长期应用激素治疗者,术前要减低用量;长期服用茶碱和吸入支气管扩张药物的患者应一直服用至术晨。术前积极治疗呼吸道感染与戒烟可减少呼吸系统并发症的发生。C 反应蛋白和白细胞升高及咳痰的患者应延期手术。麻醉前发现 COPD,应用支气管扩张剂喷雾治疗,以及麻醉前数小时和术后 48h 内使用适量的肾上腺皮质激素,可减少围术期支气管痉挛或哮喘的发作。这类患者在静息时通常感觉尚好,故必须检查运动时的情况或进行肺功能测定,以了解支气管痉挛的真实程度。尽管 COPD 患者术前治疗效果并不佳,但应进行干预,以纠正低氧血症、缓解支气管痉挛、排出分泌物和控制感染,以减少术后并发症的发生。焦虑可引起呼吸频率的增加,导致肺的过度通气,所以术前用药应包括小剂量的抗焦虑药物。术后注意监测动脉血气、吸氧,应用支气管扩张剂和皮质激素治疗,帮助排痰,避免液体过负荷等。

(六)限制性肺病

患者的呼气速率保持较好,故能有效地咳嗽排痰,对麻醉与手术的耐受力较好。术前呼吸功能的临床评估、肺功能测定和动脉血气分析三方面能了解患者术前的呼吸情况。神经肌肉疾病和胸壁疾病影响呼吸和咳嗽能力则增加麻醉风险。一般来说,肺活量在预计值的 50%～75% 之间、最大吸气压在 15～30cmH$_2$O 之间、MVV 在预计值的 50%～75% 之间,其术后呼吸系统并发症的危险为轻、中度;如果肺活量低于预计值的 50%,最大吸气压低于 15cmH$_2$O、MVV 低于预计值的 45%、PaCO$_2$ 超过 45mmHg,则发生术后肺不张,呼吸功能不全和脱机困难等问题的几率很高。

对限制性肺病患者,麻醉前准备的关键:首先是改善肺功能,增加呼吸储备能力,包括术前戒烟至少 4 周,行抗炎排痰治疗,进行深慢呼吸的协调训练等;其次,针对原发病,如重症肌无力的特殊术前准备以及困难气道的处理。

(七)脑血管病

老年患者常有不同程度的脑血管病,从渐进性的颈动脉疾病到短暂脑缺血发作,再到明显的卒中和多发性脑梗死性痴呆。必须认识到患有脑血管病的患者常同时合并高血压、糖尿病。因此,这类患者手术麻醉前应对其神经系统、心血管系统和肾功能进行详尽的评估。对于卒中,应该明确卒中的类型、神经功能缺损的表现、残留损害的程度。常见血栓性卒中,多为动脉粥样硬化的患者,并同时伴有高血压、高脂血症、糖尿病、冠状动脉疾病和肾损害。出血性卒中一般是由于高血压、动脉瘤破裂或动静脉畸形。

必须警惕心血管疾病和脑血管疾病之间可能发生的相互作用,对于潜在的心血管疾病也要进行处理。心律失常时,心输出量减少可影响脑血流量与脑组织的血液供应。卒中或潜在的脑血管疾病,在老年患者可能表现为术后精神状态的改变或谵妄。

手术麻醉期间尽力使血压维持在术前水平,力求减少波动。对于症状性椎-基底动脉疾病的老年患者,围术期要重点关注头颈部的位置,颈部的位置在加剧缺血损伤的过程中起重要作用。因为颈部过度伸展会减少和减慢脑血流,从而加重缺血性损伤。

术前还需询问患者是否使用抗凝药和抗血小板药物,以及那些会引起术中低血压或体位性低血压的药物。许多老年患者在非出血性卒中或短暂性缺血发作(TIA)后,可能接受长时期的华法林或抗血小板治疗。尽管术前停止这些治疗的风险很小,但术前应该检查凝血功能和出血时间,以确定这些抗凝治疗的作用已经逆转。术毕止血明确后,再考虑恢复使用抗凝药物。除了利尿剂外,绝大多数药物治疗均应持续使用至术前。

(八)帕金森病

帕金森病患者声带和声带上肌肉受累出现不自主运动,易出现分泌物堵塞、肺不张、误吸和呼吸道感染。麻醉医师需作好喉痉挛和术后呼吸衰竭的准备。其次,有可能发生心肌易激惹、心律失常,晚期可见体位性低血压和晕厥,这可能与疾病和(或)药物治疗有关。常用治疗药物有左旋多巴和多巴胺受体激动剂、单胺氧化酶抑制剂、抗胆碱能药和金刚烷胺。左旋多巴越过血-脑屏障后由多巴脱羧酶转化为多巴胺,体内多巴胺增多后,其大脑以外的作用有可能成为不良反应。

患者术前常规所服用的抗帕金森病药物,围术期不应停药。因为,停药所造成的上呼吸道功能障碍与梗阻可能导致吸窘迫和衰竭。区域麻醉和全身麻醉相比有明显优势,可不用全身麻醉药和神经肌肉阻滞药,避免术后恶心呕吐,以及误吸的发生。适当情况下也可采取区域麻醉和全身麻醉相联合的方法。手术麻醉时间过长时,术中可给予左旋多巴。麻醉苏醒期,帕金森患者可能出现四肢强直伸展,甚至全身强直。帕金森患者还易于发生术后思维混乱和幻觉,应该避免使用可能会促发或加剧帕金森的药物,如吩噻嗪类、丁酰苯类和甲氧氯普胺等。

帕金森患者术前服用左旋多巴的,对于吸入麻醉药氟烷可使心脏致敏,造成心律失常,而七氟烷等新型吸入麻醉药则没有发生,但低血压的问题仍不容忽视。低血压主要是由于血容量减少、去甲肾上腺素的消耗、自主神经功能紊乱以及其他药物联合作用产生的。对于静脉麻醉药氯胺酮因为其较强的交感神经作用,故对帕金森患者理论上是禁忌使用的。

大多数帕金森病患者属于高龄,常采用多种药物联合治疗。同时,还接受许多其他疾病的治疗。仔细的术前评估,根据麻醉时间制定药物使用方案,避免应用加剧帕金森病程的药物,术中按需给予多巴胺,这些措施对减少术后并发症和死亡率至关重要。

(九)糖尿病

糖尿病发病率随年龄而增加,60岁以上可达4.3%,为总发病率之6倍,表现为多尿、多食、多饮、体重减轻、疲乏无力、视力模糊、伤口愈合延迟和容易感染。高血糖可对全身多个器官有影响,变症也较多,主要有心血管、肾脏、胃肠道、神经系统以及眼部等多系统的病变,而且感染和足部溃疡的发生率较高。有研究表明,80%的糖尿病患者死于心血管疾病,其围术期并发症及病死率较非糖尿病患者高5倍左右,因此糖尿病患者的围术期处理至关重要。

术前麻醉评估应注意:糖尿病的类型、血糖控制情况、目前正在使用的降糖药和相关疾病用药;糖尿病的并发症,以及糖尿病关节僵直综合征等。糖化血红蛋白水平可以帮助鉴别围术期发生高血糖危险的患者,特别是对于30%～50%的并不知道自己患有糖尿病的2型糖尿病患者。糖尿病患者围术期的发病率与术前靶器官的损伤有关。术前应重点检查心血管、呼吸和肾脏功能。X线和心电图检查能发现心脏和肺的异常;肾功能不全首先表现为蛋白尿,其次为血肌酐升高。糖尿病患者麻醉前必须常规检查颞下颌关节和颈椎的活动度以评估是否为困难气道。

糖尿病引起的自主神经病变使胃肠动力减低,容易引起误吸,术中、术后循环与呼吸衰竭的风险增加。

所以,术前可给予甲氧氯普胺促进胃排空。肺炎或麻醉药、镇痛药、镇静药对呼吸和自主神经节律的影响是引起呼吸、循环骤停的主要原因。评估窦性心律失常的程度和心率变异性可以准确评价自主神经病变的程度。自主神经病变的患者还会出现体位性低血压、静息状态心动过速、夜间腹泻和多发性周围神经病变。重度患者对低氧的反应降低,对有呼吸抑制作用的麻醉药物如阿片类药物特别敏感。

控制血糖有利于抗感染和伤口愈合,但围术期血糖管理的首要目的是防止低血糖的发生。低血糖会带来更严重后果,如大脑功能的维持就完全依赖于葡萄糖供应能量。因此,为了确保糖尿病患者的安全,围术期需要不断监测血糖,同时适当给予葡萄糖和胰岛素,使血糖保持正常或稍高的水平。

糖尿病患者围术期葡萄糖和胰岛素的用量,并无公认的最佳方案。目前认为,单纯饮食控制或口服降糖药控制血糖者,进行小手术时可维持原来治疗,手术当日停用口服降糖药;而大、中手术或感染等强应激状态下,如果患者术前正在服用口服降糖药而不是使用胰岛素,那么口服降糖药可持续应用到手术当日。磺脲类和二甲双胍类半衰期长,须术前 24～48 小时停止使用,待术后患者可以口服用药时再开始使用。术前已使用胰岛素者,小手术可维持原来治疗方案;强应激状态时,应提前 2～3 天将长效或其他类型胰岛素调整为胰岛素。这类患者应尽可能安排上午手术,空腹不超过 8 小时。糖尿病患者的麻醉过程中可静脉滴注葡萄糖 5～10g/h,同时每 4～5g 葡萄糖加入 1 单位的胰岛素,当血糖超过 14mmol/L 时静脉注射胰岛素 5～10U。以保证机体正常的能量代谢需求,避免产生胰岛素抵抗。围术期无论采用何种方法调控血糖水平,持续监测血糖都是最重要的。

麻醉方法选择方面,区域神经阻滞麻醉可以抑制应激反应,减少应激性高血糖的发生。但对于有明显周围神经并发症的患者应慎重顾虑。手术时保持清醒的最大优点是有利于发现和防治低血糖,而对抑制应激反应则不利。全身麻醉有助于抑制应激反应,在诱导用面罩加压通气时应特别当心胃内容物反流与误吸。

(十)骨关节病

骨关节病在老年人中极为普遍,是退行性骨关节病变,类风湿关节炎也不少见。颈椎病妨碍颈部活动、颞下颌关节和环状杓状关节病变妨碍张口与声门暴露,给气管插管带来困难,此外,老年患者肥胖者居多,颈部短而粗,头不易后仰,旋转幅度也受限;牙齿常有松动脱落或参差不齐或全口义齿等均可造成气管插管困难,对困难气管插管应作正确评估和充分准备。

(王　峰)

第四节　老年患者的麻醉

一、麻醉选择和实施

老年患者麻醉选择总的原则:根据患者情况和手术要求选用简单、安全、效果确切的麻醉方法。

(一)局部麻醉和神经阻滞

局部麻醉和神经阻滞麻醉对全身干扰小,适用于老年人的短小手术,机体功能恢复快,便于早期活动。但老年人对局麻药的耐量降低,需根据患者的具体情况恰当定量,并注意局麻药毒性反应。根据不同部位选择不同的阻滞麻醉,如颈丛神经阻滞适用于颈部手术,臂丛神经阻滞适用于上肢手术,腰神经丛和坐骨神经阻滞适用于下肢手术。麻醉时需掌握操作技巧,尽量避免发生并发症。另外也可考虑与全身麻醉联合应用,以减少全麻药的剂量,如颈丛阻滞与全麻复合。使用喉罩通气更能发挥局部麻醉和神经阻滞麻醉与全身麻醉联合应用的优点。

(二)椎管内麻醉

1.硬膜外阻滞麻醉 椎管内麻醉可保持患者清醒、止痛和肌松良好、应激反应低、还有助于改善凝血功能和减少下肢静脉栓塞。老年患者硬膜外阻滞麻醉的最大优点是术后中枢神经系统和呼吸系统的并发症较少,且对患者的血液系统、内分泌系统、免疫系统的影响较小。老年患者硬膜外阻滞的适应证:下腹部以下手术如疝修补术、会阴肛门手术、髋关节手术及下肢手术等。老年患者硬膜外阻滞的特点包括:①临床资料表明,年龄对局麻药在硬膜外间隙扩散有一定影响,20~30 岁每阻滞 1 个神经节段约需 2% 利多卡因 1.5ml,而从 20~40 岁硬膜外阻滞所需药量随年龄增加而逐渐减少,至 70~80 岁每阻滞 1 个神经节段所需的药量较 20~30 岁年龄段几乎减少一半,这是由于老年人椎间孔狭窄致药液经椎间孔向椎旁间隙扩散减少,及老年人的硬膜变薄使药液易透过硬膜等因素所致老年人的硬膜外间隙较成人狭窄、椎管比较狭小,因此老年人对局麻药的用量减少。②老年人的脊椎韧带已经产生钙化和纤维性变,椎管穿刺可能较年轻人困难,直入法难以成功时,旁入法可以达到目的。③老年人硬膜外麻醉时血流动力学改变比全麻明显。尤其是患有高血压老年患者施行中胸段硬膜外阻滞时更易出现低血压,注药前需先开放静脉输液,平卧后注入极小量试验剂量,以后分次小量追加维持量,直至获得满意的阻滞平面,适当延长给药间隔时间。术中要求麻醉效果确切、氧供充分、镇痛完善、心血管系统功能稳定。④局麻药液中肾上腺素浓度不宜过高,以 1:40 万为宜。

2.蛛网膜下腔阻滞麻醉 老年人脊麻后头痛发生率低,对下肢和肛门会阴部手术,采用细针(25~26G)穿刺作蛛网膜下间隙阻滞,仍有一定优点可取。脊麻操作相对简便,起效较快和效果确切。老年患者由于脊髓及神经系统的退行性改变,神经元总数减少,蛛网膜绒毛增大及椎旁间隙变窄,脑脊液(CSF)的理化特性直接影响着局麻药的扩散。与年轻人相比,老年人 CSF 压力较低,CSF 比重较高,增龄所致的体内水分和细胞外液的减少,导致老年人 CSF 容量减少,压力降低,故局麻药容易在蛛网膜下腔扩散,少量的局麻药就可以获得满意的阻滞效果。常用重比重布比卡因或罗哌卡因,如适应证掌握恰当,局麻药剂量适中(一般较青壮年减少 1/4~1/3),麻醉平面可控制在 T10 以下,对血流动力学的影响不会很大。硬膜外阻滞联合蛛网膜下腔麻醉:也适用于老年患者的下肢及下腹部的手术麻醉,效果确切,只要阻滞平面控制得当,对老年患者循环和呼吸的影响较小,可满足较长手术的要求,留置硬膜外导管可用于术后镇痛。

(三)全身麻醉

全身麻醉的优点是术中麻醉医师对呼吸道的有效控制,从而从容地调整麻醉深浅,易于保持患者循环状态的稳定性;缺点是气管插管、拔管等操作会引起患者循环系统的剧烈波动,患者易发生心肌缺血、高血压等危象。虽然老年患者对镇痛药物耐受性有所下降,但由于心血管系统的退行性改变,使老年患者对伤害性刺激的心血管反应较年轻人更剧烈,所以在老年患者麻醉中必须注意配合足够的镇痛药物才能减轻心血管的反应,从而减少可能发生的心脑血管并发症。在老年人对静脉麻醉药的代谢分解及排泄延缓,为防止苏醒延迟,宜尽量选用短效药物。

1.全麻诱导

(1)诱导用药:老年人循环时间较慢,静脉麻醉诱导时作用出现相对延缓,加上老年人对药物敏感性的个体差异大,诱导用药宜小剂量缓慢静注,少量递增,严密观察。切勿操之过急,导致过量而发生低血压。同时密切观察心率和血压变化。静脉诱导药的剂量:①咪达唑仑 0.02~0.03mg/kg,丙泊酚 1~1.5mg/kg,或依托咪酯 0.2~0.3mg/kg 或氯胺酮 1~1.5mg/kg。氯胺酮剂量过大也可引起低血压。据研究 BIS=50 时,对循环功能抑制程度为丙泊酚>硫喷妥钠>咪达唑仑>依托咪酯。所以依托咪酯是老年患者较好的全麻诱导药:应用依托咪酯进行全麻诱导,比异丙酚的低血压发生率明显减少。即使在心脏病患者,依托咪酯 $0.2\sim0.3mg/kg$ 对血流动力学和心肌功能影响也很小,这是依托咪酯最大的优点。联合用药(阿片类药、咪达唑仑等)时,丙泊酚靶浓度显著降低。另外老年患者靶控输注全麻应用分级诱导,降低初始血浆靶浓度(如 $0.5\sim1\mu g/ml$),每隔 $1\sim2$ 分钟增加血浆靶浓度 $0.5\sim1.0\mu g/ml$,直至患者意识消失后行气管插管,诱导过程密切观察和维持血流动力学平稳。②肌松药宜选择中短时效的顺阿曲库铵、维库溴铵和罗库溴铵;⑨芬太尼的剂量应根据心率和血压,一般用 $3\sim5\mu g/kg$。此外,也可用静吸复合麻醉诱导,如对呼吸道刺激较小的七氟烷(浓度<1MAC),与适当剂量的上述药物配合,使诱导期血流动力学更稳定,减轻气管插管后的心血管反应。

(2)诱导时气道管理:老年人的气道管理常较困难。牙齿松动脱落较多,牙槽骨萎缩,面罩密合度较差,必要时可用纱布或特制颊部支撑器填高或放置口咽通气道可以改善面罩通气。松动的牙齿需用丝线缚牢,极度松动的牙齿和体积较小的义齿宜事先取出,以免脱落堵塞呼吸道或造成损伤。体积较大而固定较好的义齿不妨保留在口腔内,有利于保持较大的口腔空间。老年人颞下颌关节活动障碍和颈椎僵硬者较多,易致喉镜暴露和气管插管困难,事先要有所了解,必要时作好盲探插管或用纤维支气管镜引导插管的准备。颈椎病患者,颈部不可过度伸展,防止基底动脉受压导致脑部血供不足。环状软骨加压时,避免压迫颈动脉,以防止动脉内斑块脱落。

(3)诱导时循环调控:患者入手术后测量CVP,如CVP低于正常值,麻醉诱导前应适当增加补液,全身情况较差或血容量不足的老年患者应减少诱导用药剂量,避免或减轻诱导后的低血压。高血压和心肌缺血患者,应预防喉镜操作引起心动过速和血压升高,具体办法有事先喉头作表面麻醉,静脉注射少量利多卡因或芬太尼抑制过度心血管反射,或用少量艾司洛尔等调控。

2.体位安置 老年人常有骨质疏松,脊柱后凸,长期卧床或肢体活动受限者往往关节挛缩或强直,做过人工关节置换手术者关节活动度也常受限。安放体位时应事先了解其关节活动度,动作轻柔,肢体外展、外旋等不可过度,以免造成损伤。此外,老年人皮肤弹性减退,皮下结缔组织减少,受压点要注意加垫。枕头高低要适当,以免影响脑部血流。最好在清醒时先试放手术体位,以确保患者能较好耐受。翻身后应注意监测心率和血压。

3.麻醉维持 常用单纯静脉维持或静吸复合麻醉,胸腹部大手术也可用全麻复合硬膜外阻滞。静吸复合麻醉,可吸入<1MAC的七氟烷或异氟烷,同时持续输注丙泊酚。镇痛可用芬太尼或短效的瑞芬太尼持续输注,某医院应用于老年患者麻醉维持瑞芬太尼的剂量为 $0.05\sim0.15\mu g/(kg\cdot min)$,按心率、血压及手术刺激强弱调节输注速度,可达到麻醉满意和血流动力学稳定的目的。手术即将结束前,先停止吸入麻醉药,再停瑞芬太尼,丙泊酚可持续输注到拔管。应用丙泊酚和瑞芬太尼维持麻醉,老年患者术后很快清醒。但应注意瑞芬太尼剂量稍大,可发生心率减慢。另外停药后还可出现超敏痛,需在手术结束时静注小剂量芬太尼。

4.恢复期处理 老年患者麻醉后恢复期易发生各种并发症,有研究显示,84000例非心脏手术,17%术后发生呼吸系统并发症,肺炎占3.6%,呼吸衰竭3.2%,另一项调查288例老年普外科手术后175例发生肺不张、高血压、低血压、低氧血症、高碳酸血症、谵妄和精神障碍等,因此,必须严密监测和防治,区域(部位)麻醉施行短小手术,病情稳定者可送回病房。椎管内麻醉后病情不稳定或麻醉平面较高以及全麻患者均应送麻醉后恢复室监护。老年患者麻醉后恢复过程应注意:①老年患者较年轻人苏醒慢,在麻醉后恢复室中停留时间较长(一般在1.5h以上);②老年人肌松药和麻醉性镇痛药的作用时间延长,应重点注意加强呼吸功能和肌松药作用监测,以免发生呼吸抑制意外;③患者完全清醒,呼吸和循环功能稳定后才能拔除气管导管,拔管过程需注意监测 SpO_2、心率和血压,及时处理低氧血症、高碳酸血症、低血压和心动过速或过缓。④应加强老年患者术后镇痛监测和管理,调节和控制麻醉性镇痛药的剂量,可合用非甾体类消炎镇痛药,以免剂量太大而发生嗜睡或呼吸抑制。⑤老年危重患者术后送 SICU,在运送过程中应吸氧并有脉搏氧饱和度监测。

(四)全身-硬膜外联合麻醉

对老年人胸腹部手术,在加强监测的条件下,联合应用全身麻醉和硬膜外麻醉能取长避短,减少全身麻醉药和局麻药的用量,有利于保持各系统功能的稳定,特别是呼吸功能的稳定,减少围术期低氧血症的发生。手术结束后保留硬膜外导管可作术后镇痛。

二、围术期监测

老年人各项功能减退,且常患并存疾病,麻醉和手术期间对各类药物作用较敏感,影响呼吸循环功能。对于潜在的各种伤害如不及时发现和纠正,就会造成并发症甚至死亡的危险。因此要比年轻人更加全面而详尽地监测各项生理功能,力求不超出正常波动范围。具体地说,除常规使用无创血压、脉搏血氧饱和度和心电图外。心电图监测最好用五导联有 S-T 段分析,有利于心肌缺血的及时发现和治疗。采用收缩压和心率乘积(RPP)作为心肌耗氧量的临床指标,RPP>12000 时,表示心肌耗氧量增加,在心肌供氧不能相应增加的情况下,就有引起心肌缺血的可能。较大手术还应监测体温。老年患者体温调节功能较差,易受环境温度影响,尤其是胸腹腔大手术,常发生体温降低,低温对老年患者危害极大,增加耗氧,如有冠心病心肌缺血,可能并发心肌梗死、因此,应加施监测并注意保温。全麻患者宜监测通气功能和呼吸气体成分。尿量监测对输血补液量的控制很有价值。老年人肾功能减退,大多数肌松药的半衰期延长,有条件时应使用神经刺激器监测肌松程度,以利于肌松药的合理使用,防止术后残余肌松药造成并发症。病情较重或中等以上手术,应监测中心静脉压和直接动脉压,必要时进行肺动脉压监测和心输出量测定。此外,麻醉期间还需选择性地定期作实验室检查,如血气、血糖、电解质、血细胞比容等。

此外,麻醉深度监测有助于指导全麻药的使用,适当的麻醉深度,可避免深麻醉导致低血压,同时也可防止麻醉过浅而发生体动及术中知晓。应当强调指出,任何仪器监测都不能完全代替麻醉医师的直接观察和分析判断。只有认真负责的麻醉医生才能够充分发挥各项监测仪器的作用。

三、输液与输血

老年人体液总量及细胞外液量均有一定缩减,有效循环量减少。老年人肾小管对 ADH 敏感性减弱,尿浓缩功能减退,尿渗压降低;同时由于垂体-肾上腺系统反应迟钝,保钠能力亦较差;因此,老年人常处于循环容量不足的边缘状态,比较容易出现低血后休克。老年患者术前常见脱水和营养不良(发生率 20%～40%),尤其是慢性心肺疾病和急症手术患者,对血容量改变十分敏感而又耐受性差。所以必须加强对血容量评估,可根据心率、血压和 CVP,确定应用多少晶体或胶体液,必要时测定血红蛋白和血细胞比容,根据失血量,适当输血,维持血细胞比容 30% 左右。对于急症创伤患者,血气指标中的碱缺失也可作为衡量输血的指标,一项回顾性分析发现,当碱缺失≥-7 时,在 24h 内有 78% 的患者需要输血。术前对于老年贫血患者应予以纠正,通过补充铁剂提高血红蛋白浓度,可减少术中输血需求。老年患者术中失血 1000～1500ml 以上,麻醉和手术的风险较大,术后并发症增加,应重视处理,对出血较多的手术应使用血液回收,自体输血对老年患者维持循环稳定十分有利。近年研究显示,急性等容或高容血液稀释对老年患者的血流动力学有一定的影响,但无心肺疾患的老年患者,术中应用血液稀释是可行的,用 6% 羟乙基淀粉 10～

15ml/kg 术前容量治疗可减少麻醉诱导时的循环功能变化,增加了血容量储备,对老年患者凝血功能和肾功能无明显影响,同时可以减少术中、术后异体血输注。因此,年龄并不是影响血液稀释实施的主要因素,只要心肺功能正常,对老年患者行血液稀释是安全有效的措施。但是血液稀释后 CO 增加,血黏度降低,外周阻力降低和心血管交感神经兴奋会导致心脏前负荷明显增加,因而对老年人快速输注或对有心肺疾患的老年人行血液稀释时应加强监测,以免循环容量负荷过多。此外,还应注意电解质和酸碱平衡,特别是纠正低钾血症和酸血症。如有低蛋白血症应补充白蛋白。

麻醉期间需经常全面地评估血容量变化情况,除密切观察心率、血压、尿量、静脉压外,必要时进行无创或有创监测,危重和大手术老年患者可进行食管多普勒或肺动脉压监测。由于老年人对血容量不足和容量过度负荷的耐受都比较差,心肾功能不全者更甚,故补液的速率和容量都要仔细慎重地掌握,既要及时补充失液,又不可过量。有疑虑时采用"滴定法",即在较短时间内以较快速度输入一定量的液体,同时密切观察血流动力学改变,以决定一段时间内输液的速率和剂量。有时需反复"滴定"。如估计容量已补足而循环仍不稳定,可用静脉输注小剂量多巴胺支持循环功能。

四、老年患者术后镇痛

老年人的生理功能均有不同程度的减退,尤其是心血管系统和呼吸系统最为明显,中枢神经系统也有退行性变,表现为反射迟钝,痛阈增高,情绪容易失控,同时老年人常伴有高血压、冠状血管供血不足、肺气肿和糖尿病等疾病,增加术后处理的困难。老年患者痛阈提高,对药物的耐受性较差,心血管的调控能力下降。术后疼痛有时可使高血压患者血压骤升而发生脑血管意外,镇痛处理不当又可使血压急剧下降而出现脑血管栓塞,老年患者中呼吸功能常已有减退,对麻醉性镇痛药较为敏感,呼吸容易受抑制,因此,应重视老年患者术后镇痛。特别注意防止呼吸抑制和血压大幅度波动,所以麻醉性镇痛药用量宜小,传统术后镇痛用哌替啶肌注或静注,不仅可引起呼吸抑制,而且有时还可出现兴奋、血压下降等不良反应。所以不应常规使用。

良好的术后镇痛有利于预防并发症、加速康复,根据给药途径不同可分为区域性镇痛(硬膜外)和全身镇痛。用药途径以患者自控硬膜外镇痛为首选,镇痛药物可选择吗啡或芬太尼,阿片类镇痛药与低浓度局麻药合用时可减少阿片类药物用量并加强镇痛效果。患者自控静脉镇痛可用于神志清醒者,且用药量却明显减少。不论何种途径用药,应用于老年急腹症患者时应注意剂量酌减,同时要注意观察和监测呼吸功能的变化。

由于老年患者术后镇痛具有许多优点,如术后镇痛可有效减慢心率,降低心肌缺血、心肌梗死的发生率,降低患者术后谵妄等中枢神经症状的发生率,有报道,术后疼痛可严重影响患者尤其是老年患者的睡眠,通过镇痛可减轻老年患者术后认知功能障碍。对于胸腹部手术患者术后有效镇痛,可使患者用力呼气量增加,改善呼吸功能,降低术后低氧血症发生率、肺部感染率和肺不张率。因此,除非有禁忌证,一般应常规实施。

老年患者术后镇痛常用患者硬膜外自控镇痛(PCEA)和患者静脉自控镇痛(PCIA),两种方法各有优缺点,由于 PCIA 大多用麻醉性镇痛药,患者往往伴有不同程度的镇静,甚至有部分患者表现为嗜睡,不愿咳痰,如果掌握不好,还可能存在呼吸抑制而致缺氧的危险。另外,麻醉性镇痛药对胃肠功能的恢复可能有一定的影响。而 PCEA 除操作和管理较复杂之外,其镇痛效果满意,并具有一定的优势。老年患者术后镇痛存在呼吸抑制等风险,因此在实施过程中应注意:①制订个体化的镇痛方案:相同年龄的老年人生理功能减退的程度相差较大,对镇痛药物的耐受性也有较大差别,因此选择药量及用药速度需谨慎。②加强监测：用药后根据镇痛效果及时调整药物剂量和输注速度。③采用多模式镇痛：根据手术大小和疼痛程度，联合应用多种方法、多种途径、不同作用机制的多种药物，如神经阻滞、非甾类消炎止痛药的应用等，可减少麻醉性镇痛药的剂量，减少对全身生理影响，降低不良反应如术后谵妄和认知功能障碍等，减少住院时间，有利于患者的康复。

五、围术期并发症的防治

老年人麻醉期间和麻醉后早期都比较容易发生并发症，不仅麻醉期间需要密切监测和妥善治疗，病情较重和中等以上手术的老年患者，最好送 ICU 监测治疗。老年患者围术期常见并发症的防治简述如下。

（一）心律失常

1.窦性心动过速　为防治心肌缺血，首先要控制心率在 100 次/分以下。术中麻醉过浅、术后止痛不足、低血容量、缺氧和二氧化碳蓄积是心率过快的主要原因。治疗首先要解除诱发因素，然后才考虑使用药物。治疗窦性心动过速最有效而常用的是 β 受体阻滞剂，如艾司洛尔 50mg 缓慢静注或 $50\sim300\mu g/$(kg·min)静脉输注。如有支气管哮喘则宜改用钙通道阻滞剂。治疗目标是心率减慢的同时 ECG 的 T 波和 ST 段改善。

2.心动过缓　常见于病态窦房结综合征、低温、心肌缺血、结性节律和长期服用 β-受体阻滞剂者。如属窦性而且血压正常，心率在 40 次/分以上，并不必定要处理。若伴有室性节律或低血压则必须及时治疗。一般用阿托品 $0.5\sim2.0$mg，大多能奏效，必要时采用体外或经静脉起搏。

3.频发室性期前收缩　先纠正缺氧、低血压和电解质失衡，然后考虑用药如利多卡因 $50\sim100$mg 静脉注射，如期前收缩未完全消失，可持续输注 $1\sim4$mg/kg。

（二）高血压

血压升高时心室后负荷增大，老年冠心病者容易引起心肌缺血。但老年人基础血压常较高，评估时要和年轻人有所区别。术中麻醉过浅和术后止痛不全是血压升高的常见原因。原有高血压的患者停用降压药也可使高血压失控。术中和术后应消除高血压诱因，比较简单可靠的药物是拉贝洛尔分次静脉注射，每次 $2.5\sim5$mg，直至血压控制满意为止。此药使血管扩张，血压下降，心率也减慢。此外也可用硝酸甘油静脉滴注。原有高血压者在气管插管拔管前也可预防性用药，以免血压升至过高。术后应争取尽早恢复麻醉前的降压药治疗。

（三）低血压

最常见的原因是血容量不足，心输出量降低或广泛的周围血管扩张。在尽力去除原因的同时，如收缩压低于 $80\sim90$mmHg，为防止心肌缺血，应立即给予升压药支持。常用麻黄碱 $5\sim10$mg 静注，如效果不好，尤其是心率较快患者，用去氧肾上腺素分次静注，因老年患者对药物反应的个体差异较大，根据低血压的严重程度，从静注剂量 0.2mg 开始，可分次递增。心输出量较低患者，宜使用增强心肌收缩力的药物，如多巴胺 $2\sim5\mu g/$(kg·min)，对老年人具有强心和缩血管作用。严重低血压老年患者，必要时可静脉输注肾上腺素 $2\sim10\mu g/$mim，以达到升高血压和增强心肌收缩的目的。为防止用升压药后血压剧升，应从小剂量开始，直至血压达满意水平。

（四）低氧血症

老年人肺功能减退，呼吸系并存疾病发生率高。全麻期间在气管插管和呼吸机支持下一般问题不大，椎管内麻醉时辅助药使用过量常可致呼吸抑制，必须谨慎防治。据文献报道和某医院早期研究，老年腹部手术后低氧血症的发生率增多，应用硬膜外术后镇痛的患者低氧血症发生率可明显降低。麻醉药残余作用对呼吸的抑制,胸腹部包扎和疼痛对呼吸运动的限制,通气血流比率的失衡,都容易引起低氧血症。术终拔管后要注意保持呼吸道的通畅,吸氧至少 24 小时,尤其在输送途中也要吸氧,并监测血氧饱和度,到 ICU 或病房后要鼓励咳嗽和深呼吸,并注意防止误吸。有三种情况,术毕宜保留气管导管带到 ICU 或病房:①不能保护气道通畅而易于误吸者,必要时改为气管切开。②有吸入性肺炎或急性肺损伤可能者;③通气功能不足者。其中后两种情况应使用呼吸机进行呼吸支持。

(五)少尿

老年人的肾组织萎缩、重量减轻,肾单位减少,肾血管硬化,肾血流量减少,肾小球滤过率和尿浓缩能力降低。老年人常见肌酐清除率降低,老年患者术前常有血清肌酐轻度升高,有些患者即使血清肌酐正常,清除率也可能降低一半。老年人尿量与血压关系比年轻人明显,收缩压 80mmHg 以下常可使尿量减少。肾功能最佳的监测指标是同时测定尿量和肌酐清除率。手术结束时,有的老年人即使血容量和心输出量都正常也会有少尿,此时只需少量利尿药即可生效。真正出现肾功能不全时则应用大剂量利尿剂,如呋塞米 20～30mg/h 静脉滴注,3～4h 可见效,必要时可透析治疗。

(六)术后精神障碍

老年患者术毕躁动的发生率较高,常与术前应用东莨菪碱或戊乙奎醚(长托宁)、术中使用吸入麻醉药有关,应注意上述药物剂量不可太大或避免使用。另外,老年患者麻醉后清醒较慢,如果清醒延迟,必须查明原因,较长时间不醒或反应迟钝,应警惕中枢神经并发症,如脑梗死或脑出血,必要时尽早行 CT 检查。还有老年患者术后常出现精神错乱、焦虑、记忆缺损等中枢神经系统症状,也应明确诊断积极防治。对于行椎管内麻醉的老年患者,术中辅以轻度的镇静可减少精神错乱、烦躁、定向障碍等中枢神经系统症状的发生。

(七)低体温

随着年龄增长,基础代逐渐下降,机体产热量减少,体温调节机制削弱。老年患者麻醉和手术期间比年轻人容易出现体温过低,而且复温较慢,从而导致麻醉药物代谢和排泄减慢,苏醒延迟;苏醒期寒战,加重心肺负担;蛋白质分解代谢加剧,尿氮增高。体温降低可使儿茶酚胺浓度上升,易诱发血压升高、心肌缺血和心律失常,甚至心肌梗死。故麻醉期间要采取保温措施,如尽量减少裸露的体表面积、适当提高室温、吸入温湿气体等,必要时对输血输液和冲洗体腔的生理盐水进行预先加温,胸腔部较大手术时应监测体温。在 PACU 中也要保暖。

(王　峰)

第十八章　胸科手术麻醉

第一节　胸科手术麻醉的特点

一、麻醉选择的原则

为了减轻开胸后的纵隔摆动及反常呼吸，以及避免低氧血症及维持气道通畅，同时消除因手术操作刺激胸腔内感受器所致的应激反应，应首选全麻，即气管内插管后应用肌松药控制呼吸。近年多采用硬膜外神经阻滞复合全麻，可以减少术中全麻药的使用，术后进行 PCEA 镇痛。

至今尚不能提供特定的麻醉药物或麻醉方法，临床上主要根据以上原则以及麻醉者的知识、经验、技能、科室麻醉机的配备等来选择具体的麻醉方法。

二、麻醉药物

1.氟化类吸入麻醉药(安氟醚、异氟烷、七氟醚、地氟醚)，具有较高的油/气分配系数，麻醉作用强，最低肺泡气有效浓度(MAC)低，可以并用高浓度氧。同时血/气分配系数较低，麻醉诱导及苏醒较快，容易控制，尤其适于开胸手术。

2.心脏功能极差的患者或心血管手术应用大剂量芬太尼或芬太尼类静脉麻醉不抑制心肌，最为有利，但延长了术后机械通气的使用，若术前情况尚可，也采用小剂量芬太尼($5\sim8\mu g/kg$)辅助异丙酚($3\sim4\mu g/kg$)或咪达唑仑($0.08\sim0.1mg/kg$)并用吸入麻醉及非去极化肌松剂行机械通气，维持正常通气功能。

3.氯胺酮有减轻支气管痉挛的作用，不抑制缺血性肺血管收缩反应，但其致幻作用难以避免，因此较少用于成人。

三、麻醉期间呼吸、循环的管理

1.维持呼吸道的通畅，防止麻醉期间低氧或二氧化碳蓄积。因为手术为侧卧位，气管导管容易移位，患侧肺、支气管内的分泌物、血液倒流，容易造成气道的堵塞，术中应严密监测呼吸动度、气道阻力，有分泌物时及时分次吸出，可连续监测脉搏血氧饱和度(SpO_2)、呼末二氧化碳分压($PETCO_2$)。

2.麻醉应掌握一定的深度与足够的肌松，若麻醉期间因麻醉过浅诱发支气管痉挛或肌松不足产生呼吸机不同步等可出现 Auto-PEEP,呼气不足气道内压增加而影响肺通气与回心血量发生低血压,因此若麻醉中发现支气管痉挛伴低血压时,加深麻醉常可有效。

3.维持良好的通气状况。预先设置好呼吸参数,注意术中定期膨肺,关胸前一定要证实萎陷的肺已完全膨胀;闭胸后胸腔引流连接密闭水封瓶,要反复膨肺至瓶中无气泡溢出,水柱随呼吸上下波动。

4.任何胸内手术都有大出血的可能,术中应结合手术操作密切注意血压、脉搏、心电监护,防止因出血或手术操作刺激纵隔、肺门引起血压下降、心律失常。

(李萌盟)

第二节　麻醉前的评估与准备

一、麻醉前评估

麻醉前评估是一项不断发展的科学,也是一门艺术。麻醉医师工作模式在转变,麻醉门诊的推广使得进行麻醉前评估的医生并不是实际实施麻醉的医生,因此评估通常分为两种:麻醉门诊评估和实施麻醉的麻醉医师评估。其主要目的在于充分熟悉患者的现病史及既往史等重要的病情信息,评估围术期风险,做好充分的麻醉前准备。重点在于呼吸功能的评估、伴随病情的评估和其他事项的评估。

(一)呼吸功能的评估

最好的肺功能评估来自患者既往生活质量的全面而详细的了解。术前肺功能检查主要是肺的呼吸力学、肺实质功能和心肺储备功能三个方面。

1.呼吸动力学评估　评估呼吸动力学最常用和最有价值的单项指标是第一秒用力呼气容积占预计值百分比(FEV_1%预计值),尤其是术后预计 FEV_1%($ppoFEV_1$%)。计算公式如下:

$ppoFEV_1$% = 术前 FEV_1% × (1−切除的功能性肺组织所占的百分数)

即 $ppoFEV_1$% = 术前 FEV_1% × (1−S×0.0526)

公式中 S 为肺段数

根据 $ppoFEV_1$% 值可将患者分为低(>40% $ppoFEV_1$%)、中(30%~40% $ppoFEV_1$%)及高危(<30% $ppoFEV_1$%)三类。低危患者肺切除后呼吸并发症的危险较小,高危患者易发生术后呼吸功能不全。

(1)对手术耐受性的估计:全面的肺功能检查,对评估患者能否耐受手术,以及手术后的生活质量有重要意义。目前临床认为有实用指导意义的指标为肺活量(VC)和最大通气量(MVV)。VC 小于预计值50%或小于 2L,提示手术风险大。有人报告其手术后并发症有33%,围术期死亡率有10%。MVV 的含意较广,包括容积、阻塞、肌肉及体力和运动耐量,对全面衡量手术危险性更有意义。一般可用术前 MVV 根据肺切除范围作估计,如肺切除术后可维持 MVV 大于预计值40%者,可考虑手术。但必须注意有无气道阻塞性功能减退,如 FEV_1%小于50%或 FEV_1 小于 1L,F-V 曲线呈现低平型,最大呼气流量容积与最大呼气流速(MEFT/MEFR)比例倒置,说明有严重减退。能否作胸部手术,必须根据病种、手术切除范围、预后及其他因素来综合考虑。

(2)肺叶、全肺切除对肺功能要求:肺癌成为目前胸部外科的主要治疗对象。由于近年来对术后呼吸管理、呼吸衰竭的治疗进一步提高,对肺功能指标的禁忌限值有一定放宽。术前肺功能若能达到如下标准,则可以施行肺叶切除术:MVV 大于预计值50%,FEV_1 大于预计值50%,最低界限 FEV_1 量为

1000ml,如 FEV_1 大于 2000ml,则术后呼吸情况稳定。70 岁以上者要求 MVV 大于预计值 60%,FEV_1 大于 2000ml 为妥,FiO_2 为 0.21 时,PaO_2 必须大于 60mmHg,PCO_2 小于 50mmHg。全肺切除时要求 MVV 大于 50%,FEV_1 大于 2000ml,吸空气时 $PaCO_2$ 小于 45mmHg。如不能达到上述要求,应进一步测定分侧肺功能,可采用肺灌注扫描技术,进行分侧肺功能灌注检查,如预计全肺切除后 FEV_1 大于 0.8L,且无明显阻塞性肺气肿,仍可考虑施行全肺切除。文献报道行手术的指征:①运动负荷下阻断肺动脉后肺动脉压力小于 35mmHg;②动脉血气 PaO_2 大于 45mmHg;③手术后余肺 FEV_1 预计值大于 0.8L。该三项中若有二项合格,认为能施行全肺切除术。

2.肺实质功能评估　与呼吸过程中将氧气运送至末梢同等重要的是肺内血管床与肺泡之间氧气和二氧化碳的交换能力。与动脉血气分析结果是常用的评估指标,$PaO_2>60mmHg$,$PaCO_2<45mmHg$ 是界定能否耐受肺叶切除的传统指标,但临床上低于此条件进行肺癌或肺减容术均有成功报道,但这并不是否定了该指标作为提示患者风险增加的预警指标的作用。最能反映肺实质功能的是一氧化碳弥散量(DLCO),该指标与肺泡-毛细血管界面总的功能性表面积密切相关,术后预计 DLCO(ppoDLCO)<预计值 40%,与呼吸和心脏并发症发生率增加相关。

3.心肺储备功能的评估　心肺储备功能的评估是肺功能评估的最重要方面,主要评估心肺的相互作用。运动试验是评估心肺功能的金标准,最大氧耗量(VO_{2max})是判断开胸手术预后最好的预测指标。但该试验测试昂贵,不利于推广。传统的爬楼梯试验和 6 分钟步行距离测试(6MWT)仍然是比较好的测试手段。如患者不能爬 2 段楼梯,或 6WMT 的距离少于 610m 都能提示心肺功能储备不足,手术风险大。

4.评价肺功能的其他方法

(1)肺通气灌注扫描:对于病变部位可能存在严重的通气血流比例失常患者,为修正和调整术前对术后残留呼吸功能的评估,采用分侧肺功能放射性核素扫描和通气-灌注(V/Q)扫描来确定肺和各肺段的通气血流状况。

(2)联合测试:单独的任何一项检查均不能可靠地用于术前肺功能的评估。对术前患者呼吸力学、肺实质功能和心肺储备功能三个方面可完整地进行评估,更有利于制定围术期呼吸管理计划。

(二)一般情况及合并病情的评估

1.年龄　肺切除术等胸科手术无绝对的年龄限制。但伴随年龄的增长,呼吸系统并发症和心脏并发症发生率明显增加。但 80~92 岁手术死亡率为 3%,呼吸及心血管并发症各占 40%。相对于年轻人,65~75 岁全肺切除手术患者死亡率升高 1 倍,大于 75 岁则升高 2 倍。所以老年患者胸腔手术的危险性高,术前应全面评估,特别是呼吸和心血管功能,对术后转归影响很大。老年患者需进行最低限度的心脏检查,如心脏超声。

2.吸烟　吸烟者多有慢性支气管炎、支气管扩张和肺气肿,血中碳氧血红蛋白增加达 2%~7%,致使携氧能力降低;吸烟增加气道应激,减弱黏液输送,并增加分泌物,降低 FVC 和最大呼气中期流速(MME-FR),从而使术后肺并发症增加。术前戒烟和术后戒烟同等重要,术前戒烟大于 4 周即可降低术后肺部并发症发生率,建议术前戒烟,而且戒烟时间越长术后肺部并发症发生率越低。

3.肾功能不全　肺切除术后可发生肾功能不全,可增加围术期死亡率,其危险因素包括:既往存在肾损害、利尿剂治疗史、全肺切除术、术后感染以及输血等。此外肺切除术麻醉管理中要重视液体管理和围术期肾功能的监测,特别是对于既往有肾功能不全病史的患者。

4.心脏疾病

(1)老年患者常合并冠心病,术前进行登楼试验是传统评估心肺功能的有效方法,最大氧消耗量(VO_{2max})是反映心肺储备功能最有价值的指标,也是评估心肺功能和预测肺切除术后结局的"金标准",依据测定的 VO_{2max} 值可将患者分为低、中和高危三类。低危 $>20ml/(kg \cdot min)$,中危 $15~20ml/$

(kg・min)，高危＜15ml/(kg・min)。ppoVO$_{2max}$＜10ml/(kg・min)是肺切除的绝对禁忌证。

（2）术前运动试验亦很重要，若患者不能在速度为3英里/h、倾斜10°的踏板上走完2分钟，则不能行全肺切除。

（3）在临床麻醉中，酸中毒、脓毒血症、低氧血症、正压通气等都可使肺血管阻力增加，并可引起右心衰竭，麻醉处理中要予以重视。

5.肺肿瘤患者注意事项　需要特别注意该类患者的"4M"症，即肿块引起的效应（阻塞性肺炎、肺脓肿、上腔静脉压迫综合征，支气管扭曲，肺尖肿瘤综合征，周围神经麻痹，胸壁或纵隔扩张），代谢效应（肌无力综合征、高钙血症、低钠血症、库欣综合征），肿瘤转移（脑、骨、肝、肾上腺），药物使用（肺损伤化疗药物、心肌毒性药物、肾毒性药物）。

（三）支气管内插管困难

胸科手术麻醉医生要对上呼吸道和下呼吸道同时进行术前评估，更重要的是需评价气管内插管难易度，患者有无放疗史和有无呼吸道或肺部手术史等均为评估支气管内插管难易程度的预测因素。麻醉医生需掌握亲自阅读胸片和胸部CT片的能力，这样可以更好地对支气管插管难易程度作出预测。

二、麻醉前准备

（一）改善呼吸功能

1.术前呼吸锻炼　术前呼吸锻炼对老年患者、术后并发症高危患者防止术后肺不张有重要意义。使用呼吸功能锻炼器，可以锻炼呼吸肌，有效提高呼吸肌强度，加强通气功能，并可锻炼腹式呼吸。

2.控制呼吸道感染和促进支气管引流　支气管与外界相通，严重的感染大多为混合性，因此主张根据痰的细菌培养和药敏试验，使用广谱抗生素，或两种敏感的抗生素联合应用。对是否术前预防性应用抗生素观点不一。慢性肺脓肿和支气管扩张患者除了用抗生素抗感染外，还应进行体位引流，待每日痰量减少至50～100ml以下，手术较为安全。

3.缓解支气管痉挛　哮喘急性发作，要立即治疗，手术应延期，直至有效控制。在COPD患者由于分泌物潴留，黏膜水肿，气管平滑肌收缩，小气道阻塞，常有支气管痉挛。使用选择性β$_2$肾上腺素能药，如沙丁胺醇等。过去6个月内口服激素的患者，激素需用至手术当天，术前应增加剂量，术前和术中静脉输注氢化可的松100mg，可减轻黏膜水肿，并防止支气管收缩物质的释放，术后减量。必要时应用氨茶碱。

4.停止吸烟　戒烟后可使痰量明显减少，改善纤毛运动功能，咳嗽减轻，术后呼吸道并发症明显减少。戒烟48h已可明显降低体内碳氧血红蛋白浓度，有利患者术中、术后心肌氧供。术前戒烟大于4周即可降低术后肺部并发症发生率，建议术前戒烟，而且戒烟时间越长术后肺部并发症发生率越低。

（二）改善心脏功能

合并有高血压、冠心病、糖尿病、心律失常、传导阻滞等并发症者，均应针对病因，请内科会诊，协助治疗，积极创造条件手术。

（三）术前用药

术前用药最重要的作用是避免随意停用或更改目前治疗药物，如抗高血压药，β-受体阻滞剂等。镇静药或镇痛药物不建议常规使用。

（四）其他

改善全身营养状况，对长期营养不良，蛋白消耗而造成严重贫血、水电解质失衡，要积极纠正，必要时术前可给予胃肠外营养支持治疗。

（李萌盟）

第三节　肺隔离技术

纤维支气管镜作为肺隔离常规定位和单肺通气中应用保护性肺通气策略,使单肺通气时低氧血症的发生率从以前的 20%～25%,已降至如今的 1% 以下。

可通过三种方式实施肺隔离:DLTs(双腔支气管导管)、支气管封堵器、单腔支气管内导管。其中 DLTs 是目前临床最常用的肺隔离实施工具。

（一）DLTs

1.导管选择　由于人体右侧上叶开口距离隆嵴仅 1.5～2cm,选择右侧 DLT 时起右侧侧孔会出现不能与右侧上叶开口正对的情况,导致右上肺叶不张,因此择期胸科手术中更常使用左侧 DLT,但遇到如左主支气管入口解剖学异常和手术部位涉及左主气管等特殊情况时,仍需使用右侧 DLT。

（1）Carlen 和 White 双腔支气管导管:Carlen 双腔支气管导管是左支气管导管型,可插入左支气管,而 White 双腔支气管导管是右支气管型,插入右主支气管,两种均为橡胶制品。管腔截面呈"D"字型,带有隆凸小舌可跨在隆凸部。但由于管腔小,带有小舌钩,插管操作时可引起声门损伤、小钩断裂和脱落可造成意外,现在已经很少使用。

（2）Robertshaw 双腔导管:可弃性 Robertshaw 双腔导管,由透明塑料(PVC)制成,"D"型管腔大而光滑,无小舌钩,有左、右型。外径型号最小 26(相当内径 ID 4mm);28(ID 4.5mm);35(ID 5.0mm);37(ID 5.5mm);39(ID 6.0mm);41(ID 6.5mm)。这种插管优点为:①无小舌钩,插管容易;②管腔为"D"型,易通过呼吸管;③支气管气囊,光纤支镜定位识别方便;④X 线可显示导管位置;⑤透过透明塑料管可观察呼吸湿化器在管腔内来回移动,易清除气管分泌物;⑥右支型设计更为合理,可保证右上肺叶通气。

一般常规选用:男性选用 DLT 35～41F,女性选用 DLT 35～37F。某医院 2 万余例的体会认为男性 DLT 37,女性 DLT 35 多可满足肺隔离的需求,且便于 DLT 插入、减少插管并发症。

2.实施方法

（1）插管前检查 DLT,包括气囊是否漏气,气管的气囊可注气 15～20ml,支气管气囊注气 3ml 做检查。然后在导管外涂润滑剂,根据患者解剖及插管习惯,将 DLT 变弯曲至所需角度,但不宜更改导管前端自身的塑性。

（2）左手置入喉镜,暴露声门后,右手握导管送入声门下 4cm 左右(蓝色套囊已在声门下),即可拔气管导芯,并缓慢旋转导管,使其支气管腔朝向目标支气管送入,深度为 29～31cm(平均 29+3cm),或遇到阻力提示导管尖端已进入支气管。在插管过程中如果遇到阻力切忌用力,一定要查明原因再作进一步处理,如更改插管方向、更换小一号 DLT、更换单腔气管导管联合使用支气管阻塞导管。

（3）双腔支气管插管完成后,将气管和支气管套囊充气,开始手法通气,双侧肺膨胀均衡,双侧都可听到呼吸音,而且不漏气。

3.定位　因其价格低易于获得和便利性的特点,传统的听诊法仍然是目前应用最多的定位方法,但听诊准确性偏低,常无法有效指导管定位;纤支镜法定位是目前诊断和纠正术中 DLT 位置不当的推荐方法;X 线下也可对导管的位置进行定位,但存在可重复性差、有辐射等缺点。超声下指导管定位是近年来出现的新方法,其主要依据为肺通气时存在胸膜滑动征来进行判断。

（1）听诊定位法:核对气管导管的位置:①DLT 插入后,将导管气囊充气;②迅速用手控人工呼吸,可见呼气末 CO_2 波形,两侧胸廓活动良好,两肺呼吸音清晰;③如果发现两侧肺呼吸音不一致,气道阻力大,估计 DLT 插入过深,DLT 的气管腔开口可能在主支气管或隆凸部,则将导管退出 2～3cm,核对左侧支气管导管的位置:①钳夹右侧接口通气连接管,并移去帽盖;②支气管气囊缓慢注气,直至左肺不出现漏气,注气量一般不超过 3ml;③重新松开右侧钳夹,盖好帽盖;④听诊二肺呼吸音清晰,吸气压不超过 20cmH_2O,表示支气管气囊无部分或全部堵塞对侧气管、主支气管腔。核对双侧通气情况:①钳夹右侧连接管,右肺无呼吸音,左肺呼吸音良好,且气道压不超过 30cmH_2O;②钳闭左侧通气连接管,左肺无呼吸音,右肺呼吸音良好。

(2)纤维支气管镜定位:具体操作方法如下:如使用左支型 DLT,常规方法插入后,再将纤维支气管镜(直径≤3.6mm)引入气管腔,可见到隆凸部,蓝色的支气管气囊上缘正在隆突之下见到,并无支气管气囊"疝"。然后纤维支气管镜通过支气管腔检查,应见到左上叶开口。当使用右支型 DLT 时,一定要注意右上叶开口,以保证右上叶通气。用于 DLT 定位的纤维支气管镜较细,不宜作吸引。

4.常见问题　导管位置不当和插管导致气道损伤是目前最常见的问题。体形小、女性、食管手术、既往有放疗史为主要的因素。需要注意:①在气管插管前必须查看胸部 X 线片或 CT 片有否解剖异常;②避免应用氧化亚氮(N_2O),70％的 N_2O 在术中可使支气管套囊内的气体从 5ml 增加到 16ml;③尽可能用最低的容量充气支气管套囊或阻塞导管的容量以获得肺的隔离,缩短肺隔离的时间;④如果气道阻力增加必须用纤维支气管镜检查;⑤选用适宜尺寸的导管,太小尺寸的导管可使肺隔离困难,太大尺寸可引起创伤。

(二)支气管封堵器

DLT 的设计是对正常气管、支气管解剖而设计的,支气管封堵器则适用于上或下呼吸道解剖有异常的患者。封堵器通过阻塞单侧主支气管使得堵塞的远端肺萎陷,如有必要,封堵器可选择性地封堵某个肺叶。

1.封堵器选择　目前可用于肺隔离的封堵器种类多样,常用的有三种方法:

(1)Amdt 支气管阻塞器(美国,Cook 公司):Amdt 支气管阻塞器包含有引导尼龙丝的支气管阻塞器和多孔的气道连接器。在放入气管内导管后,通过连接器的阻塞孔放入支气管阻塞器,通过引导尼龙丝形成的环将纤维支气管镜放入气管或支气管内。纤维支气管镜应有足够长度使支气管阻塞器能够顺势放入主支气管内,一旦支气管阻塞器的套囊位于支气管内,则拔出纤维支气管镜,再将套囊充足气(采用恰好封闭支气管的方法);改变患者体位后重新应用纤维支气管镜检查套囊位置并使其准确定位。

(2)Coopdech 支气管阻塞导管:现常用的 Coopdech 支气管阻塞导管为日本大研医器株式会社生产,外径 3mm,可用于 F6 以上的气管导管。

与 Amdt 支气管阻塞器相比,该导管的置入比较方便,不需要通过纤维支气管镜放入气管或支气管内。导管尖端角度的设计符合解剖结构,操作者通过旋转导管外部即可将套囊精确放置于目标支气管内。套囊有两种外形:圆柱形和小纺锤形,注气量分别为 5.25ml 和 7.33ml。圆柱形套囊旨在最小化对支气管黏膜的损伤,小纺锤形套囊在未充盈时可减少气道阻力。

(3)Univent 单腔支气管阻塞器导管:其特点是在主导管前壁上有凹槽,凹槽内有一空腔为支气管导管通过,支气管导管空腔直径为 2.0mm,其远端有一个套囊,可充气 5ml 左右。充气后发挥支气管阻塞的作用。伸出主导管末端约 8cm,有两个开口,一个为充气囊接口,另一个是可供氧和高频通气,并能进行吸引。伸出导管有固定帽,当可移动支气管导管进入支气管后,气囊充气固定于正确部位。其主要优点为:①插管方法简便。②年龄适应范围大,也可用于小儿。③支气管导管可供氧及进行高频通气和分泌物吸引。④手术结束,患者需进行机械通气,不需要换管。⑤支气管导管气囊为蓝色,使纤维支气管镜容易辨认。⑥双侧通气转换到单肺通气,只需气囊充气即可。尽管管有以上优点,但临床应用仍存在一些问题,如不宜用湿肺、肺脓肿及支气管扩张、大咯血患者。

2.优势　有些特殊情况下,如口腔或颈部手术等存在明显困难气道的患者,其术中需要实施肺隔离技术,由于 DLT 直径较粗,因此封堵器具有了很大的优势。

3.存在问题　包括封堵欠佳、连接头端断裂、意外脱出等。

（李萌盟）

第四节　麻醉实施

一、麻醉方法选择

（一）全身麻醉

开胸引起的呼吸循环扰乱,其有效的解决方法是气管内插管及应用肌松药进行控制呼吸,所以一般胸外科麻醉均采用全身麻醉。但在巨大纵隔肿瘤、气管肿瘤、气道明显梗阻的患者,麻醉诱导时应用肌松药后可引起面罩通气困难,宜保留自主呼吸,选用清醒插管。

（二）全身麻醉联合硬膜外麻醉

其优点是结合了全麻和硬膜外的各自的优势,减少各自的并发症风险,减轻手术创伤导致的应激反应,提供术后更好的镇痛,改善呼吸功能,降低术后肺部并发症发生率。目前胸腔镜手术广泛开展,胸腔镜胸壁穿刺部位一般位于第 4 和第 7 肋间隙,阻滞麻醉平面需达到 $T_2 \sim T_{10}$,因此硬膜外阻滞穿刺间隙选择宜 $T_{7\sim8}$ 或 $T_{8\sim9}$。向头端置管 $3 \sim 4cm$,给予 2% 利多卡因 2ml 后 5 分钟,观察麻醉平面无异常者,分两次注入 0.5% 罗哌卡因各 $3 \sim 4ml$(即总量为 $6 \sim 8ml$)。

（三）全身麻醉联合椎旁神经阻滞

近年来,随着超声可视化技术的大力推广和应用,椎旁神经阻滞的重要性在胸科手术中日益受到重视。根据手术创伤的不同和患者的具体情况,可选择单次椎旁神经阻滞和连续椎旁神经阻滞,该方法可单侧阻滞术侧的神经传导,相较于硬膜外神经阻滞,其循环干扰更小、创伤更小、对凝血功能的要求不高,可减少全身麻醉用药,有利于围术期呼吸功能和循环功能的稳定,有利于患者的术后快速康复。

二、麻醉药物选择

全身麻醉都采用联合用药,如丙泊酚、咪达唑仑、依托咪酯、瑞芬太尼、舒芬太尼等药。气道高反应、胸部创伤、急性出血行急诊剖胸患者宜选用依托咪酯、氯胺酮等。老年患者诱导,可采用丙泊 TCI,从低靶控浓度开始、分级诱导。强效吸入麻醉药可降低气道反应引起的支气管痉挛,但是在单肺通气时,吸入麻醉浓度不宜过高($<1MAC$),以防止低氧血症的发生。因此,静吸复合麻醉是目前在胸外科手术麻醉中最常用的方法。术中肌松药使用,以中短效肌松药为主,目前以选用维库溴铵、罗库溴铵和顺阿曲库铵为多。为做好合理正确用药,长时间手术应加强肌松药监测。

三、术中管理

（一）气道管理

气道管理是胸科手术围术期管理的基础,是提供良好氧供的必需条件之一。气管导管定位良好后要不时按需吸引气道内分泌物,尤其是切肺离断气管或支气管前,要充分吸痰,但吸痰时间不要过长,一般不超过 20 秒,吸痰期间要密切观察 SpO_2 改变以免影响机体氧合。开胸手术往往气道反应性高,DLT 或支气管封堵器有导致气道痉挛的潜在可能,避免麻醉过浅时进行插管、拔管、气道吸引等气道内操作,围术期应用支气管扩张剂有预防作用。

(二)单肺通气管理

单肺通气的管理在胸科管理中占有非常重要的一环,其涉及气道管理、氧合管理,其管理水平的高低直接影响患者麻醉质量及预后。麻醉医生一方面要在术中快速萎陷非通气侧肺从而为外科医生提供良好视野,一方面要减轻通气侧肺的负担。此外,还要在手术结束时完全复张之前萎陷的肺组织,避免术后肺不张。

1.低氧血症

(1)低氧血症的发生:目前 OLV 期间低氧血症的发生率仅不足 1%,氧饱和度不低于 90%($PaO_2 >$ 60mmHg)通常被认为是可以接受的。但对于那些对低氧可能非常敏感的患者,如冠心病和既往脑卒中患者,要适当提高术中最低氧合水平。采用保护性通气策略,以减轻对通气侧和非通气侧的肺损伤。减少非通气侧肺血流以减少肺内分流、降低低氧血症的发生率。

(2)低氧血症与麻醉药物及麻醉方式:OLV 期间萎陷侧肺泡内氧分压降低,刺激缺氧性肺血管收缩(HPV)从而使非通气侧肺可最多减少 50% 血流,目前认为胸段硬膜外交感神经阻滞对 HPV 作用微乎其微。

挥发性麻醉药物均可抑制 HPV,且存在剂量相关性。但目前常用的七氟烷在小于等于 1MAC 时,其对 HPV 的抑制能力较弱。全凭静脉麻醉与 1MAC 现代吸入麻醉药物相比,其氧合的区别临床上没有意义。

(3)低氧血症的处理:尽管目前总体低氧血症发生率已很低,但就个体而言,仍需重视低氧血症的发生及处理。由于人类 HPV 在 OLV 最初 30 分钟迅速增加,大约 2 小时达到高峰,因此 OLV 早期 20～30 分钟时氧合常常会降低,而后将趋向稳定并逐渐升高。

DLT 的位置再次确定和调整仍然是寻找低氧合原因的首要措施,此外,增加吸入氧浓度、适当增加通气侧 PEEP 水平($5cmH_2O$)、非通气侧肺实施 $5cmH_2O$ CPAP、停用扩血管药物、手术医生辅助直接压迫或暂时夹闭非通气侧肺血流均可在一定程度上改善氧合。正式 OLV 之前多次实施短时 OLV 有助于氧合功能的改善和增加。

2.非通气侧肺管理   采用纤支镜定位保证良好的导管对位是该侧肺管理的基础,通常也是保证氧合水平良好的最重要条件。OLV 开始时必要的气道内吸引可加速肺萎陷的速度。经该侧进行 CPAP 有助于改善术中低氧合状态。

3.通气侧肺管理   重点是减轻该侧肺的负担,该侧肺顺应性降低、血流再分布等因素使得该侧肺组织气道压力往往偏高,导致肺损伤加重。一方面要避免液体过负荷,另一方面要减轻气压伤。压力通气和容量通气均可用于 OLV 管理,采用较低的压力支持通气模式联合合理的 PEEP 通气模式有助于减轻肺损伤,同时避免肺不张。但尚无证据显示压力通气模式较容量通气模式可改善氧合,此外,压力支持通气模式下一方面允许轻度二氧化碳增高,另一方面要密切监测潮气量,因为其可能突然升高或降低。

(三)体温管理

开胸后胸腔暴露,热量丢失较快,小儿、老年患者尤其需要受到重视。除常见并发症外,体温过低还可抑制 HPV 进而影响氧合。使用加温毯或保温毯,维持合理的手术室温度,液体加温等措施均是有效措施。

(四)液体管理

胸科手术微创化趋势下麻醉的液体管理也要趋于精细化,目标导向的液体治疗有助于避免围术期液体过负荷,改善内环境。肺切除术的液体管理尤其要精确确定容量,液体输注量以维持和补充术中丢失即可,推荐使用必要的血管活性药物联合精细液体管理。一般认为,胸内手术液体正平衡不要超过20ml/kg,对于一般成年患者晶体液要控制在24小时小于3L,肺切除手术不需要补充第三间隙的液体损失量,要保证大于0.5ml/(kg·h)的尿量。

(五)循环管理

胸科手术期间,由于胸部疾病本身如纵隔肿瘤等的影响、外科医生的操作,循环波动较明显,如肺门周围操作、冷盐水刺激可引起心律失常,术中操作压迫心包导致低血压;胸科手术尤其是肺切除术患者多为老年人,往往合并冠脉疾病,该类患者麻醉时要维持良好的动脉氧合及舒张压,避免增加心排量和心率,降低心脏做功。胸段硬膜外阻滞或椎旁神经阻滞有助于改善心功能。

(李萌盟)

第五节　术后管理

胸科手术麻醉的术后管理主要涉及术后呼吸功能的评价和决策,更重要的是完善的术后镇痛管理,其水平的提高是呼吸道并发症减少的主要原因。术后剧烈疼痛影响肺通气功能及患者术后的生活质量。完善的镇痛是促进患者早日康复的重要措施。

(一)苏醒期管理

保持气道通畅,清理呼吸道并注意吸引技巧,采用吸氧,吸引(必要时应用纤维支气管镜),待循环稳定,排除潜在出血,VT及SpO_2、$P_{ET}CO_2$、保护性反射恢复正常后,可在麻醉状态下或待患者完全清醒后拔除气管导管。肺切除术后呼吸功能衰竭的发病率为2%~18%,其中高龄(年龄大于70岁)、术前肺功能低下(如重症肌无力)、合并冠脉疾病等均是高危因素,这些情况下可考虑延迟拔管,送SICU持续呼吸支持和循环监护。

(二)术后镇痛

开胸术后的伤害性刺激包括多个感觉传入神经,主张多模式镇痛,且要达到个体化。采用不同的镇痛技术联合不同的麻醉药物达到最佳的镇痛效果。

1.静脉镇痛

(1)阿片类药物:目前阿片类药物仍然是静脉镇痛药物中的一线药物,但该类手术患者往往存在呼吸功能不全,倘若用药量过大易产生过度镇静或呼吸抑制。

(2)非甾体抗炎药:通过可逆性抑制环氧化酶,从而抑制外周前列腺素的合成发挥抗炎和镇痛作用,包括COX-1抑制剂和COX-2抑制剂两类。可减少30%阿片类药物用量,但不能单独用于胸科手术术后镇痛,仅可作为辅助镇痛手段。由于COX-1抑制剂对前列腺素的抑制是非特异性的,可能导致胃肠道副作用、血小板功能障碍和肾功能损害等,更推荐使用COX-2抑制剂。

(3)右美托咪定:不仅可作为静脉辅助镇痛药物,还可用于硬膜外或椎旁神经阻滞时的辅助用药,可显著减少阿片类药物的需求量。静脉注射右美托咪定用于术后镇痛的维持量为0.3~0.4μg/(kg·h)。

2.胸段硬膜外镇痛　硬膜外镇痛可有效缓解剖胸术后切口部位及内脏疼痛,有利于患者生理功能的恢复,可减少呼吸系统并发症。局麻药物联合阿片类药物或右美托咪定可产生协同镇痛作用,并有利于患者肺功能的恢复。硬膜外镇痛对剖胸术后患者的镇痛效果确切,但根据用药的不同仍需重视体位性低血压、皮肤瘙痒、恶心呕吐、呼吸抑制等并发症。

3.椎旁神经阻滞　椎旁间隙是由横突、胸膜、肋横突韧带围成的近似三角形界面的结构,注入局麻药物后可产生确切的、单侧的多节段神经阻滞,与硬膜外给药具有良好的可比性。近年来,伴随超声可视化技术的大力推广,超声引导下椎旁神经阻滞越来越多地用于胸科手术的麻醉与术后镇痛,与硬膜外镇痛的优势在于:超声可视化后穿刺损伤轻微、效果确切、不会引起椎管内血肿、受凝血功能影响小、循环波动小。

（李萌盟）

第六节　术后并发症

一、呼吸系统并发症

要避免缺氧与减少术后呼吸系统并发症。严格拔管指征,清理气道,保证气道通畅,在吸痰、拔管过程中始终供氧。

二、循环系统并发症

在 PACU 最常见的循环系统并发症是高血压,尤其是术前有高血压且控制不佳的患者,排除疼痛因素外,可用硝酸盐类或钙通道阻断药等控制血压,以免引起心脑血管意外。其次,胸科手术常见的并发症是心律失常,尤其是房颤,应首先调整其内环境,包括水电、酸碱、血气及温度等,然后可在镇静下行电复律,以消除房颤的危害。

三、苏醒延迟与躁动

苏醒延迟可见于老年肝功能不良的患者。躁动重在预防,良好的术前准备,完善的麻醉计划,恰当的麻醉用药,术中良好的循环、呼吸功能维护,对于预防躁动乃至术后谵妄均有意义。

四、低体温

低体温多见。可采用周身覆盖吹热风式加温的方式以避免寒战带来的不利;如发生寒战,应用哌替啶或曲马多,多能缓解。

五、恶心、呕吐

预防性应用地塞米松及中枢性抗呕吐药有一定作用。

六、尿失禁与尿潴留

尿失禁应注意更换尿垫,尿潴留多见于男性患者,导尿要注意预防并发症。

（李萌盟）

第七节　常见胸内手术的麻醉

一、食管手术麻醉

食管手术以食管癌最为多见,其他有良性食管狭窄、贲门失弛缓症、食管裂孔疝等。

(一)麻醉要点

1.术前评估　该类患者往往营养状态差,伴有消瘦、贫血、低蛋白血症、脱水和电解质紊乱,术前应积极纠正。

2.麻醉实施

(1)麻醉方法:常规采用气管内全身麻醉,联合应用硬膜外阻滞或椎旁神经阻滞有利于术中循环的稳定,有利于术后快速康复。

(2)麻醉过程:麻醉诱导时要注意预防误吸。为方便手术操作及避免手术操作对手术侧肺的机械损伤,常采用双腔支气管导管或支气管阻塞导管行单肺通气,按单肺通气常规加强呼吸管理,手术游离食管分离病变时可能损伤对侧胸膜,发生张力性气胸,造成呼吸循环严重扰乱,术中应严密观察,必要时可张肺后缝合胸膜裂口。

(3)麻醉管理:加强围术期液体监测和治疗,避免发生输液不足或负荷过多,同时也需密切注意内环境稳定和体温稳定。术中常规监测血气。

(二)麻醉配合

食管手术过程中应配合手术医生调整胃管位置,吸出胃内气体及液体,要防止切断食管时将胃管切断。关胸、张肺后接密封引流并作持续胸腔负压引流。

(三)特殊类型手术

贲门失弛缓症系食管神经肌肉功能失常而致食管收缩无力,而食管下端括约肌保持紧张而不易松弛,因此,食物在食管中潴留。手术方式主要为食管肌层切开。麻醉前要注意营养状况,有无贫血、低蛋白血症。手术常在气管内麻醉下进行,麻醉诱导时要预防食管内容反流,可在诱导前放置胃管吸出胃内容物,并按饱胃处理,采用快速序贯诱导方案,麻醉维持按胸部手术常规处理。

食管裂孔疝可经胸或腹进行手术,麻醉前要注意插胃管,排空胃内容物,麻醉诱导时面罩加压用力不宜过大,以免大量气体入胃而加重肺受压。诱导时不用手按压腹部,以免增加腹压发生反流误吸,气管插管后行正压通气,其余处理与胸内手术麻醉相同。

二、肺切除术手术麻醉

目前肺切除术多在电视辅助胸腔镜下完成,其优势在于:住院时间缩短、出血少、疼痛减轻、肺功能影响小、炎症反应轻。

(一)麻醉前评估

1.一般情况　根据病变位置、性质及患者的全身和肺功能情况,最为多见的是肺段切除、肺叶切除和淋巴结清扫,其次为全肺切除、袖型切除并淋巴结清扫。

2.肺功能评估　肺癌的罹患人群以老年人为主,术前做肺功能评估:如用力肺活量(FVC)或第一秒时间肺活量(FEV_1)<预计值的50%,或最大呼气流速<60%时,术前血气分析异常者肺切除术有较大危险性。

(二)麻醉实施

1.麻醉准备　常规建立动脉通路,以便监测血压和血气分析;建议常规放置深静脉通路,以便必要时快速输液。

2.麻醉管理

(1)低氧血症:低氧血症明显时,可积极与手术医生沟通,必要时临时阻断准备切除的肺叶血管。

(2)肺复张:肺叶切除完成,支气管残端需要进行漏气测试,一般将压力控制在30cmH_2O以下即可。

(三)麻醉合作

外科医生在夹闭手术的支气管后要测试夹闭位置的正确与否,此时需要麻醉医生再次检测气管导管或封堵器的远端有无被加闭,常规吸痰,然后手控膨肺,此时仅需轻微压力即可,避免膨胀过猛不利于后续的手术操作。

(四)特殊类型手术

1.全肺切除术　所有肺切除术麻醉时均需警惕有无全肺切除可能。全肺切除术后的死亡率高于肺叶切除术,其术后第一个30d总手术死亡率高达5%～13%。

全肺切除术患者管理重点在于:限制液体摄入,谨慎采用较低潮气量(5～6ml/kg,理想体重)同时避免过高的气道压力(峰压小于35cmH_2O,平台压力小于25cmH_2O)。

2.肺移植手术　肺移植是治疗终末期肺病的有效方法,常见受体类型有:慢性阻塞性肺疾病(COPD)、肺纤维化、原发性肺动脉高压等。

(1)麻醉前评估:包括一般病情评估、心肺功能评估、心理评估等。

(2)麻醉实施:①麻醉方法:常规全身麻醉,可考虑应用硬膜外麻醉或椎旁神经阻滞,但需警惕一旦需要体外膜肺支持情况下可能应用肝素影响凝血功能,增加区域阻滞并发症的风险。推荐常规使用DLT,可直接连续地进行吸引和定位。②麻醉评估:气管插管成功后实施单肺通气评估,结合术前心肺功能评估与手术医师共同决定手术方式的选择。维持氧合稳定及内环境平衡,积极早期评估,循环或氧合任一不能维持考虑选择体外膜肺辅助或体外循环辅助。③麻醉监测:常规建立动静脉通路,肺动脉压力的监测常常是必需的,因此常常需要置入肺动脉漂浮导管,以获得更全面的血流动力学参数。实施体温监测,保温毯、液体加温等多种措施维持体温稳定。④液体管理:该类患者往往营养差,合并低蛋白血症,围术期肺门阻断前注意限制液体摄入,肺门开放后根据需要选用白蛋白、血制品进行液体复苏,常常需要去甲肾上腺素等血管活性药物维持循环稳定。

(3)术后:术中选择体外膜肺或体外循环的患者,术后积极评估,条件允许可考虑手术室内撤机。常规转入重症监护病房,转运途中麻醉医生全程护送,全面监护生命体征。

三、特殊类型手术麻醉

(一)胸壁手术

包括胸壁畸形(漏斗胸、鸡胸等)、感染、结核、肿瘤、创伤和肋骨等手术,乳房手术也属胸壁手术范围。胸壁手术部位虽在胸腔外,但常由于病变或手术而进入胸腔,可发生气胸而造成呼吸循环紊乱,麻醉时应考虑发生气胸的可能性。

1.胸壁肿瘤手术麻醉　胸壁肿瘤小手术可在局麻下进行手术切除,较大手术如肋软骨瘤切除可在硬膜外阻滞或气管内插管全麻下进行。

2.乳房肿瘤手术麻醉　应依据患者手术类型、体质、体型、对麻醉舒适度的要求等因素综合考虑,可选择局麻、硬膜外阻滞、椎旁神经阻滞和全身麻醉。

(二)支气管胸膜瘘手术

支气管胸膜瘘是指支气管与胸膜腔之间发生异常交通,常见原因有:①肺脓肿、肺大疱等肺实质破裂入胸膜腔;②支气管肺癌侵蚀支气管;③肺切除术后支气管残端裂开。

1.麻醉方法　全身麻醉,且要有良好的肺隔离来保护健侧肺。

2.瘘口评估　围术期正压通气时,气体可经由瘘口泄漏,一方面导致张力性气胸,另一方面导致健侧肺通气不足。

(1)通过引流管观察引流瓶中的气泡是间歇性的还是持续性的。若为间断的气泡,往往提示瘘口小。反之,提示瘘口较大。

(2)吸入和呼出潮气量的差值进行测定。

3.肺隔离　最安全的方法是清醒状态自主呼吸下插入 DLT 直至肺隔离成功,良好的表面麻醉和患者的配合非常重要。其次是诱导和插管过程中一直保留自主呼吸,直至健侧肺被安全隔离。纤支镜定位前充分吸引脓液,通气设定应限制气道压力,减少漏气,必要时选用高频通气。

(三)肺大疱手术

肺大疱系由肺组织结构不良,肺泡结构组织缺失,造成肺实质内出现充气薄壁区域。肺大疱手术麻醉要点:

1.与支气管胸膜瘘麻醉接近,不推荐常规术前应用胸腔引流。

2.健侧肺被安全隔离前最佳选择是保留自主呼吸,若不能,需使用小潮气量、低气道压正压通气(气道压力不宜超过 20cmH_2O),直至肺隔离成功。

3.麻醉诱导期间一旦循环异常波动,警惕张力性气胸发生可能。

4.既往多次手术患者,胸腔往往粘连严重,剥离时出血较多,注意监测容量变化,必要时输血治疗。

(四)肺减容手术

20 世纪 50 年代首次提出这一手术概念,20 世纪 90 年代获得广泛认同。接受肺减容术的患者往往肺功能重度减退,活动能力明显受限,内科保守治疗无效,可作为肺移植的过渡阶段或作为肺移植的替代治疗方法。肺减容手术麻醉要点:

1.麻醉方法　以全身麻醉为主,联合使用硬膜外阻滞或椎旁神经阻滞麻醉,减少静脉用药量,早期清醒拔管。可选用吸入麻醉药物改善气道反应性。

2.麻醉管理　该类患者内源性 PEEP 较高,OLV 时通气参数的设定应避免肺组织过度膨胀,最佳通气模式以通气侧肺潮气量 6ml/kg 左右为佳。可选用容许性高碳酸血症通气治疗,通过机械通气给氧,能够在存在高二氧化碳分压的情况下校正低氧血症,而不会发生呼吸衰竭。

3.麻醉监测　术中应监测 BP、HR、ECG、SpO_2、P_{ET}CO_2、IBP、CVP 等,对心肺功能差者可插入 Swan-Ganz 导管持续监测肺动脉压、右房压和心输出量。术中可多次进行血气分析,以早期发现低氧血症并采取措施。

(五)气管支气管手术

气管切除及重建术常见病因为气管肿瘤、气管外伤(尤其是既往气管插管后气道狭窄)及先天畸形等多种原因导致的气道阻塞。该类手术患者往往存在通气功能障碍、低氧血症,甚至合并心功能不全,因此麻醉风险高,具有较高的挑战性。

1.麻醉前评估 完善的术前评估非常重要,X线、CT、支气管镜检查、气道重建三维影像等是非常必要的检查,气管病变的位置、范围、性质是决定麻醉方案的重要依据。

2.麻醉实施

(1)麻醉准备:常需一个麻醉团队完成,全面负责术前的评估、方案的制订、麻醉的具体实施。积极与手术医生沟通,共同参与术前的讨论。麻醉诱导期间外科医生应随时备好气管切开。

(2)麻醉要点:①不论采用任何麻醉方法,维持气道安全是最核心的内容,关键在于尽快重建通畅的气道。②术前镇静药物的选择以不抑制患者自主呼吸和保留气道反射为原则。③气道狭窄部位的不同决定了麻醉方案的不同。

若狭窄位置较高且估计气管导管无法通过,最安全的方法是在局麻下颈部气管切开。如气道阻塞进一步加剧又不能迅速解除时,应立即开胸切开狭窄远端气管或支气管,并经手术野插入无菌气管导管,连接无菌呼吸回路行机械通气。

若狭窄部位较低接近隆突,可考虑将气管导管定位于狭窄上方,最好在保留自主呼吸下开胸。

经插入的细气管导管行高频喷射通气也可维持氧合直至手术医生在台上切开气道,但需要注意的是若狭窄严重喷射通气可造成气压伤,且气体排出不畅,更危险的是血液、气道分泌物无法有效排出,造成进一步的通气困难。

最困难的情况是病变累及范围大,如上方法均无效时应准备体外循环下手术。

(3)气管导管型号选择:根据术前评估结果选择气管插管的型号,再次评估气管插管是否可以和是否需要通过病变。气道梗阻程度小于管腔1/2(非外压性)时,一般采用稍细气管导管(ID6.5)即可通过狭窄部位,麻醉方案可采用常规快速诱导。

但要警惕两点:一是若气道肿瘤带蒂样不稳定的话气管导管越过狭窄处有瘤体破裂或脱落风险;二是在给肌松药物之前要保证无面罩通气困难。

(4)麻醉方法:①轻、中度气道梗阻时,可用吸入麻醉诱导,避免用肌松药,这样一方面可保留自主呼吸或可迅速恢复自主呼吸,另一方面可尝试喉镜暴露并试插管,如能保证呼吸道通畅(气管空间足够大或气管插管已经通过了狭窄区)可给予镇静、镇痛及肌松药。②严重气道阻塞、不能平卧、氧依赖,且对于麻醉、肌松后,气道进一步内阻外压的情况无法估测、潜在完全不能通气、威胁生命的危险情况时,有两种选择:一是应用硬质气管镜,在局部麻醉下,进行气道内处理(扩张、烧灼等),先将气管内径扩张至5mm以上便于通气,再实施全身麻醉;二是如果无硬质气管镜的条件,则宜选择在体外循环下施行手术,以提高手术的安全性。

3.手术结束 大部分患者需要保持颈部屈曲位以减少缝合线的张力,促进吻合口愈合。目前主张气管手术后早期拔管,但拔管前要保证患者清醒,配合良好,自主呼吸稳定,保护性反射恢复,气道清理干净。拔管时需备齐再次插管工具,但拔管后再次插管具有挑战性,应尽量避免。

(六)纵隔肿瘤手术的麻醉

纵隔分上、下、前、中、后五部分,上纵隔有甲状腺瘤、胸腺瘤,前纵隔易发生畸胎瘤和囊肿,中纵隔有支气管囊肿,心包囊肿、淋巴肉瘤等,后纵隔多为神经源性肿瘤。麻醉要点:

1.纵隔肿瘤可压迫主气道、肺动脉干、心房和上腔静脉等,尤其是前纵隔及上纵隔肿瘤患者呼吸道阻塞是最常见和最可怕的并发症。

2.气管支气管受压通常发生在所插入气管内导管尖端远处,一旦塌陷,可迅速造成通气困难导致气道危象,而且尝试将气管内导管强行通过远端狭窄处往往是非常困难的。

3.术前评估应根据气管受压程度,准备不同型号的导管。其麻醉要点与气道重建术麻醉类似,可在自主呼吸下吸入七氟烷麻醉诱导,充分做好气道表面麻醉,充分吸氧后气管插管,必须使气管导管插过受压气管部位。如压迫导致一侧支气管受压,可选用双腔支气管导管,将导管插入对侧。

4.气管插管后气管或大血管受压仍较严重时,应尽快开胸,手术医师将瘤体托起,以减轻压迫症状。

（李萌盟）

第十九章　腔镜手术麻醉

　　近二十多年来兴起的微创治疗,大大丰富了外科疾病的治疗手段。纵观外科治疗历史,无不贯穿着减少创伤这一主题,而微创手术的兴起正是这一主题的延伸,以最小的创伤获得更好的疗效,这是外科学领域不懈追求的目标。

　　1987年,世界上首例腹腔镜胆囊切除术的成功实施标志着微创外科手术的开始。随着腹腔镜设备的不断改进,同时顺应加速康复外科(ERAS)的要求,腹腔镜技术迅速发展。与传统的开腹手术相比,腹腔镜手术的优势不言而喻,现已广泛应用于各外科领域。腹腔镜手术有气腹腔镜手术和非气腹悬吊式腹腔镜手术两种形式,前者通过向腹腔内注入气体造成人工气腹和调节体位来暴露视野,临床上应用更为常见。气腹充气的速度和腹内高压及各种特殊体位,可导致机体相应的病理生理改变以及手术引起的并发症的增加。因此,麻醉处理的复杂性和风险,麻醉管理及并发症的防治需高度重视。

第一节　腔镜手术的病理生理改变

　　腔镜技术在腹部外科、妇科、泌尿外科、血管外科、胸外科等领域得到广泛应用。气腹和腹内高压及各种特殊体位,可导致机体相应的病理生理改变以及手术引起的并发症,增加麻醉处理的复杂性和风险。

一、气腹对机体的影响

(一)循环功能的影响

　　1.全身循环功能的变化　腹内压增加,SVR、MAP、RAP增加。①腹内压<20mmHg时,腹膜呈机械性扩张,多巴胺和肾上腺素等儿茶酚胺、肾素血管紧张素系统及血管加压素和皮质醇等神经内分泌激素增加,血管收缩,外周总阻力升高,但腹内脏器受压,静脉回流增加,前负荷增加,CO增加,血压上升,CVP升高;②腹内压>20mmHg时,下腔静脉受压迫,静脉血流回流减少,回心血量减少,CO下降,膈肌上移,胸内压增加,心脏充盈压(PCWP和CVP)升高。腹膜过度牵拉刺激腹膜牵张感受器,引起迷走神经兴奋,心率减慢,心脏舒张障碍、移位,心律失常和心肌缺血、心肌梗死等风险大为增加。

　　2.局部循环功能的变化

　　(1)脑循环的影响:脑血流量流速增加,颅内压及脑脊液压力增加。随腹内压增加,颅内压和CVP相应升高。

　　(2)肝血流及其功能的影响:气腹术后AST、ALT及胆红素明显升高,门静脉血流随腹内压升高进行性降低。肠系膜及肝脏等腹内脏器血管系统收缩,肝动脉血供减少。肠系膜动脉血流量减少,门脉血供相应下降。因此,肝功能不全的患者,特别是在低血压或休克状态等情况下,不宜行腹腔镜手术。

（3）肾血流及其功能的影响：肾血流量、尿生成量及尿肌酐清除率下降。气腹压力<20mmHg,对肾功能影响轻微。肾局部压力达15mmHg,肾皮质血流灌注和尿生成量减少,压力解除后可逐渐恢复。因此,临床上腹内压宜控制在较低水平以维持手术需要和保护肾功能,长时间手术或肾功能不全患者更应重视,必要时使用利尿剂。

（4）妊娠子宫的影响：CO_2气腹可显著减少子宫血流,母体和胎儿$PaCO_2$上升及酸中毒,腹内压合并$PaCO_2$上升可加重对胎儿的影响。

（5）CO_2吸收和$PaCO_2$对循环的影响：随手术时间延长（15分钟后）和气腹压力增大,CO_2吸收增加,$PaCO_2$升高,发展到中至重度高碳酸血症时,MAP、HR、CVP和SV升高,而外周血管阻力下降,可造成心肌抑制、心肌氧耗增加,心肌缺血缺氧和心律失常的风险增加。

（6）人工气腹与心律失常：腹腔镜手术中可发生心律失常,如心动过速、室性期前收缩,甚至室颤,可能机制与$PaCO_2$上升、牵拉腹膜及相关操作、麻醉过浅和气栓等有关。

（二）呼吸功能的影响

1.通气功能的变化　腹内高压使膈肌上移,肺顺应性和FRC可显著下降,使肺底部易发生微小的肺不张,无效腔量（V_D/V_T）增加,致通气/血流比值（V/Q）失调。头低位时,腹腔脏器头向移位,膈肌活动受限,肺容量和顺应性显著下降,肥胖、老年患者及存在肺不张倾向的患者表现更甚。头高位时,FRC可有一定程度增加,肺顺应性下降。气道峰压和平台压均升高。

2.CO_2和$PaCO_2$变化　气腹建立后,血中CO_2和$PaCO_2$均升高,形成高碳酸血症;随着充入气量的增加,压迫使腹膜血流灌注下降,延缓CO_2的吸收。CO_2和$PaCO_2$升高的幅度与气腹压力有关。研究认为,腹内压小于10mmHg,$PaCO_2$升高主要源于CO_2迅速吸收入血液,腹内压大于10mmHg,$PaCO_2$升高则主要源于无效腔量增加,气体交换障碍所致。

一般情况下,ASAⅠ～Ⅱ级心肺功能正常患者$PaCO_2$升高时,增加分钟通气量12%～16%,$PaCO_2$即可维持在正常范围。ASAⅢ～Ⅳ级患者虽已增加分钟通气量,但$PaCO_2$仍高达50mmHg,$PETCO_2$和$PaCO_2$差值明显增大。术中应进行血气分析。

（三）内分泌和免疫功能的影响

1.内分泌功能的影响　人工气腹时儿茶酚胺、ACTH、皮质醇及血管加压素血浆浓度上升。腹内高压和CO_2吸收刺激交感神经活性增强,肾髓质儿茶酚胺分泌增加,同时肾灌注下降刺激肾素释放,皮质醇、ACTH、β-内啡肽、ink-6及血糖升高。引起相应的应激反应,腹腔镜手术组在术后激素很快下降。

2.免疫功能的影响　腹腔镜手术对机体创伤小,免疫抑制程度轻、持续时间短。但有报道CO_2有免疫下调作用。并认为与其促进肿瘤生长有关。腹腔内CO_2的压力达到12～14mmHg,由于CO_2在血浆中有较高的弥散性及溶解度,血中PCO_2升高,使机体的内环境处于酸性状态,从而损伤了红细胞。

（四）颅内压和体温调节的影响

1.对颅内压的影响　腹腔镜术后头痛、恶心等颅内高压症状也明显增多,颅内静脉回流以及脑脊液循环受阻。但在手术结束气腹消除后逐步恢复至正常水平。

2.对体温调节的影响　腹腔镜微创手术没有开腹手术体温变化明显,但仍有三分之一的患者会发生体温下降。为了防止因体温下降,患者应加强保暖和适度湿化。

（五）头低脚高体位对机体的影响

气腹后使膈肌上移,肺底部肺段受压,肺顺应性降低,气道压力上升,功能残气量下降,潮气量及肺泡通气量减少,从而影响通气功能。而妇科腔镜手术时为了更好的暴露手术视野常常需要采用头低脚高位,这样的特殊体位又使膈肌进一步上移,压迫肺基底段,肺下部的扩张大大受限,功能余气量进一步减少,肺容量减少,肺顺应性再度下降 10%～30%,腹内压(IAP)达 3.33KPa 时,对膈肌产生 $30g/cm^2$ 的推力,Leighton 等报道膈肌每上抬 1cm,肺的通气量就减少 300ml。气道阻力进一步增加,肺通气进一步减少,肺内气体分布和通气/灌流比例失调,最终可引起 $P_{ET}CO_2$ 及 $PaCO_2$ 升高,发生高碳酸血症时,机体虽有一定的代偿机制,但严重时可致脑氧饱和度降低。另外,气腹、头低脚高体位将腹腔静脉的血挤压至胸腔静脉,导致胸腔内血液淤积,肺循环血流减少,通气不足,使通气/血流比例失调,增加了生理无效腔。妇科手术头低位对循环的影响不如对呼吸的影响明显,气腹前快速扩容和头低脚高体位能减少气腹后回心血流量降低所致的低血压。

二、侧卧位和开胸时双肺的通气和血流分配

(一)清醒、未开胸、侧卧位

侧卧位时重力对肺内血流分布的影响与直立时相同。但侧卧位时肺内血流体静水压的梯度不如直立位明显,因此侧卧位时上侧肺血流量少于直立位。然而下侧肺的血流量仍显著大于上侧肺。因此,当右侧在上时,右肺接受心输出量 45% 的血流,而不是直立或侧卧位时 55% 的血流量。当左侧在上时,左肺接受约心输出量 35% 的血液,而不是直立或侧卧位时 45% 的血液。

重力对侧卧位时胸膜腔压也有一定的影响,因此与上侧肺比较,下侧肺通气相对增加。另外,侧卧位时下侧膈肌比上侧膈肌更凸向胸腔,下侧膈肌的弯曲度大于上侧膈肌,因此自主呼吸时下侧膈肌能更有力地收缩。所以侧卧位的清醒患者,无论患者向哪侧侧卧,下侧肺的通气都好于上侧肺,尽管较大的右肺仍然有通气量更多的倾向。下侧肺的血液灌流也好于上侧肺,因下侧肺通气的增加,使清醒状态下侧卧位患者肺的通气/血流(V/Q)比率没有明显的变化。但血流量增加的程度大于通气量的增加,因此 V/Q 比率从上肺至下肺递减(直立位及仰卧位时变化相同)。

(二)麻醉、未开胸、侧卧位

同清醒患者比较,麻醉患者上侧和下侧肺血流的分布没有明显的变化。因此,麻醉患者下侧肺比上侧肺仍然接受更多的血流量。而全麻诱导却导致两侧肺通气发生明显的改变。

侧卧位时,清醒患者下侧肺的通气更多,而麻醉患者则上侧肺通气更多。引起这一改变相关的原因有以下几点:①全麻诱导使双肺功能残气量均减少。由于清醒患者双肺在肺压力-容量曲线的位置不同,全麻患者双肺功能残气量减少,并使双肺在压力-容量曲线的位置均下移,但位置仍不相同,下侧肺从最初的曲线陡峭部分(清醒患者)移向较低的平坦部分(麻醉诱导后)。而上侧肺最初处于压力-容量曲线的平坦部分(患者清醒)降至压力-容量曲线的陡峭部分(麻醉诱导后)。②侧卧位的麻醉患者同时采用肌松药和机械通气,膈肌不再主动收缩,下侧弯曲度更大的膈肌就不再像清醒时发挥优势作用。③纵隔压迫下侧肺,阻碍下侧肺的扩张使其功能残气量减少。④腹腔内容物将膈肌推向头端,下侧肺受压更明显,这也阻碍了下侧肺的扩张,并使其功能残气量不成比例地减少。⑤不良体位使下侧肺明显受压。上侧胸腔开放时,上侧肺通气将进一步不成比例地增加。

简而言之,有或没有肌肉松弛的麻醉患者,在侧卧位时,未开胸的上侧肺具有良好的通气,但血流灌注欠佳,而下侧肺具有良好的血流灌注,通气则不足,引起 V/Q 比率失衡。对患者进行呼气末正压通气,将增加下侧肺的通气,可能是因为下侧肺回到压力-容量曲线的陡峭和有利的部分,而上侧肺则回到原来平坦和不利的部分。

(三)麻醉、开胸、侧卧位

和麻醉、未开胸时的侧卧位患者比较,开胸本身通常对上侧肺和下侧肺血流的分布无明显影响,下侧

肺仍然接受多于上侧肺的血流灌注。然而开胸对通气分布有较大的影响,通气分布的改变能导致 V/Q 进一步失衡。

若无胸壁对顺应性的影响,上侧肺将自由扩张,其结果是过度通气(仍为低血流灌注)。相反,下侧肺仍处于顺应性相对低的状态,结果是通气不足而灌流过剩。手术时压迫暴露的上侧肺,能部分地通过非生理的方法减轻上述问题。通过机械通气或外源性地限制上侧肺的通气,可使灌注良好的下侧肺通气增加。

(四)麻醉、开胸、肌肉松弛的侧卧位

单纯肌肉松弛,并不会引起麻醉开胸侧卧位患者上侧肺和下侧肺血流分布的明显变化。因此,下侧肺仍然接受的血流灌注多于上侧肺。然而无论是理论上还是实验研究结果均认为肌肉松弛会影响上侧肺和下侧肺通气的分布。

仰卧位和侧卧位时,腹腔内容物的重量更多的是压向下垂部分的膈肌(背侧和下侧肺),非下垂部分的膈肌承受的压力较小(前胸侧肺和上侧肺)。在清醒和自主呼吸的患者膈肌的张力和主动收缩可以对抗腹腔内容物的压力,且膈肌的下垂部分活动度最大,上侧部分的膈肌动度最小,这一机制使灌注好的肺(下侧肺)得到良好的通气,灌注差的肺(上侧肺)得到较少的通气。而在肌肉松弛和正压通气时,上部的膈肌处于被动和松弛状态,其被动运动受腹部脏器造成的阻力最小,因此位移最大;而下垂部分的膈肌则相反。这种非生理性的机制能使灌流较差(上侧肺)的肺得到较多的通气,而灌流好的肺(下侧肺)得到较少的通气。

综上所述,麻醉和肌肉松弛后的侧卧位开胸患者常表现 V/Q 比率失衡,通气好的肺组织血流灌注差,而通气不足的肺组织血流灌注却良好。肺血流分布主要受重力的影响。上侧肺通气良好的部分原因是开胸和肌肉松弛,而下侧肺通气差则是由于全麻时肺容量减少、膈肌及腹腔内容物挤压和不良体位引起的。另外吸入氧浓度过高引起的吸收性肺不张和痰液清除能力下降使下侧肺的容量进一步减少。偶尔下侧肺还可以发生大面积的肺不张和肺水肿,在此情况下即便双肺通气,肺泡-肺动脉血氧分压差亦增大,氧合欠佳。

通过双腔管对下侧肺使用呼气末正压通气可以部分纠正全麻和侧卧位开胸时 V/Q 比率失衡。对下侧肺给予选择性的 PEEP 可使该肺处于压力-容量曲线的陡峭和有利部分从而增加下侧肺的通气。实际上这一技术已取得相当好的效果。

(李萌盟)

第二节　腹腔镜手术麻醉管理

一、麻醉前准备

(一)术前评估

主要考虑人工气腹对机体的生理影响以及患者对人工气腹的耐受性。ASA Ⅰ～Ⅱ级的患者均可耐受腹腔镜手术及其麻醉,部分 ASA Ⅱ～Ⅲ级的患者可能存在实质脏器功能低下,术前有效治疗仍可选择腹腔镜手术。下列情况可视为人工气腹的相对禁忌证:颅内高压、低血容量、脑室腹腔分流术后、先天性卵圆孔未闭等,先天性心脏病存在右向左分流患者禁忌行人工气腹腹腔镜手术。凡有以下情况,如严重慢性阻塞性肺部疾患、肺动脉高压、过度肥胖、严重贫血及凝血功能障碍、右心或全心衰病史、动脉硬化合并高血压、

糖尿病未能控制、酸碱失衡、低血容量休克等,术前给予有效治疗后,采用剖腹开放手术。缺血性心脏病和肾功能不全的患者是否行腹腔镜手术应综合考虑,妊娠患者不是腹腔镜手术的严格禁忌证,手术时机以14～23周为佳。

(二)术前准备

建立静脉通路(老年或有并存症患者可行颈内静脉置管),监测包括 NiBP、HR、SpO_2、RR、$P_{ET}CO_2$ 和麻醉深度,心肺贮备功能较差、手术时间长的患者根据需要可选择中心静脉压(CVP)、有创动脉压、尿量和体温等监测。

二、麻醉选择和管理

(一)全麻药联合应用

丙泊酚镇静催眠的血浆浓度是 $3～5\mu g/ml$,小剂量的阿片类药可减少丙泊酚的 CP_{50}。目前临床上常用的阿片类镇痛药主要有瑞芬太尼和舒芬太尼,丙泊酚与瑞芬太尼是患者苏醒时间最短的组合,符合腹腔镜手术麻醉早期恢复的原则。

(二)静脉全麻药配伍方案

1.丙泊酚-瑞芬太尼　瑞芬太尼全麻诱导可以缓慢静注(1～2min)$1.0～1.5\mu g/kg$ 或持续输注 $0.5\mu g/(kg\cdot min)$,继而以 $0.2\mu g/(kg\cdot min)$ 维持,丙泊酚的诱导剂量 $1.5～2mg/kg$,随后泵注速率根据临床需要设置为 $6～7mg/(kg\cdot h)$,逐渐下调到理想水平。若丙泊酚通过 TCI 给药,初始靶浓度一般设置为 $3～5\mu g/ml$,使其剂量接近 $1.5～2mg/kg$,然后减少靶浓度至 $2～2.5\mu g/ml$。手术刺激恒定不变,麻醉已稳定20min 左右,丙泊酚和瑞芬太尼的输注速率应下调,以避免麻醉过深。研究发现,以 $0.2\mu g/(kg\cdot min)$ 持续输注瑞芬太尼和丙泊酚 $4.2mg/(kg\cdot h)$,患者在停药 4～9 分钟后苏醒。

2.丙泊酚-舒芬太尼　舒芬太尼全麻诱导剂量为 $0.5～0.8\mu g/kg$,随后以 $0.2\mu g/(kg\cdot h)$ 持续静脉输注,丙泊酚诱导剂量为 $1～1.5mg/kg$,随之以 $5～6mg/(kg\cdot h)$ 持续输注,10 分钟后下调至 $4～5mg/(kg\cdot h)$。

3.静吸复合麻醉　采用静吸麻醉患者的苏醒时间较快。理想的平衡麻醉以吸入低溶解性的吸入麻醉药和即时半衰期较短的阿片类药物为佳,同时应用小剂量阿片类药时,肺泡气麻醉药浓度则降至 $0.5～0.8MAC$。瑞芬太尼为平衡麻醉的最佳选择。一项研究显示,地氟烷-瑞芬太尼和丙泊酚-阿芬太尼在腹腔镜胆囊切除术麻醉中,两组的气管导管拔除时间均为 5～6 分钟,但前者追加的阿片类药物镇痛更多,术后恶心呕吐发生率较高。

4.肌松要求　上腹部手术的气腹压力常用 $12～15mmHg$,下腹部手术需 $10～12mmHg$。气腹压力的高低影响患者术中的呼吸、循环和炎性因子的释放。麻醉和肌肉松弛的程度与气腹压力及对机体的影响直接相关,较低的腹内压(<12mmHg),可以减轻腹内脏器缺血,再灌注损伤和全身炎症反应以及对腹壁的压力伤。研究发现,在适当的肌松程度下,于 8mmHg 的气腹压力下也能顺利完成腹腔镜手术,其中对深度肌松组患者完成手术的比例为 60%,但在中等肌松组中降至 35%。

在较深的肌松程度是强直后刺激计数(PTC)=1 或 2、或者连续四个刺激(TOF)=0,可以降低气腹压力,尤其是在行后腹膜腹腔镜手术时的益处更为明显。但应注意以下事项:①需要肌张力监测。以维持深度肌松状态。②优化术中肌松药的用药管理。精准评估肌松作用的消退情况,避免残余肌肉松弛作用导致并发症。③应选用中、短效肌肉松弛药,尽量不在手术后期追加中效非去极化肌肉松弛药。对患者、尤其是老年患者,应防治低体温、酸血症以及水和电解质紊乱。④合理使用肌肉松弛药拮抗药。使用小剂量新斯的明 20～30μg/kg 即能达到有效拮抗。拔管前应评估肌松作用的消退情况,保持机械通气直到肌肉松弛药的作用完全消退。

(李萌盟)

第三节　胸腔镜手术麻醉管理

一、麻醉前准备

术前评估与开胸手术患者相同。

二、麻醉选择

胸腔镜手术可选择全身麻醉或硬膜外阻滞复合全身麻醉。开胸手术的麻醉管理原则同样适用于胸腔镜手术。术中采用静脉和(或)吸入麻醉药物维持和肺隔离技术。一般情况尚好的患者,选用全麻或全麻复合硬膜外阻滞。胸腔镜胸壁穿刺部位一般位于第 4 和第 7 肋间隙,硬膜外阻滞平面约需达到 $T_2 \sim T_{10}$,因此硬膜外阻滞穿刺间隙可选择 $T_{7\sim8}$ 或 $T_{8\sim9}$。术中应根据各种治疗操作、手术部位与进程对镇静或镇痛的需求不同,适当调整麻醉的深度。如选择全凭静脉麻醉,则丙泊酚和瑞芬太尼效应室靶浓度分别为 2～6μg/ml 和 4～6ng/ml。局部阻滞由手术医师实施,经术野对食管旁迷走神经干(左右两侧解剖略有不同)进行阻滞。迷走神经干旁黏膜下局部注射 2%利多卡因 2～3ml。

三、术中监测

基本的监测包括心电图(ECG)、脉搏血氧饱和度(SpO_2)、无创血压(NIBP)、呼气末二氧化碳($P_{ET}CO_2$)及气道压、潮气量、呼吸频率等呼吸力学方面的监测。一些研究显示在 VATS 中仅用 NIBP,然而这些病例多为一些相对健康的患者及简单的手术。其他监测项目的选择取决于患者存在的夹杂症及手术的复杂程度。由于胸腔镜手术适应证的扩展,越来越多复杂的胸内手术在胸腔镜下完成,因此,建议术中选用有创动脉压(iBP)和中心静脉压(CVP)监测,以便及时发现术中循环异常并能迅速处理。在胸腔镜术中一般不主张施行肺动脉压监测,肺动脉高压患者需要行肺动脉压监测时,测量值可受到缺氧性肺血管收缩、单肺通气、手术操作的影响。经食管超声心动图监测有助于评估心脏功能和容量状况。

由于手术医生必须在闭合的胸腔内操作,因此,有效肺隔离和手术侧肺萎陷是 VATS 顺利完成的基础。与吸入空氧混合气相比,在单肺通气前吸入纯氧更有助于手术侧的肺萎陷,尤其是患者肺的弹性回缩力较差或有慢性阻塞性肺疾患时。VATS 单肺通气时,潮气量的选择在 5～6ml/kg,以将纵隔移位限制在最低。麻醉药的选择取决于患者的全身状况、手术时间的长短、麻醉医生的熟悉程度及对术毕拔管要求等综合因素的考虑。术后早期拔管,尽可能早地恢复患者的自主呼吸对预防术后肺部并发症有较大意义。

(李萌盟)

第四节　腔镜手术常见并发症及处理

一、手术操作相关并发症

(一)血管损伤

腹腔镜手术中血管损伤多发生于气腹针或锥鞘穿刺腹壁和实施手术时,有时可损伤到腹主动脉、髂动脉、下腔静脉等大血管,也可损伤到局部重要脏器的血管,如肝动脉、门静脉和胆囊动脉及其分支等。

(二)内脏损伤

内脏损伤多以小肠为主,其次为结肠、十二指肠和胃,或实质性脏器。膀胱、输尿管损伤术中尿量减少可影响麻醉医生对病情的判断;膈肌损伤可即刻产生气肿,严重影响呼吸,如术中患者出现气促、气短和呼吸困难等并发症,建议术中拍胸片,排除血气胸,留置胸腔闭式引流管。

二、手术体位相关并发症

腹腔镜手术常采用不同的体位,可引起循环呼吸等一系列并发症,甚至神经损伤。

(一)循环并发症

1.血压急剧改变　头高位时,下肢及下腔静脉回流减少,会导致心输出量和平均动脉压的降低,如同时存在血容量不足,心室舒张末期充盈不足,可导致心输出量明显降低,而发生血压急剧改变。

2.急性循环功能不全　腹腔镜手术结束时,患者体位需调整改变,受重力作用血管内容量重新分布,在麻醉状态下,循环代偿功能明显减弱,如血管舒张、有效血容量相对不足、神经反射抑制、心肌抑制等,如果突然改变体位,其有效循环血容量降低可引起体位性低血压,进而可引起急性循环功能代偿不全,表现为血压骤然降低,心率明显减慢,严重者可发生循环骤停,特别是心功能较差的患者更易发生。术毕应待麻醉清醒逐步恢复患者正常的生理体位。如术中双下肢抬高时,术毕下肢放回原位时应逐侧安排,不能同时进行,以免引起回心血量的改变致循环意外。

3.颅内压升高和眼内压增高　屈氏体位引起的静脉压升高可进一步引起脑脊液压力增加和脑血流量降低,造成颅内压和眼内静脉压增高,因此颅内顺应性降低或存在青光眼的患者可能会因头低位而加重病情。

(二)呼吸并发症

1.通气不足或通气障碍　屈氏体位、折刀位、截石位、俯卧位和侧卧位等体位条件下,膈肌移位,造成肺容量和顺应性下降,通气受限制。非气管插管机械通气的麻醉患者术中使用镇静镇痛药物或合并有过度肥胖、胸腹水、心肺功能障碍的患者及老年患者易发生通气不足或通气障碍,造成低氧血症和高碳酸血症。

2.上呼吸道梗阻　头低位伴大量输液时,使处于低位的眼睑和其他头颈部组织形成水肿,特别是声门以上组织的水肿或气管导管的位置在术中可能发生改变、压迫或扭折可造成术中上呼吸道梗阻。

3.气管内插管脱出或单肺通气　头低位特别是在人工气腹条件下,膈肌上移可使气管内插管头向移位脱出或者滑入一侧支气管内,形成单肺通气及另侧肺不张,单侧肺通气可导致急性低氧血症。

4.吸入性肺炎　患者处于头低仰卧位时,腹腔内压力高,尚未完全清醒时突然改变体位可引起胃内容物反流误吸,引起吸入性肺炎。

(三)周围神经损伤

腹腔镜手术体位引起的神经损伤主要有臂丛神经、坐骨神经、桡神经和腓总神经等,应注意保护。

(四)其他

1.眼球挤压伤　摆体位时防止周围物件对眼睛的挤压伤;手术时头低脚高时间过长引起颈部、面部充血、水肿,角膜干燥;在麻醉中双眼角膜有时暴露时间长易干燥,故应用油纱覆盖,并观察颈静脉怒张情况。

2.耳部出血　头低脚高位时手术时间过长可引起耳部出血。

3.血管栓塞　因体位造成的静脉栓塞或肺动脉栓塞较少见,可能与手术时间的长短相关。

三、气腹有关并发症

(一)气体栓塞

气体栓塞是腹腔镜手术中最为严重的并发症之一,多由于气腹针刺入血管,充气时气体进入血管或大量弥散入腹腔脏器。由于气体栓塞位置不同,临床表现也各异,早期有心率增快、心律失常、室性异位心律或室性心动过速,也可表现为室性期前收缩或心动过缓的。心前区听诊可闻及磨轮音,第二心音加重;心电图可表现为 Vl 导联 R 波高耸、肢导联 P 波高尖、房颤和右束支传导阻滞。SpO_2 下降,$PETCO_2$ 在气腹前升高,气腹后下降。继多普勒超声之后,经食管心动图被认为是心脏内气体最敏感的检测手段,有助于快速诊断。治疗时以缓解临床症状、稳定生命体征、控制气体输入和扩散为原则,具体措施包括:①立即解除气腹,终止充气;②吸入纯氧;③左侧头低卧位;④通过中心静脉插管抽出中央静脉、右心房和肺动脉内气体;⑤高压氧治疗,促进气体吸收,缩小气泡体积,提高缺血组织的氧分压;⑥紧急情况下,右心房穿刺,抽出气泡;⑦如发生心跳停止,除采用上述措施外,按心肺复苏处理(胸外心脏按压、静脉注射肾上腺素、除颤、血管收缩药等)。

(二)气肿

气肿是腹腔镜手术过程中常见的并发症之一,常见气肿包括皮下气肿、纵隔气肿、腹膜前气肿和网膜气肿。

1.皮下气肿　皮下气肿是腹腔镜手术最为常见的气肿之一。多见于年龄大、手术时间长、气腹压力高的患者,又以颈部、前胸、后背、大阴唇等部位多见,有时上延到面部眼睑处。一经发现,立即停止手术,局部穿刺排气,严密观察病情变化,用双手将气体从戳孔处推出,麻醉管理采用过度通气,适当降低腹内压至10mmHg 左右或解除气腹。

2.纵隔气肿　腹腔镜手术时,由于腹膜外气肿压力过高或腹腔内压力过高,CO_2 沿胸主动脉、食管裂孔通过膈脚进入纵隔,后腹膜间隙气体压力过高也可进入纵隔,引起纵隔气肿。当纵隔积气多时,常感胸闷不适,憋气,胸骨压痛,上腔静脉受压,严重时可引起呼吸困难,发绀、脉细弱、血压下降,甚至发生昏迷,颈静脉怒张、心浊音界缩小或消失,Hamman 征阳性,即左侧气胸并发纵隔气肿者,有时心前区可听到与心跳一致的劈啪音,胸部和颈部等处可出现皮下气肿,局部有捻发音,X 线胸片和纵隔两旁有透明带,上纵隔较明显,左心缘也可有透亮带。单纯性纵隔气肿不需治疗,可自行吸收,如纵隔气体量多,症状明显,或出现呼吸、循环障碍时,可做胸骨上穿刺或切口抽气减压,并注意预防和控制感染。

3.腹膜前气肿　Veress 针未穿透腹膜使 CO_2 造成腹膜前气肿。表现为气腹压力高于正常且注气不畅快,一旦发现应重新穿刺。

4.网膜气肿　Veress 针穿入大网膜而造成,一般不需特殊处理。

（三）气胸

腹腔镜术中如发现以下情况,应考虑气胸的发生:①气道压增加,或肺顺应性降低,通气困难;②无明确原因的血氧饱和度下降;③无法解释的血流动力学改变,血压下降,CVP升高等。气腹后气胸是比较少见的严重并发症,严重的皮下气肿亦可引起气胸。典型气胸的症状包括,患侧肺呼吸音减弱或缺乏,叩诊反响过度,气管移位,最早的表现为CO_2分压上升,以后可表现为血氧饱和度降低,气道压力升高。胸部X线检查可辅助诊断。气胸的治疗:若气胸发生于手术开始,或在手术的中途,症状、体征明显,应解除气腹,行患侧胸腔穿刺抽气或行胸腔闭式引流;若在手术的中途,患者生命体征平稳,可重新建立气腹完成手术;若气胸在手术即将完成时发现,患者生命体征平稳,应继续完成手术,一旦解除气腹,胸腔内CO_2会很快被吸收,并不一定作胸腔闭式引流,一旦肺膨胀良好,无漏气,经X线片证实,即应拔除胸腔闭式引流管。

（四）心律失常

腹腔镜手术期间心律失常发生率为5%～47%,可以是一般的心率减慢或心跳快速,但也可以表现为多源性室性期前收缩,甚至室颤和心搏骤停。由心动过缓所引发的心搏骤停是最常见的心律失常。其原因可能与充气时腹膜过度牵拉,导致迷走神经兴奋有关。心动过缓也是气体栓塞的早期表现。预治措施包括立即停止充气、适度放气、降低腹内压,给予阿托品静脉注射,必要时加深麻醉。

心动过速和室性期前收缩则是交感神经兴奋的表现,多由于CO_2吸收导致高碳酸血症或缺氧致低氧血症,也见于气腹时下腔静脉受压,回心血量下降,心率代偿性加快。防治措施包括尽量使用较低腹内压和尽快结束手术,适当使用药物控制和容量治疗。

（五）心肌缺血、心肌梗死或心力衰竭

腹腔充气时,腹主动脉受压,反射性交感神经兴奋,血管收缩张力增加,外周血管阻力升高,同时血浆多巴胺、肾素、血管紧张素、肾上腺素、去甲肾上腺素和血管加压素大量释放,外周总阻力进一步升高。研究发现,CO_2气腹可使65%患者外周血管阻力增加,90%患者肺血管阻力增加,20%～59%患者心脏指数降低,增加后负荷,心肌氧耗量增加,从而诱发心肌缺血、心肌梗死或充血性心力衰竭。另外,腹内压上升迫使膈肌上移和正压通气均使胸内压上升,心脏舒张障碍,负荷增加,同时腔静脉受压使得回心血量减少,心率代偿性加快,这些都可能是心肌缺血、心肌梗死或充血性心力衰竭的诱因。防治措施包括控制腹腔内压力,选用α_2受体激动剂和β受体阻滞剂以及大剂量瑞芬太尼。

（六）高碳酸血症

随着"腹腔镜大手术"的不断涌现,长时间的腹内高压可导致高碳酸血症与呼吸性酸中毒。其产生主要因素:①气腹压力:气腹压力在16mmHg以上,气腹持续1小时后心输出量即有明显下降,周围血管阻力明显增加;腹内压在8～12mmHg时,以上改变则不明显;②气腹时间的长短:气腹持续时间越长,腹膜吸收的CO_2也越多;③皮下气肿和气胸:腹腔镜手术中如发生了皮下气肿或气胸,常会伴有较明显的高碳酸血症和酸中毒。④麻醉的影响:当气腹腹腔镜术中以肌松药和辅助性的正压呼吸进行干预时,可在某种程度上纠正或阻断气腹对肺通气的影响。非气管插管麻醉患者由于通气障碍更容易发生高碳酸血症和呼吸性酸中毒;⑤机体的心肺功能代偿能力:腹腔镜手术术前心肺功能正常的患者能较好地耐受CO_2气腹而不发生高碳酸血症和酸中毒;而心肺功能不全的患者却容易出现术中难以纠正的呼吸性酸中毒。

高碳酸血症及呼吸性酸中毒的防治措施:除了术前把握手术适应证外,还要在术中进行适当的监测,了解脉率、血氧饱和度、肺通气量、气道压力、血气分析、$P_{ET}CO_2$等指标的实时变化。一旦发生高碳酸血症,可行过度换气排出体内潴积的CO_2,但速度不能过于求快,否则已适应了高碳酸血症的呼吸、循环中枢因突然失去高碳酸血症的刺激,会出现所谓的"CO_2排出综合征",即因周围血管麻痹、心输出量锐减、脑血管及冠状动脉收缩引起的血压剧降和呼吸抑制。有较重度的CO_2潴留时应尽早结束手术,彻底排除腹内

的残余 CO_2,适量应用碱性药物。对无法纠正的高碳酸血症和呼吸性酸中毒,必须中转开腹。

(七)肩部酸痛

双肩部酸痛是腹腔镜术后常见并发症之一,发生率大约为 $35\%\sim63\%$,肩部酸痛直接影响患者术后的恢复和活动,其原因可能为 CO_2 气腹后,腹腔内 CO_2 全部吸收大约需 $3\sim7$ 天,残留于腹腔内的 CO_2 刺激双侧膈神经反射所引起。当患者体位改变,或取半卧位时肩部酸痛加重,一般在术后 $3\sim5$ 天内症状可完全消失。术毕时将患者置于平卧位,尽量排出腹腔内残存的 CO_2,可减轻此并发症。若患者症状较重,可用镇静剂,必要时行双肩部按摩。

(八)体温下降

使用普通 CO_2 气瓶内 CO_2 充气,或腹腔内 CO_2 过量置换可导致患者体温下降,以婴幼儿多见。因此,对小儿腹腔镜术应在术中严密观察体温变化,注意保暖,手术室温度不宜过低。

(九)肾功能受损或衰竭

肾脏功能对腹内高压的增高较为敏感,尿量、肾血流量和肾小球滤过率均减少,延长腹内高压持续时间可导致肾功能进一步受损,甚至肾衰竭。

(十)反流误吸

腹内压升高和头低足高位时,胃内压增高,增加了胃内容反流误吸的危险。

(十一)下肢静脉淤血和血栓形成

气腹腹内压升高和头高足低位导致的下肢静脉淤血、血管扩张和由此带来的血管壁内皮细胞受损,以及由静脉淤血、酸血症带来的高凝状态。腹腔镜术后患者下床活动早,有些患者当日即可下床活动,绝大多数患者第二天即可到处行走,并进流质饮食,这些均有助于下肢静脉血液回流,不致形成下肢深静脉血栓。

(十二)术后肺功能障碍

腹腔镜手术后可出现肺功能障碍,以上腹部手术较为明显,主要表现为 FVC、FEV_1 和 FRC 也会下降,但某种程度上较传统开腹手术影响小,恢复快。

CO_2 高度的可溶性和腹腔、血液之间 CO_2 的压力梯度可导致 CO_2 吸收迅速增加,从而引起高碳酸血症和酸中毒。气腹可增加腹腔内压力,压力为 15mmHg 时膈肌上抬,肺功能减退,呼吸顺应性降低,尤其是在患者处于头低足高位时,其结果导致生理性无效腔增加和通气/灌注失调。Andersson 报道 CO_2 气腹容易导致肺不张。有研究报道长时间气腹患者中使用 PEEP 能够改善动脉氧分压。腹腔镜术后第 1 个 24 小时期间,FVC 下降平均 24%($13\%\sim42\%$),术后 2 或 3 天恢复至正常水平,而传统开腹手术平均下降 52%($44\%\sim71\%$),恢复时间则更长,老年患者则要的时间更长。传统的开腹胆囊切除患者术后第 2 天 FEV_1 $25\%\sim75\%$ 下降 51%,而腹腔镜仅下降 25%,恢复更快。腹腔镜术后第 1 个 24 小时期间,FRC 平均下降约 8%($7\%\sim15\%$),而传统开腹手术平均下降约 27%,前者持续时间短,3 天内基本恢复,相同时间内传统开腹手术 FRC 仍下降 23%,传统的开腹胆囊切除患者术后肺炎渗出发生率高达 90%,而腹腔镜术后发生率仅 40%,局灶性或节段性肺不张发生率仅 10%,相应的腹腔镜手术后低氧血症也没有传统开腹术后严重。

(十三)胸镜腔手术并发症

1.持续肺漏气　VATS 后最常见的并发症是持续肺漏气,并可导致皮下气肿、气胸等。导致术后肺漏气的危险因素有肺气肿、肺尖部大疱性病变、吸烟和激素的应用。此外,还可能发生 VATS 相关的肺损伤,包括术中对肺组织的过度牵拉及内镜切割缝合器切割不全造成的损伤等。降低并发症的方法包括部分胸膜切除,尽量减少对正常肺组织的牵拉以避免组织撕裂、避免术后胸膜残腔的存在及尽量在直视下处理漏气病变。

2.中转开胸　VATS中转开胸主要原因为:病灶需要广泛的切除、胸膜粘连、VATS下无法发现病变部位、中央型病变、大的病变无法采用 VATS 切除、术中无法维持单肺通气、术中误伤胸腔脏器须开胸修补及VATS下无法控制的大出血。其中最常见的是恶性肿瘤需要广泛切除。

(李萌盟)

第五节　腔镜手术麻醉后处理

一、麻醉苏醒期的处理

手术将结束时,术者逐渐把腹腔中气体放出,麻醉为促进患者早期恢复多已开始减少或停止用药。在此过程中,麻醉工作的重点是严密监测各项生理指标,如血压、心率及潮气量、分钟通气量、呼吸频率和气道压的改变。当患者自主呼吸已恢复,注意观察胸廓运动的幅度、肌张力恢复的程度等。患者脱离麻醉机10~15分钟期间,同步观察 SpO_2 ,大于95%认为呼吸恢复良好,供氧后 SpO_2 小于90%,应考虑麻醉过深。其可能原因大致为静脉麻醉药或阿片类药物对呼吸中枢抑制,或肌松药的残余作用。如果患者的痛觉、听觉均已恢复,可排除麻醉过深,应着手拮抗肌松药后续效应,如 SpO_2 仍不能达到90%以上,则可能是阿片类药物影响呼吸所致,以静注纳洛酮拮抗。如果患者呼之能有力睁眼或点头示意,清理呼吸道后可拔除气管导管。术毕若患者的呼吸、循环不稳定,可将患者转入复苏室继续观察,依据监测各项生理指标,对症处理和治疗,直至恢复接近正常水平才可以送回病房。

二、腹腔镜手术疼痛及处理

(一)腹腔镜手术后疼痛产生的机制

腹腔镜手术后疼痛可能原因不外乎来源于手术直接创伤(穿刺孔、腹腔内创伤)和人工气腹(腹膜的快速扩张伴随血管和神经的创伤性牵拉、膈神经刺激和炎症介质的释放),主要表现为穿刺部位的体腔壁痛,腹腔内创伤引起的内脏痛,腹膜膨胀所致疼痛,特征性的肩部或背部疼痛。手术直接创伤产生的机制与普通手术相同或相似,人工气腹产生疼痛的机制主要有:①膈神经牵拉,人工气腹腹腔过度膨胀牵拉膈神经,使之张力性受伤;②局部酸中毒,CO_2 吸收后膈神经周围局部形成酸性环境损伤膈神经,或术后残余 CO_2 在腹膜内层形成局部酸中毒,继而也可能引起疼痛,但未经证实;③充入气体的温度和湿度可能也是引起术后疼痛的原因;④术后腹腔内的残余气体;残余气体可能引起腹膜张力和对腹腔内脏支持的下降引起术后疼痛。气腹放气后,超过90%患者膈下气泡持续存在至少48h。因此,术后尽可能抽空残余气体能减轻术后疼痛。

(二)腔镜手术后镇痛方法的选择

目前术后镇痛已经是非常成熟的技术,可供选择的方法和模式主要有:①硬膜外镇痛,主要适用于区域阻滞麻醉后镇痛;②静脉给药镇痛或静脉 PCA;③经皮给药镇痛,芬太尼透皮贴剂已广泛应用于肿瘤止痛和慢性疼痛治疗,但较少应用于腹腔镜手术后镇痛;④其他镇痛方法,如肌内注射镇痛药,NSAIDs 口服给药等镇痛方法;⑤多模式镇痛,即联合应用不同作用机制的镇痛药物和(或)多种镇痛方法的镇痛治疗,这些药物和方法作用于疼痛机制的不同时相和不同靶位,以求达到完美镇痛并尽可能减少单一药物和方法的不足及不良反应。

三、腔镜手术后恶心呕吐的防治

尽管腔镜手术后不良反应相对传统手术大为减少,但恶心呕吐并未相应下降。有资料表明,腹腔镜手术 PONV 的发生率高达53%～70%,须积极治疗。

(一)预防 PONV 的原则

包括:①应识别中到高危患者,对中危以上患者即应给予有效地预防;②尽可能降低 PONV 的危险因素和促发因素,如纠正水电解质失常,术后少量多餐进食,避免油炸食物,适当抬高头部等。③在高危患者采用局部或区域阻滞麻醉,全麻时避免吸入麻醉,采用丙泊酚全静脉麻醉,可减少 PONV 危险达30%。

选择合适的抗呕吐药物及给药时间,口服药物如:地塞米松、恩丹司琼、多拉司琼、氯吡嗪应在麻醉诱导前1小时给予,静脉抗呕吐药则在手术结束前静注,东莨菪碱贴剂应在手术开始前4小时给予。如果一种药物预防无效就应加用另一类药物。5-HT$_3$受体拮抗药,糖皮质激素和氟哌利多是预防 PONV 最有效且不良反应小的药物。

(二)预防 PONV 的多模式治疗方案

1.适当地给予预防用药,但及时治疗有时效果好于预防用药。

2.选择适当的麻醉药或麻醉方法,丙泊酚优于吸入麻醉药,作用与恩丹西酮相当;用氮气代替氧化亚氮可减少 PONV 发生率;瑞芬太尼与芬太尼相比似乎 PONV 发生率相近。

3.联合使用不同类型抗 PONV 药。

4.使用一些非药物的方法,如针灸、指压、经皮痛点电针刺激和生姜。

(李萌盟)

第二十章　妇产科手术麻醉

妇产科手术麻醉需要关注的方面与其他手术略有不同,大部分产妇并不把自己归类于患者范畴,对一些病理妊娠过程不够理解,麻醉处理除了要应对其特定的生理、病理因素,还需要与妊娠妇女取得良好的沟通;妇科手术中高龄患者日益增多,微创手术、机器人手术技术不断提高,麻醉面临的问题和挑战也与日俱增。

第一节　妇科手术麻醉

一、妇科手术和病情的特点

妇科手术的特点主要有以下几点:①妇科手术集中在下腹盆腔及会阴部。手术野深,要求麻醉有充分的镇痛和肌肉松弛。要注意特殊体位(头低位、截石位等)对呼吸和血流动力学的影响。预防周围神经和肌肉长时间压迫性损伤及深静脉血栓的发生。②盆腔自主神经丰富,手术牵拉子宫可反射性引起心动过缓和低血压。③妇科患者以中老年为多,常并存有高血压、冠心病、糖尿病、慢性阻塞性肺病、电解质紊乱,恶性肿瘤可存在低蛋白血症、大量腹水,异位妊娠可出现出血性休克等情况,术前应予以积极治疗和纠正。④近年来机器人手术、腹腔镜与宫腔镜手术量日益增多,需考虑术中 CO_2 气腹、宫腔冲液和体位对呼吸和血流动力学的影响。

二、常见妇科手术的麻醉

(一)腹腔镜手术麻醉

妇科腹腔镜包括:①诊断性择期腹腔镜及急诊腹腔镜(急性腹痛和子宫穿孔)。②手术治疗性腹腔镜(异位妊娠、盆腔粘连、子宫内膜异位症、卵巢子宫内膜异位囊肿、卵巢良性畸胎瘤、良性卵巢囊肿、卵巢恶性肿瘤、子宫内膜癌等)。由于腹腔镜手术具有许多优点,临床上广泛应用。

1.术前评估　ASA Ⅰ～Ⅱ级患者对体位及 CO_2 气腹的影响一般都能耐受。但心、肺储备功能受损的ASA Ⅲ～Ⅳ级患者可导致严重并发症。术中高碳酸血症使脑血流增加,颅内压升高。凡术前有颅内高压,脑室腹腔分流及腹腔内静脉与颈静脉分流的患者禁忌 CO_2 气腹腹腔镜手术。

2.麻醉选择和管理　①选用气管插管静吸复合麻醉。②术中良好的肌松有助于提供更大的手术空间。③腹膜牵张能增加迷走神经张力,应备好阿托品以随时备用。④气腹压力(IAP)设定为 12mmHg 时可引起血流动力学轻度波动,IAP 升至 15mmHg 以上会对呼吸和循环造成较大的影响,对伴有心肺疾病者,建议采用气腹压 8～10mmHg 为宜。⑤术中长时间处于头低较脚高位,注意气管导管易位,以及体位对血压及气道压力造成影响,必要时可以适当调整手术体位及气腹压力以缓解此类影响。⑥术中需注意 $P_{ET}CO_2$ 的变化,及时防治高碳酸血症。低容高频通气模式(VT 5～6ml/kg,RR 18～25/min)可防止气道压和 $P_{ET}CO_2$ 过度升高。对于控制呼吸的全麻患者,增加呼吸频率比增加潮气量能更有效的降低 $P_{ET}CO_2$,对老年与过度肥胖者,可给予少许 PEEP(不超过 5mmHg)以改善氧合,但需要注意使用 PEEP 后 $P_{ET}CO_2$ 的动态变化,及时调整呼吸参数。⑦术中基本监护应有 ECG、BP、SpO_2、$P_{ET}CO_2$,对于老年、过度肥胖、心肺功能差者及手术时程较长、预计创伤大、出血多的患者应进行血气分析、有创血压、CVP 及体温监测,并注意术中给予保温措施。

3.术后镇痛　微创手术并非无创,术后患者仍会有程度不同的疼痛。对于子宫全切、腔镜下肿瘤根治术等创伤较大、术后疼痛较明显的手术,建议进行术后患者自控静脉镇痛(PCIA)。PCIA 还可有效地解除 CO_2 气腹所致的颈肩痛和防治腹腔镜术后常见的恶心、呕吐。

(二)宫腔镜手术麻醉

宫腔镜是将窥镜放入宫腔内来直接观察子宫腔内部结构和病变,其在准确诊断疾病的同时还能进行手术治疗。中等量以上的子宫出血、生殖道炎症、近期有子宫穿孔或修补史、妊娠、已确诊的宫颈或宫体癌等为宫腔镜手术的禁忌。宫腔镜检查需用大量液体扩充宫腔,偶尔可发生水中毒或气栓等严重并发症,有潜在的危险性,必须重视预防。要考虑患者的全身情况、术式和手术时间,制订最佳麻醉方案,使麻醉做到安全、有效、可控。

1.麻醉选择　宫腔镜手术的麻醉根据手术时间长短和手术难度以及患者的健康状况来选择最佳麻醉方案,麻醉药物和监测内容。主要有局部浸润、宫颈旁阻滞、静脉麻醉、椎管内阻滞及全身麻醉等。全身麻醉可用喉罩通气,术中应加强呼吸、循环的监测,防止镇静、镇痛药过量引起的呼吸抑制及手术操作可能引起的并发症。也可选用连续硬膜外阻滞或脊麻。

2.术中常见并发症

(1)机械性损伤:宫颈撕裂或子宫穿孔,一旦发生应立即停止操作,出血少者可给予缩宫素和抗生素,出血多者疑有邻近脏器损伤应行腹腔镜探查或剖腹探查术治疗。

(2)出血:术中术后大量出血的可能原因为宫颈管损伤、子宫收缩不良、止血不彻底,可给予缩宫素、止血药,或者通过吸收性明胶海绵塞入宫腔止血,或者重新电凝止血。

(3)气栓:有时宫腔镜手术时会应用二氧化碳作为膨宫介质,一旦有气喘胸闷呛咳等症状或全麻中出现血流动力学不稳定、$P_{ET}CO_2$ 骤降等,应高度怀疑有气栓发生,应立即停止操作,改头低足高位并给予吸氧以及对症处理,维持呼吸和循环功能稳定,必要时行心肺复苏。

(4)水中毒:宫腔镜手术需要大量灌注液来进行膨宫,大量的液体在膨宫压力作用下,被宫腔创面迅速吸收入血液循环,吸收过量可引起体液的超负荷和低钠血症,同时,灌注液可经通畅的输卵管进入腹腔被吸收,增加了水中毒的几率,严重者表现为急性左心衰和肺水肿。一旦发生应立即停止手术,给予吸氧、利尿纠正低钠血症等。凡是手术时间超过 1 小时,膨宫液超过 10000ml 以上的宫腔镜手术,可预防性地应用呋塞米 20～40mg,降低水中毒的发生率。

(5)迷走神经紧张综合征:临床表现为恶心、出汗、低血压、心动过缓,严重者可致心搏骤停。该反应源于敏感的宫颈管,受到扩宫刺激传到 Franken-shauser 神经节、腹下神经丛、腹腔神经丛和右侧迷走神经,而出现上述综合征表现。故宫颈明显狭窄和心动过缓者尤应注意预防。椎管内麻醉的神经阻滞范围应达到 T_{10}～S_5。全身麻醉应有一定深度。阿托品可用于预防和治疗迷走神经紧张综合征。

(三)异位妊娠手术麻醉

1.麻醉选择　按出血量和出血速度,循环系统代偿程度有二种手术方案:出血量不多,循环功能稳定者可在气管插管全麻下行腹腔镜诊治术。腹痛有晕厥史,估计内出血量多,循环代偿不全,应术前行快速输液和抗休克治疗,并尽快在气管内全麻下行经腹手术。

2.麻醉管理 ①加强监测:NIBP(必要时用 IABP)、CVP、SpO_2、ECG 及 $P_{ET}CO_2$。②饱胃患者诱导时应慎防呕吐误吸。③选用对循环干扰少的全麻药和肌松药。④补充血容量,纠正酸中毒,保护肾功能,保持体温等,改善休克状态。

3.注意事项

(1)饱胃患者诱导前使用静脉抑酸药物并应放置粗胃管以利吸引或诱吐,为了防止误吸,必要时可采用清醒气管插管。诱导时避免过度手控加压通气,防止大量气体进入胃内;同时采用压迫环状软骨手法以压扁食管上口阻止气体入胃。

(2)掌握好诱导用药剂量,减轻血压影响。

(3)快速输液、补充血容量和抗休克治疗,维持血流动力学稳定。

(4)大量失血患者需进行体温监测,并使用保温措施及加温输血输液。

(5)术后待患者清醒及保护性反射完全恢复后再拔管,防止呕吐反流误吸。

(四)经腹盆腔恶性肿瘤扩大根治术

1.麻醉选择 手术范围广、时间长,宜选用全身麻醉或硬膜外阻滞复合全麻,为手术创造良好条件。

2.麻醉管理

(1)加强监测:MBP(必要时用 IABP)、CVP、SpO_2、ECG、体温及 $P_{ET}CO_2$。

(2)行动脉穿刺置管监测 ABP,开放颈内静脉,必要时监测 CVP,指导适当输血补液。

(3)手术中需加强调控呼吸、循环功能,维持内环境稳定。

3.术后镇痛 肿瘤根治术创伤较大、术后疼痛较明显,需进行术后患者自控静脉镇痛(PCIA)或硬膜外镇痛(PCEA)。完善的术后镇痛有助于改善预后,加快康复,减少术后并发症。

(五)阴式全子宫切除术麻醉

1.麻醉选择 阴式全子宫切除术需要自阴道对盆腔脏器进行操作,宜选用全身麻醉、腰-硬联合麻醉或硬膜外阻滞复合全麻。部分子宫脱垂患者为高龄患者,可能存在呼吸、循环等系统疾病,对全麻药物耐受差,可考虑采用腰硬联合麻醉,其起效迅速,麻醉效果确切,麻醉失败率低,骶神经阻滞完善,肌松满意,内脏牵拉反应轻,局麻药用量小,麻醉时间不受限制,术后并发症少。

2.麻醉管理

(1)加强监测:NIBP(必要时用 IABP)、CVP、SpO_2、ECG、体温及 $P_{ET}CO_2$。

(2)行动脉穿刺置管监测 ABP,必要时开放颈内静脉,监测 CVP。

3.术后镇痛 阴式全子宫切除术后患者疼痛情况个体差异较大,如进行术后患者自控静脉镇痛(PCIA)需考虑患者年龄及基础疾病史,避免镇痛药物引起呼吸、循环抑制或镇静过度等情况。

(六)机器人手术的麻醉

达芬奇机器人辅助腹腔镜手术可以提供更为清晰的三维视野,机器手臂可以在狭窄的解剖区域内540°完成转动、挪动、摆动、紧握等多个动作,具有人手难以企及的稳定性、重现性及精确度,可辅助完成各类精细复杂的高难度手术,这在盆腔脏器手术更为明显。

1.麻醉选择

(1)手术体位:取头低脚高位,双上肢内收于躯干旁,双下肢髋关节外展,膝关节屈曲。

(2)麻醉方法:麻醉选气静复合全身麻醉,常规行动脉穿刺置管监测 ABP,必要时开放颈内静脉,监测 CVP。

2.由于特殊手术体位以及镜头放置以及手术时程偏长,在麻醉诱导后需注意

(1)当手术臂装上器械并进入患者体内时不能改变患者的体位,如果术中患者出现体动将直接导致内脏器官的损伤,所以完善的肌松监测和肌肉松弛药的使用特别重要。

(2)麻醉诱导期间和维持期间采用对血流动力学影响相对小的静脉或吸入药物。

(3)由于头低位和手术敷料的下压可能发生气管导管的扭曲变形,麻醉插管建议选择加强型气管导管。术中注意观察气道压力,如气道压力过高需及时处理。

(4)术中需注意吸入氧气浓度,既要保证术中充分的氧气供应,又防止高浓度的氧损害。

(5)长时间气腹时大量 CO_2 在一定压力下经腹膜弥散进入血液循环,使动脉血中 CO_2 分压升高。由于人工气腹造成腹腔内压力增加引起膈肌上移,运动受限,致胸肺顺应性下降,肺活量减少,气道压力增加。需要通过调整呼吸频率和每分通气量改善 CO_2 分压及气道峰压,心肺功能降低的老年人吸收入血的 CO_2 不能很快通过血液缓冲系统调节,也不能很好地经肺和肾代谢,易发生呼吸性酸中毒合并代谢性酸中毒失代偿,如动脉血气 $PaCO_2$ 高于 $60mmHg$,经调整呼吸参数过度通气仍无改善,可以适当降低气腹压力。同时需要输入适量的碳酸氢钠纠正代谢性酸中毒,并发高钾血症应及时纠正。

(6)长时间气腹压力和头低脚高体位将腹腔静脉血挤压至胸腔静脉,导致回心血量增加,中心静脉压上升,心脏前负荷加大,大部分患者可通过机体的代偿机制予以纠正,但对于心功能代偿较差的老年患者,术中需加强循环监测如动脉血压,中心静脉压等,控制补液速度和晶胶比例,必要时降低气腹压力,调节体位角度并适当使用强心利尿药物。

(7)术中长时间的气腹可以增加血-脑屏障的通透性,使脑血管扩张,脑血流增加。长时间的头低位增加了脑血流量,增加了脑水肿的可能,且有可能使脑组织氧代谢存在一定程度的障碍,可导致患者术后苏醒延迟,尤其见于老年患者。

3.术后镇痛　机器人手术一般术程长,手术范围累及盆腔深处,术后进行患者自控静脉镇痛(PCIA)可缓解术后疼痛、焦虑,促进早期活动,还可有效地解除 CO_2 气腹所致的颈肩痛和防治术后恶心、呕吐。

（官　涛）

第二节　产科手术麻醉

产科麻醉关系到母体和胎儿的安全,风险较大。对于麻醉医师,除了要掌握麻醉方面的专业知识和技能之外,必须要掌握孕产妇在妊娠期的生理改变、病理产科以及麻醉方法和药物对母体及胎儿的影响等方面的知识,尽最大所能地保障母婴的安全。

一、围生期孕产妇的解剖生理

(一)心血管系统

妊娠妇女循环血容量逐日增加,心输出量从孕 10 周开始增加,孕 33 周达最高峰,比基础状态增加 $30\%\sim50\%$,此后逐渐下降,但仍比正常人显著增多。血浆容量的增加大于红细胞的增加,导致妊娠期生理性贫血。

心率增快 $10\sim15$ 次/分,疼痛和分娩应激可使其进一步增快。每搏量增加,心输出量明显增加,进入围生期后心输出量可稍回降,于分娩开始再次出现心输出量增加。孕足月时由于增大的子宫使膈肌上移,

导致心脏向左移位,心电图也发生改变,并且有发生快速性心律失常的倾向。

仰卧位时增大的子宫压迫下腔静脉导致静脉回流减少,造成仰卧位低血压。血容量增多加重循环系统的负荷,对有心脏疾病的产妇,易诱发肺水肿及心衰等并发症。妊娠期大多数凝血因子及纤维蛋白原明显增多,呈高凝状态,晚期可能导致血栓栓塞。

(二)呼吸系统

妊娠妇女由于增大的子宫导致膈肌上抬,使功能余气量减少15%～20%,妊娠妇女氧储存能力明显减少,补呼气量和余气量约减少20%,潮气量增加40%,而肺总量基本保持不变。妊娠妇女腹式呼吸减弱,胸式呼吸为主,因此麻醉时应注意避免抑制胸式呼吸,麻醉阻滞平面不可过高。妊娠妇女氧耗比非妊娠妇女增加约20%,而氧储存能力的减少使妊娠妇女更容易缺氧,麻醉时应保证充足的氧供。

妊娠妇女潮气量的增加及呼吸频率的增快使得每分通气量增加约50%,动脉$PaCO_2$减少至32mmHg,由于血液中碳酸氢盐代偿性的减少而pH值维持正常。动脉血氧分压轻度增加,氧合血红蛋白离解曲线右移,有利于氧的释放。分娩期间,尤其是第一和第二产程,由于疼痛剧烈,妊娠妇女的每分通气量和氧耗剧增,比非妊娠妇女增加约300%,导致低CO_2血症和pH值升高,导致呼吸性碱中毒,可使血管收缩而影响胎儿血供。宫缩的间歇期疼痛的缓解,低CO_2血症可使妊娠妇女呼吸减弱,引起缺氧,对胎儿不利,而分娩镇痛可有效消除疼痛,减少过度通气及氧耗。

妊娠期间,妊娠妇女呼吸道黏膜的毛细血管处于充血状态,容易出血和水肿。全麻气管插管时操作容易引起黏膜出血,在选择气管导管时,应该选用比非妊娠妇女常规使用气管导管直径更细的型号(如:6.0～7.0mm),尽量避免经鼻吸痰。因此全麻插管操作务必熟练轻柔,避免反复操作。

(三)消化系统

孕产妇由于孕激素的增加导致胃肠活动减弱,食管下段肌肉松弛,导致胃排空延迟。孕期由于胎盘分泌的促胃酸激素的水平升高,妊娠妇女胃酸分泌增加。增大的子宫使得胃排空能力减弱。分娩的焦虑、疼痛应激也影响胃的排空。有资料显示,分娩妊娠妇女进食后8～24小时行超声检查,结果发现41%的妊娠妇女胃内仍存留固体食物,而对照非妊娠妇女进食后4小时胃就完全排空。因此择期剖宫产必须严格进食,急症均按饱胃处理。

(四)神经系统及内分泌

妊娠期间妊娠妇女对吸入麻醉药的需要量减少,七氟烷和异氟烷的最低肺泡有效浓度分别比正常降低30%～40%;妊娠妇女硬膜外血管怒张,加上孕期神经系统对局麻药的敏感性增加,使得硬膜外阻滞时对局麻药的需要量减少。

妊娠妇女促甲状腺激素、甲状腺激素分泌增多,基础代谢率增加;血清皮质醇浓度增加;肾素-血管紧张素-醛固酮系统分泌量增加,可抵消大量黄体酮导致的排钠利尿和肾小球滤过滤增高,起防止发生负钠平衡及血容量减少的代偿作用。

二、麻醉药对孕产妇及胎儿的影响

绝大多数麻醉药都可以被动扩散的方式通过胎盘。很多因素影响药物的扩散速度,包括药物的浓度差,膜的厚度以及扩散面积,子宫及脐血流速度。药物的因素包括分子量的大小,高脂溶性,低蛋白结合率等。几乎所有的麻醉药、镇痛及镇静药都能迅速通过胎盘,因此用药时必须慎重考虑用药方式、方法、剂量、用药时间以及胎儿和母体的全身情况,对未足月分娩的产妇更应该特别慎重。如果胎儿在药物抑制高峰时娩出,就有可能发生新生儿窒息。而肌松药因低脂溶性不易通过胎盘,对胎儿影响不大。

(一)吸入麻醉药

所有挥发性麻醉药均可导致子宫松弛,该效应与药物剂量相关。氧化亚氮是最常用的吸入麻醉药,吸入 70%氧化亚氮 20 分钟内胎儿抑制较轻,长时间吸入可导致新生儿抑制发生率增加。目前多主张在第一产程宫缩前 20~30 秒吸入,氧化亚氮与氧吸入浓度各占 50%,浓度不超过 70%。异氟烷使用最为普遍,浅麻醉时对子宫收缩力、收缩频率和最大张力均无明显抑制,在深麻醉时有较大的抑制,易引起子宫出血。国内外均有七氟烷成功用于剖宫产的报道,对新生儿 Apgar 评分无明显影响。

(二)静脉麻醉药

1.硫喷妥钠　多用于诱导。该药脂溶性高,极易通过胎盘。诱导量在≤4mg/kg 时,对 Apgar 评分无影响,新生儿神经行为也无改变,但剂量>8mg/kg 对新生儿可产生明显抑制。

2.氯胺酮　静脉注射后 60~90 秒即可通过胎盘,对胎儿影响与用药量有关。母体使用 1mg/kg 时很少发生胎儿窘迫,大于 2mg/kg 时胎儿抑制的发生率增高,同时可抑制子宫收缩力。

应用氯胺酮娩出的新生儿其 Apgar 评分可增加,但新生儿易激动、不安,并可持续至生后 1 小时。其不良反应主要为血压升高、幻觉和谵妄等精神作用,以及胃内容物的反流误吸等,故禁用于有精神病病史、妊娠期高血压疾病或先兆子痫、子宫破裂的妊娠妇女,而对于有哮喘和轻度低血容量的妊娠妇女具有优势。

3.丙泊酚　具有诱导迅速、维持时间短、苏醒迅速的优点。该药脂溶性高,极易通过胎盘。常规剂量对母体、胎儿及新生儿没有影响。大剂量使用(>2.5mg/kg)可抑制新生儿呼吸。

4.依托咪酯　静脉注射 0.2~0.3mg/kg 可用于产妇的麻醉诱导,新生儿评分和硫喷妥钠相似。可用于血流动力学不稳定的妊娠妇女。

(三)麻醉性镇痛药

1.哌替啶　为临床常用于分娩镇痛和麻醉时辅助用药,能很快通过胎盘。

用法:肌内注射 50~100mg 或静脉 25~50mg,有较好的镇痛效果。肌内注射后 40~50 分钟或静脉注射后 5~10 分钟达到作用高峰。作用时间:一般为 3~4 小时。

哌替啶对新生儿有一定的抑制作用,可导致新生儿呼吸抑制、Apgar 评分以及神经行为能力评分降低。用于分娩镇痛时,应在胎儿娩出前 1 小时内或 4 小时以上给药。若出现呼吸抑制时,可通过脐静脉给予 40~100ug 纳洛酮对抗。目前临床很少单独应用哌替啶。

2.芬太尼、阿芬太尼、舒芬太尼　为短效脂溶性镇痛药,由于分布容积小和消除半衰期短,作用时间也短。临床常用剂量的芬太尼类药,在胎儿娩出前静脉注射,可迅速透过胎盘,使新生儿发生呼吸抑制。

目前最常用于硬膜外分娩镇痛,小剂量使用,如芬太尼 5~25ug 或舒芬太尼 2~10ug 在产程早期蛛网膜下隙注射,可提供满意的第一产程镇痛,而不产生运动阻滞。对新生儿亦无不良影响。

3.吗啡　因极易透过胎盘引起新生儿呼吸抑制,因此常规剂量的吗啡就会造成胎儿明显的呼吸抑制,还可引起母体发生体位性低血压、恶心、呕吐、头晕、胃排空延迟。故目前产科已弃用吗啡。

(四)安定类药

1.地西泮　在分娩过程中可用于镇静和抗焦虑,容易通过胎盘。静脉注射 10mg 在 30~60 秒内或肌内注射 10~20mg 在 3~5 分钟内即可进入胎儿。在新生儿的半衰期较长,可导致胎儿出生后镇静、张力减退、发绀以及对应激反应的损害。对新生儿 Apgar 评分中肌张力评分的影响以及对神经行为的影响与用药量呈正相关。

2.咪达唑仑　可迅速透过胎盘,但透过量少于地西泮。其抗焦虑、催眠及抗惊厥的效力为安定的 1.5~2 倍,肌内注射后 30 分钟血药浓度达峰值,母体内消除半衰期为 2~3 小时,仅为安定的 1/10,故对新生儿影响也小于安定。用量 0.6mg/kg 时可使氟烷 MAC 降低 30％，多用于剖宫产全麻诱导。对胎儿的影响尚不清楚。

3.氯丙嗪和异丙嗪　主要用于先兆子痫和子痫患者，以达到解痉、镇静、镇吐及降压的作用。临床上多与哌替啶联合使用。异丙嗪是产科常用的吩噻嗪类药物。

（五）肌松药

肌松药多为高分子量，低脂溶性，在生理 PH 值时为高度解离，所以均难以通过胎盘。一般情况下只要应用通常剂量，通过胎盘不足 10％，对胎儿当无抑制，肌松药不松弛子宫平滑肌。

内倒转、先兆子宫破裂等情况下，为降低子宫肌张力肌松药无效。使用肌松药的指征为：气管插管、子痫和局麻药毒性反应全身抽搐的治疗等。

1.琥珀胆碱　起效快，作用迅速且时效短。氯琥珀胆碱用于全麻诱导时的剂量为 1.0～1.5mg/kg。可导致母体血压增高和胃内压增高，易发生反流和误吸，应予以注意。

2.新型非去极化肌松药　产科使用的理想肌松药应具有：起效快，持续时间短，极少透过胎盘，新生儿排除迅速等。顺阿曲库铵与米库氯胺是大分子量的季铵离子，脂溶性低，透过胎盘量少。顺阿曲库铵通过非特异性酯酶水解和霍夫曼消除自行降解，不依赖肝肾功能。有报道显示，剖宫产时应用 0.3mg/kg，有微量通过胎盘，娩出新生儿 Apgar 评分正常，只有出生后 15 分钟时的神经学和适应能力评分（NACS）有45％较差，说明使用阿曲库铵后的新生儿自主肌张力较差，表现为颈部屈肌和伸肌主动收缩力较差，这些对不足月的早产儿应高度重视。

（六）局麻药

局麻药均可透过胎盘作用于胎儿，并影响新生儿的肌张力，使其略有下降。

目前产科麻醉常用的局麻药包括利多卡因、布比卡因、罗哌卡因等。

利多卡因　多用于剖宫产的麻醉。1.5～2％的利多卡因用于硬膜外麻醉，对母婴安全有效。利多卡因心脏毒性小，对母婴影响小，是产科麻醉中最常用的局麻药。

布比卡因　低浓度时有明显的运动-感觉神经阻滞分离的特点。常用于产科蛛网膜下腔阻滞或硬膜外分娩镇痛。布比卡因的心脏毒性大于利多卡因，且布比卡因引起的心搏骤停很难复苏。

罗哌卡因　低浓度时运动-感觉神经阻滞分离的特点更明显。常用于硬膜外分娩镇痛，其对运动神经的影响比布比卡因更小，对母婴安全可靠。罗哌卡因的心脏毒性大于利多卡因，但明显小于布比卡因，且清除速度更快。因此，罗哌卡因的安全剂量明显大于布比卡因。

罗哌卡因和布比卡因低浓度时具有运动-感觉神经分离阻滞的特点，更常用于分娩镇痛。

孕产妇使用局麻药应掌握低浓度、小剂量和速度慢，并酌情添加肾上腺素（1：20 万单位）的原则。孕产妇应用布比卡因其心脏毒性增强，可能与妊娠期间黄体酮增加有关，故应用于硬膜外阻滞最高浓度不能超过 0.5％。

（七）血管活性药

去氧肾上腺素和麻黄碱为治疗椎管内麻醉引起的低血压的有效药物。静脉注射 5～15mg 麻黄碱，或苯福林，初量 20～40ug，可追加用量至 100ug。对于无复杂情况的妊娠，如妊娠妇女无心动过缓优先选用去氧肾上腺素。

（八）其他有关用药

1.硫酸镁　镁离子具有：①扩张血管使血压下降；②减少运动神经末梢因神经冲动而释放乙酰胆碱的总量；③过量的镁离子还可以减少运动神经终板对乙酰胆碱的敏感性；④增加脑与子宫血注解量和氧耗量；⑤减弱宫缩力；⑥降低血钙的作用等，故多用于治疗妊娠期高血压疾病、降压、控制抽搐。

非孕时血镁浓度 0.75～1.0mmol/L,治疗量的孕产妇的血药浓度接近 2～3mmol/L,此时腱反射减弱,血药浓度＞3～3.5mmol/L,则可能发生呼吸麻痹,7.5mmol/L 时可出现心跳停止。常用量 1～2g 肌内注射。

应用硫酸镁的孕产妇,需使用肌松药时宜减量。椎管内麻醉时发生低血压的几率也较多。并应注意防止呼吸功能不全。对胎儿的影响主要表现为高镁血症,使 Apgar 评分中肌张力评分下降,反射迟钝,四肢瘫软,无力甚至呼吸麻痹。

2.缩宫素　缩宫素能直接兴奋子宫平滑肌,加强其收缩力。小剂量(＜2.5u)能增加妊娠末期子宫节律性收缩。大剂量(≥5.0～10.0u)可使子宫平滑肌产生强直性收缩而压迫肌纤维内的血管,达到止血的功效,皮下、肌内注射或静脉给药均可。静脉注射 3 分钟起效,20 分钟达到高峰。静脉注射速度过快有发生血管扩张、低血压、心动过速或心律失常的可能。对胎儿的影响则视子宫胎盘血流灌注量减少程度而定。如伴有低血压、低血容量则可导致胎儿窘迫。

3.西咪替丁　用于降低胃酸和减少分泌,对胎儿无影响。因肌内注射至少需要 1 小时才能起效,故不适用于急产者。

三、围生期孕产妇的麻醉

(一)剖宫产术的麻醉方法

1.硬膜外麻醉　在一些医院仍是剖宫产麻醉的首选,阻滞平面最好保持在 T6～S4,偏低则术中镇痛不全和(或)牵拉反应的发生率高,穿刺点可选 L2,3 或 L1,2 间隙,硬膜外留置导管可以根据手术需要延长麻醉时间及便于术后镇痛。

局麻药中添加 1:20 万肾上腺素,对母儿均无不良影响。硬膜外麻醉的应用除应遵守前已叙及管理要点外,尤应注意的是局麻药需用量宜比非孕时为少;局麻药毒性反应发生几率较大且可危及母儿;母体低血压会增加胎儿窘迫和新生儿窒息的发生率。

麻醉准备和管理:应全面了解有关麻醉史、妊娠史、用药史及对胎儿所产生的影响,了解产妇的思想状态及对麻醉手术的要求,还要了解孕产妇现存的主要问题及急需处理的问题,并采取相应措施予以处置。若有出血应查明原因及对治疗的反应。

麻醉前常规吸氧,经上肢开放粗大的静脉通道,给予预防性输液。操作完成后,产妇采用向左侧倾斜 30°体位,或垫高产妇右髋部,使之左侧倾斜 30°,以预防仰卧位低血压的发生。硬膜外给予试探剂量(1.5% 利多卡因 3～5ml),观察 5 分钟。麻醉药一般选择 1.5%～2% 利多卡因或 0.5% 布比卡因,在紧急剖宫产时可用 3% 氯普鲁卡因。硬膜外用药剂量可比非妊娠妇女减少 1/3。硬膜外麻醉局麻药用量较大,应警惕局麻药中毒等不良反应。具体预防措施包括注药前回抽,给予试验剂量,并选择较为安全的局麻药,如利多卡因、氯普鲁卡因、罗哌卡因、左旋布比卡因等。

2.硬膜外联合蛛网膜下腔神经阻滞(CSEA)　是目前剖宫产麻醉的最常用方法。该方法结合了脊麻起效快、麻醉效果确切、肌松完善和硬膜外麻醉的灵活性以及便于术后镇痛的优点,减少了局麻药用量和阻滞不全的发生,缩短了单纯硬膜外麻醉的潜伏期。麻醉阻滞平面和血压易于调控,阻滞范围可不超过 T8,可解除宫缩痛而对胎儿呼吸循环无不良影响。

选择 L2～3 或 L3～4 间隙穿刺,硬膜外穿刺成功后,用笔尖式针芯穿破硬膜,观察有脑脊液流出后缓慢注入 10mg 左右布比卡因。拔出针芯后置入硬膜外导管备用,需要时从硬膜外给药。注意妊娠妇女的血压波动,麻醉之前一定要开放静脉通道,预防性输液。操作完成后,产妇采用左侧倾斜 30°体位,以预防低血压的发生。

3.全麻　全麻的适应证有：①急产；②需要子宫肌松弛诸如内倒转、肩位牵出、子宫复位、高位产钳；③先兆子宫破裂；④前置胎盘失血和(或)休克；⑤精神病；⑥严重贫血或凝血机制障碍；⑦椎管内麻醉禁忌诸如脊柱畸形、穿刺部位有感染灶等；⑧心肌缺血疾病；⑨孕产妇要求。

全麻相对禁忌证有产妇进饮食或妊娠期高血压疾病患者全身高度水肿、小颌症、张口困难等。

剖宫产全麻较其他全麻有一定的特殊性，如胃内容物反流误吸的风险高，困难气道发生率高，妊娠期药物的需要量减少以及吸入药的诱导时间缩短。故急症剖宫产均应按饱胃处理，严格预防反流误吸的发生。

全麻实施要点：

(1)产妇于诱导前60分钟口服抑酸药或静脉注射阿托品0.5mg。

(2)静脉留置大号穿刺针。

(3)常规监测，包括心电图、血压和脉搏氧饱和度，条件允许监测呼气末二氧化碳，准备吸引器及困难气道处理设备。

(4)可将产妇右侧腹部抬高，保持子宫左侧移位。

(5)高流量给氧去氮3~5分钟。

(6)手术的各项准备措施(如消毒、铺巾)准备好之后开始麻醉诱导，采用快速顺序诱导：静脉注射丙泊酚2~2.5mg/kg加1~1.5mg/kg琥珀胆碱或罗库溴铵1.0mg/kg。如果血流动力学不平稳，也可静脉注射0.2~0.3mg/kg依托咪酯或者1~2mg/kg氯胺酮加1~1.5mg/kg琥珀胆碱或罗库溴铵1.0mg/kg。助手压迫环状软骨直至确定气管插管成功。

(7)吸入50%氧气和50%氧化亚氮及挥发性麻醉药维持麻醉。

(8)调整呼吸参数保证$PaCO_2$在40~45mmHg之间，避免过度通气。

(9)胎儿娩出后立即加深麻醉，可适当提高氧化亚氮的浓度，追加咪达唑仑及阿片类镇痛药。吸入麻醉药浓度仍维持低浓度，以免影响宫缩。

(10)手术结束前可插入胃管，待产妇完全清醒、肌力恢复后拔管。

(二)分娩镇痛

分娩痛是分娩时应激状态的主因。镇痛分娩是解除或缓解这种应激的主要手段。镇痛后，有利于解除产妇精神紧张和因交感神经兴奋所致的儿茶酚胺的增加，心脏负荷加重、耗氧量的增加，以及过度通气导致的母儿酸碱失衡等，并可缩短产程有利于母儿内环境的稳定。

目前椎管内阻滞是应用最广泛、最安全有效的分娩镇痛方法。椎管内阻滞的时机目前一般认为在宫口开3cm行椎管内阻滞为佳，因为此时子宫收缩进入活跃期。椎管内阻滞可分为连续硬膜外腔阻滞、蛛网膜下腔阻滞和蛛网膜下腔-硬膜外腔联合阻滞。目前局麻药多选择0.075~0.15%罗哌卡因或0.0625~0.125%布比卡因，再复合一定剂量的阿片类药(如芬太尼1~2μg/ml或舒芬太尼0.5μg/ml)。连续硬膜外镇痛是目前常用的分娩镇痛方法之一。

穿刺点常选择$L_{2\sim3}$或$L_{3\sim4}$，穿刺成功后先给试验量(1%利多卡因3~5ml)，确定成功后接患者自控镇痛泵。首次剂量8~10ml，维持量5~6ml/h，持续输入低浓度的局麻药或低浓度的局麻药复合少量阿片类药。蛛网膜下腔与硬膜外腔联合阻滞(CSE)在分娩镇痛中的应用越来越多，在欧美国家已成为分娩镇痛的标准方法之一。可行走式分娩镇痛在给产妇提供满意的镇痛效果的同时，特别强调最大限度地降低对运动神经的阻滞程度。和布比卡因相比，低浓度的罗哌卡因具有更加显著的运动-感觉神经分离麻醉的特点，因此，罗哌卡因可能更适合用于可行走式分娩镇痛，其浓度一般为0.075%~0.1%，同时复合一定剂量的芬太尼(1~2μg/ml)。

在分娩镇痛开始前,应该做好处理并发症及抢救的准备。阿片类药物的并发症主要包括瘙痒、恶心及呼吸抑制等。椎管内阻滞的并发症包括低血压、全身中毒反应及全脊麻等。

需要指出的是,尽管椎管内阻滞可能对子宫收缩存在一定程度的影响,但并不妨碍椎管内阻滞在分娩镇痛中的广泛应用。临床研究已证明,椎管内阻滞所引起子宫收缩力减弱完全可以用缩宫素来代偿。

(三)高危妊娠产科麻醉

1.妊娠期高血压疾病　妊娠期高血压疾病(简称妊娠期高血压疾病)是妊娠期间特有的疾病,严重威胁母子安全。由于病因不明,无有效的预防方法,尤其是重度妊娠期高血压疾病对母婴危害极大,是孕产妇和围生期新生儿死亡的主要原因之一。其临床特征为妊娠20周后出现高血压、蛋白尿及水肿,严重时可出现抽搐、昏迷,可并发心衰、肾衰、脑血管意外、胎盘早剥或导致弥散性血管内凝血。

妊娠期高血压疾病的基本病理生理改变为全身小动脉痉挛,特别是直径200μm以下的小动脉易发生痉挛。小动脉痉挛导致心、脑、肾、肝重要脏器相应变化和凝血活性的改变。妊娠期高血压疾病的产妇有发生上呼吸道水肿和喉水肿的可能,有可能导致潜在的困难气道,并且常伴有左房压和肺动脉楔压高,血浆胶体渗透压低及毛细血管通透性增加,故水肿的发生率高达3%。

妊娠期高血压疾病患者可发生凝血因子的改变、血小板减少。妊娠期高血压疾病患者常有血液浓缩、血容量不足、全血及血浆黏度增高及高脂血症,可明显影响微循环灌流,促使血管内凝血的发生,可以引起胎盘早剥、胎死宫内、脑出血、肝损害和HELLP综合征等。

在病史评估中,要对患者的血小板和肝功能做重点了解。在麻醉中应注意:①在手术前可能已大量使用硫酸镁、安定类药,吩噻嗪类药、麻醉性镇痛药、β受体阻滞药等;②麻醉时孕产妇的各重要器官多已处于代偿或失代偿状态并因此而危及胎儿、新生儿;③多行急诊手术等特点。

手术结束妊娠时,椎管内麻醉是首选的麻醉方式,要加强管理确保循环功能相对稳定。下列情况考虑选择全身麻醉:即刻剖宫产无充足时间实施椎管内麻醉;有禁忌证(如凝血障碍、患者拒绝、脊柱畸形等);严重抽搐、昏迷;胎盘早剥大出血;急性胎儿窘迫等需迅速娩出胎儿时。患者可使用肼屈嗪、硝酸甘油、硝普钠等行控制性降压。若已使用硫酸镁,肌松药量可酌减。除应注意一般管理原则外,防治低血压和缺氧最为重要。娩出之新生儿,均系高危儿,须复苏几率大,可送至ICU监测治疗。

2.前置胎盘和胎盘早剥　前置胎盘和胎盘早剥是产前出血的主要原因,是妊娠期严重的并发症,对母体和胎儿的影响主要为产前和产后出血及继发病理生理性损害,植入性胎盘产后大出血及产褥期感染。产妇失血过多可致胎儿宫内缺氧,甚至死亡。若大量出血或保守疗法效果不佳,必须紧急终止妊娠。

麻醉前应注意评估循环功能状态和贫血程度。除检查血尿常规生化检查外,应重视血小板计数、纤维蛋白原定量、凝血酶原时间和凝血酶原激活时间,并做弥散性血管内凝血(DIC)过筛试验。高度警惕DIC和急性肾衰竭的发生,应密切监测。

麻醉选择应依病情轻重、胎心情况等综合考虑。若母体有活动性出血,低血容量休克,有明确的凝血功能异常或DIC,全麻是唯一安全的选择。母体情况尚好而胎儿宫内窘迫时,应经吸氧和胎心监护,如若胎心恢复稳定,可选用椎管内阻滞。全麻应快速诱导(注意事项同上),做好输血输液、抗休克治疗准备,开放两条大口径静脉通路或行深静脉穿刺置入单腔或双腔导管,监测中心静脉压,行有创动脉压监测并备好血管活性药物。预防急性肾衰竭,记录尿量,补充血容量,防治DIC。

3.妊娠合并心脏病　近年来,妊娠合并心脏病妊娠妇女的数量逐渐增多,心脏异常以先天性心脏病和风湿性心脏瓣膜病为主。要了解心脏病的病史,诊断及治疗效果,以及麻醉时的心功能状态,注意心脏用药及其与麻醉用药的相互作用。妊娠合并心脏病妊娠妇女的主要分娩或终止妊娠方式为剖宫产。

绝大多数患者的剖宫产可以选择硬膜外阻滞麻醉。硬膜外阻滞麻醉可有效减轻分娩疼痛,降低妊娠妇女儿茶酚胺水平,降低心肌耗氧量,同时可有效降低心脏的前后负荷。全身麻醉对合并心脏病妊娠妇女影响较大,气管插管反应可导致循环较大波动,引起心肌缺血、肺动脉高压,浅全麻可增加儿茶酚胺水平,使心率和心肌耗氧量增加,诱发心律失常等。

心脏病患者行剖宫产时选择全身麻醉的指征包括:①正在进行抗凝治疗且凝血功能异常;②明显的循环不稳定;③心力衰竭没得到满意控制;④严重瓣膜病、重度肺高压考虑围手术期发生急性心力衰竭可能性较大;⑤诊断不明的心脏病患者行急诊剖宫产术。对于严重心脏病需要实施剖宫产的患者,需要产科、麻醉科、心内科以及儿科医师的密切协作,这对保证心脏病孕产妇和新生儿的安全非常重要。

4.妊娠合并糖尿病　妊娠合并糖尿病包括糖尿病患者妊娠和妊娠期糖尿病,两者都易发生妊娠高血压和羊水过多,并增加剖宫产率。妊娠期糖尿病妊娠妇女可发生胎儿发育过度(巨大儿)和胎儿肺发育成熟受影响。而糖尿病合并妊娠妇女,如血糖控制不理想,胎盘功能受累,可导致胎儿宫内发育迟缓。

孕产妇糖尿病酮症酸中毒,胎盘功能不全对胎儿的影响是本病麻醉中需注意的主要问题。实施椎管内麻醉期间,一方面控制好血糖,另一方面要维持血流动力学平稳,以确保胎儿安全。

四、HELLP 综合征

HELLP 综合征是指重度妊娠期高血压疾病妊娠妇女并发心力衰竭、脑出血、胎盘早剥、凝血异常以及溶血、肝酶升高、血小板减少和急性肾衰竭等严重病症,常危及母儿生命。有大样本报道发病率为 9.2%。HELLP 综合征产前发病率为 70%,产后为 30%,大多在产后 48 小时内出现。

1.发病机制　红细胞难以通过痉挛的小血管,因而变形、破碎、溶血,微血管溶血性贫血的特点是周围血涂片中有破碎细胞、分裂细胞和红细胞多染性。血管内皮受损,血管膜暴露,血小板黏附其上并积聚,因而血小板数量下降;重度妊娠高血压疾病患者,肝细胞缺氧,细胞膜受损,肝酶由细胞内释放。肝细胞肿胀,肝细胞膜通透性增加,所以可有肝区疼痛,严重者甚至可致肝被膜下出血及肝破裂的发生。

2.临床表现　典型的临床表现为乏力、右上腹疼痛不适、恶心和呕吐、头痛,近期出现黄疸、视物模糊。患者常因子痫抽搐、牙龈出血和右上腹或侧腹部严重疼痛及血尿而就诊,也有呕吐或上消化道出血或便血者。还可并发肝出血或肝破裂、DIC、胎盘早剥等。50%伴重度子痫前期,30%伴轻度子痫前期,20%无妊娠期高血压。

3.诊断　本病诊断的关键是对有上述临床表现的妊娠期高血压疾病患者保持高度警惕。采用美国田纳西大学的实验室诊断标准。完全性 HELLP 综合征的诊断为:①外周血涂片见变形红细胞,网织红细胞增多,血胆红素升高,$\geqslant 20\mu mol/L$,乳酸脱氢酶(LDH)$>600U/L$,以上任何一项异常均提示溶血;②肝酶升高,门冬氨酸氨基转移酶(AST)$>70U/L$;③血小板$<100\times10^9/L$,根据血小板减少的程度将 HELLP 综合征分成 3 型:Ⅰ型,血小板$<50\times10^9/L$;Ⅱ型,血小板$(50\sim100)\times10^9/L$;Ⅲ型,血小板$>100\times10^9/L$。以上三项全部符合可诊断为完全性 HELLP 综合征。部分性 HELLP 综合征的诊断为:溶血、肝酶异常或血小板减少这三项指标中任一项或两项异常。

4.治疗原则　早诊断,对症处理,积极治疗子痫前期或子痫。

(1)积极治疗妊娠期高血压疾病:以解痉、镇静、降压及合理扩容、必要时利尿为治疗原则。硫酸镁和降压治疗可按重度子痫前期治疗,控制好血压和预防抽搐。

(2)肾上腺皮质激素治疗:可用地塞米松 10mg 或氢化可的松 200mg 加葡萄糖液静脉滴注。应用皮质激素可使血小板计数、乳酸脱氢酶、肝功能等各项参数改善,尿量增加,平均动脉压下降,并促使胎儿肺成熟。

（3）成分输血：当血小板<$50×10^9$/L 行剖宫产术时，可输注血小板，以减少自发性出血；输注新鲜冰冻血浆，补充部分凝血因子，促进血管内皮恢复，使病情缓解。对产后 72h 病情无缓解，甚至恶化或伴有多器官功能障碍时可以用血浆置换疗法。

（4）麻醉和终止妊娠时机与分娩方式：因血小板少，有局部出血的风险，剖宫产宜选择局麻或全身麻醉。一项荟萃分析表明，HELLP 综合征患者进行期待治疗过程中给予糖皮质激素，虽然可以提高母体的血小板数目，但是没有改善母体的病死率。因此，HELLP 综合征患者应该适当地采用阴式分娩或者剖宫产方式来终止妊娠。目前通常认为 HELLP 综合征是终止妊娠的指征。一旦诊断成立，应该尽快结束分娩，越是保守治疗，预后越差。

五、羊水栓塞

羊水栓塞（AFE）是在分娩前后，羊水及其中的有形成分（上皮鳞屑、黏液、毳毛、胎粪、皮脂）进入母血液循环，引起以过敏反应为主的类肺栓塞样表现，并可伴发循环衰竭、凝血功能障碍等一系列症状的综合征。它起病急，无先兆，发病率虽低，但死亡率高。

（一）病因

羊水进入母体循环的机制尚不清楚，与以下因素有一定关系：

1.开放的子宫血管　子宫、宫颈静脉或胎盘附着部位的血窦有裂口存在（如宫颈裂伤、子宫破裂、剖宫产术、前置胎盘、胎盘早剥、羊膜腔穿刺等）。

2.羊水进入母体血窦的可能　如人工或自然破膜，剖宫产术中。

3.宫腔压力增高　促使羊水进入母体循环的因素如宫缩过强或强直性收缩、缩宫素应用不当；破膜后儿头下降或剖宫产急于在宫缩时取胎儿，均可阻挡羊水流出，使宫内压升高。

4.其他　死胎或宫腔感染时，胎膜强度减弱而渗透性增强；羊水混浊，羊水有形成分增加，导致过敏反应重；孕产妇为过敏体质等。

（二）病理生理

1.羊水进入母体循环后，作为抗原激发机体的反应，释放免疫物质及前列腺素、白三烯、组胺、细胞因子等，使肺血管发生痉挛，引起急性肺动脉高压，同时兴奋迷走神经造成反射性肺血管痉挛和支气管分泌亢进；急性肺动脉高压导致右心衰竭，左心房回心血量锐减，致左心室排血量减少、心源性休克的发生；肺动脉高压、灌流量减少，通气血流比例失调导致急性呼吸衰竭和肺水肿，全身重要器官缺血缺氧，可导致产妇迅速死亡。约 75% 的产妇猝死于此种情况。

2.羊水进入母体循环引起凝血功能障碍，导致 DIC。血液中纤维蛋白原大量消耗，纤溶系统激活引发纤溶亢进，加重凝血障碍。此外，纤维蛋白降解产物蓄积，羊水本身又抑制子宫收缩，使子宫张力下降，致使子宫血不凝而出血不止。

3.多器官损伤：DIC 等病理变化常使母体多脏器受累，以休克肾、急性肾小管坏死、广泛出血性肝坏死、肺及脾出血等最常见。

（三）诊断

羊水栓塞发病迅猛，常来不及做实验室检查患者已经死亡。只要根据临床表现作出初步诊断后，就应立即进行抢救，同时进一步检查以确诊。多数患者在发病时首先出现一些前驱症状，如寒战、烦躁不安、咳嗽、气急、发绀、呕吐等症状。如羊水侵入量少，则症状较轻，有时可自行恢复；如羊水混浊或入量较多时相继出现典型的临床表现。

【临床表现】

典型羊水栓塞可分为三个时期：

1.肺动脉高压、休克期、呼吸循环衰竭   根据病情分为暴发型和缓慢型两种。暴发型在前驱症状之后，很快出现呼吸困难、发绀。急性肺水肿时有咳嗽、吐粉红色泡沫痰、心率增快、血压下降甚至消失。少数病例仅尖叫一声后心跳呼吸骤停而死亡。缓慢型的呼吸循环症状较轻，甚至无明显症状，待至产后出血流血不止、血液不凝时才被诊断。

2.全身出血倾向   部分羊水栓塞患者度过了呼吸循环衰竭期，继而出现 DIC，表现为大量阴道流血为主的全身出血倾向，如黏膜、皮肤、针眼出血及血尿等，且血液不凝。还有部分患者无呼吸循环系统症状，起病即以产后不易控制的阴道流血为主要表现，易被误认为子宫收缩乏力引起的产后出血。

3.肾衰竭或多系统脏器损伤   除心脏外肾脏是最常受累的器官。由于肾脏缺氧，出现少尿、血尿、氮质血症，可因肾衰竭而死亡；脑缺氧时患者可出现烦躁、抽搐和昏迷。

【辅助检查】

1.血液沉淀试验   迅速取上腔或下腔静脉血作沉淀试验，血液沉淀后分三层，底层为细胞，中层为棕黄色血浆，上层为羊水碎屑。取上层作涂片染色镜检，如见鳞状上皮细胞、黏液、毳毛等，即可确诊。

2.X 线片检查   可见双肺弥漫而散在的点片状浸润阴影，沿肺门周围分布，可伴有肺不张及右心扩大。

3.心电图   提示右心房、右心室扩大，ST 段下降。

4.凝血功能及 DIC 的实验诊断   三项筛选试验全部异常，即血小板<$100×10^9$/L 或进行性下降，纤维蛋白原<1.5g/L，凝血酶原时间>15 秒或超过对照组 3 秒以上，即可做出弥散性血管内凝血的诊断。如只有两项异常，应再做纤溶试验，若 FDP>20ug/ml 或 D-二聚体>400ng/ml，可确诊。如无条件测纤维蛋白原可用简易的血凝结时间观察试验，以>16 分钟为阳性。其方法为：取静脉血 5ml 置试管中观察，如 6～10 分钟凝结，提示纤维蛋白原值正常；11～15 分钟凝结，纤维蛋白原值>1.5g/L；16～30 分钟凝结，纤维蛋白原值为 1.0～1.5g/L；如>30 分钟，纤维蛋白原值<1.0g/L。

5.尸检   猝死病例唯有通过尸体解剖方可确诊。肺组织切片检查可在微动脉及毛细血管内发现羊水内容物。

（四）治疗

羊水栓塞抢救成功的关键在于早诊断、早处理。重点是针对过敏和急性肺动脉高压所致低氧血症及呼吸循环功能衰竭、预防 DIC 及肾衰竭。可归纳为以下几方面：

1.吸氧，保持呼吸道通畅，面罩正压供氧或气管插管以保证供氧，必要时行气管切开，保持血氧饱和度在 90％以上。

2.中心静脉压监测，备血，指导输血输液。

3.及早使用抗过敏药物：地塞米松 20mg 静脉注射，继用 20mg 静滴，或氢化可的松 200mg 静脉注射，其后 100～300mg 加入液体中静滴。

4.解除肺动脉高压，改善心功能。

(1)氨茶碱：250mg 加入 25％葡萄糖液 20ml 缓慢推注。具有解除肺血管痉挛，扩张冠状动脉、支气管平滑肌及利尿的作用。

(2)罂粟碱：剂量为 30～90mg 加入 10％葡萄糖液 20ml 中缓慢静脉推注，必要时肌内或静脉重复注射，每日剂量不超过 300mg。对冠状血管和肺、脑血管均有扩张作用，为解除肺动脉高压的首选药物。

(3)阿托品：解除肺血管痉挛，还能抑制支气管的分泌功能，改善微循环。剂量为 1～2mg 静脉注射，每

15～30 分钟静脉注射一次,至面部潮红症状好转为止。

(4)毒毛花苷 K0.25mg 或毛花苷丙 0.4mg 静脉注射。

(5)酚妥拉明:解除肺血管痉挛,剂量为 20mg 加入 10％葡萄糖液 250ml,静脉滴注。

5.抗休克:羊水栓塞引起的休克比较复杂,与过敏性、肺源性、心源性及 DIC 等多种因素有关,故处理时必须综合考虑。

(1)扩充血容量:休克时有效血容量不足,应尽早、尽快扩充血容量,但应用不当极易诱发心力衰竭。有条件者最好用肺动脉漂浮导管,测定肺毛细管楔压(PCWP),边监测心脏负荷边补充血容量。如无条件测量 PCWP,可根据中心静脉压指导输液。

(2)纠正酸中毒:最好做动脉血血气及酸碱测定,按失衡情况给药。

(3)调整血管紧张度:血容量虽已补足但血压仍不稳定者,可选用血管活性药物。

(4)与快速利尿剂合用,有利于肺水肿消退。

6.纠正凝血功能障碍:尽早应用抗凝剂是控制 DIC 发展的关键。产后羊水栓塞及 DIC 后期继发性纤溶亢进时,则以补充凝血因子、改善微循环、纠正休克及抗纤溶药物治疗为主。

7.防治肾衰竭及感染:循环血量补足时仍少尿,应给予利尿药物治疗,无效者常提示急性肾衰竭,应尽早采用血液透析等急救措施。多尿期应注意电解质紊乱。选用对肾脏无损害的大剂量广谱抗生素防治感染。

8.血浆置换及连续性血液透析治疗:可有效清除这些物质而切断其引发的一系列免疫学反应。

9.产科处理:及时的产科处理对于抢救成功与否极为重要。羊水栓塞发生于胎儿娩出前,应积极改善呼吸循环功能,防止 DIC,抢救休克。如宫口未开或未开全,应行剖宫产术;宫口开全,胎先露位于坐骨棘下者,可行产钳助产。术时及产后应密切注意子宫出血等情况,如有难以控制的产后大出血且血液不凝,应立即行子宫切除术。

六、新生儿窒息与复苏

新生儿窒息是指出生时呼吸抑制或无呼吸,需要立即复苏急救。

(一)新生儿临床评估

1.Apgar 评分法　Apgar 评分法常作为判断新生儿周身情况和有无必要复苏以及复苏效果的评价,应在出生后 1 分钟及 5 分钟各进行一次。正确评估 1 分钟时的 Apgar 评分数,对新生儿的复苏有指导意义。用五项指标(心率、呼吸、肌张力、神经反射、皮肤色泽)作为窒息程度的判断:0～3 分为重度窒息,4～6 分为轻度窒息,7～10 分为正常。

Apgar 评分的不足:出生时严重窒息应立即进行复苏,不应等 1 分钟评分结果。另外,心率、呼吸和肌张力的评分意义超过 Apgar 总评分,故该三项的情况是决定复苏的重要指标。每项指标分 0 分、1 分、2 分三类,10 分为满分。应在出生后 1 分钟和 5 分钟和进行一次。评分越低,酸中毒和低氧血症越严重。

2.脉搏氧饱和度　近年来应用脉搏氧饱和度仪监测新生儿的氧合情况,可连续监测新生儿血氧饱和度和脉率。其反应迅速,数据可靠,可评价新生儿呼吸情况及复苏效果。新生儿出生时 SpO_2 较低(64％),5 分钟后达 82％。如产妇吸氧,新生儿出生时就可达 90％以上,故产妇应常规吸氧。

(二)新生儿复苏术

1.复苏准备

(1)人员:每次分娩时有 1 名熟练掌握新生儿复苏技术的医护人员在场,其职责是照顾新生儿。复苏 1

名严重窒息儿需要儿科医师和助产士(师)各 1 名。多胎分娩的每名新生儿都应有专人负责。复苏小组每个成员需有明确的分工,均应具备熟练的复苏技能。新生儿复苏设备和药品齐全,单独存放,功能良好。

(2)药物及器械:包括氧气源、吸引器、吸引管和吸痰管、新生儿面罩、呼吸囊、喉镜及气管导管,还需准备复苏用药。

(3)复苏环境温度:复苏场所内的区域温度应保持在 $37 \sim 38℃$、湿度保持在 $60\% \sim 80\%$。依著者之经验可采用:①室温保持在 $27 \sim 28℃$,因为 $23℃$ 是新生儿体温自调范围的最低点;②提升或保持复苏台区域温度在 $37 \sim 38℃$,最好将新生儿置放在自动控温的远红外线保暖床上;③新生儿接受复苏的同时,应迅速擦干体表并应保持处置台面的干燥;④将复苏台放在产房不(或少)通风处。保温措施得当与否,是影响预后的重要因素。

2.复苏术　出生后立即用几秒钟的时间快速评估 4 项指标:①足月吗? ②羊水清吗? ③有哭声或呼吸吗? ④肌张力好吗? 如以上 4 项中有 1 项为"否",则进行以下初步复苏。

(1)保持气道通畅:一般情况下有 $10\% \sim 15\%$ 产妇的羊水被胎粪所污染。约有 60% 新生儿有程度不同的误吸。此时若吸引不力,则可随呼吸的出现使误吸物移向下气道。约有 18% 的新生儿,在生后 $6 \sim 12$ 小时乃至最初几天发生呼吸困难,其病死率为 $20\% \sim 35\%$。故新生儿在生后即或没有明显的窒息,只要有羊水混浊或混有胎粪,就应采用气管内吸引。方法有二:①用喉镜窥喉,明视下把吸引管放入气道内吸引;②气管插管后,经插管吸引。

(2)人工通气:未插气管插管者用简易呼吸器的面罩,以 $40 \sim 60$ 次/分的频率(胸外按压时为 30 次/分),用纯氧间歇正压通气。通气合适的标志:①胸廓自然起伏,双肺呼吸音对称,均匀清楚;②心率明显改善,>100 次/分;③末梢转红;④血气值明显好转。

(3)气管内插管:气管插管的指征有:①需要气管内吸引清除胎粪时;②气囊面罩人工呼吸无效或要延长时;③胸外按压的需要,强调胸外按压前进行气管内插管;④经气管注入药物时;⑤特殊复苏情况,如先天性膈疝或超低出生体重儿。

(4)胸外心脏按压:100% 氧充分正压人工呼吸 30 秒后心率<60 次/分,即应在人工呼吸的同时,行体外心脏按压,其效果远比年长儿和成人为佳。具体方法:①双手包绕胸部,双拇指在胸骨体下 1/3 处,余指放于背部或;②单手经左胸包绕,拇指放在胸骨体下 1/3 处,余指放于背部,将胸骨向脊柱方向挤压,深度 2cm,按压与通气比为 3:1,即 90 次/分按压和 30 次/分呼吸,达到每分钟约 120 个动作。30 秒重新评估心率,如心率仍<60 次/分,除继续胸外按压外,应立即给药。首选药物为肾上腺素,每次 $0.1 \sim 0.2mg/kg$,气管导管内滴入。

(官　涛)

第三节　高危妊娠患者剖宫产麻醉

一、前置胎盘与胎盘早剥的麻醉

妊娠过程中前置胎盘的发生率为 0.5%,多发生于既往剖宫产或子宫肌瘤切除术等;麻醉医师应于术前了解前置胎盘植入深度,以便积极准备应对植入达肌层近浆膜的前置胎盘手术时引起的大量出血。

胎盘早剥发生率为 $1\% \sim 2\%$,其高危因素有高血压和脐带过短等;子宫破裂多见于瘢痕子宫。产前产妇失血过多可致胎儿宫内缺氧,甚至死亡。若大量出血或保守疗法效果不佳,必须紧急手术治疗。

(一)麻醉前准备

产前出血发生出血性休克;妊娠 37 周后反复出血或一次性出血量大于 200ml;临产后出血较多,均需立即终止妊娠,一旦出现胎儿窘迫的征象需立即行剖宫产。该类患者麻醉前应注意评估循环功能状态和贫血程度。除检查血、尿常规、生物化学检查外,应重视血小板计数、纤维蛋白原定量、凝血酶原时间和凝血酶原激活时间检查,DIC 过筛试验,并进行交叉配血试验。警惕 DIC 的发生和多脏器受累。

胎盘早剥是妊娠期发生凝血障碍最常见的原因,尤其是胎死宫内后。凝血功能异常的机制是循环内纤溶酶原的激活,也可由胎盘凝血活酶触发外源性凝血途径激活,发生弥散性血管内凝血与凝血功能障碍。其进展迅速时需立即行剖宫产术,同时需要立即大量输血,补充凝血因子和血小板。

(二)麻醉选择

产前出血多属急诊麻醉,准备时间有限,病情轻重不一,禁食禁饮时间不定。麻醉选择应按病情轻重,胎心情况等综合考虑。凡母体有活动性出血,低血容量休克,有明确的凝血功能异常或 DIC,全身麻醉是唯一安全的选择,如母体和胎儿的安全要求在 5~10min 内进行剖宫产,全麻亦是最佳选择。母体情况尚好而胎儿宫内窘迫时,应将产妇迅速送入手术室,经吸纯氧行胎儿监护,如胎心恢复稳定,可选用椎管内麻醉;如胎心更加恶化应选立即扩容及在全身麻醉下行剖宫产手术。如行分娩镇痛的产妇,术前已放置硬膜外导管,如病情允许,可在硬膜外加药,也可很快实施麻醉,继而尽快手术。

(三)麻醉操作和管理

1.全麻诱导　充分评估产妇气管插管困难程度,产妇气道解剖改变如短颈、下颌短等、较肥胖,诱导插管体位难以调整等。临床上应采取必要的措施,如有效的器械准备,包括口咽通气道,各种类型的喉镜片,纤维支气管镜,以及用枕垫高产妇头和肩部,使不易插管的气道变为易插管气道,避免头部过度后仰位,保持气道通畅。遇有困难应请有经验的医师帮助。盲探插管可做一次尝试,但不可多次试用,$P_{ET}CO_2$ 是判断插管成功的最好指标,避免导管误入食管。预防反流误吸,急诊剖宫产均应按饱胃患者处理,调整好压迫环状软骨的力度和方向使导管易于通过,气囊充气后方可放松压迫,以防胃液反流误吸。

2.做好快速扩容的准备　大量失血被定义为 3h 内失去超过 1/2 血容量或进行性失血超过 150ml/min。输入 1:1:1 红细胞、新鲜冰冻血浆和血小板可以改善预后。如果晶体液替代,术前血细胞比容正常情况下,丢失 30%~40% 的血容量,则需要输注红细胞。产前出血剖宫产应开放两路静脉或行中心静脉穿刺置入单腔或双腔导管,监测中心静脉压,准备血液回收机和血液加温器。

3.维持循环稳定,预防急性肾衰竭　维持灌注血压。记录尿量,如每小时少于 30ml,应补充血容量,如少于 17ml/h 应考虑有肾衰的可能。除给予呋塞米外,应即时检查尿素氮和肌酐,以便于相应处理。

4.及早防治 DIC　胎盘早剥时剥离处的坏死组织、胎盘绒毛和蜕膜组织可大量释放组织凝血活酶进入母体循环,激活凝血系统导致 DIC。麻醉前、中、后应严密监测。怀疑有 DIC 倾向的产妇,在完成相关检查的同时,可预防性的给予小剂量肝素,必要时输入红细胞、血小板、新鲜冰冻血浆和冷沉淀等。同时注意加温输液,保持体温正常、纠正低钙血症,维持内环境稳定。

二、妊娠期高血压疾病的麻醉

妊娠期高血压疾病是妊娠期特有的疾病,发生于妊娠 20 周以后。临床上以高血压、蛋白尿为主要表现,可伴有水肿,严重者出现抽搐、昏迷,甚至死亡。依据对终末器官的影响可分为几个亚型,包括子痫前期、重度子痫前期、子痫和 HELLP 综合征。

妊娠期高血压疾病的基本病理生理改变为全身小动脉痉挛。血管内皮素、血管紧张素均可直接作用于血管使其收缩,导致血管内物质如血小板,纤维蛋白等通过损伤的血管内皮而沉积,进一步使小动脉管腔狭小,外周血管阻力增加。小动脉痉挛必导致心、脑、肾、肝重等要脏器相应变化和凝血功能的改变。妊娠期高血压疾病常有血液浓缩,血容量不足,全血及血浆黏度增高及高脂血症,可明显影响微循环灌流,促使血管内凝血的发生。妊娠期高血压疾病还可导致胎盘早剥、胎死宫内、脑出血、肝损害和 HELLP 综合征、急性肾衰等,麻醉医师应充分了解产妇相应脏器功能情况,并作为麻醉和围术期处理的依据。

(一)重度子痫前期的麻醉

重度子痫前期的定义为出现以下任一情况:①收缩压≥160mmHg,和(或)舒张压≥110mmHg;②24h尿蛋白≥2g/24h 或随机尿蛋白≥(H);③肾脏功能异常:少尿(24h 尿<400ml 或每小时尿量<17ml)或血肌酐>106μmol/L;④脑水肿症状(持续性头痛、视力模糊);⑤低白蛋白血症伴腹水或胸腔积液;⑥持续性上腹痛(肝包膜下血肿或肝破裂);⑦肝酶异常:血 ALT 或 AST 升高;⑧血液系统异常:血小板低于 100×10^9/L;DIC、贫血、黄疸;⑨心力衰竭、肺水肿;⑩胎儿生长受限或羊水过少;⑪孕 34 周前发病。重度子痫前期一经诊断均应给予适当解痉、镇静、降压等综合治疗。

1.麻醉前准备

(1)详细了解治疗用药:包括药物种类和剂量,最后一次应用镇痛药和降压药的时间,以掌握药物对母胎的作用和不良反应,便于麻醉方法的选择和对可能发生不良反应的处理。

(2)控制惊厥:硫酸镁是重度子痫前期的首选药,应常规观察用药后的尿量,有无呼吸抑制,检查膝反射、心率和心电图,有无房室传导阻滞,如有异常应查血镁离子浓度。监测血镁离子浓度(治疗浓度为 6~8mg/L)。一旦有中毒表现应给予钙剂拮抗治疗。

(3)控制严重高血压:应注意血管扩张药与椎管内麻醉的协同作用,避免发生低血压。

(4)了解麻醉前患者 24h 的出入量:便于调控麻醉手术期间的液体平衡。

(5)实施全身麻醉诱导前,必需评估气道。正常产妇上呼吸道水肿发生率增加,而子痫前期患者则通常进一步加重。如果出现发声困难,烦躁不安或呼吸衰弱,可考虑备纤维喉镜气管插管或行气管切开术。

2.麻醉选择 对于非常严重的子痫前期、子痫和 HELLP 综合征,为稳定母体病情,应迅速娩出胎儿,而不计胎儿的成熟与大小。麻醉选择的原则应按相关脏器损害的情况而定,依据妊娠期高血压疾病的病理生理改变及母婴安全的考虑,对无凝血异常、无 DIC、无休克和昏迷的产妇应首选椎管内麻醉。椎管内麻醉禁忌者,为保障母体安全为主,胎儿安全为次的情况下,考虑选择全身麻醉,有利于受损脏器功能保护,积极治疗原发病,尽快去除病因,使患者转危为安。

3.麻醉管理

(1)麻醉力求平稳:减轻应激反应,麻醉期间对呼吸、循环功能尽力调控在生理安全范围内。血压不应降至过低,控制在 140~150/90mmHg 对母婴最有利。预防发生仰卧位低血压综合征。多种抗高血压药如拉贝洛尔、硝酸甘油和硝普钠可用于预防和治疗产妇全身麻醉时特别是在诱导和插管时的急性高血压反应。

(2)维护心、肾、肺功能:适度扩容,以血红蛋白、血细胞比容、中心静脉压、尿量、血气分析、电解质检查为依据,调整血容量,维持电解质和酸碱平衡。

(3)积极处理并发症:凡并发心力衰竭、肺水肿、脑出血、DIC、肾衰竭、HELLP 综合征时,应按相关疾病的治疗原则积极处理。

(4)基本监护:包括 ECG、SpO_2、NIBP、ABP、CVP、尿量、血气分析,保证及时发现问题和及时处理。

(5)镁与肌肉松弛药:镁离子可抑制神经肌接头处乙酰胆碱的释放,降低接头对乙酰胆碱的敏感度,减少肌肉膜的兴奋性。镁可缩短非去极化肌松药的起效时间和延长作用时间，特别是维库溴铵、罗库溴铵和米库氯铵。对接受硫酸镁治疗的患者应减低非去极化肌松药的剂量并在复苏期间加强肌松监测，避免肌松残余。

(二)妊娠期高血压疾病合并心力衰竭的麻醉

1.麻醉前准备　　重度妊娠期高血压疾病多伴有贫血，心脏处于低排高阻状态，当有严重高血压或上呼吸道感染时，极易发生心力衰竭。麻醉前应积极治疗急性左心衰竭与肺水肿，控制血压的同时快速洋地黄化，脱水利尿，酌情使用吗啡，使心力衰竭控制 24～48h，待机选择剖宫产。

2.麻醉选择　　硬膜外阻滞为首选，因为该麻醉可降低外围血管阻力和心脏后负荷，改善心功能。全身麻醉应选用对心脏无明显抑制作用的药物，麻醉诱导平稳，预防强烈的应激反应，同时选用药物应避免对胎儿抑制作用。

3.麻醉管理　　麻醉前根据心力衰竭控制程度，给予毛花苷丙 0.4～0.6mg，呋塞米 20～40mg 静注以减轻心脏负荷。同时常规吸氧，维护呼吸和循环功能平稳。行有创动脉压监测和中心静脉压监测，对于病情特别严重患者根据需要行肺动脉监测。定时记录尿量和尿比重，监测肾功能，预防感染，促使病情稳定和好转。

三、妊娠合并心血管疾病的麻醉

(一)妊娠、分娩期对心脏病的影响

由于胎儿代谢的需求，妊娠期循环血量从 6 周起逐渐增加达 30%～50%，至 32～34 周时达高峰。心输出量亦相应增加，心率增快较非孕期平均 10 次/min，多数妊娠妇女可出现轻度的收缩中期杂音。体循环阻力随孕期呈进行性下降，可达 30%。妊娠期水钠潴留，胎盘循环建立，体重增加，随子宫增大膈肌上升心脏呈横位，因而妊娠期心脏负荷加重。因上述变化，心脏病的产妇可能发生心力衰竭。此外，妊娠期血液处于高凝状态，增加了血栓的危险，可能需要抗凝治疗，尤其是瓣膜置换术后的患者。

分娩期由于疼痛、焦虑和强而规律的宫缩，增加了氧和能量的消耗；每次宫缩可使 300～500ml 血容量注入全身循环，每搏量估计增加约 50%，同时外周循环阻力增加，使心脏前、后负荷进一步加重；产程时间长进一步增加心脏病产妇的风险。

胎儿娩出后由于下腔静脉压迫解除和子宫内血液转移，心输出量在产后即刻增加 60%～80%。产褥期体内蓄积的液体经体循环排出，加重心脏负担，是发生心力衰竭和肺水肿最危险的时期。因此，心脏病产妇在产后的风险更大，并发症发生率也更高。

(二)妊娠合并心脏病种类

风湿性心脏病仍然是妊娠期间最常见的心脏病。主要是瓣膜性心脏病，大部分先天性心脏病在妊娠前都已实施了心脏手术，只有少部分患者未进行手术。先天性心脏病主要分为：左向右分流(房间隔缺损、室间隔缺损、动脉导管未闭)；右向左分流(法洛四联症、艾森曼格综合征)；先天性瓣膜或血管损伤(主动脉瓣狭窄、肺动脉狭窄)等。妊娠期或产后 6 个月内出现不明原因的左室功能衰竭被称为妊娠期心肌病。其他包括：冠状动脉性心脏病、原发性肺动脉高压和不明原因性心律失常。

(三)麻醉前评估

对妊娠合并心脏病的妊娠妇女实施麻醉前进行充分的评估，包括心脏病的类型、心脏病的解剖和病理生理改变特点，重点评估心功能状态以及对手术、麻醉的耐受程度。必要时联合心血管专家和产科专家会诊，以便作出正确的判断和充分准备。

（四）先天性心脏病产妇的麻醉

1.左向右分流型　轻度房间隔缺损、室间隔缺损和肺动脉导管未闭等先天性心脏病，心功能Ⅰ～Ⅱ级，一般完全能耐受妊娠期心血管系统的变化，剖宫产麻醉处理同正常人。

2.双向分流或右向左分流型　法洛四联症：畸形包括室间隔缺损、右心室肥厚、肺动脉狭窄和主动脉骑跨。多数患有法洛四联症的孕产妇已经做过纠治手术，包括室缺修补和右心室流出道增宽手术。妊娠后血容量和心输出量的增加，外周循环阻力的降低可能导致纠正术后的患者再次出现纠正术前的症状。症状的严重程度取决于室缺的大小、右室流出道梗阻的程度及右室收缩力。因此，增强右室收缩力在维持肺动脉血流和外周血氧饱和度方面起非常重要的作用。但对于存在有动脉圆锥高压者，增加心肌收缩力可加重梗阻。另外，体循环血压下降可加重右向左分流及发绀。

（1）麻醉选择：剖宫产麻醉应优先选择全身麻醉，小剂量低浓度的硬膜外麻醉也可谨慎使用。慎用单次腰麻，因为外周血管阻力的骤然降低可导致分流逆转和低氧血症。

（2）麻醉管理：法洛四联症的麻醉应注重：①实施有创动脉压和CVP监测，保持血流动力学稳定，避免任何可能导致体循环阻力下降的因素，PVR/SVR比率失调，加重右向左分流；②右心功能不全时，应提高充盈量增强右心射血，以保证肺动脉血流，因此需维持足够的血容量，避免回心血量减少。应用右心漂浮导管测定右心室舒张期末容量可以准确反映前负荷，且不受心脏顺应性的影响，作为容量监测指标优于CVP和PCWP；③避免使用能引起心肌抑制的药物。一旦出现体循环压下降，给予及时处理。

艾森曼格综合征：原发疾病可以是室间隔缺损、房间隔缺损或肺动脉导管未闭，如果原发疾病持续存在，肺动脉高压持续加重发展至器质性肺动脉阻塞性病变，由左向右分流转化为右向左分流，从非发绀型发展为发绀型心脏病，称为艾森曼格综合征。

该疾病的病理生理变化主要为肺动脉压升高致右心室、右心房压力增加，肺动脉逐渐出现器质性狭窄或闭塞性病变，出现右向左分流和发绀。患者可同时出现继发性肺动脉瓣和三尖瓣关闭不全。妊娠后外周血管阻力降低可导致右向左分流增加，同时妊娠后功能残气量减少导致母体氧供减少出现低氧血症，致胎儿宫内发育迟缓和死亡的发生率明显增高。艾森曼格综合征产妇的死亡率可高达 $30\%\sim50\%$ ，且多数发生在产后。

（1）麻醉选择：首选全身麻醉，椎管内麻醉尤其是腰麻可引起交感神经阻断致血管扩张，加重右向左分流，不宜选用。

（2）麻醉处理：麻醉处理原则包括：①维持足够的外周循环阻力；②维持相对稳定的血容量和回心血量；③充分镇痛，避免低氧血症、高碳酸血症和酸中毒，以防肺循环阻力进一步增加；④避免使用抑制心肌的药物。麻醉期间要保证充分氧供，建立有创动脉血压和中心静脉压监测。全麻正压通气期间应避免气道压过高，以免影响静脉回流，使心输出量减少。产妇在术后仍处于高危状态，应继续监护治疗。

（五）心脏瓣膜疾病产妇的麻醉

瓣膜性心脏病可分为先天性和后天性，风湿热是后天性瓣膜病的主要原因。由于妊娠期血容量增加、外周循环阻力降低使心输出量增加，因此，反流性心脏瓣膜病的孕产妇在孕期耐受性较好。相反，狭窄性心脏瓣膜病由于妊娠期血容量增加而导致耐受性较差。

1.二尖瓣狭窄　最主要的病理生理改变是二尖瓣瓣口面积减小致左室血流充盈受阻。早期左室尚能代偿，但随病程进展，左室充盈不足，同时左房容量和压力增加，导致肺静脉压和肺小动脉楔压升高，最终可发展至肺动脉高压、右心室肥厚扩张、右心衰竭。妊娠能加重二尖瓣狭窄，解剖上的中度狭窄可能成为功能性重度狭窄。

（1）麻醉选择：剖宫产的麻醉选择要综合考虑麻醉技术、术中失血和产后液体转移所引起的血流动力学变化带来的潜在风险,极大多数患者可选择硬膜外阻滞,少数病情危重的产妇,施行剖宫产应用全身麻醉。

(2)麻醉管理:麻醉技术应个体化,处理原则包括:①避免心动过速,导致心室充盈减少;②保持体循环压力稳定,避免心率过快,以利于组织器官的灌注;③保持适当的循环血容量;血容量的突然增加可能导致产妇并发房颤、肺水肿和右心衰等;④避免加重肺动脉高压,尤其是前列腺素类子宫收缩剂的应用。⑤硬膜外给药应分次、小量;⑥在血流动力学监测的指导下,谨慎管理麻醉并进行合理输液。⑦由于术前禁食和 β-受体阻滞剂以及利尿剂的使用,硬膜外麻醉易导致低血压的发生,麻黄碱可能导致心动过速,此时应避免使用。小剂量的去氧肾上腺素提升产妇血压同时,对胎盘血流无明显影响。⑧对需要行全身麻醉的产妇,麻醉诱导期避免使用引起心动过速和心肌抑制的药物。

2.主动脉瓣狭窄　主动脉瓣狭窄是罕见的妊娠合并心脏病,妊娠合并主动脉狭窄多为先天性。继发于风湿性心脏病的主动脉瓣膜狭窄往往在 30～40 年后才会出现严重症状,对妊娠的影响较小。重度主动脉瓣狭窄(瓣口面积小于 $1.0cm^2$)时,跨瓣膜压差可达 50mmHg,导致左心室排血受阻,使左心室压力负荷增加、室壁张力增加,最终左室壁肥厚,每搏心输出量受限,妊娠期由于血容量增加及外周阻力下降可增加跨瓣膜压差。

(1)麻醉选择:硬膜外阻滞或全身麻醉均可谨慎选用。全身麻醉可避免不良反应,提供完善的镇痛,而且在发生临床突发心脏意外时,保证气道通畅、充足氧供,为紧急心脏手术创造了条件。相对而言,全身麻醉更可取。

(2)麻醉管理:处理原则包括:①避免心动过速和心动过缓;②维持足够的前负荷以保证左心室有充足的每搏输出量;③避免血压波动过大。重度主动脉瓣狭窄的患者应建立有创血压监测,跨瓣压＞50mmHg 时需行肺动脉压监测。硬膜外麻醉给药时要逐步增加剂量,避免低血压。全身麻醉时应避免使用有心肌抑制的吸入麻醉药,同时尽量避免使用缩宫素,术中低血压可用间羟胺或去氧肾上腺素。

3.二尖瓣关闭不全　二尖瓣关闭不全患者大多能耐受妊娠。二尖瓣关闭不全的并发症包括房颤、细菌性心内膜炎、全身栓塞和妊娠期肺充血。其主要的病理生理改变是慢性容量超负荷和左心室扩大,随着妊娠期血容量的进行性增加可能导致肺淤血。

(1)麻醉选择:首选连续硬膜外或腰硬联合阻滞麻醉,因为该种麻醉阻滞交感神经,降低阻滞区域的外周血管阻力,增加前向性血流,有助于预防肺充血。有椎管内麻醉禁忌证的可选用全身麻醉。

(2)麻醉管理:处理原则包括:①保持轻度的心动过缓,因为较快的心率可使二尖瓣反流口相对缩小;②维持较低的外周体循环阻力,降低后负荷可有效降低反流量;③避免应用能心肌抑制的药物。其他术中监测和注意事项同二尖瓣狭窄。

4.主动脉瓣关闭不全　主动脉瓣关闭不全主要病理生理改变是左心室容量超负荷产生的扩张和心肌肥厚,导致左室舒张末期容量降低以及射血分数降低等,随着疾病的进展可发生左心衰竭,肺充血及肺水肿等。妊娠期心率轻度增加,可相对缓解主动脉关闭不全的症状。

(1)麻醉选择:首选硬膜外阻滞,此种麻醉可降低外周循环阻力,降低后负荷,并预防急性左心室容量超负荷。

(2)麻醉管理:麻醉处理原则包括:①避免心动过缓,应维持心率在 80～100 次/分之间;②维持适当前负荷;③避免增加外周循环阻力;④避免使用加重心肌抑制的药物。合并有充血性心衰的产妇需进行有创监测。其他注意事项和术中监测同二尖瓣狭窄。

5.瓣膜置换术后的患者　随着医学科学的发展,妊娠合并瓣膜性心脏病有许多患者在产前施行了瓣膜置换术。对于此类患者应了解以下情况。

(1)心功能改善程度:换瓣术后心功能如为Ⅰ~Ⅱ级,其心脏储备能力可耐受分娩麻醉。术后心功能仍为Ⅲ~Ⅳ级者,随时都可发生心力衰竭或血栓栓塞的危险。

(2)是否有血栓形成、瓣膜流出口大小、有否心内膜炎及溶血等情况。

(3)抗凝剂的使用情况。为了避免华法林的致畸作用,妊娠早期可停用华法林,在中后期仍然可服用。原则上在临产前1周停用华法林,用低分子肝素替代。如遇提早启动临产,可停用华法林,用新鲜冰冻血浆或基因重组Ⅶ因子。抗凝治疗期间患者禁用椎管内麻醉,以免硬膜外血肿、蛛网膜下腔出血等并发症的发生。近年来也有人应用低分子肝素来抗凝,术前需停药12~24小时,并排除出血倾向,否则不可使用硬膜外或蛛网膜下腔阻滞。术后12小时方可恢复使用肝素。

(4)如瓣膜病变严重,术后心肺功能不全,应继续呼吸和循环支持,有利产妇恢复。

四、妊娠糖尿病的麻醉

(一)妊娠、糖尿病的相互影响

1.妊娠对糖代谢的影响　妊娠期胎盘催乳素、雌激素、孕激素和皮质醇分泌增加,且胰岛素抵抗增加,如果产妇不能分泌足够的胰岛素来补偿胰岛素抵抗,就会导致妊娠期血糖增高。

2.糖尿病对孕产妇的影响　妊娠糖尿病使产妇的并发症发生率增高,包括高血压、子痫前期、羊水过多、尿道感染和肾盂肾炎等。在妊娠期糖尿病酮症酸中毒(DKA)发生率增加,且更容易在血糖水平较低时即发生。

3.糖尿病对胎儿的影响　糖尿病孕产妇胎儿的先天缺陷风险增加,其中心血管系统和中枢神经系统畸形最为常见。巨大儿在糖尿病产妇中很常见,会使肩难产和剖宫产率增加。另一方面,有血管病变或合并子痫前期的糖尿病产妇患胎儿宫内生长迟缓的危险性也增加,此类新生儿即使足月出生也应按照早产儿予以监护和喂养。

(二)麻醉前准备

1.详细了解妊娠糖尿病的类型、持续时间、治疗方案和效果,控制患者空腹血糖≤5.6mmol/L,餐后2h血糖≤6.7mmol/L。择期剖宫产术者应尽量选择早晨手术,以利于控制围术期血糖,手术前一晚使用常量胰岛素,术晨禁食,停用胰岛素。

2.充分术前评估:有无伴发子痫前期、肾功能不全及病态肥胖、心功能是否受损等。严格的体格检查还包括气道评估及神经系统检查以排除自主神经及外周神经病变。

3.实验室检查:包括血糖、糖化血红蛋白、血清电解质、尿素氮、肌酐水平。子痫前期的患者必须检查凝血功能,伴有心功能不全的患者需有近期心电图检查、心超检查及BNP数值。

(三)麻醉处理

1.麻醉选择　首选椎管内阻滞,其次全身麻醉。

2.麻醉管理

(1)麻醉诱导前用无葡萄糖液体进行输液。含糖液体使产妇出现高血糖危险的同时,新生儿低血糖的危险也增加。

(2)糖尿病产妇的胎儿比非糖尿病产妇的胎儿更易患低氧血症和低血压。积极处理的办法是快速输注液体、给予升压药和将子宫向左侧移位。

(3)对于合并有关节强硬综合征的患者,应注意可能出现的插管困难。

（官　涛）

第二十一章　手术室外麻醉

为了明确疾病的诊断、部位及范围,对患者实行诊断性检查,有些在检查的同时,还可能需要治疗操作。其中有些检查或治疗可能给患者带来一定的痛苦和危险,从而要求在诊治期间进行严格监护,并处理各种意外情况,麻醉医师到手术室外场所进行麻醉的机会日益增加。但需要明确的是,无论在手术室内还是手术室外,麻醉的基本原则都是确保患者生命安全、舒适及各种操作的顺利进行。麻醉医师通过对患者充分的术前评估、恰当麻醉选择,以及严密全面的监测,不仅可做到患者完全镇静,更能维护生命体征的平稳和及时、有效处理意外并发症。

第一节　麻醉的基本配备及分类

一、基本配备

手术室外麻醉中和麻醉后的监测项目以保证患者安全为标准,一般应满足以下条件:①在麻醉过程中,需有一名合格的麻醉医师;②在所有形式的麻醉过程中,对患者的呼吸、循环进行持续的监测;③麻醉仪器应与手术室一样方便使用,连续心电监护和 SpO_2 监测,每隔 5 分钟测血压、心率,全麻时应连续监测 E_TCO_2,必要时行直接动脉压监测。小儿和危重患者应监测体温;④放射期间,所有工作人员都要离开放射室,应该通过玻璃窗或闭路电视在放射室外连续观察患者和监护仪,也可以用麦克风或电子听诊器监测患者的呼吸音。

二、手术室外麻醉的分类

手术室外麻醉主要包括以下三个方面:①利用内镜进行的检查或手术的麻醉,如支气管镜、食管镜、胃肠镜等;②放射学诊断性检查及操作的麻醉,如血管造影检查、CT、MRI 检查等;③手术室外其他操作的麻醉,如电休克治疗等。

(周　锟)

第二节　麻醉特点及处理原则

一、麻醉特点

(一)麻醉方法多样

成人大多数诊断性检查均可在表面麻醉、局部浸润麻醉,或辅以安定、氟哌利多等完成。而少儿和情绪特别紧张的成人,则必须辅于清醒镇静或全麻,以保证检查的顺利进行。

(二)工作环境特殊

1.利用内镜进行的检查多在暗室中进行。能见度差,给麻醉操作和观察患者造成很多不便,有时会影响麻醉和急救的顺利进行。

2.放射性检查时(包括血管造影、CT、MRI检查等),放射线照射增加,对造血细胞或性腺细胞产生损害,故必须重视防护。

3.放射性检查时,麻醉医师不能与患者同处一室需要通过观察窗或闭路电视观察患者和麻醉监护设备。

4.检查中注意体位对呼吸循环的干扰。患者难以忍受某种体位,可影响检查结果,甚至引起呼吸道阻塞等意外。医生应予以预防处理。

5.暗室可被吸入麻醉药严重污染。

(三)造影剂不良反应

造影剂引起的不良反应包括以下两类:

1.心血管反应　造影剂本身的毒副作用表现为心肌收缩力抑制如心排出量减少、动脉压降低、心率减慢和心肌缺血等。这与造影剂的浓度、电解质含量和渗透压相关,还与造影剂的容积和注射速度有关。大量快速输入造影剂,血容量将骤然升高,甚至可诱发肺水肿;主动脉造影时,大量造影剂进入冠状动脉,可直接抑制心肌收缩力而导致低血压和心动过缓;脑血管造影时,快速注入造影剂可引起迷走神经反射而致低血压和心动过缓。

2.药物反应　造影剂与某些药物之间存在相互作用。如使用洋地黄治疗的患者,泛影葡胺可导致洋地黄样的心律失常。醋碘苯酸钠可增强巴比妥类睡眠作用而引起苏醒延迟。

(四)操作技术危险

1.食管镜、胃镜、肠镜等检查操作有可能造成脏器穿孔意外。

2.心导管置入或动脉穿刺有可能引起血管壁损伤而严重出血。也可引起气栓、严重心律失常和感染等意外。

3.加压注射造影剂时可能导致动脉瘤破裂。

二、麻醉处理原则

1.解除患者痛苦和不适,维持患者生命体征平稳。

2.麻醉前尽可能消除患者紧张和激动的心理,对病理生理改变及其并发症和并存疾病要有足够的了解和估计,并认真做好麻醉前准备工作。

3.尽可能避免能影响检查结果正确性的干扰因素。

4.麻醉药、麻醉器械及麻醉方法要适应诊断性检查的环境。

(周　锟)

第三节　常见诊断性检查及介入性诊断治疗的麻醉

一、支气管镜检查的麻醉

支气管镜检查主要有诊断性和治疗性两大类。诊断性检查主要用于疾病的组织活检、病因诊断,治疗方面可行肺局部冲洗、注药、冷冻、加温、清除异物等:

支气管镜检查的麻醉注意事项包括:

1.不论采用局麻或者全麻,术前应强调禁食。术前用药成人肌内注射足量阿托品;小儿除给阿托品外,镇静镇痛药以不抑制呼吸为原则,并应保持呼吸道通畅。

2.成人均可在表面麻醉下完成检查。小儿患者则需全身麻醉加表面麻醉。可小量氯胺酮静脉或肌内注射,镜检前环甲膜注射1%丁卡因1ml气管内表面麻醉,同时于气管镜侧管高频喷射通气供氧,以避免缺氧发生。当麻醉转浅时,小量氯胺酮静脉注射。镜检过程中一旦出现严重缺氧,应将支气管镜退到总气管,充分供氧,待情况改善后再继续镜检,否则有可能引起心搏骤停。

3.术中多数发生窦性心动过速,但有时可出现窦性心动过缓,甚至心搏骤停,多系在严重缺氧基础上出现迷走神经反射所引起。镜检过程中,除密切观察呼吸、唇色外,必须行心电图监测,以便及早发现心律失常,及时处理。

4.患者喉水肿发生率较高。成人轻至中度喉水肿时,仅表现疼痛不适和声嘶,经过治疗,尚无危险。小儿喉头细小,且组织疏松,淋巴丰富,镜检后较易出现喉水肿,且易继发阻塞窒息意外,故应积极防治。

5.呕吐易见于急症饱胃病例,有误吸、窒息危险,必须从预防为主,避免发生。

6.纵隔气肿多因支气管镜损伤气管的后壁所引起,可导致严重皮下气肿,甚至循环骤停,虽属少见,但后果严重,处理也较困难。

二、胃、肠镜检查的麻醉

胃、肠镜检查有以下优点:①内镜可以直接观察到病变;②对可疑病变可通过内镜活检以明确诊断;③内镜检查一般损伤小,疼痛轻。患者的全身情况大多属良好,病情也较少紧急,镜检对呼吸、循环功能的影响也轻微或无。

胃、肠镜检查的麻醉注意事项包括:

1.麻醉前准备按全麻处理,术前禁食。小儿用足量阿托品肌内注射。

2.成人可采用表面麻醉和(或)丙泊酚1～1.5mg/kg静脉注射,待患者睫毛反射消失后开始镜检,检查中根据患者情况追加丙泊酚30～50mg。小儿在肌内注射氯胺酮2～4mg/kg后施行镜检。

3.胃镜检查可能发生心脏意外,主要有心绞痛、心律失常,甚至心搏骤停。

4.幼儿行胃镜检查时,常压迫气管后壁,使食管突向气管而引起呼吸道梗阻。一旦出现呼吸困难时,应立即退出胃镜,待缺氧改善后,再继续镜检,否则有可能导致心搏骤停的危险。

5.操作可造成食管、胃黏膜擦伤、穿孔和继发性纵隔炎,甚至死亡。

三、脑血管造影检查的麻醉

脑血管造影是注射造影剂到颈内动脉以观察脑部解剖异常情况,一般血管造影不需要进行麻醉,介入放射操作为解除患者不适,可选用镇静或全麻,由于患者禁食和造影剂的渗透性利尿作用,麻醉中根据患者情况,充分补充液体,必要时留置导尿。

脑血管造影术的麻醉注意事项包括:

1.脑血管造影检查注射造影剂时需麻醉医师离开造影室,远离患者,因此全麻下脑血管造影患者需要气管内插管或喉罩,喉罩一般不用于需正压过度通气降低 ICP 的患者。

2.气管插管过度通气能使脑血管收缩,帮助降低脑血流和颅内压,在没有颅内压升高的患者,过度通气和脑血管收缩可减慢造影剂通过脑的时间,增加脑血管内造影剂的浓度,使异常血管显示更加清晰。

3.脑血管造影患者可发生心动过速或心动过缓,颅内出血能引起心电图显著改变,包括 T 波倒置、T 波宽大、出现 U 波,同时伴心动过缓。

4.脑血管造影后的神经并发症时有发生,可暂时存在或永久存在。神经并发症常见于老年患者和有卒中、脑缺血病史、高血压、糖尿病和肾功能不全的患者,操作时间长、造影剂用量大及应用较粗的动脉内导管也增加神经并发症。

四、心导管检查的麻醉

心导管检查是经动脉或静脉放置导管到心脏或大血管可以检查心脏的解剖、心室的功能、压力和血管的结构。右心导管检查主要用于诊断先天性心脏病,左心导管检查主要用于诊断后天性心脏病和大血管病变。心导管造影检查、血管成形术、动脉粥样硬化斑块切除、瓣膜成形术及危重患者多需要全身麻醉。

心导管检查的麻醉注意事项包括:

1.成人心导管检查通常在局麻下进行,但适当镇静和镇痛对患者有益,为此常用药物有芬太尼和咪达唑仑,有时加用丙泊酚。

2.心导管检查中可以给氧,但检查肺循环血流动力学时,必须维持呼吸循环在相对稳定的状态。

3.在检查中经常发生室性或室上性心律失常,要监护并及时处理心肌缺血和心律失常,需备用除颤仪和复苏药物。

4.检查过程中可发生心脏压塞,其有特征性的血流动力学改变,透视下纵隔增宽、心脏运动减弱,心脏超声检查可以确诊,而且能指导心包穿刺。

5.小儿心导管检查除常规监测外,还应进行血气分析,监测代谢性酸中毒情况,对病情严重的患儿,即使是轻度的代谢性酸中毒也要进行处理,可能还需要使用正性肌力药物。

6.小儿尤其在全身麻醉时常见低体温,操作期间需要加温,吸入的气体也应加温湿化。新生儿可能会发生低钙血症和低血糖。

五、CT、MRI检查的麻醉

CT、MRI检查虽然无痛,但为了取得高质量的图像,在扫描时需要患者保持安静不动。另外扫描过程中会产生噪声,也会产生热量,患者有可能会发生幽闭恐惧或被惊吓,儿童和部分成人需要镇静才能耐受检查。施行麻醉的目的是保证患者安静不动,同时要注意呼吸循环系统的平稳。

CT、MRI检查的麻醉注意事项包括:

1.CT、MRI检查时与造影剂有关的不良后果的发生率高,主要由于在检查时难以接近患者。

2.MRI检查时禁忌铁磁性物品进入检查室。

3.氯胺酮有大量唾液分泌,并有不可预见的不自主运动,可能会影响扫描质量,依托咪酯也有类似情况,所以一般不单独用于CT、MRI检查的麻醉。丙泊酚是较为理想的麻醉药,具有起效快、维持时间短、苏醒迅速平稳的优点。

4.脑立体定向时,为减少操作时损伤邻近结构,在头部外周放置透射线的固定架,在插入固定架钢针时,常用局麻加深度镇静或全麻,一旦固定完毕,患者可以放置在基架上,确保位置精确不动,但基架可使麻醉医师难以接近患者及控制气道,可选用最小的镇静加局麻,患者常能耐受并配合手术。

5.小儿常需要镇静或全麻。操作期间由于对位和扫描仪机架移动可引起麻醉环路的扭曲或脱开,全麻或镇静时,要注意气道管理和氧合情况,急诊患者口服或鼻胃管用造影剂时要考虑患者饱胃情况的存在。

6.由于扫描室温度一般低于25℃,小儿全麻时要注意监测体温。

六、电休克治疗的麻醉

电休克治疗(ECT)是对中枢神经系统进行程序化的电刺激引发癫痫发作,用以替代药物诱发癫痫发作治疗一些严重的情感障碍和抑郁症。适应证包括严重的抑郁症尤其是有妄想或精神运动迟钝的患者、急性精神分裂症、急性躁狂症和木僵症、复发的抑郁症或精神分裂症患者抗抑郁治疗无效者。

电休克治疗的麻醉注意事项包括:

1.绝大多所接受ECT治疗的患者都在服用三环类抗抑郁药,单胺氧化酶抑制剂或碳酸锂,苯二氮卓类等,也可能正在服用治疗并发症的药物。

(1)三环类药物:其有抗组胺、抗胆碱能和镇静作用,能使心脏的传导减慢,与中枢性抗胆碱能药物阿托品合用,会增加术后谵妄的发生率。

(2)单胺氧化酶抑制剂:它的拟交感作用能导致严重的高血压危象,这些患者如发生低血压,须小量谨慎地使用拟交感药物。单胺氧化酶抑制剂会抑制肝微粒体酶的活性,还会与阿片类药物发生相互作用产生过度的抑制。单胺氧化酶抑制剂与巴比妥类有协同作用,应减少诱导剂量。单胺氧化酶抑制剂与哌替啶合用时可能会导致严重的甚至是致命性的兴奋现象,所以麻醉时禁用哌替啶。

(3)碳酸锂:它可使ECG发生改变、肌松药作用时间延长,当锂浓度超过治疗浓度时,会延长苯二氮卓类和巴比妥类药物的时效。服用锂剂的患者在ECT治疗后的认知障碍的发生率较高。

2.术前评估还应注意伴发的神经和心血管疾病、骨质疏松症和其他导致骨质脆弱的疾病以及患者可能服用的药物。存在近期心肌梗死、充血性心衰、瓣膜性心脏病或胸主动脉瘤等心脏或心血管疾病,可能在电休克治疗前需要治疗或心脏科医师会诊,以免病情恶化。

3.嗜铬细胞瘤患者高血压危象的危险增加,不应进行电休克治疗;起搏器和植入性电复律除颤器一般不受电休克的影响,但在治疗前应请心脏科医师会诊;颅内肿瘤患者有引起颅内压升高和脑疝的可能,需待手术后进行;近期心血管意外患者只能在急性发作 3 个月后进行;视网膜脱离患者可致眼内压升高;其他的禁忌证还包括:妊娠、长骨骨折、血栓性静脉炎、急性或严重肺部疾病、治疗妊娠患者需严密观察胎儿情况。在电休克治疗的患者中常发现有食管反流和裂孔疝,治疗前应用枸橼酸钠、抗组胺药或甲氧氯普胺可能有益。

4.为了防止发生精神和躯体的伤害,在 ECT 治疗时必须使用麻醉和肌松药。患者苏醒后仍然需要监护,直至达到离开复苏室的标准。部分患者在 ECT 后可发生氧饱和度下降,常规鼻导管给氧直至完全清醒。

(周　锟)

第二十二章　日间手术的麻醉

第一节　日间手术的理论基础

　　1984 年,美国麻醉医师学会门诊麻醉分会的成立以及毕业后的门诊麻醉专科训练制度的建立,标志着日间手术麻醉正式发展的开始。近年来,随着医学技术的发展,外科微创技术的成熟,新出现的快速短效的麻醉镇静药、镇痛药、肌肉松弛药以及麻醉技术的发展,使更多的患者可进行更广泛的日间手术。麻醉药不再影响患者的正常活动,绝大多数的手术患者可在术后 24 小时内回家。日间手术具有以下的优点:①不需要依赖医院的床位,使择期手术的安排具有弹性;②治疗及时,减短等候手术的时间;③缩短患者与家庭分离的负担,减轻思想负担,尤其对小儿而言,减轻了精神创伤;④所需费用减少,并发症的发生率和死亡率低;⑤减少医源性交叉感染的机会。

（王占强）

第二节　日间手术的种类及患者选择

　　目前,多种手术可以在门诊行日间手术。原则上日间手术的病种应该选择创伤小、对生理影响少、术后不会发生严重并发症的手术。因此,能在 3 小时内完成,且估计术中失血少于 500ml,无手术和麻醉后并发症的手术均可在门诊进行。接受日间手术的患者和手术的范围不断地扩大,患者的病情越来越复杂,术前评估和术前准备方面应该更加重视,以减少不必要的住院和推迟手术。

一、日间手术种类

　　目前日间门诊开展的常见日间手术种类见表 22-1。

表 22-1　目前已在门诊开展的日间手术

专科	手术类型
口腔科	拔牙术、牙体修复术
眼科	内眼及外眼各种手术及检查
耳鼻喉科	腺样体切除术、鼻窦炎根治术、乳突切除术、鼓膜切开术、息肉切除术、扁桃体切除手术、鼓室成形术、气管异物取出术

续表

专科	手术类型
妇产科	子宫颈活检术、扩张、诊刮及人流术、宫腔镜探查及手术、腹腔镜探查及手术、输卵管结扎术、卵巢小囊肿切除术
普外科	活组织检查术、内镜手术、痔切除术、疝修补术、腹腔镜手术、静脉曲张手术、乳腺良性肿瘤切除术
骨科	前交叉修补术、关节镜手术、腕管松解术、神经节术
皮肤科	切除损伤皮肤及皮肤整形术
疼痛科	化学性交感神经阻断术、硬膜外阻滞注射神经阻滞药、神经阻滞治疗术
整形科	唇裂修补术、乳房整形术、耳成形术、切痂术、鼻中隔成形术、瘢痕切除整形术
泌尿外科	膀胱及尿路检查、包皮环切术、膀胱镜检查、碎石术、睾丸切除术、前列腺活检术、输精管吻合术

二、日间手术的适应证

1.全身健康状况属 ASA Ⅰ～Ⅱ级,如为Ⅲ～Ⅳ级患者,需在术前病情得到良好控制达 3 个月及以上。

2.择期手术时间不宜超过 3 小时。

3.患者术后一般不会发生出血、呼吸道阻塞、排尿困难或软组织肿胀压迫气管和肢体血运等并发症的手术。

4.适于早期起床活动的手术。

5.患者年龄不宜过高。高龄患者术后容易发生心脑血管意外、呼吸道感染、排尿障碍或暂时性精神障碍,故不宜作为适应对象。对新生儿或婴幼儿则以表浅手术为主。

三、日间手术的禁忌证

1.严重未得到控制、有潜在危及生命的疾病的患者,如糖尿病,不稳定型心绞痛,有症状的哮喘等。

2.病理性肥胖伴有呼吸系统或血流动力学改变的患者。

3.口服单胺氧化酶抑制剂、急性药物滥用的患者。

4.孕龄不足 36 周的早产婴儿。

5.明显上呼吸道感染症状的患儿。

6.在手术当晚没有家人照顾的患者。

(王占强)

第三节　麻醉前评估及准备

一、麻醉前评估

麻醉前评估的目的是确认患者目前的健康状况是否需要进一步的诊治,以确定选择的麻醉方法。麻醉前评估需要从病史、体检、实验室检查三方面进行。对儿童常规要求的实验室检查:监测血常规、尿常规、生化常规、出凝血常规、胸部 X 线片等;成人加做心电图。若患者有高血压、糖尿病等慢性疾病,需要检查血压、血糖和电解质。如果患者有无法解释的血红蛋白低于 100g/L,应作进一步检查,减少围手术期并发症的发生率。椎管内麻醉或神经阻滞患者,术前应检查血常规和凝血常规。

二、麻醉前准备

1.为减少术中误吸的危险,常规要求患者在术前至少禁食 6～8 小时。

2.门诊患者使用术前药物的主要指征与住院患者相同,包括解除焦虑、镇静、镇痛、遗忘、减低迷走神经张力、预防术后的呕吐和吸入性肺炎等并发症。

(1)抗焦虑和镇静药:最常用的药物是巴比妥类和苯二氮卓类药物。目前苯二氮卓类药是最常用的药物。入手术室时出现明显焦虑,常用静脉注射咪达唑仑 1～3mg。静脉使用苯二氮卓类药物时都应该常规吸氧。

(2)镇痛药:目前包括阿片类镇痛药及非阿片类镇痛药。阿片类药物作为术前用药能提供镇静,还可以在术前镇痛。哌替啶对在手术室或是麻醉恢复室内发生的寒战有效;儿童口服经黏膜枸橼酸芬太尼能减少焦虑,加强镇静。另外儿童可以在术前经直肠给布洛芬。

(3)预防恶心和呕吐的药物:包括以下几种:①丁酰苯类药物:以氟哌利多为代表。不管是儿童还是成人,小剂量的氟哌利多($10\mu g/kg$)都有很好的止吐效果;②吩噻嗪类:以异丙嗪为代表。常用剂量是 0.5～1.0mg/kg。但异丙嗪能导致低血压和恢复期的昏睡状态,故能延迟离院时间,还可能产生锥体外系症状;③胃动力药:甲氧氯普胺(甲氧氯普胺)和多潘利酮(多潘立酮)都能增加胃和小肠动力和食管括约肌的张力。甲氧氯普胺 20mg 静脉注射能有效预防术后呕吐;④抗胆碱能药物:术前使用东莨菪碱能有效减少术后恶心和呕吐的发生,但必须在术前 8 小时使用,而且较多的不良反应,包括口干、嗜睡、散瞳和神志模糊,因此不宜用于 60 岁以上的患者;⑤抗组胺药物:苯海拉明是作用于呕吐中枢和前庭传导路的抗组胺类药物。

(4)预防误吸:对于有明显的误吸危险的患者,术前应使用 H-2 受体拮抗剂及质子泵抑制剂,如法莫替丁和奥美拉唑。

(王占强)

第四节　麻醉选择与麻醉管理

日间手术麻醉应遵循安全、有效、简单、舒适与节约的原则,麻醉方法各有其优缺点,目前尚无统一理想的麻醉方法。目前包括区域阻滞麻醉、术中镇静、全身麻醉。

一、区域麻醉

区域麻醉与局部麻醉在门诊手术中已经使用很久,区域麻醉可以避免全麻的很多并发症,减少术后护理的工作量,减少术后恢复时间,在手术后早期提供有效的镇痛。包括硬膜外麻醉、腰麻、骶管阻滞、颈丛、臂丛及其他周围神经阻滞。

（一）腰麻

腰麻操作简单，起效快，效果确切，恢复较快，但是麻醉后头痛（PDPH）和背痛发生率高，这是非住院手术患者及麻醉医师最关切的问题。因此，腰麻在日间手术中应用不多，只适应于下腹部、下肢及会阴部的某些手术。

（二）硬膜外麻醉

硬膜外麻醉起效较慢，其主要优点是可以随着手术时间的延长而延长麻醉时间。硬膜外麻醉所需要的操作时间比脊麻长，但硬膜外麻醉的操作可以在手术室外进行，而且可以避免硬膜穿刺后头痛。在日间手术麻醉中使用腰麻联合硬膜外麻醉时，先在蛛网膜下腔注入小剂量的局麻醉药产生低位的感觉阻滞，术中根据需要由硬膜外导管加入局麻药。优点是既有脊麻效果确切、起效时间短的特点，又能够随意延长麻醉时间。

（三）骶管阻滞

骶管阻滞常用于儿童的脐以下的手术或与全麻联合应用。可以使用 $0.175\% \sim 0.25\%$ 的布比卡因 $0.5 \sim 1.0 \text{ml/kg}$。儿童常在全麻后再进行骶管阻滞，注射局麻药后，可适当减浅全麻的深度。由于骶管阻滞对全身情况干扰轻，控制术后疼痛的效果较好，患儿可以提前活动，能更早离开医院。

（四）外周神经阻滞

上肢手术可以采用臂丛神经阻滞，腿部手术可以用股神经、闭孔神经、股外侧皮神经和坐骨神经阻滞，术后的镇痛效果良好，患者也乐于接受。足部手术采用踝部阻滞、腘部坐骨神经阻滞能提供有效的术后镇痛。

二、术中镇静

对不适合作门诊全麻的患者，可以在局部麻醉或区域阻滞辅以轻型镇静药物。儿童通常联合使用多种药物以达到镇静。包括口服咪达唑仑、苯巴比妥以及合用口服哌替啶和异丙嗪、经黏膜枸橼酸芬太尼。氯胺酮能提供镇静镇痛和遗忘，可以通过静脉、肌内注射给药。一般肌内注射 $4 \sim 6 \text{mg/kg}$。成人最常用静脉输注法，最常用的药物为丙泊酚，速度为 $4 \sim 6 \text{mg/(kg·h)}$。但在辅助镇静药物的同时需密切观察和管理患者的呼吸。

三、全身麻醉

全身麻醉在国内外是最常用的日间手术麻醉方法。全身麻醉的诱导使用快速起效的静脉麻醉药，现在中短时效的静脉麻醉药、吸入麻醉药、肌松药和镇痛药越来越多，使短小手术更加安全、更易于为门诊患者接受。丙泊酚的半衰期短，不仅可作为全麻诱导，也可维持麻醉。用于麻醉维持时，其恢复非常迅速而且并发症较少，患者感受较舒适，其对呼吸和循环的抑制除与药量和给药速度有关外，病情稳定者多可耐受。地氟醚和七氟醚是新型的吸入全麻药，血气分布系数低，摄取和消除迅速，门诊麻醉使用方便，易于调节麻醉深度，更适合日间手术麻醉使用，是目前日间手术理想的全麻药。随着新的中效的肌松药顺阿曲库铵、维库溴铵、美维库铵的出现，即使在短小手术中肌松也能迅速恢复。麻醉诱导前常使用阿片类镇痛药减少插管时的自主神经反应，麻醉维持中使用镇痛药以减少或消除术中的疼痛刺激引起的自主神经反应。手术中使用阿片类药物，芬太尼是最常用的药物。

（王占强）

第二十三章　疼痛的治疗

第一节　疼痛的概述

　　疼痛是临床上最常见的症状之一,是机体受到伤害性刺激时产生的感受性反应,是引起机体防御和保护的生理机制。尽管疼痛对于每个人而言普通平常,但是难以用语言来准确描述。人的一生都或多或少地经历疼痛的困扰,或轻微而短暂,或剧烈而持久。客观而言,疼痛可以为机体提供特殊的报警信号,引起机体一系列防御性保护反应;但另一方面,疼痛作为报警也有其局限性(如癌症等出现疼痛时,已为时太晚)。而某些长期的剧烈疼痛,对机体已成为一种难以忍受的折磨。由于疼痛常造成躯体和精神的痛苦,甚至威胁人的生命,所以,疼痛是基础与临床医学共同研究的重要课题。

　　近年来有关疼痛的基础和临床研究有了很大的进展,在形态、生理、生化、药理、病理生理、心理、伦理和社会等各学科发展的基础上,在临床麻醉、外科、内科、神经科、风湿免疫科、皮肤科等多学科共同协作努力下,通过中医及西医学医疗科研工作者的共同努力,疼痛治疗取得了很大成就。特别是疼痛的临床诊治工作,从诊断、鉴别诊断、治疗的适应证和应用范围、治疗的药物和方法、并发症的防治等各方面都积累了丰富的经验。

一、疼痛的概念

　　现代医学所提出的疼痛的定义是:疼痛是一种不愉快的感觉和情感体验,起源于实际的或潜在的组织损伤。实际或潜在的组织损伤会导致疼痛,但不应忽视不愉快的感觉和情感体验。这就体现了疼痛的特异之处,它不是一种独立的感觉,而是与其他伤害性感觉混合在一起,并常常伴有自主神经活动、运动反应、心理和情绪反应等。

二、疼痛的分类

　　全身各部位、各器官系统均有可能发生疼痛,这些疼痛的原因是多方面的,包括创伤、炎症、神经病变等。不同部位的疼痛和不同疾病的疼痛,其疼痛性质也不相同。为了便于对疼痛的流行病学、病因、预后和治疗效果等各方面的研究和便于临床的正确诊断,对疼痛进行分类和建立统一合理的分类方法是必要的。我们临床上所讲的疼痛的分类是要结合具体患者,根据患者病因及病情的主要特点,从解剖学及生理学的角度进行综合的分类。

(一)按疼痛发生的部位分类

　　1.根据疼痛所在的躯体部位分类　可分为头痛、颌面部痛(或头、颜面及脑神经痛)、颈部痛、肩及上肢痛、胸痛、腹痛、腰及骶部痛、下肢痛、盆部痛、肛门及会阴痛等。每个部位的疼痛又包含各种疼痛性疾病或综合征。

2.根据疼痛部位的组织器官、系统分类 可分为躯体痛、牵涉痛和中枢痛。

(1)躯体痛:伤害性刺激使皮肤、骨骼肌、骨膜、关节等处的痛觉感受器兴奋,产生痛觉信号传入中枢而产生的疼痛,多为局部性,疼痛剧烈,又可分为浅表痛和深部痛。

浅表痛是由刺激皮肤引起的;深部痛是由刺激肌肉、肌腱、骨膜和关节而引起的,定位模糊,反应迟钝。

(2)牵涉痛:是内脏器官炎症或损伤时,常在邻近或远离该器官的某些特定的看起来毫无关联的体表区域产生疼痛,是临床上一种普遍而重要的现象,为深部痛。内脏痛的牵涉部位大多恒定,如阑尾炎会有牵涉性右下腹痛及麦氏点明显压痛。熟悉这些牵涉痛点的位置可有助于内脏器官病变的位置。

(3)中枢痛:主要是指脊髓、脑干、丘脑和大脑皮质等神经中枢的病变所致的疼痛,如脑出血及脊髓空洞症等引起的疼痛。

(二)按疼痛的性质分类

1.刺痛 又称锐痛或快痛,痛觉产生迅速,消失也快,常伴有受刺激的肢体产生保护性反射,且无明显情绪反应。

2.灼痛 又称慢痛或钝痛,痛觉产生迟缓,消失也慢,多伴有心血管和呼吸系统的变化及带有强烈的感情色彩。

3.酸痛 其主观体验难以准确描述,感觉定位差,很难确定疼痛发源部位。

(三)按疼痛的原因分类

1.创伤性疼痛 主要是指皮肤、肌肉、韧带、筋膜、骨骼的损伤引起的疼痛,如骨折等。

2.炎性疼痛 由于化学或生物源性的炎性介质所致的疼痛。如类风湿关节炎等。

3.神经病理性疼痛 由于神经末梢至中枢神经任何部位的神经病变或损害,出现痛觉过敏、异常,如带状疱疹后遗神经痛等。

4.癌性疼痛 由于肿瘤压迫、浸润周围器官、神经引起的疼痛,常见于肝癌、胰腺癌、恶性骨转移癌等。

5.精神及心理疼痛 是由于心理障碍引起的疼痛,大多无确切躯体病变和阳性体征,但仍旧诉说有周身或多处顽固痛,可伴有其他心理障碍表现,如失眠、多梦等。

(四)按疼痛持续时间分类

根据疼痛持续时间可分为急性痛和慢性痛。前者是指持续时间小于 1 个月,而后者持续时间大于 1 个月。

三、疼痛生理简述

(一)痛觉感受器和致痛物质

痛觉感受器是一种游离神经末梢,它可能是一种化学或机械感受器。致痛物质有钾离子、氢离子、组胺、5-羟色胺、缓激肽和前列腺素等。在各种伤害性刺激作用下,受破坏的局部组织释放某些致痛物质,作用于游离神经末梢,产生传入冲动至中枢系统而引起痛觉。

(二)痛觉的传入神经纤维

痛觉信息自感受器发出后,在周围神经中沿着两种不同类型的纤维向中枢传导。一种是有髓鞘的 Aδ 类纤维,传导速度较快;另一种是无髓鞘的 C 类纤维,传导速度较慢。皮肤受到伤害性刺激后,可先后出现两种不同性质的痛觉,即先很快感到一种尖锐而定位精确的锐痛,去除刺激后即消失。继而是弥漫的灼性钝痛,程度较剧,去除刺激后仍可持续一小段时间后消失,并可伴有情绪反应。前者称快痛或第一疼痛,后者称慢痛或第二疼痛。快痛是由 Aδ 类纤维传导的,而慢痛则是由 C 纤维所传导。就一般情况而言,肌、骨膜、关节和血管壁等组织受刺激时所产生的深部痛以慢痛为主。

(三)痛觉冲动在中枢内的传导途径

痛觉的中枢传导通路比较复杂,大致可分为两种。①传导快痛的新脊髓丘脑束:痛觉传入纤维进入脊髓后,在灰质后角更换神经元即第二神经元,并发出纤维经前联合交叉至对侧,再经脊髓丘脑束上行,终止于丘脑的腹后外侧核,由此处的第三神经元发出纤维抵达大脑中央回的感觉区。它具有较精确的定位分析能力;②传导慢痛的旧脊髓丘脑束和旁中央上行系统:均起于脊髓后角,分布较弥散,与疼痛时强烈情绪反应有关。旧脊丘束位于新脊丘束内侧,终止于丘脑的内侧核群或髓板内核群,最后投射于脑的边缘系统和大脑皮质第二体表感觉区。旁中央上行系统包含脊髓网状束和脊髓中脑纤维,沿途在脑干网状结构和中脑的核群换元,最终也终止于丘脑。

(四)内脏痛与牵涉痛

内脏痛多属慢痛,其特点是对针刺、切割、烧灼等刺激不敏感,但对机械牵拉、缺血、痉挛、炎症和化学刺激则产生疼痛。其传入神经主要是交感神经干的传入纤维,经后根进入脊髓,然后和躯体神经基本上走着同一上行途径。但食管、气管的疼痛是通过迷走神经传入;部分来自盆腔脏器的疼痛则通过副交感神经传入。有内脏疾病往往引起身体体表某部位发生疼痛或痛觉过敏,这种现象称牵涉痛。例如心肌缺血可引起心前区、左肩和左上臂疼痛。牵涉痛的部位与患病内脏部位存在一定解剖关系,它们都受同一脊髓节段的后根神经所支配。该部位的躯体和内脏的痛觉传入纤维进入同一节段的脊髓后角内,并和同一感觉神经元发生突触联系,称为汇聚现象。牵涉痛的发生可能和汇聚现象有关。因传入大脑皮质的冲动经常来自皮肤,由于汇聚现象,往往对内脏伤害性刺激也误认为来自皮肤。

(五)闸门控制学说

在脊髓后角胶样物质中,有着小型胶质神经元,其作用类似闸门,可抑制疼痛的传导。传导触觉的 Aβ 纤维(直径约 $10\sim12\mu m$)是粗纤维,传导痛觉的 Aδ 纤维和 C 纤维(直径分别为 $4\sim8\mu m$ 和 $1\sim2\mu m$)是细纤维。它们会聚于脊髓后角传递神经元,然后向脑上行。自粗纤维传入的冲动在兴奋传递细胞的同时也通过其侧支兴奋小型胶质细胞,关闭闸门,抑制了传递细胞,故痛觉不易向中枢传导。相反,自细纤维传入的冲动在兴奋传递细胞的同时抑制小型胶质细胞,使闸门开放,易化传递细胞的活动,并发放冲动增多,便传递至脑而产生痛觉。

下行控制也参与闸门控制,而且是很重要的一环。由脑干内侧的网状结构发出与痛觉有关的下行抑制通路,主要通过缝际核产生 5-羟色胺;通过网状核产生脑啡肽和内啡肽,使脊髓后角的传入信号减弱,对闸门进行控制。下行控制作用常被用来解释高级神经活动如注意、期待、情绪、暗示等对痛感受的影响。可以设想,正是粗、细两类纤维传入活动的相对平衡和中枢的功能状态决定了疼痛的发生。

(周春丽)

第二节　疼痛的诊断

疼痛患者的病史采集,除一般资料、病程长短、既往史、个人史和家族史以及引起疼痛的原因和诱因等一般资料外,最重要的是要了解疼痛的特征。疼痛的特征包括疼痛部位、疼痛性质、持续时间、伴随症状以及加重或缓解因素。

一、病史采集

疼痛是临床上最常见的症状之一,包括疼痛的感觉和疼痛的反应。疼痛的反应一方面为自主神经反应,如出汗、心率和血压的变化、恶心、呕吐等;另一方面为心理或情绪反应,如恐惧、不安、急躁等。由于疼痛是一种主观感受,因而受主观因素影响较大。因此,临床上对疼痛的定位诊断和病因诊断,要依靠详细的询问病史,获得完整准确的病史资料。疼痛性疾病病史的采集主要有以下几方面。

(一)疼痛的部位

疼痛的部位和病变的部位有密切的关系,对于疼痛的诊断,首先应了解疼痛的部位。多数疼痛性疾病,疼痛的部位就是病变的所在部位,详细了解,反复询问疼痛部位对疼痛的诊断非常重要。对于疼痛的部位患者一般可自己指出或说出,皮肤及皮下组织的损伤、炎症等作用于痛觉感受器,患者很容易准确地指出病变的所在部位,但是由某些内脏器官疾病所引起疼痛,由于常发生牵涉痛及放射痛等原因,往往表现在远离该器官的某些部位,因此,疼痛部位不一定与该器官的体表投影一致。有时脏器的病变刺激到浆膜腔的壁层时,也可在体表投影部位出现疼痛。如阑尾炎早期在未侵犯腹膜壁层时,可表现为脐周痛或上腹痛,但当刺激到腹膜壁层时,则出现右下腹痛。如心肌梗死时,疼痛可牵涉左臂尺侧直到小指指尖,或左颈、下颌;颈椎病时,因神经根受压,疼痛可放射至单侧或双侧上肢,有时有麻木感;腰椎间盘突出症时,疼痛可放射至单侧或双侧下肢。因此,在诊断疼痛性疾病时,不能仅根据疼痛的部位即确诊,还需结合疾病可能引起放射痛或牵涉痛的特点,并配合其他检查,综合分析,进行判断。

(二)疼痛的性质

疼痛是一种主观感觉,对疼痛性质的表达受多种因素的影响,包括患者的文化素质,疼痛经历,因此患者常对疼痛表述不清,或找不到恰当的词语来形容,但是疼痛的性质对诊断有非常重要的作用,所以应耐心询问。一般把疼痛描述为绞痛、刺痛、钝痛、酸痛、胀痛、烧灼痛、撕裂痛、刀割痛、麻刺痛等,不同脏器疾病引起的疼痛性质各有其特点,但相似的疼痛也可由不同的疾病所引起。例如腹部绞痛多见于空腔脏器的痉挛或梗阻,如肠梗阻、泌尿系结石梗阻。有些疾病则有不明确或不同性质的疼痛,如心肌梗死有胸骨后闷痛或压榨性疼痛。

(三)疼痛的程度

由于疼痛程度受个体的耐受性、体质、心理特点、精神状态、注意力等多种因素的影响,所以对疼痛程度的描述差异很大。一般把疼痛分为轻度、中度、重度和极重度疼痛。但疼痛的程度缺乏客观性指标,主要由患者陈诉,亦可使用疼痛评价表及各种评分或刺激阈的测定对疼痛程度进行相对量化。

(四)疼痛的发作

疼痛发作的急缓和持续时间因疾病的脏器和性质不同,差别很大。发作急缓可由数秒至数天。每次发作持续时间也长短不同,如心绞痛常突然发生,持续5～15分钟,心肌梗死发作也比较急,但疼痛常持续数小时或更长时间。三叉神经痛可急骤发作,持续数小时或数天。有些疾病则起病缓慢,如肩周炎、颈椎病等。

(五)疼痛的伴随症状

疼痛性疾病除疼痛症状之外,又同时出现一系列的其他症状,常可提示疾病的原因和性质,这些伴随症状常常是诊断和鉴别诊断的有用依据。如关节疼痛伴有肿胀、晨僵者多为类风湿关节炎;疼痛伴有发热者考虑感染性疾病、风湿热等;丛集性头痛的特征为,头痛伴有痛侧流泪,睑结膜充血,鼻塞流涕。

(六)疼痛的诱发因素

许多疼痛性疾病有明显的诱发因素,如功能性疼痛在潮、湿、凉的环境中易发病;神经血管性精神紧张时易发病。许多疼痛的出现或加重也有明显的诱发条件及因素,如咳嗽、大便、憋气时出现向肢体放射性疼痛的病变多来自椎管;韧带损伤及炎症在某种体位时疼痛加重,有时则有明显的压痛点或诱发点。

(七)疼痛的影响因素

疼痛常与季节、时辰、天气、活动、月经、性别、年龄以及职业、工种等有关,了解疼痛与影响因素的关系有助于诊断。

二、一般检查

一般检查包括患者的意识状态、表情、发育、营养、体位、姿势、运动功能、皮肤、淋巴结、血压等。对于疼痛患者应重点注意表情、体位、姿势、肢体关节运动。头痛患者应注意血压。

三、神经系统检查

(一)脑神经检查

与疼痛性疾病关系密切的脑神经主要有:

1.动眼神经、滑车神经和展神经　检查时应注意两侧眼裂大小是否相等,有无眼睑下垂,两侧眼球有无突出、凹陷、斜视、震颤,观察瞳孔大小、形状、两侧是否相等。瞳孔的对光反射、集合和调节反射是否正常。

2.三叉神经　应注意检查触、痛、温度等感觉功能和咀嚼运动,角膜反射。三叉神经有病变时,可在其支配区出现疼痛或感觉障碍。在受损的眼支的眶上孔、上颌支的上颌孔和下颌支的颏孔可有压痛,并可由此诱发相应神经支分布区疼痛。三叉神经痛常突然发生,为一侧面部的剧痛,可无阳性体征。

3.面神经　观察眼裂、鼻唇沟及口角两侧是否对称。嘱患者皱眉、闭眼、鼓腮、吹口哨等,观察两侧运动功能。判断有无面神经瘫痪并鉴别中枢型和周围型面瘫。

4.舌咽神经、迷走神经　检查腭垂是否居中,两侧软腭的高度是否对称,声音有无嘶哑,吞咽时有无呛咳,咽反射是否敏感。上述检查发生障碍者见于炎症、息肉、肿瘤。

(二)感觉功能检查

检查感觉功能,必须取得患者合作,并充分暴露检查部位。为了避免患者的主观作用或受暗示,应让患者闭眼。要注意左右两侧及上、下对比。感觉功能检查主要包括。

1.浅感觉检查　包括痛觉,温度觉和触觉。

2.深感觉检查　包括振动觉,位置觉。

3.皮层感觉检查　包括皮肤定位觉,实体辨别觉,图形觉和两点辨别觉。

四、运动系统检查

许多疼痛性疾病与脊柱、关节、肌肉、肌腱及韧带受到损伤或病变有关,所以进行运动系统的检查在疼痛性疾病诊断上十分重要。

1.压顶试验　患者端坐,检查者立于其后方,在患者头取中位,后仰位时,分别按压其头顶,若出现患侧上肢串痛、发麻则为阳性。

2.臂丛神经牵拉试验(Laseguesign 或 Eaten 试验)　此实验的目的是观察神经根受到牵拉后有无患侧上肢反射性串痛。方法是让患者颈部前屈,检查者一手放于头部患侧,另一手握住患侧腕部,呈反方向牵拉,若患肢出现疼痛、麻木则为阳性。若在牵拉的同时使患肢作内旋动作,称为 Eaten 加强试验。

3.引颈试验(颌部拔伸试验)　患者端坐,检查者用双手分别托住其下颌及枕部,或检查者站于患者背后而使前胸紧贴于患者枕部,以双手托住其下颌,然后用力向上做颈部牵引,以使椎间孔增大,若患者感觉颈部及上肢疼痛减轻,或耳鸣、眩晕等症状减轻,则为阳性,可作为颈部牵引治疗的指征之一。

4.椎间孔挤压试验　患者端坐,头微向患侧弯,检查者站在患者后方,用手按住患者顶部向下压,若患侧上肢串痛、发麻即为阳性。

5.直腿抬高试验　患者仰卧位,两下肢伸直,检查者一手扶患者膝部使腿伸直,另一手握踝部徐徐上举,正常时可抬高 $70°\sim90°$;若达不到正常的高度,并出现腰痛和同侧下肢的放射痛,称之为直腿抬高试验阳性。记录阳性抬高时的度数,$<40°$为明显阳性,$60°$为阳性,$>60°$为轻阳性。倘若直腿抬高至 $40°$ 以前出现疼痛,则多与神经根周围的机械压迫因素有关,往往由后侧型椎间盘突出所引起。在直腿抬高到尚未引起疼痛的最大限度时,趁患者不注意,突然将足背屈,使坐骨神经突然受到牵拉,引起剧烈放射性疼痛,此称为直腿抬高加强试验阳性,亦称背屈踝试验或布喘嗄附加试验。此试验主要用来区别由于髂胫束,腘绳肌或膝关节囊紧张所造成的直腿抬高受限。

6.屈颈试验　患者仰卧位,主动或被劫屈颈,直至下颌抵达胸壁,可使脊髓上升 $1\sim2cm$,同时向上牵拉神经根及硬膜。在腰骶神经有病变时,如腰椎间盘突出症,将因牵拉神经根而产生大腿后放射痛,严重者可引起患侧下肢屈起,此即为阳性。若椎间盘突出症的突出物在神经根内侧,该试验也可为阴性。

7.床旁试验　也称骶髂关节分离试验、分腿试验。患者仰卧位,患侧骶髂关节与床边相齐,两手紧抱健膝,使髋膝关节尽量屈曲,患侧下肢置于床下,检查者两手分别扶两膝,使其向相反方向分离,若骶髂关节痛为阳性,说明骶髂关节有病变。腰骶关节病变者,此试验为阴性。

8."4"字试验　患者仰卧位,健侧下肢伸直,患侧屈膝 $90°$,髋外展,患侧足放在健侧大腿上。检查者一手按压对侧髂骨,另一手下压膝部,若下压受限,髋关节痛为髋关节病变。若骶髂痛,则可能为骶髂关节病变;若耻骨联合部痛,可能为耻骨炎。

9.浮髌试验　患者取仰卧位,膝关节伸直,股四头肌松弛,检查者一手虎口在髌骨上极挤压髌上囊,并用手指挤压髌骨两侧,使液体流入关节腔,另一手的示指轻轻按压髌骨中央,若感到髌骨撞击股骨前面,即为阳性,表明关节腔内有积液。

10.骶髂关节压迫试验　患者侧卧,患侧向上,检查者两手重叠压迫大转子和髂骨处,如患者骶髂关节出现疼痛者为阳性,常用于检查骶髂关节的疾病。

五、影像学诊断

影像学检查在疼痛临床诊断与鉴别诊断中占有非常重要的地位,合理选择影像学检查方法并独立阅片有利于作出正确诊断。临床常用的检查方法包括 X 线检查、CT 检查、MRI 检查、ECT 检查、超声检查和医用红外热像图等。

六、实验室检查

在临床疼痛诊断中,实验室检查的项目很多。临床医师应根据疾病的需要,有目的,有选择性地采用。在疼痛诊断过程中,常用的实验室检查包括:血、尿常规,红细胞沉降率,抗链球菌素"O"试验,类风湿因子试验,血尿酸,血清碱性磷酸酶,血清酸性磷酸酶以及 C 反应蛋白的定性及定量试验等。

(胡立波)

第三节 疼痛的评估

疼痛量化评定的目的包括以下几个方面：①明确诊断，更准确地判定疼痛的特征，有助于确定控制疼痛最有效的治疗方案；②在疼痛诊疗过程中，结合患者主观感受变化，提供比较客观的依据，及时调整治疗方案，减少或避免单纯依赖患者作出回顾性比较而引起的偏差；③用定量的方法来估计治疗效果，针对不同的治疗方法（包括特效的和非特效的治疗，药物的、物理的和心理的治疗），比较和总结各种方法的疗效，进一步选择有效的治疗方法。根据疼痛的消失、减轻或缓解及其程度和无效，确定今后治疗方针；④疼痛研究工作中，对科研结果作出判断分析和对照比较。由于疼痛不仅与生理、病理有关，还受情绪、心理等因素的影响，因此迄今为止，虽然已经有不少的测痛方法，但还没有一种方法达到精确客观、简便易行，尚有待不断改进完善。本节仅就目前国内外较常采用的定量方法分别介绍如下。

一、视觉模拟评分法

视觉模拟评分法（VAS）是一种简单、有效，疼痛强度最低限度地参与的测量方法。它已广泛地用于临床和研究工作中，可获得疼痛的快速指标，并设计了数量值。VAS 通常采用 10cm 长的直线，两端分别标有"无疼痛"（0）和"最严重的疼痛"（10）（或类似的词语描述语），患者根据自己所感受的疼痛程度，在直线上某一点作一记号，以表示疼痛的强度及心理上的冲击。从起点至记号处的距离长度也就是疼痛的量。

VAS 亦可用于评估疼痛的缓解情况。在线的一端标上"疼痛无缓解"，而另一端标上"疼痛完全缓解"，疼痛的缓解也就是初次疼痛评分减去治疗后的疼痛评分，此方法称为疼痛缓解的视觉模拟评分法（VAP）。

二、口述描绘评分法

口述描绘评分法（VRS）是另一种评价疼痛强度和变化的方法，该方法是采用形容词来描述疼痛的强度。文献报道有许多不同的 VRS，包括 4 级评分，5 级评分，6 级评分，12 级评分和 15 级评分。这些词通常按从疼痛最轻到最强的顺序排列，最轻程度疼痛的描述常被评估为 0 分，以后每级增加 1 分，因此每个形容疼痛的形容词都有相应的评分，以便于定量分析疼痛。这样，患者的总疼痛程度评分就是最适合其疼痛水平有关的形容词所代表的数字。

VRS 也可用于疼痛缓解的评级法。在 Dunclee 提出的方法中，采用的词汇有：优、良、中等、差、可疑、没有。在 Huskisson 提出的方法中采用的词汇为：无、轻微、中等、完全缓解。

三、数字评分法

数字评分法（NRS）常用于测定疼痛的强度。最早由 Budzynski 和 Melzack 等提出，目前临床应用广泛，是术后疼痛机构诊治大量患者时最易使用的方法。

（一）11 点数字评分法（NRS-11）

此方法要求患者用 0 到 10 这 11 个点来描述疼痛的强度。0 表示无疼痛，疼痛较强时增加点数，10 表示最剧烈的疼痛。此是临床上最简单最常使用的测量主观疼痛的方法，容易被患者理解和接受，可以口述也可以记录,结果较为可靠。

(二)101点数字评分法(NRS-101)

与11点数字评分法相似,在1根直尺上有从0至100共101个点,0表示无痛,100表示最剧烈的疼痛,由于可供选择的点增多,从而使疼痛的评分更加数据化。

四、疼痛问卷表

疼痛问卷表是根据疼痛的生理感受、情感因素和认识成分等多方面因素设计而成,因此能较准确的评价疼痛的强度与性质。

(一)McGill疼痛问卷表(MPQ)

McGill疼痛问卷表包括四类20组疼痛描述词,从感觉、情感、评价和其他相关类四个方面因素以及现时疼痛强度(PPI)对疼痛强度进行较全面的评价。每组词按疼痛程度递增的顺序排列,其中1～10组为感觉类,11～15组为情感类,16组为评价类,17～20组为其他相关类。被测者在每一组词中选一个与自己痛觉程度相同的词(没有合适的可以不选)。从MPQ可以得到三个重要的指数:①疼痛评级指数(PRI),根据被测者所选出的词在组中的位置,可以得出一个数值(序号数),所有这些选出词的数值之和即PRI。PRI可以求四类的总数,也可以分类计算;②选择词的总数(NWC);③现时疼痛强度。它是将选择的词与词数目相结合,数和词的联合选择以代表总的疼痛强度,即1～5的疼痛强度。

(二)简化的McGill疼痛问卷(SF-MPQ)

SF-MPQ是由MPQ简化而来。SF-MPQ仅由11个感觉类和4个情感类对疼痛的描述词以及PPI和VAS组成。所有描述词均用0～3分别表示"无"、"轻"、"中"和"重"的不同程度。由于可以分类求出PRI或总的PRI,SF-MPQ适用于检测时间有限而同时又要获得其他疼痛强度信息如VAS评分结果时,同典型的MPQ一样,SF-MPQ也同样是一种敏感、可靠的疼痛评价方法。

(三)简明疼痛问卷表(BPQ)

BPQ又称简明疼痛调查表(BPI),是将感觉、情感和评价这三个因素分别量化。此表包括有关疼痛的原因、疼痛性质、对生活的影响、疼痛部位等描述词,以及采用NRS(0～10级)描述疼痛程度,从多方面进行评价。BPQ是一种快速多准的测痛与评价方法。

五、行为疼痛测定法(BRS)

(一)六点行为评分法(BRS-6)

六点行为评分法是由Budzynski等人推出,目前临床上多用于测定头痛和其他疼痛,也用于对疼痛患者的对比性研究,该方法将疼痛分为6级:①无疼痛;②有疼痛,但易被忽视;③有疼痛,无法忽视,不干扰日常生活;④有疼痛,无法忽视,干扰注意力;⑤有疼痛,无法忽视,所有日常活动均受影响,但能完成基本生理需求如进食和排便等;⑥存在剧烈疼痛,无法忽视,需休息或卧床休息。此方法的特点在于将行为改变列入评分范围。患者回答时以疼痛即时行为的影响来表达疼痛强度。患者的回答贴近个人的生活,有一定的客观性。每级定为1分,从0分(无疼痛)到5分(剧烈疼痛,无法从事正常工作和生活),都容易与患者的描述相关联,便于患者理解。此方法也用于患者出院后随访。患者将疼痛复发后的感受及影响以记日记的方式记录下来,便于医生分析病情。

(二)疼痛日记评分法(PDS)

疼痛日记评分法(PDS)也是临床上常用的测定疼痛的方法。由患者、患者亲属或护士记录每天各时间段(每4h或2h,或1h或0.5h)与疼痛有关的活动,其活动方式为坐位、行走、卧位。在疼痛日记表内注明某时间段内某种活动方式,使用的药物名称和剂量。疼痛强度用0~10的数字量级来表示,睡眠过程按无疼痛记分(0分)。此方法具有①比较真实可靠;②便于比较疗法,方法简单;③便于发现患者的行为与疼痛,疼痛与药物用量之间的关系等特点。

六、痛或耐痛阈测定

利用机械、温热、电流等物理或药物等刺激方法,使被试者确认刺激强度逐步增加到感觉疼痛的那一点即是痛阈。如果将刺激的强度继续增加至患者无法忍耐的刺激强度为患者的耐痛阈。

(一)机械刺激法

机械刺激法通常以压力作为刺激,常用弹簧压力计,所施的压力可以通过弹簧压力计上的刻度读数,此法精确度较差。

(二)冷或热刺激试验

用温度作刺激,周围环境温度应恒定,以20℃~25℃为宜,在冷刺激试验时,首先嘱患者将一只手浸泡于温水中2分钟,然后置于冰水中(1℃左右)。而在热刺激试验时,常用辐射灯照射,分别记录引起疼痛时的时间和温度。在应用此方法时应注意避免发生烧伤或冻伤。

(三)电刺激法

电刺激法是以电流作为致痛的刺激,形式有多种。通常应用电子刺激器输出的方波电脉冲。此种方波刺激能够确定脉宽,频率和峰值电压,记录疼痛时的阈值。电刺激测痛的优点包括重复性强,定量精确,简单易行,且极少损伤组织,因此是目前应用最为广泛的测痛方法,最常用于外周神经和中枢神经系统的刺激。

(四)止血带法

止血带法又称缺血测痛法。其方法是把压力袖带绑在前臂加压,使肢体局部暂时丧失血液供应,嘱受试者以固定的速率松手或握手,从而产生一种潜在的缓慢加重的疼痛,记录出现与临床疼痛相一致的诱发性疼痛所需的时间,然后令患者继续活动手部,观察达到最高疼痛耐受限度所需时间。

(五)药物刺激法

使用高渗盐水、酸碱性溶液、K^+、H^+、5-羟色胺(5-HT)、缓激肽、组胺等引起疼痛的测痛方法,由于引起疼痛的剂量不好掌握,目前临床上很少应用于测痛。

七、生理生化指标测定法

生理测定法是通过记录患者肌电图的变化或根据心率、血压、呼吸、肺活量、脑电图、诱发电位及局部皮肤温度对疼痛进行评定。生化测定法是通过测定神经内分泌的变化,如血浆儿茶酚胺浓度、皮质醇含量、血和脑脊液中β-内啡肽变化等来作为疼痛评定的辅助方法。这些生理生化指标虽可以反映疼痛时的变化,但一般无特异性。生理、生化方法均属于间接评定法。

(王占强)

第四节 疼痛的常用治疗方法

一、全身药物治疗

全身用药治疗简易方便,可经口腔、直肠、肌肉或静脉给药,但由于是全身用药,其副作用也较多。

1.用药原则

(1)根据慢性疼痛的类型选择药物类型,严重疼痛选用中枢性镇痛药,轻、中度疼痛选用外周镇痛药。

(2)预防性给药:临床上惯用的在疼痛出现后再使用镇痛药的方法并不理想,应该采取定时给药,即以预防为主,而不是疼痛发生后再控制。

(3)所用药物的作用时间应与疼痛周期相对应。

(4)选择适当的给药途径,确保起效迅速,患者安全、舒适。

(5)应详细了解所用药物的药理特性,治疗中不宜随便更换药物,可先试增加剂量,以达满意镇痛,但不要超过最大剂量,确实无效再更换另一种药物。

(6)按符合药代动力学的固定时间间隔给药,以取得最好的治疗效果,避免或减少在用药间歇期出现疼痛。

(7)适当处理药物副作用或尽量选用副作用小的药物。

(8)长期疼痛治疗若出现耐药或时效缩短,可随时适当增加剂量。

(9)在慢性疼痛的长期全身用药治疗中,改变剂量应缓慢,以免发生不良撤药反应或药物过量并发症。

(10)在疼痛治疗中不应使用安慰剂。

2.常用药物

(1)非甾体类药物(NSAIDs):包括吡唑酮类(氨基比林、安替比林)、水杨酸类(阿司匹林、二氟苯水杨酸)、醋酸类(吲哚美辛、甲苯酰吡咯醋酸钠、双氯芬酸二乙胺乳膏)、丙酸类(布洛芬、苯氧苯丙酸、萘普生、酮咯酸)、氨茴酸类(甲氯灭酸、甲灭酸)对氨基酚衍生物(对乙酰氨基酚)及 COX-Ⅱ 选择性抑制剂(罗非昔布)等。此类药物具有中度镇痛作用,对中度的慢性疼痛,如肌肉、关节痛、运动痛、神经痛、产后和术后痛、风湿性疼痛的效果较好。

(2)中枢性镇痛药:包括弱阿片类药物和强阿片类药物,常用药物有:

1)双氢可待因和对乙酰氨基酚的复合制剂,适用于对作用于外周神经的镇痛药无效的中等强度以上的疼痛。

2)硫酸吗啡控释片,为强效中枢镇痛药,作用时间维持 12 小时,本品对呼吸有抑制作用,长期应用可产生耐受性及成瘾性,主要用于晚期癌症患者的重度疼痛。

3)芬太尼透皮贴剂,为强效阿片类药物,作用持续为 72 小时,对呼吸有抑制作用,可出现局部皮肤过敏反应,反复使用可产生药物依赖性,多用于治疗慢性顽固性癌痛。

4)曲马多,该药是人工合成的,作用于 μ-阿片类受体,曲马多可用于治疗中等至严重的疼痛。有研究表明,曲马多对去甲肾上腺素和血清张力素系统的作用以及减轻痛感的作用,可以减轻抑郁症和焦虑症的痛苦。

(3)甾体类抗炎免疫药:即天然或合成的糖皮质激素类药物,有强大的抗炎作用和一定的免疫抑制作用。用于疼痛治疗能减轻疼痛部位的充血、水肿,阻止炎性介质对组织的刺激,减少炎症引起的局部瘢痕和粘连,从而缓解疼痛。常用药物有醋酸泼尼松、复方倍他米松和曲安奈德等。

(4)钙代谢调节药:如纳米钙:为碳酸钙咀嚼片,用于预防和治疗钙缺乏症如骨质疏松、手足搐搦症、佝偻病及妊娠、哺乳期妇女、绝经期妇女钙的补充;阿法骨化醇:为钙吸收调节剂,用于治疗骨质疏松症、肾性骨病、甲状旁腺功能亢进症、甲减及佝偻病、骨软化症等。

(5)B族维生素类:维生素是维持机体正常代谢的必要物质,它既参与许多物质的代谢,也是体内许多酶的组成部分。缺乏时易引起疾病。特别是疼痛患者常处于应激状态,使机体对维生素的消耗和需求都相应增多,需及时补充。常用药物有:甲钴胺,即维生素 B_{12} 口服制剂,其他有维生素 B_1、B_6 等,均可用于各种神经性疼痛的辅助治疗。

(6)三环类抗抑郁药:阿米替林、氟西汀、帕罗西汀等具有抗组胺作用所致的镇静效果,细胞膜稳定药如苯妥英钠、卡马西平、利多卡因等不仅适用于痛觉超敏患者锐痛、灼痛、电击样痛的治疗,而且亦可用于慢性神经病源性疼痛的综合治疗。

(7)中成药制剂:如火把花根,具有抑制病理性免疫反应、抗炎、镇痛作用,主要用于强直性脊柱炎、类风湿关节炎、慢性肾炎、脉管炎、系统性红斑狼疮、银屑病等。

二、神经阻滞疗法

常用的药物有局部麻醉药、糖皮质激素和神经破坏药。局麻药具有诊断和治疗作用,注射神经破坏药之前,先给少量局麻药可判断穿刺针的位置是否正确,治疗性神经阻滞则以用时效长的布比卡因和罗哌卡因为好。糖皮质激素对于炎症反应有明显的抑制作用,可改善病变组织的渗出和水肿,从而使疼痛症状减轻。

局麻药中是否加入糖皮质激素的问题,一般认为在有慢性炎症的情况下适量应用有好处,否则无必要。此类药物中,复方倍他米松、泼尼松龙、曲安奈德是较好的选择,局部注射用,每周一次。周围神经炎局部注射常加用维生素 B_6 或 B_{12}。

神经破坏药多用80%～100%无水和5%～10%酚甘油溶液,可使神经产生退行性变,感觉消失有时运动神经也受累,隔一定时间神经再生,疼痛恢复。常用的阻滞方法为:

1.痛点阻滞 用0.5%～1%利多卡因或0.125%～0.25%布比卡因等局麻药及醋酸泼尼松龙12.5～25mg,行局部压痛点阻滞,适用于腱鞘炎、肱骨外上髁炎、肩周炎及肋软骨炎等引起的局部疼痛,每周1次,4～6次为一疗程。

2.周围神经阻滞 头颈部、躯干和四肢的疼痛可根据神经分布阻滞相应的神经干及其分支。如三叉神经痛应阻滞三叉神经;胸壁和上腹部的疼痛可阻滞肋间神经;肩周炎作肩胛上神经阻滞;枕部神经痛施行枕神经阻滞;慢性腰背痛和腹壁神经痛可施行椎旁脊神经根阻滞。

3.交感神经阻滞 包括星状神经节、腹腔神经节和腰交感神经节阻滞,主要适应证有:①交感神经功能障碍引起得疼痛性疾病,如反射性交感神经营养不良、灼痛等;②由血管痉挛和血运障碍引起的疾病,如雷诺病、血栓闭塞性脉管炎、血栓栓塞、肢体缺血性溃疡坏死等;③内脏原因引起的疼痛,如急性胰腺炎、内脏癌痛、肠痉挛、心绞痛等;④躯体疼痛兼有交感神经因素者,如乳癌疼痛,除躯体神经阻滞外,还应合并星状神经节阻滞,膀胱癌和支气管肺癌疼痛应同时阻滞躯体神经和交感神经才能取得良好的镇痛效果。

(1)星状神经节阻滞:星状神经节支配区域包括头面、颈肩、上肢、心脏、大血管、气管、支气管、胸和胸壁。临床上取C6或C7横突基底部为星状神经节阻滞的部位,阻滞成功的标志是注药侧出现霍纳综合征。

一般不宜同时进行双侧星状神经节阻滞。

（2）腹腔神经节阻滞：腹腔神经丛支配肝、脾、胆囊、胃、胰腺、肾上腺、输尿管、肾、小肠、升结肠与降结肠等脏器。上述部位的疼痛常采用椎旁径路阻滞腹腔神经丛。阻滞后内脏血管扩张，常有不同程度的血压下降，尤其是老年人和血容量不足者，需特别注意血压的变化。

（3）腰交感神经阻滞：腰交感神经支配膀胱、子宫、卵巢、睾丸、前列腺、横结肠、直肠、下肢和足等。经椎旁入路穿刺，注射局麻药 15～20ml 可得到满意的镇痛效果，由于穿刺径路与椎间孔和大血管靠近，所以阻滞中应防止误入蛛网膜下隙和血管的可能。

三、针刀疗法

针刀疗法是朱汉章将中医传统疗法与现代手术疗法结合在一起的一种医疗技术。该疗法具有见效快、损伤小、操作简单、患者痛苦小、花钱少等优点，是疼痛临床常用的治疗方法之一。

针刀疗法具有针刺效应，可像针灸针一样用来刺激穴位。因针体较粗，故刺激作用更强。其顶端刀刃锐利，故快速进皮时没有明显痛感，因针体坚韧又有针柄，故运针更容易，但不宜行捻转手法。小针刀又具手术效应。其刀刃可像手术刀一样对病变组织进行不切开皮肤的治疗，如松解粘连组织，切断挛缩肌纤维或筋膜，切碎瘢痕或钙化组织或痛性硬结，切削磨平刺激神经引起疼痛的骨刺。针刀还具有针刺和手术的综合效应，如果在一个患者身上同时存在敏感穴位和病变组织，就需要利用小针刀的针刺效应刺激穴位，并利用其手术效应对病变组织施行手术治疗，使其两种效应综合发挥，受到更好的治疗效果。

其适应证为：软组织炎症、滑膜炎、各种腱鞘炎、韧带炎引起的痛、麻和功能障碍，脊柱的某些病变，四肢关节的退行性或损伤性病变，神经卡压综合征，缺血性骨坏死，某些有体表反应点的内脏疾患，骨干骨折的畸形愈合，其他如肌性斜颈、痔疮、血管球瘤等。

其禁忌证为：发热，全身感染，施术部位和周围有感染灶，严重内脏疾病发作期，施术部位有难以避开的重要血管、神经或内脏，出血倾向、凝血功能不全，定性、定位诊断不明确者，体质虚弱、高血压、糖尿病、冠心病患者慎用。

四、物理疗法

常用的物理疗法有：

1.电疗法　经皮肤用电流刺激末梢神经，对浅层组织的局部性疼痛有相当好的止痛作用，包括静电疗法、直流电疗法、离子导入疗法等。对神经损伤、慢性炎症、骨关节和软组织创伤引起的疼痛也有较好的效果。硬膜外置入电极或切开椎板埋入电极刺激脊髓的方法对癌痛有相当好的效果，成功率接近 75％。

2.光疗法　包括红外线疗法、可见光疗法、紫外线疗法、激光疗法等，如疼痛临床中常采用的激光作用方式有两种：散光照射，即用激光的原光束或聚焦后的光束，多次照射病变部位达到治疗目的，其优点是不损害皮肤、无痛苦、有消炎、消肿、止痛、止痒、抑制渗出、调节神经状态、恢复血管功能、降低变态反应和刺激结缔组织生长等作用；穴位光针治疗，即用激光发出的原光束或聚焦后的光束在经络穴位上照射。各种适于针灸的疾病均可采用此法。其优点是不损害皮肤、无痛、无感染、方法简单。

3.声疗法　如超声疗法、超声药物透入疗法等。

4.磁疗法　用磁作用于人体来治疗疼痛，包括静磁场疗法、脉动磁场疗法、低频磁场疗法、中频电磁场疗法、高频电磁场疗法等。

5.其他　如水疗法、超声波疗法、冷冻治疗、传导热疗法等。

五、针灸疗法

针灸疗法是祖国医学的重要组成部分,具有疏通经络、调节气血、平衡阴阳、扶正祛邪、祛风散寒、舒筋活血、消炎止痛的作用。

1.镇痛机制

(1)中枢神经系统的镇痛作用:通过针刺深部组织的提插、捻转等手法,刺激了很多感受器、神经末梢和神经干,加强了传入的粗纤维活动,减弱了传入的细纤维的活动。这些刺激信息在经过脊髓以上的中枢核群以及人体的大脑皮质时,均会发生一系列的相互制约和影响,最后达到镇痛的效应。

(2)疏通经络及其调整作用:根据祖国医学不通则痛的理论,经络循行不畅是引起疼痛的原因,针刺后疏通经络是治疗疼痛的重要法则,经络还与自主神经有密切关系,针刺后自主神经功能可以得到稳定,从而达到调整机体内环境的作用。

(3)中枢神经递质和体液因素在针刺镇痛中的作用:针刺后中枢性5-羟色胺和乙酰胆碱增多,可能对针刺镇痛起加强作用。

2.选穴原则与配穴方法

(1)选穴原则

1)近部选穴:又称局部选穴,就是在病痛的肢体、脏器、五官部位,就近选取腧穴进行针灸治疗,如头痛取百会和风池,膝痛取膝眼、膝关等。

2)远部取穴:又称远道取穴,就是在疼痛部位的远距离取穴治疗,如"头面之疾寻至阴,腿脚有疾风府寻,心胸有疾少府泻,脐腹有疾曲泉针"就是范例。

(2)配穴方法:在经穴主治纲要和选穴原则之基础上,根据不同疼痛治疗需要选择具有协调作用的2个以上穴位加以配伍应用。常用配穴方法有:

1)远近配穴:如胃病足三里配中脘。

2)左右配穴:如胃痛双内关、双足三里。

3)上下配穴:合谷配内庭治疗牙痛。

4)表里配穴:也称阴阳配穴,如取胃经的足三里配脾经的至阴治疗消化不良。

5)前后配穴:称为偶刺,如胃痛时前取梁门后区胃仓。

6)链锁配穴:是在相同的一侧肢体同时取2~3个穴位,上下相连,互相配合。如上肢痛,取肩玉、曲池、合谷。

3.操作方法

(1)针刺方法:由于穴位所在部位和病情需要不同,所以针刺角度也就不一样。一般分三种刺法。

1)直刺:就是手持针体垂直刺入。凡在肌肉比较丰厚的穴位都可采取直刺。

2)斜刺:就是手持针体倾斜刺入。适用于肌肉薄或靠近内脏的地方如头部、脸上、胸部等处的穴位。

3)横刺:也叫沿皮刺,就是手持针体沿着皮下横刺。多用于头面部及某些有主要脏器所在部位。

(2)进针方法:也叫下针,最常用的方法是捻入法。就是用右手拿住针柄,针尖对准穴位,轻轻地触着皮肤稍用一点压力,使针尖扎进表皮,然后再将针慢慢往下捻。这种捻入法,必须依靠左手配合进行。

(3)针刺的感觉:当针扎入穴位达到一定的深度时,患者往往产生酸、胀、麻、或沉重等感觉,同时医生指下也有一种沉紧感觉,这就是中医所说的"得气"。有的患者或穴位不一定"得气",也有效果。

（4）出针法：出针也叫起针，左手用消毒干棉球压在针旁皮肤上，右手缓缓捻动针柄将针退出，不可猛拔。随即用干棉球在针过的穴位上轻轻揉按几下，以防止针孔出血。

4.注意事项

（1）针灸局部有皮肤病、肿瘤、或明显感染、炎症者应禁忌使用。

（2）妊娠妇女的腰部、腰骶部及其一些能引起剧烈针感的腧穴，如合谷、三阴交、至阴等穴应禁针。

（3）过饥、过饱、醉酒、劳累过度时或身体虚弱者，应注意少针或缓针。

（4）位于重要脏器及大血管附近的腧穴，应斜刺或浅刺，以免发生事故。

（5）针刺后应注意患者的情况，特别要防止异常现象的发生，一旦出现晕针、滞针、弯针、折针、血肿、气胸等，应采取紧急措施。

（6）起针时应核对所针穴位及针数，以免将针遗留于患者身上。

六、生物细胞镇痛

生物细胞镇痛主要指蛛网膜下腔细胞移植治疗顽固性疼痛。即将活组织细胞移植入受体者的中枢神经系统，通过移植细胞持续分泌神经活性物质，降低疼痛敏感性，提高痛阈从而产生良好的镇痛效应。其优点是：没有明显耐受性，更没有神经损伤的顾虑，因而是一种接近于生理的、有效的镇痛方法。

1.镇痛机制　　关于蛛网膜下腔移植肾上腺髓质或嗜铬细胞的镇痛机制，目前尚不完全清楚。早在70年代，人们就发现作为内源性阿片肽之一的脑啡肽，可作用于阿片δ和μ受体，产生明显的镇痛作用。而椎管内应用肾上腺素能α受体激动剂也具有一定的镇痛作用，并且二者有较为密切的联系。其证据为：①纳洛酮可拮抗α受体激动剂的作用；②α受体激动剂与阿片制剂在抗伤害作用之间存在交叉耐药性；③α受体兴奋可产生内源性阿片物质；④α受体激动剂和阿片制剂在脊髓痛觉整合中有协同作用，因此亚镇痛剂量的吗啡和可乐定在鞘内应用时可获得显著的镇痛效果。而在体外培养的肾上腺髓质嗜铬细胞恰恰能分泌以这两种物质为主的多种神经活性物质，因此推测蛛网膜下腔移植肾上腺髓质碎片或嗜铬细胞之所以产生镇痛效应，可能是通过移植细胞在椎管内不断分泌儿茶酚胺和脑啡肽且二者协同作用所致。另外，嗜铬细胞还分泌与镇痛相关的多种神经活性物质，如β内啡肽、神经肽Y、血管活性肠肽以及生长抑素等，这些物质可能共同参与了椎管内疼痛调控。

2.实验和临床研究　　1986年，Sagen等人将大鼠肾上腺髓质组织碎片分离培养后移植入同种异体蛛网膜下腔，通过甩尾实验、爪掌刺激实验和热板实验，于对照组比较证实此方法可显著提高痛阈，减轻由伤害性刺激引起的伤害性反应。同时证明应用纳洛酮可翻转此效应，因此提示该方法的抗伤害效应可能是移植的嗜铬细胞含有并释放阿片肽所致。1990年该研究小组应用大鼠关节炎模型研究证实了肾上腺髓质细胞移植能够减轻慢性疼痛症状并使体重增加。1993年Hama等人采用神经痛行为动物模型验证髓质细胞移植的抗伤害作用，表明肾上腺髓质细胞移植对减轻神经痛是有效的。国内某学者采用压迫性坐骨神经痛模型证实：蛛网膜下腔移植异体嗜铬细胞能显著提高大鼠抗热、电痛效应，以及消除自发痛行为，并能增强宿主对外源阿片制剂的敏感性。1998年Yu等人应用中枢痛模型进行异种嗜铬细胞移植也获得了相似的结果。

1993年Winnie等人首次将异体的肾上腺髓质经培养和活性测定后植入5例晚期癌痛患者的蛛网膜下腔，取得了可观的镇痛效果。并且，脑脊液检查显示，植入后3/5患者脑啡肽含量增加，4/5患者儿茶酚胺含量增加。1999年国内某学者首先在国内将蛛网膜下腔嗜铬细胞移植应用于临床。选择了晚期癌痛患者10例，分成两组。试验组经蛛网膜下腔注入体外培养3天的嗜铬细胞悬液2ml，对照组注入同体积细胞培养液。移植前、后监测患者疼痛程度缓解情况和阿片制剂日摄量变化以及脑脊液相关活性物质的水平。结果证实嗜铬细胞移植后可显著缓解癌痛患者的疼痛程度,减少阿片制剂日摄量。因此,蛛网膜下腔嗜铬细胞移植能够有效地缓解晚期癌痛充分肯定了生物细胞镇痛的有效性和可行性。

3.展望　生物细胞移植为顽固性疼痛的治疗提供了一个独特的、有效的途径。尽管其镇痛机制的研究还有待深入,临床应用也存在供体来源的限制、伦理道德的考虑、培养技术的提高和免疫排斥的顾虑等许多问题,但生物细胞镇痛方法确实为疼痛治疗尤其是顽固性疼痛的治疗开创了一个新天地。

（张秀华）

第五节　术后疼痛的治疗

术后疼痛是手术所造成的组织损伤后一种复杂的生理和行为上的反应,以及情感上的一种不愉快的经历。它是手术后即刻发生的急性疼痛(通常持续不超过 7d),其性质为急性伤害性疼痛,也是临床最常见和最需紧急处理的急性疼痛。术后疼痛如果不能在初始状态下充分被控制可能发展为慢性疼痛,其性质也可能转变为神经病理性疼痛或混合性疼痛。急性疼痛持续时间通常短于 1 个月,常与手术创伤、组织损伤或某些疾病状态有关。

既往对术后疼痛的处理未能引起外科医生和麻醉医师足够的重视,因此 20 多年前术后疼痛的发生率极高,有 75% 以上的术后患者报告承受着中至重度的疼痛。近 10 年来,由于从既往的"术后疼痛是不可避免的"到"缓解疼痛是基本人权"的转变。目前,术后镇痛已成为麻醉学和外科学领域中的重要任务之一。积极有效的术后镇痛可减轻患者痛苦并促进康复,而提高术后疼痛治疗的关键是针对不同的情况选择合理的方法和药物,并在镇痛效果、器官功能恢复和最小不良反应之间取得最佳的平衡。

一、术后疼痛及其对机体的影响

(一)术后疼痛的分类及影响因素

1.术后疼痛的分类

(1)躯体疼痛(创口疼痛):为手术直接涉及的部位,如皮肤、肌肉、筋膜、关节、韧带、骨骼及神经等组织损伤的疼痛,表现为局限性、表浅性伤口处疼痛,定位准确,其疼痛程度与创伤程度密切相关。

(2)内脏疼痛(牵拉疼痛):内脏手术或牵拉到内脏所致的内脏疼痛,一般为深在性钝痛,其疼痛强度和内脏的敏感性有关。

2.影响术后疼痛的因素

(1)患者因素:包括患者的性别、年龄和社会文化背景、受教育的程度等。男性对疼痛的耐受性较强,而老年人及小婴儿对疼痛反应较为迟钝。此外,患者的心理因素在疼痛中也起着十分重要的作用。

(2)手术因素:与手术种类、手术创伤的程度和部位有关。胸腔、上腹部手术患者切口疼痛较重,而四肢、头、颈和体表手术后疼痛较轻。

(二)术后疼痛的病理生理

手术后疼痛是手术后即刻发生的急性疼痛(通常持续不超过 7 天),其性质为伤害性疼痛,也是临床最常见和最需紧急处理的急性疼痛。术后痛如果不能在初始状态下充分被控制,可能发展为慢性手术后疼痛(CPSP),其性质也可能转变为神经病理性疼痛或混合性疼痛。研究表明小至腹肌沟疝修补术,大到胸腹部和心脏体外循环等大手术,都可发生 CPSP,其发生率高达 19%～56%,持续痛达半年甚至数十年。

CPSP 形成的易发因素包括:术前有长于 1 个月的中到重度疼痛、精神易激、抑郁、多次手术;术中或术后损伤神经;采用放疗、化疗。其中最突出的因素是术后疼痛控制不佳和精神抑郁。

术后疼痛具有急性疼痛的特点:①激活自主神经系统的交感神经部分,如脉搏、呼吸频率及血压升高,瞳孔扩大,出汗;②与组织损害相关,随组织愈合而逐渐消失;③急性疼痛的行为表现,如不能休息、焦虑、痛苦、哭叫、揉擦或固定痛处等;④定位准确,具有较强的保护性意识或反射;⑤可以有明显的组织损伤痕迹。

1.术后疼痛与传导通路　手术引起组织损伤,导致炎性介质(如组胺)、肽类(如缓激肽)、脂质(如前列腺素类)、神经递质(如 5-羟色胺)以及神经营养因子(如神经生长因子)等的释放。这些炎性介质可激活外周伤害性感受器(细小的感觉神经末梢),将伤害性感受信息转化为电信号,编码后经传入神经传至脊髓背角并在该部位整合。最简单的伤害性感受通路包括三个神经元:①初级传入神经元:负责伤害感受信号的转化并将其传入至脊髓背角;②投射神经元:接受初级神经元的传入信号,并将其投射至脊髓及脑桥、中脑、丘脑和下丘脑神经元;③脊髓上神经元:整合脊髓神经元传来的信号,并将其传至大脑皮层及皮层下区域,产生疼痛感受。传递痛觉的感觉神经包括有髓鞘的 A8 纤维和无髓鞘的 C 纤维,后者主要参与损伤、寒冷、热或化学方式等刺激信号的传递。伤害性感受信息经过脊髓的复杂调制后,某些冲动传递到脊髓前角和前外侧角产生节段性脊髓反射(如骨骼肌张力增加、膈神经功能抑制、胃肠活动减弱);其他冲动则通过脊髓丘脑束和脊髓网状束传递到更高级的中枢,诱发脊髓上中枢与大脑皮层反应,最终产生疼痛感受和情感表达。

2.痛觉敏化　外周炎性介质的不断释放可使伤害性感受器敏化或外周强烈伤害性刺激冲动的传入可以导致中枢敏化和超反应性,还可能会导致脊髓背角的功能性改变,从而引起更严重的术后疼痛。最终,高阈值痛觉感受器转化为低阈值痛觉感受器,兴奋性阈值降低,兴奋下放电频率增加以及自发性放电频率增加,对超阈值的反应性增强,即痛觉过敏。外周伤害感受器的致敏为原发痛觉过敏,中枢神经系统的致敏为继发痛觉过敏。中枢敏化可发生于脊髓及其以上中枢神经系统,如前扣带回和前腹侧区,它很大程度上是在外周敏化基础上形成的。"上发条",是中枢敏化的触发机制。外周伤害感受器的持续刺激造成投射神经元长时间细胞内变化,使它的感受野扩宽、对非伤害刺激阈值降低。因此,中枢敏化是一种活性依赖性兴奋性增高、感受野扩宽、对伤害或非伤害刺激的反应增强。

(三)术后疼痛对机体的影响

术后疼痛是机体受到手术创伤(组织损伤)后的一种反应,包括生理、心理和行为上的一系列反应。

1.急性影响　伤害性刺激从外周向中枢的传递可引起神经内分泌应激反应,主要涉及下丘脑-垂体-肾上腺皮质系统与交感肾上腺系统的相互作用。疼痛引起交感神经张力增高、儿茶酚胺分泌增加,分解代谢性激素(如皮质激素、促肾上腺皮质激素、抗利尿激素、胰高血糖素、醛固酮、肾素、血管紧张素 II)分泌增加,而合成代谢性激素分泌减少,从而导致水钠潴留,血糖、游离脂肪酸、酮体和乳酸水平升高,代谢与氧耗增加,出现高代谢性分解代谢状态。神经内分泌应激反应与手术创伤程度呈正相关,它可以强化机体其他部位有害的生理效应,对各大系统有如下影响:

(1)增加氧耗量:交感神经系统的兴奋增加全身氧耗,对缺血脏器有不良影响。

(2)对心血管功能的影响:心率增快、血管收缩、心脏负荷增加、心肌耗氧量增加,冠心病患者心肌缺血及心肌梗死的危险性增加。

(3)对呼吸功能的影响:手术损伤后伤害性感受器的激活能触发多条有害脊髓反射弧,使膈神经兴奋的脊髓反射弧抑制,引起术后肺功能降低,特别是上腹部和胸部手术后。疼痛导致呼吸浅快、呼吸辅助肌僵硬致通气量减少、无法有力地咳嗽、无法清除呼吸道分泌物,导致术后肺部并发症的发生。

(4)对胃肠运动功能的影响:导致胃肠蠕动的减少和胃肠功能恢复的延迟。

(5)对泌尿系统功能的影响:尿道及膀胱肌运动力减弱,引起尿潴留。

(6)对骨骼肌肉系统的影响:肌肉张力增加、肌肉痉挛,限制机体活动并促进深静脉血栓形成,不利于患者早期下床活动,影响机体恢复,延长住院时间、增加费用。

(7)对神经内分泌系统的影响:神经内分泌应激反应增强。引发术后高凝状态和免疫抑制;交感神经兴奋导致儿茶酚胺和分解代谢性激素的分泌增加,合成代谢性激素分泌降低。

(8)对心理情绪的影响:可导致焦虑、恐惧、无助、忧郁、不满、过度敏感、挫折、沮丧;也可造成家属恐慌等。

(9)对睡眠的影响:疼痛刺激可导致患者睡眠障碍,产生心情和行为上的不良影响。

2.慢性影响

(1)术后急性疼痛控制不佳是发展为慢性疼痛(CPSP)的危险因素:慢性术后疼痛尚未引起广泛重视,但越来越多的证据表明,急性疼痛转化为慢性疼痛非常迅速;术后早期疼痛就得到控制的患者,其术后近期和远期恢复质量均明显改善。

(2)术后长期疼痛持续1年以上,是行为改变的危险因素,也可能转变为神经病理性疼痛。

二、术后疼痛评估及管理

(一)术后疼痛评估方法和原则

1.疼痛强度评分法　镇痛治疗前必须对疼痛强度做出评估。临床采用的疼痛强度评分法有视觉模拟评分法(VAS),数字等级评定量表法(NRS),语言等级评定量表法(VRS)以及 Wong-Baker 面部表情量表法等,通常可以将几种评分法结合使用。一般简单的数字评分以"0"分为无痛,"10"分为最痛,"1~3"分为轻度疼痛,"4~7"分为中度疼痛,"7"分以上为重度疼痛。对儿童和不能合作的患者,推荐采用面部表情评分法和精神行为评分法。

2.治疗效果评价　定期评价药物或治疗方法的疗效和不良反应,并据此作相应调整。在治疗初期疼痛尚未得到稳定控制时,应缩短评估间隔(持续给药时),或在每次给药后及时测评(根据不同药物的药代动力学特点及给药途径决定)。对暴发性疼痛应立即评估并做出处理以防止各种并发症的发生。疼痛治疗中药物的副作用如恶心、呕吐、尿潴留、瘙痒等也应清楚记录并做出分级评价。治疗效果的评价还应包括患者对整个疼痛治疗过程的满意度,以及对疼痛服务人员的满意度等。

3.评估原则

(1)评估静息和运动时的疼痛强度,只有运动时疼痛减轻才能保证患者术后躯体功能的最大恢复。

(2)在疼痛未稳定控制时,应反复评估每次药物治疗和方法干预后的效果。原则上静脉给药后5~15min,口服用药后1h,药物达最大作用时应评估治疗效果;对于患者自控镇痛(PCA)应该了解无效按压次数,是否寻求其他镇痛药物。

(3)对疼痛治疗的反应包括不良反应均应清楚记录。

(4)对突如其来的剧烈疼痛,尤其伴生命体征改变(如低血压,心动过速或发热)应立即评估,同时对可能的切口裂开、感染、深静脉血栓等情况作出新的诊断和治疗。

(5)疼痛治疗结束时应由患者对医护人员处理疼痛的满意度及对整体疼痛处理的满意度分别做出评估。可采用 VAS 评分,"0"分为无痛,"10"分为极度疼痛。

作为术后镇痛治疗小组的一项常规工作,疼痛评估必须定时进行,如能绘制出疼痛缓解曲线图,则可更好记录患者的疼痛和镇痛过程。

(二)术后镇痛的管理

1.术后镇痛的原则

(1)术后疼痛较剧烈的患者,在麻醉药物作用未完全消失前,应主动预先给药,如手术结束后定时向硬膜外间隙注入小剂量长效局麻药或小剂量麻醉性镇痛药,目前称预防性镇痛。

(2)术后应首先采用非麻醉性镇痛药和镇静药联合应用,尽量避免或少用麻醉性镇痛药。

(3)镇痛的药物应从最小有效剂量开始。

(4)手术后应用镇痛药物前,应观察和检查手术局部情况,以明确疼痛的发生原因。

(5)镇痛药用药间隔时间应尽量延长,以减少用药次数;用药时间通常不应超过 48h。

2.术后镇痛的目标

(1)最大限度的镇痛在保证患者安全的前提下实施持续有效镇痛,包括迅速和持续镇痛及制止突发痛,防止转为慢性疼痛。

(2)最小的不良反应无难以耐受的不良反应。

(3)最佳的躯体和心理功能不但安静时无痛,还应达到运动时镇痛。

(4)改善患者生活质量,利于患者术后康复。

3.术后镇痛管理模式   有效的术后镇痛应由团队完成,成立以麻醉科为主,包括外科经治医师和护士参加的急性疼痛服务小组(APS),能有效地提高术后镇痛质量。APS 工作范围和目的包括:①治疗术后疼痛、创伤疼痛和分娩疼痛,评估和记录镇痛效应,处理不良反应和镇痛治疗中的问题;②推广术后镇痛必要的教育和疼痛评估方法,既包括团队人员的培养,也包括患者教育;③提高手术患者的舒适度和满意度;④减少术后并发症。

由于计算机和互联网技术的发展,目前已有远程调控术后疼痛的仪器,如用镇痛泵的患者,可随时了解患者的按压次数,同时监测 SpO_2、心率和血压变化等。可提高术后镇痛效果和安全性。

良好的术后疼痛管理是保证术后镇痛效果的重要环节,在实施时应强调个体化治疗。APS 小组不但要制定镇痛策略和方法,还要落实其执行,检查所有设备功能,评估治疗效果和不良反应,按需作适当调整,制作表格并记录术后镇痛方法、药物配方、给药情况、安静和运动(如咳嗽、翻身、肢体功能锻炼)时的疼痛评分、镇静评分及相关不良反应。

没有条件成立 APS 的中小医院应有随访制度,应委派专人每天访视患者 1～2 次,以便及时调整剂量和发现并发症。

三、术后镇痛的常用药物

术后镇痛最常用的药物包括非甾体抗炎药,弱效和强效阿片类,局麻药及其他镇痛辅助用药。使用这些药物时应严格遵照其药代动力学、药效学和药物遗传学原则。

(一)非甾体抗炎药

非甾体抗炎药(NSAIDs)是一类具有解热、镇痛、抗炎和抗风湿作用的药物。主要作用机制是抑制环氧合酶(COX)和前列腺素类(外周敏化和痛觉过敏的重要介质)的合成。对 COX-1(参与血小板凝集、止血和胃黏膜保护)和 COX-2(参与疼痛、炎症和发热)的不同选择是其发挥不同药理作用和引起不良反应的原因之一。原则上所有 NSAIDs 药物均可用于口服患者的术后轻、中度疼痛的镇痛,或在术前、手术结束后即刻服用作为多模式镇痛的组成部分。

1.COX 抑制剂用于术后镇痛的主要指征

(1)中小手术后镇痛。

(2)大手术与阿片类药物或曲马多联合或多模式镇痛。

(3)大手术后 PCA 停用后,残留痛的镇痛。

(4)在创伤术前给药或疼痛发生前给药,发挥术前抗炎和抑制超敏作用,并注意做到全程镇痛。

2.COX 抑制剂的危险因素

(1)年龄>65 岁。

(2)原有易损脏器的基础疾病:上消化道溃疡、出血史,缺血性心脏病或脑血管病史(冠状动脉搭桥围术期禁用,脑卒中或脑缺血发作史慎用),肾功能障碍,出、凝血机制障碍和使用抗凝药。

(3)同时服用皮质激素或血管紧张素转换酶抑制药及利尿药。

(4)长时间、大剂量服用。

(5)高血压、高血糖、高血脂、吸烟、酗酒等。

对具有危险因素的患者应慎重考虑选择此类药物。

3.COX 抑制剂常见不良反应及处理　非选择性 COX 抑制剂可导致血液(血小板)、消化道、肾脏和心血管副作用,其他不良反应还包括过敏反应及肝脏损害等。

(1)对血小板功能的影响:血小板上仅有 COX-1 受体,阿司匹林是高选择性 COX-1 受体抑制药,导致血小板功能不可逆性改变,可能加重术中出血倾向。其他 NSAIDs 药物导致血小板的可逆性改变,术晨停药即可恢复;但酮洛芬多次给药后有蓄积作用,仅术晨停药一次不足以恢复凝血功能。选择性 COX-2 抑制药不影响血小板功能。

(2)对消化道的影响:一般而言,非选择性 NSAIDs 的消化道损害发生率高于选择性 COX-2 抑制药。但术后 3~5d 内短期使用该类药物的消化道并发症危险性尚未确定。

(3)对肾脏的影响:所有 NSAIDs 和选择性 COX-2 抑制药都可能影响肾功能,在脱水、低血容量等肾前性或肾实质性损害患者短时间用药也可能导致肾衰竭。

(4)对心血管的影响:NSAIDs 和选择性 COX-2 抑制药都可通过抑制 COX-2 而增加心血管风险,静脉用药一般不宜超过 3~5d。

(二)阿片类镇痛药

阿片类镇痛药又称麻醉性镇痛药,是治疗中重度急、慢性疼痛的最常用药物,通过与外周及中枢神经系统(脊髓及脑)的阿片受体结合而发挥镇痛作用。目前已发现的阿片类受体包括 μ、κ、δ 和孤啡肽四型,其中 μ、κ 和 δ 受体都与镇痛相关。

阿片类药物种类多样,临床上根据镇痛强度不同分为弱阿片药和强阿片药。弱阿片类药有可待因和双氢可待因,主要用于轻、中度急性疼痛口服镇痛。强效阿片类药包括吗啡、芬太尼、哌替啶、舒芬太尼和瑞芬太尼,主要用于手术麻醉及术后重度疼痛的治疗。羟考酮和氢吗啡酮,激动剂布托啡诺、地佐辛、喷他佐辛及部分激动剂丁丙诺啡主要用于术后中重度疼痛的治疗。

1.阿片类药物的应用　强效纯激动剂型阿片类药物镇痛作用强,无器官毒性,无封顶效应,使用时应遵循能达到最大镇痛和不产生难以忍受不良反应的原则。由于阿片类药物的镇痛作用和不良反应均为剂量依赖和受体依赖,故提倡多模式镇痛以减少或避免阿片药物的应用。

对于术后可以口服的患者及因功能锻炼需要长时间镇痛的患者,应及时转为口服给药(如对乙酰氨基酚,非甾体抗炎药或选择性 COX-2 抑制药)的缓释或速释剂型,或使用丁丙诺啡透皮贴剂(72 小时达稳态作用,持续7天)。

2.阿片类药物常见不良反应及处理　阿片类药物的不良反应大多数为剂量和时间依赖性,除便秘外多数不良反应在短期内(1~2周)可耐受,但就术后短期痛而言,必须防治不良反应。不良反应的处理原则是:①停药或减少阿片类药物用量;②治疗不良反应;③改用其他阿片类药物(阿片轮转);④改变给药途径。阿片类药物的不良反应包括:

(1)恶心呕吐:恶心呕吐是术后最常见的不良反应,常用止吐用药及方法有:①激素(地塞米松2.5~5mg/12h或甲泼尼龙20mg,q12h);②氟哌利多1.0~1.25mg/12h;③甲氧氯普胺;④小剂量氯丙嗪;⑤5-羟色胺受体拮抗剂:昂丹司琼、格拉司琼、阿扎司琼、托烷司琼等;⑥安定类药物、抗晕动药和抗胆碱药。抗呕吐治疗的原则是对中高危患者联合使用不同类型的止吐药,而不主张盲目加大单一药物的剂量,可采用静脉小剂量氟哌利多、地塞米松或5-HT$_3$受体拮抗药中的一种或两种药物预防,如预防无效应给予另一种药物治疗。

(2)呼吸抑制:是阿片类药物最严重的副作用。阿片类药物抑制呼吸中枢,使呼吸变深变慢。术后较大剂量持续给药、单次给药后疼痛明显减轻又未及时调整剂量、老年、慢性阻塞性肺疾病和合并使用镇静剂的患者,易发生呼吸抑制。当呼吸频率≤8次/分或SpO$_2$<90%或出现浅呼吸,应视为呼吸抑制,立即给予治疗。治疗方法包括:立即停止给予阿片类药物,吸氧、唤醒或强疼痛刺激,必要时人工辅助或机械通气,静脉注射纳洛酮(根据呼吸抑制的程度,每次0.1~0.2mg,直至呼吸频率>8次/分或SpO$_2$>90%,维持用量5~10μg/(kg·h)。

(3)耐受、身体依赖和精神依赖:耐受是指在恒量给药时药物效能减低,常以镇痛药作用时间缩短为首先表现。瞳孔缩小为较长时间(6个月以上)不耐受副作用;阿片类药物的其他不良反应如恶心、呕吐、瘙痒等都为短时间(3~14天)可耐受的不良反应。身体依赖是指规律性给药的患者,停药、或骤然减量后产生的停药反应,表现为焦虑、易激惹、震颤、皮肤潮红、全身关节痛、出汗、卡他症状、发热、恶心呕吐、腹痛腹泻等,逐步减量可避免躯体依赖的发生。镇静药和α肾上腺素能受体激动剂可乐定是主要对症治疗药物。精神依赖为强制性觅药意愿和行为,将使用药物为生命第一需要,可伴有或不伴有躯体症状。

(4)瘙痒:赛庚啶和羟嗪的镇静作用较轻,是常用的抗瘙痒药。第二代抗组胺药氯雷他定作用时间长,也较常应用。小剂量丙泊酚(40~80mg)、μ受体激动拮抗药布托啡诺和小剂量纳洛酮、昂丹司琼也常用于治疗瘙痒。

(5)肌僵直、肌阵挛和惊厥:肌僵直主要是胸壁和腹壁肌肉僵直,见于快速静脉给予阿片类药物和长期使用吗啡治疗,尤其是大剂量长期治疗时。使用中枢性肌松药或阿片受体拮抗药可使之消除。肌阵挛通常为轻度和自限性,在困倦和轻度睡眠状态下更容易发作,偶有持续全身发作呈惊厥状态。阿片受体拮抗药对阿片类药物引起的惊厥有拮抗作用,但哌替啶的代谢产物去甲哌替啶本身有致痉作用,故对哌替啶所引起的惊厥作用较弱,其治疗方法包括使用苯二氮卓类药物和巴氯芬等。

(6)镇静和认知功能障碍:轻度镇静常可发生,若出现不能唤醒或昏迷应视为过度镇静并警惕呼吸道梗阻或呼吸抑制的发生。长时间大剂量使用阿片类药物有可能导致认知功能减退,偶可出现谵妄,应给予氟哌啶1~1.25mg治疗。

(7)缩瞳:μ受体和κ受体激动剂可兴奋动眼神经副交感核导致瞳孔缩小;长期使用阿片类药物的患者可能发生耐受,但若增加剂量仍可表现为瞳孔缩小。应注意与高碳酸血症和低氧血症引起的瞳孔大小改变相鉴别。

(8)体温下降:阿片类药物可使血管舒张,改变下丘脑体温调节机制而引起降温作用。哌替啶、曲马多或布托啡诺可抑制或减低全身麻醉后寒战。

(9)免疫功能抑制:强效阿片类药物可造成免疫功能抑制,严重疼痛也导致免疫抑制,但曲马多、阿片部分激动药和激动拮抗药对免疫功能影响较小。

(10)便秘:是长期使用阿片类药物最突出的不良反应,但在手术后镇痛患者较少发生。

(三)局部麻醉药

局部麻醉药用于术后镇痛治疗主要是通过椎管内用药、区域神经丛或外周神经干阻滞及局部浸润等三大类型。因阿片类药物可作用于外周神经上和脊髓的阿片受体,将局麻药与阿片类药物联合应用,既发挥止痛协同作用、延长镇痛时间,又可降低药物副作用。临床上椎管内术后镇痛常合并使用局麻药和阿片类药物,而在区域神经丛、外周神经干及局部浸润时仍以单用局部麻醉药为主。

常用于术后镇痛的局部麻醉药有:布比卡因、左旋布比卡因、罗哌卡因和氯普鲁卡因。布比卡因作用时间长,价格低,广泛用于术后镇痛,但药物过量易导致中枢神经系统和心脏毒性。左旋布比卡因的药理特性与布比卡因类似,但其心脏毒性低于布比卡因。罗哌卡因的显著特点是"运动感觉分离",即产生有效镇痛的药物浓度(0.0625%～0.15%)对运动神经阻滞作用较弱,同时其毒性低于布比卡因和左旋布比卡因。

(四)其他镇痛药及辅助用药

1.曲马多　曲马多为中枢镇痛药,有两种异构体:(＋)-曲马多和(－)-曲马多。前者及其代谢产物(＋)-0-去甲基曲马多(M1)是 μ 阿片受体的激动药,两者又分别抑制中枢 5-羟色胺(5-HT)和去甲肾上腺素的再摄取,提高了对脊髓疼痛传导的抑制作用。两种异构体的协同作用增强了镇痛作用并提高了耐受性。

曲马多有片剂、胶囊和缓释剂等口服剂型和供肌肉、静脉或皮下注射剂型。用于术后镇痛,等剂量曲马多和哌替啶作用几乎相当,与对乙酰氨基酚、COX 抑制药合用效应相加或协同。

术后镇痛,曲马多的推荐剂量是手术结束前 30min 静脉注射 1.5～3mg/kg,术后患者 PCA 每 24h 剂量 300～400mg,冲击剂量不低于 20～30mg,锁定时间 5～6min。术中给予负荷量的目的是使血药浓度在手术结束时已下降,从而减轻术后恶心,呕吐等并发症。主要不良反应为恶心、呕吐、眩晕、嗜睡、出汗和口干,其处理见"阿片类镇痛药物"部分。另外,镇痛剂量的本品亦有防治术后寒战的作用。

2.氯胺酮、加巴喷丁和普瑞巴林　氯胺酮是 NMDA 受体拮抗药,加巴喷丁和普瑞巴林是治疗神经病理学疼痛的药物。静脉注射小剂量氯胺酮(0.2～0.5mg/kg)或术前口服普瑞巴林(150mg)或加巴喷丁(900～1200mg)对术后镇痛和预防神经病理性疼痛形成有重要作用,同时减少阿片类药物用量,氯胺酮还能减少阿片类药物的痛觉敏化。右旋氯胺酮镇痛作用为消旋体的 2 倍,且困倦、梦境、谵妄、呕吐等副作用明显少于消旋或左旋氯胺酮。氯胺酮的外消旋混合物具有神经毒性作用,因此不主张椎管内使用氯胺酮。

3.右美托咪定　右美托咪定是一种高选择性中枢 α 受体激动剂。它在麻醉和镇痛剂量下(0.5～2μg/kg)产生镇静作用,单次给药输注时间应在 10 分钟以上。静脉给药可阻断中枢交感反应。它还可以减轻阿片类药物引起的肌僵,减轻术后寒战。它对呼吸抑制轻,血流动力学稳定。作为镇痛辅助药,它可通过多种途径给药(如静脉给药)减少术后吗啡用量。

4.他喷他多　他喷他多是中枢性镇痛药,有着独特的双重作用机制:即 μ-阿片受体激动剂和去甲肾上腺素重摄取抑制剂,因而既有中效阿片类药的镇痛作用又具有中枢肾上腺素能镇痛效应,可提供和强效阿片药相似的镇痛作用,但副作用较轻。他喷他多的镇痛效能介于曲马多和吗啡之间,类似于氢可酮和羟考酮。和传统阿片类药相比,他喷他多的胃肠耐受性好,恶心呕吐发生率低于羟考酮即释剂,对肾功能受损的患者不需要调整剂量,尚未见肝毒性的报道。

FDA 于 2008 年批准将他喷他多用于 18 岁以上成人中度至重度疼痛治疗。口服即释剂有 50mg,

75mg 和 100mg 三种规格,每 4～6 小时给药一次,每日最大剂量 600～700mg。他喷他多禁用于严重支气管哮喘、麻痹性肠梗阻、及服用单胺氧化酶抑制剂(MAOI)的患者。他喷他多可引起血清素综合征,不能同时和血清素类药物如选择性血清素重摄取抑制剂、选择性去甲肾上腺素重摄取抑制剂、色氨酸或三环类抗抑郁药合用,这些药物均可引起血清素综合征。血清素综合征表现为:精神状态改变如幻觉,昏迷及自主神经系统功能紊乱(如心动过速、高热、反射亢进、共济失调等神经肌肉功能障碍)。

四、术后镇痛的常用方法

(一)口服用药镇痛

适用于神志清醒患者的非胃肠手术或术后胃肠功能恢复较好患者的术后轻至中度疼痛的治疗;也可用于术后急性疼痛得到缓解,以口服给药作为其他镇痛方法(如静脉给药)的延续;或作为其他给药途径的补充(如预防性镇痛)而成为多模式镇痛的一部分。禁用于吞咽功能障碍和肠梗阻患者。无创、使用方便、患者可自行服用等是口服给药的优点,而缺点为起效较慢,调整药物剂量时既需考虑血药峰值时间,又要参照血浆蛋白结合率和组织分布容积,且生物利用度受"首过效应"以及有些药物可与胃肠道受体结合的影响。

常用口服镇痛药物包括对乙酰氨基酚,布洛芬,双氯芬酸,美洛昔康,氯诺昔康,塞来昔布,可待因,曲马多,羟考酮,氢吗啡酮,丁丙诺啡,以及对乙酰氨基酚与曲马多或羟考酮的口服复合制剂或上述药物的控释剂、缓释剂。

(二)皮下注射和肌内注射镇痛

适用于门诊手术和短小手术术后单次给药,连续使用不超过 3～5 天。肌内注射给药起效快于口服给药,但缺点为有注射痛、单次注射用药量大、血药浓度差异大、副作用明显、重复给药易出现镇痛盲区等。皮下给药虽有注射痛的不便,但可通过植入导管持续给药的方法减少单次用药剂量,作为长期途径,应用较之肌内注射便捷。常用药物有酮洛酸、氯诺昔康、美洛昔康、帕瑞昔布,曲马多,哌替啶和吗啡的注射剂。

(三)静脉注射镇痛

1.单次或间断静脉注射给药　适用于门诊手术和短小手术,但药物血浆浓度峰谷比大,镇痛效应不稳定,对术后持续痛者需按时给药。对静脉有刺激的药物,静脉炎为常见并发症。常用药物有 NSAIDs、曲马多、阿片类药物(包括激动药和激动拮抗药)的注射剂。

2.持续静脉输注给药　一般先给负荷剂量,阿片类药物最好以小量分次注入的方式,滴定至合适剂量,达到镇痛效应后,以维持量持续输注维持镇痛作用。由于术后不同状态下疼痛阈值发生变化,药物恒量输注的效应不易预测,更主张使用患者自控镇痛方法以达到持续镇痛和迅速制止爆发痛。

(四)局部浸润镇痛

局部浸润简单易行,适用于浅表或小切口手术如阑尾切除术、疝修补术、膝关节镜检术等,在胸外、腹外、妇产科和泌尿外科手术后应用也有增多趋势。长效局麻药切口浸润或将导管埋于皮下、筋膜上或筋膜下,可达到局部长时间镇痛效果且减少全身镇痛药用量。局麻药中加入阿片类药物,可增强镇痛作用并延长镇痛时间。

(五)外周神经阻滞镇痛

外周神经阻滞(PNB)技术可为术后患者提供安全有效的镇痛,通常适用于相应神经丛、神经干支配区域的术后镇痛。

1.肋间神经阻滞　胸腹部手术后的疼痛可以通过阻滞支配切口区域及其相邻的上下各一条肋间神经

而达到有效的镇痛。但不能阻断来自内脏或腹膜的深部疼痛。为解除深部疼痛还需配合应用镇痛药。一般用 0.25% 布比卡因每天注射 1 次，持续 2～4 天。肋间神经阻滞后，患者能进行深呼吸，并能有效地咳嗽排痰。

2.臂丛神经阻滞　臂丛神经阻滞对上肢术后疼痛很有效，可置管分次或连续注射，尤其在断肢再植手术中应用，既可镇痛又可解除血管痉挛，效果满意。

3.下肢神经阻滞　对下肢术后疼痛很有效，可置管分次或连续输注，术后早期活动，如全膝置换术后关节活动，有利于恢复功能。

4.椎旁阻滞　除头部外，身体其他部位疼痛均可采用椎旁阻滞。此法可阻滞除迷走神经以外的所有（包括来自内脏的）疼痛感觉神经纤维。乳腺和胸腔手术后椎旁阻滞镇痛效果较好，不良反应少。

5.腹横肌平面阻滞　腹腔镜胆囊手术腹内创面小，术后疼痛来源主要是腹壁痛，术毕可采用 0.375% 罗哌卡因伤口局部浸润阻滞或采用腹横肌平面阻滞（TAPB）镇痛。TAPB 能提供良好的前腹壁镇痛效果，较适合腹腔镜胆囊手术的术后镇痛，可单次阻滞，也可置管持续镇痛。对于有凝血功能障碍而不能行自控硬膜外镇痛（PCEA）的患者 TAPB 是较好的选择。

（六）椎管内用药镇痛

1.硬膜外间隙镇痛　优点为不影响意识和病情观察，镇痛完善，也可做到不影响运动和其他感觉功能，尤其适用于胸、腹部及下肢术后镇痛。腹部术后硬膜外镇痛可改善呼吸功能，尤其是老年患者减少低氧血症发生率，也有改善肠道血流、利于肠蠕动和肠功能恢复的优点。术后下肢硬膜外镇痛，深静脉血栓的发生率较低，但不应用于使用小分子肝素等抗凝剂的患者。

局麻药中加入高脂溶性阿片类药物（如舒芬太尼）不仅可达到镇痛的协同作用，还可减低这两类药物的不良反应，是目前最常用的配伍，多以患者自控方式给药。

2.骶管阻滞镇痛　儿童则较为常用。用药量和注药速度应适当。儿童用 0.25% 布比卡因 0.75～1mg/kg，足以产生 T10 水平以下的镇痛作用。

（七）患者自控镇痛

患者自控镇痛（PCA）是一种由患者根据自身疼痛的剧烈程度而自己控制给予（医师）预设剂量镇痛药液的镇痛方法。PCA 是目前术后镇痛最常用和最理想的方法，适用于术后中到重度疼痛。与临床传统肌内注射给药方法相比，PCA 给药的优点有：①给药及时起效快，患者疼痛时不需要等待医护人员的处方和药物准备；②用较少量的镇痛药（最低有效浓度）而获得较好的止痛效果，血药浓度保持相对稳定，减少了副作用；③有效地减少药代动力学和药效动力学的个体间差异，防止药物过量，也可避免意识不清的患者用药过量；④使患者自主、积极参与到对自己的治疗之中，增强信心和增加依从性，有利于康复。

1.PCA 的原理及技术参数　PCA 需设置负荷剂量：术后立即给予，药物起效快，阿片类药物最好以小量分次的方式给予，达到滴定剂量目的。手术后首次镇痛剂量应既能避免术后出现镇痛空白期，又不影响术后清醒和拔除气管导管。也可术前或术中使用作用时间长的镇痛药物，起预防性镇痛和覆盖手术后即刻痛的作用。

持续剂量或背景剂量：保证术后达到稳定的、持续的镇痛效果。

单次注射剂量：使用速效药物，迅速制止爆发痛。一般冲击剂量相当于日剂量的 1/10～1/15。

锁定时间：保证在给予第一次冲击剂量达到最大作用后，才能给予第二次剂量，避免药物中毒。有的镇痛泵还设定 1h 限量（如吗啡 10～12mg），4h 限量等。

PCA 的镇痛效果是否良好，是否达到最大镇痛作用、最小副作用应来评定。包括：VAS 评分 0～1 分，镇静评分 0～1 分，无明显运动阻滞，副作用轻微或缺如，PCA 泵有效按压数/总按压数比值接近 1，没有采用其他镇痛药物,患者评价满意度高。

2.PCA 的临床分类

(1)患者静脉自控镇痛(PCIA):PCIA 一般以强效阿片类药物(吗啡、羟考酮、氢可酮、布托啡诺、芬太尼、舒芬太尼、阿芬太尼、地佐辛)和曲马多为主,辅以非甾体抗炎药、小剂量氯胺酮、止吐药等以增强疗效,减少阿片类用量,减轻副作用。PCIA 优化了阿片类镇痛药的给药方式,将不同个体之间药代动力学和药效动力学差异的影响降至最小,因而是目前术后急性中重度疼痛最常用的镇痛方式,但其用药针对性差,对全身影响较大,并发症较多。

(2)患者硬膜外腔自控镇痛(PCEA):PCEA 适用于术后中、重度疼痛。目前多选用 0.25％罗哌卡因或 0.125％～0,25％布比卡因与麻醉性镇痛药物联合使用,具有协同作用,可降低两药用量,减少药物的毒性和不良反应,更好地阻断伤害性刺激引起的不良代谢和内分泌反应。PCEA 用药量较 PCIA 明显减少,止痛效果可靠持续时间长久,且作用范围局限,对全身影响较小,可用胸腹部、下肢术后急性疼痛。但其操作较复杂,无菌要求较高,麻醉性镇痛药物,尤其吗啡硬膜外腔注射有发生延迟性呼吸抑制的危险,故 PCEA 的应用具有较高的选择性。

(3)患者神经阻滞自控镇痛(PCNA):PCNA 是通过神经丛或神经干留置导管采用 PCA 持续给药,适用于自控注射局麻药进行外周神经阻滞治疗肢体术后疼痛,可将药液注入臂丛鞘、股神经鞘、腰丛或坐骨神经等处。

(4)患者皮下注射自控镇痛(PCSA):PCSA 适用于静脉穿刺困难的患者。药物在皮下可能有存留,如阿片类药物生物利用度约为静脉给药的 80％。起效慢于静脉给药,镇痛效果与 PCIA 相似。如采用留置管应注意可能发生导管堵塞或感染。常用药物为吗啡、曲马多、羟考酮、氯胺酮和丁丙诺啡等。

3.与 PCA 有关的不良反应及其防治

(1)呼吸抑制:使用麻醉性镇痛药最可怕的并发症是呼吸抑制。呼吸抑制(呼吸频率<8 次/分,和(或)吸氧时 SpO_2<90％)的患者,应立即停止术后止痛。呼吸抑制与镇痛生效同时发生,而且脂溶性强的药物呼吸抑制出现较快,呼吸频率和镇静评分均可用于反映呼吸抑制的情况。麻醉性镇痛药导致的呼吸抑制以呼吸频率减慢为特点,镇静评分达 3 分以上提示可能存在呼吸抑制。老年患者由于呼吸系统存在退行性病变对麻醉性镇痛药的敏感性增加,更易发生过度镇静和呼吸抑制,一旦发生呼吸抑制需及时治疗,治疗包括:①给氧;②终止麻醉性镇痛药应用,必要时人工辅助通气;③给予纳洛酮 5～10μg/kg 或 0.1～0.2mg/次静脉注射,必要时 3～5μg/(kg·h)静脉滴注。

(2)恶心呕吐:麻醉和手术后有一定的恶心呕吐发生率,麻醉性镇痛药也能引起恶心呕吐,其引起的恶心呕吐是通过直接刺激化学受体,触发并使前庭器对运动反应敏感化。因此恶心呕吐成为接受 PCA 治疗患者的最普遍的抱怨,发生率约为 10％。但术后恶心呕吐不一定是镇痛药引起的,也可能是同时给予的其他药物或手术本身所致。治疗最初可以用氟哌利多或甲泼尼龙,如果不起效,则可将 PCA 剂量减小,因为其不良反应是剂量依赖型。此外,还可以更换镇痛药,也可以静注小剂量昂丹司琼,对于运动性恶心的患者,用东莨菪碱常有效。

(3)皮肤瘙痒:发生率约为 5％,其瘙痒发生率是剂量依赖性的,用药量越多,发生率越高。轻度瘙痒可用抗组胺药治疗,发生严重瘙痒时,可停用该镇痛药,也可换用其他类型药物,严重者丙泊酚 10～20mg 静注。

(八)多模式镇痛

术后多模式镇痛技术,就是联合应用不同作用机制的镇痛药物或不同的镇痛措施,通过多种机制产生镇痛作用,以获得更好的镇痛效果而使不良反应减少至最小,这是术后镇痛技术的主要发展方向。理论上讲,多模式镇痛是通过联合应用以减少阿片类药物的应用,主要选择外周神经阻滞和 NSAIDs 药物。

1.镇痛药物的联合应用

(1)阿片类药物或曲马多与对乙酰氨基酚联合应用对乙酰氨基酚的每日量为 1.5～2.0g 时,阿片类药可减少 20%～40%。

(2)对乙酰氨基酚和 NSAIDs 联合两者各使用常规剂量的 1/2,可发挥镇痛协同作用。

(3)阿片类或曲马多与 NSAIDs 联合:常规剂量的 NSAIDs 使阿片类药物用量减少 20%～50%,使术后恶心呕吐、镇静发生率降低 20%～40%。术前开始使用在脑脊液中浓度较高的 COX-2 抑制剂(如帕瑞昔布),具有抗炎、抑制中枢和外周敏化的作用,并可能降低术后急性疼痛转变成慢性疼痛的发生率。

(4)阿片类与局麻药联合用于 PCEA。

(5)氯胺酮、可乐定等也可与阿片类药物联合应用:偶尔可使用三种作用机制不同的药物实施多靶点镇痛。

2.镇痛方法的联合应用　主要指局部麻醉药(切口浸润、区域阻滞或神经干阻滞)与全身性镇痛药(NSAIDs 或曲马多或阿片类)的联合应用。患者镇痛药的需要量明显降低,疼痛评分减低,药物的不良反应发生率降低。

3.多模式镇痛的实施　在多模式镇痛中,除阿片类药物的相关副作用外,非阿片类镇痛药(如对乙酰氨基酚、非选择性及环氧合酶选择性 NSAIDs、氯胺酮、加巴喷丁类)也有副作用,如肝肾毒性,凝血功能障碍,意识错乱,镇静,头晕等,用于术后多模式镇痛时这些副作用也可能在一定条件下加重。不同的手术有其各自不同的术后疼痛特点和临床结局(如活动受限,麻痹性肠梗阻,尿潴留,肺功能受损)。比如,腹部大手术后,和其他镇痛方法相比,连续硬膜外镇痛对动态疼痛效果好,可减轻肠梗阻,降低恶心呕吐的发生率,但该方法并不适合用于其他一些腹部手术如腹腔镜结肠切除手术。因此,多模式镇痛的风险一效益比很大程度上与手术类型相关,如耳鼻喉科手术、髋关节和整形外科手术后用非选择性 NSAIDs 易导致出血,血管手术后用 NSAIDs 易发生肾衰竭,结肠手术后用阿片类药物易发生肠梗阻。故临床医生应根据手术特点,优化多模式镇痛,将手术分类镇痛和康复模式紧密结合,把术后镇痛治疗真正纳入到现代外科快通道手术康复模式中去。

(九)其他镇痛方法

1.经皮神经电刺激(TENS)　经皮神经电刺激(TENS)可以辅助用于某些术后患者的镇痛。将电极贴在疼痛部位(可以是切口的任意一边),施以低压电刺激达到镇痛目的。TENS 原理的基础是 Melzack 和 Wall 的疼痛门控理论。

2.心理和行为治疗　心理和行为治疗可为患者提供一种疼痛已被控制的感觉。所有患者都应做好面临手术及术后疼痛的准备,简单的方法如全身放松、听音乐、回忆美好事物等都有利于减轻焦虑并减少镇痛用药。

3.针刺治疗　针刺镇痛是当今痛觉调制研究中的重要课题。中枢神经系统内许多神经介质都参与了针刺镇痛。阿片肽(包括脑啡肽、内啡肽和强啡肽)可能是针刺镇痛中最主要的介质,其可能机制为:①针刺激活下丘脑弓状核的 β 内啡肽系统,通过中脑导水管周围灰质(PAG)下行冲动抑制脊髓后角痛觉信息的传递;②针刺传入直接激活脊髓后角的脑啡肽和强啡肽能神经元,抑制痛觉敏感神经元的活动;③和其他递质相互作用参与针刺镇痛。5-羟色胺(5-HT)是针刺镇痛中起重要作用的另一神经介质,针刺可增强中缝核内神经元的活动,使 5-HT 的释放增多。其他一些神经介质,如去甲肾上腺素、乙酰胆碱、γ-氨基丁酸、多巴胺、神经降压素等均参与了针刺镇痛。针刺及相关技术是术后疼痛治疗的有效辅助手段,可减轻术后疼痛评分和阿片类药物用量及其副作用;而且针刺的副作用非常小,可自然恢复,这是目前所有镇痛用药包括镇痛辅助用药无法相比的。但是,针刺镇痛的确切机制仍不清楚,术前和术后针刺对疼痛的影响有何差异也未知,针刺操作的适用性和普遍性仍期待解决。

五、特殊患者的术后镇痛

(一)日间和门诊手术患者的镇痛

日间手术又称非住院手术,指患者从入院、手术、到出院在1个工作日中完成的手术。术后疼痛控制不佳是导致日间(及门诊)手术患者术后留院时间延长或再次入院的主要原因之一。

由于阿片类药物的相关副作用可能延迟日间手术患者出院,并延缓出院后的恢复,联合应用阿片类药物和非阿片类镇痛药物(包括 NSAIDs、对乙酰氨基酚、局部麻醉药和其他非药物性疗法)的多模式镇痛或"平衡"镇痛方法可能更适合日间(门诊)手术患者。大多数门诊患者出院后主要应用短效镇痛药来控制术后疼痛。推荐将对乙酰氨基酚作为术后常规基础镇痛给药,尤其是在镇痛方案中包括 NSAIDs 时,如无禁忌证可规律应用 NSAIDs,某些手术患者可使用小剂量阿片类药物。

患者自控区域镇痛(PCRA),即让患者回家时带着神经周围置管、切口置管和关节内置管是日间手术患者术后镇痛的新型方式和发展趋势。通过 PCRA,患者可以向体内注射事先设定的药物剂量进行镇痛。最新的证据表明,如果患者选择合适的镇痛方式及恰当的后续管理,那么这些镇痛技术在家庭环境中是有效、可行且安全的。

(二)老年患者术后疼痛治疗

1.术后镇痛的必要性　传统观念认为老年人反应迟钝,对痛觉不敏感但对镇痛药物敏感,且一般全身状况差或耐受能力差,不需或不宜予以过多的镇痛药物。实际上老年人对术后疼痛的感知程度个体差异很大,而且对疼痛耐受性下降,下行调节系统功能减退(即 5-羟色胺能和去甲肾上腺素能系统),对较高强度伤害性刺激的反应增强。如果不能因人而异地进行术后急性疼痛治疗,过度的应激反应可能导致重要脏器功能损害,严重影响术后恢复甚至危及生命。因此,当老年患者主诉疼痛时,不应该认为他们的痛苦比年轻患者轻。研究表明:术后镇痛可减少老年患者围术期不良事件如肺部并发症、心肌缺血、心肌梗死等的发生,促进术后康复;术后硬膜外镇痛可减少老年患者术后谵妄的发生。因此,有必要重视老年患者的术后镇痛治疗。

2.病理生理特点　研究证实,老年人的伤害感受性 Aδ 和 C 纤维功能降低、中枢敏化延迟、疼痛阈值增加以及对低强度伤害性刺激的敏感性下降。因此,老年人对药物的耐受性和需求量均降低,尤其是对中枢性抑制药如全麻药、镇静催眠药及阿片类药物均很敏感。但同时,老年患者术后对镇痛药的需求量存在显著的个体差异。况且,老年患者不愿意主诉疼痛或服用阿片类药物,他们还可能存在交流、情感表达、认知和观念上的障碍,这些都可能影响疼痛的有效管理。

与年轻人相比,老年人一般生理储备能力下降且合并疾病较多,这可能导致术后并发症(如术后谵妄)的增加,特别是在有未控制性的术后重度疼痛情况下。术后谵妄是老年手术患者最严重的并发症之一,与死亡率增高和住院时间延长有关。虽然术后谵妄的原因是多因素的,但是未控制的术后疼痛可能是其发生的重要促发因素。较高的疼痛评分预示精神状态下降和谵妄风险升高。

总之,老年人的生理学、药效学、药代动力学以及伤害性信息处理随着衰老而变化,使得老年患者的术后疼痛处理具有挑战性。

3.术后镇痛特点

(1)随着年龄的增加,人体各脏器老化、功能减退,影响老年人药物代谢和药效的因素包括心输出量下降、肌肉比率降低、脂肪比率增加、脑血流和脑组织容积减低、肝肾功能减退,如合并血浆白蛋白减低,更导致游离药物浓度增加,峰浓度易升高,药效增强,对血浆蛋白结合力高的非甾类消炎药和舒芬太尼更为明显。故药物剂量在老人原则上应减低达25%~50%以上,用药间隔应适当延长。

(2)老年人术后疼痛评估除主诉外,面部表情疼痛评分法是评估老年人疼痛强度较好的方法。对于有语言障碍的患者,面部表情、不安定情绪、躁动、敌视、攻击行为、肢体动作、姿势、手势和发声都可能被用来表达他们的疼痛和不愉快体验。对严重认知损害如精神错乱的患者,可用精神行为评分法评估。

(3)老年人常合并高血压、冠心病、糖尿病、慢性阻塞性肺疾病,更易导致心血管不良事件和呼吸抑制。多模式镇痛方法可用于老年患者,但必须谨慎。

(4)应尽量避免使用有活性代谢产物的药物。芬太尼、舒芬太尼、羟考酮和氢可酮几乎不产生活性代谢产物,可安全用于中等以下肝功能损害的老年患者;曲马多和激动拮抗药布托啡诺、地佐辛等呼吸抑制作用轻微,但应注意过度镇静可能导致呼吸道不通畅;吗啡疗效确切,其代谢产物虽有活性,但作用易于预测,短时间使用不产生镇痛耐受,仍可安全应用于老年患者。

(5)老年是非甾体抗炎药的危险因素,即使短期使用也易导致心肌缺血、高血压难于控制、肾功能损害和出血等不良反应,使用时需慎重权衡治疗作用和不良反应,应酌情减低剂量。

(6)对乙酰氨基酚安全性较高,老年患者术后联合应用对乙酰氨基酚和弱阿片类药耐受良好。

(7)老年人PCEA比PCIA优势明显。因为PCIA伴有不同程度的镇静、嗜睡及呼吸抑制,且对肠功能恢复有一定影响,但PCEA需注意低血压的防治。

(三)肥胖和OSAS患者的术后镇痛

肥胖和OSAS患者是发生呼吸骤停的高危人群,镇静剂量的苯二氮卓类和阿片类药物即可导致严重低氧血症和呼吸暂停。因此,肥胖和OSAS患者术后的疼痛管理具有一定的难度和挑战性。

根据美国麻醉医师协会对OSAS患者围术期治疗指南中推荐的术后镇痛方案及近年来的相关文献,对肥胖和OSAS患者的术后镇痛特点总结如下:①采用区域阻滞麻醉并尽可能利用它继续做术后镇痛;全麻下手术时也应考虑用区域阻滞方式行术后疼痛治疗。②如果手术中采用了椎管内麻醉,应权衡利(改善镇痛,减少系统阿片类用药)弊(呼吸抑制)后考虑是否椎管内应用阿片类药物镇痛(否则单用局麻药)。③如果采用阿片类药物系统给药如PCA方式,必须剂量个体化且严密监护;且对是否应用背景输注(增加缺氧的发生率)应非常小心或直接弃用。④可应用其他镇痛方式如针刺及经皮电刺激等以减少阿片类药物用量。⑤非阿片类镇痛药如NSAIDs和对乙酰氨基酚,镇痛辅助药如氯胺酮和右美托咪定,均可减少阿片类用量,对呼吸影响小,应予以考虑。⑥镇痛时配伍镇静药(苯二氮卓类,巴比妥类)应十分警惕,这将增加呼吸抑制和气道梗阻的风险。

(四)肝功能障碍患者的术后镇痛

肝脏是众多药物代谢的主要器官。对肝功能障碍患者的术后镇痛,既要考虑到肝功能障碍对镇痛药物的药效学和药动学发生影响,也要考虑到药物是否会加重肝损害:①肝损害患者阿片药的清除率下降,半衰期延长,表观分布容积不变,用药量应酌情减低,用药间隔时间应适当延长,对血浆蛋白浓度降低的患者更应注意药效的改变。Child-Pugh肝功能障碍分级有助于作为调整药物剂量的参考。②可待因约10%经CYP2D6转化为吗啡,氢可酮也经此酶转化为氢吗啡酮。若为弱代谢型,则此种转化和镇痛作用均不能实现。CYP2D6、CYP3A4、CYP2C19等参加了哌替啶代谢,西咪替丁等酶抑制药可增强哌替啶的作用。吗啡约70%被代谢为6-G-葡萄糖醛酸吗啡,极少量以原型从肾脏排出;西咪替丁等酶抑制药可增强吗啡的镇痛作用和不良反应;吸烟者吗啡作用则减低。舒芬太尼、阿芬太尼和芬太尼也经肝脏CYP酶代谢,舒芬太尼和芬太尼清除率高,代谢主要取决于肝血流;阿芬太尼清除率较低,代谢更受CYP抑制药或激动药的影响。③多数环氧化酶抑制剂经由 CYP2C9 代谢,肝功能损害患者此类药物的作用会增强。此外,NSADs药物也影响 CYP 活性,如塞来昔布抑制 CYP2D6 代谢美托洛尔等药,使后者血药浓度增高。④某些镇痛药可能导致肝毒性,而且个体间易感性差异很大,也要考虑到宿主和环境因素。对乙酰氨基酚完全经肝代谢,在健康人和常规剂量范围几乎不产生肝毒性,但过量用药时,因其少量代谢产物可导致剂量相关的肝毒性,可迅速演变为肝功能衰竭。其他 NSAIDs 药因免疫或代谢介导,长期用药可能有 1%N3% 的患者肝酶轻度增高,停药后可恢复。

(五)肾功能障碍患者的术后镇痛

肾功能障碍患者的术后镇痛主要应考虑肾功能障碍时药物代谢和药效的改变,以及药物是否导致肾功能损害以及透析和血液滤过对药效的影响:①终末期肾损害患者常有血浆蛋白减低而影响药效,尤其是高血浆蛋白结合率药物的药效。②镇痛药及其活性代谢产物经肾排泄减低,原则上应根据肌酐清除率变化调整药物剂量。在肾衰早期,肌酐浓度不完全反映肾小球滤过率降低程度。吗啡代谢产物 3-G-葡萄糖醛酸吗啡和 6-G-葡萄糖醛酸吗啡,以及氢吗啡酮代谢产物 3-G-氢吗啡酮均有活性,且经肾排出,在肌酐清除率低于 15ml/min 患者排出时间可延长 10 倍,达 40 多小时,如在体内蓄积可导致疼痛高敏和肌痉挛,故应尽量使用舒芬太尼、阿芬太尼、芬太尼等无活性代谢产物。羟考酮、可待因、氢可酮的药代参数在肾衰时不发生显著变化,但少量原型药及活性代谢产物经肾排出,故用药间隔时间应延长,不建议用于完全无肾功能的患者。③可能导致肾损害的药物:非选择性 NSAIDs 和选择性 COX-2 抑制药在肾功能障碍以及低血容量、休克的患者均可引起肾功能损害,即使是短期使用,也应避免。阿片类药物和曲马多、氯胺酮不导致肾功能损害。④血液滤过和血液透析:透析对尿素等小分子物质,包括小分子量镇痛药有较高清除率。

(六)产妇的术后镇痛

产妇的术后镇痛应考虑镇痛药对母体的镇痛效果,对术后锻炼的影响(运动有助于预防下肢静脉血栓形成,促进胃肠功能恢复和恶露排出)及药物不良反应;对母体的呼吸循环等功能影响,及这些改变可能导致的新生儿影响;对子宫肌张力和血流的影响;对新生儿出生质量的影响以及对哺乳的影响。

无痛分娩或剖宫产术常采用硬膜外或腰硬联合麻醉以及硬膜外镇痛的方法。椎管内麻醉和镇痛局部作用强,全身反应低,是主要的术后镇痛方法,常用的药物为局部麻醉药和阿片类药物。布比卡因和罗哌卡因血浆蛋白结合率高,进入胎儿体内量少且半衰期短,对胎儿无明显影响,而利多卡因血浆蛋白结合率低,易透过胎盘。低脂溶性吗啡进入血液的量约为同等剂量静脉注射的 1/10,高脂溶性芬太尼等阿片类药物,进入血液的浓度比例更低,故对母体影响小,一天以内的术后镇痛不影响新生儿母乳喂养。

所有阿片类药物均可透过胎盘而影响新生儿,高脂溶性药物透过胎盘较快,低脂溶性药物透过胎盘进入胎儿较慢。如在脐带钳夹后再行母体椎管内给药,对胎儿的影响更小。一般认为,产妇有镇痛需求,就可以行分娩镇痛。潜伏期分娩镇痛于宫口开至 2～3cm(产程进入活跃期),再开始分娩镇痛,可显著影响产程,不显著增加器械助产率或剖宫产率,但子宫收缩药物的使用可能增加。

鉴于所有麻醉药物均可经乳汁分泌,进而可能进入新生儿体内,故全身用药时,使用对呼吸抑制影响小的布托啡诺、纳布啡等药物,安全性优于强阿片类药物。曲马多经乳汁分泌量低,约为 0.01%～0.1%,是产科镇痛常用药物。双氯芬酸因可能影响动脉导管闭锁,不用于产后镇痛。

六、术后疼痛管理的前沿展望

(一)术后疼痛管理从术后走向围术期

围术期疼痛管理的理念涵盖了术前、术中和术后,而且围术期疼痛管理中提倡预防性镇痛和多模式镇痛的理念,鼓励患者早期下床活动,从而达到早期加速康复的目的。

1.预防性镇痛 围术期疼痛管理已从超前镇痛理念转变为预防性镇痛理念。以往超前镇痛的概念主要集中于镇痛时间的超前,即提前给予镇痛药物或镇痛手段进行疼痛管理。而手术创伤不仅带来术后疼痛,其造成的炎性反应还可能导致中枢和外周痛觉敏化,使得手术患者对于疼痛的阈值降低,使术后疼痛更加难以控制,所以从疼痛产生机制的角度就衍生出了预防性镇痛的理念。预防性镇痛不仅在时间上讲求先于疼痛的发生给予镇痛,而且就疼痛产生机制而言,其从疼痛产生的源头全程阻断或减少痛觉信号的传导,从而抑制中枢和外周的敏化。

2.多模式镇痛 多模式镇痛是指联合作用机制不同的镇痛药物和镇痛方法,减少不同镇痛药物的用量和不良反应,增强围术期镇痛效果,同时抑制中枢痛觉敏化。多模式镇痛变被动镇痛为主动镇痛,通过镇痛措施的综合应用从疼痛发生源头阻断疼痛信号的传递。多模式镇痛体现了个体化、精准医疗的理念,不同手术、不同患者产生疼痛的原因有很大差别,单一镇痛手段无法满足所有患者围术期镇痛的需求,多模式镇痛则是围术期疼痛管理的最佳策略。

(二)围术期疼痛管理的多模式镇痛策略

多模式镇痛是优化围术期疼痛管理的重要组成部分,多模式镇痛包含的药物有对乙酰氨基酚、NSAIDs、曲马多、阿片类药物、局部麻醉药物等,并结合多种麻醉技术如口服、静脉注射、肌内注射、局部浸润、外周神经阻滞(PNB)的方式来进行术后镇痛治疗。多模式镇痛强调术后疼痛主要由手术创伤引起的炎性反应所致,因此,NSAIDs是多模式镇痛的基础用药。此外,对于术后轻度疼痛可采用区域阻滞联合弱阿片类药物或曲马多或必要时使用小剂量强阿片类药物静脉注射的方法;对于中度疼痛可采用单次或持续注射PNB配合曲马多或阿片类药物注射的方式;对于重度疼痛患者可采用椎管内局部麻醉药物复合阿片类药物或PNB配合曲马多或阿片类药物注射的方法。

(三)加速康复外科理念下的围术期疼痛管理

术后急性疼痛可能从多方面影响患者机体功能,从而延缓其康复,所以优化围术期疼痛管理是加速康复外科(ERAS)的先决条件。ERAS理念在20世纪90年代就被提出,它离不开围术期疼痛管理,以及精准外科、微创外科和多学科协作等方面的共同努力。ERAS是一个系统工程,麻醉医生是疼痛治疗医生,其在围术期优化镇痛中起到了非常重要的作用。随着ERAS理念的实施,将来麻醉学科的工作范畴一定会从术中管理衍生到围术期管理的范畴,它涵盖了术前、术中和术后,这将拓展麻醉医生的视角,确保围术期疼痛管理的质量。只有麻醉学科、外科、护理团队共同协作,充分的围术期镇痛有利于患者早期下床活动,从而使ERAS得以实现。

(四)多学科协作下的围术期疼痛管理

当今医疗环境下,疾病的诊治效果最大化必须要求多学科间相互融合。ERAS理念是当前国内外医学模式都提倡的理念,它的实施更要求多学科联合诊治(MDT)同一患者。MDT下的多模式镇痛策略就需要麻醉医生将先进的镇痛技术和理念,根据不同的患者和不同的手术类型定制形成个体化的镇痛方案,并联合外科、护理团队共同制定标准流程,将围术期疼痛管理的每项工作细化到不同学科,相互监督、相互提醒,共同实现优化镇痛、加速康复的目标。

(胡立波)

第六节　慢性疼痛的治疗

一、慢性疼痛概述

(一)慢性疼痛的概念

首次出现或再次出现的疼痛,持续时间达 1 个月者称作慢性疼痛。因此急性疾病或损伤在治愈后 1 个月仍存在疼痛,就考虑是慢性痛。这种时间标准在慢性疼痛的定义上不仅是语义,而且对开始有效地治疗有着重要的临床意义。例如单纯的腕关节骨折,其疼痛一般持续一周,最多 10 天,若在损伤后 4 周仍存在疼痛,很可能是发生了反射性交感神经萎缩症,现在叫做复杂性区域疼痛综合征,需要进行及时有效的治疗,若延迟疼痛的症状治疗,该过程将成为不可逆的病理过程。

慢性疼痛本身则是一种疾病,其在病因学、病理解剖学、病理生理学、症状学、生物学、心理学等方面与急性疼痛之间有着显著的差异,两者的诊断和治疗也存在明显的区别。所以认识这些差异和区别,不仅有助于取得良好的治疗效果,而且可以减少医源性并发症的发生。

(二)慢性疼痛的分类

根据人体系统解剖结构,将疼痛大致分为头面部疼痛、颈肩部及上肢痛、胸背部疼痛、腰臀部疼痛、下肢疼痛及全身性疾病疼痛等。

1.头面部疼痛　头面部痛是指整个头面部的疼痛,包括额、颞、顶、枕部和颜面部,甚至牵涉颈部,也称之为广义的头痛,它是临床上最常见的疼痛之一。狭义的头痛是指头颅上半部及眉弓以上至枕部以上的疼痛。头面部痛可能是一过性症状,或是其他疾病的伴随症状,但也可能是一种独立的疾病。

(1)偏头痛:该病是一种发作性疾病,反复发作,间歇期无任何症状,多数患者有家族史。疼痛程度、发作频率及持续时间因人而异,疼痛一般为单侧,少数患者为两侧。典型发作有视觉异常及自主神经功能改变,如恶心、呕吐等先兆症状,称为"先兆性偏头痛",有人称其为"呕吐性头痛",有些患者则无先兆症状。

(2)紧张型头痛:紧张型头痛系由多种精神因素所致的持久性头部肌肉收缩性头痛,又称肌收缩性头痛、应激性头痛、迟发性头痛及心因性头痛。许多流行病学调查结果显示紧张型头痛的发病率高于或近似于偏头痛。紧张型头痛发病无显著性别差异,一般以 30 岁左右发病较多,起病缓慢,患者记不清具体发病时间。

(3)丛集性头痛:丛集性头痛以前被称为"周期性偏头痛性神经痛"、"组胺性头痛"、"偏头痛性睫状神经痛",它是一种偏头痛的变异,即血管性偏头痛。其特点是头痛发作有一个短暂的丛集发作期,伴有自主神经症状如结膜充血和流泪。该病总的发病率为 0.04%～0.08%。男性发病多于女性,男女之比为 5∶1。丛集性头痛可于任何年龄发病但首次发病常在 20～40 岁。

(4)三叉神经痛:三叉神经痛又称痛性痉挛或痛性抽搐。是三叉神经一支或多支分布区的典型神经痛。其疼痛特点有:发作性疼痛,每次发作持续时间为若干秒或数分钟,而间歇期无痛或仅有轻微钝痛,面部可有触发点或触发带,疼痛局限于一侧三叉神经区,不超过中线,一般无感觉减退或过敏。

临床习惯上把三叉神经痛分为原发性和继发性两类。原发性三叉神经痛或称特发性三叉神经痛,原来是指无明显病因的三叉神经痛。随着电子显微镜技术的发展及显微外科的进步,人们对该病因及发病机制有了进一步的了解。以往所谓"原发性"三叉神经痛,常常是三叉神经受血管压迫所致,也有三叉神经本身的损害。而继发性三叉神经痛主要由多发性硬化和脑肿瘤所致。

三叉神经痛是一种老年性疾病,青年人发病很少见。发病高峰在50～70岁,男女发病率无明显差异,本病与遗传因素关系不大,与人类种族无关。

(5)舌咽神经痛:舌咽神经痛是舌咽神经分布区的典型神经痛,由哈里斯于1921年首先提出并描述此病。因该病常有迷走神经参与,故有人也称其为迷走舌咽神经痛。舌咽神经痛的疼痛特点与三叉神经痛相似,两者偶可并发,但其发病率只有三叉神经痛的1/100。中老年发病率高,男女发病无差别。左侧发病高于右侧,偶有两侧同时发病者。

2.颈肩部及上肢疼痛

(1)寰枢关节半脱位:寰枢关节半脱位又称寰枢椎半脱位,是指因外伤、劳损、受凉等原因引起的寰枢关节位置改变致侧齿间隙左右相差大于3mm,出现头晕、头痛和枕部不适等寰枢关节紊乱综合征的表现。

(2)颈椎病:又名颈椎综合征、颈肩综合征、颈肩手综合征。主要由于颈椎长期劳损、骨质增生,或椎间盘脱出、韧带增厚,致使颈椎脊髓、神经根或椎动脉受压,出现一系列功能障碍的临床综合征,所以颈椎病是颈椎退行性脊柱病的简称。若颈椎仅有骨质增生和椎间隙变窄,而无神经、椎动脉等软组织受压的症状则不叫颈椎病,仅叫颈椎退行性关节炎或骨性关节炎。颈椎病是年龄较大者的常见病,40岁以上者占80%,男女之比为3∶1。

根据受压部位及所表现的临床症状的不同,可将颈椎病分为以下六种类型:

1)颈型颈椎病(肌肉韧带关节囊型):由于颈椎退变,使椎间盘纤维环、韧带、关节囊及骨膜等神经末梢受刺激而产生颈部疼痛及反射性颈部肌肉痉挛。疼痛多由于睡眠时头颈部的位置不当、受寒或体力活动时颈部突然扭转而诱发。故疼痛常在清晨睡眠后出现,一般呈持续性酸痛或钻痛,头颈部活动时加重。体格检查可见头向患侧倾斜,颈椎生理前凸变直,颈肌紧张及活动受限。患部常有明显的压痛点,如肌腱附着点、筋膜、韧带及颈椎棘突等。一般无神经功能障碍的表现。X线检查显示轻度或中度颈椎退变。

2)神经根型颈椎病:突出的症状为颈部神经根性针钻痛或刀割样疼痛,可由颈神经根部呈电击样向肩、上臂及前臂乃至手部放射,咳嗽、打喷嚏、用力、上肢伸展、头颈过伸或过屈等活动常可诱发并加剧疼痛,其部位多局限于一侧的单根或少数几根的神经根分布区内。多数患者还有患侧上肢沉重无力,麻木或蚁行感等感觉异常。发作期常见患者颈部强直、活动受限,重者头部处于强迫位;病变棘间隙、棘旁及患侧锁骨上窝等部有明显的压痛点,但其中最有诊断意义的是相应颈椎横突尖部有放射性压痛。压顶试验、臂丛神经牵拉试验等常为阳性。部分患者也可有患侧上肢感觉、运动障碍,但一般较轻。病程较长者,除有上述体征外,可发生受累神经支配区的肌肉萎缩。X线检查显示颈椎生理前凸变浅、消失甚至反曲,病变椎间隙变窄,钩椎关节骨刺形成,椎间孔变小,偶有椎体滑脱等改变。

3)脊髓型颈椎病:主要症状为缓慢进行性的双下肢麻木、发冷、疼痛、走路不稳、踩棉感、发抖及肌无力等。病变的好发部位为下颈段脊髓,相当于颈$_5$～颈$_6$($C_{5\sim6}$)和颈$_6$～颈$_7$($C_{6\sim7}$)椎间隙水平,约占90%,且主要损害脊髓腹侧的正中偏某一侧。颈椎活动受限,颈部棘间隙、棘旁及横突尖部常有压痛点,叩顶试验、椎间孔挤压试验、臂丛神经牵拉试验常阳性,可出现受累神经支配区的感觉、运动、肌力、肌张力的异常及病理反射。X线片:颈椎平片大多有颈椎病的特征性改变,尤其较常见椎体后缘唇样骨赘及椎管前后径缩小,下颈椎的最小前后径在12～14mm以下;CT或MRI可清楚显示颈髓受压的情况和部位。

4)椎动脉型颈椎病:椎动脉型颈椎病又称椎动脉压迫综合征,是椎动脉及椎动脉交感神经丛受损而产生的一种综合征,最主要的原因是颈椎退行性变。呈发作性头痛,持续数分钟、数小时乃至更长,偶尔也可为持续性痛伴阵发性加剧,主要位于一侧的颈枕顶部;在头部过度旋转或伸屈时诱发或加重眩晕发作的持续时间长短不一,可极为短暂,仅数秒钟消失,也可长达数小时或更久;在发作期间常有耳鸣和听力减退,某些长期发作的患者甚至可出现渐进性耳聋的现象,常被误认为梅尼埃病,但自发性眼球震颤及 Romberg 征罕见;还可出现发作性视力减弱及发作性意识障碍等。

5)交感神经型颈椎病:是颈椎发生退变而使颈部交感神经受到直接或反射性刺激所致。其症状表现极为复杂,且累及的范围也特别广泛,可包括患侧的上半部躯干、头部及上肢,即交感神经分布的所谓"上象限"区。常见的症状有疼痛和感觉异常、腺体分泌改变和营养障碍,以及内脏功能紊乱等,并且这些症状往往彼此掺杂发作。

6)混合型颈椎病:上述两型或两型以上症状体征并存者可诊断为混合型颈椎病。

(3)肩关节周围炎:肩关节周围炎简称肩周炎,是由肩关节周围肌肉、肌腱、滑囊和关节囊等软组织的慢性炎症、粘连引起的以肩关节周围疼痛、活动障碍为主要症状的症候群。主要与肩关节退行性病变、肩部的慢性劳损、急性外伤、受凉、感染及活动减少有关。

(4)肱骨外上髁炎:肱骨外上髁炎俗称"网球肘",是肱骨外上髁部伸肌总腱处的慢性损伤性肌筋膜炎。发病缓慢,早期肘关节外侧酸困不适,以后发展为持续性钝痛,有时伴有烧灼感,举臂、持物、伸肘腕关节或旋转前臂,可诱发或加重疼痛,病情严重者疼痛可波及前臂,上臂甚至肩背部。

(5)肱二头肌腱桡骨滑囊炎:肱二头肌腱桡骨滑囊炎是由于肱桡关节过度频繁地屈伸、旋转或外伤所引起的该关节滑囊的磨损、闭锁和肿胀,表现为肘下外侧的酸胀、疼痛。发病时肘关节外下侧酸软,肿胀、疼痛,夜间及休息时尤重,患者常自主或被动活动肘关节。

(6)腕管综合征:腕管综合征是由于腕管内压力增高,正中神经在腕部受到压迫而造成鱼际肌无力和手部正中神经支配区的疼痛、麻木及进行性的鱼际肌萎缩的综合征。发病时桡侧三个半手指疼痛或麻木,感觉减退和鱼际肌萎缩三大症状中的一个或一个以上,且夜间痛明显。上述症状只限于腕部以下的正中神经分布区,腕以上虽有放射痛,但客观检查无阳性发现。

(7)屈指肌腱狭窄性腱鞘炎:屈指肌腱狭窄性腱鞘炎,又称"扳机指"或"弹响指"。多见于手工劳动者的右手拇指、中指和环指。起病缓慢,初期掌指关节掌面酸痛,活动不灵,以后疼痛逐渐加重,产生摩擦音,再发展则出现弹响,严重者指间关节不能伸直,即所谓"交锁征"。

3.胸背部疼痛

(1)肋间神经痛:肋间神经痛是指各种原因引起的沿肋间神经分布区的神经性疼痛。可有一个或多个肋间神经受累,临床上分为原发性和继发性两类。疼痛多为持续性,或阵发性加重,疼痛性质为刀割样、针刺样或烧灼样剧痛。咳嗽、喷嚏、深吸气时疼痛加重,患者有束带感,有时疼痛向肩背部放射。

(2)肋软骨炎:肋软骨炎又称胸壁综合征,是前胸部疼痛最常见的原因。由于疼痛部位在前胸部,并可能放射到肩及上肢,故此很容易和心绞痛相混淆。发病时表现前胸部疼痛,多为酸胀痛,位置比较表浅,有时疼痛可向肩及上肢放射。起病急剧或缓慢,疼痛时轻时重,为持续性疼痛,病程一般较长,有反复发作的趋势。疼痛可因翻身、咳嗽、喷嚏、深呼吸及上肢活动加重,睡眠时可因体位改变而疼醒。

(3)胸背肌筋膜疼痛综合征:胸背肌筋膜疼痛综合征是由于受凉、劳累等原因引起的胸背部对称性疼痛,一般有明显的压痛点,疼痛较局限,有扳机点、牵涉性疼痛、肌肉痉挛、僵硬、运动受限,偶尔有自主神经功能障碍,常受天气变化、情绪等的影响。

4.腰臀部疼痛

(1)第3腰椎横突综合征:是附着在第3腰椎横突的肌肉、筋膜、韧带以及跨越其前后的神经发生炎症、粘连或肌疝等而产生的一系列临床症候群。症状轻者表现为一侧或两侧腰部酸胀、疼痛、乏力,休息后缓解,劳累及受凉、潮湿时症状加重;症状重者呈持续性疼痛,可向臀部、大腿后侧和内侧,个别患者可放射至小腿,腰部前屈和向健侧屈时症状加重。

(2)腰椎间盘突出症:腰椎间盘突出症是引起腰腿痛的主要原因之一,发病率约占门诊就诊腰腿痛患者的 15%,男性多于女性,约 80% 发生在青壮年期。常见于腰$_4$～腰$_5$($L_{4～5}$)椎间盘突出,腰$_3$～腰$_4$($L_{3～4}$)椎间盘、腰$_5$～骶$_1$($L_5～S_1$)椎间盘次之。发病时出现腰痛、下肢疼痛、间歇性跛行及患肢发凉等症状。

(3)梨状肌综合征:由于梨状肌本身及其与坐骨神经之间位置关系存在解剖变异,所以当受到某些因素的影响时可引起梨状肌水肿、肥厚、变性或挛缩等压迫坐骨神经而产生的一系列症状称为梨状肌综合征。发病时有下肢放射痛的臀部疼痛,疼痛向下肢后外侧放射,不易较长时间保持坐位,小腿的后外侧和足底部感觉异常或麻木(腓总神经支配区)。多存在腓总神经支配区的感觉障碍,既往常有臀部外伤史,跑步等特定运动时疼痛增强,且发病时间较长时出现臀大肌萎缩。

(4)臀上皮神经痛:臀上皮神经痛多是因用力或姿势不当弯腰等动作时损伤臀上皮神经导致其充血、水肿或出血所致,慢性损伤导致神经轴突和髓鞘的变态反应也可引起臀上皮神经痛。发病时臀部突然出现针刺或撕裂样弥漫性疼痛,或为酸痛,疼痛有时向大腿后外侧放射,一般不过膝关节。腰部前屈、旋转时以及起立、下蹲时均可加重疼痛。在髂嵴中部入臀点有明显的压痛,向大腿后外侧放射,一般不过膝关节。病程长者可触及梭形硬条索,亦有压痛放射痛,有时症状累及窦椎神经,引起背痛和坐骨神经痛。

(5)脊神经后支炎:脊神经后支炎又称为脊神经后支卡压综合征,是脊神经后支及其分出的内、外侧支走行于骨纤维孔、骨纤维管或穿胸腰筋膜裂隙时,因腰部活动度大而被拉伤;或因骨质增生、韧带骨化,使孔道变形变窄而压迫血管神经,出现腰骶部疼痛及不适,相应椎旁及小关节处压痛并向臀及股后侧放射,腰腿痛的范围不过膝关节,有部分患者的症状可达小腿,但直腿抬高试验阴性,可与腰椎间盘突出症鉴别。

5.下肢疼痛

(1)股神经痛:股神经痛主要以该神经支配区的放射性疼痛为特点,病因尚不明确,可能因寒、潮、劳累、感染等诱发,也可因外伤而引起,部分患者可继发于腰椎病变或髋部病变。发病时腹股沟区或股前区疼痛,疼痛多向会阴部、股前内侧、小腿内侧甚至足内侧放射,查体可见股动脉外侧压痛,直腿伸髋试验阳性,屈髋、屈膝无力。

(2)股外侧皮神经痛:股外侧皮神经痛多发于中年以上男性,男性与女性之比为 3:1,原因不清楚,可因受寒、潮、外伤而诱发,也可继发于腰部骨性疾病。

(3)股骨头缺血性坏死:股骨头缺血性坏死(ANFH)是由于创伤、饮酒、长期应用糖皮质激素等病因破坏了股骨头的血运所造成的最终结果,是临床上常见的疼痛性疾病之一。

(4)骨性膝关节炎:骨性膝关节炎系由于老年或其他原因引起的关节软骨的非炎症性退行性变,并伴有关节边缘骨赘形成的一种疾病。

(5)跟痛症:跟痛症是指跟骨结节周围慢性劳损所引起的疼痛,常伴有跟骨结节部骨刺。本病发病年龄多在 40 岁以上。

6.全身性疾病

(1)类风湿关节炎:类风湿关节炎是一种病因未明、以关节组织慢性炎症性病变为主要表现的全身性疾病。病变主要累及关节的滑膜,常以手足小关节起病,多呈对称性,关节和关节外的表现广泛且多变,最终导致关节结构破坏,功能丧失。

(2)风湿性多肌痛:风湿性多肌痛是以颈、肩胛部和骨盆肌肉的严重疼痛、僵硬为特点的综合征。发病年龄在 50 岁以上,病因不清。

(3)强直性脊柱炎:强直性脊柱炎(AS)是一种原因不明的全身性炎性疾病,主要侵犯中轴骨,尤其侵犯骶髂关节,椎旁小关节、肌肉、韧带的附着点。

(4)不定陈述综合征:全身倦怠、以疲劳、出汗、头痛、肩痛、心悸、气短、胸痛、失眠、冷寒及胃肠道功能障碍等为主诉,无固定躯体症状,且又缺乏相一致的器质性病变的体征,称为不定陈诉。具有一系列不定陈诉为主诉的症状,称为不定陈诉综合征(UCS)。自主神经功能紊乱可作为不定陈诉综合征之一。

(5)带状疱疹后遗神经痛:带状疱疹后遗神经痛(PHN)是指带状疱疹的皮损已完全治愈,但仍有持续性、剧烈的、非常顽固的和难治性疼痛。

(6)中枢性疼痛综合征:中枢性疼痛综合征(CPS)指的是由于原发于神经系统的疾病所引起的疼痛,其主要损害或病理改变在脊髓、脑干及大脑半球。在 CPS 中,中枢神经系统可以在任何水平发生部分的或完全性的躯体感觉神经通路的中断,特别是脊髓丘脑束,由此产生的这种病理性变化便可导致疼痛。

二、慢性疼痛的诊断

(一)明确诊断的重要性

诊断是患者就诊过程中的重要内容,也是治疗的前提,治疗效果的好坏,往往取决于诊断的正确与否。因此,明确诊断就显得尤其重要。

(二)明确诊断的内容

明确诊断,包括以下九个方面的内容:

1.明确疼痛的原因及病变的性质　明确引起疼痛的病因,是来源于肿瘤、损伤、炎症,还是畸形;如果是肿瘤,要进一步辨别其性质是良性的还是恶性的;炎症要辨别是感染性的还是无菌性的;损伤要辨别是急性外伤还是慢性疲劳性损伤。

2.明确病变的组织或器官　明确引起疼痛的病变是在肌肉、筋膜、韧带、滑囊、关节、骨骼、神经、血管、内脏的哪一处或几处。

3.明确病变的部位和深浅　明确引起疼痛的部位在皮肤表面的投影,深浅是指病变的层次。具体到病变部位应做到"一片之中找一点,一点之中找深浅",只有对病变进行准确地平面定位和立体定位,才能使治疗真正在病变处或病变组织发挥作用,取得好的效果。

4.明确病程的急缓　明确引起疼痛的急缓程度,病程急缓程度不同,治疗方法也不尽相同。对急性软组织病变,神经阻滞疗法、局部外用涂擦剂、贴敷剂效果较好,但小针刀疗法效果较差,故一般不选用;慢性软组织病变,尤其是粘连、瘢痕和钙化,神经阻滞配合小针刀疗法效果特别好。

5.明确患者的一般情况以及是否合并其他影响治疗的疾病　明确患者的一般情况及基础病史,患者的自身条件是决定治疗方案的又一重要因素,治疗时应因人而异。如年老、体弱、合并生命器官功能障碍的患者,对阻滞和针刀治疗的耐受性差,应严格掌握适应证,减少麻醉药的用量,治疗时患者应取卧位,治疗后适当延长观察时间,严密观察各种生命体征。

6.明确患者的精神状态、性格特点　明确患者的精神状态,观察疼痛患者是否合并的精神障碍,如焦虑或抑郁。在慢性疼痛患者中,临床上可诊断为抑郁症的发生率是 $30\%\sim60\%$。一般急性疼痛常合并焦虑,慢性疼痛则在焦虑的基础上继发抑郁,甚至抑郁成为主要的精神障碍。据统计,抑郁症在慢性疼痛人群中发生率是普通人群的 3 倍以上,高于慢性内科疾病患者。

7.明确疾病的病理生理改变　明确疼痛疾病的病理改变,如颈椎病椎体的倾斜偏转方向和移位程度,寰枢椎半脱位齿状突的偏转方向,腰椎间盘突出的位置及方向、有无钙化等。

8.明确是不是疼痛科治疗的适应证　明确诊断,全面查体,若不是疼痛科治疗的适应证,应建议患者到相应的科室就诊。

9.估计治疗效果和预后　明确以上八个方面的问题后,可对治疗效果和预后做出较为准确的估计。好的效果和预后要告诉患者本人,使其建立信心;治疗后可能出现的不良反应也应让患者知道,以免出现疼痛加重等不良反应时患者紧张;不好的效果和预后,仅告诉家属,但对患者要做出合乎情理的解释,不要让患者失去信心。

三、慢性疼痛的治疗

(一)慢性疼痛的诊治原则

慢性疼痛总的诊治原则是:明确诊断,综合治疗,安全有效。

1.明确诊断　一个完善的临床诊断除了能准确反映疾病名称、性质外,还要反映患者机体的全面状态,临床诊断一般可分为四类,即:病因诊断、病理解剖学诊断、病理生理学诊断和症状诊断。

(1)病因诊断:病因诊断是依据致病因素所提出的诊断,致病因素大体可分为内因和外因两方面。病因诊断是最理想的临床诊断。

(2)病理解剖学诊断:病理解剖学诊断又称病理形态学诊断,其内容包括病变部位、范围、器官和组织以至细胞水平的病变性质。但是并不意味着在临床上每个患者都需进行病理形态学检查,临床上的病理解剖诊断多是通过询问病史、体格检查、实验室检查以及特殊检查等间接方法得出的,如前列腺癌转移所致的疼痛及右乳腺腺癌转移所致的骨痛综合征,通过病史、体检和 X 线检查即可做出病理解剖学诊断。当以上方法不能明确诊断时,采用各种内镜、取活检标本作病理组织学检查,以明确诊断。

(3)病理生理学诊断:病理生理学诊断是以各系统器官功能的改变以及机体与周围环境相互关系的改变为基础的,由于检测手段的完善,可以检测到体内微量物质的水平,从而使许多机体功能的改变得到了进一步的认识,如慢性神经痛患者脑脊液中阿片肽浓度的改变等。

(4)症状诊断:症状诊断是根据尚未查明原因的症状或体征提出的诊断,如上肢烧灼性痛、下肢麻木性痛和头项部爆裂样痛等。症状诊断由于原因暂时未明,故临床一般又称印象或初步诊断。此类诊断只是提供诊断方向,待原因查明时再做修正。

2.综合治疗

(1)治疗目的:努力使慢性疼痛患者的身心经过治疗后都能恢复到正常状态。

(2)治疗方法:临床常用的疼痛治疗方法有神经阻滞疗法、小针刀疗法、手法矫治、药物疗法、理疗、针灸、枝川疗法、椎间孔镜手术疗法等。

对不同疾病或同一疾病发展的不同阶段,采用不同的治疗方法组合,发挥多种方法的各自优势,以取得最佳疗效和最小不良反应。如腰椎间盘突出症,早期大部分患者经 3 个月严格、系统的保守治疗可获痊愈;保守治疗无效者可试行胶原酶溶盘术;而对溶盘后的残留症状,则应根据不同情况区别对待,若因神经根粘连所致,应行椎间孔内外口的针刀松解术,若是脊神经后支综合征,则应行脊神经后支阻滞和(或)小针刀松解术;而对合并骨性椎管狭窄、椎间盘钙化及出现马尾神经综合征的腰椎间盘突出症患者则不应盲目地为其行保守治疗或胶原酶溶盘术,而应建议其立即选择椎间孔镜手术治疗或骨科手术治疗;针灸、理疗、中药汽疗、药物等疗法可以贯穿整个治疗过程。同时应特别注意患者的精神障碍如抑郁和(或)焦虑,特别是抑郁的治疗。常用的方法有药物治疗和心理治疗,药物治疗中可用选择性 5-羟色胺再摄取抑制剂,如帕罗西汀。

3.安全有效　在治疗过程中一定要遵循安全有效的原则。要做到安全有效,必须注意以下几点:

(1)诊断明确,严防误诊误治。

(2)配备一支高素质的技术梯队,具有扎实的基础理论知识、熟练的操作技术和丰富的急救复苏经验。

（3）治疗前准备充分，急救药品及器械应准备齐全，随时可用。

（4）严格执行各项操作规则，尤其注意无菌技术。

（5）密切观察患者对治疗的反应。治疗中，严密观察患者的面色、末梢循环情况、神志状态；治疗后，要将患者留在观察室或治疗室观察15～20分钟，无异常反应方可让其离开。

（6）消化性溃疡、骨质疏松症、结核、糖尿病及感染的慢性疼痛患者禁用糖皮质激素；合并骨质疏松症的肩周炎患者在行手法松解时，切忌粗暴和用力过猛，以防发生骨折；高血压和冠心病患者应慎用特异性COX-Ⅱ抑制剂。

（7）采用由简到繁、由易到难的治疗步骤。如三叉神经痛，先选用末梢神经（眶上神经、眶下神经、颏神经）阻滞，无效时再用神经主干（上颌神经、下颌神经）阻滞及半月神经节阻滞，最后考虑三叉神经射频毁损术。切不可在主客观条件不具备的条件下，盲目地追求高、精、尖操作。

（二）治疗的注意事项

1.患者准备　治疗前应明确诊断、准确评估病情，根据病情选择合理的治疗方案。

（1）治疗前医生一定要充分了解患者的病情、一般情况及药物过敏史等，常规检查急救设备与药品是否齐备。无论简单还是复杂的操作，随时警惕患者对治疗的不良反应，一旦发生意外情况，可以做到及时抢救。

（2）门诊患者在治疗前可只查血常规，住院患者要系统检查血常规、大小便常规及乙肝六项、肝肾功等；对40岁以上的患者，应检查血糖、血脂、心电图等。

（3）治疗前患者不宜过饱，宜食半量。对椎管内阻滞、胶原酶溶盘患者，最好禁饮食，以减少恶心、呕吐及溶盘术后腹胀等反应，必要时在治疗过程中给患者适当输液，维持循环稳定。

（4）尽量不用术前药，以免影响穿刺定位时患者的主观感觉。若治疗时需在短时间内注入较多量局麻药，为降低其毒性反应的发生率，术前可适当给予安定5～10mg口服或肌内注射。

（5）治疗前必须向患者及其家属做必要的解释，以解除患者的疑虑，树立对治疗的信心。对于穿刺注药后可能发生的情况，特别是神经破坏药的不良反应和胶原酶溶盘术的并发症，必须向患者家属交代清楚，征得其同意，签字后方可实施。

（6）为防止腰椎间盘突出症患者应用胶原酶溶盘时可能出现的紧张、焦虑情绪，提前向患者及其家属做必要的解释，并且治疗前应指导患者练习在床上解大小便，以防治疗后发生尿潴留和大便干结。

（7）治疗前应预先告知患者穿刺过程中如何配合，防止患者在穿刺或有异感时突然移动身体造成穿刺针折断、损伤血管等不良后果。

2.器械及药物准备

（1）准备各种型号的注射器、针头、针刀、蛛网膜下隙穿刺针、硬膜外间隙Touhy's穿刺针和硬膜外导管、治疗包、记号笔和尺子等。

（2）备静脉输液器、输液架、牙垫、开口器、口咽，通气道、各种型号的面罩及各种型号的气管内导管、麻醉咽喉镜、全身麻醉机、氧气筒、吸引器、心电监护仪、除颤器等。

（3）备消毒用品，包括碘酊、酒精、苯扎溴铵、消毒的镊子、钳子以及消毒灭菌棉签、棉球、纱布、布巾、手套等。

（4）局麻药如利多卡因、布比卡因等；B族维生素类如维生素B_6、B_{12}；肾上腺皮质激素如泼尼松龙、复方倍他米松等；神经破坏药如无水乙醇、酚甘油等；5%～10%葡萄糖、生理盐水及注射用水等。

（5）急救药品包括肾上腺素、阿托品、多巴胺、去甲肾上腺素、去氧肾上腺素、甲氧明、麻黄碱、苯海拉明、地塞米松、安定、硫喷妥钠以及中枢兴奋药等。

（6）此外，还应备特殊器械，如微量泵、自控注药装置等。

3.治疗后的处理　由于疼痛性质、程度、治疗经过的不同，加之病程长、病情好转慢，慢性疼痛患者多有不同程度的心理变化。因此，对疼痛患者的护理及对并发症的及时处理就显得尤为重要。

（1）对疼痛患者的护理

1）常规护理：护理人员应体谅患者的心情，给予热情周到的服务，进行护理查体，掌握患者的生命体征，指导患者的饮食、起居、用药，并观察药效及副作用，发现问题及时通知医生。特别要重视对患者的心理护理。因疼痛患者的病程、疼痛性质、程度、年龄及治疗经过有很大差异，职业、文化水平、社会经历、性格特点也有明显差异，心理问题特别复杂。病程长、疼痛反复发作、久治不愈者、老年人，多以忧郁、焦虑、失望为主；病程短、青壮年、未接受过治疗者，怕治疗中发生意外，怕出现并发症，怕医务人员责任心不强等，多以恐惧害怕、紧张心理为主。通过安慰、鼓励、启发、疏导、暗示等方法，消除患者的不良心理反应，树立战胜疾病的信心。

2）治疗后护理：加强治疗后巡视，密切观察生命体征变化及有无并发症发生；如有治疗后疼痛，解释说明由于药物刺激而导致的暂时性疼痛现象；加强饮食护理，根据患者具体情况可给予富有营养、易消化食物，多吃含粗纤维的蔬菜水果；加强皮肤护理，防止压疮；指导患者功能锻炼。

（2）常见不良反应及并发症的处理

1）局麻药的不良反应：主要表现为中毒反应和过敏反应。局麻药过敏反应发生率低，多见于普鲁卡因，一旦发生，应吸氧、开放静脉，静脉注射肾上腺素 $30\sim50\mu g$，必要时 $5\sim10$ 分钟重复注射及各种对症处理。中毒反应主要原因是单位时间内血药浓度超过阈值，常发生于药量过大、误入血管、血管丰富部位阻滞、患者缺氧、肝功障碍等时。对轻度反应，头晕、恶心者应嘱其卧床休息，仅需吸氧处理。严重者应及时对症处理，包括吸氧、镇静、维持呼吸道通畅、建立人工呼吸和保护脑细胞功能等。

2）NSAIDs 的不良反应：NSAIDs 有解热镇痛及非特异性抗炎作用。由于前列腺素 E（PGE）的合成减少，上消化道黏膜自我保护功能减弱，可产生恶心、反酸、食欲减退、胃痛，严重者出现胃溃疡或出血。出现不良反应者，应在减量的同时服用胃黏膜保护剂，如果胶铋等。对严重不良反应如胃出血，应及时停药并做对症处理。

3）糖皮质激素的不良反应：在长期大量应用糖皮质激素后，有些患者出现类肾上腺皮质功能亢进综合征。表现有满月脸、水牛背、向心性肥胖、多毛等症状，停药后症状可自行消失，糖皮质激素可抑制机体防御功能，诱发感染，长期应用还可引起骨质疏松、肌肉萎缩、股骨头缺血坏死等，因此，应严格掌握适应证，在控制症状后逐渐减量，防止发生反跳现象和停药症状。

4）晕针：在疼痛治疗中，由于患者精神过度紧张，对疼痛刺激敏感，加之患者体弱多病或患者高龄等多方面的原因，造成晕针现象。如患者在治疗过程中或治疗停止后，突然出现的表情淡漠、面色苍白、晕倒、血压下降、心率增快等症状，则是发生了晕针现象。因此在治疗中，对精神过度紧张的患者要做好思想工作，最好采取卧位治疗；对老年体弱患者，行硬膜外间隙注药后，不要急早坐起和站立，以免发生体位性低血压；医生操作时，尽量让患者目光避开，以免诱发晕针。一旦发生晕针现象，立即停止治疗，让患者平卧，保持呼吸道通畅，吸氧，重者开放静脉通道，对症处理。

5）感染：在疼痛治疗过程中虽然进行了严格的消毒，但仍有发生感染的可能。尤其是门诊治疗的患者，大多数治疗后不使用抗生素，也在一定程度上增加了感染率。因此，在治疗中应严格无菌操作。做硬膜外间隙注药、关节腔注药、半月神经节阻滞及深部重要区域的治疗时应住院，以便观察病情变化。一旦出现感染，除全身应用抗生素外，对于表浅的化脓性感染可切开引流，对大关节腔感染及化脓性脑脊膜炎，可以将合适剂量的抗生素直接注入关节腔及蛛网膜下隙中。

6)张力性气胸:由于在治疗时损伤肺组织,造成肺裂伤口与胸膜腔相通且形成活瓣。随着患者的呼吸运动,胸腔内空气不断增加,压力增高而形成。常见于星状神经节阻滞、肋间神经阻滞、前斜角肌间隙臂丛神经阻滞及肩胛骨内侧缘痛点阻滞等。操作者必须熟悉治疗部位的解剖结构,正确掌握进针角度和深浅,不能盲目进针。已发生气胸者应迅速排出胸膜腔内气体,降低胸腔内压力,以解除肺和纵隔的压迫。可行胸腔闭式引流及对症处理。

7)神经损伤:主要是由于在治疗过程中穿刺针或小针刀直接损伤神经而造成,药物直接注射于神经组织内也可损伤神经。在神经干周围的操作一定要谨慎,不要刻意寻找异感,在运用小针刀治疗时一定要把握好操作要领,熟悉解剖关系,做到准确无误。大多数因神经阻滞所致的神经损伤都能逐渐恢复,而小针刀所致的较大神经的神经干损伤则不易恢复。需服用 B 族维生素类药物,静脉注射神经营养药物,对症治疗,针灸、推拿、理疗,功能训练及交感神经节阻滞以增加血液循环及改善神经组织的营养状态,促使神经功能恢复。

8)血管损伤:在疼痛治疗过程中,血管损伤的现象仍有发生,尤其是血管丰富的部位;在操作者技术不熟练的情况下,亦易发生血管损伤导致血肿。为避免血管损伤,操作者一定要熟练掌握治疗部位的解剖,表浅部位血管损伤后压迫止血最有效;仔细询问病史,必要时做血常规检查,避免凝血机制不正常而造成血肿;治疗后,要严密观察病情,及时发现异常情况及早处理并发症,以免造成更大损伤。

9)全脊髓麻醉:治疗过程中误将大量含低浓度局麻药的镇痛液注入蛛网膜下腔,注药后数分钟内,患者突然意识消失、低血压、呼吸停止,稍后出现发绀。在注药过程中应小心谨慎,仔细观察,一旦发生全脊髓麻醉,应立即面罩加压给氧,呼吸停止者行气管插管、机控呼吸,开放静脉,加快输液,保证呼吸循环系统稳定,直到药物作用消失,自主呼吸恢复。

10)硬膜外间隙广泛阻滞:硬膜外间隙广泛阻滞也偶有发生,如枕大神经阻滞,颈椎棘间、椎旁痛点阻滞,星状神经节阻滞,腰椎棘间、椎旁痛点阻滞及硬膜外间隙镇痛液注射等。注药后,20~30 分钟出现多节段神经阻滞(12~16 节段),患者出现感觉消失、呼吸困难、血压低,肌肉麻痹,一般意识存在,为硬膜外和硬膜下广泛阻滞。一旦发生,应立即给氧,开放静脉,保证呼吸循环系统稳定。

(王占强)

第七节　癌痛

一、概述

癌性疼痛是由癌症本身或与癌症治疗有关的以及精神、心理和社会等原因所致的疼痛,它是癌症患者最常见、最痛苦的症状之一。癌症患者的疼痛较一般患者更为复杂,因为在癌症确诊前,往往会被遗漏而误诊,而在癌症确诊后,又往往只考虑癌症而疏忽其他疼痛原因的诊断。

癌性疼痛的病因可能来自肿瘤本身病灶、转移病灶,以及并发症如神经压迫、感染或放化疗等。但是,有些癌症患者可能出现与其所患癌症完全无关的急性或慢性疼痛。因此,需要全面掌握肿瘤分期、转移和治疗的相关知识,才能更好的对癌痛进行治疗。

二、诊断

通过患者的主诉以获得第一手资料,尽早发现病情发展情况,了解疼痛原因。另外,这也是对患者的一种精神安慰,能起到心理治疗作用。同时体格检查亦很重要,这样可发现某些疼痛原因,如肿瘤、压疮、皮肤坏死等。了解病史及物理检查以后,要借助现代仪器对癌性疼痛原因进行确诊。应当注意的是:检查结果为阴性并不等于患者没有肿瘤复发或转移,也不能因此而否认患者有疼痛。总之,肿瘤患者出现疼痛首先考虑肿瘤原因。

(一)了解病史

全面了解病史,应包括:

1.疼痛的部位　要求患者用手指出疼痛的部位。

2.疼痛的性质

(1)躯体痛:一般表现为急性或慢性,痛的部位明确,性质为针刺样痛、跳痛、刀割样痛等。常见癌组织压迫或侵及邻近的软组织、血管或骨等。

(2)内脏痛:发病因素源于胸、腹部的内脏器官,定位不明确,常伴有自主神经功能紊乱,如大汗淋漓等,性质为急慢性钝痛、绞痛、胀痛等,可放射到远处的体表即牵涉痛,常伴有各系统症状。常见于癌肿压迫血管、神经、筋膜、肠管引起脏器缺血,侵及胸、腹膜,肝、胰转移引起包膜紧张等。

(3)神经痛:由于外因及中枢神经受到损伤引起,性质为持续钝痛伴短暂、严重的烧灼或触电样感觉异常,如皮肤麻木、针刺或蚁感,可有神经功能障碍。

(4)暴发性痛:患者突然出现剧烈不可忍受的疼痛,并伴有其他症状,常见如肝癌破裂、胃肠穿孔和脏器扭转等。

3.疼痛的评估

(1)视觉模拟评分法:视觉模拟评分法(VAS)是在白纸上画一条长 10cm 的直线,两端分别标上“无痛”和“最严重的疼痛”)。患者根据自己所感受的疼痛程度,在直线上某一点作一记号,以表示疼痛的强度,从起点至记号处的距离长度也就是疼痛的量。视觉模拟评分法是最常用的疼痛评估方法。0 无痛,1~3 轻度疼痛(疼痛不影响睡眠),4~6 中度疼痛,7~9 重度疼痛(不能入睡或者睡眠中痛醒)10 剧痛。

(2)口述描绘评分法:口述描绘评分法(VRS)由医生在问诊时列举诸如烧灼痛、锐利痛和痉挛痛等一些关键词,让患者从中选择来形容自身疼痛。有许多不同的口述描绘评分法,通常按从疼痛最轻到最强的顺序排列,最轻程度疼痛的描述常被评估为 0 分,以后每级增加 1 分,因此每个形容疼痛的词都有相应的评分,以便于定量分析疼痛。

(3)数字评分法:数字评分法(NRS),用 0 到 10 这 11 个点来描述疼痛的强度,0 表示无疼痛,疼痛较强时增加点数,10 表示最剧烈的疼痛。

4.影响疼痛程度的因素　如胸膜受侵时,咳嗽会使疼痛加剧;骨转移患者,活动及压迫时疼痛加剧;消化系统受侵时,会影响患者进食或进食时疼痛加剧。

5.了解患者疼痛对日常生活影响情况　如饮食、睡眠、日常活动受干扰情况,以及接受止痛治疗后疼痛缓解情况。

6.了解患者的既往史　尤其对综合医院接受的患者,医生往往会忽略患者的肿瘤病史,所以应全面了解患者的既往史以免肿瘤患者使用应禁忌的治疗方法,如对肿瘤部位进行理疗、针灸及封闭等,这样加剧疼痛,还会促进肿瘤的转移。

7.了解疼痛与肿瘤发病的时间关系　这样可排除肿瘤原因,有利于鉴别诊断,如长年的风湿、类风湿、痛风等。

8.了解与抗肿瘤治疗的时间关系　这会帮助了解疼痛是肿瘤引起还是抗肿瘤治疗的副作用引起。

9.应与非肿瘤性的原发性疼痛相鉴别　需要根据病史及影像学检查来确定。

(二)常规检查

1.实验室检查　可进行血常规、血生化等检查。骨转移时,血生化检查发现高钙血症。

2.其他辅助检查　CT、PET-CT、B超、核素、MRI、X线等有助于确定肿瘤的部位及性质。核素检查对骨转移可较早地提供明确诊断。

三、癌痛的治疗

对于绝大多数晚期癌痛患者,其最大和最难以忍受的痛苦就是疼痛,因此无论医生还是患者都应对其有清楚的认识。消除癌痛的终极目标为提高患者的生活和生存质量。癌性疼痛一般以药物治疗为主,手术治疗往往需要结合患者的总体身体状况及生存期考虑。明确患者的疼痛原因并给予治疗后,必须对镇痛效果及疼痛缓解程度予以评价,以便制订今后治疗方案及用药剂量。

(一)药物治疗

1.癌痛的药物治疗原则

(1)尽量口服给药,便于长期用药,可以减少依赖性和成瘾性。

(2)有规律按时给药,而不是出现疼痛时再给药。

(3)按阶梯给药,根据 WHO 推荐的癌性疼痛"三阶梯疗法":①第一阶梯:对于轻、中度癌性疼痛首选非阿片类止痛药,如阿司匹林、对乙酰氨基酚等,根据疼痛的病理生理决定是否联合应用辅助药物;②第二阶梯:中度癌性疼痛非阿片类治疗无效者选用弱阿片类止痛药,盐酸曲马多,可待因等,根据疼痛的病理生理决定是否联合应用辅助药物;③第三阶梯:重度癌性疼痛或第二阶梯治疗无效者可选用强阿片类止痛药,如吗啡、羟考酮等。

(4)用药应该个体化。

(5)注意使用抗焦虑、抗抑郁和激素等辅助药物,可提高镇痛治疗效果。

2.常用药物

(1)对乙酰氨基酚/非甾体抗炎药(NSAIDs):可见慢性疼痛药物治疗相关内容。

(2)阿片类药物:对于那些阿片耐受患者,未能达到镇痛目标或疼痛评估达到中度,美国国家综合癌症网络建议:前 24 小时阿片类药物使用总量的 10%,并在 1 小时内评估口服药物的有效性和不良反应,如为静脉内给药则应在 15 分钟内。

由于相似的作用机制,阿片类药物有相似的不良反应,例如镇静、呕吐和恶心,在开始使用或剂量增加时发生更多,在 2~3 天后就可缓解。但另一方面,便秘并不能改善,可用缓泻剂治疗或外周阿片类拮抗剂(例如口服的长效纳洛酮)。阿片类药的中枢神经不良反应包括:困倦和头晕。这可能会与跌倒和骨折的发生率增加有关。在服用稳定剂量的阿片类药物时,认知功能相对无影响,但剂量增加后可能出现高达 7 天的功能障碍。

1)吗啡:吗啡的制剂有片剂(控释片、即释片)、针剂、高浓度口服液、栓剂等。个体对吗啡的耐受量差异很大、剂量应因人而异,吗啡经肝脏代谢。M6G(吗啡-6-葡糖苷酸)在所有的镇痛效应中起作用,吗啡-3-葡糖苷酸可引起神经兴奋效应。M3G 和 M6G 的肠肝循环导致这些代谢物在给予最后剂量后许多天仍能排泄至胆汁、粪便和尿液中。肾功能障碍导致的代谢产物积累可产生不良反应,所以需要进行剂量的调整或换成替代性的阿片类药。

硫酸吗啡控释片有三种规格 10mg、30mg、60mg,一般由 10mg/12h 起始,以后根据效果调整。阿片类药物滴定应每 24 小时增加每日总剂量的 25%～50%,直至达到有效的镇痛剂量。硫酸吗啡控释片可使药物恒定释放,口服 1 小时起效,在达到稳态时血药浓度波动较小,无峰谷现象,作用可持续 12 小时左右。主要用于缓解癌性疼痛和其他各种剧烈疼痛。由于为控释片,必须整片完整吞服,切勿嚼碎、掰开服用,应按时间服用。成人每隔 12 小时服用一次,用药剂量应根据疼痛的程度、年龄以及既往服用镇痛药史来决定。吗啡与加巴喷丁的联合使用比单用或使用安慰剂镇痛效果更好,也可用于治疗带状疱疹后遗神经痛和糖尿病性周围神经病变,但其不良反应也较常见。

2)羟考酮:羟考酮与吗啡有类似的疗效,但对于癌性疼痛其耐受性较好。羟考酮的镇痛作用无封顶效应,同时具有抗焦虑作用。口服吸收快,约 120 分钟血药浓度达到高峰,半衰期约为 2～3h。常用的羟考酮与对乙酰氨基酚的复方制剂,即泰勒宁,每片含盐酸羟考酮 5mg,对乙酰氨基酚 325mg。对于癌痛、慢性疼痛,成人可每 6 小时服用 1 片。它的不良反应有头晕、嗜睡、恶心等,有肝肾功能不全、甲状腺功能严重减退、前列腺肥大和尿道狭窄者应慎用。

盐酸羟考酮控释片作为吗啡控释片的替代品,具有作用时间长,药代动力学特征明显,代谢产物无临床活性,不良反应少,起效迅速,易于剂量滴定,无封顶效应等特点。它的等效止痛作用强度是吗啡的 2 倍,口服生物利用度 60%～87%,是吗啡的 2 倍～3 倍,血浆清除半衰期短,约 4.5 小时。每 12 小时服用一次,服药后 1 小时以内迅速起效,持续稳定止痛达 12 小时左右。盐酸羟考酮缓释片,主要用于持续性中度至重度疼痛。有四种规格 5mg、10mg、20mg 及 40mg。服用时须注意:必须整片吞服,不得掰开、咀嚼或研磨。每 12 小时服用一次,用药剂量取决于患者的疼痛严重程度和既往镇痛药用药史。

呼吸抑制是盐酸羟考酮控释片中的活性成分羟考酮(以及所有阿片激动剂)的主要危险。在老年或身体虚弱患者,呼吸抑制问题尤为突出,通常发生在非耐受患者使用很高的初始剂量之后,或阿片类药物与其他具有抑制呼吸作用的药物共同使用的结果。

对于患有显著严重慢性阻塞性肺病或肺源性心脏病的患者,以及在呼吸储备大量下降、缺氧、高碳酸血症、或曾患有呼吸抑制的患者,应极其小心使用。在这类患者中,即使常规的治疗剂量都可能会导致呼吸动力下降而出现呼吸暂停,应考虑改用非阿片类镇痛药,只有在严格的监测下和采用最低有效剂量时才可以使用阿片类药物。

3)芬太尼:芬太尼为人工合成的苯基哌啶类麻醉性镇痛药,为 μ 型阿片受体激动剂。它的镇痛强度约为吗啡的 75～100 倍,作用起效快,静脉注射后立即生效,持续时间约为 30min。

芬太尼透皮贴剂是强效阿片类药经皮给药制剂,主要用于治疗癌痛和某些慢性疼痛,如神经病理性疼痛。它具有使用方便,镇痛效果确切等优点,能持续释放芬太尼进入血液循环达 72 小时。首次使用时,经 6～12 小时芬太尼的血浆浓度可产生镇痛效应,经 12～14 小时芬太尼血药浓度达稳态,可维持 72 小时的镇痛作用。初始剂量应根据患者曾经使用阿片类镇痛药的种类、剂量、时间、耐受度、年龄、体质和医疗状况等区别对待。

芬太尼透皮贴剂(多瑞吉)主要有四种规格:4.2mg/贴(25μg/h)、8.4mg/贴(50μg/h)、12.6mg/贴(75μg/h)和 16.8mg/贴(100μg/h)。初始剂量应依据患者阿片类药物的应用史,包括对阿片类药物的耐受性,同时应考虑患者的一般状况和医疗状况。未使用过阿片类药物的患者一般以 25μg/h 起始,每 72 小时更换一次。在用药初始,镇痛不足或治疗中出现明显疼痛时,可使用短效镇痛药,调整剂量时一般以 25μg/h 为梯度进行增减,当用量达 300μg/h 却仍不能有效镇痛时,应建议改用其他镇痛药。

需特别注意的是:芬太尼透皮贴剂应在躯干或上臂,非刺激及非辐射的平整表面应用。使用部位如有毛发,应在使用前剪除;使用前,若需清洗使用部位,需用清水,不能用肥皂、洗剂等。

它常见的不良反应有眩晕、恶心、呕吐、出汗、嗜睡等。此外,芬太尼尚有弱的成瘾性。支气管哮喘、呼吸抑制及重症肌无力患者应禁用芬太尼,妊娠妇女、心律失常患者应慎用。芬太尼不宜与单胺氧化酶抑制剂合用。

许多研究发现,芬太尼透皮贴剂在癌性治疗中具有良好的镇痛效果,其耐受性较好,便秘、恶心及困倦的发生率低。

3.神经病理性疼痛的药物治疗　在肿瘤患者出现神经病理性疼痛有许多原因,包括肿瘤压迫,神经干和神经丛的机械性牵拉或浸润。表现为感觉高敏、异常、运动区疼痛和自主神经功能紊乱。神经病理性疼痛常常需要联合用药,或辅助其他镇痛治疗,是晚期癌痛较难控制的疼痛类型之一。

副瘤综合征与抗神经元抗体Ⅰ型有关,而脱髓鞘多发性神经病变与淋巴瘤有关,也可引起疼痛。最后,抗肿瘤药本身可导致神经病变,尤其顺铂,紫杉烷类和长春新碱。据报道有五类药物对治疗神经病理性疼痛有效。

(1)再摄取抑制作用的抗抑郁药:如选择性 5-羟色胺再摄取抑制剂,三环类抗抑郁药。通过抑制 5-羟色胺和去甲肾上腺素再摄取,阻滞 Na^+ 通道,抗胆碱起作用。可出现恶心,镇静,抗胆碱效应,心律失常等不良反应。

(2)促调节的抗惊厥药:如加巴喷丁,普瑞巴林,主要减少谷氨酸、去甲肾上腺素、P 物质的释放,影响 Ca^{2+} 通道。没有较多的药物间相互作用,但可出现镇静、头晕。

(3)阿片类药物:如吗啡,氢吗啡酮,为 M-受体拮抗剂,可出现镇静、恶心、便秘、头晕等不良反应,但止痛快速起效。

(4)局部用药:如 5% 利多卡因贴剂,阻滞 Na^+ 通道,可能会出现皮疹,局部红疹,没有全身效应。

(5)联合用药:如:加巴喷丁-吗啡,加巴喷丁-羟考酮,加巴喷丁-去甲阿米替林。药物联用,每种药物的剂量更小,但有协同的疼痛缓解作用。

选择哪一种治疗形式应考虑到药物的不良反应及其他共存的症状。如一位有神经病理疼痛的患者,同时患有抑郁症,使用抗抑郁药就更加合适。对于年轻的患者,三环类抗抑郁药为一线治疗用药,但由于这类药物的抗胆碱效应不适于老年人。同样,TCAs 应避免用于可使用选择性 5-羟色胺再摄取抑制剂或抗惊厥药的患者。

4.骨痛的药物治疗

(1)双磷酸盐:骨痛主要用双磷酸盐的治疗。FDA 在 1990s 批准在晚期癌痛使用双磷酸盐,最近又在 Cochranemeta 分析进行了回顾。数据支持在乳腺癌,实体瘤和多发性骨髓瘤的溶骨性骨转移的疼痛治疗中使用双磷酸盐,已有大量证据显示,双磷酸盐可减少病理性骨折的风险。但双磷酸盐的不良反应包括:发热、流感样反应、恶心、低钙血症和下颌骨坏死。

(2)皮质类固醇:皮质类固醇也在癌痛相关骨转移中使用,同样可用于神经压迫,颅内压增加所致头痛及肠梗阻疼痛。皮质类固醇也是脊髓压迫治疗的组成部分。当然,必须衡量许多已知的不良反应、毒性作用与益处间的关系。

(二)外科治疗

1.脊髓后正中后索点状切开术(PMM)　动物实验和尸体神经解剖均证实:内脏痛觉的上行传导通路很大部分是经由脊髓背柱上行的,特别是对于盆腔和下腹部的内脏痛觉传导,脊髓背柱的作用甚至要超过脊髓丘脑束。PMM 正是选择性切断了脊髓背柱中间部传导内脏痛觉的神经纤维。1997 年,美国 Nauta

等最先报道 1 例胸 8PMM 手术,治疗子宫颈癌晚期顽固性盆腔和下腹部内脏痛,疗效确切。1999 年,德国 Becker 等也报道 1 例肺癌术后出现上腹部和中腹部疼痛,胸 4PMM 可以明显缓解疼痛症状。2000 年,韩国 KimYS 等报道成功施行胸 1～2 节段 PMM8 例,均为胃癌引起的腹部内脏痛,止痛效果肯定。

2.脊髓止痛手术　根据癌性内脏痛的不同部位和特点,考虑行脊神经后根切断术、脊髓前外侧束切断术和脊髓前联合切断术。由于手术损毁脊髓结构,易引起其他并发症,如运动或感觉障碍,因此,要结合患者的总体功能状况,慎重选择。

(三)微创介入治疗

新型的癌性疼痛治疗理念认为:神经介入治疗与 WHO 三阶梯疗法及其他疼痛治疗并用,能有效地提高整体治痛水平,对提高癌症患者的生活质量有积极的意义。

微创介入治疗是处理癌性疼痛的一组新技术,即在 X 线透视、超声或 CT 引导下、在电生理监测和定位下,有选择地对病灶精确定位后实施相关的治疗方法,有效地阻断疼痛信号的传导或解除对神经的压迫,可为许多顽固性癌痛患者解除痛苦。

癌痛微创介入治疗分为神经毁损和神经调节两种。神经毁损通过物理方法阻断疼痛的传导途径;神经调节是通过在脊柱内或脑室内用药动力性或功能性抑制疼痛传导途径。

1.神经毁损

(1)腹腔神经丛毁损:腹腔神经丛是内脏交感神经、副交感神经和内脏感觉神经在到达所支配的脏器前相互交织而成网状结构,是人体内最大的自主神经丛,位于 T_{12} 至 L_1 水平,在腹主动脉上前方或前侧方,围绕腹腔动脉和肠系膜上动脉的根部,丛内主要含有腹腔神经节、肠系膜上神经节和主动脉肾节等。腹腔神经丛的前方有胰及位于胰后方的门静脉或肠系膜上静脉及脾静脉;左外侧有左膈脚及左肾上腺;右外侧有右膈脚及下腔静脉。腹腔神经丛及丛内神经节发出的分支形成许多副丛,这些副丛伴随血管支配相应的脏器的功能,如肝脏、胰腺、胃、肾及肠系膜等,其发出的神经纤维不仅调节胰腺的内、外分泌功能,同时与腹部的痛觉有关。

研究显示阻断采用 75%～95% 的酒精 20～50ml。胰腺癌疼痛的治疗效果为 63%,在最初的 2 周疼痛缓解的优良率可达 89%。约有 90% 的患者在 3 个月内可达到疼痛部分和完全缓解,约有 70%～90% 的患者可以保持终身不痛。主要并发症包括局部疼痛(96%)、腹泻(44%)以及低血压(38%)。神经系统并发症(无力和麻痹)的发生率为 1%。

(2)上腹下神经丛毁损:上腹下神经丛位于 L_5 和 S_1 椎体前,腹主动脉末端及其分叉下部。神经纤维来自腹主动脉丛、肠系膜下丛以及腰神经节第 3～4 内脏神经。随髂内动脉分成左右腹下神经丛,连接下腹下丛,其分支至输尿管丛、精索丛、膀胱丛、直肠丛及髂丛。

上腹下神经丛毁损或阻滞用来控制盆腔疼痛,阻断神经节已被用于控制妇科或直肠肿瘤引起的会阴疼痛。

(3)射频神经毁损术:通过射频仪发出高频率射电电流,使靶点组织内离子运动摩擦生热,热凝毁损靶点区域的组织和神经。X 线透视或 CT 引导下的射频神经毁损术是治疗顽固性癌痛的一种有效的神经毁损治疗方法。高选择毁损痛觉神经纤维传导支,阻断疼痛信号向上位神经传导,破坏疼痛传导通路,使之无法传入大脑,不能产生疼痛感觉和体验,从而达到控制疼痛的目的。

2.神经调节

(1)脊髓电刺激疗法(SCS):通过调节脊髓水平的疼痛信号减轻疼痛的治疗方法。治疗时需通过一侧椎板切除或经皮在硬膜外置入刺激电极,确认其位置正确后,应用固定技术将刺激电极导线固定在皮肤或棘上筋膜处。同时在皮下做一皮囊,置入永久性刺激电流发生器,并连接到硬膜外导线上。由此,永久刺激电流发生器发出电讯号,可以通过刺激电极导线到达刺激电极,作用于疼痛区域相对应的脊髓节段产生镇痛作用。

该方法常用于治疗癌痛部位相对固定的神经病理性疼痛,也常用于癌症放疗、化疗后神经损伤性疼痛。

(2)吗啡泵置入术:对于可长期存活的癌痛患者,可安置植入性编程吗啡泵。该方法可以将药物直接作用于脊髓和大脑,应用药物的剂量仅为口服需要剂量的1/300,避免大量口服用药带来的毒副作用,并可针对不同患者不同病情和不同的疼痛模式,编写相应的程序,进行针对性的给药,提供个性化的服务,可以达到满意的镇痛效果。

(张秋玲)

第八节　分娩镇痛

传统观念认为,分娩必然伴随疼痛,部分镇痛药物在孕产妇受到限制或者对药物不良反应而过度担心,分娩疼痛被严重忽视,由此给产妇带来痛苦。目前国外已经建立了专门处理分娩镇痛的医疗小组。我国分娩镇痛严重滞后,疼痛带来一系列的生理和心理反应,可能增加孕产妇并发症,影响分娩机体的恢复;同时,还可能造成长远的心理影响。因此,我们必须积极开展分娩镇痛。

分娩镇痛是指应用各种镇痛方法消除分娩时的疼痛,或将产痛降到最低程度。理想的分娩镇痛应具备下列特征:①对母婴影响小;②给药方便,起效快和作用可靠;③满足整个产程镇痛的需要;④避免运动阻滞,不影响宫缩和产妇运动;⑤妊娠妇女清醒,可参与分娩过程;⑥必要时满足手术的需要。

一、分娩产程和产痛传导途径

第一产程指从有规律的宫缩开始到宫口开全,一般不超过12小时。此期疼痛始于宫颈和子宫下段的扩张以及子宫体部的收缩。从宫颈、子宫而来的疼痛刺激通过宫颈旁区域并结合腰交感纤维经 T_{10}～L_1 神经的白交通支传入脊髓。分娩初期只有 T_{11} 和 T_{12} 神经根介入传导,但在后期 T_{10}～L_1 神经也加入疼痛传递。分娩第一产程痛主要是内脏痛,一般定位不明确,是一种钝痛,宫颈扩张到7～8cm疼痛最为剧烈。子宫的运动由 T_7 和 T_8 支配。因此,感觉神经阻滞平面不超过 T_{10} 的椎管内麻醉均可产生良好的分娩镇痛效果。

第二产程指从宫口开全到胎儿娩出的过程,一般不超过2个小时,如镇痛分娩,第二产程可延长1小时。此期疼痛由胎儿经产道下降过程导致。下腹软产道、外阴部、会阴伸展时,通过感觉神经(阴部神经)传递而产生。其感觉神经纤维主要来自 S_2～S_4 骶神经以及阴部神经。第二产程的疼痛性质与第一产程时不同,多为定位准确的躯体痛,产妇往往主诉有强烈、不自主的"排便感"。

第三产程指胎盘娩出的过程,一般不超过30min。此期痛主要为胎盘娩出时宫颈扩张和子宫收缩所引起的疼痛。

二、分娩疼痛的特点

多数产妇(约60%)认为分娩疼痛非常剧烈,甚至难以忍受。事实上,分娩疼痛的程度往往超过严重的背痛、癌痛、幻肢痛和疱疹后神经痛等慢性痛和骨折及撕裂伤等创伤后疼痛。而分娩产程的不同阶段,疼痛的性质、特点也有所不同。

三、新产程标准及其对分娩镇痛的影响

Zhang 等对美国 19 所医院中 62415 例单胎、头位、自然临产并阴道分娩,且新生儿结局正常产妇的产程进行了回顾性研究,绘制了阶梯式产程图。

在 2014 年中华医学会妇产科学分会产科学组专家对新产程的处理达成新的专家共识,其中与分娩镇痛相关内容有:

潜伏期延长(初产妇>20h,经产妇>14h)并不作为剖宫产指征;在除外头盆不称及可疑胎儿窘迫的前提下,缓慢但仍然有进展的第一产程不作为剖宫产指征;活跃期:以宫口扩张 6cm 作为活跃期的标志;活跃期停滞的诊断标准:当破膜且宫口扩张≥6cm 后如宫缩正常,而宫口停止扩张≥4h 可诊断活跃期停滞;如宫缩欠佳,宫口停止扩张≥6h 可诊断活跃期停滞,活跃期停滞可作为剖宫产的指征;对于初产妇,如行硬脊膜外阻滞,第二产程超过 4 小时,产程无进展可诊断第二产程延长;如无硬脊膜外阻滞,第二产程超过 3 小时,产程无进展可诊断第二产程延长;对于经产妇,如行硬脊膜外阻滞,第二产程超过 3 小时,产程无进展可诊断第二产程延长如无硬脊膜外阻滞,第二产程超过 2 小时,产程无进展则可以诊断第二产程延长。

综上所述,新的专家共识对产程的时间和剖宫产指征有了新的定义,这对于分娩镇痛工作无疑带来了新的机遇和挑战。

四、分娩疼痛的影响因素

分娩疼痛的影响因素包括妊娠妇女的生理、心理、情绪、人文和神经体液方面的因素。

(一)生理因素

高龄或低龄妊娠妇女、初产妇、胎儿较大者疼痛较明显。第一产程宫口扩张速度快,子宫收缩间隔时间短,胎先露异常者产痛较剧烈。如果妊娠妇女有痛经史,产痛也往往更明显。

(二)心理因素

对分娩的态度、以往疼痛的经历、对分娩过程的了解程度、对产痛的预计值、对自然分娩的自信心以及周围环境、文化及受教育程度等都会使妊娠妇女对产痛的耐受程度造成影响。

(三)神经体液因素

内源性阿片类物质的产生:妊娠过程中激素变化;胎盘内物质以及体内 P 物质均是妊娠妇女痛阈值提高和痛觉减退的神经体液因素。

五、分娩疼痛致继发性生理、生化改变

分娩疼痛可导致机体继发性生理生化改变,对母体和胎儿产生不良影响。良好的镇痛可以抑制及消除这些改变,从而使分娩过程更安全,更舒适。

六、分娩镇痛的特点和原则

(一)分娩镇痛的特点

1.方法多样性　目前分娩镇痛主要包括非药物性镇痛和药物性镇痛两大类方式,其中非药物性镇痛包括精神预防法、针刺或经皮神经电刺激法,药物性镇痛包括口服、肌注或静脉给镇静、镇痛药物、吸入性分娩镇痛、外阴部局部浸润、阴部神经阻滞、宫颈旁阻滞和椎管内神经阻滞等多种方法,选择适当的镇痛方式满足产妇镇痛及分娩的双重需要,达到理想的镇痛状态依然是目前临床工作的难点之一。

2.多学科性　分娩镇痛是一项多学科的医疗服务,涵盖产科学、麻醉学、助产科学及危急重症医学等多个学科的知识内容,要求各相关学科人员通力跨学科合作,如何同时在医疗及管理的水平上实现分娩镇痛的完美进行,是摆在各临床科室医务人员和医院管理层面前的一项新课题。

3.不确定性　由于分娩过程和时间的不确定,分娩镇痛服务很难像计划手术一样提前预约;而由于产痛的个体差异很大,要求临床必需提供个体化的镇痛方案,同时由于产程的不确定性,在进行了不同方法的分娩镇痛后,该法能否赖以维持或持续的时间也充满不确定性。因此,可以说分娩镇痛是一项充满变数的医疗服务,这就提高了相关医疗人员的工作难度及工作强度。

4.高风险性　无论是产科还是麻醉科,都是目前临床公认的工作高风险科室,其中充满各种危急重症的发生可能,分娩镇痛已经发展成为两种学科的边缘学科,要求参与的双方医师不但要精于本学科内容,而且对合作方所涉及的学科范围必须有清醒认识和充分准备。

5.争议性　由于分娩镇痛对产程的各种影响目前尚有很多空白,各种新的分娩镇痛方式也层出不穷,而针对不同镇痛方法的不同主张更是百家争鸣,难有定论。因而在进行具体工作时,确定何种方法是最得当的措施,恐很难厘清。

(二)分娩镇痛的原则

1.自愿原则　采取分娩镇痛的进行和手段必须取得产妇同意,并得到其主动配合。

2.安全原则　无论采取何种镇痛方式,都应以产妇及胎儿安全为最高原则。

3.复合原则　采取综合立体的方式进行镇痛,从心理到生理通过多种手段进行镇痛。

4.渐进原则　由于产痛随着产程进展而逐渐加重,而不同镇痛方式可以满足不同阶段的镇痛要求,在镇痛时也应把握循序渐进的原则。

七、分娩镇痛的种类与方法

多年来曾有许多分娩镇痛的方法,目前认为椎管内阻滞的方法镇痛效果最好,明显优于非药物治疗、全身药物治疗及吸入麻醉镇痛等。

(一)非药物治疗

主要包括:心理安慰、催眠术、按摩及抚摸、水中分娩、经皮神经电刺激、水针治疗、针刺,针压法及音乐疗法等。非药物镇痛仅适用于疼痛较轻的患者,如产痛较剧烈,则需改用椎管内阻滞镇痛。

妊娠妇女的疼痛程度个体差异很大,很大程度与妊娠妇女的紧张和焦虑情绪有关。让妊娠妇女了解分娩是一种自然的生理过程,以及分娩中可能要进行的操作或检查,使妊娠妇女主动地配合产程的进展和分娩的进行。同时配合呼吸训练、营造宽松舒适的气氛以及让丈夫或家人陪同分娩,或由拥有分娩经验的导乐陪护,给予妊娠妇女最大限度的鼓励,均可以让妊娠妇女减轻紧张和焦虑,增加自然分娩的信心。

经皮神经电刺激(TENS)是一种用于减轻分娩时子宫收缩痛的无创镇痛方法。是由无害的电刺激不断作用于较大的传入神经纤维($A\alpha$ 和 $A\beta$)，使疼痛传入通道关闭，同时低频高强度刺激可激活机体内啡肽的产生，从而起到镇痛作用。使用时将两个刺激电极分别置于 $T_{10}\sim L_1$ 和 $S_2\sim S_4$ 水平椎旁，妊娠妇女可以自己调节刺激强度、频率和刺激方式。

（二）药物镇痛

1.哌替啶　常用 $50\sim100mg$ 间断肌注，24h 后重复。少量多次给药优于间隔较长时间大剂量给药。哌替啶也可以静脉用药，每次 $0.5mg/kg$，间断 $1\sim2h$ 重复注射，用药后几乎即刻起效，半衰期在母体为 2.5h，而在新生儿为 13 小时。胎儿娩出前 $2\sim3$ 小时不宜使用。

2.布托啡诺　$1\sim2mg$ 相当于哌替啶 $40\sim60mg$。研究显示其新生儿呼吸抑制发生率较哌替啶为少，但需注意两药切勿同时应用，避免布托啡诺拮抗哌替啶的镇痛作用。但有关于应用布托啡诺后出现胎儿心率变化的报道。

3.芬太尼　常用 $50\sim100\mu g$ 静注，根据需要 1h 后重复给药。注意事项：①镇痛效果有时不理想，妊娠妇女在宫缩期仍感疼痛，而间歇期嗜睡。②静脉用药过程中需避免药物过量引起妊娠妇女通气不足以及新生儿呼吸抑制。

（三）吸入麻醉镇痛

指以前使用的经面罩或经口吸入亚麻醉浓度的氧化亚氮、七氟烷或异氟烷，单独应用或与区域阻滞或局部阻滞合用，以达到良好的镇痛效果，此方法适用于有一定程度的疼痛而又拒绝椎管内镇痛的妊娠妇女。较常用的吸入镇痛法是用 50% 氧化亚氮和 50% 氧气的混合气体，妊娠妇女在宫缩痛时自己吸入，由于氧化亚氮的半衰期较短，吸入后很快随呼吸排出，混合气体氧浓度较高，能明显改善胎儿氧合，故在欧美国家有一定的使用率。

1.优点　①部分妊娠妇女获得满意的镇痛效果及遗忘作用；②低浓度下妊娠妇女清醒，疼痛减轻后有利于妊娠妇女用力屏气；③吸入镇痛联合阴部神经阻滞可满足产钳助产时的镇痛需要；④高浓度氧可提高母体的 PaO_2。

2.缺点　①有些妊娠妇女镇痛效果欠佳；②过量吸入后产妇可能产生意识消失，减少气道保护性反射，有胃内容物反流致误吸的危险；③需要特殊的吸入装置；④可能会造成空气污染；⑤部分产妇发生过度通气，导致呼吸性碱中毒，发生胸闷、头昏、四肢麻木甚至抽搐。

（四）椎管内阻滞镇痛

1.硬膜外阻滞　是无痛分娩的"标准"模式。

(1)优点：①减少疼痛引起的内源性儿茶酚胺释放，增加胎盘灌注；②避免因妊娠妇女疼痛致过度通气引起的呼吸性碱中毒；③减少全身镇痛药用量；④妊娠妇女清醒，可配合产程的进展；⑤满足整个产程的需要，可在剖宫产时直接改行硬膜外阻滞麻醉，满足手术的需要；⑥与全麻相比，误吸风险小；⑦避免阿片类药物引起的新生儿呼吸抑制；⑧提供会阴切口部位麻醉；

(2)缺点：①低血压时可造成子宫胎盘灌注不足；②起效较慢，需 $10\sim30$ 分钟；③可能发生局麻药的毒性反应；④可能造成硬膜穿破后头痛。

(3)禁忌证：①妊娠妇女拒绝；②凝血功能障碍(如血小板减少、胎盘早剥或重度子痫前期等)；③置管部位感染；④低血容量。

(4)实施步骤：①无阴道分娩及硬膜外分娩镇痛禁忌证产妇，其产程进入活跃期，宫口开至 3cm；②妊娠妇女或家属签署分娩镇痛同意书；③建立静脉输液通道(18G 套管针)，予 $500\sim1000ml$ 乳酸林格液预防低血压；④妊娠妇女取侧卧位或坐位，取 $L_{2\sim3}/L_{3\sim4}$ 间隙常规消毒行硬膜外腔穿刺，到达硬膜外腔后，置入硬膜外导管 3～5cm；⑤监测包括：用药后最初 15min 内每 3～5 分钟测定血压、母体 ECG、SpO_2、胎儿心率连续监测和注意观察妊娠妇女反应；⑥用药：试验量 1.5％利多卡因＋1/200000 肾上腺素，出现相应感觉平面阻滞且无血压升高及心率增快的情况下，追加相应局麻药或局麻药配伍镇痛药使感觉阻滞平面达 T_{10}（对针尖或冰瓶感觉消失）。如果试验量无效，考虑重新置管。如果感觉平面改变不对称，将导管脱出0.5～1cm 后追加 3～5ml 相应药物。如果阻滞平面仍旧不确切，建议重新置管。⑦产程中妊娠妇女取左侧卧位或向左半侧卧位，避免子宫压迫主动脉或腔静脉，影响胎盘灌注；⑧阻滞平面固定后可每 5～15 分钟测定一次母体血压，每小时测定镇痛平面改变，胎儿心率仍需连续监测；⑨药物的追加方法可为间断推注、连续输注或患者自控镇痛，直至分娩结束。

（5）常用药物：硬膜外分娩镇痛中常用局麻药和（或）阿片类药物，后者主要用于第一产程早期的内脏痛，对第二产程的躯体痛效果不明显，故于第一产程晚期或第二产程疼痛较剧烈时，需加用局麻药。

低浓度的局麻药配伍小剂量镇痛药，既可以降低局麻药浓度，减少低血压的发生，减少运动阻滞，有利于第二产程妊娠妇女用力屏气，降低器械助产的发生率，又可改善镇痛效果，减少大剂量镇痛药引起的瘙痒、呼吸抑制和恶心、呕吐等不良反应的发生。常用药物浓度为：0.0625～0.125％布比卡因或 0.1～0.2％罗哌卡因复合 1～2μg/ml 芬太尼或 0.2～0.33μg/ml 舒芬太尼，8～15ml 间断推注或 4～8ml/h 持续输注。

（6）用药方法：持续输注硬膜外镇痛（CEIA）：与间断推注相比，其优点在于维持镇痛平面恒定，母婴耐受良好，可减少医务人员的工作量，并在很大程度上减少了由于单次推注大剂量药物产生的全脊麻或循环虚脱。缺点是产程中镇痛需求发生变化时难以及时调整给药量，实际用药量可能超过实际需要量。

自控硬膜外镇痛（PCEA）：指妊娠妇女可根据自己的疼痛程度按需追加药物，自己控制用药量，减少医护人员的工作负荷。但此方法的应用需要妊娠妇女的理解与配合。用药方法：确定硬膜外镇痛起效后，设定单次用药量为 0.0625～0.125％布比卡因或 0.1～0.2％罗哌卡因＋1～2μg/ml 芬太尼或 0.2～0.33μg/ml 舒芬太尼 4～5ml，锁定时间 15 分钟，或持续背景输注上述药物 4～8ml/h，PCA 3～4ml，锁定时间 15 分钟，每小时最大允许剂量限于 20ml。

（7）并发症：①低血压：为压迫腔静脉或主动脉引起，可用晶体液扩容预处理，避免仰卧位，必要时给予麻黄碱 5～10mg 静注或 30mg 肌注，也可使用去氧肾上腺素 50～100ug 静注。②硬脊膜穿破后头痛：其发生率为 1.5％～11.2％。首选卧床休息，多进水及应用镇痛药，保守治疗 24～48h，无效者以硬膜外注入 20ml 生理盐水或血液补丁治疗。③药物误注入血管：可因药物中肾上腺素的作用引起血压升高或心动过速而被发现。此时应立即停止注药，给予妊娠妇女面罩吸氧，并观察胎儿心率变化。一过性症状之后如无特殊，且在妊娠妇女同意的情况下，重新放置硬膜外导管。出现毒性症状者治疗方法见硬膜外阻滞。④全脊麻：妊娠妇女出现恶心、血压下降、意识丧失，如不及时处理，可继发呼吸、循环骤停。此时需面罩给氧作辅助/控制通气，并行气管插管，快速输液及给予麻黄碱及去氧肾上腺素纠正低血压。

（8）注意事项：①病史及体检：需对无痛分娩妊娠妇女了解相关病史及进行针对性体检，包括母体健康状况、与麻醉有关的产科病史、气道检查、基础血压测量及穿刺部位检查等。②关于禁食：要求禁食固体食物，但无产科并发症的妊娠妇女可进食中等量的清流质，如水、果汁（不含果肉）、碳酸饮料、清茶和咖啡（不加奶）等，液体的量不及液体的种类来得重要。但如果患者有误吸危险因素，如病态肥胖、糖尿病，或有可能要行剖宫产的患者，则要求根据妊娠妇女具体情况禁食。③急救设备及人员：由于分娩镇痛大多情况下是在产房内进行，所以除了常规监护设备以外，必须配备相应的急救设备，并且保证在出现紧急情况时，相关人员要迅速到场进行处理。④对产程及分娩方式的影响：目前对硬膜外分娩镇痛是否影响产程持续时间、器械助产及剖宫产率仍存在争议，但可以肯定，硬膜外分娩镇痛方法并不是影响这些问题的唯一的重要因素。

2.脊麻——硬膜外阻滞联合镇痛(CSE)　是临床上可供选择的又一种有效的分娩镇痛方法,此方法可应用于产程的早期或晚期,用药后短时间即出现镇痛效果(3～5分钟),效果确切,血压波动小,运动阻滞少,硬膜外导管用药可持续至分娩结束。

适应证:①剧烈疼痛的孕产妇;②第一阶段的分娩晚期;⑨既往硬膜外置管效果不满意。

(1)实施步骤:基本步骤与监测方法与硬膜外分娩镇痛基本相同,不同的是腰硬联合镇痛用"针套针"的方法,即妊娠妇女取侧卧位或坐位,取 L_2 以下部位硬膜外腔穿刺成功后,从该针内放入 24～27G 蛛网膜下腔穿刺针,见脑脊液顺畅回流后注入药物.拔除腰麻针后,从硬膜外针内置入硬膜外导管3～5cm。

(2)用药方法:产程早期单用蛛网膜下腔阿片类镇痛药,如短效脂溶性镇痛药舒芬太尼 $5\mu g$ 或芬太尼 $25\mu g$,可维持镇痛 1～1.5h,如加用 0.25% 布比卡因 1ml,可延长作用时间 20～30 分钟。也可在蛛网膜下腔单次使用罗哌卡因 3mg,获得可靠的镇痛效果。可在蛛网膜镇痛药效果尚未减退之时,从硬膜外导管内加入相应药物,作硬膜外腔镇痛,方法如上所述。但注药之前要仔细回抽,确认无血液或脑脊液回流后,才注入试验量药物,无异常后追加相应硬膜外腔镇痛药。

(3)可行走的硬膜外镇痛:指使用适当的药物配伍减轻妊娠妇女的运动阻滞程度,使妊娠妇女在产程早期能够下床活动,以提高妊娠妇女的自控能力和自信心。对分娩来说直立体位较半卧位更自然,此体位可缓解疼痛,缩短产程,改善胎儿循环,减低因长时间镇痛后器械助产的机会,提高自然分娩率。同时妊娠妇女下肢可活动,减少导尿管的置入几率。CSE 的方法使可行走的硬膜外镇痛成为可能,建议产程早期蛛网膜下腔给予镇痛药,之后硬膜外腔联合应用低浓度局麻药与小剂量镇痛药间断推注或患者自控给药,可避免或减少运动阻滞的发生。但目前此方法仍有待于进一步完善。必须注意的是,局麻药和镇痛药会引起妊娠妇女低血压、头晕及行走能力减弱,在直立位或行走前时应仔细检查妊娠妇女下肢肌力,且产妇行走一定要有人陪伴。

(4)缺点:①"针套针技术"可能增加硬膜外导管移位进入蛛网膜下腔的机会。②硬膜外腔药物渗入蛛网膜下腔的机会可能增加。③可能增加蛛网膜下腔感染的机会。④在"针套针"操作中,腰麻针在套入硬膜外针时可能将金属微粒带入蛛网膜下腔。

(五)椎管内麻醉对子宫收缩的影响

子宫收缩是胎儿娩出的主要动力,因此分娩镇痛对子宫收缩力的影响一直是被关注的热点。采用低浓度局麻药行椎管内阻滞虽然对运动神经无明显影响,但对子宫收缩有一定的影响。临床观察显示,硬膜外给予局麻药(特别是首剂)后,子宫收缩力会出现一定程度的减弱,其下降程度与局麻药的浓度、剂量以及给药的快慢都有一定关系。但其具体机制目前尚不明确,可能与阻滞 T_{12}～L_2 交感神经有关。需要指出的是,尽管椎管内阻滞可能对子宫收缩存在一定程度的影响,但并不妨碍椎管内阻滞在分娩镇痛中的广泛应用。临床研究已证明,椎管内阻滞所引起的子宫收缩乏力完全可以用缩宫素来代偿。

(张秋玲)

第二十四章　无痛内镜诊疗的麻醉技术

第一节　无痛内镜检查的一般流程

一、预约登记

大部分接受内镜诊疗的患者需要进行必要的术前准备,不能在医生开出诊疗医嘱的当日接受检查,而且每天接受诊疗的患者数量不同,这就需要预约登记。约定诊疗时间后,患者可以根据预约时间作准备和到检查室报到,从而减少了候诊时间;院方也可根据预约患者数量作出更合理的人员调动与安排。

某医院设立了门诊检查预约中心,除了与患者约定检查时间、交代患者检查前进行何种准备工作外,还给患者提供选择麻醉方法的知情同意书,让患者根据自己的需要和经济能力选择麻醉方式。选择无痛舒适内镜诊疗的患者需要到内镜中心约见值班麻醉医生,进入麻醉前访视和评估程序。

二、麻醉前访视与评估

内镜检查治疗时麻醉的主要要求是:①使患者有一个轻松而舒适的术前期;②尽可能保证患者在接受检查或操作时的舒适度,使患者有一个平稳、安全的检查或手术过程;③使患者在术后及早苏醒、满意、安全地离院。为达到上述要求,麻醉医生对接受门诊内镜诊疗麻醉的患者进行麻醉前充分评估非常有必要。麻醉前评估还可减少内镜检查前取消预约事件的发生,在医务人员中,内镜医师常常是接触患者的第一人,但他们很少考虑到与麻醉相关的患者内科情况或社会因素,因此有可能将不适合接受门诊腔镜诊疗麻醉的患者列入麻醉的范围。麻醉前评估的目的是评估患者对麻醉的耐受能力,判断是否适宜接受无痛舒适内镜诊疗;发现患者并存的疾病,判断是否需要进行进一步诊断和治疗;确定该患者是否需应用特殊麻醉方法,是否容易发生麻醉手术后并发症。有经验的麻醉医师通过麻醉前访视和评估可发现患者潜在的疾病,并据此对麻醉方案进行适当的调整。

（一）麻醉前评估

1.术前麻醉评估的主要方法有:①术前访视;②电话访谈;③查阅患者健康记录;④术日早上访视;⑤通过网络收集信息;⑥在专门的门诊手术术前评估诊室,由接受特殊培训的麻醉医师坐诊评估。某医院麻醉科在内镜中心安排专门的麻醉医生负责无痛内镜诊疗患者的麻醉前访视和评估,并根据评估制订个体化麻醉计划,最大限度地保证麻醉的质量和安全。

2.评估内容包括病史、体格检查和辅助检查,其中病史是最重要的。研究表明,单纯从病史中取得的资料就可以作出86％的诊断,经体格检查后可以得出另外6％的诊断,仅有8％的诊断需要进行实验室检查或是放射学检查。根据明确的指征可以减少60％左右的术前实验室检查。在所有的实验室检查的异常结果中,只有0.2％的结果会影响围术期的治疗。

(1)病史:①个人史,包括能否胜任较重的体力劳动和剧烈活动,是否出现心慌、气短,有无饮酒、吸烟嗜好,每日量多少,有无长期咳嗽、咳痰、气短史;有无吸毒成瘾史,有无长期服用安眠药等历史,女性患者有无怀孕等。②现病史和既往史,特别注意与麻醉有关的疾病(如抽搐、癫痫、高血压、脑血管意外、心脏病、冠心病、心肌梗死、肺结核、哮喘、慢性支气管炎、肝炎、肾病、疟疾、脊柱疾病、过敏性疾病或出血性疾病等),曾否出现心肺功能不全或休克等症状,近期是否还存在有关征象,特别是对于心前区疼痛、心悸、头晕、昏厥、活动后呼吸困难、睡眠呼吸暂停、长期咳嗽多痰等征象应引起重视,以判断目前的心肺功能状况。③过敏史,特别是有无对麻醉药物过敏史。④治疗用药史,有些患者因治疗需要,已应用降压药、β受体阻滞剂、皮质激素、洋地黄、利尿药、抗生素、降糖药、抗癌药、镇静安定药、单胺氧化酶抑制药、三环抗抑郁药等,应了解其药名,用药持续时间和用药剂量,有无特殊反应,以及麻醉当日用药史。⑤以往麻醉手术史,是否做过手术,做过何种手术,用过何种麻醉药和麻醉方法,麻醉中及麻醉后是否出现特殊情况,有无意外、并发症和后遗症,家庭成员中是否也发生过类似的严重麻醉问题等。

(2)体格检查:麻醉前要针对与麻醉实施有密切关系的全身情况和器官部位进行重点复查。

1)全身情况评估

快速视诊患者观察全身情况,包括步行还是车床送入,有无发育不全、畸形、营养障碍、贫血、脱水、水肿、发绀、发热、消瘦或过度肥胖(超过标准体重30％以上者)。

测定血压、脉搏、呼吸、体温、体重(kg)和脉搏血氧饱和度(SpO_2)基础值。

2)呼吸道通畅评估:气管有无明显受压或移位、颈椎活动度、颞颌关节功能和牙齿情况等,判断有无插管困难。

A.开口困难:颞颌关节强直或口周烧伤后瘢痕。

B.颈椎活动受限:类风湿关节炎、侏儒症及Down综合征患者均会出现颈椎活动受限。颈椎骨折时切忌使颈椎后伸。

C.颌面畸形:小颌症、舌体肥大或多发性颜面异常综合征,切牙突起过度或切牙松动、缺如均可阻碍喉镜置入或显露声门困难。

D.咽喉疾病:扁桃体过大、增殖腺肥大、咽后壁脓肿在麻醉后均可发生窒息,不能通气。

E.病态肥胖短颈及颈部瘢痕挛缩导致颏胸粘连,颏甲距离小于4～5cm,均可使喉镜置入困难,不易显露声门。

3)肺功能评估

A.观察呼吸次数、深度、形式(即胸式呼吸、腹式呼吸)及通气量大小,有无呼吸道不通畅、胸廓异常活动和畸形。呼吸频率大于25次/分是呼吸衰竭早期的表现。呼气费力提示有气道梗阻,随着膈肌和肋间肌负荷加重,辅助呼吸肌的作用增强,出现反常呼吸时提示膈肌麻痹或严重功能障碍。慢性阻塞性肺疾病(COPD)患者可表现为桶状胸;如果胸壁不对称可能有气胸、胸腔积液或肺实变。

B.肺部听诊有无啰音、支气管哮鸣音、呼吸音减弱或消失。阻塞性肺病患者呼气相延长,呼吸音低,痰液潴留时可闻及粗糙的湿啰音,位置不固定,可在咳痰后消失,若啰音固定则可能为支气管扩张症或肺脓肿。在有小气道痉挛的患者可闻及音调较高的哮鸣音,见于哮喘或慢性喘息性支气管炎患者。肺气肿的患者肺部叩诊时呈过清音,叩诊呈浊音者提示有肺实变。

C.简单评估肺功能:屏气试验:正常人的屏气试验可持续30s以上,持续20s以上者一般麻醉危险性小,如屏气时间短于 10s,则提示患者的心肺储备能力很差,常不能耐受手术与麻醉;测量胸腔周径法,测量深吸气与深呼气时胸腔周径的差别,超过 4cm 以上者提示没有严重的肺部疾病和肺功能不全;吹火柴试验:患者安静后深吸气,然后张口快速呼气,能将置于 15cm 以外的火柴吹熄者,提示肺功能储备良好,否则提示储备下降;吹气试验,嘱患者尽力吸气后,能在 3s 内全部呼出者,表示用力肺活量基本正常,若需 5s 以上才能完成全部呼气,提示有阻塞性通气功能障碍。

4)心功能评估

A.检查血压、脉搏、皮肤黏膜颜色和温度、颈外静脉膨胀情况。

B.听诊心率、心律(规则、不规则、期前收缩等)、是否存在心脏杂音(右心杂音、肥厚型心肌病、主动脉瓣狭窄、二尖瓣反流、二尖瓣脱垂、主动脉瓣关闭不全、肺动脉瓣狭窄、三尖瓣反流、肺动脉瓣反流)或其他心音(如第三心音)。

· C.心脏功能的临床评估:有无端坐呼吸;体力活动试验,根据患者在日常活动后的表现,估计心脏功能;屏气试验,患者安静 5～10 分钟后,嘱其深吸气后屏气,计算其最长的屏气时间,超过 30s 者表示心脏功能正常,20s 以下者表示心脏代偿功能低下,对麻醉耐受力差;起立试验,患者卧床 10min 后,测量血压、脉搏,然后嘱患者骤然从床上起立,立即测血压、脉搏,2min 后再测一次。血压改变在 20mmHg(2.7kPa)以上,脉率增快超过 20 次/分者,表示心脏功能低下,对麻醉耐受力差。本法不适用于心功能Ⅳ级的患者。

轻型心脏病(包括先天性心脏病、心脏瓣膜病),如果心功能仍在Ⅰ、Ⅱ级,或以往无心力衰竭史者,可耐受麻醉。单纯慢性高血压,只要不并存冠状动脉病变、心力衰竭或肾功能减退,即使已有左室肥大和异常心电图表现,在充分的术前准备和恰当的麻醉处理前提下,耐受力仍属良好,死亡率无明显增高。心律失常者,必须结合病史和临床表现评估。心房颤动和心房扑动,术前如能控制心室率在 80 次/分左右,麻醉的危险性不会增加;相反,如不能控制心室率,提示存在严重心脏病变或其他病因(如甲状腺功能亢进症),则麻醉危险性显著增大。第二度以上房室传导阻滞或慢性双束支阻滞(右束支伴左前或左后分支传导阻滞)均有发展为完全性心脏传导阻滞及猝死的可能,应列为禁忌;无症状的右束支或左束支传导阻滞,一般并不增加麻醉危险性。房性期前收缩(早搏)或室性早搏,偶发者在年轻人多属功能性,一般无需特殊处理,或仅用镇静药即可消除,不影响麻醉耐受力;发生于 40 岁以上的患者,尤其当其发生和消失与体力活动有密切关系时,应考虑存在器质性心脏病的可能。频发(每分钟多于 5 次)、多源性或 R 波与 T 波相重的室性早搏,容易演变为心室颤动,应列为禁忌。预激综合征患者可发作室上性心动过速,门诊麻醉危险性高,要慎重处理。

5)肾功能评估:年轻、无肾病史及尿常规正常的患者可认为肾功能良好,可耐受麻醉。老年、并存高血压、动脉硬化、严重肝病、糖尿病、前列腺肥大等患者,容易并发肾功能不全,应慎重评估其对麻醉的耐受力。肾功能损害的临床评估包括尿液分析(血、糖、蛋白)、血浆白蛋白、血尿素氮(BUN)、血清肌酐值、内生肌酐清除率、尿浓缩试验和酚红试验等,是临床较有价值的肾功能测定。以 24h 内生肌酐清除率和 BUN 为指标,可将肾功能损害分为轻、中和重度三类。对慢性肾衰竭或急性肾病患者,原则上应列为麻醉禁忌。近年来,在人工肾透析治疗的前提下,慢性肾衰竭已不再是绝对禁忌证,但对麻醉耐受力仍差,须谨慎。患有慢性肾病者,易并存其他脏器病变,常见的并存症有:①高血压或动脉硬化;②心包炎;③贫血;④凝血功能异常;⑤代谢和内分泌功能紊乱。麻醉前应予以综合评估。

6)肝功能评估:临床实践表明,轻度肝功能不全的患者对麻醉的耐受力影响不大;中度肝功能不全或接近失代偿时,麻醉耐受力显著减退;重度肝功能不全如晚期肝硬化,常并存严重营养不良、消瘦、贫血、低蛋白血症、大量腹水、凝血功能障碍、全身出血或肝性脑病(肝昏迷)前期脑病等征象,此时危险性极高,应禁忌麻醉。急性肝炎患者应列为禁忌;慢性肝病患者最大问题之一是凝血功能异常,麻醉前应该慎重评估。肝病合并出血,或有出血倾向时,提示已有多种凝血因子缺乏或不足。若凝血酶原时间延长、凝血酶时间延长、部分凝血活酶时间显著延长、纤维蛋白原和血小板明显减少,提示已出现弥散性血管内凝血(DIC)和纤维蛋白溶解,表示肝已坏死,列为禁忌。有关肝功能损害程度,可采用 Pugh 推荐的肝功能不全评估分级加以评定。按该表计算累积分:1~3 分者为轻度肝功能不全;4~8 分为中度不全;9~12 分为重度不全。

　　7)中枢神经系统功能的评估:麻醉前对每一例患者应常规询问中枢神经系统情况,是否有头痛史、神志消失史、肌无力史和局灶性症状(如一过性单眼失明、复视、麻痹、吞咽困难等)。头痛提示可能存在脑瘤或占位性病变、颅内高压(ICP)、脑积水、颅内动脉瘤或脑动静脉畸形;神志消失(指眩晕和昏厥)提示可能存在心血管系统疾病或癫痫状态;弥漫性肌无力提示可能存在神经肌肉疾病(如肌营养失调、重症肌无力、多发性神经炎)或内分泌或代谢性疾病;单侧性肌无力最常见于卒中、短暂性脑缺血发作(TIA,也称可逆性神经缺陷)或脊神经根疾病;局灶性神经征象提示可能同时并存中枢性与周围性神经疾病;对新出现的明确而不稳定的征象,或估计术后有可能发生神经系统功能障碍者,有条件的也需进一步进行深入检查。对术前已诊断患有神经系统并存症的患者,需具体掌握疾病的持续时间、最近的表现、治疗用药情况、体检、辅助检查结果与最后诊断。有中枢神经系统症状的患者需综合评估,谨慎进行麻醉。

　　大多数面临内镜诊疗的患者都表现出不同程度的焦虑,麻醉科医师在术前访视中,应询问患者对手术和麻醉有何顾虑与具体要求,酌情进行解释和安慰,使者精神情绪处于稳定状态。

　　(3)辅助检查:一般行内镜诊疗患者多为门诊患者,缺少辅助检查资料。为加强门诊麻醉的安全性,在询问病史和体格检查后,部分患者的情况可能仍需要进一步详细了解,必要的时候可以要求患者进行相关辅助检查。本着一切以患者为中心的思想,某医院内镜诊疗中心专门为有需要的患者开放绿色通道实施心电图、肝肾生化等麻醉前检查。

　　1)心电图:有研究显示年龄超过 44 岁或曾有心脏病病史的患者,行心电图检查出现阳性结果的概率增高,但大部分患者心电图不能提高疾病的发现率。故首先应重视询问患者有关心脏病病史,然后根据病史和体征考虑是否需要心电图检查。有必要的也可做 24 小时动态心电图监测,可明确冠心病患者围术期心脏意外的危险程度。超声心动图和选择性放射性核素血管造影对某些心脏功能不全患者是一种有用的辅助检查措施,有助于测定心脏壁异常活动的部位和程度。超声心动图对评估瓣膜病和心室功能特别有意义。对心脏射血分数显著降低至 $25\%\sim35\%$ 的患者,可确定为"高危"。但超声心动图检查只能反映心脏功能,不能明确是否有心肌缺血病。

　　2)血常规:对于急性消化道出血等急性失血或阴道不规则流血等慢性失血的患者,应检测血液常规,了解其贫血程度,以对麻醉计划作出相应的调整。

　　3)肺活量检查:对于合并肺部疾病的患者,可了解肺功能情况。有时仔细询问病史和进行体格检查可能比肺活量测定更为有效。

　　4)肝功能:对于急、慢性肝损害的患者可进行肝功能检测,明确蛋白含量和肝功能情况,评估可否耐受麻醉及估计麻醉后苏醒的速度,并相应调整麻醉计划。

　　5)凝血功能测定:了解患者的凝血功能情况,对采用椎管内麻醉的患者必须检查,作为能否进行椎管内穿刺的依据。

　　6)血气分析:有较严重肺部疾病的患者,有需要时可做动脉血气分析。血气分析是评价肺功能的有价值的指标,能够反映机体的通气情况,酸碱平衡,氧合状况以及血红蛋白含量,从而反映出患者肺部疾患的严重程度,病程急缓。如果病情较重、持续时间长就会存在慢性高碳酸血症和低氧血症,但是 pH 值仍在正常范围内。在严重肺部疾患时,进行动脉血气分析是十分必要的。$PaCO_2 > 45mmHg$ 时,术后呼吸系统并发症明显增加。

全身麻醉(全麻)下行门诊内镜诊疗的健康患者,一般无需行辅助检查。对患有高血压、糖尿病等慢性疾病的患者,需要检查血糖和电解质。但如果患者有明显贫血貌,检查血常规发现无法解释的血红蛋白低于 10g/dl,应作进一步检查,减少并发症发生率和死亡率。椎管内麻醉术前应检查出凝血情况。

(4)麻醉危险性评估

1)ASA 体格情况分级:根据麻醉前访视结果,将病史、体格检查和辅助检查资料,联系无痛内镜诊疗麻醉的要求,进行综合分析,可对患者的全身情况和麻醉手术耐受力作出比较全面的估计。可采用"ASA 体格情况分级"评估:Ⅰ、Ⅱ级患者对麻醉的耐受力均良好,麻醉经过平稳;Ⅲ级患者对接受麻醉存在一定危险,麻醉前需尽可能作好充分准备,对麻醉中和麻醉后可能发生的并发症要采取有效措施,积极预防;Ⅳ、Ⅴ级患者的麻醉危险性极大,更需要充分细致的麻醉前准备。

2)我国临床医学基于患者对手术麻醉耐受力的实践经验,将患者的全身情况归纳为两类。对于第 2 类患者的无痛内镜诊疗麻醉应慎重。

麻醉医师应考虑检查及手术方面、患者病史及体格检查方面、社会方面等几个主要因素,综合判断患者是否适合接受门诊麻醉。①诊疗手术方面的因素:包括实施检查和手术需要的时间、失血量的大小或液体的丢失量、是否有专门的医疗设备、是否有专门的术后护理、术后可能发生的并发症、患者出院后对疼痛的处理等。曾有一例患者因食管异物在静脉麻醉下行异物取出术,因诊疗医生未发现异物已经伤及主动脉,结果异物取出后 1 天患者因主动脉破裂再度入院抢救。②内科方面的因素:患者是否合并内科疾病、合并的疾病是否得到良好的控制、症状是否较为稳定、患者对自己所患疾病的熟悉程度、诊断治疗性操作是否会加重患者的内科疾病等。曾有门诊医生把心肌梗死的患者误诊为上消化道疾病,拟行胃镜检查,麻醉医生术前检查发现患者心功能较差而取消麻醉,避免了严重后果的发生。③社会方面的因素:对门诊患者而言,麻醉医生不应只是考虑到医学方面因素,社会因素也是影响门诊麻醉安全或患者对麻醉手术满意度的重要因素。如患者有无专人护送照顾离院、患者对医务人员指示的理解程度、能否随时电话联络、能否及时返回医院、患者接受麻醉后是否需要从事危险操作等都是麻醉医生选择门诊麻醉患者时需要加以考虑的情况。

(二)术前长期用药的评估与处理

随着门诊手术患者病情严重程度的增加,使用的药物也在增加。有些用药可能对麻醉管理有一定的影响。

1.抗高血压药物　停用抗高血压治疗可导致术中严重高血压或低血压。停用 β 受体阻滞剂会导致交感神经激动增强。除利尿剂外,抗高血压药应继续服用至手术当日。

2.抗精神病类药物　改变情绪的药物,如单胺氧化酶抑制剂氟西汀、锂剂和三环类抗抑郁药都是最常见的长期服用的药物。氟西汀可选择性地抑制神经元对 5-HT 的摄取。当氟西汀与有抗组胺作用的止吐药昂丹司琼(枢复宁)合用时,可能会导致发热反应。单胺氧化酶(MAO)抑制剂阻止 MAO 对儿茶酚胺的分解,其与含有胺的药物或食物的相互作用可产生严重高血压、颅内出血甚至死亡。三环类抗抑郁药在不同程度上抑制神经元对去甲肾上腺素、5-HT、多巴胺的摄取,产生毒蕈碱样作用以及 α_1 受体、H1 受体和 H_2 受体的拮抗作用,导致口干、心动过速、谵妄和尿潴留。这类患者由于中枢去甲肾上腺素水平升高而致术中麻醉药需要量增加。锂剂用于治疗躁狂抑郁症,锂可以在动作电位的产生过程中取代钠离子,延长去极化和非去极化肌松药的作用,并延长新斯的明拮抗所需时间。由于锂剂抑制脑干肾上腺素和去甲肾上腺素的释放,麻醉药的需要量会降低。

3.阿司匹林　阿司匹林或其他非甾体抗炎药,在服用后几小时内改变血小板功能并在服用后至少 7 天内延长出血时间,但如检查结果显示出血时间正常则术中出血可能不会增加,如果术中出血的可能性不大就无需停用阿司匹林。

(三)麻醉前与患者的沟通交流

门诊诊疗麻醉的安全不仅体现在医疗技术上,更体现在和谐的医患关系上,因此加强与门诊患者的沟通和交流显得十分重要。患者对无痛麻醉服务质量的认识是多方面的,主要集中在以下几个方面:①患者与医生之间通畅的交流;②麻醉医生用适当的方式提供高质量服务的信息;③服务是可以负担得起的;④服务是公平的,即不受地理、文化、贫富和性别的影响;⑤麻醉医生具有较高的技术资质。优质的医疗服务与和谐的医患关系促进患者对医务人员的信任感增强,更有利于麻醉医生以更大的热情与责任心投入工作,增进患者对麻醉医生的了解,扩大社会效益。

三、术前准备

(一)禁饮禁食

患者麻醉前禁食 6 小时、禁饮 4 小时。

为减少术中误吸的危险,常规要求患者在术前至少禁食 6～8 小时。研究表明,清水在胃内排空一半的时间是 10～20 分钟。在禁食后的门诊患者,手术前 2 小时口服 150ml 水不会增加胃内容量。甚至在手术前 2～3 小时口服 150ml 咖啡或橙汁也不会对成人的胃内容量和酸度产生明显影响。同样,儿童在术前 2 小时以前随意饮用清水,可以减少患儿的饥饿感和口渴感,只要最后一次饮水限制在 240ml 以内,不会对胃内容物产生任何不良影响。在术前口服 3ml/kg 苹果汁能减少胃内容量和酸度,术日早晨饮用咖啡还可减少术后头痛的发生率。加拿大麻醉医生协会推荐在择期手术 3 小时之前不限制患者饮用清水。对术前禁食、禁水的要求变得不再严格,延长禁食时间只会增加患者的不适感。

(二)签署麻醉知情同意书

向患者和家属解释说明麻醉过程中可能出现的异常情况,征得同意后签署麻醉知情同意书。

(三)准备麻醉药物和设备

检查室内必须配备氧气、多功能监护仪、中心吸引器、各种急救药品、面罩及简易呼吸囊、喉镜、各种型号的气管导管。配备一台麻醉用呼吸机、除颤仪。

(四)准备麻醉

患者进入操作室后换上内镜检查专用衣物,仰卧于检查床上.开放静脉通路,以中流量鼻导管吸氧,连续监测心电图、心率、血压、脉搏氧饱和度。

四、麻醉实施

根据不同的内镜诊疗要求摆好患者体位后,麻醉医生对根据麻醉评估制定的麻醉方案进行确认,根据患者术前情况还可以作进一步修订。确定麻醉方案后实施麻醉诱导,成功后进行内镜检查或手术,麻醉护士密切监护患者的生命体征。内镜诊疗结束后停止麻醉,对患者实施麻醉后监护。

五、离室与离院标准

(一)离室与离院的标准

1.麻醉后监护分为两个阶段:第一个阶段从患者进入恢复室开始;第二个阶段从患者生命体征已经稳

定,主要麻醉效应已经消失开始。实施椎管内麻醉的患者,只有运动、感觉和交感神经功能完全恢复才能离开。在麻醉后监护室(PACU)卧床休息的住院患者,当仅残留很少的神经阻滞时可以回到病房;而对于门诊手术患者,则需要阻滞作用完全消失。当排泄能力恢复时,证明残留的交感神经阻滞已消失。准备离床活动的患者,运动神经必须完全恢复。全麻患者可以在手术室或转运到 PACU 不久后清醒。尽管患者看起来是清醒的、有正确定向力,但仍需达到一定标准后才能让患者离开。通常要求患者生命体征的变化缩小到术前基线范围的 15%~20%,有完善的呕吐反射,能有效地咳嗽,进食液体无困难。

2.不必让患者在出院前进食,强迫无饥饿感的患者进食不想吃的食物,只会增加术后恶心、呕吐的发生。应了解患者是否有能力进食少量液体。如果患者只有轻度恶心,进食几小口即可引起呕吐或恶心感觉增强,那么不要坚持让患者进食。

3.除非患者术前就不能行走,否则患者应该能在辅助设备下行走,并且无头晕。如果需要使用拐杖辅助行走,应该额外对患者进行使用指导。手术伤口应该无出血,疼痛应得到满意的控制。残留轻度的镇静是可以接受的,但是患者的定向力应该恢复到术前水平。

4.制订麻醉后出院评分系统,其目的是评估术后何时能达到出院标准。标准以数值形式表示,包括精神状态、疼痛程度、行走能力和生命体征稳定性,总分高于某个特定值说明进行离院准备的可能性高。从实用方面讲,评分系统应该易于理解、应用简单、客观。用于评估麻醉恢复的复杂书面神经心理测验只适用于研究。实际上,生命体征稳定、能够独立行走和排尿是麻醉后恢复程度最后的衡量标准和能否准备出院的标志。这些指标表明患者的运动力量、中枢神经系统功能和交感张力已经恢复。患者出院前必须达到标准,并在离开前作最后的评估。对于所有生命体征波动和罕见症状,都必须进行处理。

在某医院内镜中心接受无痛内镜检查或手术后的患者都被送往配备吸氧设备、监护仪和负压吸引设备的观察室复苏,卧床休息,一级护理,由专职麻醉护士监护患者。在观察室的患者符合以下条件或Aldrete 评分≥9 分的患者转送至休息室,住院患者转送回病房继续观察。转送标准:①神志完全清醒,定向力恢复,肌张力正常。②生命体征平稳,呼吸循环稳定。③呼吸空气 SpO_2>96% 或不低于术前水平。

患者在休息室可下地活动,需一般护理,病情有需要时可经静脉输液给药。患者在休息室休息半小时左右,符合以下条件可离院:①无恶心、呕吐、头晕、疼痛及出血。②可自己穿衣行走、有家人陪同。③留下有效的联系方式。

特殊的患者如病情危重,必须在气管插管全身麻醉下行内镜辅助手术的患者,术后直接转送至麻醉后恢复室,由麻醉医生和麻醉护士管理。

(二)关于无痛内镜诊疗患者离院的几点讨论

1.很多医院规定,对于接受无痛内镜诊疗的患者,要在有责任能力的成人陪伴下才能离院,这对于老年和虚弱患者尤为重要。如果一个八旬老年患者在其八旬配偶的陪伴下出院,就有可能出事。对于离开恢复室回家的儿童,理想的陪护人员应该是两个成人。出院后,小儿可能突然出现恶心呕吐、疼痛、恐惧或定向力障碍,一个正在驾车的家长是不可能同时照顾好孩子的。如果患者达到全部的离院标准,可以允许其离院回家,但相对有人陪伴的患者,其留观的时间可以适当延长,并嘱咐患者乘坐公共交通工具回家。

2.有文献认为"准备回家"与"可以上街"有明显的区别,"准备回家"是指可以离开恢复区回家,而"可以上街"是在 24 小时后,此时全麻对中枢神经系统细微和持续存在的影响已经大部分消失,必须建议患者回家后不要立即进行正常活动。但据调查所知,很多患者在某医院接受无痛内镜检查后1~2 小时内就开始正常活动,这可能与该院使用超短效药物和配伍用药简单有关,最大限度地减少了患者麻醉后的后遗作用。

3.目前建议接受全麻或静脉镇静的患者,术后 24~48 小时不能操作重型机械,包括开车。全麻后患者何时能驾驶机动车？当自己感觉或在他人看来术后已经完全恢复时,轻微的精神运动性障碍和认知能力不足可能仍持续存在,这些需要谨慎决策,需要精细运动协调的行为应该推迟到术后第二天。

（苏含武）

第二节　无痛胃镜

一、概述

1805 年,德国的 Bozzini 首先利用烛光通过管状镜子看到直肠和泌尿道的内腔并提出内镜的设想,1881 年出现了尖端装有灯泡的硬管式胃镜;1957 年第一台纤维胃、十二指肠镜在美国制成;1983 年美国 Welch Allyn 公司把电子内镜应用于临床,通过电荷耦合固体件把光能转化成电能,再经视频处理后在电视监视屏上显示胃内的图像。我国 20 世纪 60 年代已有胃镜检查,20 世纪 70 年代引进纤维内镜后胃镜检查迅速普及,成为临床的重要诊疗手段。主要用于:①上腹不适,疑是上消化道病变,临床不能确诊者;②不明原因消化道出血;③对 X 线钡餐检查不能确诊或疑有病变者;④需要随诊的病变如溃疡、萎缩性胃炎、胃癌前病变及手术后复查;⑤需要进行胃镜下治疗者。

胃镜的检查通路如下:经过牙垫沿舌面送入口腔,在舌根处到达喉咽部,沿咽后壁滑下进入食管,通过食管的三个狭窄,分别为食管入口处、主动脉弓和左支气管交叉处、食管穿越膈肌的部位即贲门处,通过齿状线进入胃的贲门部,到胃体,经过幽门进入十二指肠球部。通路中经过的上消化道黏膜都可以在内镜下加以检查或治疗。

胃镜诊疗虽然是微创操作,但在诊疗过程中镜子本身对患者咽喉、食管和胃的刺激,造成患者巨大的不适甚至痛苦的感觉,部分患者不能耐受检查的全过程。另外,检查过程的痛苦还会造成患者血流动力学的剧烈波动,严重的可能导致心血管系统或神经系统并发症的发生而危及患者生命安全。我国 20 世纪 80 年代前普遍采用术前局部麻醉药(局麻药)喷喉,或注射镇静剂及解痉剂减轻胃镜检查的不适,效果不尽如人意。随着人们生活水平的提高,对诊疗过程的舒适要求也越来越高。20 世纪 90 年代末有学者提出用丙泊酚作静脉全身麻醉下行胃镜检查。进入本世纪后,胃镜检查的麻醉方法得到广泛研究、推广。

无痛胃镜就是在进行胃镜诊疗前,静脉注射一种或几种高效安全的麻醉药物,患者随即进入睡眠状态,然后实施诊疗。患者在整个诊疗过程中全身放松,无任何痛苦。检查结束后迅速苏醒,对检查过程无记忆,休息 20 分钟左右便可在家人陪同下自行回家。与传统的局部麻醉下行胃镜诊疗相比,无痛胃镜有以下优点:①患者检查过程中无意识和痛苦,更愿意接受检查或复检,有利于早期发现病变和更好地治疗疾病;②减少因患者紧张、应激引起的相关并发症,保障患者安全;③医生在操作时无干扰,不必分心照看患者情况,压力更小,可以从容仔细地完成检查,有利于保证诊疗质量;④使小儿等不合作患者接受胃镜检查成为可能。

二、适应证

1.不能耐受检查的患者,评估检查过程的刺激性可能使其出现危险,如有轻、中度器质性疾病的患者;

2.不能配合检查的患者,如小儿或老年人;

3.对检查焦虑恐惧的患者；

4.要求对检查过程完全无感觉的患者。

三、禁忌证

（一）相对禁忌证

有以下情况者,麻醉风险大,为门诊无痛胃镜检查的相对禁忌证：

1.肥胖症伴有呼吸、循环系统症状的患者,容易在麻醉后出现呼吸道梗阻,继而加重呼吸系统和循环系统的损害。

2.预计麻醉后可能有中重度上呼吸道梗阻的患者。

3.中重度贫血的患者,可能减少药物与血浆蛋白结合而增大药效从而造成过量。

4.肝肾功能中重度损害的患者,可能影响药物代谢造成苏醒延迟。

5.疑食管气管瘘的患者,胃液和胃内容物可能反流进入肺部,全身麻醉后抑制呛咳反射难于发现反流,容易造成患者缺氧。

6.肝硬化高度怀疑合并食管静脉曲张者,入胃镜后容易损伤曲张的食管静脉而大出血,全身麻醉后血块容易流入肺部堵塞呼吸道。

7.绝大部分内镜检查室的设施和人员配备都比不上手术室完善,婴儿或有大出血可能的患者还是送至手术室进行检查比较安全。

8.无人陪护的门诊患者或妊娠和哺乳期妇女。

经验丰富的麻醉医生,术前充分了解患者情况,制订完善的麻醉计划,有齐全的监护抢救设备和药物,也可为以上情况的患者进行无痛胃镜麻醉。无人陪伴的门诊患者要求麻醉的,麻醉后留院观察时间应该适当延长,嘱其乘坐公共交通工具回家。

（二）绝对禁忌证

有以下情况者,列为无痛胃镜检查的绝对禁忌证：

1.重症器质性疾病的患者：哮喘急性发作,呼吸运动耐受性差,呼吸衰竭不能平卧,呼吸道有急性化脓性炎症伴高热；心血管功能或血流动力学不稳定,如未得到控制的低血压、高血压、心绞痛,近期（3~6个月）发生的急性心肌梗死,严重心律失常；严重心脏瓣膜病；严重的上腔静脉阻塞综合征,主动脉瘤；尿毒症,血尿素氮高于 30mg/dl,血肌酐高于 3mg/dl（活检时可发生严重的出血）；未排除心肌梗死的患者。

2.预计麻醉后可能有重度上呼吸道梗阻并有困难气道史的患者。

3.贲门失弛缓症的患者,入镜时呕吐率很高,麻醉后容易造成反流误吸。

4.鼻咽癌化疗后吞咽呛咳的患者,一旦反流极易造成误吸。

四、麻醉评估

根据麻醉前访视结果,将病史、体格检查和实验室检查资料,联系检查或手术的情况,进行综合分析,可对患者的全身情况和麻醉手术耐受力作出比较全面的估计。应该着重关注排除疾病如冠心病、肝硬化、贲门失弛缓症、食管气管瘘等。

五、术前准备

1.胃镜检查术前准备　严格禁食禁饮,在空腹时进行检查,否则胃内存有食物则影响观察,且增加呕吐误吸的危险。如患者有胃排空延迟或幽门梗阻则禁食时间应延长。

2.常规麻醉准备　如消化道出血或有食管静脉曲张等可能大出血疾病的患者先行中心静脉穿刺或保证通畅的静脉通路。

3.检查体位　左侧卧位。

六、常用的麻醉药物

胃镜诊疗使用的麻醉药物要求起效快、恢复快、无蓄积作用,可控制性强,且无心肺损害等不良反应。常用的药物有苯二氮卓类药物、麻醉性镇痛药和静脉麻醉药等。表面麻醉(表麻)药物有利多卡因、丁卡因等。

(一)咪达唑仑

咪达唑仑是目前最常用的苯二氮卓类镇静催眠药,随剂量增加有镇静、催眠、抗焦虑、抗惊厥、抗癫痫及中枢肌松作用,有可靠的顺行性遗忘作用。具有起效快、苏醒快,对呼吸循环扰乱少的特点。咪达唑仑呼吸抑制作用与剂量呈相关性,小剂量(0.075mg/kg)静脉推注不影响机体对 CO_2 的通气反应,0.1mg/kg无明显呼吸抑制作用。患者用药后呼吸频率、潮气量和每分钟通气量均有一定程度的降低,主要表现为呼吸幅度减小、频率变慢或出现舌根下坠、血氧饱和度降低。咪达唑仑对血流动力学影响轻微,表现为心率轻度增加,平均动脉压、体循环阻力、左室充盈压、每搏输出量均轻度下降。可安全地用于低心排血量患者。低血容量患者用此药后由于充盈压和体血管阻力下降,血压可显著下降。

(二)丙泊酚

丙泊酚是一种短效的静脉麻醉药,静脉注射后分布广泛,并迅速从机体消除(总体消除率1.5～2L/min),主要通过肝代谢,形成丙泊酚和相应的无活性的醌醇结合物,该结合物从尿中排泄。麻醉诱导起效快、苏醒迅速且功能恢复完善、术后恶心、呕吐发生率低,适用于门诊内镜诊疗麻醉。丙泊酚通过激活 GABA 受体—氯离子复合物,发挥镇静催眠作用。临床剂量时,丙泊酚增加氯离子传导,大剂量时使 GABA 受体脱敏感,从而抑制中枢神经系统,产生镇静、催眠效应,其麻醉效价是硫喷妥钠的1.8倍。起效快,作用时间短,以2.5mg/kg静脉注射时,起效时间为30～60秒,维持时间约10分钟左右,苏醒迅速、醒后无宿醉感。能抑制咽喉反射,有利于插管,很少发生喉痉挛。对循环系统有抑制作用,进行全麻诱导时,可引起血压下降,心肌血液灌注及氧耗量下降,外周血管阻力降低,心率无明显变化。丙泊酚可使血压下降,其降压程度在有些患者超过基础血压的40%,用于年老体弱、心功能不全患者时血压下降尤为明显,剂量应酌减,静脉注射速度应减慢。丙泊酚对呼吸也有明显的抑制作用,可抑制二氧化碳的通气反应,表现为潮气量减少,清醒状态时可使呼吸频率增加,静脉注射常发生呼吸暂停,对支气管平滑肌无明显影响。注射丙泊酚时患者常有疼痛感,加入1mg/ml的利多卡因可缓解注射痛,或选择开放近端较粗的静脉以减轻注射痛。

(三)芬太尼

芬太尼是阿片受体激动剂,镇痛效价约为吗啡的100倍,静脉注射后30秒起效,峰效应时间约5～10分钟,作用时间30～60分钟。其镇痛效价高,单次小剂量静脉注射维持时间短,对呼吸系统和心血管系统抑制作用小的特点使其适用于门诊胃镜诊疗的麻醉。

（四）瑞芬太尼

瑞芬太尼是超短强效的 μ 阿片受体激动药,它具有起效快、作用时间短、恢复迅速、无蓄积作用等优点。瑞芬太尼的镇痛作用具有剂量依赖性,且有封顶效应,当瑞芬太尼血浆浓度达到 $5\sim8\mu g/L$ 时,作用达到顶峰,再增加剂量并不能增强其镇痛效应,反而会加重其对呼吸循环的抑制作用。临床麻醉镇痛剂量的瑞芬太尼对循环交感神经末梢无影响,其对局部血管紧张度的直接影响可能是造成低血压的主要原因。瑞芬太尼对呼吸的抑制常在给药后短暂的几分钟内达到最强,6 分钟左右基本恢复,15 分钟左右完全恢复。

（五）氯胺酮

氯胺酮为非巴比妥类静脉麻醉剂,先阻断大脑联络路径和丘脑向新皮层的投射,故意识还部分存在,痛觉消失明显而完全;随着血药浓度升高而抑制整个中枢神经系统。作用快速但短暂,能选择性地抑制大脑及丘脑,静脉注射后约 30 秒钟(肌内注射后约 3～4 分钟)即产生麻醉,但自主神经反射并不受抑制。麻醉作用持续约 5～10 分钟(肌内注射者约 12～25 分钟)。一般并不抑制呼吸,但可能发生短暂的呼吸频率减缓和潮气量降低,尤以静脉注射较快时容易发生。注入后可引起一定程度的血压上升和脉率加快,并可能引起喉痉挛。高血压并有脑出血病史者,高血压患者收缩压高于 160mmHg(21.3kPa)或舒张压高于 100mmHg(13.3kPa)者,青光眼以及严重心功能代偿不全者禁用,麻醉恢复期有少数患者出现恶心或呕吐,个别患者可呈现幻梦、错觉甚至幻觉,有时伴有谵妄、躁动现象,为减少此种不良反应,需避免外界刺激(包括语言等),必要时静脉注射少量短效巴比妥或安定类药物。

（六）依托咪酯

依托咪酯是快速短效静脉麻醉药,起效快、代谢迅速,有遗忘作用,无镇痛作用,对心血管影响很小,适用于年老或体弱的患者。不良反应有抽搐、恶心、呕吐、注射部位疼痛,可联用芬太尼达到较佳麻醉效果。术中存在肢体抖动问题。

七、常用的麻醉方法

无痛胃镜检查的麻醉方法一般采用全凭静脉全身麻醉,可以单一用药也可以复合用药,下面介绍几种常用的麻醉方法。

（一）单次静脉推注

1.单纯丙泊酚麻醉　丙泊酚 2～2.5mg/kg 诱导剂量,20～50 秒内匀速静脉推注,待患者入睡,睫毛反射消失,呼吸平稳后开始进镜检查,如检查时间较长,出现睫毛反射或超过 10 分钟者,可以追加丙泊酚 0.3～0.5mg/kg。

2.丙泊酚复合芬太尼麻醉　芬太尼 1μg/kg 静脉推注,30 秒后缓慢推注丙泊酚 1.5～2.5mg/kg,待患者入睡,睫毛反射消失,呼吸平稳后开始进镜检查,必要时追加丙泊酚 0.3～0.5mg/kg。

3.丙泊酚复合舒芬太尼麻醉　舒芬太尼 0.1～0.2μg/kg 静脉推注,30 秒后缓慢推注丙泊酚 1.0～2.0mg/kg,待患者入睡,睫毛反射消失,呼吸平稳后开始进镜检查,必要时追加丙泊酚 0.3～0.5mg/kg。

4.丙泊酚复合瑞芬太尼麻醉　静脉缓慢注射瑞芬太尼 0.6～0.8μg/kg,接着缓慢推注丙泊酚 1.0～2.0mg/kg,必要时可追加瑞芬太尼 20～30μg 或者丙泊酚 0.3～0.5mg/kg。

5.依托咪酯麻醉　依托咪酯 0.3～0.5mg/kg 缓慢推注,或者在应用芬太尼 1～2μg/kg 后缓慢推注依托咪酯 0.3mg/kg,患者意识消失后开始检查,必要时可追加依托咪酯 0.1mg/kg。

6.氯胺酮麻醉　在 30 秒内静脉注射氯胺酮 0.7mg/kg,注射完毕后开始检查,患者在给药 15～20 分钟后清醒。个别患者在检查中出现体动,部分患者在苏醒期间常出现兴奋、躁动及不愉快幻觉,患者复苏期间口腔分泌物较多。可联用小剂量咪达唑仑(咪唑安定)0.05～0.06mg/kg,2分钟后再静脉注射氯胺酮0.4～0.5mg/kg,避免复苏期间精神症状,但个别患者会出现苏醒延迟。

(二)微量泵持续输注

丙泊酚 2～2.5mg/kg 静脉注射,待患者入睡后静脉持续输注丙泊酚 2～10mg/(kg·h),检查结束前停药。静脉持续泵注比单次静脉注射更容易维持血药浓度的稳定,且呼吸循环抑制的发生率也比较低。

(三)靶控输注(TCI)

TCI 是智能化连续控制输注系统,使血液或血浆药物浓度快速达到所设定的目标浓度,并可根据需要随时调整的给药技术,TCI 系统由计算机自动算出诱导用量和诱导时间,避免了诱导的时候血流动力学剧烈波动,而且维持麻醉时可以根据临床需要调节靶浓度,并显示出计算的血药浓度,并自动补偿中断的药物输注,迅速达到预期靶浓度。还可预测患者清醒时间,并且能很好地控制麻醉深度,使麻醉过程平稳,减少循环和呼吸波动,使麻醉处于最佳状态。一旦停药,患者可迅速清醒。目前 TCI-Ⅲ型靶控注射泵内置了多种药物的药代-药效学模型,可计算多种药物的靶控用药,如镇静药(丙泊酚、咪达唑仑、依托咪酯)、镇痛药(阿芬太尼、舒芬太尼、瑞芬太尼)和肌松药(维库溴铵、阿曲库铵、罗库溴铵)。在选择 TCI 的药物时,以 K_{e0}(效应室药物消除速率常数)大而 $T_{1/2}K_{e0}$ 小者为宜,其他药物并非 TCI 首选药物;麻醉药物中,血浆与效应室达到平衡的时间短的药物有丙泊酚、阿芬太尼、瑞芬太尼;以瑞芬太尼和丙泊酚的药代动力学特性最为适合。其他药物如咪唑安定、依托咪酯、舒芬太尼、阿芬太尼也可以用于靶控输注,但是其效果不如前两种最佳药物。在过去的十多年中,国外学者在丙泊酚 TCI 药代动力学的研究中不仅获得了成人的药代动力学参数,而且也得到了老年人、儿童和伴有丙泊酚代谢疾病的患者的药代动力学参数。而我国目前尚无确定的国人丙泊酚 TCI 药代动力学参数,因此,在使用 TCI 系统泵注时,应注意这些参数带来的误差。

1.单纯丙泊酚靶控输注麻醉　胃镜检查时,将患者年龄、身高、体重输入 TCI 系统,设定丙泊酚血浆靶浓度为 4～6μg/ml,检查结束前 1～2min 停药。如检查过程中患者有体动或者咽喉部抵抗,可提高靶浓度 1～2μg/ml 或者静脉单次追加 0.5mg/kg。

2.丙泊酚靶控输注复合芬太尼麻醉　单次静脉注射芬太尼 1μg/kg,复合丙泊酚靶控输注,血浆靶浓度设为 3～5μg/ml。如检查过程中患者有体动或者咽喉部抵抗,可提高靶浓度 1～2μg/ml 或者静脉单次追加丙泊酚 0.5mg/kg。检查结束前 1～2min 停药。

3.丙泊酚靶控输注复合舒芬太尼麻醉　单次静脉注射舒芬太尼 0.1～0.2μg/kg,复合丙泊酚靶控输注,血浆靶浓度设为 3～5/μg/ml。如检查过程中患者有体动或者咽喉部抵抗,可提高靶浓度 1～2μg/ml 或者静脉单次追加丙泊酚 0.5mg/kg。检查结束前 1～2min 停药。

4.丙泊酚靶控输注复合瑞芬太尼靶控输注麻醉　丙泊酚靶控输注,设定血浆靶浓度 3～4μg/ml,复合瑞芬太尼靶控输注,设定血浆靶浓度为 2～3ng/ml。如检查过程中患者有体动或者咽喉部抵抗,可提高丙泊酚靶浓度 1～2μg/ml 或者静脉单次追加丙泊酚 0.5mg/kg。检查结束前 1～2min 停药。

(四)清醒镇静

对于不接受无痛胃镜诊疗且能够配合的成年患者,也可以采用清醒镇静麻醉。静脉给予咪达唑仑 0.05～0.07mg/kg 及芬太尼 0.5～1μg/kg,辅以咽喉部表麻下完成胃镜诊疗。咪达唑仑由于具有顺行性遗忘作用,所以即使部分患者检查过程中问答可以切题,待完全清醒后却对检查过程无记忆。但术中不能保证患者完全配合检查。

麻醉方法如下:患者入室后左侧卧位于检查床上,以利于口腔分泌物引流和防止呕吐、误吸。开放静脉通路,给予中流量鼻导管吸氧,连续监测心电图(ECG)、心率、血压、脉搏氧饱和度。检查前以丙泊酚 2～

3mg/kg 在 20～50 秒内匀速静脉推注,待患者入睡,睫毛反射消失,呼吸平稳后开始进镜检查,如检查时间较长,出现睫毛反射或超过 10 分钟者,可以追加丙泊酚 0.3～0.5mg/kg。麻醉诱导时采用鼻导管给氧,视呼吸情况给予手控辅助通气。检查中 $SpO_2 < 90\%$ 时停止检查,采用面罩供氧手控辅助呼吸,SpO_2 恢复到 90% 以上后继续检查,鼻导管吸氧。平均血压下降大于基础血压 30% 时或心率低于 55 次/分时给予麻黄碱(麻黄素)5mg(每次)静注。患者体动明显、平均血压高于基础血压 30mmHg 或心率高于 120 次/分时给予丙泊酚 0.5mg/kg(每次)快速推注。若 ECG 示心律失常马上结束检查,对症处理。检查结束后吸净口腔内的分泌物和血液,继续监测和吸入纯氧,保证充足的呼吸道通畅和氧供,直至患者清醒。患者在检查结束后 5 分钟左右清醒,对检查过程无任何记忆,苏醒后心情愉快,30 分钟左右离院。

　　胃镜检查的不适主要来自内镜经过咽喉部所造成的强烈恶心、局部疼痛,疼痛的程度本身并不严重,更主要的是心理上的焦虑紧张,使用丙泊酚全身麻醉后完全可以解决上述不适而无需合用镇痛药物。单一用药的好处还有,不必担心合用多种药物对呼吸系统和循环系统造成抑制的作用累加,苏醒后后遗作用更少、患者更安全。部分医院单纯镇静药物麻醉不能满足胃镜检查要求可能与以下原因有关:①给予的镇静药物效能不足,如咪达唑仑;②担心镇静药物的呼吸抑制作用而不敢用足够的药量进行麻醉诱导;③操作医生技术不够熟练,过咽喉部手法较为粗暴,检查时间长。对于无痛胃镜辅助下的手术操作,如食管扩张、食管造瘘、食管支架的放置及胃息肉摘除等,采用丙泊酚合用少量镇痛药进行静脉全身麻醉,可满足手术的麻醉要求。

八、并发症的预防及处理

(一)呼吸抑制

　　接受胃镜诊疗的患者有时会出现呼吸抑制,一般多为轻度,可能原因为:①药物作用,如丙泊酚对呼吸有明显的抑制作用,可抑制患者对二氧化碳的通气反应。静脉注射时可发生呼吸暂停。②内镜部分压迫呼吸道,引起通气障碍,或患者因紧张而屏气。值得注意的是,芬太尼、瑞芬太尼和丙泊酚均有呼吸抑制的不良反应,合用时要注意适当减少用量,缓慢推注,避免严重呼吸抑制的发生。术中需要密切注意患者的呼吸和脉搏氧饱和度。如发现患者有呼吸抑制,应暂停检查,吸氧并采用面罩手控辅助呼吸,呼吸抑制多为一过性,待患者呼吸恢复正常,氧饱和度回升至 95% 再继续检查。如患者持续呼吸抑制,应停用麻醉药物,吸氧并面罩手控辅助呼吸,必要时可气管插管或插入喉罩辅助呼吸至患者呼吸恢复正常。

　　近年来出现了一种新型的内镜检查面罩,中央以一层硅橡胶膜覆盖,中间有一小孔,允许纤维支气管镜或胃镜等内镜单向进入,而在侧面延伸出一管道可连接麻醉呼吸回路,能有效提高吸氧的效率,必要时也可经此面罩加压给氧或者进行吸入全身麻醉。

(二)舌后坠

　　部分患者麻醉诱导后会出现舌根后坠,影响患者的呼吸,也影响胃镜的置入。可轻轻托起患者的下颌,使患者呼吸道通畅,帮助胃镜进入。

(三)喉痉挛

　　麻醉较浅时喉头应激性增高,受到刺激可诱发喉部肌肉群反射性收缩,发生喉痉挛,如处理不及时会危及患者的生命安全。保持足够的麻醉深度和轻柔地操作胃镜可预防喉痉挛的发生。检查中需要密切观察患者,一旦发生喉痉挛要及时处理,立即停止检查,加深麻醉,吸氧并采用面罩加压手控辅助呼吸,待患者恢复平静自主呼吸时继续检查。如喉痉挛持续不能缓解,必要时可静脉注射短效肌松药并行气管内插管,手控或机控辅助患者呼吸,给予地塞米松 10mg 或甲强龙 40mg 缓解喉头水肿,静脉持续输注镇静药维持患者睡眠状态,可继续检查。检查结束后观察患者至符合拔管标准后可拔出气管导管。

(四)血压下降

丙泊酚可使外周血管阻力下降、心肌抑制、心排血量减少及抑制压力感受器对低血压的反应,从而引起血压下降。丙泊酚对循环功能的抑制呈剂量依赖性,并与注射速度呈正相关,因此应适当控制注射速度。如检查中患者血压比基础血压降低30%,可静脉注射麻黄素5~10mg。检查时掌握好入镜的时机,可避免低血压的出现。

(五)心律失常

胃镜经过咽部及通过幽门时,患者常出现心率减慢,胃镜插入时刺激食管、胃,可通过胃迷走神经反射性引起冠状动脉痉挛,造成心肌一过性缺血、缺氧,引起心律失常。胃镜检查时,呼吸受阻,使心肌供氧减少。原有心肌缺血,慢性肺疾病及检查时紧张、焦虑、憋气、挣扎都有可能诱发心血管事件发生。因此,此时操作内镜动作要轻巧,避免过多刺激。注意心电图变化,严重心律失常应立即停止胃镜检查。如出现心率减慢至55次/分,不合并血压降低,给予静脉注射阿托品0.2~0.25mg,如合并血压下降,则给予静脉注射麻黄素5~10mg。必要时可应用抗心律失常药物,如利多卡因、可达隆等。

(六)恶心和呕吐

术后恶心呕吐(PONV)可使患者恢复延迟甚至必须在门诊留观。影响术后恶心呕吐发生的因素很多,包括患者的体型、健康状态、性别、是否怀孕、月经周期、麻醉药和镇痛药、低血压和年龄等。PONV的危险因素主要有:年轻、女性、早期妊娠、有晕动病病史、曾经有过术后恶心和呕吐、月经期、糖尿病、焦虑、胃内容量增加、肥胖、极度焦虑等。可静脉注射止呕药如托烷司琼2mg。

(七)反流误吸

患者检查前均禁饮禁食,检查时采用侧卧位,且胃镜在检查过程中可负压吸引胃中的液体,故胃镜检查中出现反流误吸的概率很低。幽门梗阻的患者可能胃内排空延迟造成胃内有较多液体或食物残渣,使反流误吸的危险增大。患者在静脉全麻的情况下,喉头反射迟钝,不一定能观察到呛咳的动作,麻醉医生需要特别注意。患者在检查过程中如出现呛咳和反流,应保持患者侧卧位或把患者推至半俯卧位,立即使用吸引器吸出胃液。如血氧饱和度下降,常规处理后不能回升,应果断行气管插管,机械控制呼吸,行支气管镜检查并给予肺泡灌洗,防止出现吸入性化学性肺炎。

(八)穿孔

食管或胃穿孔是胃镜检查的严重并发症之一,其后果严重,最主要的症状是剧烈的胸背部疼痛,纵隔气肿和颈部皮下气肿,以后出现胸膜渗液和纵隔炎。胃和十二指肠发生穿孔会出现腹痛、腹胀、发热等继发气腹和腹膜炎的表现。检查中,患者处于静脉全麻状态,可能掩盖主要症状。如患者麻醉苏醒后诉腰背疼痛,应警惕是否发生了上消化道穿孔。

(九)出血

原有食管胃底静脉曲张等病变,伴有出血性疾病,活检损伤黏膜内血管等均有可能导致出血。出血可经内镜给药,如去甲肾上腺素生理盐水、凝血酶等,亦可采用镜下激光止血、注射药物等手段。保守治疗无效需行手术止血。检查中如出现大出血,应行气管插管,保证呼吸道通畅,维持患者呼吸。

(苏含武)

第三节　无痛结肠镜

一、概述

结肠镜的发展历史可以追溯到 200 年前,德国的 Bozzini 用烛光通过内镜看到了直肠的内腔。在漫长的时间里,结肠镜经过不断发展,至 1963 年 Oerhonet 首先研制出纤维结肠镜并应用于临床。1983 年美国 WelchAllyn 公司首先创造发明了电子内镜,结肠镜进入电子时代。结肠镜主要用于:①原因不明的便血或持续便潜血阳性者;②慢性腹泻原因未明者;③钡剂检查疑有回肠末段及结肠病变需明确诊断者;④有低位肠梗阻及腹块,不能排除肠道疾病者;⑤需切除结肠息肉,止血,乙状结肠扭转或肠套叠复位者;⑥结肠癌术后,息肉切除术后需要定期进行内镜随访者;⑦大肠肿瘤的普查。

结肠镜的检查通路如下:肛门—直肠—乙状结肠—降结肠左曲—横结肠—结肠右曲—升结肠—回肠末端,以盲肠开口处为结束标志。通路经过的消化道黏膜都可以加以检查,有需要可以进行结肠镜下肠息肉摘除。

肛门皮肤黏膜敏感性高,进肠镜时会造成疼痛。另外结肠镜检查需要用气体膨开肠道内腔,膨肠和推进肠镜时,会造成肠道的机械性牵拉,使接受检查的患者觉得肚子疼痛不适,部分患者疼痛剧烈而不能继续耐受检查。检查过程中的痛苦还会造成患者血流动力学的剧烈波动,严重的可能导致心血管系统或神经系统的并发症而危及患者生命安全。以往是采用局麻药涂抹在肠镜表面或者直接局麻药塞肛进行肛门表面麻醉。20 世纪 90 年代后,除了表面麻醉(表麻)外,还给接受结肠镜检查的患者注射镇静和镇痛药物。但肠道牵拉造成的疼痛还是不能很好解决。本世纪初,随着新型静脉全麻药丙泊酚的出现,麻醉医生开始采用丙泊酚为接受结肠镜检查的患者进行静脉全身麻醉。随着各种新型短效麻醉药物的问世、麻醉方法的不断研究完善,现在结肠镜检查真正能做到无痛、舒适、安全。无痛结肠镜检查的优点有:①患者在检查过程中无痛舒适,更愿意接受检查或复检,有利于患者早期发现病变和更好地治疗疾病;②更好保障患者安全,减少因患者紧张、应激引起的相关并发症;③有利于保证诊疗质量,使操作医生压力更小,可以从容仔细地完成检查;④使小儿等不合作患者可以接受肠镜检查。

二、适应证

1.评估检查过程的刺激对其可能产生危险的患者;

2.不能耐受检查痛苦的患者;

3.不能配合检查的患者,如小儿或老年人;

4.对检查有焦虑恐惧情绪的患者;

5.要求对检查过程完全无感觉的患者。

三、禁忌证

(一)相对禁忌证

有以下情况者,为门诊无痛结肠镜检查的相对禁忌证:

1.肥胖症伴有呼吸、循环系统症状的患者;

2.中重度贫血的患者;

3.肝功能中度以上损害的患者;

4.预计麻醉后可能有中重度上呼吸道梗阻的患者;

5.无人陪护的门诊患者或妊娠和哺乳期妇女。

(二)绝对禁忌证

1.伴有严重心肺功能不全、严重心律失常、休克、腹主动脉瘤、急性腹膜炎、肠穿孔以及肝肾功能不全失代偿期的患者;

2.预计麻醉后可能有重度上呼吸道梗阻并有困难气道史的患者。

四、麻醉评估

常规麻醉前评估,制订麻醉方案。

五、术前准备

1.肠镜术前准备　检查前 1～2 天进低脂、细软、少渣的半流质饮食,检查当日禁食,检查前禁饮 4 小时。清洁肠道,服泻药致泻,如未泻而行清洁灌肠,即使高位灌肠 3～4 次,也常于右侧结肠尤其升结肠积有粪便,影响进镜与观察病变。泻药可选蓖麻油或硫酸镁,忌用液体石蜡。液体石蜡不但不能满意导泻,且可使肠镜弯角部橡胶外皮老化、易于破损,液体渗入镜头内会损坏肠镜。

2.麻醉前常规准备　因为患者作肠道准备需要喝大量的水,麻醉前应注意患者最后一次喝水的时间,严格控制禁饮时间以保证患者安全。

3.检查体位　左侧卧位。

六、常用的麻醉方法

(一)概述

结肠镜检查的麻醉方法与胃镜检查类似,一般采用清醒镇静麻醉及非插管静脉全麻等方法。

1.清醒镇静麻醉　很多患者在进行肠镜检查时都要求镇静,并且要求对检查过程无记忆。清醒镇静是指通过药物或非药物或联合使用两种方法,在意识水平进行浅抑制,保留患者自主呼吸,维持呼吸道通畅和对躯体刺激和语言指令作出反应的能力。深度镇静是通过药物或非药物或者联合使用两种方法,产生的一种可控制的意识抑制状态,保护性反射的部分丧失,不能对语言指令作出有意识的反应。对不适合进行门诊全麻的患者,可以在表麻下辅以镇静的状态下进行。常用于成人镇静的药物有:苯二氮卓类减少焦虑和产生遗忘,阿片类用于止痛,小剂量的静脉全麻药用于镇静。为减轻肠镜刺激产生的疼痛,常合用镇静药物与阿片类药物。一般静脉给予咪达唑仑 0.05～0.07mg/kg 及芬太尼 0.5～1μg/kg,辅以肛管表麻。小儿常用氯胺酮,能提供镇静、镇痛和遗忘作用,可以通过静脉、口服、直肠、肌内注射给药。一般肌内注射 2mg/kg,口服氯胺酮 5mg/kg,与口服咪唑安定的起效时间相似,但是口服咪唑安定的患儿离院时间早于氯胺酮。应注意的是,氯胺酮常引起口腔和呼吸道分泌物增加,术前应加用抗胆碱药,抑制腺体分泌。

肠镜检查行清醒镇静麻醉时,可在插入肠镜前用 1％～2％丁卡因或 4％～8％利多卡因棉球塞入肛管内 2～3 分钟,以麻醉肛管敏感神经,减轻镜身对肛管刺激产生的不适及疼痛。

镇静时必须对生命体征进行适当的监测,特别注意氧饱和度监测。镇静时所用的药物都可能导致呼吸抑制而缺氧,患者应常规吸氧。应经常与患者对话以监测患者的镇静水平和意识状态。

2.非插管静脉全麻　无痛肠镜检查最常用的麻醉方法是非插管静脉全麻,常用药物为丙泊酚、芬太尼、瑞芬太尼等。患者入室后,常规监测氧饱和度、心电图、无创血压等指标,开放静脉通道,鼻导管吸氧。采用丙泊酚静脉麻醉,单次推注或用微量泵静脉持续泵注,可复合芬太尼等短效阿片类药物,待患者入睡、睫毛反射消失后开始进镜检查,待结肠镜到达回盲部后停药。值得注意的是,结肠镜检查在进镜时一般要经过几个移行部位,分别是直肠-乙状结肠移行部、乙状结肠-降结肠移行部、脾曲、肝曲及回盲部等。当进镜到达这些部位时,刺激相对比较大,常常需要加深麻醉,到达回盲瓣后退镜,退镜过程中刺激相对较小,可以逐渐减轻麻醉。

丙泊酚由于起效快、清除快、可快速再分布到外周组织,苏醒迅速,时量相关半衰期较短,因此丙泊酚常采用 TCI 的给药方式。

(二)具体方法介绍

以下为几种临床常用的麻醉方法:

1.单纯丙泊酚麻醉　丙泊酚 2～2.5mg/kg 诱导剂量,20～50 秒内匀速静脉推注,待患者入睡、睫毛反射消失、呼吸平稳后开始进镜检查,如检查时间较长,出现睫毛反射或超过 10 分钟者,可以追加丙泊酚 0.3～0.5mg/kg。

2.丙泊酚复合芬太尼麻醉　芬太尼 1μg/kg 静脉推注,30 秒后缓慢推注丙泊酚 2.0～2.5mg/kg,待患者入睡、睫毛反射消失、呼吸平稳后开始进镜检查,必要时追加丙泊酚 0.3～0.5mg/kg。

3.丙泊酚复合舒芬太尼麻醉　舒芬太尼 0.1～0.2μg/kg 静脉推注,30 秒后缓慢推注丙泊酚 1.0～2.0mg/kg,待患者入睡、睫毛反射消失、呼吸平稳后开始进镜检查,必要时追加丙泊酚 0.3～0.5mg/kg。

4.丙泊酚复合瑞芬太尼麻醉　静脉缓慢注射瑞芬太尼 0.6～0.8μg/kg,接着缓慢推注丙泊酚 1.0～2.0mg/kg,必要时可追加瑞芬太尼 20～30μg 或者丙泊酚 0.3～0.5mg/kg。

5.丙泊酚微量泵持续输注　丙泊酚 2～2.5mg/kg 静脉注射,待患者入睡后静脉持续输注丙泊酚 2～10mg/(kg·h),待结肠镜到达回盲部后停药。

6.单纯丙泊酚靶控输注麻醉　检查时,将患者年龄、身高、体重输入 TCI 系统,设定丙泊酚血浆靶浓度为 4～6μg/ml,待结肠镜到达回盲部后停药。如检查过程中患者有体动,可提高靶浓度 1～2μg/ml 或者静脉单次追加 0.5mg/kg。

7.丙泊酚靶控输注复合芬太尼麻醉　单次静脉注射芬太尼 1μg/kg,复合丙泊酚靶控输注,血浆靶浓度设为 3～5μg/ml。如检查过程中患者有体动,可提高靶浓度 1～2μg/ml 或者静脉单次追加丙泊酚 0.5mg/kg。待结肠镜到达回盲部后停药。

8.丙泊酚靶控输注复合舒芬太尼麻醉　单次静脉注射舒芬太尼 0.1～0.2μg/kg,复合丙泊酚靶控输注,血浆靶浓度设为 3～5μg/ml。如检查过程中患者有体动,可提高靶浓度 1～2μg/ml 或者静脉单次追加丙泊酚 0.5mg/kg。待结肠镜到达回盲部后停药。

9.丙泊酚靶控输注复合瑞芬太尼靶控输注麻醉　丙泊酚靶控输注,设定血浆靶浓度 3～4μg/ml,复合瑞芬太尼靶控输注,设定血浆靶浓度为 2～3ng/ml。如检查过程中患者有体动,可提高丙泊酚靶浓度 1～2μg/ml 或者静脉单次追加丙泊酚 0.5mg/kg。待结肠镜到达回盲部后停药。

10.单纯依托咪酯或依托咪酯联合芬太尼麻醉　依托咪酯是短效静脉麻醉药,起效快,作用时间短,对呼吸和心血管系统无明显抑制,苏醒迅速,无镇痛作用,患者术中无记忆,对于老年或合并心血管系统疾病的患者尤为适用。不良反应有抽搐、恶心、呕吐、注射部位疼痛,联用芬太尼可达到较佳麻醉效果。可采用依托咪酯 0.3～0.5mg/kg 缓慢推注,或者合用芬太尼 1～2μg/kg 后缓慢推注依托咪酯 0.3mg/kg,患者意识消失后开始检查,必要时可追加依托咪酯 0.1mg/kg。需要注意的是,单独应用依托咪酯,有 60％的患者发生肢体不自主运动,可能会影响检查,延长患者离院时间。

某医院 2009 年无痛结肠镜占全部结肠镜检查的 94.4％。麻醉方法如下:患者入室后左侧卧于检查床上,以利于口腔分泌物引流和防止呕吐误吸。开放静脉通路,中流量鼻导管吸氧,连续监测 ECG、心率、血压、脉搏氧饱和度。检查前以丙泊酚 2～3mg/kg 在 20～50 秒内匀速静脉推注,待患者入睡,睫毛反射消失,呼吸平稳后开始进镜检查,如检查时间较长,出现睫毛反射或超过 10 分钟,可以追加丙泊酚 0.3～0.5mg/kg。结肠镜到达回盲部后停止用药。麻醉诱导时采用鼻导管给氧,视呼吸情况给予手控辅助通气。检查中 $SpO_2<90\%$ 时采用面罩供氧手控辅助呼吸,SpO_2 恢复到 90％以上后继续鼻导管吸氧。平均血压下降大于基础血压 30％时或心率低于 55 次/分时给予麻黄素 5mg(每次)静注。患者体动明显、平均血压高于基础血压 30mmHg 或心率高于 120 次/分钟时给予丙泊酚 0.5mg/kg(每次)快速推注。若 ECG 示心律失常马上结束检查,对症处理。检查结束后继续监测和吸入纯氧,保证充足的呼吸道通畅和氧供,直至患者清醒。患者在检查结束后 5 分钟左右清醒,对检查过程无任何记忆,苏醒后心情愉快,30 分钟左右离院。

某医院麻醉科认为,肠镜检查主要不适来自于内镜经过肛门括约肌时造成的刺激和气体膨胀结肠造成的肠道机械性刺激所引起的腹痛,疼痛不是很剧烈,单纯丙泊酚麻醉可以提供满意的麻醉效果。一般行结肠镜辅助下的手术,如结肠息肉切除术等,都是在退镜的过程中进行的,膨胀结肠的刺激较轻微,而结肠对切割性损伤无疼痛感,所以手术造成的疼痛很小,单纯丙泊酚也可以满足麻醉需要而无需合用镇痛性药物。

七、并发症的预防及处理

结肠镜诊疗的并发症较少见,但可能是严重且致命的,其总的并发症发生率为 0.35％。无痛结肠镜检查的并发症如下:

(一)呼吸抑制

丙泊酚对呼吸有明显的抑制作用,可抑制患者对二氧化碳的通气反应。静脉注射时可发生呼吸暂停。合用芬太尼、瑞芬太尼等阿片类药物可能会加重呼吸抑制的不良反应,要注意适当减少用量,缓慢推注,避免严重呼吸抑制的发生。术中需要密切注意患者的呼吸和脉搏氧饱和度。如发现患者有呼吸抑制,应吸氧并采用面罩手控辅助呼吸,呼吸抑制多为一过性,待患者呼吸恢复正常,氧饱和度回升至 95％再采用鼻导管吸氧。如患者持续呼吸抑制,应停用麻醉药物,吸氧并面罩手控辅助呼吸,必要时可气管插管或插入喉罩辅助呼吸至患者呼吸恢复正常。

(二)舌后坠

部分患者麻醉诱导后会出现舌根后坠。可轻轻托起患者的下颌,使患者呼吸道通畅。

(三)心血管系统并发症

丙泊酚可使外周血管阻力下降、心肌抑制、心排血量减少及抑制压力感受器对低血压的反应,从而引起血压下降。丙泊酚对循环功能的抑制呈剂量依赖性,并与注射速度呈正相关,因此应适当控制注射速度。如检查中患者血压比基础血压低 30％,可静脉注射麻黄素 5～10mg。

结肠镜检查时牵拉肠系膜,可造成迷走神经兴奋引起心率减慢,如出现心率减慢至 55 次/分,不合并血压降低,给予静脉注射阿托品 0.2～0.25mg,如合并血压下降则给予静脉注射麻黄素 5～10mg。如发生严重心律失常应立即停止检查,对症处理。

(四)恶心和呕吐

术后恶心呕吐(PONV)可使患者恢复延迟甚至必须在门诊留观。影响术后恶心呕吐发生的因素很多,包括患者的体型、健康状态、性别、是否怀孕、月经周期、麻醉药和镇痛药、低血压和年龄等。PONV 的危险因素主要有:年轻、女性、早期妊娠、有晕动病病史、曾经有过术后恶心和呕吐、月经期、糖尿病、焦虑、胃内容量增加、肥胖、极度焦虑等。可静脉注射止呕药如托烷司琼 2mg。

(五)反流误吸

患者在检查过程中如出现呛咳和反流,应保持患者于侧卧位或把患者推至半俯卧位,立即使用吸引器吸出胃液。如血氧饱和度下降,常规处理后不能回升,应果断行气管插管,机械控制呼吸,并予肺泡灌洗,防止出现吸入性化学性肺炎。

(六)穿孔

结肠镜操作过程中出现的结肠穿孔可能是由结肠镜对肠壁的机械损伤、气压伤或直接由于治疗所致。穿孔的早期症状有持续性腹痛和腹胀,后期症状主要由腹膜炎所致,包括发热和白细胞升高,胸腹平片发现膈下有游离气体。CT 检查优于立位平片,因此,对怀疑有穿孔,而胸腹平片检查又没有发现有游离气体的患者,应考虑腹部 CT 检查。诊断性和治疗性结肠镜穿孔发生率差别不大。检查中,患者处于静脉全麻状态,可能掩盖主要症状。如患者麻醉苏醒后诉腹痛、腹胀,应警惕是否有肠道穿孔。离院前必须确认患者无腹胀、腹痛。

(七)出血

结肠镜诊治后出血属于下消化道出血范畴,其发生后可能需要输血、住院、重新行结肠镜或手术。出血可能在息肉摘除后很快发生,也有在操作后很长一段时间才出现的。出血部位可以通过内镜检查或红细胞核素扫描确定。如检查中出现大出血,麻醉医生应作好液体管理,按照患者实际情况输血补液,严密监测心率和血压,作好抢救的准备。

(八)肠道准备相关的并发症

在老年人、肾功能不全或淤血性心力衰竭的患者,肠道准备致泻可能引起致命性水、电解质紊乱。检查前,麻醉医生要作好相关的麻醉风险评估,检查中密切监测患者,出现情况对症处理。

(周　锟)

第四节　无痛人流

一、概述

人工流产术是指妊娠 14 周内以人工的方法终止妊娠的手术。常用的人流术有吸宫术和钳刮术两种,前者适用于 10 周内的妊娠妇女,后者适用于 10～14 周的妊娠妇女。妊娠超过 14 周不能进行人工流产术,需要住院行引产手术。

人工流产术手术虽小,由于在手术时扩张宫颈管,负压吸引或刮宫壁过程中所引起的疼痛不适会导致患者产生紧张、恐惧、焦虑等心理应激反应而影响手术顺利进行。过去人流手术不使用麻醉,患者的痛苦比较大,并发症较多,除了伤害性刺激造成的疼痛、心理恐惧外,还可能引起人工流产综合征,主要表现为心率减慢、血压下降、恶心、呕吐、出汗、面色苍白,严重的可危及生命安全。随着人民生活物质水平的日益改善,对生活质量的要求也不断提高,患者在检查或治疗上对减轻痛苦的要求越来越强烈。新型麻醉药物的出现,使无痛人流术得以迅速发展和普及。无痛人流术是指在静脉全身麻醉下进行人工流产手术,患者在睡眠中接受手术,无任何痛苦,术后迅速苏醒,对手术过程无任何记忆。

相对于传统的人流手术,无痛人流术的优点有:①解除患者生理上和心理上的痛苦;②解除手术医生的心理压力,有利于保证手术质量;③减少手术并发症,减低人流综合征的发生率,有利于保障患者的生命安全。

二、适应证

1.初次妊娠、瘢痕子宫等估计手术需时较长的患者。

2.多次流产术后精神紧张难以配合手术的患者。

3.因高血压、心脏病不能耐受疼痛刺激的患者。

4.对传统人流手术恐惧或不能忍受其中痛苦的患者。

5.要求对手术过程无任何感觉的患者。

6.不规则阴道流血需要诊断性刮宫(诊刮)的患者。

7.长期放置同一宫内节育环需要取环的患者。

三、禁忌证

(一)相对禁忌证

1.未按要求执行禁饮禁食等术前准备的患者。

2.呼吸道评估预测困难气道或有呼吸道管理困难史需慎重。

3.无人陪护的门诊患者。

很多患者手术当时才决定使用全身麻醉,未能按全麻要求禁饮禁食。丙泊酚有内在的抗呕吐作用,而全身麻醉后基本避免了人流综合征的出现,迷走神经反射性兴奋引起恶心呕吐概率也可极大降低。故只要不是饱胃的患者,未严格禁饮禁食行无痛人流术不是绝对的禁忌证。备好负压吸引等抢救措施,由经验丰富的麻醉医生进行麻醉,还是可以保证患者安全的。

(二)绝对禁忌证

1.严重心脏疾病或心功能不全、心律失常的患者。

2.严重呼吸系统疾病或肺功能不全,哮喘急性发作的患者。

3.预计麻醉后可能有中重度上呼吸道梗阻并有困难气道史的患者。

4.对手术所需麻醉药品过敏的患者。

四、术前评估

为保证患者安全和减少术后并发症,对接受门诊腔镜诊疗麻醉的患者术前进行充分评估非常必要。麻醉前要针对与麻醉实施有密切关系的全身情况和器官部位进行重点复查。根据麻醉前访视结果,将病史、体格检查和实验室检查资料与手术麻醉的安危联系起来,进行综合分析,可对患者的全身情况和麻醉手术耐受力作出比较全面的估计。

值得注意的是患者精神状态的评估。很多要接受人流术的患者心理上都有很大负担,特别是年轻未婚女性,或者保胎失败不得不行清宫术的患者,失去胎儿的不舍和对于未来生育能力影响的忧虑,使这些患者非常敏感而紧张。有的患者不愿意摆好膀胱截石位或在清洗外阴时就惊叫喊疼甚至痛哭流涕。麻醉医生应在术前对患者的心理状态作好评估,给予耐心细致的解答和适当流露出关心都可以使患者得到一定的安慰,从而减少焦虑,产生对麻醉医生的信任,增加医从性。言语安慰无效精神异常紧张的患者,也可以在外阴清洗前就实施麻醉,不必坚持进窥器前才进行麻醉,以免增加患者的焦虑紧张。

五、术前准备

1.人流术前准备:测量血常规和凝血功能,避免贫血和术中异常出血。治疗外阴炎症。
2.麻醉前准备:禁饮禁食等常规麻醉前准备,稀释阿托品针备用。
3.体位采用膀胱截石位。

六、麻醉方法

随着医疗技术的提高,现今人工流产术一般只需5分钟左右的时间。这短短5分钟对于接受流产手术的患者是"漫长"的煎熬。人工流产术中的疼痛主要来自阴道扩张、宫颈扩张和吸刮子宫壁引起的子宫收缩,主要经 $T_{10\sim12}$、$L_{1\sim2}$ 交感神经支和 $S_{2\sim4}$ 副交感神经支传导。手术的刺激除了可以引起强烈疼痛外,还会引起迷走(副交感)神经自身反射,出现迷走神经兴奋症状,对心脑血管系统的一系列影响,表现为心动过缓、心律失常、血压下降、面色苍白、大汗淋漓、头晕、胸闷等,严重时可危及患者生命安全。患者的焦虑和紧张会加重这种影响。无痛人流术选择的麻醉方法必须要解除流产术中的疼痛和不良影响。

对于无痛人流术的麻醉有如下要求:①麻醉方法安全、平稳,对生命体征、子宫回缩、出血量无影响;②麻醉药物效能确切,镇痛完全,患者术中无知晓,术后无不适;③麻醉药物起效快,代谢迅速无蓄积,患者苏醒快而完全;④麻醉药物无呼吸、循环抑制等不良反应,无任何后遗作用;⑤麻醉方法及药物能为手术创造有利条件,如有效松弛阴道和宫颈口等;⑥麻醉的操作和设备简单、费用实惠,适合在门诊开展。目前临床已经基本能达到上述要求。

(一)静脉全身麻醉

1.单凭丙泊酚静脉麻醉　丙泊酚是新型的静脉药物,镇静作用强,无镇痛作用,起效迅速,患者苏醒快而完全,苏醒后心情愉快。对循环和呼吸系统有轻微抑制作用,注射速度增加则抑制作用增强,宜缓慢推注。常用的方法有单次静脉注射,微量泵持续推注和靶控输注。

(1)单次静脉推注:丙泊酚 2.5～3mg/kg 诱导剂量,20～50 秒内匀速静脉推注,待患者入睡、睫毛反射消失、呼吸平稳后开始进镜检查,如手术时间延长,可以追加丙泊酚 20～30mg(每次)。

(2)微量泵持续推注:静脉持续泵注比单次静脉注射更容易维持血药浓度的稳定,且呼吸循环抑制的发生率也比较低。手术前采用丙泊酚 2～2.5mg/kg 静脉注射,待患者入睡后静脉持续输注丙泊酚 2～10mg/(kg·h),手术结束前停药。

(3)靶控输注:TCI 是智能化连续控制输注技术,由计算机自动算出诱导用量和诱导时间,使血液或血浆药物浓度快速达到所设定的目标浓度,并可根据需要随时调整给药,避免了诱导的时候血流动力学剧烈波动,而且维持麻醉时可以根据临床需要进行调节靶浓度,显示出计算的血药浓度,并自动补偿中断的药物输注,迅速达到预期靶浓度。还可预测患者清醒时间,并且能很好地控制麻醉深度,使麻醉过程平稳,减少循环和呼吸波动,使麻醉处于最佳状态。一旦停药,患者可迅速清醒。手术前将患者年龄、身高、体重输入 TCI 系统,设定丙泊酚血浆靶浓度为 $5\sim6\mu g/ml$,手术结束前 $1\sim2min$ 停药。如手术过程中患者有体动,可提高靶浓度 $1\sim2\mu g/ml$ 或者静脉单次追加 0.5mg/kg。

2.丙泊酚复合其他药物麻醉　丙泊酚无镇痛作用,需要大剂量使用才能消除手术给患者带来的疼痛,随着剂量的增加,副作用随之增加。伍用其他短效镇痛药可以消除包括钳夹宫颈、扩张宫颈和宫内吸引带来的疼痛,使麻醉效果更好,从而减少丙泊酚用量,副作用更少。常用的镇痛药有芬太尼、舒芬太尼和瑞芬太尼。

(1)丙泊酚复合芬太尼麻醉:芬太尼为阿片类镇痛药,镇痛效价高,单次小剂量静脉注射作用时间短,对呼吸抑制轻,不抑制心血管系统。术前采用芬太尼 $1\mu g/kg$ 静脉推注,30 秒后缓慢推注丙泊酚 $1.5\sim2.5mg/kg$,待患者入睡、睫毛反射消失,呼吸平稳后开始手术,必要时追加丙泊酚 $20\sim30mg$(每次)。

(2)丙泊酚复合舒芬太尼麻醉:舒芬太尼是芬太尼家族中镇痛作用最强的阿片类药物,呼吸抑制轻,血流动力学稳定性好,在组织中无明显蓄积现象。单次静脉注射后药物作用达峰时间为 5.6 分钟,半衰期为 3 分钟。术前采用舒芬太尼 $0.2\sim0.3\mu g/kg$ 静脉缓慢推注,30 秒后缓慢推注丙泊酚 $1.0\sim2.0mg/kg$,待患者入睡、睫毛反射消失、呼吸平稳后开始手术,必要时追加丙泊酚 $20\sim30mg$(每次)。

(3)丙泊酚复合瑞芬太尼麻醉:瑞芬太尼是一种新型 μ 受体激动药,镇痛作用强,代谢不依赖肝肾功能,起效迅速,作用时间短,消除快,重复用药无蓄积作用,非常适用于门诊手术麻醉。方法一,静脉缓慢注射瑞芬太尼 $0.6\sim0.8\mu g/kg$,接着缓慢推注丙泊酚 $1.0\sim2.0mg/kg$,待患者入睡、睫毛反射消失、呼吸平稳后开始手术,必要时可追加瑞芬太尼 $20\sim30\mu g$ 或者丙泊酚 $20\sim30mg$(每次)。方法二,瑞芬太尼 $1.0\mu g/kg$ 缓慢静脉注射持续 60 秒,随后静脉注射丙泊酚 $1.0mg/kg$,以瑞芬太尼 $0.1\mu g/(kg\cdot min)$ 持续输注维持麻醉至负压吸引结束用药,待患者入睡、睫毛反射消失、呼吸平稳后开始手术,必要时追加丙泊酚 $20\sim30mg$(每次)。方法三,丙泊酚靶控输注,设定血浆靶浓度 $3\sim4\mu g/ml$,复合瑞芬太尼靶控输注,设定血浆靶浓度为 $2\sim3ng/ml$。待患者入睡、睫毛反射消失、呼吸平稳后开始手术。如手术过程中患者有体动,可提高丙泊酚靶浓度 $1\sim2\mu g/ml$ 或者静脉单次追加丙泊酚 $20\sim30mg$(每次)。手术结束前停药。

有文献报道,在静脉推注瑞芬太尼的过程中,部分患者出现呛咳,可能与瑞芬太尼肌强直和呼吸抑制有关。另外,瑞芬太尼的呼吸抑制作用较强,与静脉注射的速度相关,复合丙泊酚时呼吸抑制更明显。二者复合用药时在降低血压方面也较为明显。麻醉诱导时应注意缓慢注射,必须要密切监测患者的呼吸和血压,出现情况及时处理。

(4)丙泊酚复合氯诺昔康麻醉:氯诺昔康是一种新型非甾体抗炎药,能减少前列腺素的合成和提高体内 5-羟色胺和内啡肽的浓度,降低中枢对疼痛的敏感性达到中枢性镇痛作用,无循环和呼吸抑制作用。氯诺昔康复合丙泊酚可以减少丙泊酚用量,还可以减轻人流术后的疼痛。手术前静脉注射氯诺昔康 8mg,丙泊酚 $2.0\sim2.5mg/kg$ 缓慢推注,待患者入睡、睫毛反射消失、呼吸平稳后开始手术。如手术过程中患者有体动,可静脉单次追加丙泊酚 $20\sim30mg$(每次)。

(5)丙泊酚复合氟比洛芬酯麻醉:氟比洛芬酯是一种新型静脉注射用脂微球非甾体抗炎药,可以靶向性地聚集在手术切口、损伤血管和炎症部位而增强药效,脂微球结构还可以缩短药物起效时间并控制药物释放,使药效延长,与丙泊酚合用于无痛人流术的麻醉,可以减少丙泊酚用量,减轻呼吸抑制等不良反应,还可以作为人流术术后镇痛。术前静脉注射氟比洛芬酯 $1mg/kg$,10 分钟后缓慢静脉注射丙泊酚 $2.0\sim2.5mg/kg$,待患者入睡、睫毛反射消失、呼吸平稳后开始手术。如手术过程中患者有体动,可静脉单次追加丙泊酚 $20\sim30mg$(每次)。

(6)丙泊酚复合氯胺酮麻醉:氯胺酮对中枢系统的作用主要抑制丘脑新皮质系统和大脑的联络径路,

具有镇痛作用,对呼吸、循环影响较少。氯胺酮和丙泊酚联合用于人流术的麻醉,可以减少丙泊酚的用量,减少呼吸抑制的发生,减轻丙泊酚的降血压作用。术前静脉注射氯胺酮 0.15mg/kg,丙泊酚 2.0～2.5mg/kg缓慢推注,待患者入睡、睫毛反射消失、呼吸平稳后开始手术。如手术过程中患者有体动,可静脉单次追加丙泊酚 20～30mg(每次)。

应用氯胺酮后,麻醉恢复期中少数患者会出现恶心或呕吐,个别患者可呈现幻梦、错觉甚至幻觉,有时伴有谵妄、躁动现象,联用丙泊酚可减少这种中枢性反应。患者苏醒后可能有头晕等宿醉感。另外,氯胺酮可引起分泌物增多,麻醉中需加以注意。如开展无痛人流手术的单位条件有限,也可采用氯胺酮麻醉,镇痛效果确切,对呼吸抑制小。但氯胺酮会引起心率加快,血压上升,颅内压增高,且复苏时间可延长。麻醉医生使用时需谨慎观察患者。方法一:氯胺酮 0.7mg/kg缓慢静脉注射,待患者入睡后开始手术。方法二:缓慢静脉注射氯胺酮 0.5mg/kg,咪达唑仑 0.05mg/kg,患者入睡后开始手术。方法三:手术前静脉注射阿托品 0.3mg,安定 2mg,氯胺酮 0.4mg/kg缓慢静脉注射,患者入睡后开始手术。

(7)其他:丙泊酚复合利多卡因麻醉,文献报道少量利多卡因联合丙泊酚应用,可以减少丙泊酚的注射痛。方法是 2%利多卡因 2ml 加入 1%丙泊酚 20ml 中,静脉注射丙泊酚 2.0～3mg/kg缓慢推注,待患者入睡、睫毛反射消失、呼吸平稳后开始手术。如手术过程中患者有体动,可静脉单次追加丙泊酚 20～30mg(每次)。丙泊酚联合阿托品麻醉,可以扩张宫颈,有利于人流手术顺利进行。米索前列醇 400μg 术前 2 小时口服或阴道放置,或者米非司酮术前 24 小时口服 3 次,每次 50mg,术前联合丙泊酚麻醉,可以松弛宫颈,减少手术出血。

3.单纯瑞芬太尼麻醉　瑞芬太尼 1.5μg/kg 微量泵持续静脉注射 60 秒诱导,0.15μg/(kg·min)持续输注维持麻醉至手术结束前停止用药。

有报道指出单纯瑞芬太尼麻醉,部分患者出现术中知晓,甚至有患者围术期始终清醒,有牵拉痛和感觉不适,加大瑞芬太尼剂量则呼吸抑制明显增加。建议瑞芬太尼复合丙泊酚等镇静药物麻醉,效果更好。

4.芬太尼复合咪达唑仑麻醉　芬太尼 1～1.5μg/kg 稀释后缓慢静脉注射,2 分钟后给予咪达唑仑 0.1mg/kg稀释后缓慢静脉注射,待患者入睡、睫毛反射消失、呼吸平稳后开始手术。

咪达唑仑是苯二氮卓类药,具有良好的镇静和顺行性遗忘作用,但与丙泊酚相比起效时间和达峰时间较迟,代谢较慢,用于需时 3～5 分钟的人工流产手术可能会造成离院时间延迟。有报道指出咪达唑仑 0.07～0.1mg/kg 可造成中枢性呼吸抑制,在注射后 10 分钟内最明显,1 小时后恢复正常,稀释后缓慢注射可以大大减轻呼吸循环抑制作用,仍需引起麻醉医生注意。

5.依托咪酯麻醉　依托咪酯是短效静脉麻醉药,起效快,作用时间短,对呼吸和循环影响小,清醒迅速完全,无镇痛作用,不良反应有抽搐、恶心、呕吐和注射部位疼痛等。复合短效阿片类镇痛药,使麻醉效果更好,也可对抗依托咪酯的不良反应。方法一:依托咪酯 0.3～0.5mg/kg缓慢静脉注射,待患者入睡、睫毛反射消失、呼吸平稳后开始手术,必要时追加 0.1mg/kg。方法二:芬太尼 1～1.5μg/kg 缓慢静脉注射,随后依托咪酯 0.2～0.4mg/kg缓慢静脉注射,患者入睡、睫毛反射消失、呼吸平稳后开始手术,必要时追加 0.1mg/kg。

(二)吸入全身麻醉

1.七氟醚吸入麻醉　七氟醚是一种新型吸入麻醉药,诱导和苏醒迅速,镇痛作用强大,无刺激气味,对呼吸循环抑制轻。术前使用专用的挥发罐以半开放式吸入浓度为 6%～8%的七氟醚和大流量氧气(5L/min)诱导,待患者意识消失后改用半紧闭模式吸入 2%～3%七氟醚和中流量氧气(3L/min)维持麻醉,手术结束前停止吸入七氟醚。

2.笑气吸入麻醉　笑气(N_2O)毒性小,对呼吸道无刺激,对心肺肝肾等重要器官无损害,镇痛效能强大而迅速,诱导和苏醒迅速。笑气无肌肉松弛作用,不影响宫缩。手术常规消毒时采用面罩紧闭式吸入 50%

笑气,待患者意识模糊后进行手术操作,手术结束前停止吸入笑气。

由于患者采用面罩吸入麻醉气体,很难做到完全紧闭,可能造成手术室内麻醉气体污染,是门诊手术室应用吸入全身麻醉药的最大不足。另外,麻醉气体吸入至产生麻醉效果需要一段时间,相比之下,静脉全身麻醉起效更为迅速。笑气的麻醉效能较弱,患者在术中可能一直保持清醒,无法达到患者术中完全不知晓的要求。患者复苏的时间也比用超短效静脉麻醉药全身麻醉的患者长。建议门诊手术还是采用静脉全身麻醉为佳。

患者入室后取膀胱截石位于检查床上。开放静脉通路,中流量鼻导管吸氧,连续监测心电图、心率、血压、脉搏氧饱和度。检查前静脉注射氯诺昔康 8mg,以丙泊酚 2.5～3mg/kg 在 20～50 秒内匀速静脉推注,待患者入睡、睫毛反射消失、呼吸平稳后开始进镜检查,如检查时间较长,出现睫毛反射或超过 5 分钟者,可以追加丙泊酚 0.3～0.5mg/kg。麻醉诱导时采用鼻导管给氧,视呼吸情况给予手控辅助通气。检查中 $SpO_2<90\%$ 时采用面罩供氧手控辅助呼吸,SpO_2 恢复到 90% 以上后继续鼻导管吸氧。平均血压下降大于基础血压 30% 时或心率低于 55 次/分时予麻黄素 5mg(每次)静注。患者体动明显、平均血压高于基础血压 30mmHg 或心率高于 120 次/分时丙泊酚 0.5mg/kg(每次)静脉推注。ECG 示心律失常马上结束检查,对症处理。检查结束后继续监测和吸入纯氧,保证充足的呼吸道通畅和氧供,直至患者清醒。患者在检查结束后 5 分钟左右清醒,对检查过程无任何记忆,苏醒后心情愉快,30 分钟左右离院。

接受人流手术或者诊断性刮宫的患者,术后由于子宫受刺激而收缩,仍觉得下腹胀痛不适,部分患者因疼痛剧烈引起迷走神经反射性兴奋,产生类似人流综合征的表现。本着一切以患者为中心的思想和人文关怀,无痛人流术的麻醉方案里应包含术后镇痛,患者全身麻醉苏醒后,刚好衔接术后镇痛,真正做到整个过程的无痛舒适。适合作为无痛人流术术后镇痛的药物有氯诺昔康、氟比洛芬酯和帕瑞昔布等非甾体抗炎药。

七、并发症的预防与处理

(一)呼吸抑制

人流手术有时会出现轻度低氧血症,原因为麻醉药物对呼吸有明显的抑制作用,可抑制患者对二氧化碳的通气反应,静脉注射时可发生呼吸暂停。一般为一过性,手术开始后的刺激会使患者的呼吸恢复或略微增快。芬太尼、瑞芬太尼和丙泊酚均有呼吸抑制的不良反应,伍用时要注意适当减少用量,缓慢推注,避免严重呼吸抑制的发生。术中需要密切注意患者的呼吸和脉搏氧饱和度。如发现患者有呼吸抑制,应立即吸氧并采用面罩手控辅助呼吸,呼吸抑制多为一过性,待患者呼吸恢复正常,氧饱和度回升至 95% 再继续采用面罩或鼻导管吸氧。如患者持续呼吸抑制,应停用麻醉药物,吸氧并面罩手控辅助呼吸,必要时可气管插管或插入喉罩辅助呼吸至患者呼吸恢复正常。

(二)舌后坠

部分患者麻醉诱导后会出现舌根后坠,影响患者的呼吸。可轻轻托起患者的下颌,使患者呼吸道通畅。

(三)血压下降

丙泊酚可使外周血管阻力下降、心肌抑制、心排血量减少及抑制压力感受器对低血压的反应而引起血压下降。丙泊酚对循环功能的抑制呈剂量依赖性,并与注射速度呈正相关,因此应适当控制注射速度。如检查中患者血压比基础血压降低 30%,可静脉注射麻黄素 5～10mg。

（四）人流综合征

人工流产手术扩张阴道、宫颈和吸刮子宫壁时，可能引起迷走神经兴奋，患者出现心率减慢，严重的可引起以心动过缓、心律失常、血压下降、面色苍白、大汗淋漓、头晕、胸闷等为主要表现的人流综合征，严重可危及患者生命安全。手术时患者紧张、焦虑，都有可能诱发和加重人流综合征。接受无痛人流术的患者，处于麻醉状态，伤害刺激的传入被阻断，大大减少了人流综合征的出现。另外，手术操作动作要轻柔，避免过多刺激。麻醉中要密切注意心率变化，如出现心率减慢至 55 次/分，不合并血压降低的予静脉注射阿托品 0.2～0.25mg，如合并血压下降的予静脉注射麻黄素 5～10mg。必要时停止手术，可静脉注射肾上腺素，并作好心肺复苏的准备。

（五）恶心和呕吐

术后恶心、呕吐（PONV）可使患者恢复延迟甚至必须在门诊留观。丙泊酚有内在的止呕作用，发生恶心、呕吐的概率较小。一旦发生恶心可静脉注射止呕药如托烷司琼 2mg。

（六）反流误吸

患者检查前均禁饮禁食，可以减少手术中出现反流误吸的概率。患者在静脉全麻的情况下，喉头反射迟钝，不一定能观察到呛咳的动作，麻醉医生需要特别注意。患者在检查过程中如出现呛咳和反流，应把患者推至侧卧位甚至半俯卧位，立即使用吸引器吸出胃液。如血氧饱和度下降，常规处理后不能回升，应果断行气管插管，机械控制呼吸，并予肺泡灌洗，防止出现吸入性化学性肺炎。

（苏含武）

参 考 文 献

1.孙大金,杭燕南,王祥瑞,陈杰.心血管麻醉和术后处理.北京:科学出版社,2011

2.蒋建渝.临床麻醉学理论与实践.北京:清华大学出版社,2006

3.邓小明,姚尚龙,曾因明.2013麻醉学新进展.北京:人民卫生出版社,2013

4.刘进.麻醉学临床病案分析.北京:人民卫生出版社,2014

5.田玉科.小儿麻醉.北京:人民卫生出版社,2013

6.邓小明,姚尚龙,于布为.现代麻醉学.北京:人民卫生出版社,2014

7.秦成名.现代临床麻醉学.吉林:吉林科学技术出版社,2012

8.王月兰,姚尚龙.介入手术麻醉学.北京:人民卫生出版社,2013

9.王英伟,连庆泉.小儿麻醉学进展.上海:世界图书出版社,2011

10.陈煜.当代小儿麻醉学.北京:人民卫生出版社,2011

11.赵士强,高英雪.临床麻醉.北京:中国医药科技出版社,2007

12.谭萍.骨科麻醉基础与临床.甘肃:甘肃科学技术出版社,2012

13.杭燕南.当代麻醉学.上海:上海科学技术出版社,2013

14.熊桂林.临床麻醉学.北京:科学技术文献出版社,2013

15.吴新民.麻醉学高级教程.北京:人民军医出版社,2009

16.戴体俊.麻醉药理学.北京:人民卫生出版社,2005

17.张野,顾尔伟,张健.麻醉风险与并发症(精).安徽:安徽科学技术出版社,2008

18.王建.临床实用麻醉学.吉林:吉林科学技术出版社,2012

19.古妙宁.妇产科手术麻醉.北京:人民卫生出版社,2013

20.方向明,梁华平.麻醉实验学.浙江:浙江大学出版社,2013

21.邓贵锋.老年肿瘤麻醉与临床.湖北:湖北科学技术出版社,2013

22.郭曲练.临床麻醉学.北京:人民卫生出版社,2011

23.孙国巨.新编临床麻醉学.吉林:吉林科学技术出版社,2011

24.王立河,田春梅.临床麻醉指南.北京:金盾出版社,2013

25.谭冠先,黎光,屠伟峰.椎管内麻醉并发症处理.北京:人民卫生出版社,2011

26.连庆泉.小儿麻醉手册.上海:世界图书出版社,2007

27.姚尚龙.临床麻醉基本技术.北京:人民卫生出版社,2011

28.徐启明.临床麻醉学(第2版).北京:人民卫生出版社,2006

29.徐康清,冯霞.手术期麻醉药物治疗学.北京:人民卫生出版社,2009

30.王士雷,曹云飞.麻醉危象急救和并发症治疗(精).北京:人民军医出版社,2006

31.娄锋.产科麻醉与镇痛.北京:人民军医出版社,2008

32.黄宇光.神经病理性疼痛临床诊疗学.北京:人民卫生出版社,2010

33.刘延青,崔健君.实用疼痛学(精).北京:人民卫生出版社,2013

34.李敬平.麻醉安全与质量管理.湖北：湖北科学技术出版社,2012

35.刘淑香,成林树,毛慧敏,苏江涛.妇产科麻醉技术.北京：科学技术文献出版社,2012

36.赵俊.中华麻醉学.北京：科学出版社,2013

37.周辉,刘伟亮,徐鲁峰.实用临床麻醉学.湖北：湖北科学技术出版社,2011

38.李瑞君,陈庆凤,李玲,郑伟.现代麻醉学进展与护理.天津：天津科学技术出版社,2011

39.孙增勤.实用麻醉技巧.北京：科学技术文献出版社,2007

40.高静杰.实用麻醉技术手册.辽宁：辽宁科学技术出版社,2010

41.袁矿生,郝继英,李钊,王钰程.骨科麻醉技术.北京：科学技术文献出版社,2012

42.王惠霞.麻醉与疼痛.广东：世界图书广东出版社,2012

43.李李,常业恬.临床麻醉常见问题与对策.上海：军事医学科学出版社,2009

44.王颖,陈静.实用麻醉学.上海：第二军医大学出版社,2011